Udo Lorenzen

Nuke Baiwen - 100 Fragen zur Frauenheilkunde

Udo Lorenzen

Nuke Baiwen - 100 Fragen zur Frauenheilkunde

Ein gynäkologisches Handbuch aus der Song-Zeit

Shaker Media

Bibliografische Information der Deutschen Nationalbibliothek
Die Deutsche Nationalbibliothek verzeichnet diese Publikation in der Deutschen Nationalbibliografie; detaillierte bibliografische Daten sind im Internet über http://dnb.d-nb.de abrufbar.

Covergestaltung: Alicia Schaefer, Shaker Media
Coverbild: Unbekannte chinesische Künstler: Sloane Collection (Kaempfer-Drucke):
Aus der Sammlung British Museum, Department of Oriental Antiquities, London

GLÜCKWUNSCH ZUR GEBURT
„Nicht mehr nötig ist es, den Gürtel zu tragen,
um die Geburt eines Sohnes zu erwirken.
Es genügt, im Garten einen reifen Granatpafel zu pflücken,
und auf dem Stein eine Zikade zu erblicken."

Erläuterungen zum Bild: Eine Zikade sitzt auf der aufgeplatzten Frucht an einem Zweig des Granatapfelbaumes. Die Zikade ist seit alters ein Symbol für den ewigen Zyklus von Werden und Vergehen, der Granatapfel ist das Sinnbild des Wunsches nach einem Sohn. „Der Granatapfel öffnet sich: Hundert Kerne, hundert Söhne (Bai Shi Bai Zi 百實百子)."

In der chinesischen Pharmakopoe sind Zikaden wichtige Arzneimittel zur Behandlung von Schwangerschaftsbeschwerden: Um den Geburtsvorgang zu beschleunigen, wenn die Nachgeburt nicht herauskommt, zur Förderung der Milchbildung und um kindliche Krampfanfälle und eine Wochenbettpsychose zu behandeln *(Ben Cao Gang Mu)*.

Printed in Germany.

ISBN 978-3-95631-953-2

Shaker Media GmbH • Am Langen Graben 15 a • 52353 Düren
Telefon: 02421 / 99 0 11 - 40 • Telefax: 02421 / 99 0 11 - 49
Internet: www.shaker-media.de • E-Mail: info@shaker-media.de

Inhaltsverzeichnis

Vorwort 7

Vorwort des Autors 9

Einführung 11

Historischer Abriss der Frauenheilkunde in China 24

Über das Nuke Baiwen 35

Erstes Vorwort 36

Zweites Vorwort 39

Drittes Vorwort 41

1. Essenz und Blut sind Wurzel und Quelle bei der Unterscheidung von Mann und Frau - wieso? 45

2. Den alten Regeln folgend sollten Männer mit 30 Jahren und Frauen mit 20 Jahren heiraten - wieso? 50

3. Verheiratete Frauen empfinden Krankheiten um ein Vielfaches stärker als Männer - wieso? 58

4. Warum spricht man vom himmlischen Wasser? 63

5. Warum heißt es die Periode erwarten? 69

6. Beim Warten auf die Periode erscheint diese mal zu früh, mal zu spät oder mal zu unbestimmter Zeit - wieso? 77

7. Zu dem Zeitpunkt, an dem das Monatswasser kommt, ist die Frau schlecht gelaunt und missmutig - wieso? 87

8. Wenn das Monatswasser abgehen möchte, gibt es vorher Schmerzen im ganzen Körper, manchmal auch nur Bauchschmerzen - wieso? 91

9. Das Monatswasser ist blockiert, abgeschnitten und nicht durchgängig - wieso? ... 97

10. Krankheiten der Leere-Erschöpfung - wie bekommt man sie? 103

11. Wenn die vom Himmel bestimmte Anzahl an Jahren im Leben einer verheirateten Frau schließlich zu Ende geht, sollte auch das Monatswasser aufhören. Und doch fängt es manchmal wieder an zu gehen - wieso? 112

12. Was bedeutet Jahr der Vermeidung? 117

13. Bei einem unverheirateten Mädchen ist der Zeitpunkt erreicht, an dem die Periode eintreten sollte, aber sie kommt nicht - wieso? 120

14. Wenn ein Mädchen noch nicht aus den Frauengemächern herausgekommen ist, kann es zu drei Krankheiten kommen - welche? 124

15. Verheiratete Frauen erschrecken sich häufig - wieso? 128

16. Die verheiratete Frau hat häufig als Ursache Wind und Kälte, aus denen sich die verschiedensten Krankheiten entwickeln - wieso? 133
17. Die verheiratete Frau hat häufig Drehschwindel und Benommenheit - wieso?.. 138
18. Im ganzen Körper sind Schmerzen: Mal wandern sie, mal konzentrieren sie sich an einer Stelle, mal sind sie undefinierbar - wieso? 144
19. Morgens isst sie und abends erbricht sie - wieso? 150
20. Krankheiten der verheirateten Frau haben häufig ihre Ursache in den Umwandlungen des Qi - wieso? 154
Diskussion über alle Schmerzen 158
21. Plötzlich und unerwartet tritt scheinbar der Tod ein, aber nach einer kurzen Zeit kommt sie wieder ins Bewusstsein zurück - wieso? 166
Akupunkturpunkte zur Behandlung von Dämonen 168
22. Die Krankheit ist nicht das Malariaübel, trotzdem kommt es in den vier Jahreszeiten häufig zu Schüttelfrost und Fieber - wieso? 175
23. Husten ist häufig die Ursache dafür, wenn sie auf ihre Regel wartet, dass diese nicht kommt - wieso? 179
24. Beim Husten kommt roter Schleim - wieso? 183
Exkurs über den Husten 187
25. Was bedeuten Blutspucken, Nasenbluten, Zahnfleischbluten, wenn oben auf der Zunge Blut heraustritt oder der Schweiß blutig ist? 190
26. Die verheiratete Frau neigt dazu, saure Dinge zu lieben oder ein Verlangen nach Kaltem zu haben - wieso? 195
27. Wenn eine verheiratete Frau wenig Freude hat und sie sich über alles ärgert, wenn sie traurig ist und unaufhörlich weint - was bedeutet das? 199
28. In der Kehle gibt es einen Zustand, als ob ein Pflaumenkern oder geröstetes Fleisch darin wäre - wieso? 202
29. Bei der verheirateten Frau schmerzen die zehn Zehen wie in Öl gebraten. Bedeckt sie diese, dann ist es ein heißer Schmerz, bläst der Wind darüber, dann ist es ein kalter Schmerz - wieso? 206
30. Die verheiratete Frau hat schon seit ihrer Jugend zu wenig Haare - wieso? 213
31. Arme und Beine sind wie immer, aber der Bauch ist geschwollen - wieso? 217
32. Bei den Krankheiten gibt es die Blutabteilung und die Wasserabteilung - wie werden sie unterschieden? 221
33. Sie leidet unter Herz- und Bauchschmerzen, hat aber auch Schmerzen im Unterleib - wieso? 225
34. Bei Durchfall gerät die Monatsregel in Unordnung und bricht ab - wieso? 231

35. Die verheiratete Frau ist am Tage bei klarem Verstand, nach Sonnenuntergang aber spricht sie konfus und wirre, als ob ihr Geister erscheinen - wieso? 234

36. Die Geisteskrankheiten Dian und Kuang - wie kann man sie unterscheiden? 241

Exkurs über den Wahnsinn 247

37. Es gibt Krankheiten, bei denen ein Arm schmerzt und es gibt welche, bei denen beide Arme schmerzen - wieso? 251

Exkurs über die Modekrankheit Fibromyalgie 255

38. Die Durstkrankheit der verheirateten Frau und die drei Arten von übermäßigem Durst - worin unterscheiden sie sich? 258

Exkurs über die Durstkrankheit im alten China 264

39. Der untere Rücken schmerzt wie zerbrochen - wieso? 269

40. Im Gesicht der verheirateten Frau entstehen viele schwarze Stellen und Flecken - wieso? 273

Exkurs über die Haut 275

41. Der Körper und die Augen sind gelb - wieso? 278

42. Yin-Kollaps und Yang-Kollaps - wie unterscheidet man sie? 283

43. Wenn sie beim Schlafen und im Liegen viel schwitzt - woran liegt das? 287

44. Auf der linken Seite der Rippenregion sind Schmerzen wie Messerstiche und sie bekommt keine Luft mehr - wieso? 291

45. Krankheiten mit Massenbildungen und Ansammlungen - wie kann man sie unterscheiden? 294

46. Ihr Körper hat ständig einen lästigen Juckreiz - wieso? 302

Exkurs über Hauterkrankungen mit Juckreiz 304

47. Des Nachts hat sie Geschlechtsverkehr mit Dämonen - wieso? 310

48. Ihr Stuhlgang und Wasserlassen sind blockiert - wieso? 314

49. Die 36 Krankheiten unter dem Gürtel - welche sind das? 322

50. Wenn bei der verheirateten Frau unter dem Gürtel unaufhörlich etwas heraussickert - welche Unterschiede gibt es hier? 328

51. Jungen und Mädchen empfangen am Anfang der Schwangerschaft ihre Gestalt - wie kommt es zu dieser Unterscheidung? 331

Exkurs über die Geschlechtsbestimmung 333

52. Wann spricht man von einer Schwangerschaft? 339

Exkurs über die Pflege des Embryos 340

53. Wann spricht man von einem Verweilen der Periode? 348

Exkurs über Akupunkturpunkte, die während der Schwangerschaft verboten sind und warum 352

Exkurs über die Schwangerschaftsbegleitung mit Akupunktur: 357
54. Nach dem Verweilen der Periode der verheirateten Frau ist Ärger und Verdruss in ihrem Herzen. Sie möchte nicht ihren Tätigkeiten nachgehen, auch verabscheut sie die Gerüche von Essen - wieso? 362
55. Nach dem Ausbleiben der Periode kann es vorkommen, dass etwas unten herausleckt - wieso? 369
56. Der Embryo, der sich im Bauch befindet, tritt manchmal dagegen und bewegt sich unruhig - wieso? 376
57. Was ist gemeint mit Völle in der Schwangerschaft? 379
58. Wenn die Schwangere schon im 3. Monat eine Fehlgeburt hatte - warum wiederholt sich das bei der nächsten Schwangerschaft im selben Monat auf den Tag genau? 384
59. Stuhlgang und Wasserlassen werden zurückgehalten, sind verknotet und blockiert - wieso? 391
60. Sind bei schädigender Kälte in der Schwangerschaft die Heilmethoden ähnlich oder verschieden im Vergleich zu denen der gewöhnlichen Menschen? 397
61. Schädigende Kälte in der Schwangerschaft: Zuerst erholt sie sich, dann erleidet sie einen Rückfall mit Fieber - wieso? 403
62. Die Wärmekrankheiten, die durch jahreszeitlich bedingte Veränderungen des Qi entstehen - können sie alle den Embryo schädigen? 407
63. Wenn in der Schwangerschaft Schüttelfrost und Fieber auftreten, vielleicht liegt die Ursache dafür im Qi der Sommerhitze, vielleicht gibt es aber keine ursächliche Schädigung durch Sommerhitze und doch bekommt sie diese Beschwerden - wieso? 415
64. Mal gibt es Durchfälle und mal stagnieren die Ausscheidungen - wie kann man sie unterscheiden? 422
Exkurs über Durchfallerkrankungen 428
65. Erkrankungen mit Atemnot - wie bekommt man sie? 432
Exkurs Asthma in der TCM 437
66. Was verursacht zu viel Schleim in der Schwangerschaft und wie entsteht er? 439
Exkurs über Schleim und Mukus 442
67. Wie kommt es zu akuten Brechdurchfällen in der Schwangerschaft? 454
Exkurs über die Cholera 459
68. Was bedeutet eine kindliche Unruhe? 466
69. Was bedeutet kindlicher Husten? 471
70. Was bedeutet eine Brust-Bi-Erkrankung? 475
71. Was ist mit kindlicher Fallsucht gemeint? 481

72. Ein Embryo ist verkümmert, der andere ist übermäßig groß für sein Alter. Wenn keine Geburt stattfindet, wird der eine Embryo sterben und der andere am Leben bleiben - wieso? ... 485

Exkurs über den Geisterembryo ... 490

73. Wenn in der Schwangerschaft ein Abbruch eingeleitet wird, mal kommt viel Blut heraus und die Blutungen hören nicht auf, mal treten keine Blutungen auf - wieso? ... 493

74. Warum heißt es kindliches Tröpfeln? ... 497

75. Beim Wasserlassen gibt es entweder ein glattes Durchlaufen oder es ist blockiert - wieso? ... 501

76. Mal geht der Stuhlgang glatt hindurch, mal wird er zurückgehalten - wieso? ... 507

77. Wenn die Schwangere den achten oder neunten Monat erreicht, sind beide Füße geschwollen - wieso? ... 512

78. In den 10 Monaten der Schwangerschaft - welche Verfahren gibt es, um die Schwangere zu unterstützen und den Embryo zu nähren? ... 519

79. Warum gibt es eine Querlage oder eine Steißlage bei der Geburt? ... 538

80. Der Embryo stirbt im Mutterleib bei Hitzekrankheiten - wieso? ... 545

81. Die Nachgeburt kommt nicht heraus - wieso? ... 551

82. Schwierigkeiten bei der Geburt - woran liegt es? ... 555

83. Nach der Geburt gibt es Blutungen - wieso? ... 560

84. Nach der Geburt ist ihr Mund trocken, sie hat Magenbeschwerden und ist betrübt - wieso? ... 563

85. Mal ist ihr nach der Geburt zu kalt, mal ist ihr zu heiß - wieso? ... 567

86. Nach der Geburt sind die Gliedmaßen der Frau kraftlos und angeschwollen - wieso? ... 572

87. Nach der Geburt sieht sie plötzlich Geister und Dämonen - wieso? ... 576

88. Nach der Geburt spricht sie nicht - wieso? ... 579

89. Nach der Geburt treten Bauchschmerzen und Durchfälle auf - wieso? ... 582

90. Nach der Geburt ist der ganze Körper schmerzhaft - wieso? ... 585

91. Nach der Geburt wird der Stuhlgang zurückgehalten und kommt nur schwer heraus - wieso? ... 588

92. Nach der Geburt kommt es plötzlich zu Blutungen - wieso? ... 591

93. Nach der Geburt ist ihr Bauch aufgebläht, verschlossen und in Völle, und sie erbricht, ohne dass es sich beruhigt - wieso? ... 594

94. Nach der Geburt sind Mund und Nase der Frau schwarz gefärbt, das Qi erhebt sich und es tritt Nasenbluten auf - wieso? ... 597

95. Nach der Geburt ist die Atmung der Frau in der Kehle gepresst und schwer - wieso? 601

96. Nach der Geburt kommt es zu einem Schlaganfall - wieso? 603

97. Nach der Geburt hat sie Herzschmerzen - wieso? 612

98. Nach der Geburt hat die Frau Fieber und ist in bedrückter Stimmung; Im oberen Teil des Körpers dreht sich das Qi um und entwickelt eine Jiao Qi-Erkrankung - wieso? 617

99. Nach der Geburt treten häufig Schweißausbrüche auf, und es entwickeln sich tetanische Krampfanfälle - wieso? 620

100. Nach der Geburt besteht im unteren Bereich der Frau eine ausgeprägte Schwäche. Wenn diese extrem ist, entwickelt sich Wind - wieso? 624

Hommage an Franz Hübotter 628

Shou Shi Pien – Ein chinesisches Lehrbuch der Geburtshülfe 631

Symptom- und Sachverzeichnis: 673

Vorwort:

Die Übersetzung des *Nuke Baiwen* durch Udo Lorenzen ist eine Bereicherung der klassischen chinesischen Medizinliteratur im deutschsprachigen Raum. Insbesondere durch die Kombination von Erläuterungen, Kommentaren und dem Einflechten anderer klassischer, chinesischer Medizintexte durch den Autor ermöglicht diese Übersetzung dem Leser und der Leserin einen Zugang zum Verständnis von der in der Song-Dynastie etablierten Heilkunde für Frauen. Die Fragen und Antworten spiegeln die Komplexität in der Behandlung von Menstruationsproblemen, Schwangerschaft, Geburt usw. wider. Gelegentlich muten die Fragen ein wenig „altertümlich" an. Aber schnell wird klar, dass die eigentliche Problematik, die Disharmonie von Qi und Blut (*Xue* 血), bis heute auch die Pathologie des reproduktiven Systems der modernen Frau bestimmt.

Die in der Song-Dynastie lebenden Ärzte, darunter besonders *Qi Zhongfu*, entwickelten eine Spezialisierung auf die Behandlung von gynäkologischen Erkrankungen. Historisch gesehen - und dies gilt bis heute - stellt der Schwerpunkt auf die gynäkologische Versorgung, insbesondere während Schwangerschaft und Geburt, nicht nur eine wichtige gesellschaftliche Entwicklung dar, sondern sie führt auch zu einem Wachstum von spezialisiertem Wissen und dient so der Erweiterung des Erfahrungshorizontes der BehandlerInnen.

Die Einführung von beispielsweise Antibiotika, In Vitro Fertilisation, Fetal Doppler Ultraschalluntersuchung, geplanten Kaiserschnitten und die im Krankenhaus durchgeführten Geburten haben die Art und Weise, wie Frauen und ihre Familien Schwangerschaft und Geburt erleben, revolutioniert. Durch die moderne Medizin konnte die Müttersterblichkeit in den westlichen, zivilisierten Ländern erheblich reduziert werden. In den vorhergegangenen Jahrhunderten starben viele Frauen kurz nach der Geburt oder im Wochenbett.

Dieser Tatsache sind die ausführlichen Fragen und Antworten im *Nuke Baiwen* geschuldet. So wird in Frage 71 das Auftreten von Eklampsie diskutiert und zur Behandlung mit Heilkräutern geraten. Diese während der Schwangerschaft auftretende, schwere Erkrankung kann im Extrem zu Krampfanfällen und Nierenschädigungen führen, wird aber heutzutage wirksam von der Schulmedizin behandelt.

Es ist gut und richtig, dass Udo Lorenzen in einem Kommentar zu diesem Kapitel daraufhin weist, dass die Behandlung von schweren Erkrankungen während der Schwangerschaft nicht in die ambulante Praxis der chinesischen Medizin gehört.

Unfruchtbarkeit bzw. die Schwierigkeiten schwanger zu werden, nehmen in der heutigen Zeit zu, was sich unschwer an der stetig steigenden Zahl der Kinderwunschkliniken ablesen lässt. Infolgedessen haben viele BehandlerInnen mit Patientinnen zu tun, die entweder häufige Fehlgeburten hinnehmen mussten oder Probleme mit der Konzeption haben. Hier ist beispielsweise besonders die vom Autor übersetzte Frage 73 sehr hilfreich, nämlich zum Verständnis der möglichen Pathologie und der daraus folgenden Behandlungsanweisungen zur Unfruchtbarkeit.

Beeindruckend sind die mit klarer Anweisung zur Einnahme versehenen Kräuterrezepturen, die sehr überschaubar und klar in ihrer Zusammensetzung sind, ganz anders als viele der multipragmatischen Rezepturen moderner chinesischer Ärzte und Ärztinnen. Das *Nuke Baiwen* macht zudem deutlich, wie wichtig der Einsatz von medizinisch wirksamen Heilkräutern zur Behandlung von Frauenleiden ist. Denn oft hat die alleinige Behandlung durch die Akupunktur nur eine zeitlich limitierte Wirkung.

Dies gilt insbesondere, da der Autor des *Nuke Baiwen*, *Qi Zhongfu*, besonders die Rolle des Blutes (*Xue* 血) bei vielen der gynäkologischen Problemen hervorhebt. Denn erfahrungsgemäß ist es schwierig, das Blut allein über Akupunktur zu nähren. Trotzdem ist Udo Lorenzen bestrebt, durch den Zugriff auf einen anderen Klassiker, dem *Zhen Jiu Zi Sheng Jing* von *Wang Zhizhong*, Akupunkturpunkte mit ähnlicher Wirkung wie die der Heilkräuter herauszufinden, was seine Arbeit abrundet.

Nicht nur die Übersetzung, auch die Kommentare des Medizinhistorikers und des vielfachen Buchautors Udo Lorenzen, sowie seine langjährige Erfahrung als Behandler mit der chinesischen Medizin, machen dieses Buch nicht nur lesenswert, sondern es wird als ein Nachschlagewerk für gynäkologische Erkrankungen den Praxisalltag bereichern. Es gehört in eine gut geführte Büchersammlung für Chinesische Medizin.

Barbara Kirschbaum, Hamburg, im Oktober 2022

Vorwort des Autors:

Es ist bereits über 30 Jahre her, dass ich zum ersten Mal die „100 Fragen zur Frauenheilkunde“ (*Nuke Baiwen* 女科百問) in die Hände bekam. Anfang der 90ziger, als ich begann, an der Christian Albrecht Universität (CAU) zu studieren, bekam ich von der damaligen Leiterin der Sinologie, Frau *Prof. Gudula Linck*, eine Magisterarbeit zum Lesen, die sich genau mit diesem Buch beschäftigte. *Karin von Kleist-Dobos* war die Autorin, ihr Thema: „Wahrnehmung des weiblichen Körpers und dessen Störungen nach einem gynäkologischen Handbuch der Song Zeit – *Nü-ke bai-wen* von *Qi Zhong Fu*“.

Damals hatte ich gerade begonnen, chinesische Texte zu übersetzen, und ich bekam hier einen Text an die Hand, der von der Struktur her einfach erschien und mit der chinesischen Medizin zu tun hatte. 100 Fragen, die beantwortet wurden und im Vergleich mit dem chinesischen Text nachvollziehbar waren - dies ergab eine gute Grundlage, um meine Kenntnisse in der Übersetzung klassischer chinesischer Texte zu verbessern.[1]

Schon bald hatte ich die ersten 15 Fragen übersetzt und stolz dem Publikum präsentiert. Meine Artikel wurden damals in der Kategorie „Chinesische Medizin aus den Klassikern“ in einigen Blättern abgedruckt.

Aber schnell verlor ich das Interesse an weiteren Übersetzungen der Folgekapitel, denn das *Nuke Baiwen* ist ein Buch, das fast ausschließlich Kräuterrezepturen beinhaltet, und ich damals als „Akupunkturexperte“ den therapeutischen Wert des Buches nicht zu schätzen wusste. Heute nach über 30 Jahren und einer Weiterentwicklung meines Wissens habe ich einen neuen Zugang zum *Nuke Baiwen* gefunden. Nicht zuletzt durch den Satz: „Frauen sind zehnmal so schwierig zu behandeln als Männer“ wollte ich nun diese Besonderheiten unbedingt näher kennenlernen.

Es ist nicht so einfach, als Mann ein Buch über Frauenheilkunde zu schreiben, denn dass, was die Frau tatsächlich erlebt, ist dem Manne nur intellektuell zugängig. Aber ist es nicht auch wichtig, als Therapeut den nötigen Abstand zu haben und Empathie und Fürsorge über eine freundliche Distanz zu entwickeln? Mitgefühl für Erkrankungen der Frau (und natürlich auch des Mannes) sollte professionell und sachdienlich sein und nicht den Therapeuten/die Therapeutin emotional überwältigen.

[1] Die Magisterarbeit von *Karin von Kleist-Dobos* enthält allerdings nur die Übersetzung der ersten 50 Fragen, ohne auf die Rezepte darin einzugehen und ohne den chinesischen Text.

Das *Nuke Baiwen* ist in einer Zeit entstanden, in der nach einer Jahrhunderte langen Vormachtstellung des Buddhismus und des Daoismus der Konfuzianismus wieder erstarkte und durch einen Putsch „alter weißer Männer" erneut an die Macht kam. Eine neue Ideologie entstand, welche sowohl buddhistische als auch daoistische Elemente assimiliert und integriert hatte - der Neokonfuzianismus wurde geboren, um das alte Herrschaftssystem wieder aufzubauen und neu zu etablieren.

Frauen bekamen in dieser Zeit eine neue Bedeutung als Gebärende, eine regelmäßige Menstruation war die Garantin für Fertilität und Schwangerschaft. Und auch das Buch der Wandlungen, das *Yi Jing* 易經, bekam eine Renaissance unter den Gelehrten.

Die Song-Dynastie (960-1279) führte eine repressive und bürokratische Ordnung besonders für die Frau ein. Ihre Rolle wurde festgeschrieben durch ihre biologische Bestimmung und ihr Handlungsspielraum wurde auf die „inneren Gemächer" reduziert. Durch die neue „Mode" des Füßebindens entstand ein sexueller Kult, der mit den „Lotusfüßchen" seinen Höhepunkt erreichte: Je kleiner die Füße der gequälten Frau waren, umso begehrenswerter wurde sie als Sexualobjekt. Dass sie vor Schmerzen kaum laufen konnte, war ein positiver Nebeneffekt für den Ehemann, denn fliehen konnte die Frau so nicht!

Es finden sich im Text des *Nuke Baiwen* wiederholt Passagen, welche die repressive Rolle der Frau beschreiben und ihr auch die Schuld an verschiedenen Erkrankungen geben. Dass sich in der Song-Dynastie ein eigenes Lehrfach für die Frauenheilkunde an der kaiserlichen Medizinakademie etablierte, zeigt zwar die besondere Fürsorge für die Frau, hatte aber auch den Zweck, der Frau zu ihrer eigentlichen Bestimmung zu verhelfen: Kinder zu kriegen, und dass möglichst männliche, um damit die konfuzianische Ideologie des Ahnenkultes aufrechtzuerhalten.

Eine ganze Reihe lieber Menschen haben mir bei meinem Buch geholfen. Mein besonderer Dank geht an *Karin von Kleist-Dobos* für ihre Pionierarbeit zum *Nuke Baiwen*, an *Prof. Gudula Linck*, die mir an der CAU stets hilfreich und beratend zur Seite stand, an *Prof. Paul Unschuld*, der immer bereit ist, sein immenses Wissen mit mir zu teilen und an *Barbara Kirschbaum* für ihre einleitenden Worte zu meinem Buch. Die Fürsorge meiner Frau Barbara und die neugierigen Fragen meiner Kinder Johannes und Lena haben mir stets den sozialen Rahmen gegeben, dieses Buch in Ruhe und Muße zu schreiben.

Udo Lorenzen, Kiel, im Dezember 2022

Einführung:

„Wenn verheiratete Frauen erkranken, sind diese zweimal so schwer zu behandeln als Krankheiten der Männer. Die Geburtssituation ist eine besonders dringliche Angelegenheit, denn das Leben hängt in einem Moment am seidenen Faden. Wie kann man hier als Arzt im Unklaren sein?"

Qi Zhongfu

Die Geschichte der Frauenheilkunde in China ist seit jeher eine Geschichte der verheirateten Frau (*Fu Ren* 婦人). Seit der Song-Dynastie wurde die Frauenheilkunde sogar ein eigenständiger Zweig an der kaiserlichen Medizinakademie. Er beschäftigt sich im Wesentlichen mit den Problemen der Frau in all ihren Besonderheiten hinsichtlich Menstruation, Schwangerschaft, Geburt und Menopause. Dabei wurde die Bedeutung der Frauenheilkunde (*Fu Ke* 婦科) durch den Wunsch getragen, möglichst männliche Kinder zu gebären. Die Frau war zuständig für den Innenbereich und allein für die Kindererziehung und Pflege des Haushaltes verantwortlich. Jedoch musste sich die verheiratete Frau oft mit Nebenfrauen und der „bösen" Schwiegermutter arrangieren, sodass Eifersucht an der Tagesordnung war. Unter solchen Bedingungen konnten Krankheitsbilder wie „eifersüchtige Brüste" entstehen.[2]

Viele ihrer Gefühlsregungen und deren Folgen waren das Resultat der eingeschränkten und suppressiven Lebensweise der verheirateten Frau. Besonders für die Song-zeitliche Ehefrau, die in den oberen Schichten selbstverständlich die vielen Nebenfrauen und Affären ihres Gatten tolerieren musste, gab es kaum einen anderen Ausweg als emotional zu reagieren, denn verändern konnte sie ihre Lebenssituation nicht. So waren Neid und Eifersucht (*Du* 妒) an der Tagesordnung, weshalb die neokonfuzianische Ethik diese Emotionen als ein Versagen der Frau auslegte. Ihre Auswüchse wirkten wie Gift oder wurden sogar als eine Form von Besessenheit interpretiert, welche die Frau krank machen konnte. Ihre einzige Chance, die Aufmerksamkeit ihres Mannes zu erlangen, war ihre Fruchtbarkeit und die Kraft auszuhalten. Mit einem männlichen Nachkommen war sie in der Lage, Macht auf die Nebenfrauen und Konkubinen auszuüben und sich individuelle Freiräume zu verschaffen.[3]

---

[2] *Du Ru* 妒乳 = „eifersüchtige Brüste" ist eigentlich eine Erkrankung der Frau nach der Geburt. Die Muttermilch fließt nicht, oder das Baby verletzt die stillende Brust, sodass das Kind nicht trinken kann. Der Milchfluss ist also blockiert. Qi und Blut kämpfen miteinander und eine Hitze-Fülle entsteht. Im Extremen bilden sich Geschwüre in der Brust (nach dem *Zhou Hou Bei Ji Fang* von *Ge Hong,* ca. 300 n. Chr.).

[3] Vergl. **Patricia Ebrey**: The Inner Quarters – Marriage and Lives of Chinese Women in the Song-Period, California Press, 1993, S. 166 ff..

Das vorliegende Buch ist eine Übersetzung des *Nuke Baiwen* mit vielen Kommentaren und Erläuterungen. Es zu schreiben war eine besondere Herausforderung für mich. Einerseits ist es ein Buch über Frauenheilkunde, andererseits werden die Krankheiten mit Arzneimittelrezepten behandelt. Die Zubereitung der Rezepturen sind dermaßen „sophisticated", das man sich kaum vorstellen kann, wie diese Akribie heute umgesetzt werden könnte. Ist es da nicht viel einfacher, seine Nadeln zu nehmen und die richtigen Punkte zu stechen? Wenn es nur so einfach wäre!

Eine Hauptannahme in der Frauenheilkunde ist, dass die Essenz der Frau das Blut (*Xue* 血) ist, welches sie einmal im Monat als Menstruationsblut abgibt, um eine Befruchtung vorzubereiten. Auch möchte das Blut den Samen umarmen, damit ein neues Leben entstehen kann. Deshalb haben viele Erkrankungen der Frau mit Veränderungen des Blutes zu tun: Es gibt eine Blutschwäche, Blutstagnation, verwässertes Blut, und es gibt sogar „verdorbenes Blut". Was wir mit den Nadeln bewirken, ist, das Qi zu stärken, um das Blut zu bewegen bzw. das Qi zu bewegen, um damit einer Blutstagnation zu begegnen. Denn Qi und Blut sind wie Licht und Schatten, das eine folgt dem anderen und sie dürfen nie getrennt werden.

Abgesehen davon, dass in der Song-Dynastie ein reger Kräuterhandel entstand und die Rezepte sich aus Gründen guter Verdienstmöglichkeiten über die Maßen aufblähten, ist es doch sinnvoll, in der Frauenheilkunde mit Arzneimitteln (*Yao* 藥) zu arbeiten. Wo Nadeln ihre Wirkung über die Wege der Leitbahnen erzielen, wirken Kräuter und andere Heilmittel direkt über das zentrale Verteilernetz von Magen und Milz. Arzneien haben ein vielfältigeres Wirkspektrum: Ihr Temperaturverhalten kann Hitze und Kälte ausgleichen, ihre Geschmacksrichtung kann die Organe stärken, eine Leere ergänzen und das Qi in eine gewünschte Richtung führen. Ihre Beziehung zu einer oder zu mehreren Leitbahnen verbindet das heilende Qi der Arznei mit dem Zielort. Arzneimittel wirken direkt auf Substanzen wie Blut und Körperflüssigkeiten. Sie nähren das Blut (*Yang Xue* 養血) und ergänzen die Körperflüssigkeiten (*Bu Chong Jin Ye* 補充津液).

So weit so gut - aber was ist, wenn Milz und Magen erschöpft sind, wenn das Magen-Feuer zu erlöschen droht und das Milz-Yang seine Kraft verloren hat? Es kann kein noch so ausgeklügeltes Rezept wirksam werden, wenn die Erde geschwächt ist. Hier liegen die Grenzen der Arzneimitteltherapie und anstelle sollte eine Diät verordnet oder bei Kälte mit Moxa behandelt werden. Es werden Nahrungsmittel zu Lebensmitteln und die Atmung überlebenswichtig. *Spiro ergo sum* - ich atme, also bin ich - Qigong-Übungen sind nun ebenfalls angezeigt bei einer Milz- und Magenschwäche. Wenn das alles nicht hilft, ist die Patientin unheilbar!

Die Inhalte des *Nuke Baiwen* sind vielfältig und tiefgründig. Zuerst werden die Essenzen von Mann und Frau als Samen und Blut bestimmt. Es ist der grundlegende Unterschied zwischen den Geschlechtern. Eine optimale Befruchtung geschieht nur dann, wenn Essenz und Blut in voller Blüte stehen und die Eltern ihr ideales Alter erreicht haben. Der Geschlechtsverkehr ist ein himmlisches Ereignis mit einer tiefen Verbundenheit zwischen Mann und Frau. In der 2. Frage wird das ideale Alter noch näher bestimmt und ebenfalls als ein himmlisches Ereignis dargestellt. Die Frau hat die Zahl Sieben (7) für ihre Entwicklung und der Mann die Zahl Acht (8). Wer hätte gedacht, dass eine Frau mit 20 Jahren und ein Mann erst mit 30 Jahren heiraten sollte? Immer wieder zitiert *Qi Zhongfu* das erste Kapitel im *Su Wen*, in dem diese Zahlensymbolik bereits angelegt ist.

Die 3. Frage wendet sich an die verheiratete Frau, und schon beginnt das Regelwerk, dass ihr ein korrektes Verhalten vorschreibt. Besonders fehlgeleitete Emotionen sind Gründe für Frauenerkrankungen. „Im Allgemeinen haben Gefühle wie Güte, Sehnsucht, Hass, romantische Liebe, Eifersucht, kummervolle Sorge und Wut die Frauen fest im Griff. Sie haben keine Selbstbeherrschung in ihren Gefühlen. Deshalb sind ihre Krankheitsursachen oft unergründlich und die Krankheiten nur schwer zu heilen. Wenn man also sagt, Frauen empfinden Krankheiten um ein Vielfaches stärker als Männer, meint man genau das!“

Die 4. Frage beschreibt die Voraussetzung für eine Schwangerschaft, nämlich die Geschlechtsreife. Diese ist wieder ein himmlisches Ereignis und wird deshalb auch himmlisches Wasser (*Tian Gui* 天癸) genannt. In der 5. Frage wird die monatliche Regel erklärt, und das Warten darauf ist für jede Frau, die sich ein Kind wünscht, eine wichtige Zeit. „Das Qi der Periode ist regelmäßig in seiner Aufwartung und seinem Ankommen. Entspricht nicht das Warten auf Ebbe und Flut ebenfalls dieser Zeitperiode?“

Die vornehmlichste Aufgabe bei der Behandlung der verheirateten Frau ist das Erzielen einer regelmäßigen Periode als Voraussetzung für eine Schwangerschaft!

Erst ab der 6. Frage beginnt die Behandlung von Erkrankungen und die Verabreichung von Rezepturen. Und natürlich stehen an erster Stelle Probleme mit einer unregelmäßigen Periode. Kommt sie zu spät, zu früh, dauert sie zu lange oder ist sie zu kurz? Kälte oder Hitze sind hier die Übeltäter, manchmal aber auch Überanstrengung und schädliche Emotionen. Aber „wenn es gelingt, Yin und Yang harmonisch einzustimmen und so Qi und Blut auszugleichen, dann kehrt Ruhe ein und alles wird gut. Das Glück ist für die Frau zum Greifen nahe.“

Ich habe mir die Mühe gemacht, zu jeder Frage ausgewählte Akupunkturpunkte und Kombinationen zusammenzustellen, die zumeist aus dem zeitgleichen Akupunkturklassiker *Zhen Jiu Zi Sheng Jing* (1220) stammen. Des Weiteren habe ich zu vielen Fragen Kommentare und Exkurse verfasst, um die Inhalte zu vertiefen und zu erhellen. Dafür habe ich die folgenden Klassiker verwendet: Das *Nei Jing*, das *Shang Han Lun* und das *Jin Gui Yao Lue* als ursprüngliche Quellen, dann das *Zhu Bing Yuan Hou Lun* (610), eine Quelle, die auch *Qi Zhongfu* häufig verwendet, das *Bei Ji Qian Jin Yao Fang* (652) von *Sun Simiao* und schließlich das *Lei Jing* und das *Jing Yue Quan Shu* (1624) von *Zhang Jiebin*, über den ich bereits 2021 ein ganzes Buch geschrieben habe.[4]

Die 7. Frage behandelt Stimmungsschwankungen beim Einsetzen der Regel. Dass, was wir heute als prämenstruelles Syndrom (PMS) bezeichnen, hat es im alten China ebenso gegeben. Hier wird bereits die bedeutsame Rolle des Chong Mai als Blutmeer und des Ren Mai als Uterusgefäß hervorgehoben. Ihre Bedeutung wird durch viele Krankheitsbilder im Text fundiert. Auch wird in diesem Kapitel bereits ein wichtiges Konzept der verheirateten Frau erklärt, nämlich die Entstehung der Muttermilch.

Die 8. Frage beschreibt eine schmerzhafte Regelblutung und macht eine Qi- und Blutschwäche dafür verantwortlich. Dadurch können Pathogene wie Wind und Kälte leichter in den Körper der Frau eindringen und blockieren den Qi-Fluss in den Leitbahnen. So entstehen dann Schmerzen entweder im Bauch, im unteren Rücken oder im ganzen Körper.

Manchmal geht das „Monatswasser" auch gar nicht ab. Diesem Problem widmet sich die 9. Frage. „Wenn das Monatswasser nicht abgeht, liegt das daran, dass Wind und Kälte zu Gast im Uterusgefäß sind. Vielleicht ist die Frau auch betrunken nachdem sie das Schlafzimmer betreten hat. Oder ihr Blut ist vertrocknet, verklumpt oder sonst wie geschädigt. Vielleicht liegt die Ursache auch in einer traumatischen Verletzung nach einem Sturz aus großer Höhe oder nach einem Schreck oder Schock. All dies sind Gründe, warum die Monatsregel blockiert ist." Heute würden wir mit der TCM sagen, es liegt eine Leber-Qi-Stagnation vor.

Die 10. Frage behandelt ausführlich Krankheiten der Leere-Erschöpfung. Wenn man bei einer Erschöpfung durch Arbeit seine Grenzen zu sehr überschreitet, wird das Qi der Zang Fu-Organe geschmälert, und wenn dieses häufiger geschieht, entwickelt sich eine Krankheit.

---

[4] Siehe **Udo Lorenzen**: Die Heilkunst des *Zhang Jiebin* - Das Herz als Mittelpunkt therapeutischen Handelns, Düren 2021.

Wenn noch eine Erschöpfung hinzukommt, entsteht ein wirklicher Schaden. Dessen Anhäufung geschieht allmählich, bis sich eines Tages die Erschöpfung vollständig entwickelt hat. „Wie kann man nur annehmen, dass solches plötzlich über Nacht entstehen kann?“

Qi Zhongfu führt noch zwei weitere Ursachen für ein Erschöpfungssyndrom an: „Wenn sie sich unter dem Gürtel nicht zurückhalten kann, träumt sie von Geschlechtsverkehr mit Dämonen“ und zweitens exzessive Schlafzimmerdienste. „Ihre Essenz wird übermäßig verbraucht und das Qi erschöpft sich. Da hier die Niere betroffen ist, entwickelt sich die Erschöpfung besonders schnell.“ Beide Zustände lassen sich durch die repressive Rolle der Frau im alten China verstehen.

Zu wenig Sex lassen bei ihr Träume der Lust entstehen, zu viel Sex erschöpft ihre Essenzen und kann zu einer verzehrenden Krankheit führen. Diese Pathomechanismen haben sicher auch heute noch eine gewisse Relevanz, wobei die sexuelle Freiheit der modernen Frau eher durch innere Barrieren eingeschränkt wird als durch gesellschaftliche Vorschriften.

In der 11. Frage wird die Menopause erklärt. Die monatliche Regel hört auf, wenn die vom Himmel bestimmte Anzahl an Jahren im Leben einer Frau zu Ende geht. „Mit 7 x 7 Jahren ist der Ren Mai leer und das Blut im Chong Mai nimmt ab und wird weniger. Ihr himmlisches Wasser ist nun aufgebraucht und die irdischen Wege sind nicht mehr durchgängig. Deshalb verfällt ihre körperliche Erscheinung und sie kann keine Kinder mehr bekommen.“

Die folgenden Fragen behandeln die unterschiedlichsten Themen: Warum erschrecken sich verheiratete Frauen leichter? Warum sind Wind und Kälte die Ursachen für viele Frauenkrankheiten? Viele Krankheitsbilder werden nun aufgelistet wie Drehschwindel und unterschiedliche Schmerzzustände wie z.B. „von Dornen gestochen“. Plötzliche, heftige Schmerzen wurden in der klassischen Literatur oft als Dämonenübel, Wurmgifte oder Windwürmer interpretiert.

Es folgen Krankheiten mit Erbrechen und Ohnmachtsanfällen. Plötzlich und unerwartet kommt es zu einem Scheintod, wovon sich die Frau aber wieder erhebt. Auch dies wurde früher als ein Dämonenangriff angesehen, sodass ein Diskurs über die Dämonenmedizin unerlässlich wurde. Ich habe einigen Platz im Buch dafür verwendet, alle 13 Dämonenpunkte für die Akupunktur ausführlich aufzulisten und ihre Wirkung aus klassischen Texten zu beschreiben.

Husten ist häufig die Ursache dafür, dass, wenn sie auf ihre Regel wartet, diese ausbleibt. Es folgen mehrere Kapitel über den Husten, ob mit Schleim oder ohne, ob blutig oder erschöpfend - die Lunge war schon immer ein empfindsames Organ, welche die Kälte verabscheut, weshalb die Frau auch kalte Getränke meiden sollte. Es folgt ein längerer Exkurs von mir über den Husten. Dabei hat jedes Zang Fu-Organ seinen eigenen Husten mit unterschiedlichen Symptomen und seine Behandlung kann sehr wohl auch mit Nadeln erfolgen, wie es im *Nei Jing* steht.

Blutungen aus allen Körperöffnungen werden als Nächstes diskutiert. Wenn das Blut seine regulären Bahnen verlässt, tritt es entweder aus dem Mund heraus oder aus der Nase oder auch aus den unteren Öffnungen. Dies alles nennt man ein „falsches Zirkulieren des Blutes“. Auch das kommt von einer schweren Erschöpfung und einer Schwäche von Blut und Qi. Heute heißt es dazu in der TCM: Die Milz kann das Blut nicht halten.

Häufig hat die verheiratete Frau ein Verlangen nach sauren Dingen. Deshalb, wenn eine Neigung besteht, saure Speisen zu essen, tritt das Saure in die Leber ein und ernährt das Blut. Das Blut braucht also saure Dinge, deshalb verweilt es in der Leber. Bei einer Blut-Leere entsteht oft viel Hitze, und wenn sich üble Hitze im oberen Erwärmer ansammelt, entsteht eine nervöse Unruhe im Inneren. In dem Fall können saure Speisen die Patientin beruhigen. Wir erinnern uns: Saures sammelt die Flüssigkeiten und nährt das Leber-Blut.

Eine weitere typische Frauenkrankheit im alten China war die Zao Zang-Krankheit. *Zao Zang* 燥臟 = „ein gequältes Zang-Organ“. Sie beschreibt den Zustand einer schweren Erschöpfung der Körperflüssigkeiten, die zu heftigem Durst und zu Verwirrungszuständen führt. Nach einem heftigen Durchfall, einem starken Blutverlust oder übermäßigem Schwitzen sind die Körperflüssigkeiten erschöpft und die Zao Zang-Krankheit kann sich entwickeln. Die Patientin ist gereizt und hat heftigen Durst, der nicht gelöscht werden kann. Sie hat wenig Freude, ärgert sich über alles, ist dabei traurig und weint leicht. Wir haben hier ein Beispiel für emotionale Störungen nach einem Verlust an Körperflüssigkeiten. Hier wäre eine Psychotherapie völlig fehl am Platz. *Qi Zhongfu* empfiehlt dagegen einen Aufguss aus Datteln, Süßholz und Weizenkeime.

Weiter wird über das Pflaumenkerngefühl gesprochen, auch hier ist oft Schleim der Übeltäter. Schmerzende und taube Zehen der verheirateten Frau entstehen, wenn sie Barfüßig über feuchten Boden wandert. Es wird hier ausführlich die Fuß-Qi-Krankheit behandelt, die aus unserer heutigen westlichen Sicht der Beriberi-Erkrankung entspricht.

Als Medizinhistoriker war es für mich interessant, die unterschiedlichen Ansätze für diese Erkrankung gegenüberzustellen. Auch wenn Beriberi heute als ein Mangel an Vitamin B 1 erkannt ist, kann die alte chinesische Pathogenese (ein Nässe-Übel) durchaus dazu dienen, viele Krankheiten mit ähnlichen Symptomen (z.B. Polyneuropathie) zu erkennen und zu behandeln.

Für Frauen mit starkem Haarverlust mag die 30. Frage interessant sein. Entweder ist eine Blut-Leere dafür verantwortlich oder die außerordentlichen Gefäße Ren Mai und Chong Mai sind erschöpft und geben nichts mehr her. Hier finden sich einfache und auch für den Laien umsetzbare Rezepte, um das Haar wieder prachtvoll und schön aussehen zu lassen. Es folgen verschiedene Formen von Wasserschwellungen und deren Genese in Verbindung mit Bauchschmerzen. Und wer hätte gedacht, dass Eisenspäne hier hilfreich sein könnten?

Eisenspäne als Arzneimittel können das Blut aufbauen und bewegen. In dieser Frage geht es um verschiedene Schmerzqualitäten der verheirateten Frau, bei denen allesamt kaltes Qi verantwortlich gemacht wird. Qi und Blut stagnieren und rufen stechende Schmerzen hervor. Je nach Ort der Schmerzen kann der Oberkörper oder der Unterleib betroffen sein. Auch echte Herzschmerzen fallen darunter. Sie entstehen, wenn alle Zang-Organe leer sind und das Herz ungeschützt vom Übel angegriffen wird. Diese Angriffe enden oft tödlich.

Es folgen einige Fragen über Durchfallerkrankungen und Verstopfung, die die monatliche Regel beeinträchtigen können. Hier wird ein Zusammenhang zwischen Essen und Trinken, Durchfall und Regelblutung hergestellt. Wenn die Eingeweide geschwächt sind, können sich dort Pathogene von außen einnisten und die Verdauung empfindlich stören. Es entstehen Durchfälle, die so viel Flüssigkeiten verbrauchen, dass eine Regelblutung mangels Substanz nicht mehr möglich ist. Behandle den Durchfall und die Regel kommt wieder zurück, so der Tenor von *Qi Zhongfu*.

Auch geistige Verwirrungen der verheirateten Frau werden besprochen, die häufig durch eine Blutschwäche entstehen. Kälte und Hitze können nun in die Blutkammer eindringen und durch die vielen Verästelungen des Chong Mai geraten die Pathogene ins Herz und Gehirn. Dies bewirkt eine Störung des klaren Geistes. Besonders Hitze in der Blutkammer kann sich bis zu echten manischen Geisteskrankheiten entwickeln, die im Folgenden auch näher erläutert werden. Auch zu diesen Problemen gibt es einen Exkurs, der die Geisteskrankheiten aus altchinesischer Sicht (*Dian Kuang*) ausführlich erklärt.

Schmerzen in den Armen entstehen oft durch schädigende Kälte oder verborgenen Schleim. Das Konzept des „verborgenen Schleims“ und seine Folgen sind durchaus zu vergleichen mit unserem westlichen Krankheitsbild „Fibromyalgie“. Eine vergleichende Betrachtung ist ebenfalls durch einen längeren Exkurs angebracht. Hier bietet das Modell der Fünf Wandlungsphasen mit seinem Entsprechungssystem einen guten Ansatz für eine individuelle Fibromyalgie-Diagnose und Therapie.

Es wird dann die „Durstkrankheit“ behandelt, ein Begriff, der mit unserem Diabetes Mellitus vergleichbar ist. Die Ursachen dafür reichen von exzessiver sexueller Aktivität über Drogen- und Alkoholmissbrauch bis hin zu Blutverlusten besonders bei der verheirateten Frau. Auch Arzneimittel, die sehr heiß sind oder eine Disharmonie im San Jiao können dafür verantwortlich sein. Stehen bei Männern eher zu viel Alkohol und übermäßige sexuelle Betätigung im Zentrum der Pathogenese, sind es bei Frauen ein hoher Blutverlust durch die monatliche Regel und falsche Rezepte mit zu heißen Kräutern, welche die Durstkrankheit begünstigen. Da der Diabetes Mellitus bei uns eine Volkskrankheit ist, habe ich ebenfalls einen Exkurs dazu geschrieben mit vielen Übersetzungen aus klassischen Texten.

Der untere Rücken schmerzt wie zerbrochen – Welche Frau kennt solche Schmerzen nicht, insbesondere in Verbindung mit ihrer Regel? Wenn das Nieren-Qi leer und schwach ist oder bei einer inneren Schädigung durch Überanstrengung können Wind und Kälte hier angreifen, deshalb gibt es Schmerzen im unteren Rücken. Auch hier gilt der alte Satz: Hinter jedem chronischen Rückenschmerz steht eine Nierenschwäche, weil der untere Rücken der Palast der Niere ist

Hauterkrankungen werden als Nächstes im *Nuke Baiwen* behandelt. Auch hier gibt es einen längeren Exkurs mit vielen Übersetzungen klassischer Texte. Durch die Haut findet Abgrenzung und Schutz statt, die Haut ist der Teppich der Seele. Die Körperseele *Po* 魄 ist der geistig-seelische Aspekt der Lunge, sie vermittelt die Empfindungsfähigkeit der Haut. Juckreiz, Entzündungen, Brennen und Schmerzempfindlichkeit auf der Haut sind deshalb auch ein Ausdruck einer gestörten Körperseele. Ebenso drückt das Bedürfnis nach Körperkontakt eine gesunde Po-Seele aus. Dieses Bedürfnis kennt keine Altersgrenzen!

Gelbsucht, Kollaps und Sturzblutungen sind die nächsten Themen im Handbuch für Frauenheilkunde. Wieder befinden sich Chong Mai und Ren Mai in einem desaströsen Zustand und können das Blut nicht binden und halten. Deshalb geht das Blut plötzlich und heftig nach unten ab. Man nennt dies *Beng Xia* = „Zusammenbruch im unteren Bereich“.

Nächtliche Schweiße werden als Nächstes diskutiert. Sie entstehen, wenn das Herz-Qi in Leere ist und nicht genug Yang hat. Der Schweiß ist ja die Körperflüssigkeit des Herzens und das Herz beherrscht das Blut - bei großen Blutverlusten kommt es wieder zu einer Blutschwäche, und der Schweiß rinnt heraus zu einer Zeit, in der das Yin besonders stark ist.

Einseitige Schmerzen in der seitlichen Rippenregion und Massen und Ansammlungen sind Themen in der 44. und 45. Frage. Danach wird ein heftiger Juckreiz diskutiert. Im Kommentar dazu habe ich dann verschiedene Hauterkrankungen aus chinesischer Sicht dargestellt und eine Behandlung mit Akupunktur vorgeschlagen.

Wenn die Frau beim Kultivieren des Lebens ihre Keuschheit verliert und dabei Blut und Qi leer und verwelkt sind, kann ein Dämonenübel eindringen und Schaden anrichten. Deshalb wird die verheiratete Frau häufig von Träumen befallen, in denen sie sich mit Geistern und Dämonen geschlechtlich verbindet. Dieses Thema scheint im Kaiserpalast nicht selten vorgekommen zu sein, weil es hier noch einmal erörtert wird.

„All diese üblen Krankheitsformen kommen unter den heutigen Palastbewohnerinnen in der Abteilung der Nonnen und bei verwitweten Frauen vor. Schon bald träumen sie davon, sich mit Geistern und Dämonen geschlechtlich zu verbinden. Wenn sie das üble Qi für lange Zeit in ihrer Brust trägt und davon beeinflusst wird, bilden sich Massen im Bauch. Manchmal kommt es sogar zu einer Geisterschwangerschaft, das passiert häufig!"

Die beiden letzten Fragen (der ersten 50) behandeln Krankheitsbilder der beiden unteren Yin, nämlich Stuhlverstopfung und Miktionsstörungen. Wieder sind Hitze und Kälte die Übeltäter, welche Stuhlgang und Wasserlassen behindern. Es werden dann die fünf Arten der Miktionsstörungen (*Wu Lin*) behandelt, die ebenfalls an Hand weiterer klassischer Texte erklärt und von mir mit Akupunkturpunkten versehen werden. Abschließend werden die „36 Erkrankungen unter dem Gürtel", also im Unterleib der Frau, diskutiert und mit Arzneimitteln behandelt.

Mit der 50. Frage endet die allgemeine Physiologie und Pathologie der verheirateten Frau. In den Fragen 51-100 beschäftigt sich *Qi Zhongfu* mit den Themen Schwangerschaft, Geburt und Wochenbett. Diese Kapitel sind besonders interessant für TherapeutInnen in der Frauenheilkunde, zum Beispiel für Hebammen und Ärzte in der Schwangerschaftsbegleitung und in der Vor- und Nachsorge von schwangeren Frauen.

Eine „gewöhnliche“ Heilpraxis ist mit vielen der hier beschriebenen Erkrankungen von Schwangeren sicher überfordert. Auch hier gilt der Grundsatz: Nihil nocere - niemals schaden! Dieser Grundsatz der hippokratischen Tradition sollte im Mittelpunkt für jede Art therapeutischen Handelns stehen! Umso mehr zeigen der 2. Teil des *Nuke Baiwen* und die letzten 50 Fragen wichtige Erkenntnisse in der Pathogenese und Behandlung schwangerer Frauen. Es ist mir eine Freude gewesen, sie zu übersetzen und zu kommentieren. Meines Wissens ist die Übersetzung der Fragen 51-100 die erste in eine westliche Sprache! Auch für medizinhistorisch Interessierte liegt hier einen Schatz an Informationen zur Physiologie und Pathologie im Rahmen einer Schwangerschaft und Geburt.

Zunächst wird über die Geschlechterbestimmung gesprochen, wann man von einer Schwangerschaft spricht und ein erster Exkurs über die Pflege des Embryos in den 10 Monaten der Schwangerschaft unternommen. Welche Akupunkturpunkte sind eigentlich während der Schwangerschaft verboten und warum? In den klassischen Texten ist immer wieder von 19 Punkten die Rede, die bei Schwangeren nicht genadelt oder gemoxt werden sollten. Als Akupunkteur war es mir ein Bedürfnis, diese 19 Punkte näher zu betrachten und die Begründung für ihre Verbote aus den Klassikern herauszufinden. Danach habe ich einen Exkurs darüber geführt, wie mit Nadeln und Moxa eine Schwangerschaft gut und sicher begleitet werden kann. Denn in meiner über 35-jährigen Praxiserfahrung habe ich eine ganze Reihe von Frauen mit Kinderwunsch erfolgreich behandelt und während ihrer Schwangerschaft begleitet.

Nach dem Verweilen der Periode hat die verheiratete Frau oft Ärger und Verdruss in ihrem Herzen. Sie möchte nicht ihren Tätigkeiten nachgehen, auch verabscheut sie die Gerüche von Essen. Schwangerschaftsübelkeit ist eine häufige Krankheit während der Schwangerschaft, und *Qi Zhongfu* bietet eine Reihe von Rezepten an, die ich mit Akupunkturpunkten komplettiert habe. Es wird hier über einen habituellen Abort gesprochen, der auch, betrachtet man die monatliche Ernährung des Embryos über eine Leitbahn der Mutter, mit Akupunktur verhindert werden kann.

Überhaupt gibt es so viele Situationen und Umstände, in denen ein Fötus verloren gehen kann. „Und plötzlich fällt etwas unten heraus“, so die lapidare Beschreibung dieses Vorgangs. In den späteren Monaten der Schwangerschaft wird das Kind im Bauch reger und bewegt sich. Zu viel davon kann eine Störung anzeigen, zu wenig oder keine Bewegungen gar einen toten Embryo. Wenn die Schwangere schon im 3. Monat eine Fehlgeburt hatte, warum wiederholt sich das bei der nächsten Schwangerschaft im selben Monat auf den Tag genau?

Dem wird in der 58. Frage nachgegangen und es gibt eine Reihe Rezepte, die das verhindern können. Der Erfahrungsbericht eines berühmten Arztes aus der Qing-Dynastie gibt eine gute Erklärung dazu ab.

Wer hätte gedacht, dass Karpfensuppe ein gutes Mittel zum Ausleiten von Wasseransammlungen ist, die während einer Schwangerschaft entstehen können? Aber Vorsicht: Die Entwässerung ist sehr drastisch und kann bei einer geschwächten Frau zu einer Fehlgeburt führen. Erkrankungen durch schädigende Kälte oder Wärme waren im alten China häufig Begleiter und ein Übel für die schwangere Frau. Die Rezepte dagegen sind hier ganz andere als bei einem gewöhnlichen Menschen - auch hier ist die Behandlung von Schwangeren zehnmal so schwierig wie beim Mann.

Die Malaria-Krankheit wird dann ausführlich besprochen und mein Exkurs dazu ist für Historiker sicher interessant. Tatsächlich wird Malaria schon ausführlich im *Su Wen* behandelt: Das 35. Kapitel beschreibt hier die verschiedenen Erscheinungsformen der Malaria und das 36. Kapitel benennt entsprechende Akupunkturpunkte zur Heilung. Dies lässt vermuten, dass die klassische Akupunktur in der Behandlung von Malaria schon früh erfolgreich war, und *Qi Zhongfu* scheint mit seinen Rezepten ebenfalls wirksam gewesen zu sein. Hier und heute ist die Behandlung von Malaria meldepflichtig und nur Ärzten gestattet.

Eine wichtige Frage erörtert Atemnot in der Schwangerschaft, deren Behandlung mit Rezepten hier beschrieben wird. Meiner Erfahrung nach lassen sich Atemnot und Asthma auch sehr gut mit Akupunktur behandeln, weshalb ich ebenfalls einen längeren Exkurs darüber geführt habe.

Wenn eine dichte Flüssigkeit (*Yin* 飲) in der Brust und in den Fu-Organen stehenbleibt, verknotet sie sich und wird zu Schleim (*Tan* 痰). Das kommt bei allen Menschen vor. Gibt es nur wenig Schleim, sollte es keinen Schaden anrichten, gibt es viel Schleim, dann entwickeln sich Krankheiten. Dann kommt es oft zu heftigem Erbrechen. Wenn in der Schwangerschaft das Erbrechen übermäßig ist, schadet es häufig dem Embryo.

Schleim ist die Speerspitze der 100 Krankheiten und seit der Ming-Dynastie für viele exzentrische Krankheiten verantwortlich. Für Schwangere ist Schleim natürlich auch von Übel, denn es behindert die Atmung und die Ernährung des Embryos. Schleim als Krankheitskonzept ist in unserer heutigen Zeit so wichtig geworden, dass ich auch darüber einen langen Exkurs mit vielen Übersetzungen aus klassischen Texten geführt habe.

Akute Brechdurchfälle in der Schwangerschaft sind für die Frau kaum zu ertragen und auch für das Kind eine Qual - schließlich kann etwas unten herausfallen! In der 68. Frage kommen wir zum Krankheitsbild der „kindlichen Unruhe“. Die Ursachen dafür sind Schleim und Hitze im Herzen der schwangeren Frau. Wenn in der Schwangerschaft eine kindliche Unruhe entsteht, ist das Lungen-Zang in Leere und wenn Hitze das Herz überwältigt, verursacht das ein bedrücktes Herz. Wenn Schleim stockt und Mukus sich zwischen Herz und Brust ansammelt, bewirkt das Verdruss bei der Mutter und Unruhe beim Embryo. Dies ist eine Erklärung für Stimmungsschwankungen während der Schwangerschaft!

Leidet eine Schwangere unter Blockaden in der Brust (*Xiong Bi*), schadet dies auch dem Embryo, ebenso kindlicher Husten, kindliche Fallsucht, Harnverhaltung und Stuhlverstopfung. Die 78. Frage ist ein „Highlight“ im *Nuke Baiwen*! Hier erklärt *Qi Zhongfu* ausführlich die Pflege des Embryos in den zehn Monaten der Schwangerschaft mit allen Regeln und Vorschriften, die die Schwangere einhalten sollte, wenn sie ein gesundes Kind zur Welt bringen möchte. Nicht nur Regeln beim Essen und Trinken, sondern auch ein bestimmtes Verhalten in den jeweiligen Monaten bestimmen den Schwangerschaftsverlauf. Für den Fall eines drohenden Aborts gibt der Autor für jeden Monat zwei Rezepte an, die dies verhindern sollen.

Das Konzept eines „Geisterembryos wird dann ausführlich diskutiert und von mir mit anderen klassischen Quellen verglichen. Interessant ist, dass einige Autoren wirklich von einer Begegnung der Frau mit einem Dämon ausgehen, während andere, hier besonders mein „Lieblingsautor“ *Zhang Jiebin*, geistige Verirrungen der Frau vermutet.

„Was die verheiratete Frau angeht, so gibt es die Theorie eines Geisterembryos (*Gui Tai* 鬼胎). Aber wie kann es sein, dass das leere Nichts eines Dämoneneinflusses tatsächlich den Uterus einer Frau überraschend angreifen und infolgedessen eine Form annehmen kann? Dies wird zumeist durch die geistige Verfassung der verheirateten Frau verursacht.“

Fragen über Eklampsie, über Steiß- und Querlage und über das Herausbekommen der Nachgeburt vervollständigen die Inhalte des *Nuke Baiwen*.

Im Grunde ist die Geburt eine völlig natürliche Angelegenheit. Der Volksmund sagt: „Wenn die Gurke reif ist, fällt sie vom Stiel ab!“ Aber bei einer jungen Mutter, die noch nicht geboren hat, sieht es oft anders aus. Nimmt man den Zeitpunkt der Geburt, möchte sie keine Schmerzen ertragen. Ihre Pflicht ist es aber, das Kind nach unten zu pressen.

Wenn sie wider Erwarten in diesem Moment nichts erreicht hat, ist das Qi des Embryos nicht angekommen. Das Kind kann seinen Körper nicht drehen, sondern empfängt nur das Pressen der Mutter und es gibt keine andere Möglichkeit, die es dem Embryo erlaubt, sich auf seinem Weg nach unten abzutrennen.

„Möchte man es unterstützen, dass das Kind sich auf seinem Weg nach unten umdreht, gibt es nur sehr wenig Spielraum dafür. Wenn man die Mutter zudeckt und sie nötigt, heftig zu pressen, dreht sich das Kind nicht rechtzeitig und es kommt zu einer Querlage. Die Alten haben gesagt: „Wenn die Melone reif ist, oder wenn die Hirse reif ist, kommt sie von selbst heraus." Dies ist ein Grundsatz in der Natur, aber es gibt eben auch Quer- und Steißlagen bei einer Geburt. Und immer liegt es daran, dass die junge Mutter keine Schmerzen aushalten kann."[5]

Die letzten 15 Fragen behandeln Beschwerden und Krankheiten nach der Geburt. Die Fragen 51-100 im *Nuke Baiwen* bieten so viele Details über Schwangerschaft und Geburt, dass ich der geneigten Leserin hier empfehle, den Text selbst durchzustöbern und dass, was brauchbar ist, in das eigene Wissen zu integrieren. Dass, was zu exotisch ist und nicht anwendbar für die Praxis, kann als Zeitzeugnis einer Frauenheilkunde in der Song-Dynastie hingenommen werden.

Zuletzt habe ich im Anhang einen Text von meinem sehr verehrten Autor, Arzt und Sinologen *Franz Hübotter* neu überarbeitet und freue mich, ihn als Ergänzung zu den 100 Fragen zur Frauenheilkunde anbieten zu können. Das *Shou Shi Pien* = Ein chinesisches Lehrbuch der Geburtshülfe, war das erste medizinische Werk von Hübotter, welches er 1913 verfasste. Auch das *Shou Shi Pien* war nicht nur für die ärztliche Heilkunst gedacht, sondern ebenso ein Nachschlagewerk für Hebammen und Frauen in der Familie. *Franz Hübotter* zeigt hier die chinesischen Anschauungen über Schwangerschaft und Geburt wertfrei und voller Respekt in ihrem ethnischen Zusammenhang.

Wir entdecken im *Shou Shi Pien* viele Beschreibungen und Behandlungen von Frauenleiden und zur Geburtshilfe, wie sie auch im *Nuke Baiwen* beinahe identisch vorhanden sind. So finden die Ansichten eines *Qi Zhongfu* (1220) auch noch über 500 Jahre später (1785) ihre Anerkennung und Bestätigung in der Theorie und Praxis der Frauenheilkunde.

---

[5] Der Wehen- oder Presschmerz ist auch heute noch eine angstbesetzte Angelegenheit besonders für die Erstgebärende. Da die Schmerzempfindlichkeit bei Frauen unterschiedlich ist, gibt es auch kein Patentrezept dagegen. Heute werden während der Geburt oft schmerzstillende Mittel gespritzt oder es wird vom Arzt gleich ein Kaiserschnitt empfohlen.

Historischer Abriss der Frauenheilkunde in China:

Auf Orakelknochen der Shang-Dynastie (16-11. Jahrhundert v. Chr.), die uns die ältesten vorhandenen Bilder der chinesischen Schrift vermitteln, ist das Schriftzeichen für Krankheit (*Ji* 疾) klar zu erkennen: Ein Mensch ist vom einem Pfeil getroffen und liegt krank auf seinem Bett. Es wird angenommen, dass mittels der Orakelknochen die Ahnen auch schon über den Ausgang von Komplikationen während der Schwangerschaft und über Frauen- und Kinderkrankheiten befragt wurden.

In den monatlichen Anweisungen im Buch der Riten (*Li Ji* 禮記) wird auch davor gewarnt, dass sich bei Frühlingswetter im letzten Wintermonat Probleme während der Schwangerschaft und Fehlgeburten häufen.[6]

In den Ma Wang Dui-Gräbern, die 1973 in China entdeckt wurden, fand man Schriftrollen aus Bambus und Seide, auf denen über medizinische Fragen diskutiert wurde. Eine der Schriftrollen behandelt explizit Fruchtbarkeit, Schwangerschaft und Geburt. Da das Alter der Ma Wang Dui-Gräber auf 187 v. Chr. datiert wird, haben wir es hier mit einer der ältesten Überlieferungen der chinesischen Medizin zu tun![7]

Die Mediziner der Han-Zeit (206 v. – 220 n. Chr.) beschreiben im *Nei Jing* die Geschlechtsreife von Mann und Frau und eine Kopf-Erkrankung des Feten als Krankheit der Embryos (*Tai Bing* 胎病), verursacht durch einen großen Schreck der Mutter. Das wohl bekannteste Zitat aus dem *Nei Jing* lautet:

„Mit 2 x 7 Jahren beginnt beim Mädchen die Menstruation und sie bekommt ihre Geschlechtsreife (*Tian Gui* 天癸). Ihr *Ren Mai* ist nun durchgängig (*Tong* 通) und ihr *Chong Mai* überfließend. Die monatliche Angelegenheit (*Yue Shi* 月事) erscheint nun regelmäßig und sie kann Kinder bekommen. Mit 7 x 7 Jahren ist der *Ren Mai* der Frau erschöpft (*Xu* 虛), der *Chong Mai* verwelkt (*Shuai* 衰) und das Blut wird spärlich. Ihre Geschlechtsreife ist nun beendet und ihre irdischen Wege sind nicht länger durchgängig (*Di Dao Bu Tong* 地道不通). Ihr Körper wird nun alt und sie kann jetzt keine Kinder mehr bekommen." (*Su Wen*, Kap. 1)

---

[6] https://ctext.org/liji/yue-ling

[7] Siehe **Donald Harper**: Early Chinese Medical Literature – The Mawangdui Medical Manuscripts, London 1998

Das *Ling Shu* beschreibt im 10. Kapitel eine straffe Darstellung der embryonalen Entwicklung:

„Als erstes wird der Embryo durch die Vereinigung der Essenzen von Yin und Yang (Mann und Frau) erschaffen; Dann bildet sich das Mark im Gehirn, dann die Knochen, die den Körper stützen; dann die Leitbahnen und Nebengefäße, die Qi und Blut führen; dann die Muskeln und Sehnen, welche die Knochen unterstützen; dann entwickelt sich das Fleisch, um die Grenzen des Körpers zu bilden. Schließlich wird die Haut fest und die Haare beginnen zu wachsen." (*Ling Shu*, Kap. 10)

Ganze Kapitel über Frauenheilkunde finden wir erstmals im *Jin Kui Yao Lue* („Wichtige Auszüge aus dem goldenen Schrein"), dass der berühmte *Zhang Zhongjing* als Ergänzung zum *Shang Han Lun* (ca. 300 n. Chr.) verfasste. Die letzten drei Kapitel im Buch behandeln Schwangerschaftsbeschwerden, Wochenbett und diverse gynäkologische Erkrankungen. Als Beispiele dazu wären hier zu nennen:[8]

„Während des 6. und 7. Monats der Schwangerschaft bekommt die Patientin Fieber und einen gespannten Puls. Der Bauch ist angeschwollen, und der Zustand verschlimmert sich. Sie hat Bauchschmerzen und ein Kältegefühl, als ob der Bauch vom Wind angepustet wird. Dies zeigt, dass sich der Uterus öffnet. Ein Dekokt mit der Akonitwurzel (*Fu Zi* 附子 = Radix Aconitum praeparata) sollte eingenommen werden, um den Uterus zu wärmen". (Kap. 20, 3)

„Eine schwangere Frau leidet unter wiederholter Übelkeit und Erbrechen. ... Dies ist ein Fall von Schwangerschaftserbrechen in den ersten Monaten. Die Patientin leidet unter Kälte-Nässeansammlungen, die das Wachstum des Embryos behindern können und der Frau das Essen erschweren. Das ständige Erbrechen kann das Magen-Qi schädigen. Das Rezept *Gan Jing Ren Shen Ban Xia Wan* heilt dies". (Kap. 20, 6)

„Das Pulver der Angelikawurzel (*Dang Gui San* 當歸散) kann häufig verschrieben werden, da es ein Tonikum für Frauen während der Schwangerschaft darstellt!" (Kap. 20, 9)

„Die Patientin ist im 7. Monat der Schwangerschaft und bekommt eine fieberhafte Erkrankung durch Kälte. Sie hat Völlegefühl im Abdomen und Schwierigkeiten beim Wasserlassen. Sie fühlt auch eine Schwere im Unterleib, so ähnlich, als ob ein Nässestau vorliegen würde.

---

[8] *Zhang Zhongjing*: *Jin Kui Yao Lue*, übersetzt von **Luo Xiwen**: Synopsis of Prespriptions of the Golden Chamber with 300 Cases, Beijing 1995, S. 456-516.

Im 7. Monat der Schwangerschaft sollte die Lungen-Leitbahn den Fötus ernähren, aber sie versagt darin. Das Herz-Qi gerät in Fülle. Die Behandlung sollte im Nadeln der Punkte *Lao Gong* (P 8) und *Guan Yuan* (Ren 4) bestehen. Wenn das Wasserlassen wieder normal ist, verschwinden auch die übrigen Symptome.“ (Kap. 20, 11)

Wang Shuhe, der Autor des berühmten Pulsklassikers *Mai Jing*, stellt ebenfalls im 3. Jahrhundert n. Chr. typische Pulsbilder von Frauen während der Schwangerschaft vor. Hier einige Beispiele aus dem Kapitel: „Methoden zum Herausfinden des Geschlechts vor der Geburt“:[9]

„Wenn die Frau im 4. Monat der Schwangerschaft ist, zeigt ein rasender Puls an der linken Hand einen Jungen an, während ein rasender Puls an der rechten Hand ein Mädchen anzeigt, ein rasender Puls auf beiden Seiten bedeutet, dass zwei Kinder geboren werden.

Eine andere Methode ist, dass ein tiefer und voller Puls an der linken Hand einen Jungen anzeigt, während ein oberflächlicher und großer Puls ein Mädchen anzeigt; wenn der Puls an beiden Händen tief und voll ist, werden nach der Regel männliche Zwillinge geboren; ist der Puls an beiden Händen oberflächlich und groß, werden in der Regel weibliche Zwillinge geboren.

Eine andere Methode besagt, wenn der Chi-Puls an der linken Seite groß ist, zeigt es einen Jungen an, wenn der Chi-Puls an der rechten Seite groß ist, wird es ein Mädchen; ein großer Puls an beiden Chi-Positionen zeigt Zwillinge an; ein großer Puls ähnelt dem vollen Puls.

Eine andere Methode besagt, dass eine Schwangere nach Süden gehen soll; rufe ihr nach und sie dreht sich nach links, bedeutet dies, ein Junge wird geboren, dreht sie sich nach rechts, zeigt dies ein Mädchen an.

Eine andere Methode ist: wenn der Ehemann der Schwangeren ein Knötchen auf seiner linken Brust entwickelt, bedeutet dies ein männlicher Embryo, ein Knötchen auf seiner rechten Brust zeigt einen weiblichen Embryo an.“ (*Mai Jing*, Buch 9, Kap. 1)

Erst in der Tang-Dynastie (618 - 907 n. Chr.) wurden Bücher geschrieben, die sich umfangreicher mit der Frauenheilkunde beschäftigten. Von dem wahrhaftigen *Sun Simiao* (581-682) heißt es, es sei um ein Vielfaches schwieriger, eine Frau zu heilen, als einen Mann, denn:

---

[9] **Yang Shou-zhong**: The Pulse Classic – A Translation of the *Mai Jing*, Bolder 1997, S. 319.

„Den Frauen von den Männern unterscheidend Rezepte zu verordnen, begründet sich durch die Unterschiede, die Schwangerschaft, Geburt und Verletzung der Gebärmutter mit sich bringen. Daher sind die Krankheiten der Frauen zehnmal schwieriger zu behandeln als die der Männer".[10]

Störungen bei Frauen sind demnach komplexer, weil krankmachende Einflüsse nicht nur im Normalzustand abzuwehren sind, sondern zusätzlich durch die besonderen Umstände von Schwangerschaft, Geburt und Menstruation auftreten können. Diese Stelle wird in der Literatur immer wieder zitiert und ist der Beginn einer systematischen Frauenheilkunde in der chinesischen Medizin. Andererseits zielten *Sun Simiao's* Kapitel über Frauenheilkunde nicht nur darauf ab, eine Anleitung für Ärzte zu sein, sie waren auch als Lektüre für Frauen bestimmt.

„Deswegen muss in der Familie ... unbedingt dafür gesorgt werden, dass die Töchter des Hauses diese drei Kapitel mit Rezeptanweisungen für Frauen lernen. Lasst sie diese gut wissen! Was könnte es dann noch in dringenden (Krankheits-) Fällen für Sorgen und Angst geben?" (ebenda)

Hier scheinen die Kapitel über Frauenheilkunde im *Bei Ji Qian Jin Yao Fang* als Aufklärungswerk für junge Frauen gedacht zu sein. Denn schon damals konnte unter Umständen ein Schreck entstehen, wenn ein Mädchen zum ersten Mal ihr Menstruationsblut sah.

Die Tatsache, dass *Sun Simiao* drei Kapitel seines Buches der Frauenheilkunde widmete, zeigt, wie wichtig er die Besonderheiten in der Therapie der Frau einschätzte. Sun widmete sein ganzes Leben dem Studium und der Praxis der Medizin. Trotz mehrerer Angebote für den Vorsitz des damaligen kaiserlichen Medizinbüros schlug er diesen gutbezahlten und honorigen Posten aus, um frei für seine Patienten zu bleiben.

„Daraus ergibt sich, dass es für den Studierenden absolut notwendig ist, die Grundlagen der Medizin zu beherrschen und unermüdlich an sich zu arbeiten. Er darf nicht herumschwatzen, sondern muss sein Leben allein der medizinischen Lehre widmen. Nur so hält er sich von Irrtümern weit entfernt" (ebenda, Kap. 1).

Sun Simiao war der Begründer einer therapeutischen Ethik und eines professionellen Umgangs mit dem Patienten. Er selbst lebte bescheiden und ging vollkommen in seiner Berufung als Arzt auf.

---

[10] **Sun Simiao**: *Bei Ji Qian Jin Yao Fang* 備急千金要方, Kapitel 2 – Essential Prescriptions Worth a Thousand in Gold for Every Emergency, Volume 2-4 on Gynecology, translated by *Sabine Wilms,* Portland 2008, S. 54.

Er war einer der Ersten in China, der ethisch-moralische Grundsätze für den eigenen Berufsstand forderte:

„Nach den Regeln der Medizin ist es nicht statthaft, redselig zu sein und provokative Reden zu führen, sich über andere lustig zu machen und eine laute Sprache zu gebrauchen, über Recht und Unrecht zu entscheiden und über andere Leute und deren Angelegenheiten zu diskutieren. Schließlich ist es unangebracht, den eigenen Ruhm herauszustellen, die übrigen Ärzte zu schmähen und nur die eigene Tugend zu loben."

Ein Zeitgenosse von *Sun Simiao* war *Chao Yuanfang*, der eine große Abhandlung über den Ursprung und Verlauf aller Erkrankungen verfasste.[11] Er war als Mediziner von 605 bis 616 am kaiserlichen Hofe der Sui-Dynastie tätig. In seinem Buch *Zhu Bing Yuan Hou Zong Lun* werden in 67 Unterabteilungen Krankheitsursache, Erscheinung und Verlauf von Wind- und Kältekrankheiten, Kinderleiden, Frauenleiden, verschiedenen Formen von Durchfall oder Wurmbefall u. v. m. behandelt.

Der Teil des Textes, der sich mit Frauenleiden befasst, ist wesentlich ausführlicher als im Buch von *Sun Simiao*. Ein Kapitel beschreibt „Verläufe schwieriger Krankheiten bei Frauen", ein zweites Kapitel handelt über „Verläufe von Krankheiten während der Schwangerschaft", ein drittes über „Verläufe von Komplikationen während der Geburt" und ein weiteres Kapitel über „Verläufe von Krankheiten unmittelbar nach der Geburt".

Das erste Handbuch über Frauenheilkunde wurde ebenfalls in der Tang-Zeit im Jahre 897 von *Zan Yin* geschrieben. Das *Jing Xiao Chan Bao* (kurz *Chan Bao* 產寶) ist das älteste in China überlieferte eigenständige Werk über Schwangerschaft, Geburt und Wochenbett.

Die Song-Dynastie (960-1279) brachte eine Neuorientierung im Denken basierend auf alte Werte mit sich und eine Tendenz zur Systematisierung des bisherigen Wissens auch in der Medizin. In dieser Epoche findet auch eine Institutionalisierung der Frauenheilkunde statt. Unter der Herrschaft der Song-Dynastie kam es zu einer Rückbesinnung auf die eigenen alten Traditionen, besonders die des Konfuzianismus, und die buddhistisch-daoistischen Wertesysteme der früheren Kaiserhäuser der Tang wurden in Frage gestellt und weitgehend abgelöst.

---

[11] *Qi Zhongfu*, der Autor des *Nuke Baiwen*, zitiert in seinen 100 Fragen zur Frauenheilkunde häufig aus dem Buch *Zhu Bing Yuan Hou Zong Lun* (siehe später).

Das Bedürfnis, über alle früheren Errungenschaften einen Überblick zu gewinnen und zu einer Synthese zusammenzufassen, gepaart mit einem praktischen Rationalismus, der auf alle Wissensgebiete einwirkte, führte zu einem wissenschaftlichen und geistigen Aufschwung, der unter dem Begriff „Neokonfuzianismus" in die Geschichte Chinas einging.

Ein Interesse an der Frauenheilkunde hatte es schon seit dem frühesten Altertum gegeben. Aber erst im Song-zeitlichen kaiserlichen Medizinbüro (*Tai Yi Ju* 太醫局) wurde eine eigene Abteilung für Frauen- und Geburtsheilkunde (*Fu Chan Ke* 婦產科) geschaffen, in der auch mündliche und praktische Prüfungen abgehalten und Standards festgelegt wurden.

Die Wichtigkeit einer eigenen Frauenheilkunde zeigt auch das immer größer werdende Interesse an der Gesundheit der Frau in der Song-Dynastie. Die Frau wird hier stärker an ihre Rolle innerhalb der Familie gebunden. Diese Neuerung, die übrigens auch mit einem neuen Verständnis des Kindes einherging, hing möglicherweise mit gesamtgesellschaftlichen Entwicklungen zusammen. Denn die Führungsschicht der Song-Dynastie rekrutierte sich nicht mehr nur aus Adligen, die sich allein durch ihre Herkunft qualifizierten, sondern vermehrt aus Beamten, die sich gut in den Klassikern auskannten, so dass sie die verschiedenen Staatsprüfungen bestanden und einflussreiche Positionen im Staat erwarben.

Die Aufgabe der Erziehung hatte in der chinesischen Führungsschicht hauptsächlich die Mutter, da der Vater sich oft seines Amtes wegen fern von der Heimat aufhalten musste. So konnte die Gesundheit der Frau in ihrer Rolle als Garantin von männlichem Nachwuchs und dessen erfolgreicher Erziehung an Bedeutung gewinnen.

Gleichzeitig entstand in der Song-Dynastie eine neue Ideologie über die Schönheit der Frau mit gebundenen Füßen (*Chan Zu* 纏足 = „Die Füße umwickeln" oder *Xiao Jiao* 小腳 = „kleine Füße"). Den meisten Mädchen wurden die Füße im Alter von fünf bis acht Jahren von der Mutter oder der Großmutter abgebunden. Voraussetzung war, dass das Kind für Argumente der älteren Frauen zugänglich war.

Zunächst wurde der Fuß in einer Flüssigkeit aus Kräutern eingeweicht, die Zehennägel so kurz wie möglich geschnitten, um ein Einwachsen und damit einhergehende Infektionen zu vermeiden und der Fuß dann massiert. Der Fuß wurde anschließend so eng mit Bandagen umschlungen, dass er im Wachstum gehemmt und zum Klumpfuß verformt wurde.

Dann wurden die Mädchen gezwungen, mit kleinen Schnabelschuhen zu laufen, um die Durchblutung der Füße zu fördern. Mit Ausnahme der großen Zehe wurden alle Zehen gebrochen und unter die Fußsohle gebogen. Den jungen Mädchen wurden die Zehen dabei alle zwei Tage erneut mit nassen und immer engeren Bandagen unter die Fußsohlen geschnürt, die beim Trocknen noch enger wurden, damit sie schmale und spitze Füße bekamen. Wenn es gelungen war, die Füße auf diese Weise zu deformieren, konnten die Frauen keine weiten Strecken mehr gehen. Die gebrochenen, eingeschnürten Klumpfüße führten oft zu Komplikationen, zum Beispiel eingewachsene und entzündete Fußnägel, eitrig infizierte Knochensplitter, verfaulte Haut und abgestorbene Zehen.[12]

Frauen mit „Lotosfüßen" (*Jin Lian* 金蓮) waren meist nicht mehr in der Lage, sich ohne fremde Hilfe auf größere Strecken fortzubewegen. Im Lauf der Zeit verband sich das Schönheitsideal kleiner Füße mit der Tugend, das Haus nicht zu verlassen. Das Füßebinden wurde in den oberen Bevölkerungsschichten zum allgemein üblichen Zeichen von Wohlstand. Es galt für eine wohlhabende Frau als unschicklich, das Haus zu verlassen. Reiche Frauen ließen sich in einer Sänfte tragen, die von allen Seiten verhängt war. Lediglich den Töchtern ärmerer Familien aus der Landwirtschaft wurden die Füße nicht abgebunden, da sie bei der Feldarbeit benötigt wurden.

Der trippelnde Gang solcher Frauen wurde von chinesischen Dichtern und Poeten als erotisch beschrieben und die kleinen Füße häufig als der erotischste Teil des weiblichen Körpers wahrgenommen.[13] Angeblich weckten die hilflosen Bewegungen dieser Frauen den „Beschützerinstinkt" der Männer. Die Prozedur der Verformung der Füße verminderte nicht nur die Fortbewegungsfähigkeit der Frau, zudem führte sie bei der Frau zu Trippelschritten, deren erotische Ausstrahlung der von Stöckelschuhen ähnelt. Außerdem sollte der schwankende Gang die Oberschenkelmuskulatur kräftigen und die Vagina verengen.[14]

Nicht nur durch die Qual des Füßebindens erlangte die Frau in der Song-Dynastie eine besondere Stellung; Im Gegensatz zur Tang-Dynastie, in der die Frau auf Abbildungen wohlgerundet und üppig dargestellt wurde, sollten die Frauen der Song-Zeit schlank, blass und farblos erscheinen.

---

[12] Vgl. bei **Howard S. Levy**: Chinese Footbinding, SMC Publishing INC 1966, S. 23 ff.

[13] In der westlichen Kultur war es **Sigmund Freud**, der die sexuelle Bedeutung der Füße als Fußfetischismus bezeichnete. Siehe *Almanach der Psychoanalyse* 1928, Wien 1927, S. 17-24. — *Gesammelte Werke*, Bd. 14, S. 311-17.

[14] Vgl. https://de.wikipedia.org/wiki/F%C3%BC%C3%9Febinden

Denn ihre gesellschaftliche Rolle war nun anders definiert. Die Frau hatte zu Hause zu bleiben, Kinder (möglichst Söhne) zu bekommen und sich um die inneren Angelegenheiten (*Nei Zheng* 內政) zu kümmern. Auf Grund ihrer mangelnden Beweglichkeit gab es nur wenige Frauen, die sich diesem Zwang widersetzten.

Das wohl wichtigste Werk in der Geschichte der Frauenheilkunde ist ein Buch, das bis heute diese Tradition in der chinesischen Medizin fundiert und aufrechterhält:

Das *Fu Ren Da Quan Liang Fang* = „Vollständige Sammlung von wirksamen Rezepten für die verheiratete Frau“ ist ein Werk des Arztes *Chen Ziming* (1190-1270) aus der späten Song-Dynastie. *Chen Ziming* stammte wie so viele berühmte Heilkundige aus einer Familie von Ärzten, die eine große Menge an medizinischen Büchern zu Hause gesammelt hatten.[15] *Chen* liebte es, in diesen Büchern zu stöbern und hatte bereits mit 14 Jahren alle bis dato bekannten Medizinklassiker durchgelesen. Sein besonderes Interesse galt allerdings den Kapiteln über Frauenheilkunde, die er aus alten Schriften und reichhaltigen klinischen Erfahrungen anderer Ärzte akkumulierte. Seine „vollständige Sammlung von wirksamen Rezepten für die verheiratete Frau“ schrieb er 1237 im Alter von 47 Jahren. Das Buch beschreibt das erste Mal alle Funktionen und Erkrankungen des weiblichen Körpers im Detail.

Das Buch enthält 24 Kapitel mit insgesamt 260 Beiträgen. In seinem Vorwort schreibt *Chen Ziming*:

„Was die heutige Medizin betrifft, gibt es für die verheiratete Frau nur Abschnitte in den Büchern *Zhuan Zhi Fu Ren Fang* („Besondere Rezepte für die verheiratete Frau“) und *Chan Bao Fang* („kostbare Rezepte in der Geburtshilfe“). Bei einer besonderen Behandlung ist zu fragen, für wen ist sie ausgerichtet? Spricht man von Rezepten (*Fang* 方) und nennt sie kostbar, ist man gewohnt, sie als bedeutend anzunehmen.

In der Tat, die ärztliche Kunst ist schwer, und die Heilkunst für verheiratete Frauen ist besonders schwierig. Die Behandlungen in der Geburtshilfe (*Chan* 產) sind intim, gefährlich und ermüdend. Dass ist es, was man dann „eine besondere Behandlung“ (*Zhuan Zhi* 專治) nennt. Und was das Buch *Chan Bao* angeht, hier sollte man diesen Ausdruck ebenfalls gebrauchen.

---

[15] Erinnern wir uns, dass in der Song-Dynastie als wichtige technische Errungenschaft der Buchdruck erfunden wurde. Dies führte zu einer enormen Vermehrung und Verbreitung auch von Fachbüchern, sodass medizinisches Wissen nicht mehr nur innerhalb der Familie weitergegeben wurde, sondern auch öffentlich erworben werden konnte.

Aber die Leitprinzipien darin sind unorganisiert und zerstreut zu finden und stehen in keinem Zusammenhang. Betrachtet man die Abschnitte, sind sie redundant, kurz und unvollständig. Die Heilkunde, die sich daraus ergibt, ist gänzlich abgekürzt und vereinfacht, sie kann nicht tiefer in die Materie eindringen und versucht doch, alles zu überblicken. Es gibt fähige Menschen, die in diesem Bereich voranschreiten aber keinen Erfolg haben, und trotz ihrer guten Ausbildung sind ihre Hände gebunden. Es mag Rezepte geben, auf die man sich stützen kann, und man erwägt sie in seinem Inneren. Es gibt reiche und ehrenwerte Ärztefamilien, die minderwertige Arzneien geringschätzen und sich weigern, sie anzuerkennen. Es gibt arme und erschöpfte Menschen, die teure Arzneimittel vermeiden, und deshalb keine Medizin bekommen können. Es gibt Ärzte, die korrupt und auf ihren Vorteil bedacht sind und billige Arzneien anstelle von teuren anwenden - so verfehlt man eine korrekte Verschreibung.

Seit alter Zeit heißt es: Es gibt Rezepte, die drei Jahre lang beobachtet werden und keine Erkrankung heilen können. Es gibt Krankheiten, die drei Jahreszeiten lang behandelt werden und bei denen es keine Arznei gibt, die sie heilen können. Auch wird seit Generationen gesagt, es gibt keine schwierigen Behandlungen von Krankheiten, es gibt nur schlechte Behandlungen durch Ärzte. Auch bei Arzneien, deren Eigenschaften seit Generationen zuverlässig wirksam sind, gibt es Menschen, die sie durch schlechte ersetzen. Was für ein Jammer!

Ich studiere in der dritten Generation die Heilkunde, und meine Familie hat eine große Anzahl an medizinischen Büchern gesammelt. Auch bin ich überallhin von Osten bis nach Süden gereist, zu Orten, an denen ich erschöpfend nach Rezeptbüchern gesucht habe. In meiner freien Zeit habe ich mich dann in mein Studierzimmer zurückgezogen und alles durchgeblättert, um es gänzlich zu erfassen. So habe ich alles bis zum Letzten studiert, bevor ich es zusammengefügt habe. Aus vielen Ärztefamilien habe ich das Gute herausgezogen und die geprüften Rezepturen mit ihren praktischen Erfahrungen ergänzt. Schließlich habe ich es angemessen vervollständigt und zusammengefügt.

Zuerst kommt natürlich die Regulierung der weiblichen Regel, am Ende dann die nachgeburtlichen Krankheiten. Zusammen sind es acht Kategorien (*Men* 門), eine Kategorie hat mehr als zehn Abschnitte, alles in allem ergeben sich über 260 Abhandlungen (*Lun* 論). Nach den Abhandlungen folgen die Arzneimittel, und unter den Arzneimitteln sind weder teure noch billige (*Gui Jian* 貴賤) sondern nur wirksame. Die Übersicht der Leitprinzipien ist einleuchtend und offensichtlich.

Was die zahlreichen Krankheiten betrifft, folgen sie den Anforderungen der auftretenden Symptome, den geprüften Rezepten und den Heilungserfolgen. Ich habe es in dieser Zusammenstellung nicht gewagt, nach den Unterschieden zu den Autoren früherer Zeiten zu suchen. Tatsächlich haben sich nachträglich auch einseitige Theorien angesammelt und sind immer noch vollständig vorhanden, Aber das Angesammelte des Alten wird sich auflösen, und durch ihre Zurückhaltung und Beschränkung erwarte ich, dass kein Bedauern ausgesprochen wird, und sicher ergibt sich daraus ein Gewinn. Der Edle weist keine Aussage zurück, nur weil er den Redner nicht leiden kann.“[16]

Die acht Kategorien im Buch umfassen:

- Regulierung der Menstruation (*Tiao Jing Men* 調經門)
- Verschiedene Krankheitsbilder (*Zhong Ji Men* 眾疾門)
- Kinderwunsch (*Qiu Si Men* 求嗣門)
- Pränatale Erziehung (*Tai Jiao Men* 胎教門)
- Schwangerschaft (*Ren Shen Men* 妊娠門)
- Pflege des Embryos in den Monaten (*Zuo Yue Men* 坐月門)
- Schwierige Geburt (*Chan Nan Men* 產難門)
- Nach der Geburt (*Chan Hou Men* 產後門).[17]

In seiner Abhandlung betont *Chen Ziming* die Theorie von Qi und Blut für die Frauenheilkunde. Er sagt: „Qi und Blut sind die Wurzeln des menschlichen Körpers, von denen das Blut (*Xue* 血) besonders für die Frau essenziell ist.“ So bekommt die Regulierung des Blutes für die Frau eine besondere Bedeutung.

Zum Tonisieren und Nähren des Blutes empfiehlt er die chinesische Angelikawurzel (*Dang Gui* 當歸), die Paeoniawurzel (*Bai Shao* 白芍) und die Rehmanniawurzel (*Di Huang* 地黃).

Eine besondere Position in der Gynäkologie haben nach *Chen Ziming* die beiden außerordentlichen Gefäße *Ren Mai* 任脈 und *Chong Mai* 衝脈.

---

[16] Der Satz *Yi Ren Fei Yan* 以人廢言 ist ein bekannter Ausspruch von Konfuzius aus dem *Lun Yu*. Im Buch 15 heißt es: Der Meister sagt: "Der überlegene Mann beurteilt einen Menschen nicht nur wegen seiner Worte, noch legt er gute Worte wegen den Menschen beiseite." Siehe auch in: *Kungfutse* – Gespräche (*Lun Yu*), übersetzt von **Richard Wilhelm**, Jena 1914, S. 176.
[17] **Chen Ziming**: *Fu Ren Da Quan Liang Fang*, 1237, Ausgabe Beijing 1985, S. 1

Hier ist der Chong Mai als Meer des Blutes für die Geschlechtsreife und für die Menstruation verantwortlich,[18] und der Ren Mai ist die Voraussetzung für die Schwangerschaft und für die Versorgung des Embryos. Beide Gefäße entspringen aus der Gebärmutter und beherrschen die reproduktiven Funktionen der Frau. Energetisch sind sie eng verbunden mit der Herz- und der Dünndarm-Leitbahn und sorgen nach der Geburt für genügend Muttermilch und für die Wiederaufnahme der Menstruation.

Chen Ziming sagt weiter, dass eine Schädigung von Chong Mai und Ren Mai der Schlüssel für alle gynäkologischen Krankheiten ist. Wenn Blut die wesentliche Essenz der Frau ist, dann haben auch die Leber (*Gan* 肝) und die Milz (*Pi* 脾) einen entscheidenden Einfluss auf die weiblichen Funktionen, denn die Leber speichert das Blut und die Milz ist die Wurzel der Blutproduktion. Wenn die Leber geschädigt ist, kann sie das Blut nicht mehr speichern und dem Chong Mai nicht mehr dienen. Auch sorgt sie für den freien Fluss von Qi und Blut und dient so auch dem Ren Mai, dessen freier Durchgang zum Uterus für eine Schwangerschaft und für die Ernährung des Embryos notwendig ist.[19]

Wenn die Milz schwach ist, kann nicht genug Blut produziert werden und es findet keine Menstruation mehr statt. Die Milz ist die Mutter der Lunge und die Lunge beherrscht das Qi - der Konfluenzpunkt für den Ren Mai ist *Lie Que* (Lu 7), und ein schwaches Lungen-Qi kann die Aufgaben des Konzeptionsgefäßes nicht mehr unterstützen.

Alle diese uns heute bekannten Grundlagen gehen auf *Chen Ziming* zurück, der damit einer der Vorväter unserer heutigen TCM ist. In Anbetracht des Erscheinungsjahres der „wirksamen Rezepte für die verheiratete Frau“ (1237) stellt sich allerdings die Frage, woher *Qi Zhongfu* 17 Jahre früher (1220) sein Wissen über die Frauenheilkunde erworben hat.

Andersherum erwähnt *Chen Ziming* an keiner Stelle das *Nuke Baiwen*, sodass ein Wissensaustausch der beiden Autoren nicht belegt ist.[20]

---

[18] Dieses Blut hat im übertragenden Sinne die Bedeutung der Eizellen für die Befruchtung im westlichen Sinne.

[19] Diese Funktion lässt sich im westlichen Sinne auch auf die Regelmäßigkeit der Menstruation mit dem Eisprung übertragen, der ja die Voraussetzung für die Befruchtung ist.

[20] Einige Gelehrte bezweifeln das Entstehungsjahr des *Nuke Baiwen* (1220) und verlegen es in die Ming-Dynastie. Das würde erklären, warum *Chen Ziming* keinen Zugang zu *Qi Zhong Fu's* Schrift hatte. Siehe u.a. die Dissertation von **Margaret Wee Siang Ng**: Male Brushstrokes and Female Touch: Medical Writings on Childbirth in Imperial China 2013, S. 187.

Über das Nuke Baiwen:

Der hier vollständig übersetzte Text aus der Frauenheilkunde ist Zeugnis von gelehrtem Wissen, wie er für die Song-Dynastie repräsentativ ist. Der Autor *Qi Zhongfu* 齊仲甫, mit Rufnamen *Na Zhai* 訥齋, ist zweifellos dieser medizinischen Ausrichtung des Neokonfuzianismus zuzuordnen. Leider gibt es kaum biographische Angaben über ihn in der einschlägigen Literatur und seine Lebensdaten sind unbekannt

Qi Zhongfu war seinerzeit Arzt beim Militär und gleichzeitig Professor an der kaiserlichen Medizinakademie in der Song-Dynastie. Er ist der Autor der Schrift *Nuke Baiwen* 女科百問 = „Hundert Fragen zur Frauenheilkunde", die er 1220 verfasste. In diesem Buch, das sich ausschließlich mit der Gesundheit und Krankheit der Frauen beschäftigt, beschreibt er alle möglichen Beschwerden der Frau mit ihrer Menstruation, Schwangerschaft, Geburt und Wochenbett sowie ihre Behandlung mit Kräutern. In Nachschlagewerken und Lehrbüchern der traditionellen chinesischen Medizin wird das *Nuke Baiwen* als eine für die Frauenheilkunde wichtige Quelle genannt und oft darauf verwiesen.

Der Text im *Nuke Baiwen* fällt durch seinen systematischen Aufbau auf. Im klassischen Frage- und Antwortstil werden insgesamt 100 Themen angesprochen, wobei man die Fragen eher als Formulierung einer These betrachten könnte, die vom Autor dann belegt wird. Dieser Stil ist uns aus der medizinischen Literatur seit dem *Huang Di Nei Jing* bestens bekannt, wo der Leibarzt *Qi Bo* auf die Fragen des gelben Kaisers *Huang Di* nach bestem Wissen und Gewissen antwortet. Die Fragen 1 bis 50 im *Nuke Baiwen* behandeln die Frau im Normalzustand und im Krankheitsfall, und es werden die verschiedensten Krankheitsbilder erklärt und behandelt. Die Fragen 51 bis 100 geben Auskunft über Probleme bei der Empfängnis, Schwangerschaft und Geburt und während der Stillzeit.

Im Folgenden habe ich alle 100 Fragen ins Deutsche übersetzt. Dabei werden schwierige Passagen kommentiert und mit anderen Texten der chinesischen Medizin verglichen und komplettiert. Fast alle Antworten auf die hier gestellten Fragen enthalten Arzneimittelrezepte, die ich ebenfalls mit übersetzt habe. Die totale Präsenz der Kräuterheilkunde in diesem Text ist ein Spiegelbild der chinesischen Medizin der Song-Dynastie, die weitgehend von der Pharmakologie beherrscht wurde. Für viele Krankheitsbilder im Buch habe ich mich deshalb bemüht, Akupunkturpunkte zu finden, die eine vergleichbare oder ähnliche Wirkung haben.

Nuke Baiwen – 100 Fragen zur Frauenheilkunde

- Ein gynäkologisches Handbuch aus der Song-Dynastie -

Erstes Vorwort:[21]

Die Heilkunst wurde bereits in früher Zeit eingeführt. Die klassischen Abhandlungen darüber stammen von den Weisen des Altertums und die Regeln der Medizin etablierten sich in der Zhou-Dynastie (1100-770 v. Chr.). So hatten die weisen Könige ein gutes Leben ihres Volkes im Sinn und entwickelten die Gesetze, die einen guten Arzt (*Liang Yi* 良醫) hervorbringen. Diese erreichten tatsächlich auch die späteren Generationen von Ärzten in ganz China. In der Phase zwischen der Zhou- und der Qin-Dynastie[22] übertrafen sich die Menschen in der besonderen Güte bei der Ausübung ihrer ärztlichen Praxis, und in *Han Dan* 邯鄲[23] entstand eine Medizin für verheiratete Frauen.

Die Frauengemächer wurden zu einem Zweig der Medizin, aber wie entwickelte sich dieser Zweig danach? Bisher hatte es keine Publikation darüber gegeben. In *Pu Yang* 濮陽 war es Meister *Li* 李, der seine Weisheit nach außen verbreitete. Er studierte die alten Texte und verfasste eine Abhandlung über Geburtshilfe auf 21 Seiten.[24] Diese war sehr beliebt zu seiner Zeit, aber es gab keine Rezepte vor der Geburt darin. Kommt man zu dem Herrn *Chao* und seinem Buch *Bing Yuan*, beschreibt dieser zwar ausführlich die Krankheiten, aber auch er überliefert keine Rezepte.[25]

---

[21] *Zhong Yi Chuan Shi Jing Dian Song Du Ben* 中醫傳世經典誦讀本 = „Textbuch aus den überlieferten Klassikern der chinesischen Medizin" - *Nuke Baiwen* 女科百問, Beijing 2016. Das erste Vorwort stammt wahrscheinlich vom Autor *Qi Zhongfu* 齊仲甫 selbst.

[22] Gemeint sind die Frühlings- und Herbstperiode und die Zeit der streitenden Reiche (770-221 v. Chr.). In dieser Phase der chinesischen Medizingeschichte sind auch die Wurzeln des „Inneren Klassikers" (*Nei Jing* 內經) zu finden.

[23] *Han Dan* 邯鄲 war eine berühmte Stadt zur Zeit der Frühlings- und Herbstperiode und die Hauptstadt des Reiches *Zhao* 趙. Hierhin führte es einst den Arzt *Bian Que* 扁鵲. Bian Que's Name war schon zu seinen Lebzeiten in ganz China bekannt. Als er den Ort *Han Dan* durchquerte, hörte er von der Wertschätzung der verheirateten Frauen (*Fu Ren* 婦人); sofort wurde er Arzt für alles unter dem Gürtel (*Dai Xia Yi* 帶下醫).

[24] Siehe dazu die Geschichte der Han-Dynastie, zitiert in **Cai Jingfeng** u.a.: The General History of Traditional Chinese Medicine, 4 Bände, Beijing 2016, Vol. 1, S. 175 ff.

[25] *Chao Yuanfang* lebte am Ende der Sui-Dynastie. Er war während der *Da Ye* 大業 -Periode (605-617) Leiter der kaiserlichen Medizinakademie und erzielte dort viele brillante Erfolge. Auf Befehl des regierenden Kaisers *Yang Di* 煬帝 stellte er mit einer Ärztekommission ein medizinisches Werk zusammen, dass die bis dahin bekannten Krankheiten aufzeichnete und ihre Ursachen und Symptome festhielt. Das Buch *Zhu Bing Yuan Hou Lun* 諸病源候論 = „Ab-

Im *Tai Ping Sheng Hui*[26] gibt es Rezepte, aber sie erscheinen ungeordnet. Außer diesen Texten gibt es keine Berichte von anderen Rezepten. Im weiteren Verlauf der Geschichte wurden über verheiratete Frauen, Kinder und Babys (*Fu Ren Ying Er* 婦人嬰兒) 19 Rollen zusammengestellt. Herr Yang (*Yang Shi* 楊氏) sammelte und prüfte Informationen über die Geburt und das Stillen (*Chan Ru* 產乳) in drei Rollen.[27] Für alle gilt, dass die Aufzeichnungen in keinem Buch zu finden sind.

Wenn verheiratete Frauen erkranken, sind diese zweimal so schwer zu behandeln als Krankheiten der Männer. Die Geburtssituation ist eine besonders dringliche Angelegenheit, denn das Leben hängt in einem Moment am seidenen Faden. Wie kann man hier als Arzt im Unklaren sein?[28]

Dies beachtend arrangierte nun das Kaiserhaus in seiner Weisheit das vorhandene Material. In Gedenken an das Volk und seine akuten und schleichenden Krankheiten gründete der Kaiser eine Universität (*Xue* 學) und etablierte Lehrfächer für die Heilkunde (*Ke* 科) mit insgesamt 13 Abteilungen. Und in allen gibt es Experten für die Praxis!

Rückblickend auf die Zhou-Dynastie sind nicht nur ihre Politik, sondern auch ihre medizinischen Erkenntnisse zu betrachten, ebenso nicht nur ihre Schulen und Ausbildungsstätten, sondern auch ihre Lehrfächer. Hier liegt der Beginn der Spezialisierung auf die Frauenheilkunde. Warum können Bücher es nicht vervollständigen?

Zhongfu's Abteilung hat Kenntnisse in diesem Fach erworben und die medizinische Lehre (*Yi Xue* 醫學) darf es nicht wagen, sie zu vernachlässigen. Es wäre rücksichtslos, ihre Erfahrungen zu ignorieren und zudem töricht.

---

handlung über alle Krankheiten, ihre Ursachen und Symptome“ wurde dann 610 dem Kaiser übergeben. Leider fehlen zu allen Erkrankungen therapeutische Hinweise bzw. Rezepturen. *Qi Zhong Fu* zitiert sehr häufig aus diesem Buch.

[26] Das *Tai Ping Sheng Hui Fang* 太平聖惠方 = „Heilige und wohltätige Rezepturen aus der Tai Ping-Ära“; Es handelt sich um eine medizinische Enzyklopädie aus der nördlichen Song-Dynastie, die um 992 kompiliert wurde. Unter dem Edikt des Kaisers *Song Tai Zong* 宋太宗 wurden dafür alle verfügbaren Aufzeichnungen über die Theorie und Praxis der Chinesischen Medizin bis dato zusammengestellt. Der Gelehrte *Wang Huaiyin* 王懷隱 und seine Mitarbeiter sammelten in 14 Jahren nahezu 17.000 Rezepturen in 1670 Kategorien. So entstand ein voluminöses Buch mit insgesamt 100 Kapiteln!

[27] Gemeint ist das *Chan Ru Ji Yan Fang* 產乳集驗方 aus der Tang-Dynastie (verloren).

[28] *Qi Zhongfu* greift bereits im Vorwort auf den Spruch des *Sun Simiao* zurück, der einst sagte, Frauen seien zehnmal so schwer zu behandeln als Männer wegen der Besonderheiten bezüglich ihrer Menstruation, Schwangerschaft, Geburt und Menopause.

Wenn schon so viele Rezepte für die Herausgabe eines Buches gesammelt wurden, bedarf es nur noch eines Umschlages, um den Inhalt dann „100 Fragen zur Frauenheilkunde" (*Nuke Baiwen* 女科百問) zu nennen. Natürlich ist darin auch das Verhalten der verheirateten Frau bei einer Schwangerschaft enthalten und die Entwicklung des Embryos von Beginn an, und wie seine Lebenskraft und seine Gestalt (*Qi Xing* 氣形) zu unterstützen und zu schützen sind. Alle möglichen Krankheitsbilder vor und nach der Geburt wurden hinzugefügt im *Chan Bao Za Lu*.[29] Selbst wenn ich es nicht wage zu sagen: Ich habe die 10.000 Aufzeichnungen der alten Weisen wiedergegeben, habe ich sie doch geprüft und analysiert und bin mit dem Ergebnis zufrieden. Denn es ist verständlich und leicht zu erkennen, dass es die 10.000 Aufzeichnungen fast gänzlich ersetzt.

Überdies, eine Erkrankung sollte mit der Anzahl der Arzneimittel übereinstimmen. Man sollte grundsätzlich anstreben, die Rezeptur so klein wie möglich zu halten.[30] Im Allgemeinen ist der Kranke zu Hause bei seiner Familie, und wie leicht werden hier Maßnahmen getroffen, die absonderlich und ungeeignet (*Pi Zuo* 僻左) sind. Wenn einer Symptome hat, ist es richtig, Arzneimittel zu gebrauchen. Selbst wenn man kein Arzt ist, kann man trotzdem Krankheiten heilen. Und man möchte vermeiden, dass man bei seinen Bemühungen hilflos und ohne Plan (*Wu Cuo* 無措) dasteht. Auch für diese Menschen ist das Buch geschrieben.[31]

Wenn danach nun der Wunsch entsteht, sein Leben den Behandlungen von Krankheiten zu widmen, wie kann es sein, dass der Kaiserhof darüber nichts weiß? Mit der Zusammenstellung dieses Buches möchte ich einen Schritt vorangehen. Dies allein hat wenig Bedeutung für meine Reputation. So war es auch erforderlich, den Text sehr gründlich zu überprüfen und zu korrigieren. Auch die Rezepte mussten geprüft werden, um Fehler zu vermeiden. Dies konnte nur mit großer Klarheit (*Gao Ming* 高明) und Willenskraft (*Zhi* 志) durchgeführt werden. So hoffe ich wirklich, dass es auch zukünftigen Generationen dient.

Ein glücksbringender Tag im 2. Frühlingsmonat im Jahr *Geng Chen* 庚辰 (1220); an einem günstigen Tag hat *Qi Zhongfu* 齊仲甫, Professor an der kaiserlichen Medizinakademie, dieses Vorwort mit Sorgfalt verfasst.

---

[29] Das *Chan Bao Za Lu* 產寶雜錄 wurde ursprünglich von *Qi Zhongfu* dem *Nuke Baiwen* als ein drittes Kapitel über Probleme und Krankheiten vor und nach der Geburt hinzugefügt. Später wurde es als ein abgetrenntes Kapitel vom Ming-zeitlichen Autor *Min Qiji* 閔齊伋 herausgebracht (1640).

[30] Ein Anspruch, den der Autor allerdings in seinem Buch nicht einhält.

[31] *Qi Zhongfu* wendet sich mit seinem Buch ebenso an HelferInnen für den Hausgebrauch.

Zweites Vorwort:[32]

Folgt man den Worten von *Xuan Qi* 軒岐,[33] dann sagen die: Lieber ein Arzt für zehn erwachsene Männer (*Zhang Fu* 丈夫) als kein Arzt für ein Kind; Lieber ein Arzt für zehn Kinder als kein Arzt für eine Frau. Wenn dies so ist, liegt der Erfolg bei der Behandlung von Frauen beim Arzt. Aber er gewinnt, verglichen mit der Summe der Behandlung von zehn Männern, nur einen von 100. Und was ist mit den übrigen 99 Patienten? Sind diese etwa leichter zu behandeln? In der Tat, ein Arzt, der einen Kranken besucht, wendet nur die vier Kunstgriffe (*Si Shu* 四術)[34] an, und davon ist das Fühlen der Pulse (*Qie Mai* 切脈) das Geringste.

Ein Weiser fragt nach den drei Ungelegenheiten[35] und kann sie auf Männer und Kinder anwenden, aber jede davon ist ungenügend bei Frauen. Diese sind vornehm (*Zhu Men* 朱門), hübsch (*Yan* 艶) oder auch schlicht (*Zhi* 質), sie sind wie frischer Achat (*Qing Nao* 青瑙) oder still wie eine jüngere Schwester. Ist das weibliche Antlitz erfreulich, wenn man ihr begegnet? Der Arzt hofft, Zugang zur Frau zu finden, aber schon bald ist sie misstrauisch (*Xian* 嫌) und distanziert.

Der eine Weg, auf den sich der Arzt bezieht, ist die Befragung (*Wen* 問), aber wenn die Frau unter einer Krankheit leidet, sollte man sie nicht im Bett befragen, dann ist sie unglücklich und bedrückt (*Yi Yu* 悒鬱), und niemand weiß, wie man sie erfreuen kann. Wenn man nach ihren Symptomen fragt, wäre es falsch, Themen wie Menstruation, Geburt, Ausfluss (*Dai* 帶) oder Störungen beim Wasserlassen (*Lin* 淋) auszuschließen. Man kann über frühere Angelegenheiten sprechen, egal ob sie unangenehm (*Pi* 否) waren oder nicht, man kann über bestimmte Stellen des Körpers sprechen, ob sie schmerzhaft sind oder jucken, und man kann über Dinge reden wie eine veränderte Gesichtsfarbe oder ein verändertes Aussehen.

---

[32] Von *Min Qiji* 閔齊伋 unter dem Regime des Kaisers *Chong Zhen* 崇禎 verfasst (1640).

[33] Das Binom *Xuan Qi* 軒岐 steht für die persönlichen Namen der beiden legendären Urheber des *Nei Jing*, nämlich *Xuan Yuan* alias *Huang Di* und *Qi Bo*, seinem Lehrer.

[34] Mit den vier Kunstgriffen (*Si Shu* 四術) sind die vier diagnostischen Verfahren der chinesischen Medizin gemeint: Betrachten, Hören und Riechen, Befragen und Betasten.

[35] *San Shi* 三事 = Beruf, Familie und die eigenen Lebensumstände; Nach der konfuzianischen Etikette auch: Das Verhältnis zwischen Herrscher und Untertan, zwischen Ehemann und Ehefrau und zwischen Vater und Sohn; Für die verheiratete Frau ist damit auch ihre Position hinsichtlich der Nebenfrauen gemeint.

Wenn man Fragen, die den Arzt in Gefahr bringen, nicht stellt, kann es die Krankheit verschlimmern. Wenn dem so ist, wie soll man fragen? Wenn man die Patientin mit ihren eigenen Worten sprechen lässt, weist sie vielleicht auf ihre Brüste (*Nai* 奶) hin. Sie entblößt wohlwollend ihre Brüste, dreht sich herum und unterhält sich auf eine Weise mit dem Arzt, dass es dem Hausherrn die Sprache verschlägt. Zuerst wird sein Gesicht tiefrot, er möchte sprechen, aber noch mehr ist er beschämt bei ihren Worten. Ach, sein Gesicht macht drei Veränderungen durch und wird schließlich weiß - gibt es da noch eine echte Krankheit, die in das Ohr des verehrten Arztes eindringt?[36]

Wenn man sich auf diese drei Hinweise (*San Zhi* 三指) hinabbegibt, ist das Einkommen nur gering. Aber wenn man in Ruhe die Tiefe der Erkrankung erforschen kann und mit dem vergleicht, was man bei Erwachsenen und Kindern bekommt - folgt man hier dem Gebaren der Frau und lächelt über das Gesprochene, findet man dann tatsächlich die Ursache? So hat man keine andere Wahl als sich an die Lehre zu halten, die lautet: „Was die Medizin betrifft, ist sie auch Idee!" (*Yi Zhe Yi Ye* 醫者意也). Wenn man bei den vier diagnostischen Verfahren bleibt und bis zum Äußersten nach ihren Ideen sucht, wird man nicht in die Irre geführt, auch bei schwierigen Fällen.

In der südlichen Song-Dynastie war es *Qi Zhongfu*, der sich mit Nachdruck erbarmte und diese Umstände öffentlich machte. Er arbeitete 100 Fragen heraus und ordnete sie gemäß der Ursachen der Krankheiten und nach ihren Behandlungsmethoden. Wenn es etwas gibt, das man nicht fragen sollte, mit den 100 Fragen wird die Krankheit erforscht; wenn es unpassende Fragen zum Beantworten gibt - es gibt 100 Antworten zur Erwiderung; wenn jemand selbst die Ursache seiner Krankheit weiß und er sogar fähig ist, sich selbst zu behandeln, braucht er sich um die drei Hinweise (*San Zhi* 三指) des Arztes nicht zu kümmern. Aber stellt er damit nicht auch den Weisen (*Xian* 賢) mit seinen vier Kunstgriffen in Frage?

Deshalb dient dieses Buch über Frauenheilkunde (*Fu Ke* 女科) als ein Stützbalken (*Dong* 棟) für alle lebenden Menschen gleichermaßen.

100 Fragen (*Bai Wen* 百問) - vollständig gestellt und beantwortet, und auch für die übrigen 99 Menschen bestimmt.

[36] Diese Erfahrungen mögen ein zusätzlicher Grund dafür gewesen sein, dass die Frauenheilkunde, die vor allem von männlichen Ärzten ausgeübt wurde, ein solch schwieriges Unterfangen darstellte. Auch war die Untersuchung und Befragung der kranken Frau deutlich aufwändiger als bei Männern und Kindern und so auch finanziell weniger lukrativ.

Drittes Vorwort:[37]

Der Lehrer *Qi Zhongfu* lebte in der Song-Dynastie und war Amtsarzt und Professor an der kaiserlichen Medizinakademie. Die Abteilung, die er verwaltete, war das gesamte Lehrfach über die verheirateten Frauen. Er schrieb einst das *Nuke Baiwen* 女科百問 = „100 Fragen zur Frauenheilkunde" in zwei Kapiteln und das *Chan Bao Za Lu Yao Fang* 產寶雜錄藥方 = „Kostbare Sammlung von Verschreibungen für die Geburt" in einem Kapitel.

Ehemals lebte ich auf dem Land im Haus der Familie *Rong An Jin* 容庵金. Dort gab es eine Kopie des Buches. Herr *Na Zhai* 訥齋[38] nahm es und fertigte eine Kopie davon an. Immer wenn er im Reich die Gelegenheit hatte, Frauen mit den verschiedensten Krankheiten zu treffen, wendete er, den Fragen und Antworten entsprechend, die Rezepte aus dem Buch an, und sofort waren die Beschwerden wie weggeblasen.

Schließlich sprach *Na Zhai* zu dem Bezirksbeamten *Shi Gang* 石岡 und sagte: „Dieses Buch hat große Verdienste bei der Hilfe weiblicher Probleme (*Ji Yin* 濟陰) erworben. Warum lassen wir es nicht drucken und verbreiten es?"

Daraufhin durchlief der Bezirksbeamte alle offiziellen Kreise (*Huan* 宦) von Süden nach Norden und verbreitete sein Anliegen, ohne sich auszuruhen, beinahe als wollte er so den Wunsch des Herren *Na Zhai* erfüllen. Er blieb aber erfolglos. Heute ist der gleiche Herr ein Minister von hohem Rang (*Qing* 卿)[39] und erklärt aufrichtig, er wolle in seiner freien Zeit mit dem Anfertigen der Druckplatten beginnen.

Er sagte: „Dies ist der Wille meines Großvaters (*Zu Fu* 祖父). Um die Druckplatten zu vollenden, halte ich daran fest und richte meine volle Aufmerksamkeit auf die Durchführung von Anfang bis zum Ende. Ich denke dabei auch an die Ärzteschaft, die ihre Verschreibungen begründen müssen."

---

[37] Von *Xu Gu* 許谷 im Jahre 1571 unter dem Regime des Kaisers *Long Qing* 隆庆 verfasst.

[38] *Na Zhai* 訥齋 ist hier der Rufname des Arztes *Wang Lun* 王綸 (1453-1510). Er wurde berühmt mit seinem Buch *Ben Cao Ji Yao* 本草集要 (1500). In diesem Buch wurde der erste Versuch unternommen, Arzneimittel auf Grund ihrer Eigenschaften zu klassifizieren und zu ordnen. *Na Zhai* war auch der Rufname von *Qi Zhongfu*.

[39] Ein *Jiong Qing* 冏卿 war als Minister hauptverantwortlich für die Studenten an der kaiserlichen Akademie. Heute würden wir sagen, er war der „Bildungsbeauftragte" der Akademie.

Diese Art von Büchern gibt es tatsächlich häufig. Selbst *Huang Di* und *Qi Bo* begründeten und diskutierten ihr Wissen immer wieder. Ihre Worte sind einfach und ihre Bedeutung ist tiefsinnig, sie sind die Ahnherren der medizinischen Lehre (*Yi Xue* 醫學).

Ihre Nachfolger sind berühmte Experten aus namhaften Familien, sie alle haben Bücher geschrieben. Allgemein gesagt sind ihre Ideen auf *Huang Di* und *Qi Bo* zurückzuführen und erweitern deren Lehre. Tatsächlich können sie nicht außerhalb von *Xuan Qi* sein und sich von der etablierten Doktrin unterscheiden. Rückblickend auf das menschliche Leben hat es verschiedene Fachgebiete von Erkrankungen gegeben, und mit den Leiden der verheirateten Frauen ist, verglichen mit Männern, mehr als das Doppelte zu gewinnen (*Huo* 獲).

Vorkehrungen zu treffen, die den Embryo (*Tai* 胎) von Anfang bis zum Ende schützen, lohnen sich nicht und sind unpräzise. Eine vorbeugende Behandlung ist hier unpassend, denn gibt es eine Notlage, verändert sie sich in einem Augenblick. In diesem Fall muss im Voraus behandelt werden. Und manchmal, wenn man gerade dabei ist, nach einer Erkrankung zu suchen, beruhigt sie sich von allein. Wie schnell verändert sich hier die Absicht einer Behandlung? Dem entsprechend fährt man fort, weiter Rezepte zu verschreiben. Dies ist immer wieder in den Büchern so zu lesen und ist ein Fehler. Diese Unklarheiten müssen geklärt und auf den Punkt gebracht werden. Und wenn eine korrekte Verschreibung wie ein Knoten im Auge (*Jie Mu* 節目) ist, dann gibt es sie vielleicht gar nicht?

Aus diesem Grund waren die Informationen darüber nicht umfangreich genug, ebenso ist es mit dem Studium der Frauenerkrankungen. *Qi Zhongfu* lebte zu jener Zeit und war der einzige Spezialist dieses Fachbereiches. Auf der Suche nach der Tiefgründigkeit dieser geheimen Lehre schweifte er weit umher, sammelte altes Wissen aus der Vorzeit und schrieb es auf. So vollendete er seine Büchermappe (*Zhi* 帙) mit konzentrierter Aufmerksamkeit und mit großer Mühe.

Betrachtet man seine verwendeten Fragen und Antworten und geht weiter zu den Erkrankungen, baut er seine Argumentation darauf auf und errichtet auf dieser Grundlage die Regeln seiner Behandlungsmethoden. Seine Abhandlungen sind wohlbegründet, und für alle seine Methoden gibt er zuverlässige Beweise. Kurz gesagt sind hier die Ideen der Altvorderen gesammelt, und nur hier kann man an deren Ansichten teilhaben. Warum kann man da nicht sagen, in den 100 Fragen zur Frauenheilkunde ist ein großer Schatz verborgen?

Es ist etwas sehr Kostbares (*Zhi Bao* 至寶) darin enthalten! Überdies, wie schon gesagt, selbst in den alten Zeiten gab es eine alte Zeit. Heirat und Ehe (*Hun Yin* 婚姻) hatten ihre Zeit, die Erziehung des Embryos (*Tai Jiao* 胎教) hatte seine Regeln, und so waren die Nachkommen (*Yin Si* 胤嗣) vom Anfang bis zum Ende gut versorgt, und so gab es kaum Schicksalsschläge und chronische Krankheiten.

Heute ist es so, dass die Menschen oft nicht wissen, wie sie sich verhalten sollen auf dem rechten Weg von Vater- und Mutterschaft, wie man Kinder bekommt und wie das Kind sich in der Schwangerschaft entwickelt. Gut bekannt waren damals auch die Verbote und Tabus während der Schwangerschaft. Zum Zeitpunkt der Geburt war der Körper der Frau nicht zu fest, und alles ging zur vollen Zufriedenheit (*Ren Qing* 任情) vonstatten.

Diese Vorschriften sind in der heutigen Kultur unbekannt, kein Wunder, dass leicht Krankheiten entstehen und viele aus der Bevölkerung vorzeitig sterben. In der Vergangenheit sagten die Menschen: Eine Krankheit endet ohne eine Behandlung, wenn man sie behandelt, bevor sie ausgebrochen ist.[40] Nimmt man die Diskussion über Schwangerschaft und Geburt, ist diese Aussage besonders wichtig!

Wenn ich dieses Buch anschaue, ist es hervorragend! Es gibt seine Quellen und seine Verbreitung (*Yuan Liu* 源流) an, und tiefgründig erforscht es die Wurzel und Zweige einer Erkrankung. Tatsächlich sind die Inhalte nicht nur auf ein Thema bezogen, sondern stützen sich auf Dekokte und Säfte, die eine wundersame Wirkung haben. Der Gelehrte kann die Bedeutung der Fragen und Antworten überprüfen, er bekommt seine Rezepte und erwägt ihren Nutzen. Auch wenn das Krankheitsbild mal schwer oder mal leicht ist, die Rezepte wenden die Gefahr ab und beruhigen die Krankheit. Sie stärken auf natürliche Weise, wie kann es sein, dass dies nur gering geschätzt wird?

Dieser entschlossene Herr blickte zweifellos auf die späteren Generationen, und so trachte ich auch danach, die ursprünglichen Ideen des Herrn *Zhai* zu unterstützen. Dessen Familienname ist *Wang Shi* 王氏,[41] sein Rufname *Lun* 綸 und später wurde er *Ru Yan* 汝言 genannt. Er war in meinem Heimatdorf ein Seniorprofessor, ebenso ein konfuzianischer Gelehrter und ein hoher Bezirksbeamter, der in der Öffentlichkeit hochgeschätzt war und immer wieder lobpreisende Briefe erhielt.

---

[40] Ein Zitat aus dem *Su Wen*, Kapitel 2.

[41] Es handelt sich hier um den Arzt *Wang Lun* 王綸 (1453-1510), der berühmt wurde mit seinem Buch *Ben Cao Ji Yao* 本草集要 (1500). Siehe oben die Fußnote 38.

Bei einem Banquet wurden dann weitreichende Pläne geschmiedet, und man wünschte dem Enkel dieses weisen Mannes viel Glück und die Kraft, sich sein Leben lang dieser Sache zu widmen. So wurde das Buch auch dem Minister der kaiserlichen Studienbehörde (*Jiong Qing* 冏卿) übergeben, um mit dessen Einfluss den Weg zu ebnen, das Buch bekannter zu machen. Mutig kehrte er zurück, um den Ruf des Buches zu vollenden.

Heute dient allein das Schließen einer Tür,[42] um mit der Wissenschaft eingeschlossen zu sein. Täglich nimmt man ein Seil, um mit militärischer Disziplin (*Wu* 武) fortzusetzen, sodass der Wille dem Herzen dient.[43] Heute ist das Stechen der Druckpatten auch wie ein Seil (*Sheng* 繩), um dieser Angelegenheit nachzugehen.

Verfasst im *Long Qing* Regime (1567-1572) im Jahr *Xin Wei* 辛未 (1571) im Sommer am 9. Tag des 6. Monats.

Dem erfolgreichen Kandidaten der höchsten kaiserlichen Prüfung verliehen, ausgezeichnet in *Nan Jing*. Mit höchster Wertschätzung durch den leitenden Staatsminister für öffentliche Angelegenheiten übergeben.

Per Erlass vom kaiserlichen Hof befördert in den Rang eines Staatsbeamten und Würdenträgers (*Dai Fu* 大夫), vormals ebenso als Arzt in *Nan Jing* tätig. Veranlasst vom Minister für Zeremonien (*Tai Chang* 太常) in der Halle des Vizeministers.

In *Jiang Xi* hat der Untersuchungsbeamte *Jin* 金 die Angelegenheit in die Hand genommen und an den Schulinspektor (*Du Xue* 督學) weitergeleitet. In *Shi Cheng* 石城 im Haus des Gelehrten *Xu Gu* 許谷 verfasst.[44]

---

[42] *Bi Men* 閉門 = sich in seine Studierstube zurückziehen.

[43] In früheren Zeiten brauchte man Beziehungen zum Kaiserhof, um ein Buchprojekt voranzubringen. Auch in der späten Ming-Dynastie brauchte ein Autor Beziehungen zu höheren Kreisen. Ohne einen festen Willen zum Lernen konnte er nicht sein Herz und die Gesinnung anderer zufriedenstellen. Das Symbol des Seils zeigt auf, wie sehr man an sein Werk angebunden ist, sich also eine Zeit lang darauf beschränkt, wenn man erfolgreich sein will.

[44] Die letzten Sätze sind Lobreden auf das Buch *Nuke Baiwen* und auf die vielen hohen Beamten, die mitgeholfen haben, dieses Buch neu herauszugeben. Besonders häufig wird der Arzt *Wang Lun* 王綸 alias *Na Zhai* 訥齋 erwähnt, der Urheber dieses Projekts. Ob der Verfasser dieses Vorwortes, *Xu Gu* 許谷, verwandschaftliche Beziehungen zu *Wang Lun* hatte, geht aus dem Text nicht hervor. 1484 legte *Wang Lun* die höchste kaiserliche Prüfung erfolgreich ab und bekam seitdem eine Reihe von Ämtern, u.a. als Direktor im Ministerium für Zeremonien. Trotz seiner schweren Bürde als Beamter hörte *Wang Lun* nie auf, auch als Arzt tätig zu sein.

Frage 1

第一問 精血以分男女之本源?

答曰。男子以精為本。女子以血為源。男子為陽。陽中必有陰。陰中之數八。故一八而陽精降。二八而陽精溢。女子為陰。陰中必有陽。陽中之數七。故一七而陰血升。二七而陰血溢。陽精陰血。皆飲食五味之實秀。為男女之本源也。方其升也。智慮開明。齒牙更始。發黃者黑。筋弱者強。暨其溢也。凡充身肢體。手足耳目之餘。雖針芥之處。無有不至。凡子形肖父母者。蓋其精血。嘗於父母之身。無所不歷也。是以父一肢廢。則子一肢不肖其父母。一目虧。則子一目不肖其父母。然雌雞牝獸。無天癸而成胎。何也。鳥獸精血往來尾間也。精未通而遇女子通其精。則五體有不滿之處。異日有難狀之疾。陰已痿而思色以降其精。則精不出而內敗。小便道澀而為淋。精已耗而復竭也。女人天癸既至。逾十年無男子合。則不調。未逾十年男子合。亦不調。不調則舊血不出。新血誤行。或漬而入骨。或變而為腫。或雖合而難子。合男子多。則瀝枯虛人。產乳眾。則血枯殺人。觀其精血。思過半矣。[45]

Essenz und Blut sind Wurzel und Quelle bei der Unterscheidung von Mann und Frau - wieso?

Die Antwort lautet: Essenz (*Jing* 精) bildet die Wurzel des Mannes, Blut (*Xue* 血) bildet die Quelle der Frau. Das Männliche gilt als Yang. Im Yang muss es auch Yin geben. Zum Yin gehört die Zahl Acht (8). Deshalb: Mit 8 Jahren steigt die Yang-Essenz herab und mit 16 Jahren ist die Yang-Essenz überfließend. Das Weibliche gilt als Yin. Im Yin muss es auch Yang geben. Zum Yang gehört die Zahl Sieben (7). Deshalb: Mit 7 Jahren steigt das Yin-Blut nach oben, mit 14 Jahren ist das Yin-Blut überfließend. Yang-Essenz und Yin-Blut, beide kommen durch die fünf Geschmäcker aus der Nahrung zur vollen Blüte. Sie bilden so die Wurzel des Männlichen und die Quelle des Weiblichen, und sodann steigen sie empor.[46]

---

[45] Zum Nachvollziehen meiner Übersetzung habe ich für jede Frage den chinesischen Text vorangestellt. Meine Quelle ist hier https://ctext.org/wiki.pl?if=gb&chapter=621678

[46] *Qi Zhongfu* bezieht sich hier auf das 1. Kapitel im *Nei Jing Su Wen*, in dem die Reifezyklen von Mann und Frau beschrieben werden. Jing und Blut gestalten ihre Körper. Die Zahlensymbolik der Sieben (7) und der Acht (8) wird später noch häufiger erwähnt.

Wissen und Überlegung (*Zhi Lu* 智慮) beginnen sich zu entwickeln, der Zahnwechsel beginnt und die vorher gelben Haare werden schwarz. Die Schwäche der Muskeln und Sehnen wird zur Stärke und der Mensch fließt über vor Kraft. Alles ist nun angefüllt: Der Körper, die Gliedmaßen, die Gestalt und Hände und Füße. Ohren und Augen haben einen Überschuss. Selbst Stellen, die so groß sind wie eine Nadelspitze oder ein Senfkorn, es gibt nichts, was nicht erreicht wird.

Alle Kinder erscheinen ihren Eltern ähnlich, weil sie deren Essenz und Blut haben, so erfahren sie die Körper ihrer Eltern. Es gibt keine Orte, die nicht davon durchlaufen sind. Wenn also beim Vater eines seiner Gliedmaßen unbrauchbar ist (*Fei* 廢), wird auch beim Kind eines seiner Gliedmaßen aus der Art geschlagen sein wie bei seinem Vater oder seiner Mutter. Wenn die Augen einen Schaden haben, werden auch die Augen des Kindes entartet sein wie bei seinen Eltern.

Obwohl das weibliche Geflügel und überhaupt alle weiblichen Tiere keine Geschlechtsreife (*Tian Gui* 天癸) haben, können sie trotzdem trächtig werden (*Cheng Tai* 成胎). Wieso? Der Grund dafür ist, dass bei Vögeln und allen Vierfüßlern (*Niao Shou* 鳥獸) Essenz und Blut zwischen ihren Schwänzen hindurch kommen und gehen.

Ist die Essenz des Mannes noch nicht durchdringend (*Wei Tong* 未通) und empfängt die Frau diese Essenz, dann haben die fünf Körperstrukturen (*Wu Ti* 五體) des Kindes Stellen, die nicht genug gefüllt sind. An besonderen Tagen gibt es dann Krankheiten mit unangenehmen Erscheinungen (*Nan Zhuang* 難狀).

Wenn das Geschlechtsteil bereits kraftlos ist (*Yin Yi Wei* 陰已痿) und die Gedanken trotzdem auf den Verkehr mit Frauen gerichtet sind, sinkt die Essenz des Mannes herab. Doch kann die Essenz nicht austreten und sie verdirbt im Inneren (*Nei Bai* 內敗). Das Wasserlassen ist dann mühsam und schließlich entstehen Miktionsstörungen (*Lin* 淋). So wird die Essenz des Mannes verbraucht, und bei Wiederholungen erschöpft sie sich!

Wenn eine Frau schon ihre Geschlechtsreife erreicht hat und darüber hinaus 10 Jahre ohne Vereinigung mit einem Mann ist, dann ist sie nicht ausgeglichen (*Bu Tiao* 不調). Auch wenn sie keine 10 Jahre ohne eine Vereinigung mit einem Mann hat, ist sie ebenfalls nicht ausgeglichen. Wenn die Frau nicht ausgeglichen ist, wird ihr Blut alt und kommt nicht heraus und das neue Blut versäumt es zu fließen (*Wu Xing* 誤行).

Vielleicht trieft es heraus (*Zi* 漬) und dringt in die Knochen ein, oder es wandelt sich um und bildet Schwellungen (*Zhong* 腫). Oder es kommt trotz der Vereinigung mit einem Mann nur schwer zu Nachkommen. Übermäßige Vereinigungen mit einem Mann führen zu tröpfelndem Blut (*Li* 瀝), Auszehrung (*Ku* 枯) und Schwäche (*Xu* 虛) bei der Frau. Kommt nach einer Geburt noch ein übermäßiger Milchfluss dazu, verdorrt das Blut und sie stirbt.

Das Betrachten von Essenz und Blut ist mehr als die Hälfte von dem, was in der Frauenheilkunde zu bedenken ist!

Kommentar:

Die erste Frage diskutiert den grundlegenden Unterschied von Mann und Frau. Der Mann hat eine Wurzel, die Standhaftigkeit und Stehvermögen ausdrückt, die Frau hat eine Quelle, aus der etwas unerschöpflich fließen kann. Die Essenz (*Jing* 精) des Mannes muss verankert sein, das Blut (*Xue* 血) der Frau muss fließen.

Qi Zhongfu zitiert dann aus dem 1. Kapitel des *Su Wen* und erklärt hiermit die unterschiedlichen Entwicklungszeiten von Mann und Frau. Er erläutert, dass das Männliche eine Yin-Zahl braucht, um sich zu wandeln und das Weibliche eine Yang-Zahl. So erklärt er die Zuordnung der Zahlen Sieben (7) und Acht (8) zu Frau und Mann. Die Yang-Essenz steigt herab, das Yin-Blut steigt empor, beides wird überfließend mit dem Multiplikator Zwei (2), und die Geschlechtsreife beginnt.

Die wichtigste Unterstützung erhalten Essenz und Blut über die Nahrung. Erst eine gute Ernährung durch die 5 Geschmäcker (*Wu Wei* 五味) verwurzelt das Jing des Mannes und sorgt für einen reibungslosen Fluss des Blutes bei der Frau. Dann kann die Entwicklung zum erwachsenen Menschen beginnen: Das Gehirn erhält Essenzen und entwickelt Wissen und Überlegung, die Knochen werden ernährt und können den Zahnwechsel vollziehen, das Kopfhaar als Glanz der Nieren wird üppig und erhält seine natürliche Färbung. Die Muskelkraft kann sich entfalten und der ganze Körper entwickelt sich vollständig.

Essenz und Blut als Matrix der Eltern gelangen überallhin und lassen das Kind nach dem Abbild der Vorfahren wachsen. Alle Kinder erscheinen ihren Eltern ähnlich! Angeborene Mängel erscheinen auf irgendeine Weise auch beim Kind. Gibt es allerdings eine erworbene Behinderung eines der Eltern, wird diese sich nicht in den Nachkommen niederschlagen.

Qi Zhongfu gibt dann eine Erklärung darüber ab, wieso alle weiblichen Tiere trächtig werden können, ohne eine menschenähnliche Geschlechtsreife zu durchlaufen. Diese Stelle erscheint im Text zusammenhangslos und hat keinen Bezug zum Vorherigen oder zum Folgenden. Sie beschreibt nur unterschiedliche Austrittsorte von Essenz und Blut bei Mensch und Tier. An dieser Stelle entsteht der Verdacht, dass sein gynäkologisches Handbuch auch ein Vorlesungsmanuskript zu anderen Themen gewesen sein könnte während seiner Tätigkeit als Professor an der kaiserlichen Medizinakademie.

Dann werden grundsätzliche Störungen in der Verteilung von Jing und Blut beschrieben: Kommt es zur sexuellen Vereinigung, bevor die Essenz des Mannes vollständig entwickelt ist, entsteht ein Mangel in der Entwicklung des Kindes. Die fünf körperlichen Strukturen werden nicht ausreichend gefüllt, später können sogar Missbildungen entstehen.

Der Terminus *Wu Ti* 五體 hat verschiedene Bedeutungen in der chinesischen Medizin:

- 5 Körperstrukturen, die mit den Zang-Organen verbunden sind
- 5 Konstitutionen, nämlich fett, dünn, normal, zart und stabil
- 5 Teile des Körpers: Die 4 Gliedmaßen und der Kopf.[47]

Schließlich wird davor gewarnt, Geschlechtsverkehr auszuüben, wenn der Penis (*Yin* 陰) schon schlaff ist, die Gedanken aber trotzdem darum kreisen. Dies führt letztendlich zu Problemen beim Wasserlassen im Manne und zur Erschöpfung seiner Essenz. Hier wendet sich der Autor gleichwohl an die Gesundheit des Mannes, obwohl er ein Lehrbuch für Frauenheilkunde vorstellt.

Wenn für den Mann ein Übermaß an sexueller Betätigung schädlich ist, kann für die Frau zu wenig oder gar kein Geschlechtsverkehr ebenso zu Krankheiten führen. Sie ist dann unausgeglichen (*Bu Tiao* 不調). Für die Frau bedeutet dies, abgesehen von seelisch-emotionalen Verstimmungen, auch, dass der natürliche Reinigungsprozess über die Menstruation nicht stattfindet. Altes Blut stagniert und schwächt die Knochen oder führt zu Schwellungen (Tumore, Myome oder Fibrome).[48]

---

[47] Aus dem *Zhen Jing Zhi Nan* von *Dou Hanqing* (1241).

[48] Eine Tatsache, die heute von Frauen in der Menopause bestätigt wird. Die Zahl der Tumorbildungen steigt signifikant während und nach dieser Periode. Viele Frauen geben in Gesprächen an, dass die sexuelle Aktivität seit dieser Zeit erheblich nachgelassen habe und damit auch die Durchblutung der inneren Geschlechtsorgane. Bei Männern gibt es ein ähnliches Phänomen. Sie bekommen ab dem 60. Lebensjahr vermehrt eine Prostatahyperplasie.

Auch ihre Fertilität kann darunter leiden und verloren gehen. Übermäßige sexuelle Aktivität führt bei der Frau zu Zwischenblutungen aber auch zu einer Auszehrung und Schwächung. Kommt es nach einer Geburt dann noch zu einer übermäßigen Milchbildung, kann es die Frau umbringen. Denn Muttermilch in der Stillphase ist umgewandeltes Blut, und wenn das Blut vorher schon erschöpft ist, wird es nun völlig austrocknen und die Frau wird von ihrer Quelle abgeschnitten. Dies konnte früher eine Frau tatsächlich töten!

Die erste Frage des *Nuke Baiwen* schließt mit der Erkenntnis, dass die Betrachtung von Essenz (*Jing* 精) und Blut (*Xue* 血) schon mehr als die Hälfte von dem ist, was in der Frauenheilkunde zu bedenken sei.

Qi Zhongfu fügt sich hier in die Reihe der Autoren ein, die ihre Arbeiten mit der Kraft chinesischer Zahlensymbolik versehen. Im ersten Kapitel ihrer Bücher wollen diese Autoren Grundlegendes einführen. Damit wird die Basis zu allem gelegt, was im Folgenden thematisch behandelt wird.

So steht bei vielen Klassikern in jedem 1. Kapitel die Zahl Eins (1) symbolisch für die harmonische Einheit von Zwei (2). Im vorliegenden Buch haben wir die Einheit von Essenz und Blut. Sie steht für die natürliche Verbindung von Yin und Yang, die dem Dao des Himmels folgt und nur so Gesundheit ermöglicht.[49]

Essenz und Blut sind die beiden grundlegenden Substanzen bei Mann und Frau, ihre Vereinigung beim Geschlechtsverkehr sollte im Zustand der höchsten Harmonie (*Tai Ji* 太極) erfolgen.

Sexualität ist in der chinesischen Kultur auch ein kosmisches Ereignis. Durch die Vereinigung von Mann und Frau wird nicht nur die Fleischeslust befriedigt, sondern in seiner besten Form ist der Geschlechtsverkehr die Vereinigung von Himmel und Erde im Menschen, welche das Schicksal (*Ming* 命) des Neugeborenen bestimmt. Dieses ist eng mit der geistigen Einstellung (*Shen* 神) der Liebenden verknüpft.

Das im Gedächtnis haltend sollte man sich eine „schnelle Nummer" oder einen „One-Night-Stand" ohne geistige Nähe vielleicht sparen? Auf jeden Fall sollte die Zeugung von Nachkommen mit einer entsprechenden liebevollen geistigen Haltung einhergehen!

---

[49] Vgl. auch im *Nei Jing*, *Nan Jing* und im *Dao De Jing* die ersten Kapitel.

Frage 2

第二問 古法男子三十而娶女子二十而嫁？

答曰。天以剛陽為尊。地以柔陰而卑。則乾坤之體定矣。若天不剛陽。地不柔陰。是乾坤之體不定矣。夫乾道成男。男自子位左旋。積三十歲而至巳。所以男及三十而娶。當是之時。天陽已剛也。坤道成女。自子位右旋。積二十歲而至巳。所以女二十而嫁。至斯之際。地陰以順也。故及其時得子皆強。所謂乾。坤之體定矣。不及其時而嫁娶者。則剛陽柔陰。必有所虧也。

Den alten Regeln folgend sollten Männer mit 30 Jahren und Frauen mit 20 Jahren heiraten - wieso?

Die Antwort lautet: Der Himmel nimmt das harte Yang und verschafft sich Respekt (*Zun* 尊). Die Erde nimmt das weiche Yin und erlangt Bescheidenheit (*Bei* 卑). Dadurch wird die Struktur von *Qian* 乾 und *Kun* 坤 gefestigt. Wenn der Himmel ohne das harte Yang ist und die Erde ohne das weiche Yin, dann ist die Struktur von Qian und Kun nicht gefestigt.

Das Dao von Qian vollendet das Männliche, das männliche Kind dreht sich von selbst zur linken Seite. Qian sammelt sich bis zum 30. Lebensjahr an, bis es vollendet ist. Deshalb nimmt sich der Mann mit 30 Jahren eine Frau. Dies ist der passende Zeitpunkt, an dem das Yang des Himmels schon fest ist (*Gang* 剛).

Das Dao von Kun vollendet das Weibliche, das weibliche Kind dreht sich von selbst zur rechten Seite. Kun sammelt sich bis zum 20. Lebensjahr an, bis es vollendet ist. Deshalb heiratet die Frau mit 20 Jahren. Dies ist der passende Zeitpunkt, an dem das Yin der Erde gehorsam (*Shun* 順) ist.

Deshalb, wenn die Frau in dieser Zeit Kinder bekommt, sind alle kräftig. Man sagt, die Struktur von Qian und Kun ist bereits gefestigt. Wenn Mann und Frau nicht ihren rechten Zeitpunkt erreicht haben und trotzdem heiraten und Nachkommen zeugen, werden das harte Yang und das weiche Yin sicher einen Schaden erleiden (*Kui* 虧).

Kommentar:

Im zweiten Kapitel des *Nuke Baiwen* diskutiert *Qi Zhongfu* das ideale Alter von Mann und Frau, in dem beide eine Ehe schließen sollten, damit möglichst gesunde Nachkommen entstehen. Dabei wird hier der Begriff der Heirat geschlechterspezifisch mit zwei verschiedenen Schriftzeichen belegt.

Der Mann nimmt sich eine Frau: Das Schriftzeichen dafür ist *Qu* 娶 und zeigt eine Hand, die ein Ohr hält, darunter das Radikal für Frau. Das Anfassen und Abschneiden des linken Ohres beim Gefangenen belegt die totale Unterwerfung des Opfers dem Sieger gegenüber. Die Symbolik ist deutlich: Die Frau hatte sich im alten China dem Mann zu unterwerfen, besiegelt durch den Akt der Ehe.

娶

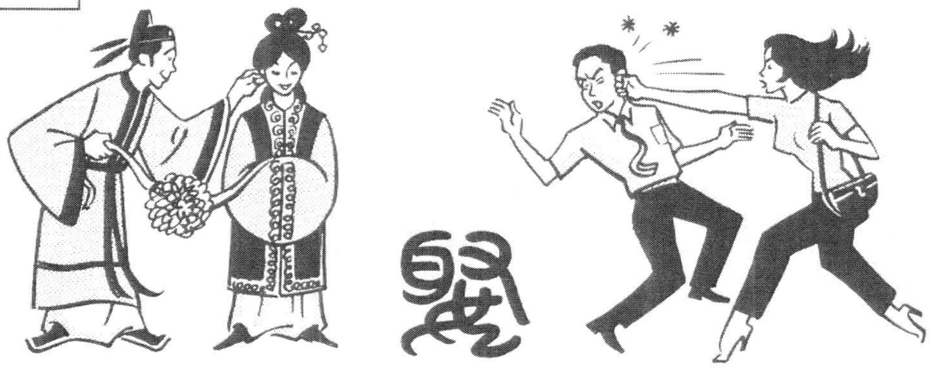

Für die Frau gilt das Schriftzeichen *Jia* 嫁. Hier gibt das Zeichen für Familie (*Jia* 家 = ein Schwein unter einem Dach) den Ton an, davor steht ebenfalls die Frau als Radikal. Eine Frau heiratet, um eine Familie zu gründen, von ihr wird Nachkommenschaft, möglichst männliche, erwartet. Diese unterschiedliche Präsenz ist eine kosmische Größe. Der Mann ähnelt dem Himmel und verschafft sich Respekt, die Frau gleicht der Erde, sie erlangt Bescheidenheit und Demut durch die Kraft der Erde.[50]

[50] Vergl. **Shi Zhengyu**: Picture within a picture, S. 93, New World Press, Beijing, 1997; Zu den Abbildungen siehe bei **Tan Huay Peng**: Fun with Chinese Characters ①, Singapore 1980, S. 160 und S. 8.

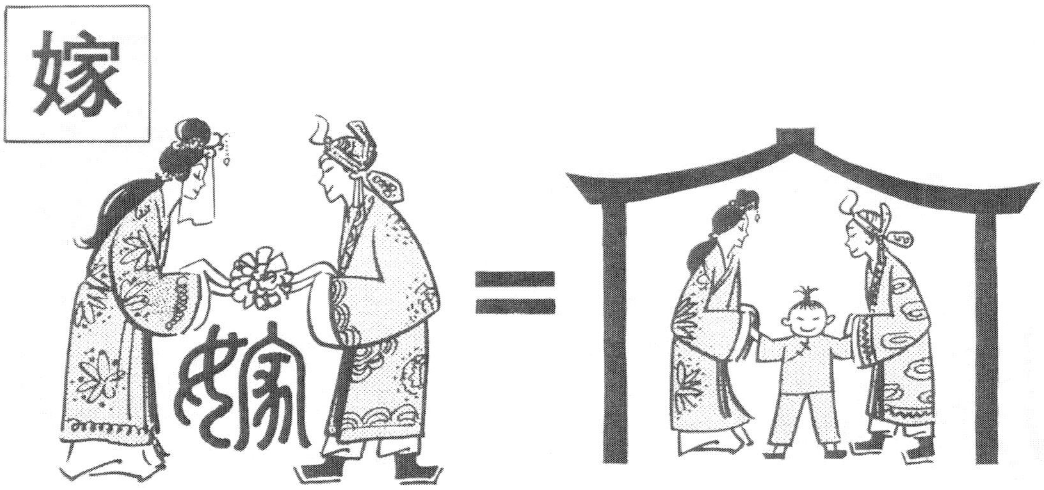

Mit dieser natürlichen Polarität ist das Grundsätzliche über die Beziehung zwischen Ehemann und Ehefrau im alten China ausgedrückt. Die kosmischen Kräfte, mit denen Mann und Frau ihre natürliche Bestimmung erhalten, sind *Qian* 乾 und *Kun* 坤, also Begriffe, die aus dem Buch der Wandlungen (*Yì Jīng* 易經) entnommen sind. Das Buch der Wandlungen erlebte in der Song-Dynastie eine Renaissance und wurde als Erklärung für alle Naturphänomene wiederentdeckt. Die Grundprinzipien (*Li* 理) allen Wandels waren immer noch Yin und Yang, ihre Vereinigung immer noch das höchste Ziel dieser Lehre.

Das berühmte Yin-Yang-Symbol ☯ = *Tai Ji* 太極 („Der höchste Pol") entstand zu dieser Zeit.

In seinem Essay über das Diagramm des höchsten Pols schreibt der Gelehrte *Zhou Dunyi* (1017-1073 n. Chr.):

„Ohne Pol (*Wu Ji* 無極) und doch der höchste Pol (*Tai Ji* 太極)! Der höchste Pol bewegt sich und erzeugt das Yang. Wenn die Bewegung seinen Höhepunkt erreicht hat, entsteht Ruhe. Aus der Ruhe bildet der höchste Pol das Yin. Wenn die Ruhe ihren Höhepunkt erreicht hat, kommt wieder eine Bewegung. Bewegung und Ruhe wechseln sich ab, jedes ist die Wurzel des anderen. Yin und Yang übernehmen ihre zugehörigen Funktionen, und so errichten sich die zwei Kräfte. Das Yang wandelt sich durch die Vereinigung mit dem Yin und erzeugt so Wasser, Feuer, Holz, Metall und Erde. Die fünf Qi verbreiten sich harmonisch und die vier Jahreszeiten entstehen. Die Verbindung der fünf Wandlungsphasen formt Yin und Yang, die Verbindung von Yin und Yang erzeugt den höchsten Pol."

„...*Tai Jí* 太極 = der höchste Pol, ist das Gleiche wie *Wu Jí* 無極 = ohne Pol... Das wahrhaftige Prinzip des Wu Ji ist: Die Essenzen der zwei Kräfte und der 5 Wandlungsphasen vereinigen sich in so wundersamer Weise, dass etwas sich zusammenballen (*Ning* 凝) kann. Das Dao des Himmels vollendet das Männliche und das Dao der Erde vollendet das Weibliche. Die Vereinigung dieser beiden Kräfte bringt die 10.000 Wesen ins Leben. ... Deshalb heißt es: Beim Dao des Himmels nimmt man die Begriffe Yin und Yang, beim Dao der Erde benutzt man die Begriffe weich und hart ... Groß ist das Buch der Wandlungen! Von allen Beschreibungen sind seine am perfektesten!“[51]

Das Alter für die ideale Ehe wird ebenfalls unterschiedlich festgelegt. Der Mann vollendet sein hartes Yang (*Gang Yang* 剛陽) mit 30 Jahren, die Frau festigt ihr weiches Yin (*Rou Yin* 柔陰) mit 20 Jahren.

Qi Zhongfu als Autor des *Nuke Baiwen* zeigt sich auch hier sehr deutlich als Repräsentant des Neokonfuzianismus. In Anlehnung an die alten konfuzianischen Klassiker zitiert er das alte Buch der Riten (*Li Ji* 禮記), um das korrekte Alter der Eltern für die Nachkommenschaft zu bestimmen.

Im Kapitel „Über die Bestimmung“ (*Ben Ming* 本命) lesen wir:

„Der Mensch hat bei seiner Geburt fünf Unvollkommenheiten. Seine Augen können nicht sehen, er kann nicht essen, er kann nicht gehen, er kann nicht sprechen und er kann nicht zeugen. ... Das Yin wird durch das Yang geformt und das Yang wird durch das Yin gewandelt. Deshalb bekommt das männliche Kind mit 8 Monaten Zähne, hat mit 8 Jahren seinen Zahnwechsel und mit 2 x 8 Jahren wird sein Samen reif und er kann Kinder zeugen.

Das weibliche Kind bekommt mit 7 Monaten Zähne, hat mit 7 Jahren ihren Zahnwechsel und kann mit 2 x 7 Jahren Kinder gebären. Ein Yin und ein Yang vereint bilden das Dao. Zur Drei vereint bilden sie einen kleinen Abschnitt. Deshalb ist es seit alter Zeit Sitte, dass der Mann mit 30 Jahren einen Hausstand gründet und die Frau mit 20 Jahren in die Ehe geht.“[52]

Eine weitere Begründung als die der Zahlensymbolik liefert das Buch der Riten nicht.

---

[51] Vergl. **Joseph Needham**: Science and Civilisation in China, Vol. 2, 1959, S. 460 ff.

[52] Vergl. **Richard Wilhelm**: Li Gi – Das Buch der Sitte, Jena 1930, S. 244 f

Das bereits oben erwähnte *Fu Ren Da Quan Liang Fang*[53] versucht eine medizinische Deutung des idealen Alters für die Heirat:

„Obwohl der Mann mit 16 Jahren seinen Samen frei fließen lassen kann, muss er 30 Jahre alt sein, bevor er heiratet. Obwohl die Frau mit 14 Jahren ihre Geschlechtsreife erreicht hat, muss sie 20 Jahre alt sein, bevor sie heiratet. Alle Wünsche von Yin und Yang sind dann vollständig und wahrhaftig erfüllt. In diesem Fall, wenn nach dem Geschlechtsverkehr eine Schwangerschaft eintritt und die Schwangerschaft zu Nachkommen führt, ist der Nachkomme fest, stark und gesund und wird ein langes Leben haben.

Heutzutage werden die Mädchen schon mit 15 Jahren verheiratet, weil sie ihre Geschlechtsreife erreicht haben. Und schon nähern sie sich dem Manne mit Wollust, so dass sich ihr Yin-Qi zu früh zerstreut (*Xie* 瀉), unvollständig wird und Schaden nimmt.[54] Nicht mehr in Fülle wird es dennoch erregt, und wenn dann Geschlechtsverkehr stattfindet, entsteht oft keine Schwangerschaft, die Nachkommen hervorbringt. Wenn doch ein Nachkomme entsteht, wird er zerbrechlich und schwach sein und nur ein kurzes Leben haben."

Warum der Mann erst mit 30 Jahren und nicht schon mit 16 Jahren zum Zeitpunkt seiner Geschlechtsreife Kinder zeugen darf, wird im Text nicht ausdrücklich erwähnt.[55] Wir können hier aber ähnlich wie bei der Frau argumentieren, dass sich beim Mann die vorhimmlische Nieren-Essenz (*Xian Tian Shen Jing* 先天腎精) vorzeitig erschöpft und seine Qualität noch nicht (nicht mehr) ausreicht, um gesunde Nachkommen zu zeugen.

Obgleich seine Geschlechtsteile mit 16 Jahren vollständig entwickelt sind, ist es seine körperliche und seelische Reifung noch nicht.

---

[53] *Fu Ren Da Quan Liang Fang* 婦人大全良方 = „Vollständige Sammlung wirksamer Rezepte für verheiratete Frauen" von **Chen Ziming:** 1237 n. Chr., Volksverlag Beijing 1985. Siehe auch oben meine detaillierte Darstellung seines Werkes.

[54] Es ist interessant, dass hier die junge Frau mit ihrer Wollust den Schaden anrichtet. Dies erscheint in einer dermaßen männerdominierten Gesellschaft wie im alten China doch etwas befremdlich!

[55] Es scheint eine klare Schuldzuweisung an die Frau der Song-Zeit zu bestehen, wenn es mit der Nachkommenschaft nicht so klappt wie erwartet. Die Frau als blutjunge Verführerin, die nicht abwarten kann, bis ihre Zeit gekommen ist und sich ihren Trieben hingibt. Die ideale Frau der Song-Dynastie entspricht nicht mehr der lebenslustigen, erotischen Frau der früheren Tang-Dynastie. Sie muss jetzt den Regeln der neuen Ideologie des Neokonfuzianismus folgen und wieder Sittsamkeit und Demut beweisen. Auch darf sie das Haus nicht mehr ohne wichtigen Grund verlassen. Nur so gibt es gesunde Nachkommen und nur so erfüllt sie ihre gesellschaftliche Rolle als Zentrum der Familie.

Dies führt zu einem Yin-Mangel bei Hyperaktivität des Minister-Feuers. Das Verlangen nach häufigem Geschlechtsverkehr ist in jungen Jahren sehr stark und die Selbstkontrolle schwach.

„Mit 2 x 8 Jahren ist beim Mann das vorhimmlische Nieren-Qi überfließend. Das Männliche entspricht dem Yang und damit der Sonne. Deshalb ist seine Essenz im Überfluss und erhebt sich täglich. Mit 2 x 7 Jahren ist bei der Frau das vorhimmlische Nieren-Qi in Fülle. Das Weibliche entspricht dem Yin und damit dem Mond. Deshalb ist ihr Blut im Überfluss und kommt monatlich herab".[56]

Mit 16 Jahren ist der junge Mann bereits im Vollbesitz seiner sexuellen Potenz!

Zu ähnlichen Ergebnissen kommt auch der Sexualforscher *Alfred Kinsey* Mitte des 20. Jahrhunderts.[57] Nach ihm scheint im Sexualleben des Mannes kein anderer Faktor die sexuelle Kraft so stark zu bestimmen wie das Alter.[58] Seinen Untersuchungen nach ist im Alter von 15-20 Jahren die größte Häufigkeit sexueller Betätigung erreicht und sinkt dann allmählich, aber stetig im Alter ab. Bis zum 30. Lebensjahr beträgt die durchschnittliche Frequenz der männlichen sexuellen Triebbefriedigung[59] noch 3-4 mal pro Woche, zwischen 60-70 Jahren nur noch ½ - 1 mal pro Woche. Trotz unbeschränkter legitimer Gelegenheit der sexuellen Betätigung in der Ehe oder einer Partnerschaft liegt der Gipfel seiner sexuellen Potenz vor dem 20. Lebensjahr![60]

Und doch: Bei zu starker sexueller Betätigung kann sich sein Nieren-Qi frühzeitig erschöpfen und wenn dann ein Kind gezeugt wird, ist die Qualität der männlichen Essenz gemindert. Ist der Mann 30 Jahre alt und heiratet, führt er kein ausschweifendes Leben mehr. Er kann seine Essenz aufsparen, sodass sie für die Nachkommenschaft qualitativ hochwertig und quantitativ ausreichend ist. Sein Körper ist mit 30 Jahren voll entwickelt und sein Charakter gefestigt. Er steht aufrecht und ist selbstständig, wie es bei Konfuzius heißt. Er vergeudet nun nicht mehr maßlos seine Essenzen. Soweit der Anspruch an den chinesischen Mann der Song-Dynastie.

---

[56] Vgl. **Chen Ziming**, wie in Fußnote 53.

[57] **Alfred C. Kinsey** u. a.: Das sexuelle Verhalten des Mannes, Fischer-Verlag 1955.

[58] **Ebenda**, S. 200

[59] **Kinsey** versteht darunter nicht nur den vollendeten Geschlechtsverkehr, sondern auch andere Formen der sexuellen Aktivität wie Onanie, nächtliche Samenergüsse und heterogene Liebespiele (Petting), die zur Gesamt-Triebbefriedigung beitragen (ebenda, S. 172).

[60] **Kinsey**, ebenda, S. 204. Oder frei nach Madonna: „Junge Männer wissen nicht, was sie tun, aber sie können es die ganze Nacht!"

Wie bereits oben erwähnt kam im China der Song-Dynastie der Brauch des Fußbindens (*Chan Zu* 纏足) bei Frauen auf. Diese Unsitte verbreitete sich über ganz China und hielt sich bis ins 20. Jahrhundert hinein. Auch dieses Ritual hatte den Sinn, die Frau an Heim und Herd zu binden und eigenständige Schritte nach außen zu unterbinden.

Schon im Alter von etwa fünf Jahren wurden den jungen Mädchen die Füße mit langen Bandagen so fest zusammengeschnürt, dass das weitere Wachstum unterbunden war und die Füße dadurch immer mehr verkrüppelten. Die Zehen (mit Ausnahme der großen Zehe) wurden dabei so eingebunden, dass die Zehenspitzen unterhalb der Fußsohle nach hinten gerichtet waren. Dieser Vorgang, der sich oft über Monate und Jahre erstreckte, war meist sehr schmerzhaft.[61] Wenn die Füße ausgewachsen waren, hatten sie ungefähr die halbe Größe eines normalen Fußes.

Derartige „Füßchen", chinesisch *Jin Lian* 金蓮 = „Gold-Lotus" genannt, galten in alten China als ein wichtiges Kriterium weiblicher Schönheit. Sie wurden in der chinesischen Literatur in hunderten Geschichten und Gedichten quer durch die Jahrhunderte mit großer Inbrunst besungen. Gleichzeitig sollten die „Gold-Lotos- Schönheiten" durch einen viel anmutigeren und graziöseren Gang ausgestattet gewesen sein als ihre biederen Schwestern, die sich dieser Prozedur nicht unterzogen hatten. Wegen ihrer größeren Füße wurden sie auch als „Entenfüße" oder „Lotos-Boote" bezeichnet.[62]

Neben dem Zweck, weibliche Schönheit durch einen zierlichen Fuß zu unterstreichen, wurde aber auch noch ein anderes Ziel verfolgt: Die Frau, die ohnehin von den meisten gesellschaftlichen Aktivitäten ausgeschlossen war, wurde noch mehr ans Haus zu fesseln und eventuell Kontakte mit der Männerwelt außerhalb der eigenen Sippe zu unterbinden. Gleichzeitig stellte der *Gold-Lotos* auch ein Statussymbol dar: Ein Symbol der Unterwürfigkeit von Seiten der Frau und ein Symbol des Wohlstandes für den Mann. Denn nur ein reicher Mann bzw. eine reiche Familie konnte es sich leisten, die Frau oder Mutter auf Lebenszeit in einen goldenen Käfig zu sperren. Schließlich kam es durch den nun trippelnden Gang zu einer Veränderung der Beckenmuskulatur, die rückwirkend die Vagina verengte und damit selbst Frauen, die schon Geburten hatten, zu einem beinahe wieder jungfräulichen Lustobjekt machten.

---

[61] Welche Auswirkungen diese Prozedur auf den Qi-Fluss in den Leitbahnen der Niere, der Leber, der Milz und des Chong Mai hatte, ist weder in den klassischen Texten noch in späteren chinesischen Kommentaren diskutiert oder belegt worden, soweit ich es beurteilen kann.

[62] Siehe auch: **Ebrey, P. B**. The Inner Chapters – Marriage and the Lives of Chinese Women in the Sung-Period, California Press, 1993, S. 37-43.

Das Dao von *Qian* 乾 und *Kun* 坤 ermöglicht in seiner vollen Ausprägung eine gelungene und altersgerechte Vereinigung von Mann und Frau. Als Yang des Himmels und Yin der Erde verkörpern beide den natürlichen Ablauf der Dinge im Makrokosmos wie auch im Mikrokosmos. Erst wenn die Struktur von Qian und Kun gefestigt ist, wenn also der Mann sein 30. Lebensjahr und die Frau ihr 20. Lebensjahr erreicht haben, können das harte Yang und das weiche Yin durch ihre Vereinigung kräftige und gesunde Nachkommen hervorbringen. Derart eingebettet in die natürlichen Rhythmen ist jede Zuwiderhandlung ein Frevel, der mit kränkelnden oder gar keinen Nachkommen hart bestraft wird.

Qi Zhongfu folgt auch im 2. Kapitel der traditionellen chinesischen Zahlensymbolik, indem er die Zwei mit den tatsächlichen Repräsentanten von Himmel und Erde, nämlich Qian und Kun, besetzt. Die harmonische Einheit von Yin und Yang, die im 1. Kapitel als Einheit von Essenz und Blut dargestellt ist, wird hier aufgelöst und als Polarität von Hart und Weich in der Realität der Reproduktion zusammengeführt! Denn nur wenn das harte Yang in das weiche Yin eindringt, können sich die Essenzen von Mann und Frau verbinden. Geschieht das zu früh, gibt es Fehlgeburten, schwächelnde Nachkommen oder gar keine Kinder!

娶

Qu – Sich eine Frau nehmen

嫁

Jia – Die Tochter verheiraten

Frage 3

第三問 婦人感病倍於男子？

答曰。夫婦人者。眾陰之所集。常與濕居。十四以上。陰氣浮溢。百想經心。內傷腑臟。外損姿容。月水去留。前來交互。瘀血停凝。中道絕斷。其中傷墮。不可具論。冷熱臟腑。虛實交錯。惡血內滿。氣脈耗竭。或飲食無度。損傷非一。或胎瘡未愈。合其陰陽。或行步風來。便利於懸厠之上。風從下入。便成十二痼疾。（一作三痼之疾）所以婦人別立其科也。若是四時節氣。虛實冷熱為患者。故與丈夫治法同也。惟妊娠而挾病者。避毒藥。恐或傷胎耳。大抵婦人以其慈戀憎愛疾妒憂恚。染著堅牢。情不自制。所以為病根深。療之難瘥。故倍於男子之病者此也。

Verheiratete Frauen empfinden Krankheiten um ein Vielfaches stärker als Männer - wieso?

Die Antwort lautet: Jede verheiratete Frau[63] ist ein Ort, in dem sich eine Menge Yin ansammelt. Sie sind stets wie feuchte Kammern (*Shi Ju* 濕居). Wenn sie über 14 Jahre alt ist, kommt ihr Yin-Qi an die Oberfläche und fließt über. Hundert Wünsche gehen durch ihr Herz. Im Inneren schädigt dies die Zang Fu-Organe, im Äußeren schadet es ihrer Schönheit. Das Monatswasser (*Yue Shui* 月水) geht und verweilt im Wechsel. Das Blut stockt und gerinnt (*Ting Ning* 停凝), und der zentrale Weg des Blutes ist abgeschnitten und unterbrochen (*Jue Duan* 絕斷). Die darunter folgenden Schädigungen und Schwächen können hier nicht alle diskutiert werden. Wenn Kälte und Hitze die Zang Fu schädigen und Leere und Fülle durcheinander geraten (*Jiao Cuo* 交錯), dann füllt übles Blut das Innere. Das Qi und die Gefäße werden übermäßig verbraucht und erschöpfen sich.

Manchmal sind auch Essen und Trinken maßlos (*Wu Du* 無度), die daraus entstehenden Schäden sind unzählig. Oder die Geburtswunde ist noch nicht verheilt und es kommt zum Geschlechtsverkehr. Oder beim Wandern und Reisen im Freien kommt ein Wind.

---

[63] *Fu Ren* 婦人 = „die verheiratete Frau“ im Gegensatz zu *Shi Nu* 室女 = „Frau ohne Nachkommen“. Der Begriff „verheiratete Frau“ beinhaltet sowohl die gesellschaftliche Rolle der Frau als auch ihre medizinischen Besonderheiten. Er ist umfassender als beispielsweise der Begriff „Ehefrau“ und wird in der medizinischen Literatur auf diese übergeordnete Weise verwendet.

Möglich ist auch, dass der Wind beim Hocken auf der Toilette von unten eindringt und hochsteigt. Beim Ausführen von Stuhlgang und Wasserlassen kann es zu den 12 chronischen Krankheiten (*Gu Ji* 痼疾) kommen. Einer schreibt, es gäbe nur drei chronische Erkrankungen.

Deshalb muss für die Frau ein eigenes Lehrfach in der Heilkunde eingerichtet werden. Ähnlich ist es mit dem Qi der vier Jahreszeiten. Leere und Fülle, Kälte und Hitze führen hier zu Schäden (*Huan* 患). Hier ist die Therapiemethode beim Ehemann die gleiche. Nur wenn die Frau in der Schwangerschaft krank wird, muss sie giftige Kräuter meiden, sonst wird womöglich die Leibesfrucht geschädigt.

Im Allgemeinen haben Gefühle wie Güte, Sehnsucht, Hass, romantische Liebe, Eifersucht, kummervolle Sorge und Wut die Frauen fest im Griff. Sie haben keine Selbstbeherrschung in ihren Gefühlen. Deshalb sind ihre Krankheitsursachen oft unergründlich (*Shen* 深) und die Krankheiten nur schwer zu heilen. Wenn man also sagt, Frauen empfinden Krankheiten um ein Vielfaches stärker als Männer, meint man genau das!

Kommentar:

In diesem Kapitel wendet sich der Autor erstmalig krankhaften Zuständen der verheirateten Frau zu. Auch *Qi Zhongfu* hatte erkannt, dass Frauen viel empfindsamer sind, was Krankheiten angeht. Er übernimmt damit die Einstellung des Tang-zeitlichen Arztes *Sun Simiao*.

In der Formulierung der Frage ist das Zeichen *Gan* 感 von Interesse. Es bedeutet Einfluss, beeinflussen, rühren, fühlen, empfinden. Es zeigt das Herz und eine Bisswunde und ist ein passendes Symbol für bewegte Emotionen. Dass übertriebene Gefühle eine Hauptursache für Erkrankungen der verheirateten Frauen sind, versucht der Autor im Text aufzuzeigen.

Jede verheiratete Frau hat, wenn sie ihre Geschlechtsreife erreicht hat, eine große Menge an Yin-Substanzen angesammelt. Sie ist wie eine „feuchte Kammer“, denn Blut und Körperflüssigkeiten sind im Überfluss vorhanden. Und schon entstehen Gedanken, die ihr Herz berühren. Und hier beginnt nach Ansicht von *Qi Zhongfu* die Neigung der Frau zu erkranken. Im Inneren werden die Zang Fu-Organe verletzt, im Äußeren gar das schöne Antlitz der Frau! Ob diese Einstellung wohl eine männliche Ideologie der Song-Zeit war, wo die Frau ihre Rolle in der Familie als Gebärende und Mutter einnahm und sich keine eigenen Wünsche und Bedürfnisse erlauben durfte?

Die monatliche Regel, das „Monatswasser", kommt und bleibt regelmäßig als Ausdruck der gesunden Frau. Aber es kann auch zu Blutstagnationen kommen, die diesen freien Fluss beenden. Der zentrale Weg des Blutes[64] wird abgeschnitten und viele Krankheiten können bei der Frau entstehen. Diese werden in späteren Kapiteln diskutiert, an dieser Stelle aber noch nicht behandelt. Weiter werden extreme klimatische Einflüsse aufgezählt (Wind, Kälte und Hitze), die eine Mischung von Leere und Fülle im Körper hinterlassen, und schlechtes Blut sammelt sich im weiblichen Körper an. Dieses erschöpft sowohl die Lebenskraft (*Qi* 氣) als auch die pulsierende Kraft der Gefäße (*Mai* 脈), welche versuchen, die Blutstagnation zu lösen.

Diätfehler werden als Nächstes als krankmachende Faktoren erwähnt, ohne hier näher erklärt zu werden. Die daraus entstehenden Schäden sind unzählig, so der Autor. Es wird damit eine klare Priorität auf eine gesunde Ernährung gelegt als Bestandteil der Lebenspflege (*Yang Sheng* 養生).

Auch zu früher Geschlechtsverkehr nach einer anstrengenden Geburt und eine noch nicht verheilte Geburtswunde stellen Krankheitsursachen dar. Ob damit die Rücksichtlosigkeit des traditionellen chinesischen Mannes kritisiert wird beim Einfordern der ehelichen Pflichten? Ein wichtiger krankmachender Faktor ist pathogener Wind, wenn er die Frau im Freien erwischt. Da die Frau sich bei der Erledigung ihrer Notdurft viel mehr Wind und Kälte aussetzen muss als der Mann, können alle möglichen Krankheiten durch von unten eindringenden Wind entstehen.

An dieser Stelle fordert *Qi Zhongfu* die Notwendigkeit einer eigenen Abteilung für Frauen in der Heilkunde, die ja auch erstmalig in der Song-Dynastie (960-1279) eingerichtet wurde. Die einzige Ähnlichkeit in der Behandlung von Mann und Frau liegt in der Behandlung von Krankheiten durch klimatische Einflüsse, die jahreszeitlich bedingt sind. Hier ist die Therapie bei Männern und Frauen die gleiche.

Eine Besonderheit in der Behandlung der schwangeren Frau wird noch erwähnt; Sie darf keine giftigen Kräuter zu sich nehmen, um das Kind im Mutterleib nicht zu gefährden. Giftige Kräuter (*Du Yao* 毒藥) sind bei akuten Krankheiten notwendig, um aggressive Pathogene zu eliminieren (z.B. Aconitum, Skorpion, Spinnen oder Tausendfüßler). Während der Schwangerschaft können aber diese sehr drastisch wirkenden Drogen eine Fehlgeburt auslösen oder Missbildungen beim Baby erzeugen und sind deshalb zu meiden.

---

[64] Damit ist der *Chong Mai* 衝脈 gemeint.

Im letzten Absatz kommt *Qi Zhongfu* zur eigentlichen Aussage dieses Kapitels, nämlich zu der Begründung, warum Frauen Krankheiten sehr viel stärker empfinden als Männer. Sie können ihre Gefühle nicht beherrschen und sind stets getrieben durch die sieben Leidenschaften, die aus ihr kommen und den Umgang mit ihnen erschweren. Im Gegensatz zu den bekannten Gefühlserregungen (*Qi Qing* 七情), die eine wesentliche Krankheitsrolle in der chinesischen Medizin spielen, werden hier noch andere erwähnt, die schon bei *Sun Simiao* eine Rolle gespielt haben:

„Frauen begehren mehr als Männer, sie empfinden Krankheiten um ein Vielfaches stärker als Männer. Dazu kommen Gefühle wie Barmherzigkeit, Zuneigung, Liebe, Hass, Eifersucht, Trauer und Wut. Deshalb muss die Familie, um die Gesundheit ihrer Töchter zu bewahren, unbedingt veranlassen, dass diese den 3. Abschnitt meines Buches über die Verordnungen für Frauen lernen. Lasst sie diese gut wissen! Wenn ihre Anwendung dann notwendig ist, was gibt es noch für Sorgen und Ängste?" (*Qian Jin Fang*, Kap. 2)

Die sieben Leidenschaften sind:

- *Ci* 慈: Güte, Barmherzigkeit, Mitleid, herzlich lieben, Mutterliebe
- *Lian* 戀: lieben, vernarrt sein, sich sehnen, lüstern
- *Zeng* 憎: hassen, verabscheuen, verachten, Abneigung haben
- *Ai* 愛: lieben, gern haben, Liebe, Geliebte, romantische Liebe
- *Du* 妒: eifersüchtig, neidisch
- *You* 憂: Kummer, Sorge
- *Hui* 恚: Ärger, Wut, Hass

Qi Zhongfu zeigt wieder seine Nähe zu *Sun Simiao*, der im Textvergleich fast identisch schreibt. Als Resümee sind deshalb die Krankheitsursachen der Frauen oft im Dunkeln oder tiefgründig (*Shen* 深), ihre Krankheiten darum nur schwer zu heilen. Der Autor wirkt fast unsicher in seiner Darstellung und ratlos in seinen Konsequenzen. Frauen sind eben schwieriger zu behandeln als Männer. Ihre Emotionalität schafft das Potential für viele Krankheiten und lässt den Behandler oft im Dunkeln tappen. Dass viele der Gefühlserregungen Resultat einer eingeschränkten und supressiven Lebensweise der Frau in der Song-Zeit waren, wurde vielleicht erkannt, aber nie in Frage gestellt.

Qi Zhongfu 齊仲甫 folgt auch im 3. Kapitel der traditionellen chinesischen Zahlensymbolik, in dem die Drei aus dem Spannungsfeld zwischen Yin und Yang hervortritt und hier ihre Auswirkungen auf die Frau beschreibt. *Qi* 氣 als vitale Kraft und die *San Yin* 三因 als die drei krankmachenden Faktoren sind bei der Frau für Krankheiten verantwortlich: Gefühlserregungen die sie kaum beherrschen kann und der in der Natur aufkommende Wind werden für viele chronische Krankheiten verantwortlich gemacht.

Schließlich werden auch Krankheitsfaktoren genannt, die weder zum Inneren noch zum Äußeren gehören (*Bu Nei Bu Wai* 不內不外), also Ernährungsfehler und sexuelle Exzesse.

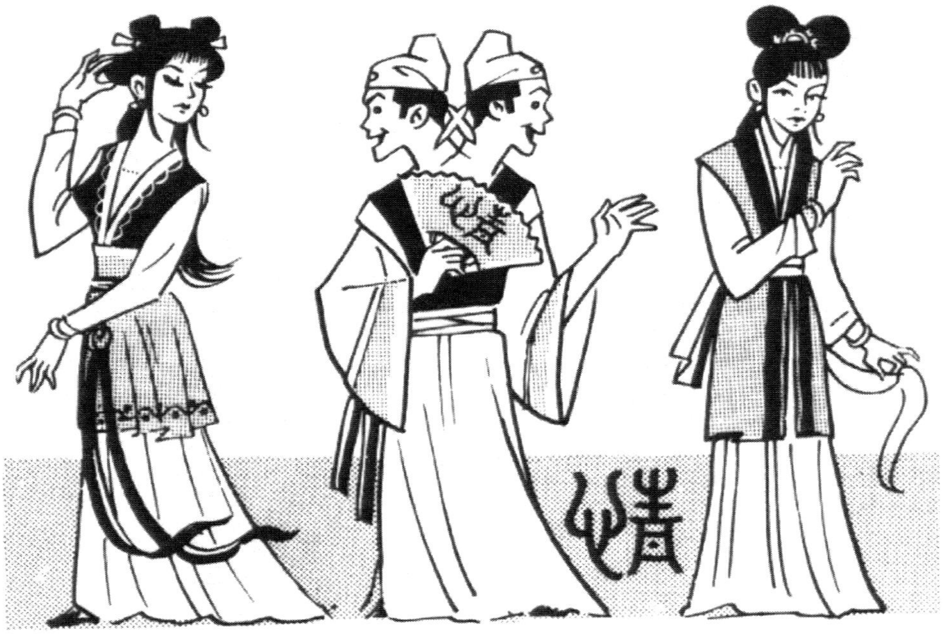

Qing 情 – Leidenschaften

Frage 4

第四問 何以謂之天癸？

答曰。謂壬癸北方水乾也。壬為陽水。配丁而化木。癸為陰水。合戊而化火。經云。水火者。陰陽之證兆也。且婦人者。眾陰之所集。以陰類陰。故得水之癸干也。女至二七。腎氣全盛。衝任流通。經血漸盈。應時而下。天真之氣殊降與之從事。故云天癸也。內經云。二七而癸至。任脈通。太衝脈盛。月事以時下。故有子。然沖為血海。任主胞胎。陰靜海滿。二者相資。故令有子。

Warum spricht man vom himmlischen Wasser?

Die Antwort lautet: Es heißt, *Ren* 壬 und *Gui* 癸 sind die Himmelsstämme des Nordens und des Wassers. Ren bildet Yang-Wasser. Gepaart mit dem Himmelsstamm *Ding* 丁 (Yin-Feuer) wandelt es sich in Holz um. Gui bildet Yin-Wasser. Vereinigt mit dem Himmelsstamm *Wu* 戊 (Yang-Erde) wandelt es sich zu Feuer um.[65] Die Klassiker sagen: Es gibt Wasser und Feuer. Sie bestätigen die Zeichen von Yin und Yang.

Überdies ist die verheiratete Frau ein Sammelplatz von sehr viel Yin. Vermittels des Yin ordnet sich das Yin. Deshalb hat das Wasser den Himmelstamm Gui. Die Frau erreicht ihre Geschlechtsreife mit 2 x 7 Jahren. Das Nieren-Qi ist gänzlich gefüllt, das Qi in Ren Mai und Chong Mai zirkuliert und das Blut in den Leitbahnen bekommt allmählich einen Überschuss. Zur entsprechenden Zeit steigt es herab. Das Qi des himmlischen Echten (*Tian Zhen Zhi Qi* 天真之氣) steigt nun besonders nach unten und unterstützt diesen Prozess. Man nennt es himmlisches Wasser (*Tian Gui* 天癸).

Im *Nei Jing* heißt es: „Mit 2 x 7 Jahren kommt das Nierenwasser (*Gui* 癸) an. Der Ren Mai ist durchgängig und der Tai Chong Mai ist üppig angefüllt. Die monatliche Angelegenheit kann nun zeitgemäß herabsteigen, deshalb gibt es Kinder. Es verhält sich so: Der Chong Mai bildet das Meer des Blutes, der Ren Mai beherrscht den Mutterleib und den Embryo. Das Yin ist still, das Meer ist voll, diese zwei Gefäße unterstützen sich gegenseitig, deshalb gibt es Kinder.

---

[65] *Qi Zhongfu* bezieht sich hier auf die Verbindungen der Himmelsstämme, welche die großen Bewegungen am Himmel festlegen. Dies ist eine kosmologische Theorie, die bereits im *Su Wen* angelegt ist und dort mit *Wu Yun Liu Qi* 五運六氣 bezeichnet wird. Diese wird ausführlich auf den folgenden Seiten erklärt.

Kommentar:

In diesem Kapitel beschreibt *Qi Zhongfu* die Voraussetzung für eine Schwangerschaft bei der Frau und führt den Begriff *Tian Gui* 天癸 ein, der gewöhnlich mit „Geschlechtsreife“ übersetzt wird. Wir erleben dann ein Feuerwerk kosmologischer Spekulationen, mit dem diese zentrale Idee der chinesischen Frauenheilkunde erklärt wird.

Die zugeordneten Himmelsstämme als Embleme der makrokosmischen Kräfte von Yin und Yang werden in einer bestimmten Ordnung miteinander verknüpft, sodass Holz und Feuer sich entwickeln können. Diese Verknüpfung ist die Grundlage der großen Bewegung (*Da Yun* 大運) am Himmel, welche die meteorologische Konstellation eines Jahres ausmacht.

„Die Prinzipien der 5 Bewegungen und 6 Energien sind ebenso selbstverständlich wie das Anschlagen einer Trommel und das darauf folgende Echo des Tones. Ich habe gelernt, dass die Jahre mit den Himmelsstämmen Jia und Yi von der Bewegung der Erde beherrscht werden, die Jahre mit den Himmelsstämmen Yi und Geng von der Bewegung des Metalls beherrscht werden, die Jahre mit den Himmelsstämmen Bing und Xin von der Bewegung des Wassers beherrscht werden, die Jahre mit den Himmelsstämmen Ding und Ren durch die Bewegung des Holzes beherrscht werden und die Jahre mit den Himmelsstämmen Wu und Gui durch die Bewegung des Feuers beherrscht werden." (*Su Wen*, Kap. 66)

Diese auch als *Phasenenergetik*[66] beschriebenen Bewegungen im Makrokosmos sind Konventionen in der chinesischen Medizin, die erst relativ spät in das heterogene Gebäude des *Nei Jing* eingefügt worden sind, Historiker vermuten erst in der Tang-Dynastie durch *Wang Bing* 王冰 (762).[67]

In der Einführung habe ich die Song-Dynastie als die Phase des Wiederaufblühens der Wissenschaften beschrieben und der Neubelebung alter Werte. Diese entwickelte sich dann zum Neokonfuzianismus als bedeutendste geistige Strömung. Das *Huang Di Nei Jing* als wichtigste Autorität für die antike medizinische Literatur Chinas fügte mit dem Konzept der kosmologischen Zusammenhänge (*Wu Yun Liu Qi* 五運六氣) ein mächtiges Instrument hinzu. Die song-zeitlichen Interpreten des *Nei Jing* haben die Phasenenergetik aufgegriffen und die Verbindung Himmel-Mensch-Erde damit manifestiert und vertieft.

---

[66] Vergl. **Manfred Porkert**: Die theoretischen Grundlagen der chinesischen Medizin, Wiesbaden, 1973, S. 49 ff.
[67] Ebenda, S. 50

Mit dem Konzept der „Fünf Bewegungen und sechs Energien“ waren die Ärzte nun in der Lage, sowohl die physiologischen Abläufe im Menschen als auch Krankheiten durch äußere Einflüsse einordnen zu können.[68] Im *Nuke Baiwen* dient die Phasenenergetik dazu, die biologische Funktion der Frau als Produzentin von Kindern kosmologisch zu determinieren.

Fünf Bewegungen (*Wu Yun* 五運)

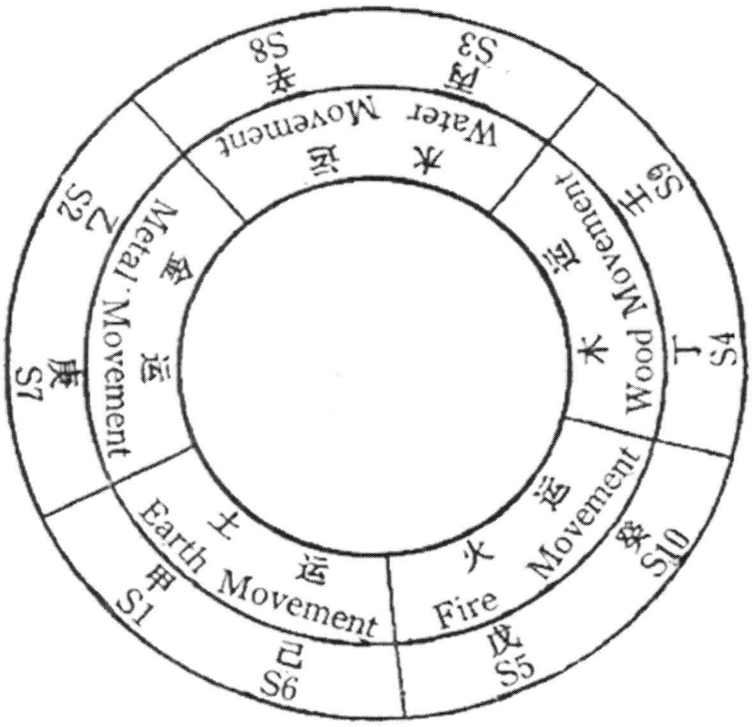

Die Himmelsstämme verknüpfen sich im Makrokosmos zu einer großen Bewegung (*Da Yun* 大運) am Himmel. Diese bestimmt den grundlegenden energetischen Charakter eines Jahres.

Es verbinden sich die Himmelsstämme:

- *Jia* + *Ji* = Erde-Jahr (Feuchtigkeit dominiert)
- *Yi* + *Geng* = Metall-Jahr (Trockenheit dominiert)
- *Bing* + *Xin* = Wasser-Jahr (Kälte dominiert)
- *Ding* + *Ren* = Holz-Jahr (Wind dominiert)
- *Wu* + *Gui* = Feuer-Jahr (Hitze dominiert)

---

[68] Vgl. **Paul Unschuld**: Medicine in China – A History of Ideas, California Press 1985, S. 160.

Sechs Energien (*Liu Qi* 六氣)

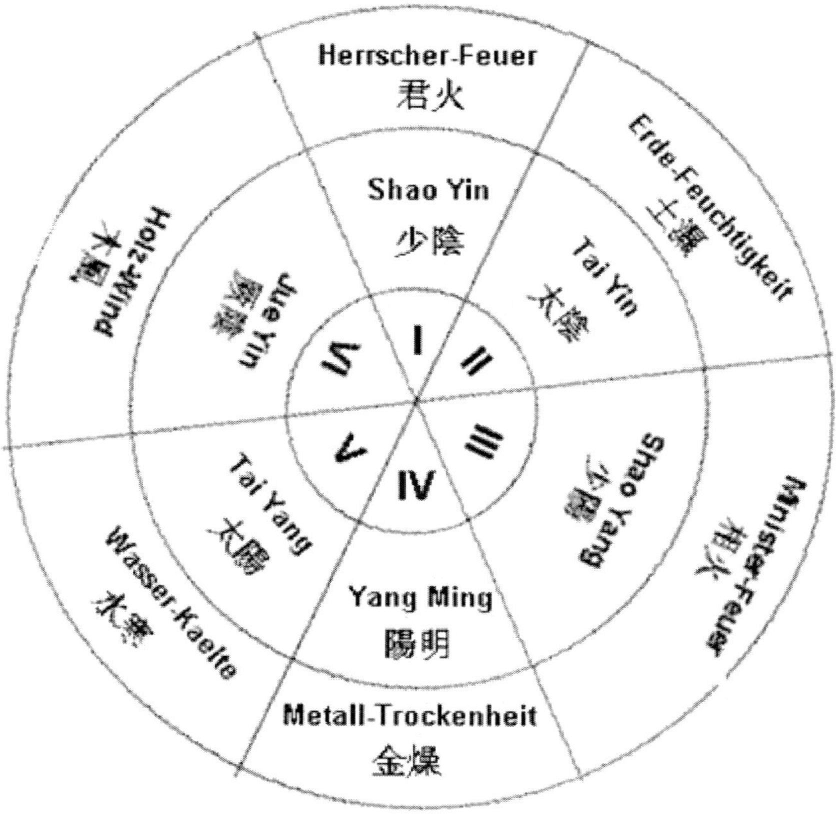

Die Verknüpfung der Erdenzweige zu sechs energetischen Konstellationen (*Liu Qi* 六氣): Sie bestimmen die klimatische und meteorologische Situation eines Jahres auf der Erde und seiner sechs Zeitabschnitte.

Es verbinden sich die Erdenzweige:

- *Zi* + *Wu* = Shao Yin (Herrscher-Feuer) Hitze dominiert
- *Chou* + *Wei* = Tai Yin (Erde-Nässe) Nässe dominiert
- *Yin* + *Shen* = Shao Yang (Minister-Feuer) Feuer dominiert
- *Mao* + *You* = Yang Ming (Metall-Trockenheit) Dürre dominiert
- *Chen* + *Xu* = Tai Yang (Wasser-Kälte) Kälte dominiert
- *Si* + *Hai* = Jue Yin (Holz-Wind) Wind dominiert

Die Himmelsstämme Ren und Gui, die beide der Wandlungsphase Wasser zugeordnet sind, werden mit Ding (Feuer-Yin) und Wu (Erde-Yang) verknüpft, sodass Holz und Feuer entstehen. Holz hat die Zahl 8 als Zahlemblem, Feuer die Zahl 7, und so fügt es sich mit himmlischer Gesetzmäßigkeit, dass Männer ihren Reifezyklus vermittels der Zahl Acht (8) und Frauen vermittels der Zahl Sieben (7) durchlaufen.

Für die verheiratete Frau gilt nun, da sie eine Menge Yin in sich trägt, dass sich ihr der Wasser-Yin Himmelsstamm *Gui* 癸 zuordnet. Es gibt Wasser und Feuer, also braucht die Frau den dynamisierenden Faktor der Yang-Zahl Sieben (7) für ihre Entwicklung. Sie erreicht ihre himmlische Bestimmung mit 2 x 7 Jahren. Nun ist das Nieren Qi zur Gänze gefüllt, die außerordentlichen Gefäße Chong Mai und Ren Mai sind durchgängig und angefüllt. Alle Voraussetzungen für eine Schwangerschaft sind gegeben!

An dieser Stelle zitiert *Qi Zhongfu* fast wörtlich den Passus Classicus im *Su Wen*, wo es heißt:

„Mit 2 x 7 Jahren erreicht die Frau ihre Geschlechtsreife. Ihr Ren Mai ist nun durchgängig und ihr Chong Mai in Fülle. Die Blutungen erscheinen jetzt regelmäßig und das Mädchen kann Kinder bekommen".

Es ist nicht zufällig, dass der *Ren Mai* 任脈 ebenso wie der Wasser-Yang Himmelsstamm *Ren* 壬 heißt, auch die Zeichen sind fast identisch. Ein Mensch (ebenfalls *Ren* 人) vor dem Himmelsstamm Ren bedeutet hier, eine Last oder Bürde zu tragen, also Verantwortung zu übernehmen oder ein Amt ausüben. Ist nicht die Bürde einer Schwangerschaft die schwerste Verantwortung, die eine Frau übernehmen kann?

Wenn sich das Blut in den Leitbahnen von Ren Mai und Chong Mai genügend angesammelt hat, also wenn genügend Essenzen vorhanden sind, dann kann es herabsteigen und die Menarche setzt ein. Nach der chinesischen Medizin ist dies durchaus ein himmlischer Akt, denn ohne Unterstützung des himmlischen echten Qi (*Tian Zhen Zhi Qi* 天真之氣) kann dies nicht stattfinden.

Das „himmlische echte Qi" ist die Energie des Himmels, die unverfälscht alles Leben auf der Erde konstituiert und schöpferisch wirkt. Damit ist auch dass Yang des Himmels gemeint, welches sich im menschlichen *Shen* 神 wiederspiegelt. Wenn die Zeit gekommen ist, aktiviert es den weiblichen Zyklus und leitet die Geschlechtsreife ein. Deshalb spricht man auch von *Tian Gui* 天癸 = „himmlisches Wasser".

Chen Ziming sagt dazu:

„*Tian* 天, damit meint man das Herabsteigen des himmlischen echten Qi; *Gui* 癸, damit meint man die Himmelsstämme Ren und Gui, eine Bezeichnung für das Wasserelement. Deshalb spricht man von *Tian Gui* 天癸 = „himmlisches Wasser“. Die Leitbahnen sind mit Blut durchtränkt und übervoll. Man nennt es monatliche Angelegenheit, weil das Qi nun gleichmäßig und harmonisch ist und für gewöhnlich alle 30 Tage einmal erscheint, genauso wie auf einen monatlichen Überfluss ein Mangel folgt.”[69]

Als himmlische Repräsentanten im Leiblichen der Frau sind es die zwei Wundergefäße Chong Mai und Ren Mai, welche die monatliche Regel einleiten und die Voraussetzung für Nachkommen geben. Erst die Durchgängigkeit des Ren Mai ermöglicht die Versorgung eines Embryos, erst die Fülle im Chong Mai zeigt genügend Essenzen an, die als überschüssiges Blut zeitgemäß herabsteigen und die Grundlage für ein neues Leben ist.[70]

- *Qian* 乾 (☰) wird nach den Entsprechungen der 8 Trigramme mit dem Chong Mai verknüpft,[71]

- *Li* 离 (☲) wird nach den Entsprechungen der 8 Trigramme mit dem Ren Mai verknüpft.

Und das ist die Quintessenz der 4. Frage im *Nuke Baiwen*: Der Chong Mai bildet das Meer des Blutes, der Ren Mai beherrscht den Uterus. Das Yin ist still, das Meer ist voll, diese zwei verlassen sich aufeinander, deshalb gibt es Kinder. Das enge Zusammenspiel der beiden Wundergefäße, welche die schöpferische Kraft des Himmels durch Qian und die haftende Kraft des Feuers der Liebe durch Li in der Frau verankern, ist die Voraussetzung für Mutterschaft und damit für die biologische Bestimmung der verheirateten Frau.

---

[69] *Fu Ren Da Quan Liang Fang* 婦人大全良方 (vollständige Sammlung wirksamer Rezepte für Frauen), siehe oben!

[70] Nach meiner Erfahrung in der Behandlung von Infertilität der Frau sind über 50% der Fälle auf einen blockierten Ren Mai oder auf einen erschöpften Chong Mai zurückzuführen! Eine dritte Pathophysiologie ist Kälte im Uterus, die auch durch die Antibabypille entstehen kann, und eine vierte ist Wind-Kälte die von außen eingedrungen ist. Natürlich sollte man auch nie die Ursache der Unfruchtbarkeit beim Mann übersehen!

[71] Diese Entsprechungen zu den 8 Trigrammen (*Ba Gua* 八挂) ergeben sich aus dem Buch der Wandlungen und seiner Anwendung auf die Methode der magischen Schildkröte (*Ling Gui Ba Fa* 靈龜八法), die an anderer Stelle ausführlich beschrieben ist. Siehe **Udo Lorenzen**: Mikrokosmische Landschaften, Band 1, Aachen 2016, S. 407 ff.

Frage 5

第五問 何以謂之經候?

答曰。夫女子十四天癸至。腎氣全盛。沖流任通。血漸盈。應時而下。常以三旬一見。愆期者病。故謂之經候。然經者。常也。候者。謂候一身之陰陽也。經常之氣。伺候而至。若潮候之應乎時也。天真之氣。與之流通。故一月一次行。平和則不失乎期。所以謂之經候。又名月水也。

Warum heißt es die Periode erwarten?

Die Antwort lautet: Mit 14 Jahren erreicht die Frau[72] ihre Geschlechtsreife. Ihr Nieren-Qi ist in voller Blüte, ihr Chong Mai fließt über und ihr Ren Mai ist durchgängig. Ihr Blut hat allmählich einen Überschuss und zur entsprechenden Zeit kommt es herab. Für gewöhnlich sieht man es einmal in 30 Tagen,[73] bei Überschreitung dieser Zeit entstehen Krankheiten. Deshalb sagt man: Die Periode erwarten (*Jing Hou* 經候). Man nennt es so, weil *Jing* 經 = Periode für *Chang* 常 = regelmäßig und *Hou* 候 = für warten auf den richtigen Zeitpunkt steht. Das Qi der Periode ist regelmäßig in seiner Aufwartung und seinem Ankommen. Entspricht nicht das Warten auf Ebbe und Flut ebenfalls einer Zeitperiode? Das himmlische echte Qi gewährleistet ihr ungehindertes Fließen. Deshalb gibt es einmal im Monat ein regelmäßiges Gehen (*Ci Xing* 次行), sanft und friedlich, ohne einen Fehler im Zeitpunkt. Darum heißt es *Jing Hou* 經候 = „die Periode erwarten", eine andere Bezeichnung dafür ist *Jing Shui* 月水 = „Monatswasser".

Kommentar:

In diesem Kapitel diskutiert *Qi Zhongfu* erstmalig den Begriff der monatlichen Regel, die traditionell mit *Jing Hou* 經候 = „die Periode erwarten" beschrieben wird. Wieder nimmt er Bezug auf das 1. Kapitel des *Nei Jing Su Wen*, in dem sich die natürlichen Lebenszyklen von Frau und Mann als physiologische Wandlung des Nieren-Qi darstellen. Hier nun der vollständige Passus aus dem *Su Wen*:

---

[72] *Fu Nu Zi* 夫女子 heißt eigentlich die Frau eines Ehegatten; Dieser Terminus taucht wiederholt auf und unterstreicht den Anspruch des Buches, sich an die verheiratete Frau, zu wenden. Eine häufiger vorkommende Bezeichnung dafür ist *Fu Ren* 婦人.

[73] *San Xun* 三旬 bedeutet eigentlich 3 x 10 Tage.

Huang Di fragt: „Wenn die Menschen alt werden, können sie keine Kinder mehr zeugen. Liegt das daran, dass ihre Lebenskraft erschöpft ist, oder ist das ihre natürliche Bestimmung?"

Qi Bo antwortet: „Wenn ein Mädchen 1 x 7 Jahre alt ist, vollendet sich ihr Nieren-Qi, ihr Zahnwechsel beginnt und ihre Haare werden länger. Mit 2 x 7 Jahren erreicht sie die Geschlechtsreife.[74] Ihr Ren Mai-Gefäß ist nun durchgängig und ihr Chong Mai-Gefäß ist in Fülle.[75] Die Blutungen erscheinen jetzt regelmäßig und das Mädchen kann Kinder bekommen. Mit 3 x 7 Jahren ist das Nieren-Qi der Frau ausgeglichen. Die letzten Zähne kommen heraus und der Körper ist nun voll ausgewachsen. Mit 4 x 7 Jahren sind die Knochen und Muskeln der Frau fest, ihre Haare sind in voller Pracht, ihr Körper ist kräftig und robust. Mit 5 x 7 Jahren beginnen ihre Yang Ming-Leitbahnen[76] schwächer zu werden. Das Gesicht der Frau bekommt Falten, und ihre Haare beginnen auszufallen. Mit 6 x 7 Jahren erschöpfen sich die Energien aller Yang-Leitbahnen im oberen Bereich des Körpers.[77] Ihr Gesicht wird immer faltiger und ihre Haare werden grau. Mit 7 x 7 Jahren ist das Ren Mai-Gefäß der Frau erschöpft und ihr Chong Mai verringert seine Aktivität. Die Geschlechtsreife ist nun beendet und die Leitbahnen der unteren Region[78] verschließen sich. Ihr Körper wird nun alt und sie kann keine Kinder mehr bekommen.

Wenn ein Junge das Alter von 1 x 8 Jahren erreicht, ist sein Nieren-Qi angefüllt. Seine Haare werden länger, und der Zahnwechsel setzt ein. Mit 2 x 8 Jahren ist sein Nieren-Qi vollendet und er erreicht die Geschlechtsreife. Er hat Samen im Überfluss, den er ausfließen lassen möchte. Wenn er sich nun mit einer Frau vereinigt, kann er schon Kinder zeugen. Mit 3 x 8 Jahren ist sein Nieren-Qi voll ausgerichtet.

---

[74] *Tian Gui* 天癸 = „himmlisches Wasser" ist der chinesische Begriff für Geschlechtsreife; siehe oben die Frage 4.

[75] *Ren Mai* 任脈 und *Chong Mai* 衝脈 sind zwei der acht außerordentlichen Gefäße. Sie haben eine besondere Bedeutung für die Geschlechtsreife, Menstruation, Konzeption und Schwangerschaft der Frau. Siehe **Udo Lorenzen**: Die 8 Gefäße in der klassischen Akupunktur in der Zeitschrift *Volksheilkunde* 10 u. 11/1990 oder auch oben die Frage 4.

[76] *Yang Ming* 陽明 ist die Dickdarm- und Magen-Leitbahn; Beide Leitbahnen haben viel Blut und viel Qi und versorgen in ihrem oberen Verlauf die Gesichtspartien. Wenn das Yang Ming natürlicherweise schwächer wird, beginnt die Faltenbildung im Gesicht. Eine kosmetische Akupunktur bedient sich der Punkte im Gesichtsbereich, um die Falten zu glätten. Vom energetischen Standpunkt aus gehören Punkte wie Di 4, Di 10, Di 11, Ma 36, 37, 39 und Ma 42 ebenfalls zum Repertoire einer kosmetischen Akupunkteurin, da diese Punkte Qi und Blut tonisieren und die Yang Ming-Schicht stärken!

[77] Gemeint sind die Dünndarm- Dickdarm- und San Jiao-Leitbahn.

[78] Die Milz- Nieren- und Leber-Leitbahnen; ihr Kreuzungspunkt *San Yin Jiao* (Mi 6) ist ein wichtiger Punkt bei allen klimakterischen Beschwerden. Er sammelt das Yin im unteren Jiao und bringt es nach oben und vermindert so Leere-Hitze-Symptome.

Der Mann hat feste Muskeln und starke Knochen, seine letzten Zähne kommen heraus, und er ist voll ausgewachsen. Mit 4 x 8 Jahren ist er im Vollbesitz seiner Kräfte. Alle Sehnen, Muskeln und Knochen sind robust und stark. Im Alter von 5 x 8 Jahren wird sein Nieren-Qi schwächer. Der Mann beginnt, Haare zu verlieren, und seine Zähne werden schlecht. Mit 6 x 8 Jahren erschöpft sich seine Yang-Energie in den oberen Regionen, sein Gesicht beginnt, Falten zu bekommen und sein Schläfenhaar wird grau. Mit 7 x 8 Jahren schwächt sich das Leber-Qi des Mannes ab; seine Muskeln werden schlaffer, seine Geschlechtskraft wird schwächer, und seine Essenz verringert sich. Sein Nieren-Qi ist jetzt in einem erbärmlichen Zustand, der Mann ist an seinem Wendepunkt angelangt.[79] Mit 8 x 8 Jahren verliert er sein Kopfhaar und seine Zähne. Die Nieren kontrollieren den Wasserhaushalt und speichern die Essenzen aller Zang Fu-Organe. Wenn die fünf Zang übervoll sind, kann der Überfluss in der Niere gespeichert werden. Im Alter jedoch trocknen alle fünf Zang-Organe aus: Die Muskeln und Knochen werden schwächer und natürlicherweise lässt auch die sexuelle Energie nach. Kopfhaar und Schläfenhaare des Mannes ergrauen, sein Körper wird schwerfällig, seine Haltung beim Gehen krumm, er kann nun keine Kinder mehr zeugen." (*Su Wen*, Kap. 1)

Der Terminus *Jing* 經 ist einer der zentralen Begriffe in der chinesischen Sprache, besonders in der Philosophie und Medizin. Schauen wir in ein klassisches Wörterbuch, finden wir eine Vielzahl an Bedeutungsfacetten: Kette (eines Gewebes), grundlegend, Regel, klassische Bücher, Bibel, Längengrad, hindurchgehen, vorbei, passieren, sich ereignen, erleben, durchmachen, besorgen, leiten, erhängen, Selbstmord und schließlich, meist in Verbindung mit Wasser, die Monatsregel oder Menses.[80]

Das Zeichen hat eine Verbindung von Seidenfäden (*Mi* 糸) und fließendes Wasser (*Jing* 巠), das unterirdisch strömt. Wie ein dünnes Gewebe aus Seide fließen die wichtigen Dinge des Lebens im Verborgenen - die grundlegenden philosophischen Gedanken der klassischen Texte ebenso wie die Entscheidung, das Leben zu beenden oder durch die monatliche Regel einen neuen Zyklus für ein mögliches Leben einzuleiten.

Das Schriftzeichen *Jing* 經 ist auch für die Akupunktur wichtig. Hier bezeichnet es die Leitbahnen und seine Verknüpfungen (*Jing Luo* 經絡). Es sind die Bahnen, durch die Qi und Blut hindurchgehen. Ebenso ist der vierte der antiken Punkte (*Wu Shu Xue* 五輸穴) der Jing-Punkt, der den Charakter eines Flusses hat.

[79] Die Wechseljahre des Mannes beginnen also aus chinesischer Sicht im Alter von 56 Jahren.
[80] **Werner Rüdenberg**: Chinesisch-Deutsches Wörterbuch, Hamburg 1936, S. 93.

Das Leitbahn-Qi verbreitert sich an diesem Punkt und fließt mächtig dahin wie ein breiter Fluss. „Der Akupunkturpunkt, an dem das Qi rasch dahinfließt, heißt Jing-Punkt." (*Ling Shu*, Kap. 1)

Das Qi an dieser Stelle entspricht einem mächtigen Fluss, der, weit von der Quelle entfernt, Seitenarme entwickelt und Nebenläufe aufgenommen hat und so immer breiter und tiefer geworden ist. In der Akupunkturtheorie sind die Jing-Punkte Durchgangspunkte für gesundes und pathogenes Qi. Wie in einem Flussdelta können hier die Energien in die nahe Umgebung „ausgeschifft" werden und gelangen zu den Sehnen, Gelenken und Knochen. Durch die Nadelung der Jing-Punkte können wir diese Strukturen stabilisieren. Sie sind wichtige Punkte zur Behandlung von schmerzhaften Bewegungseinschränkungen (Bi-Syndrome), weil sie äußere Pathogene wie Wind, Nässe, Kälte und Hitze aus diesen Regionen ausleiten, aber auch Wei Qi dort hineinführen können.

Es gibt viele andere Begriffe für die Menstruation, auch *Gui Shui* 癸水 = „Nierenwasser" ist einer davon. Die Monatsblutung wird hier deutlich vom gewöhnlichen Blut (*Xue* 血) unterschieden. Andere Bezeichnungen wie:

- *Yue Jing* 月經 = Monatsregel
- *Yue Shui* 月水 = Monatswasser
- *Yue Shi* 月事 = Monatsangelegenheit
- *Yue Xin* 月信 = Monatstreue
- *Zou Xue* 走血 = das Blut marschiert
- *Shen Jing* 身巠 = körperliche Regel
- *You Yue* 有月 = den Monat haben

unterstreichen diesen Eindruck. Auch volkstümliche Ausdrücke wie „die kleine rote Schwester ist gekommen", „die rote Nachricht", „die erste Flut", „der General fasst die Tür an" oder „auf einem Pferd reiten" machen aus dem physiologischen Vorgang der Monatsblutung etwas Symbolhaftes und Bildliches.[81]

Es ist auffällig, dass in keinem der Begriffe von Blut (*Xue* 血) die Rede ist, sondern eher eine rot gefärbte Flüssigkeit beschrieben wird, die monatlich erscheint. Der Volksmund kennt im Umgang mit der Menstruation fast ausschließlich den Ausdruck „die Hose waschen". „Wie lange schwanger" hat als Antwort: „so viele Monate die Hose nicht gewaschen".

[81] Vergl. **Wolfram Eberhard**: Lexikon chinesischer Symbole, Diederichs Verlag, S. 193 f.

Im volkstümlichen Denken der Landbevölkerung Chinas war die Menses häufig sogar mit dem Begriff der Unreinheit (*Zang* 髒) belegt und brachte für die Frau eine Menge von Vorschriften und Verboten mit sich, die zu einer weitgehenden Diskriminierung der Frau führten:

„Das Menstruationsblut entweiht alles Heilige und gilt als Greuel für die Dämonen und beleidigt die Götter und die guten Geister. Wo sie verehrt werden, ja in der Nähe solcher Stätten, darf es nie sichtbar werden. Um jeder Beleidigung der Geister vorzubeugen, muss die Frau während der Periode die Beinkleider an den Knöcheln zubinden. Ein Blutstropfen, der hier ausgösse, könnte die örtlichen Geister verletzen und würde immens die Sonne beleidigen. In diesen Tagen soll sie auch ständig das lange Kleid tragen: Nicht bloß beim Verlassen des Hofes – wo es die Sitte zu jeder Zeit vorsieht – sondern auch innerhalb des Heimes.

Die Übertretung dieser Vorschrift führt zu einer Beleidigung des höchsten Gottes, des himmlischen Vaters *Tian Ye* 天爺; Strafen auf Erden und die Bluthölle im Jenseits müssen diese Frevel sühnen."[82]

Im medizinischen Text des *Nuke Baiwen* hat die monatliche Blutung der Frau etwas ebenso Naturgebendes wie die Gezeiten von Ebbe und Flut. Tritt sie regelmäßig ein, hier im Idealfall alle 30 Tage, bedeutet das für die Frau Gesundheit, bei Verzögerung ist eine Krankheit zu vermuten.

Das ordnungsgemäße Zusammenspiel der außerordentlichen Gefäße Chong Mai und Ren Mai ermöglicht die Menstruation. Das Blut im Chong Mai hat Überschuss und will sich entleeren, der freie Durchgang des Ren Mai zum Uterus und zur Vagina ermöglicht es. Das himmlische echte Qi unterstützt ihr ungehindertes Fließen, sanft und friedlich, ohne einen Fehler im Zeitpunkt.

Das Warten auf die Periode (*Jing Hou* 經候) war auch im alten China eine besondere Angelegenheit: Kommt sie zur rechten Zeit, gibt es eine Chance auf Nachkommen, lässt sie auf sich warten, kann dies eine gewünschte Schwangerschaft verzögern. Wir erinnern uns: Schwanger zu werden und ein männliches Kind zu gebären, war eines der Hauptanliegen an die verheiratete Frau in der Song-Dynastie. Ein Ausbleiben der Regel im Krankheitsfall wurde deshalb sehr ernst genommen und bedurfte einer schnellen Behandlung.

---

[82] Vergl. **Johann Frick**: Mutter und Kind bei den Chinesen in Tsinghai, in ANTHROPOS, Band 50, 1955, S. 343 ff.

Das 5. Kapitel des *Nuke Baiwen* beendet die Darstellung der Physiologie der Frau. In den nächsten Fragen werden pathologische Zustände der verheirateten Frau von der Menstruation über die Schwangerschaft und Geburt diskutiert und ihre Behandlungen mit Kräuterrezepturen erläutert.

Die Zahl Fünf (5) als symbolische Zahl für ein Zentrum legt hier im fünften Kapitel die zentrale Bedeutung der Menstruation für die Frau eindeutig fest.

Die Fünf (5) steht auch für die Wandlungsphasendynamik mit der Erde im Zentrum, die Erde als Symbol für das Weibliche *Kun* 坤 (☷), der Fruchtbarkeit und der mütterlichen Energie.

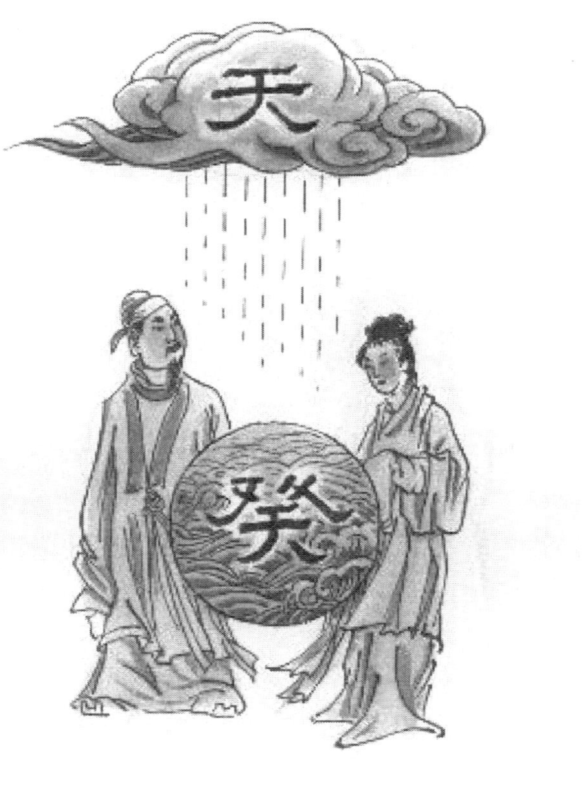

Tian Gui 天癸
– himmlisches Wasser –

Maße, Gewichte und Zubereitungsformen

Die nun folgende Flut an Rezepturen in den nächsten 94 Kapiteln wirft die Frage auf, wie die Mengenangaben der Arzneien in einem Rezept aus der späten Song-Dynastie zu bewerten sind. Auch die traditionellen Zubereitungsformen bedürfen einer Erklärung und Beschreibung.

1). Maße und Gewichte in der Song-Dynastie:[83]

- 1 *Sheng* 升 = 10 *Ge* 合 = 0,65 Liter
- 1 *Ge* 合 = 10 *Shao* 勺 = 0,065 Liter
- 1 *Jin* 斤 = 16 *Liang* 兩 = 600 g
- 1 *Liang* 兩 = 10 *Qian* 錢 = 37,5 g
- 1 *Qian* 錢 = 10 *Fen* 分 = 3,75 g
- 1 *Fen* 分 = 10 *Li* 釐 = 0,375 g

2). Zubereitungsformen:

- Feines Pulver (*Xi Mo* 細末): Die Arzneien werden sehr fein zermahlen und häufig mit Honig vermischt, um Pillen zu formen.

- Grobes Pulver (*Cuo Mo* 粗末): Die Arzneien werden im Mörser zerstoßen und häufig zu einem Dekokt abgekocht.

- In grobe Teile zerstoßen (*Fu Ju* 㕮咀): Schwer zu pulverisierende Arzneien werden in grobe Bestandteile zerkleinert (früher zerkaut) und so für ein Dekokt vorbereitet.

- Abkochung: Wenn ein Dekokt zubereitet wird, müssen die Arzneimittel für eine bestimmte Zeit in einer vorgegebenen Menge Flüssigkeit köcheln (*Jian* 煎). Ein Beispiel ist: 水一盞半煎八分 = „Nimm 1½ Tassen Wasser und koche die Flüssigkeit auf 80% herunter.“[84]

---

[83] Siehe https://de.wikipedia.org/wiki/Alte_Ma%C3%9Fe_und_Gewichte_(China) oder auch: **Wiseman/Feng Ye**: A Practical Dictionary of Chinese Medicine, Paradigm Publications 1998, S. 717, oder auch **Franz Hübotter**: Chinesisch-Tibetische Pharmakologie und Rezeptur, Ulm, 1957, S. 180.

[84] Dieser Satz könnte auch heißen: „Nimm 1½ Tassen Wasser und koche die Flüssigkeit um 80% herunter.“ Abgesehen davon, dass dann nicht mehr viel vom Dekokt übrigbleibt, bevorzugen sowohl Praktiker (**Prof. Hu Lingxiang**) als auch Gelehrte (**Prof. Paul Unschuld**) die erste Variante (aus einem persönlichen Gespräch).

Frage 6

第六問 經候或前或後多寡不定？
答曰。夫婦人病。多是月經乍多乍少。或前或後。時發疼痛。醫者一例呼為經病。不曾說得是陰勝陽。是陽勝陰。所以服藥少得有效。蓋陰氣盛乘陽。則胞寒氣冷。血不運行。經所謂天寒地凍。水凝成冰。故令乍少而在月後。若陽氣盛乘陰。則血流散溢。經所謂天暑地熱。經水沸溢。故令乍多而在月前。當和其陰陽。調其氣血。以平為福。陽氣勝陰。月假多者。**當歸飲**。抑陽助陰。調理經脈。當歸（去蘆微炒）熟地（淨洗酒蒸焙乾）川芎 白芍 黄芩（小半）白朮（各等分）上為粗末。每服三錢。水盞半煎至八分。食前熱服。**沉香降氣湯**。順氣道。通氣脈。烏藥　沉香 香附　甘草 砂仁（各等分）上為細末。每服二錢。空心鹽湯調下。陰氣勝陽。月假少者。**七物湯**。治婦人營衛氣虛。經水愆期。或多或少而腹痛。當歸 芎藭 白芍 莪朮川薑 熟地（酒蒸焙乾）木香（各等分）上為粗末。每服四錢。水一盞煎八分。溫服不拘時。**紫石英丸**。治婦人病多是月經乍少。或在月後。時發疼痛。紫石英（水研飛）禹餘糧（燒醋淬）人參　龍骨 川烏頭（泡去皮尖臍）桂心（不見火）杜仲（去皮薑製炒黑）　桑寄生 五味子　遠志（去心）澤瀉　當歸（去蘆）石斛（去根酒炒）蓯蓉（酒浸洗）乾薑（炮各一兩）甘草（炙半兩）川椒（去目併合口炒地上出汗）牡蠣（固濟火燒通紅各半兩）上為細末。煉蜜為丸。梧桐子大。空心米飲下三十丸。至五六十丸。以上無求子方**金華散**。治婦人經血後熱。崩漏不止。口苦舌乾。經候不通。並宜服之。玄胡索 瞿麥 當歸 牡丹皮 石膏（二兩）乾葛（各一兩）蒲黄（半兩）桂心 威靈仙（各三分凡方中雲一分者二錢五分也）上為粗末。每服二錢。水一盞。姜三片。煎至六分。空心服。以上養生席判官方**通經丸**。治婦人室女月候不通。疼痛。或成血瘕桂心（不見火）青皮（去白）大黄（炮）乾薑 川椒（炒去目）莪朮 川烏（泡去皮尖）乾漆（炒去煙出）當歸 桃仁（炒去皮尖以上各等分）上為細末。將四分用米醋熬成膏。和餘六分末。成劑。臼中治之。丸如桐子大。陰乾。每服二十丸。空心食前米飲湯下。加至三十丸。溫酒亦得。**五靈脂散**。治經候不止。拯濟方。五靈脂為末。炒令過熟出盡煙。每服二錢。當歸二片。酒一中盞。煎至六分。去滓熱服。連三服立效。如血室有乾血。用醋一盞煎七分。和滓空心熱服。**溫經湯**.[85] 治衝任虛損。月候不調。或來多不斷。或過期不來。或崩中去血。過多不止。又治曾經損孕。瘀血停留。少腹急痛。發熱下利。手掌煩熱。唇乾口燥。及少腹有寒。久不受胎。丹皮 阿膠（碎炒）當歸（去蘆）人參（去蘆）川芎 甘草（炒）肉桂（去粗皮）芍藥（各二兩）半夏（各湯洗七次二兩半）吳茱萸（三兩）麥門冬（去心五兩半）上為粗末。每服三錢。水一盞半。生薑五片。煎八分。去滓。空心食前熱服。

Beim Warten auf die Periode erscheint diese mal zu früh, mal zu spät oder mal zu unbestimmter Zeit - wieso?

Die Antwort lautet: Krankheiten der verheirateten Frau treten auf, wenn das Monatswasser plötzlich zu viel oder plötzlich zu wenig oder entweder zu früh oder zu spät erscheint. Manchmal entwickeln sich dabei Schmerzen. Die Ärzte berufen sich in allen Beispielen auf Krankheiten der Regel (*Jing Bing* 經病). Niemals sollte man allerdings einfach sagen, das Yin besiegt das Yang! In dem Fall wird eine Dosis Arzneien wenig Wirkung haben. Denn Yin-Qi im Überfluss überwältigt das Yang, sodass kaltes Qi in der Gebärmutter ebenfalls Kälte hervorbringt. Das Blut ist dann nicht mehr in Bewegung.

Die Klassiker sagen deshalb: Kälte am Himmel lässt den Erdboden gefrieren, das Wasser erstarrt und wird zu Eis. So kommt es, dass plötzlich das Monatswasser weniger wird und erst später als nach einem Monat eintritt. Ähnlich ist es, wenn das Yang-Qi im Überfluss ist und das Yin überwältigt. In dem Fall fließt das Blut exzessiv und sich zerstreuend (*San Yi* 散溢). Die Klassiker sagen deshalb: Die Sommerhitze am Himmel lässt den Erdboden heiß werden und das Monatswasser läuft kochend über (*Fei Yi* 沸溢), sodass plötzlich die Blutung zu viel ist und schon früher als nach einem Monat einsetzt.

Man sollte immer das Yin und das Yang in Einklang bringen (*He* 和) und Qi und Blut harmonisch mischen (*Tiao* 調). Dann kehrt Ruhe ein und das Glück (einer Schwangerschaft) ist gewiss!

[85] Hier und in den folgenden Fragen habe ich die Rezepturen im chinesischen Text fett markiert, um es der Leserin zu ermöglichen, sie leichter im Text aufzufinden.

Erkrankungen und Rezepturen:

A. Das Yang-Qi besiegt das Yin: Die Regel kommt fälschlicherweise zu früh und die Blutung ist zu stark.

1). *Dang Gui Yin* 當歸飲 zügelt das Yang und hilft dem Yin. So werden die Leitbahnen und Gefäße (*Jing Mai* 經脈) harmonisch ausgerichtet.

- *Dang Gui* (entferne den Schilf und röste sie in der Pfanne)
- *Shu Di* (säubere und dämpfe sie in Wein auf kleinem Feuer, bis sie trocken ist)
- *Chuan Xiong*
- *Bai Shao*
- *Huang Qin* (die kleineren Teile)
- *Bai Zhu*

Nimm von jedem die gleiche Menge!

Zubereitung: Zerkleinere alles zu einem groben Pulver. Jede Dosis beträgt 3 Qian.[86] Nimm dazu eine halbe Tasse Wasser und koche es auf 80% herunter. Nimm die Medizin heiß vor dem Essen!

2). *Chen Xiang Jiang Qi Tang* 沉香降氣湯 bringt das Qi in seine natürliche Verlaufsrichtung und öffnet die Energiegefäße (*Qi Mai* 氣脈).

- *Wu Yao*
- *Chen Xiang*
- *Xiang Fu*
- *Gan Cao*
- *Sha Ren* (Von jedem die gleiche Menge)

Zubereitung: Zermahle alles zu einem feinen Pulver, jede Dosis beträgt 2 Qian. Das Dekokt ist auf nüchternem Magen einzunehmen und mit Salzwasser zu vermischen (*Tiao* 調).

---

[86] *Qian* 錢 bedeutet eigentlich Geld oder eine Münze und war im alten China auch ein Maß zum Abmessen von Gewichten. Hier ist 1 Qian ein Zehntel eines chinesischen Liang oder einer Unze (ca. 37 g), also 3,7 g. Vergl. **Franz Hübotter**: Chinesisch-Tibetische Pharmakologie und Rezeptur, Ulm, 1957. Man beachte, dass die Maße und Gewichte in den verschiedenen Zeitaltern Chinas unterschiedlich geeicht waren. Das führte im alten China häufig dazu, dass die Rezepte entweder zu stark und zu schwer zu genießen oder unwirksam waren. Die Uneinheitlichkeit der Maße und Gewichte stiftete so unter den antiken Ärzten oft Verwirrung und konnte einen Patienten wirklich in Gefahr bringen! Auch heute noch gibt es die Problematik von falschen Mengenangaben in den Rezepturen.

B. Das Yin-Qi besiegt das Yang: Die Regel kommt fälschlicherweise zu spät und die Blutung ist zu spärlich.

3). *Qi Wu Tang* 七物湯 heilt bei der verheirateten Frau eine Schwäche von *Ying-* und *Wei* (營衛). Der Menstruationsfluss ist verzögert, manchmal gibt es starke, manchmal aber auch leichte Bauchschmerzen dabei.

- *Dang Gui*
- *Xiong Mao*
- *Bai Shao*
- *E Zhu*
- *Chuan Jiang*
- *Shu Di* (in Wein bei kleiner Flamme köcheln lassen)
- *Mu Xiang*

Jede Arznei in gleicher Menge!

Zubereitung: Zermahle alles zu einem groben Pulver. Jede Dosis beträgt 4 Qian. Nimm 1 Tasse Wasser dazu und koche es bis auf 80% herunter. Serviere die Medizin warm ohne feste Zeiten einzuhalten.

4). *Zi Shi Ying Wan* 紫石英丸 heilt Krankheiten der verheirateten Frau, bei der die Regelblutung häufig zu schwach oder verspätet auftritt. Manchmal ist sie auch mit Schmerzen verbunden.

- *Zi Shi Ying* (in Wasser zerstoßen)
- *Yu Yu Liang* (in Essig und Öl geröstet)
- *Ren Shen*
- *Long Gu*
- *Chuan Wu Tou* (entferne nach dem Einweichen die Haut)
- *Gui Xin* (ohne einem Feuer ausgesetzt zu sein)[87]
- *Du Zhong* (entferne die Haut und röste sie mit Ingwer dunkel)
- *Sang Ji Sheng*
- *Wu Wei Zi*
- *Yuan Zhi* (entkernt)
- *Ze Xie*
- *Dang Gui* (entferne den Schilf)
- *Shi Hu* (entferne die Wurzeln und koche es in Wein)
- *Cong Rong* (in Wein eingeweicht)
- *Gan Jiang* (in der Pfanne geröstet, von jeder Arznei 1 Liang)
- *Gan Cao* (geröstet, ½ Liang)

---

[87] Zimt muss natürlicherweise trocknen und nicht durch ein Feuer, so ist er am wirksamsten!

- *Chuan Jiao*[88] (wende die Augen ab, verschließe den Mund und röste sie auf dem Erdboden, bis Schweiß austritt)
- *Mu Li* (Austern, natürlich aus dem Fluß; Backe sie mit Weizenmehl, bis sie durch und durch rot sind; Nimm von jedem ½ Liang).[89]

Zubereitung: Zermahle alles zu einem feinen Pulver, vermische es mit Honig und drehe Pillen von der Größe eines Wu Tong-Samens;[90] iss sie auf nüchternem Magen mit Reis, mindestens 30 Pillen, höchsten aber 50 bis 60 Pillen. Mehr als dieses Rezept braucht man nicht zur Heilung!

5). *Jin Hua San* 金華散 heilt Hitze im Blut während der Regel und Blutungen, die nicht aufhören wollen. Der Mund ist bitter, die Zunge ist trocken, die Regel ist verspätet oder blockiert.

- *Xuan Hu Suo*
- *Qu Mai*
- *Dang Gui*
- *Mu Dan Pi*
- *Shi Gao* (2 Liang)
- *Gan Ge* (1 Liang)
- *Pu Huang* (1½ Liang)
- *Gui Xin*
- *Wei Ling Xian* (Nimm von jedem drei Fen).[91]

Zubereitung: Zerstoße alles zu einem groben Pulver, jede Dosis besteht aus 2 Qian. Nimm dazu eine Tasse Wasser und drei dünne Scheiben Ingwer und koche es so lange, bis die Flüssigkeit auf 60% reduziert ist. Nimm die Medizin nüchtern ein. Dies ist mehr Lebenspflege als ein öffentliches Banquet![92]

6). *Tong Jing Wan* 通經丸 heilt Krankheiten der verheirateten Frau und der Mädchen im Haus, die auf die Regel warten, wenn diese blockiert ist. Die Frau hat starke Schmerzen, eventuell bilden sich auch Blutklumpen.

---

[88] *Chuan Jiao* 川椒 ist der Sichuan-Pfeffer (Pericarpium Zanthoxyli); die getrocknete Schale der reifen Frucht vom Pfefferbaum ist sehr heiß, Kälte zerstreuend und Parasiten bekämpfend; Die Dämpfe bei der Zubereitung sind beißend, deshalb die Vorsichtsmaßnahmen.

[89] Ein *Liang* 兩 entspricht der Menge von 37 Gramm. Siehe **Franz Hübotter** a.a.O. S. 180.

[90] *Wu Tong Zi* 梧桐子 = der Samen des chinesischen Phönixbaums; Er hat in etwa die Größe eines Kirschkerns und wird in vielen Rezepten als Maßstab für eine Pillengröße angegeben.

[91] Ein *Fen* 分 beträgt 0,37 Gramm; Siehe bei Hübotter a.a.O. S. 180. Fen bedeutet aber auch Teil, Anteil, teilen oder ein Zehntel.

[92] Gut essen und das Leben pflegen muss nicht unbedingt im Widerspruch stehen!

- *Gui Xin* (ohne einem Feuer ausgesetzt zu sein)[93]
- *Qing Pi* (entferne die weißen Teile)
- *Da Huang* (in der Pfanne rösten)
- *Gan Jiang*
- *Chuan Jiao* (beim Rösten die Augen abwenden)
- *E Shu*
- *Chuan Wu* (weiche es ein und entferne die Haut)
- *Gan Qi* (rösten, bis Rauch erscheint)
- *Dang Gui*
- *Tao Ren* (geröstet; Entferne von jedem einzelnen Kern sehr sorgfältig die Haut).

Zubereitung: Zermahle alles zu einem feinen Pulver. Nimm die ersten vier Arzneien und koche sie mit Reisessig so lange, bis sich eine fettige Paste bildet. Mische diese mit den restlichen sechs Arzneien zu einem Pulver. Das Ganze ergibt eine Dosierung, die genau bemessen ist für die Heilung dieser Erkrankung. Forme daraus Pillen so groß wie ein Wu Tong-Samen. Lege sie zum Trocknen in den Schatten. Nimm sie auf nüchternem Magen ein vor dem Essen, oder unter eine Reissuppe gemischt zum Trinken. Füge dann bis zu 30 Pillen hinzu. Auch zusammen mit warmem Wein erhält man sehr gute Ergebnisse!

7). *Wu Ling Zhi San* 五靈脂散 heilt das Warten auf die Periode, die nicht kommen will. Diese Verschreibung hilft und befreit ohne Gleichen!

Wu Ling Zhi [94] wird zum Pulver, wenn man es stark röstet, sodass viel Rauch entsteht. Jede Dosis beträgt 2 Qian. Nimm dazu zwei dünne Scheiben Angelikawurzel in einer Tasse mit Wein. Dies wird auf kleiner Flamme bis auf 60% abgekocht. Entferne die Rückstände und trinke die Medizin heiß. Drei weitere Dosen bringen sofort die gewünschte Wirkung!

Ebenso, wenn es in der Blutkammer getrocknetes Blut gibt, nimm eine kleine Tasse Essig und koche das Dekokt bis auf 70% herunter. Entferne die Rückstände und trinke die Medizin heiß auf nüchternem Magen.

8). *Wen Jing Tang* 溫經 heilt Leere-Schäden im Chong Mai und Ren Mai. Die Regel kommt verspätet und ist nicht ausgeglichen. Mal kommt sie zu heftig und hört nicht auf, mal kommt sie weit über den erwarteten Zeitpunkt nicht. Oder das Blut stürzt im Übermaß heraus und hört nicht auf.

---

[93] *Gui Xin* 桂心 ist das Gleiche wie *Rou Gui* 肉桂 = Zimtrinde. Siehe auch die Fußnote 87.

[94] *Wu Ling Zhi* 五靈脂 ist Fledermauskot!

Überdies heilt die Medizin nach *Zeng's* Klassiker[95] Schäden in der Schwangerschaft. Wenn das Blut stagniert und zeitweilig stoppt, entstehen ein Druckgefühl und Schmerzen und Hitze im Unterbauch mit Harnverhaltung. Die Frau hat Hitze in den Handtellern, sie ist unruhig und ihre Lippen und der Mund sind trocken. Wenn dann noch Kälte in den Unterbauch kommt, kann sie für eine lange Zeit nicht schwanger werden.

- *Dan Pi*
- *Er Jiao* (zerbrochen und geröstet)
- *Dang Gui* (entferne den Schilf)
- *Ren Shen* (entferne den Schilf)
- *Chuan Xiong*
- *Rou Gui* (entferne die dicke Haut)
- *Gan Cao* (geröstet)
- *Shao Yao* (nimm von jedem 2 Liang)
- *Ban Xia* (2½ Liang, im kochendem Wasser 7x gewaschen)
- *Wu Zhu Yu* (3 Liang)
- *Mai Men Dong* (entkernt, 5½ Liang)

Zubereitung: Zermahle die Arzneien zu einem groben Pulver, jede Dosis beträgt 3 Qian. Nimm eine Tasse Wasser mit 5 dünnen Scheiben frischen Ingwer dazu und koche es auf 80% herunter. Entferne die Rückstände und nimm die Medizin vor den Mahlzeiten auf leerem Magen ein.

Akupunkturpunkte:

- *Xing Jian* (Le 2) heilt, wenn die Menstruation nicht durchgängig ist (*Yue Shui Bu Li* 月水不利). Dabei besteht roter und weißer Ausfluss und Kälte in den Genitalien.

- *Zu Lin Qi* (Gbl 41) heilt, wenn die Menstruation blockiert ist, bei Blutungen während der Schwangerschaft und geschwollenen Brüsten. Sie hat ein Völlegefühl in der Rippengegend, Schwellungen und Abszesse in den Brüsten, Herzschmerzen, gegenläufiges Qi mit Atemnot und Unfähigkeit zu gehen.

- *Tai Chong* (Le 3) heilt alle Krankheiten einer gestörten Regel.

- *Yin Bao* (Le 9) heilt eine unregelmäßige Menstruation.

---

[95] *Zeng Ruoxu* 曾若虛 war ein berühmter daoistischer Arzt aus dem 11. Jahrhundert, der besonders für seine erfolgreichen Behandlungen bei Frauenkrankheiten bekannt war. Er war auch ein Meister der Nadel- und Moxatherapie.

- *Hui Yin* (Ren 1) behandelt eine ausbleibende Regel.

- *Tian Shu* (Ma 25) heilt eine unregelmäßige Periode mit Klumpen im Blut, Bauchschmerzen und Appetitlosigkeit.

- *Zhong Ji* (Ren 3) heilt eine unregelmäßige Menses mit klumpigen Blutungen.

- *Yin Qiao* (Ni 6) heilt einen gegenläufigen Qi-Fluss während der Menses (*Jing Ni* 經逆), Schmerzen und Schwäche in den Extremitäten, Störungen und Schmerzen beim Wasserlassen, Uterusprolaps und Ausbleiben der Regel.

- *Guan Yuan* (Ren 4) heilt, wenn die Menstruation aufhört.

- *Qi Chong* (Ma 30) heilt eine blockierte Regel mit heißem Körper und Bauchschmerzen und Schwellung der Geschlechtsorgane. Die Frau hat Schwierigkeiten beim Stillen, der Embryo stößt gegen das Herz und verursacht Herzschmerzen, sodass die Frau kaum atmen kann. Ebenso stößt der Fetus gegen den Rücken und verursacht Schmerzen im unteren Rücken, sodass die Schwangere sich weder vor- noch zurückbeugen kann.

- *Shui Quan* (Ni 5) heilt ausbleibende Regelblutungen, zu starke Blutungen während der Menses, Druck und Schmerzen unter dem Herzen und verschwommenes Sehen. Sie kann nicht in die Ferne sehen. Bei Prolaps der Vagina und der Gebärmutter mit Störungen beim Wasserlassen und Bauchschmerzen.

- *Yao Shu* (Du 2) heilt ausbleibende Regelblutungen, rötlichen Urin, Steifheit der Wirbelsäule und Schweißlosigkeit.

- *Zhong Shu* (Du 7) heilt Ausbleiben der Regelblutung.

- *Qi Xue* (Ni 13) heilt Ausbleiben der Periode mit ziehenden Schmerzen, die in den unteren Rücken und in die Wirbelsäule ausstrahlen.

- *Shui Dao* (Ma 28) heilt Schmerzen im Unterbauch, in den Genitalien und im unteren Rücken zu Beginn der Regel; bei Tumorbildungen im Uterus und Kälte in der Vagina.

- *Dai Mai* (Gbl 26) heilt Verhärtungen und Schmerzen im Unterbauch bei ausbleibender Regel.

- *Xia Liao* (Bl 34) heilt Inkontinenz und grünlichen Ausfluss mit Schmerzen in der Vagina, die in den Unterbauch ausstrahlen. Ausbleiben der Regelblutung durch eine innere Nässe-Kälte-Schädigung.
- *Yin Bai* (Mi 1) heilt eine verlängerte Regelblutung. Sofort nach der Nadelung stoppt die Regel![96]
- *Yin Jiao* (Ren 7) heilt eine Regelblutung, die nicht aufhören will.
- *Xue Hai* (Mi 10) heilt eine unregelmäßige Menses mit klumpigem Blut.
- *Jian Shi* (P 5) heilt eine unregelmäßige Menses mit klumpigem Blut und Stimmungsschwankungen.
- *San Yin Jiao* (Mi 6) heilt unaufhörliche Regelblutungen nach der Geburt und eine Steißlage des Fötus.
- *Si Man* (Ni 14) heilt eine blockierte Regelblutung und Unfruchtbarkeit; Setze hier 30 Moxakegel!

Punktekombinationen:

- Bei einer unregelmäßigen Periode: Mi 10 + Gbl 26
- Die Regel bleibt aus: Ren 3 + Mi 10, Mi 8, Mi 6
- Die Menstruation ist blockiert: Gbl 41 + Mi 6, Ren 3
- Das Monatswasser fließt nicht: Mi 6 + Dü 5, Mi 1
- Auch: Ren 4 + Ren 6, Ma 25, Mi 6, Mi 4
- Auch: Ma 25 + Gbl 26, Le 2, Ni 6
- Auch: Lu 7 + Ni 6.

[96] In der Literatur wird auch die Moxibustion auf diesem Punkt bei Zwischenblutungen empfohlen; Setze hier 5 Reiskornmoxa!

Kommentar:

Im 6. Kapitel des *Nuke Baiwen* werden zum ersten Mal Krankheiten der verheirateten Frau diskutiert und ihre Behandlung mit Kräuterrezepturen. Dabei zeigen sich die Störungen der Menstruation zunächst als Dissonanzen zwischen den grundlegenden Prinzipien Yin und Yang. Yin und Yang sind nicht aufeinander eingestimmt, sie kämpfen gegeneinander, anstatt sich zu ergänzen. Die zwei Grundmuster sind:

1. Das Yang-Qi besiegt das Yin: Die Regel kommt zu früh und die Blutung ist zu heftig;

2. Das Yin-Qi besiegt das Yang: Die Regel kommt zu spät und die Blutung ist zu spärlich.

Yin Qi 陰氣 im Übermaß bedeutet auch Kälte und lässt das Blut gefrieren. Die Regel kommt dann verzögert oder gar nicht, *Yang Qi* 陽氣 im Übermaß bedeutet auch Hitze und lässt das Blut überkochen. Die Regel kommt dann zu früh und sturzartig. Mit diesen zwei Mustern werden die verzögerte und die zu frühe Menstruation auf der allgemeinsten Ebene von Yin und Yang und Qi und Blut erklärt!

Die Therapie basiert, wie überhaupt in der Song-Zeit schwerpunktmäßig,[97] auf der Ben Cao-Tradition, also auf Kräuterrezepturen. Es erstaunt die Akribie und Vielfalt, mit der die einzelnen Bestandteile behandelt werden, bevor sie im Dekokt erscheinen. Ebenso erstaunlich ist die zum Teil hohe Anzahl der Arzneien in einer Rezeptur.

---

[97] Die Song-Dynastie (960-1279) hat eigentlich nur wenige Akupunkturklassiker hervorgebracht. Zu erwähnen sind das *Tong Ren Shu Xue Zhen Jiu Tu Jing* 銅人輸穴鍼灸圖經 = Der Klassiker mit Abbildungen der Akupunkturpunkte am Bronzemenschen von *Wang Weiyi* (1027) und das *Zhen Jiu Zi Sheng Jing* 鍼灸資生經 = Der lebensbewahrende Klassiker der Nadel- und Moxa-Therapie von *Wang Zhizhong* (1220). Im Zuge der Neuformierung des Konfuzianismus entwickelte sich in der Song-Dynastie auch in der Medizin eine Neuorientierung in Richtung auf Bürokratisierung und Qualitätssicherung. Diese war zwar von Gelehrten geprüft und von der Obrigkeit abgesegnet, mangelte aber an wirklichen Innovationen und daoistischem Freigeist. Die Anpassung an das System stand nun im Vordergrund, d. h. für die verheiratete Frau ihre Gebärfähigkeit und für den Ehemann seine Karriere im Beamtenstaat. In dem Sinne waren auch die Bücher dieser Zeit konzipiert: Kompendien aus den Werken vergangener Dynastien, systematisch aufbereitet als Gelehrtenmedizin (*Ru Yi* 儒醫), die geordnetes Wissen vermittelten, ohne neue Erkenntnisse zu bieten. Auch wurde für die Arzneimitteltherapie ein profitabler Markt geschaffen, der oft den Verkäufern und Apothekern mehr diente als den Patienten. Früher war es ein Zeichen besonderer ärztlicher Heilkunst, möglichst wenig Arzneien zu verwenden, hier nun übersteigt die Anzahl in einem Rezept oft 10 Arzneien.

Diese Feinheiten in der Erstellung und Zubereitung der Rezepturen erscheinen derart subtil, dass dahinter eine hohe Kunstfertigkeit zu vermuten ist. Die Art und Weise, in der heutzutage chinesische Kräuterrezepturen erstellt werden, erscheint im Vergleich oberflächlich und undifferenziert. Auch die gegenwärtige Verabreichung in Form von Granulaten ist den alten Zubereitungsformen abträglich und ist weniger effektiv.

Wie viel Wirksamkeit mag wohl verloren gehen bzw. gegangen sein, wenn die hier beschriebenen Vor- und Zubereitungen der Drogen kaum oder gar nicht eingehalten werden? Dies zu beurteilen ist Aufgabe von Berufeneren und Experten der chinesischen Kräutertherapie. Sie werden auch einschätzen können, inwieweit die angegebenen Rezepte noch heute eine praktische Relevanz haben. Dem Internet sei Dank: Die meisten der im *Nuke Baiwen* angegebenen Rezepte sind heute noch erhältlich.

Das 6. Kapitel des *Nuke Baiwen* schließt mit dem lapidaren Satz: Wenn es gelingt, Yin und Yang harmonisch einzustimmen und so Qi und Blut auszugleichen, dann kehrt Ruhe ein und alles wird gut. Das Glück ist für die Frau zum Greifen nahe.

Denn wenn sie ihre Regel gleichmäßig und ohne Behinderung bekommt, sind ihre Chancen, schwanger zu werden, ungleich größer. Dann hat sie ihre gesellschaftlich vorgegebene Rolle erfüllt und ihre Position in der Familie abgesichert. Denn Kinder zu kriegen war und ist die vornehmste Aufgabe der verheirateten Frau in der Song-Dynastie.[98]

經病

Jing Bing – Erkrankungen der Regel

[98] Andererseits wurde eine kinderlose Frau auch als „Stein-Frau" (*Shi Nu* 石女) bezeichnet. Sie galt als minderwertig und war für den Mann ein legaler und idealer Scheidungsgrund im alten China. Einmal ausgeschlossen konnte sie ihren Lebensunterhalt oft nur in der Prostitution fristen. Viele Frauen sind in ihrer Not auch fremdgegangen, um schwanger zu werden – Dieses Kind wurde vom Ehemann sogar häufig akzeptiert!

Frage 7

第七問 月水依時來不快利？

答曰。婦人月水。有四經之所主。一者衝任二脈。二者手太陽少陰二經。然沖為血海。任為主胞胎。二者相資。故令有子。手太陽者。小腸之經。為腑而主表。表屬陽。手少陰者。心之經。為臟而主裡。里屬陰。此二經。在上為乳汁。在下為月水。或勞傷氣血。致令體虛而受乎風冷。風冷客於經絡。搏於血氣。血得冷則壅滯。故令月水不宜利也。**養榮湯**。治婦人血海虛弱。心忪恍惚。時多驚悸。或發虛熱。經候不調。白芍 川芎 當歸 熟地 青皮 薑黄 川薑 丹皮 海桐皮 五加皮 白芷 上為㕮咀。每服五錢。水盞半。姜五片。烏梅一個。煎至一盞。去滓溫服。不拘時候。將此藥送下紫桂圓七十粒。（紫桂圓方見四十九問）

Zu dem Zeitpunkt, an dem das Monatswasser kommt, ist die Frau schlecht gelaunt und missmutig - wieso?

Die Antwort lautet: Es gibt vier Leitbahnen, die das Monatswasser der verheirateten Frau beherrschen. Erstens sind es die zwei Gefäße Chong und Ren, zweitens die Leitbahnen Shou Tai Yang und Shao Yin. Es ist so, dass der Chong Mai das Meer des Blutes bildet und der Ren Mai den Uterus (*Bao* 胞) und den Embryo (*Tai* 胎) beherrscht. Wenn diese Zwei harmonisch zusammenwirken, gibt es Nachkommen.

Shou Tai Yang ist die Leitbahn des Dünndarms. Es ist das Fu-Organ und beherrscht die Außenseite. Das Äußere entspricht dem Yang. Shou Shao Yin ist die Leitbahn des Herzens. Es ist das Zang-Organ und beherrscht das Innere. Das Innere entspricht dem Yin. Diese zwei Leitbahnen bilden oben die Muttermilch (*Ru Zhi* 乳汁) und unten das Monatswasser.

Vielleicht sind Qi und Blut durch Überanstrengung oder andere Strapazen geschädigt worden (*Lao Shang* 勞傷). Dies bewirkt eine Leere im Körper, und so empfängt die Frau leicht Wind und Kälte. Wenn nun Wind und Kälte zu Gast in den Leitbahnen sind und in ihre Verästelungen eindringen, greifen sie Qi und Blut an. Wenn das Blut die Kälte empfängt, dann stagniert es und stoppt (*Yong Zhi* 壅滯). So passiert es, dass das Abfließen des Monatswassers blockiert ist.

Erkrankungen und Rezepturen:

1). *Yang Rong Tang* 養榮湯 heilt bei der verheirateten Frau eine Schwäche im Blutmeer (*Xue Hai Xu Ruo* 血海虛弱). Ihr Herz ist plötzlich verwirrt und sie ist geistesabwesend (*Huang Hu* 恍惚), gleichzeitig tritt ein starkes Herzklopfen mit Angstzuständen (*Jing Ji* 惊悸) auf. Oder es gibt eine Leere-Hitze und sie ist beim Warten auf die Periode nicht ausgeglichen.

- *Bai Shao*
- *Chuan Xiong*
- *Dang Gui*
- *Shu Di*
- *Qing Pi*
- *Jiang Huang*
- *Chuan Jiang*
- *Dan Pi*
- *Hai Tong Pi*
- *Wu Jia Pi*
- *Bai Zhi*

von jedem die gleiche Menge.

Zubereitung: Zerkleinere die Arzneien (*Fu Ju* 㕮咀), jede Dosis beträgt 5 Qian. Nimm 1½ Tassen Wasser, 5 Scheiben Ingwer und eine schwarze Pflaume. Reduziere die Flüssigkeit durch Abkochen auf eine Tasse, entferne die Rückstände und trinke die Medizin warm. Man muss keine besondere Zeit zum Einnehmen einhalten. Unterstützend zu dieser Medizin gibt man zusätzlich *Zi Gui Yuan* 紫桂圓, jeweils 70 Körner pro Dosis. Zu der Verschreibung *Zi Gui Yuan* siehe die 49. Frage.

Akupunkturpunkte:

- *Yin Qiao* (Ni 8) heilt Schreckhaftigkeit und Kummer, die Frau ist unglücklich und hat das Gefühl, dass alles unten herausfällt. Dies geschieht, bevor die Periode erscheint.

- *San Yin Jiao* (Mi 6) heilt, wenn die Frau vor der Regel ängstlich und besorgt ist (*Si Lu* 思慮).

- *He Gu* (Di 4) und *Tai Chong* (Le 3) heilen Gemütsschwankungen vor der Menstruation.

Kommentar:

Im 7. Kapitel des *Nuke Baiwen* wird ein weiteres grundlegendes Konzept der verheirateten Frau erklärt, nämlich die Entstehung der Muttermilch. Die Ähnlichkeit zwischen Monatsblut und Muttermilch wird über die enge Beziehung zwischen Herz- und Dünndarm-Leitbahn ersichtlich. Das Herz beherrscht das Blut und wird sicher nur die Menge Blut freigeben, die für einen neuen Zyklus und damit für eine neue Chance zur Schwangerschaft benötigt wird. Der Dünndarm ist der Beamte, der das Trübe vom Klaren trennt und der nach der Entbindung für die richtige Menge und Qualität der Muttermilch sorgt.

Aus diesem Grund ist der Punkt *Shao Ze* 少澤 (Dü 1) = „kleinerer Sumpf" so wertvoll für die Milchbildung. Im Energiekreislauf durch das Leitbahnsystem ist Dü 1 der erste Punkt nach der Herz-Leitbahn, der das Qi vom letzten Herzpunkt *Shao Chong* 少沖 (He 9) = "geringer Ansturm" übernimmt. Als „Sumpf-Punkt" finden wir für *Shao Ze* (Dü 1) eine Reihe von Indikationen, die auf einen gestörten Säftehaushalt hinweisen. Gemäß der traditionellen chinesischen Embryologie sind die Leitbahnen von Dünndarm und Herz in den 10 Monaten der Schwangerschaft nicht an der Ernährung des Fötus beteiligt. Sie bilden nach der Geburt die Muttermilch aus den klaren Nahrungsessenzen der Frau. Deshalb haben Frauen in der Schwangerschaft und in der Stillphase normalerweise keine Menstruation. Das problemlose Stillen des Babys und immer genug Milch zu haben gehören zu den glücklichen Momenten einer Mutter, daher der alternative Name des Punktes Dü 1: *Xiao Ji* 小吉 = „kleines Glück".

Weiter finden wir hier im 7. Kapitel eine mögliche Erklärung dafür, warum viele Frauen Stimmungsschwankungen vor ihrer Regel haben. Eine Schwäche des Blutmeeres oder eingedrungene Kälte können dafür verantwortlich sein. Neben der oben genannten Rezeptur werden sicher auch die Aktivierung des Chong Mai über den Punkt *Gong Sun* (Mi 4) oder Moxibustion auf dem Unterleib hilfreich sein.

Die Zahl Sieben (7) ist in der chinesischen Zahlensymbolik eine Yang-Zahl, die wieder Bewegung und Unruhe in die mit der Sechs (6) gebildeten dreidimensionalen Struktur bringt. Die Zahl Sieben (7) ist aber auch die kosmische Zahl der Wandlungsphase Feuer, die in diesem Kapitel eine so wichtige Rolle spielt. Denn es sind die beiden Feuer-Leitbahnen, die der verheirateten Frau die Kraft geben, genügend Milch zum Stillen zu haben. Und es ist das Herz mit seinem *Shen* 神, das nicht nur den richtigen Zeitpunkt der Monatsblutung beeinflusst, sondern auch alle Prozesse in der Schwangerschaft überwacht.

Frage 8

第八問 經水欲行先身體痛或腹痛?

答曰。經脈者。行血氣。通陰陽。以營衛周身者也。血氣盛。陰陽和。則形體適平。或外虧衛氣之充養。內乏營血之灌漑。血氣不足。經候欲行。身體先痛也。或風冷之氣。客於胞絡。損傷衝任之脈。及手太陽手太陰之經。故月水將下之際。血氣與風冷相擊。所以經欲行而腰痛也。**趁痛飲子**。治經脈虛寒。身體疼痛。虎骨（五銖）茯苓 甘草 藁本 防風 白芷（各二銖）當歸 白芍 續斷 吴術 附子（各三銖）上為粗末。每服五錢。水二盞。姜五片。棗二枚。煎至一盞。去滓溫服。不拘時。**溫經湯**。治風寒客搏經絡。小腹作痛。當歸 川芎 白芍 官桂 丹皮 莪朮（各半兩）人參 甘草 牛膝（各一兩）上為粗末。每服五錢。水二盞煎八分。食前服。**沒藥除痛散**。逐寒邪。療腹痛。蓬莪朮（炮一兩）當歸（焙）玄胡索 五靈脂 肉桂 良薑（炒）蒲黃（炒各七錢半）甘草沒藥（各半兩）上為細末。每服三錢。溫酒調下。楊氏謂婦人每經欲行必先腹痛。令服撞氣阿魏丸。酒調大聖散。下數服愈。經行不復痛矣。撞氣阿魏丸。**大聖散**（見宋局方婦人門）茴香（炒香）陳皮（去白）青皮（去白）川芎 丁香（皮炒）蓬莪朮（炮）甘草 縮砂仁 肉桂（去粗皮）白芷（炮各半兩）生薑（四兩切鹽半兩醃一宿炒黑）胡椒（二錢半）阿魏（二錢半醋浸一宿以面同為糊）上末阿魏糊為丸。雞豆大。每藥一斤。硃砂七錢為衣。常服一粒。嚼爛醋湯茶酒任下。**滋血湯**。治血風虛。經候澀滯。經脈不通。四肢麻木。肌體渾身疼痛。倦怠將成癆瘵。馬鞭草　荊芥穗（各四兩）丹皮（一兩）赤芍　枳殼　肉桂　當歸　川芎（各二兩）上為粗末。每服四錢。烏梅一個。水煎食前服。**琥珀散**。治月經擁滯。心腹疼痛。及治產後惡露不快。血上搶心。迷悶不省。氣絕欲死。京三稜（煮）莪朮（煮）赤芍藥（煮）劉寄奴（煮）牡丹皮（煮）官桂 菊花 蒲黃 熟地當歸（各一兩）上將前五味。用烏豆半升。生薑半斤切片。米醋四升同煮。豆腐爛為度。焙乾入後五味同為末。每服二錢。溫酒調下。

Wenn das Monatswasser abgehen möchte, gibt es vorher Schmerzen im ganzen Körper, manchmal auch nur Bauchschmerzen - wieso?

Die Antwort lautet: In den Leitbahnen und Gefäßen zirkulieren Blut und Qi und durchdringen Yin und Yang vollkommen. So zirkulieren *Ying* 營 und *Wei* 衛 durch den ganzen Körper. Sind Blut und Qi üppig vorhanden, dann sind Yin und Yang im Einklang und der Körper ist in einem guten Zustand. Manchmal hat das Äußere einen Mangel und das Wei Qi dient hier als Unterstützung. Oder, wenn das Innere ausgelaugt ist, ist es das nährende Blut (*Ying Xue* 營血), welches es ausfüllt und berieselt. Wenn Blut und Qi nicht ausreichend vorhanden sind und die monatliche Regel bevorsteht, ist der Körper vorher schmerzhaft.

Manchmal ist das Qi von Wind-Kälte zu Gast im *Bao Luo* 胞絡,[99] dadurch werden die Gefäße von Chong und Ren und auch die Leitbahnen Shou Tai Yang und Shou Tai Yin betroffen. Deshalb wird zwar das Monatswasser zur rechten Zeit nach unten geführt, aber Qi und Blut und Wind-Kälte kämpfen miteinander. Deshalb gibt es Schmerzen im unteren Rücken kurz vor dem Einsetzen der Regel.

Erkrankungen und Rezepturen:

1). *Chen Tong Yin Zi* 趁痛飲子 heilt Leere-Kälte (*Xu Han* 虛寒) in den Leitbahngefäßen und Schmerzen im ganzen Körper.

- *Hu Gu* (5 Zhu)[100]
- *Fu Ling*
- *Gan Cao*
- *Gao Ben*
- *Fang Feng*
- *Bai Zhi* (nimm von jedem 2 Zhu)
- *Dang Gui*
- *Bai Shao*
- *Xu Duan*
- *Wu Shu*
- *Fu Zi* (nimm von jedem 3 Zhu)

---

[99] *Bao Luo* beschreibt das System der Leitbahnen, die eine Beziehung zum Uterus haben. Ein anderer Name dafür ist *Bao Mai* 胞脈. Dies sind besonders Ren Mai und Chong Mai, aber auch andere Leitbahnen wie Dai Mai, Du Mai, Milz- Leber- und Nieren-Leitbahn haben eine Verbindung zum Uterus.

[100] Ein *Zhu* 銖 ist der 24zigste Teil eines Liang, also ungefähr 1,5 Gramm.

Zubereitung: Zerstoße alles zu einem groben Pulver, jede Dosis beträgt 5 Qian. Koche es mit 2 Tassen Wasser, 5 Stück Ingwer und zwei kleine Datteln und reduziere die Flüssigkeit auf eine Tasse. Entferne die Reste und trinke die Medizin lauwarm, egal zu welcher Zeit!

2). *Wen Jing Tang* 溫經湯 heilt, wenn Wind-Kälte als Gast in den Leitbahnen und Luo-Gefäßen kämpft. So entstehen Schmerzen im Unterleib.

- *Dang Gui*
- *Chuan Xiong*
- *Bai Shao*
- *Rou Gui*
- *Dan Pi*
- *E Zhu* (von jedem ½ Liang)
- *Ren Shen*
- *Gan Cao*
- *Niu Xi* (von jedem 1 Liang)

Zubereitung: Zerstoße alles zu einem groben Pulver, jede Dosis beträgt 5 Qian. Koche alles in 2 Tassen Wasser und reduziere die Flüssigkeit auf 80%. Nimm die Medizin vor den Mahlzeiten,

3). *Mei Yao Chu Tong San* 沒藥除痛散 treibt Kälteübel aus und heilt Bauchschmerzen.

- *Peng E Zhu* (1 Liang, geröstet)
- *Dang Gui* (auf einem kleinen Feuer gedämpft)
- *Xuan Hu Suo*
- *Wu Ling Zhi*
- *Rou Gui*
- *Liang Jiang* (geröstet)
- *Pu Huang* (geröstet, jede Dosis beträgt 7½ Qian)
- *Gan Cao*
- *Mo Yao* (von jedem ½ Liang).

Zubereitung: Zermahle alles zu einem feinen Pulver, jede Dosis beträgt 3 Qian. Man sollte das Pulver mit warmen Alkohol mischen, um es hinunterzubekommen. *Yang Shi* sagt:[101] Jede verheiratete Frau hat vor dem Durchbrechen ihrer Regel notwendigerweise Bauchschmerzen. Hier hilft vortrefflich eine Dosis dieser Rezeptur mit *E Wei Wan* 阿魏丸.

---

[101] *Yang Shi* 楊氏 war ein berühmter Arzt aus der Song-Dynastie und Autor des Buches „*Yang Shi's* geheimnisvolle Verschreibungen", in dem er über 1000 Rezepte neu sortierte (1178).

4) *Da Sheng San* 大聖散 ist exzellent darin, Krankheiten im Unterleib der Frau zu heilen. Mit Wein gemischt heilt es nach einigen Gaben die Schmerzen beim Durchbrechen der Regel. Ein anderes Rezept ist *Zhuang Qi E Wei Wan* 撞氣阿魏丸. *Da Sheng San* erscheint als Rezeptur in der Song-Dynastie und ist gesammelt in der Kategorie der Rezepte für verheiratete Frauen.

- *Hui Xiang* (röste es so lange, bis es süß schmeckt)
- *Chen Pi* (entferne das Weiße)
- *Qing Pi* (entferne das Weiße)
- *Chuan Xiong*
- *Ding Xiang* (röste die Haut)
- *Peng E Zhu* (in der Pfanne geröstet)
- *Gan Cao*
- *Suo Sha Ren*
- *Rou Gui* (entferne die dicke Haut)
- *Bai Zhi* (in der Pfanne geröstet, von jedem ½ Liang,)
- *Sheng Jiang* (4 Liang, in Scheiben geschnitten und über Nacht in ½ Liang Salz eingelegt. Röste ihn dann, bis er dunkel wird).
- *Hu Jiao* (2½ Qian)
- *E Wei* (2½ Qian, über Nacht in Essig eingeweicht und mit dem Pulver zusammen gemischt, bis eine Paste entsteht).

Zubereitung: Vermische alles mit Stinkasant (*E Wei* 阿魏) zu einer Paste und forme Pillen daraus, nimm dazu ein Hühnchen und große Bohnen, von beiden ein Jin.[102] Nimm auch dazu 7 Qian *Zhu Sha* 硃砂, dann fördert es das Herauskommen der Nachgeburt. Nimm häufig die Dosis von einem Li ,[103] zerkaue sie gründlich und schlucke sie mit Essig, Suppe, Tee oder Alkohol, damit sie besser hinunterzugehen.

5). *Zi Xue Tang* 滋血湯 heilt eine Blut-Wind-Schwäche (*Xue Feng Xu* 血風虛). Die erwartete Regel kommt nur schwer durch und ist träge, und die Leitbahngefäße sind verstopft. Die vier Gliedmaßen sind wie taub und der ganze Körper ist vom Kopf bis zum Fuß schmerzhaft. Die Patientin fühlt sich müde und schlapp wie bei einer großen Erschöpfung oder nach einer auszehrenden Krankheit (*Lao Zhai* 癆瘵).

[102] Ein *Jin* 斤 sind 16 Liang also ca. 567 Gramm.

[103] Ein *Li* 粒 beträgt 0,036 Gramm, dass ist das Gewicht eines Körnchens in diesem Rezept.

- *Ma Bian Cao*
- *Jing Jie Sui* (von jedem 4 Liang)
- *Dan Pi* (1 Liang)
- *Chi Shao*
- *Zhi Qiao*
- *Rou Gui*
- *Dang Gui*
- *Chuan Xiong* (von jedem 2 Liang)

Zubereitung: Zermahle alles zu einem groben Pulver, jede Dosis beträgt 4 Qian. Nimm dazu eine dunkle Pflaume. Bereite daraus ein Dekokt und nimm die Medizin vor den Mahlzeiten.

6). *Hu Po San* 琥珀散 heilt eine blockierte Menses; Die Patientin hat Schmerzen in der Brust und im Bauch; es heilt üble Lochien nach der Geburt mit dem Gefühl von Unglücklichsein (*Bu Kuai* 不快); das Blut steigt nach oben und stößt gegen das Herz, die Frau ist verwirrt, depressiv und ohne Selbstbewusstsein (*Mi Men Bu Xing* 迷悶不省). Das Qi ist wie abgeschnitten und sie möchte am liebsten sterben. Koche dagegen folgende Arzneien:

- *E Zhu*
- *Chi Shao Yao*
- *Liu Ji Nu*
- *Mu Dan Pi*
- *Rou Gui*
- *Ju Hua*
- *Pu Huang*
- *Shu Di*
- *Dang Gui* (von jedem 1 Liang).

Zubereitung: Zuerst unterstütze man die Frau mit den 5 Geschmacksrichtungen;[104] nimm dazu ½ Sheng[105] schwarze Bohnen und ½ Jin Ingwer und schneide ihn in Scheiben. Nimm dann 4 Sheng Reiswein und koche alles zusammen. Mit zerdrücktem Tofu gemischt bekommt es die richtige Konsistenz. Nachdem es über ein Feuer geröstet wurde, fügt man danach die übrigen 5 Arzneien hinzu und macht ein Pulver daraus. Jede Dosis beträgt 2 Qian. Mische es mit warmen Wein und schlucke es hinunter.

---

[104] Zuerst erfolgt also ein Ernährungsplan.

[105] Ein *Sheng* 升 ist ein altes Hohlmaß und entsprach in der Ming-Dynastie ca. einem Liter bzw. einem Kilo. In der Song-Dynastie betrug ein Sheng ca. 600 ml bzw. 600 Gramm.

Akupunkturpunkte:[106]

- *Shi Men* (Ren 5) heilt Blutklumpen der verheirateten Frau und eine blockierte Regel.
- *Tian Shu* (Ma 25) heilt alles Formen von Blutklumpen.
- *Zhong Ji* (Ren 3) heilt alle Formen von Blutklumpen.
- *Xi Ji* (Ni 11) heilt Ansammlungen von Blut im Zuge von Unregelmäßigkeiten der Periode.
- *Lou Gu* (Mi 7) heilt Blutansammlungen.
- Qu Quan (Le 8) heilt Blutansammlungen.
- *Qu Gu* (Ren 2) behandelt Blut-Tumore.
- *Fu Liu* (Ni 7) heilt eine Blutstagnation mit Störungen beim Wasserlassen (*Xue Lin* 血淋).
- *Zu San Li* (Ma 36) heilt Blutstagnationen in der Brust.
- *Si Man* (Ni 14) heilt Schmerzen durch Kälteansammlungen im Blut.
- *Yang Qiao* (Bl 62) heilt alle Qi- und Blutstörungen der verheirateten Frau.
- *Yin Jiao* (Ren 7) heilt Kälteschmerzen um den Bauchnabel herum und Blutklumpen mit Bauchschmerzen.
- *He Gu* (Di 4) heilt Regelschmerzen bedingt durch Kälte oder Hitze.

---

[106] Die meisten meiner Punktevorschläge stammen aus dem Buch *Zhen Jiu Zi Sheng Jing* von *Wang Zhizhong* (1220). Dieser Klassiker wurde übersetzt von **Yue Lu** und herausgegeben von **Lorraine Wilcox**: The Classic of Supporting Life with Acupuncture and Moxibustion, Portland 2014, hier besonders im Band 2, S. 718-740. Auch die Kompilation von **Zhang Chun** 張淳: *Fu Ren Zhen Jiu Gu Fa Bi Yao* 婦人鍼灸古法秘要 = "Die geheime Bedeutung der alten Methoden zur Nadel- und Moxatherapie für die verheiratete Frau", Beijing 1991 (chinesischer Text), bietet eine Menge an Indikationen. In diesem Buch sind alle Symptome und Krankheitsbilder der Frauenheilkunde und entsprechende Akupunkturpunkte der letzten 2000 Jahre zusammengestellt.

Kommentar:

Die 8. Frage in *Qi Zhongfu's* Handbuch der Frauenheilkunde handelt von den so häufig empfundenen Schmerzen der Frau kurz vor der Regel, oder wie es hier blumiger gesagt wird: „Wenn das Monatswasser abgehen möchte“ (*Jing Shui Yu Xing* 經水欲行). Gestern wie heute waren Unwohlsein und Schmerzen zu Beginn der Regel nicht nur für die „verheiratete Frau“ ein Thema, sondern ebenso für die (noch) nicht Verheirateten.

Es werden im Text sechs unterschiedliche Ursachen für diese Störung beschrieben und ihre Behandlung mit jeweils einer Rezeptur.

1. Leere-Kälte in den Leitbahnen: Zur Schmerzlinderung nimm das Rezept *Chen Tong Yin Zi* 趁痛饮子.

2. *Mei Yao Chu Tong San* 沒藥除痛散: Leitet ein Kälteübel aus und heilt Bauchschmerzen.

3. Wind-Kälte ist zu Gast: Das Rezept *Wen Jing Tang* 溫經湯 wärmt die Leitbahnen und leitet das Kälte-Übel aus.

4. *Da Sheng San* 大聖散: Heilt alle Beschwerden im Unterleib der Frau, auch Schmerzen beim Durchkommen der Regel mit unbekannter Genese.

5. Blut-Wind-Schwäche: Zum Nähren des Blutes nimm das Rezept *Zi Xue Tang* 滋血湯, wenn Zeichen einer Blutleere wie Taubheitsgefühle und eine große Erschöpfung vorhanden sind.

6. Wenn die Regel nach der Geburt nicht durchkommt und dabei massive emotionale Probleme auftreten bis hin zu Selbstmordabsichten, dann wird das Rezept *Hu Po San* 琥珀散 es richten.

Das freie Fließen des Monatswassers wie überhaupt alle frei fließenden Aktivitäten werden heute in der TCM als Funktion der Leber (*Gan* 肝) zugeschrieben. Hier im Text wird die Leber kaum erwähnt. In der nächsten Frage beschreibt *Qi Zhongfu* allerdings eine Reihe von Krankheitsbildern, bei denen die Leber direkt involviert ist.

Frage 9

第九問 月水閉絕不通？

答曰。夫月水不通。因風冷客於胞絡。或醉後入房。或為血枯血瘕血癥。或因墮墜驚恐。皆令月水不通也。病源云。血性得溫宣流。得寒則澀閉。既為冷所結搏。則月水不得通行。若腸中鳴者。則月事不來。不來因冷干於胃腑。或醉入房者。則內氣耗損。勞傷於肝經或吐血唾血下血。謂之脫血。使血枯於中。為積塊血瘕血癥。名曰血聚。使榮結於內。心主行血。墮墜驚恐。神無所倚而血散。亦令月水不通也。**順榮湯**。治婦人血積血塊癥症。腹大內有塊形。築築作痛。久無寒熱。大黃（一兩酒浸蒸熟銼）當歸（一兩）蓽茇（半兩）鬼腰帶（各一兩腰帶一本作箭）枳殼（一兩去穰麩炒）赤芍藥（半兩）豬牙皂角（半兩火上炙者）上為㕮咀。每服一兩。純酒二盞。煎至一盞。去滓食前溫服。**滋血湯**。治勞過度。致傷腑臟。衝任氣虛。不能約制其經。血忽暴下。謂之崩中。或下鮮血。或下瘀血。或下血片。或下五色。連日不止。淋瀝不斷。形氣羸劣。倦怠困乏。或月水閉絕。氣不升降。馬鞭草 牛膝 荊芥穗（各四兩）丹皮 赤芍 枳殼 肉桂 當歸 川芎 各二兩）每服四錢。烏梅一個。水煎空心服。至半月或一月。經脈自通。**桃仁煎丸**。治血瘕血積。經候不通。桃仁（去皮尖麵炒黃）大黃（濕紙裹蒸）川朴硝（各一兩）虻蟲（半兩炒黃）上為末。以醇醋二升半。銀石器中慢火煎取一升半。下大黃桃仁虻蟲等。不住手攪。欲團圓。下朴硝。更不住手攪。良久出之。丸如桐子大。前一日不用吃晚食。五更初。用溫酒吞下五粒。日午取下如赤豆汁雞肝蝦麻衣。未下再服。血鮮紅即止。續以調氣血藥補之。此千金方出。萬病丸（見六問中）

Das Monatswasser ist blockiert, abgeschnitten und nicht durchgängig - wieso?

Die Antwort lautet: Wenn das Monatswasser nicht abgeht, liegt das daran, dass Wind und Kälte zu Gast im Uterusgefäß sind. Vielleicht ist die Frau auch betrunken (*Zui* 醉) nachdem sie das Schlafzimmer betreten hat.

Oder ihr Blut ist vertrocknet, verklumpt oder sonst wie geschädigt. Vielleicht liegt die Ursache auch in einer traumatischen Verletzung nach einem Sturz aus großer Höhe (*Duo Zhui* 墮墜) oder nach einem Schreck oder Schock (*Jing Kong* 惊恐). All dies sind Gründe, warum die Monatsregel blockiert ist.

Im *Bing Yuan* heißt es:[107] „Die Natur des Blutes ist es, bei Wärme zu fließen, bekommt es aber Kälte, dann stockt es und stagniert. Wenn Kälte das Blut bindet und bekämpft (*Jie Bo* 結搏), kann das Monatswasser nicht frei hindurchgehen.

Wenn es in den Eingeweiden Geräusche gibt, kommt die monatliche Angelegenheit ebenfalls nicht. Sie kommt deshalb nicht, weil Kälte im Magen und in den übrigen Fu-Organen ist.

Oder die Frau ist beim Betreten des Schlafzimmers betrunken, dann wird das Qi in ihrem Inneren übermäßig verbraucht (*Hao Sun* 耗損). Dies führt zu einer Schädigung durch Überanstrengung (*Lao Shang* 勞傷) in der Leber-Leitbahn.

In anderen Fällen wird Blut gespuckt, Blut erbrochen oder Blut tritt unten heraus. Man nennt dies: „Das Blut flüchtet“ (*Tuo Xue* 脫血). Wenn das Blut im Inneren vertrocknet ist, bilden sich Massen und Klumpen aus Blut, und das Blut blockiert die Eingeweide. Man nennt dies Blutansammlungen (*Xue Ju* 血聚), und im Inneren gibt es zahlreiche Verknotungen.

Das Herz beherrscht die Bewegungen des Blutes. Wenn sie jedoch in Panik und Schrecken gerät oder aus großer Höhe abstürzt, dann hat der Geist (*Shen* 神) keine Stütze (*Yi* 倚) mehr und das Blut zerstreut sich. Dies ist auch ein Grund dafür, dass das Monatswasser nicht hindurch geht.“

Erkrankungen und Rezepturen:

1). *Shun Rong Tang* 順榮湯 heilt Blutansammlungen (*Xue Ji* 血積) und Blutklumpen (*Xue Kuai* 血塊) der verheirateten Frau. Im Oberbauch entstehen ebenfalls Klumpen, und wenn sie sich bilden, sind sie schmerzhaft. Sie verweilen für lange Zeit, egal, ob Hitze oder Kälte vorliegt.

---

[107] *Qi Zhongfu* zitiert häufig aus dem *Zhu Bing Yuan Hou Lun* 諸病源候論校注 von *Chao Yuanfang* (610), die seine Hauptquelle im theoretischen Diskurs zu sein scheint.

- *Da Huang* (1 Liang, in Wein eingeweicht und gedämpft, bis sie weich sind)
- *Dang Gui* (1 Liang)
- *Bi Ba* (½ Liang)
- *Gui Yao Dai* (1 Liang, man macht daraus auch einen Hüftgürtel (*Yao Bai* 腰帶), und aus der Wurzel macht man Pfeile)
- *Zhi Qiao* (1 Liang, entferne die Stängel und röste die Kleie (*Fu* 麸))
- *Chi Shao Yao* (½ Liang)
- *Zhu Ya* (½ Liang)
- *Zao Jiao* (½ Liang, in einem aufsteigendem Feuer geröstet)

Zubereitung: Zerkleinere alles in grobe Teile, jede Dosis beträgt 1 Liang. Nimm 2 Tassen reinen Alkohol und koche ihn bis auf eine Tasse ab. Entferne die Rückstände und nimm die Medizin warm vor den Mahlzeiten.

2). *Zi Xue Tang* 滋血湯 heilt die Folgen übermäßiger Erschöpfung, wenn sie Schäden der Zang Fu-Organe nach sich ziehen. Das Qi von Chong Mai und Ren Mai ist so schwach, dass die Periode nicht zurückgehalten werden kann. Plötzlich tritt unten Blut heraus. Man nennt dies „schwere zentrale Blutungen" (*Beng Zhong* 崩中). Manchmal geht auch helles Blut nach unten ab, aber auch dunkles Blut oder dünne Blutstücke fallen unten heraus. Oder man sieht es in unterschiedlichen Farben hinabsteigen.

Tag für Tag tröpfelt der Urin, Form und Qi (*Xing Qi* 形氣) werden dünner und sind von schlechter Qualität (*Lei Lie* 羸劣). Die Frau ist müde und träge (*Juan Dai* 倦怠) und fühlt sich wie ausgebrannt (*Kun Fa* 困乏). Oder das Monatswasser ist blockiert und abgeschnitten und das Qi steigt weder auf noch sinkt es nach unten ab.

- *Ma Bian Cao*
- *Niu Xi* (von jedem 4 Liang)
- *Dan Pi*
- *Chi Shao*
- *Zhi Qiao*
- *Rou Gui*
- *Dang Gui*
- *Chuan Xiong* (von jedem 2 Liang)

Zubereitung: Jede Dosis beträgt 4 Qian. Nimm dazu eine dunkle Pflaume, koche es als Dekokt in Wasser und nimm die Medizin auf leeren Magen ein, und dass einen halben bis zu einem ganzen Monat lang. Die Leibahnen und Gefäße sind dann wie von selbst wieder durchgängig.

3). *Tao Ren Jian Wan* 桃仁煎丸 heilt Blutklumpen und Blutansammlungen, und wenn sie auf die Periode wartet, diese aber nicht durchkommt.

- *Tao Ren* (entferne die Haut, nimm das feine Mehl darin und röste es, bis es gelb wird)
- *Da Huang* (wickle es in feuchtes Papier und dämpfe es)
- *Chuan Po Xiao* (von jedem 1 Liang)
- *Meng Chong* (½ Liang, röste sie, bis sie gelb werden)

Zubereitung: Mache aus allem ein Pulver. Nimm zuerst jeweils 2½ Sheng guten Wein und Essig und ein silbernes Steingefäß (*Yin Shi Qi* 銀石器), und lasse die Flüssigkeit darin langsam auf einem Feuer simmern, bis 1½ Sheng Flüssigkeit übrigbleiben. Danach füge *Da Huang*, *Tao Ren* und *Meng Chong* unter ständigem Umrühren hinzu. Schließlich kommt noch *Po Xiao* hinein. Man sollte alles gut vermischen! Nach einer guten Weile nimm alles heraus und forme Pillen von der Größe des Samens eines Wu Tong-Baums (*Tong ZI* 桐子).[108]

Zunächst braucht man sie am ersten Tag nur am Abend zu essen, etwa zum Zeitpunkt der Abenddämmerung. Nimm dann warmen Wein und schlucke 5 oder mehr Pillen hinunter. Am Tag nimm Pillen zur Mittagszeit, etwa so groß wie rote Bohnen, und schlucke sie zusammen mit dem Saft von Hühnerleber, Krabben (*Xia* 蝦) und Sackleinen (*Ma Yi* 麻衣) hinunter.[109] Man braucht keine weitere Dosis der Medizin mehr einzunehmen, wenn das Blut bei der Menstruation hellrot wird. Verabreiche zusätzlich eine medizinische Diät (*Yao Bu* 藥補), um Qi und Blut zu harmonisieren.

Das Rezept stammt aus dem *Qian Jin Yao Fang* unter dem Namen *Wan Bing Wan* 萬病丸 = „Pillen für 10.000 Erkrankungen". Es erscheint im 6. Kapitel des Buches.[110]

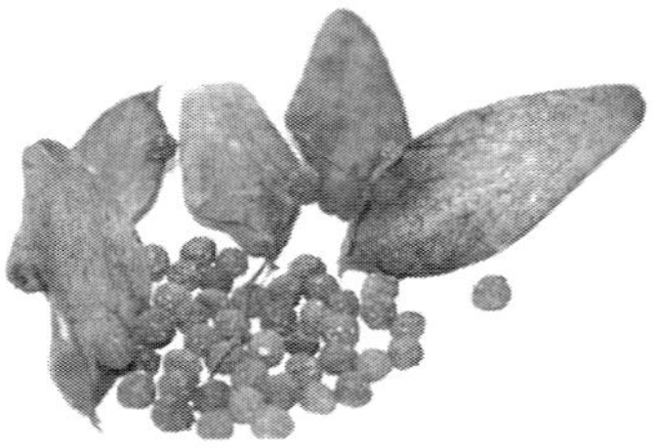

Samen eines Wu Tong-Baums

[108] Die Größe entspricht etwa dem Fünffachen eines Reiskorns oder der Größe eines Kirschkerns. Vergleiche auch die Fußnote 90.

[109] *Ma Yi* 麻衣 war die übliche Kleidung im alten China, die die Fürsten, Ärzte und Gelehrte zu Hause trugen, auch als Trauerkleidung. Ob nun Sackleinen oder Hanfblätter zum Rezept gehören, dazu habe ich keine Quelle gefunden.

[110] **Sun Simiao**: *Bei Ji Qian Jin Yao Fang* (652) Tang-Dynastie; in Beijing 1997, S. 201.

Akupunkturpunkte:

wie in der Frage 8, außerdem:

Bei Kälte setze Moxa auf die Ren Mai-Punkte, bei Hitze *Xing Jian* (Le 2) und *Lao Gong* (P 8) bluten lassen. Bei emotionalen Störungen nimm auch Perikard-Punkte wie *Jian Shi* (P 5) und *Nei Guan* (P 6), denn das Perikard ist die Mutter des Blutes.[111] Nadele auf jeden Fall auch *Shen Men* (He 7) und *Bai Hui* (Du 20).

Kommentar:

In diesem Kapitel werden allerlei Gründe genannt, warum die Periode ausbleiben kann oder nicht regelmäßig erscheint. Neben äußeren pathogenen Faktoren wie Wind und Kälte werden Geschlechtsverkehr unter Alkoholgenuss genannt. Schließlich können auch emotionale Probleme, hier Niedergeschlagenheit, Folgen von einem Sturz, Schrecken oder Schock, die Menses blockieren.

Im betrunkenen Zustand Geschlechtsverkehr auszuüben schädigt besonders die Leber-Leitbahn, weil diese die äußeren Genitalien durchzieht. So entsteht zusätzlich zu der Glut der Begierde noch Hitze durch den Alkohol, der in China meist aus hochprozentigem Reisschnaps besteht. Diese doppelte Hitze führt zu einem extremen Verbrauch der Yin-Substanzen resp. des Leber-Yin. Die Leber als Speicherort des Blutes kann das Blut nicht länger halten und es kommt zu unwillkürlichen Sturzblutungen oder durch die Hitze zu Blutverklumpungen.

月水

Yue Shui – Das Monatswasser

[111] Das Perikard ist als „Mutter des Blutes", bei allen Blutstagnationen, besonders im Thoraxbereich aber auch im Genitalbereich auflösend und befreiend. Siehe über das Perikard ausführlich bei **Udo Lorenzen**: Mikrokosmische Landschaften, Band 2, Düren 2022, S. 208 ff.

Frage 10

第十問 虛勞之病何以得之？
答曰。夫有勞役之勞。有勞傷之勞。役之勞。所用太過。臟腑之氣失其常度所以致疾。虛則已有所虧。勞則因有所損。其積之有漸。成之有日。豈一朝一夕而驟致哉。巢氏云。五勞六極七傷。謂之虛勞也。今尋原指要而論之。若腹脅有塊。大小成形。按之不動。推之不移。久久令人寒熱如瘧。咳嗽。面目浮腫。動輒微喘。日就羸瘦。此繇暴怒驚恐。氣上而不下。動傷於肝。氣聚而不散。結而成形。結久而變勞。又有日頓羸瘦。氣短乏力。腰背牽急。膝脛酸痿。小便或赤。或白而濁。帶下不禁。夢與鬼交。翕翕如熱。骨肉煩疼。此繇房勞過度。精耗氣竭。得之於腎。為勞尤速也。**柏子仁丸**。治婦人血閉不通。漸成癆瘵。柏子仁（別研）當歸（洗）熟地 白茯苓 丹皮 卷柏 白芍藥 石斛 巴戟（去心）肉葰蓉（酒浸）山藥 杜仲 白薇 蒲黃 枳殼 肉桂 京三稜（煨）莪朮（煨）覆盆子 枸杞子（各一兩）附子（炮去皮臍半兩）上為細末。煉蜜丸梧桐子大。每服五十丸。溫酒或米飲下。空心食前。**人參銼散**。去熱解勞。調順經水。滋養新血。藥性中和。退熱。無大寒極冷之劑。黃耆（三分）黃芩　赤茯苓　白朮　熟地　赤芍藥　麥冬（各一兩）柴胡（半兩）人參　知母　當歸　甘草（炙各三錢五分）上並生銼如麻豆大。焙乾入瓷器中收。每服四錢。水一盞半。竹葉、燈心三寸長。各七莖。同煎七分。去滓溫服。不拘時候。日三服。如病退。不必服。**沉香煎**。治暴怒驚恐氣逆上而不下，動傷於肝。氣聚而不散。結而成形。石斛（五兩）川椒（炒去目）附子（炮去皮臍）秦艽（去土）柴胡（去苗）沉香　木香　鱉甲（醋煮刮去筋膜）黃耆 檳榔（各二兩）上為細末。先用新枸杞十斤。洗略捶碎。法酒二斗。煮取七升。取枸杞根。別用法酒三升。洗拍令淨。與酒一處。更入蜜四兩。煮成膏。和前件藥末。丸如桐子大。米飲下三十丸。食前日二服。一方加柴胡二兩。楊氏方婦人患脾血病。時覺腹痛惡心。五心煩熱。如勞之狀。或進或退。經候行而食驚恐所致。令服局方四物湯 加吳茱萸同煎。溫服病愈。**逍遙散四物湯**。加柴胡 又正方 白茯苓 白朮白芍 柴胡 當歸 甘草 人參每服用煨姜一塊。薄荷少許。不拘時煎服。**膠艾湯**。治勞傷氣血。衝任虛損。月水過多。淋瀝漏下。連日不斷。腹臍疼痛。及妊娠將攝失宜。胎動不安。腹痛下墜。勞傷胞絡。胎損漏血。腰痛悶亂。因損動胎上搶心。奔沖短氣。因產衝任氣虛。不能約制經血。淋瀝不斷。延引日久。漸成羸瘦。
熟地 白芍 當歸 艾葉（微炒）阿膠（炒黃）芎藭 甘草（炙各二兩）
上為㕮咀。每服四錢。水一盞酒六分。煎八分去滓。食前熱服。甚者連服內補當歸丸。（見五十三問）

Krankheiten der Leere-Erschöpfung - wie bekommt man sie?

Die Antwort lautet: Es gibt eine Erschöpfung durch eine Arbeitsleistung (*Lao Yi* 勞役) und es gibt eine Erschöpfung, die aus einer Überanstrengung (*Lao Shang* 勞傷) resultiert. Wenn man bei einer Erschöpfung durch Arbeit seine Grenzen zu sehr überschreitet, wird das Qi der Zang Fu-Organe geschmälert, und wenn dieses häufiger geschieht, entwickelt sich eine Krankheit.

Bei einer Leere gibt es bereits einen Mangel. Wenn noch eine Erschöpfung hinzukommt, entsteht ein wirklicher Schaden. Dessen Anhäufung geschieht allmählich, bis sich eines Tages die Erschöpfung vollständig entwickelt hat. Wie kann man nur annehmen, dass solches plötzlich über Nacht entstehen kann?[112]

Chao Shi sagt:[113] „Die 5 Strapazen (*Wu Lao* 五勞), die 6 Überschreitungen (*Liu Ji* 六極) und die 7 Schädigungen (*Qi Shang* 七傷) nennt man alle „Leere-Erschöpfung“ (*Lao Shang* 勞傷). Man kann nun nach den Ursachen und Hinweisen suchen und das Wichtigste erörtern. Im Bauch und im Oberkörper gibt es Verklumpungen, die groß oder klein geformt sein können. Drückt man auf diese, lassen sie sich nicht bewegen, will man sie verschieben, bleiben sie ebenfalls unbeweglich. Bestehen sie für eine lange Zeit, verursachen sie im Menschen Fieber und Schüttelfrost wie bei einer Malaria-Erkrankung (*Nue* 瘧).

Es gibt Husten, das Gesicht und die Augen sind aufgedunsen, häufig besteht Kurzatmigkeit. Täglich nähert man sich weiter der Abmagerung und Auszehrung (*Lei Shou* 羸瘦). Dieses verursacht heftige Wut, Schrecken oder Furcht. Das Qi steigt dann nach oben, aber nicht wieder hinab. Daraus entwickelt sich eine Schädigung in der Leber.

---

[112] Eine schöne Beschreibung für unser heutiges „Burn Out-Syndrom.“
[113] Gemeint ist wieder *Chao Yuanfang*, der Autor des *Zhu Bing Yuan Hou Lun*.

Das Qi sammelt sich an und zerstreut sich nicht, schließlich verknotet es sich und nimmt Form an. Wenn diese Verknotung für eine lange Zeit anhält, verwandelt sie sich in Erschöpfung. Auch gibt es eine tägliche Müdigkeit mit Abmagerung und Auszehrung. Die verheiratete Frau ist kurzatmig und kraftlos, in der Hüfte und im Rücken zieht es heftig, die Knie und Schienbeine haben einen wunden Schmerz und sind wie gelähmt. Der Urin ist vielleicht rot oder weißlich trübe."

Wenn sie sich nicht unter dem Gürtel zurückhalten kann, träumt sie von Geschlechtsverkehr mit Dämonen (*Meng Yu Gui Jiao* 夢與鬼交).[114]

Sie verschließt sich, so als ob sie Fieber hätte, und in den Knochen und im Fleisch sind quälende Schmerzen. Dies wird durch exzessive Schlafzimmerdienste (*Fang Lao Guo Du* 房勞過度) verursacht. Ihre Essenz wird verbraucht und das Qi erschöpft sich. Da hier die Niere betroffen ist, entwickelt sich die Erschöpfung besonders schnell.[115]

Erkrankungen und Rezepturen:

1). *Bei Zi Ren Wan* 柏子仁丸 heilt, wenn bei der verheirateten Frau das Blut stockt und nicht durchgängig ist und bei einer verzehrenden Krankheit (*Lao Zhai* 癆瘵), die sich allmählich entwickelt.

- *Bai Zi Ren* (getrennt und zerrieben)
- *Dang Gui* (gewaschen)
- *Shu Di*
- *Bai Fu Ling*
- *Dan Pi*
- *Juan Bai*
- *Bai Shao Yao*
- *Shi Hu*
- *Ba Ji* (entferne das Innere)
- *Rou Cong Rong* (in Wein eingeweicht)
- *Shan Yao*
- *Du Zhong*

---

[114] Ausführlich beschrieben bei **Hsiu-fen Chen**: Dreaming Sex with Demons - The Pathological Interpretations in Ancient Chinese Medicine, A Paper for the Symposium on History of Diseases, Institute of History and Philology, Academia Sinica, Taipei, Taiwan, R.O.C., 16 – 18 June 2000.

[115] Kein leichtes Los für die verheiratete Frau in der Song-Dynastie! Ihrem Ehemann immer gehorchend und ihre ehelichen Pflichten erfüllend war ihre Essenz leicht gefährdet, und konnte sie sich dem nicht entziehen, entstanden vielleicht Abmagerung und Auszehrung.

- *Bai Wei*
- *Pu Huang*
- *Zhi Qiao*
- *Rou Gui*
- *Jing San Ling* (auf kleinem Feuer gekocht)
- *E Zhu* (auf kleinem Feuer gekocht)
- *Fu Pen Zi*
- *Gou Qi Zi* (von jedem 1 Liang)
- *Fu Zi* (in der Pfanne geröstet; Entferne die Haut und die Schale, nimm ½ Liang)

Zubereitung: Mache daraus ein feines Pulver, vermische es mit Honig und und forme Pillen, so groß wie der Samen eines Wu Tong-Baumes. Jede Dosis beträgt 50 Pillen. Serviere es mit warmen Wein oder Reiswasser. Nimm sie auf leeren Magen vor dem Essen.

2). *Ren Shen Cuo San* 人參銼散 entfernt Hitze und lindert Erschöpfung, es harmonisiert und bringt die Periode in Einklang (*Tiao Shun* 調順). Es nährt und erfrischt das Blut, stützt die Milz und kräftigt den Magen. Die Natur der Arzneien ist es, die Mitte zu harmonisieren. Sie entfernt Hitze, ohne dass es zu einer großen Kälte oder zu einem extremen Frieren führt.

- *Huang Qi* (3 Fen)
- *Huang Qin*
- *Chi Fu Ling*
- *Bai Zhu*
- *Shu Di*
- *Chi Shao Yao*
- *Mai Dong* (von jedem 1 Liang)
- *Chai Hu* (½ Liang)
- *Ren Zhen*
- *Zhi Mu*
- *Dang Gui*
- *Gan Cao* (röste von jedem 3 Qian und 5 Fen).

Zubereitung: Feile die rohen Arzneien, bis sie ungefähr die Größe einer Bohne (*Ma Dou* 麻豆) haben. Trockne alles über ein Feuer und sammle es in einem Porzellangefäß. Jede Dosis beträgt 4 Qian. Nimm 1½ Tassen Wasser, Bambusblätter und Kerzendocht (*Deng Xin* 燈心) von 3 Cun Länge, jeweils 7 Stängel. Alles zusammen wird geköchelt, bis 70% Flüssigkeit übrigbleibt.

Entferne die Reste und trinke es warm. Man muss sich an keine festen Zeiten halten. Nimm täglich 3 Dosen. Wenn sich die Krankheit zurückgezogen hat, braucht man die Medizin nicht weiter zu nehmen.

3). *Chen Xiang Jian* 沉香煎 heilt heftige Wut, Schrecken und Furcht, die entstehen, wenn das Qi gegenläufig nach oben steigt und nicht absinken kann. Dies bewirkt eine Schädigung der Leber. Das Qi sammelt sich an und kann sich nicht auflösen, es verknotet sich und bildet eine Form.

- *Shi Hu* (5 Liang)
- *Chuan Jiao* (geröstet, entferne die Augen)
- *Fu Zi* (in der Pfanne geröstet, entferne die Haut und die Schale)
- *Qin Jiao* (entferne den Lehm)
- *Chai Hu* (entferne die jungen Sprossen)
- *Chen Xiang*
- *Mu Xiang*
- *Bie Jia* (in Essig gekocht, schabe sie ab und entferne die Sehnen und die Haut)
- *Huang Qi*
- *Bing Lang* (von jedem 2 Liang)

Zubereitung: Zermahle alles zu einem feinen Pulver. Nimm zuerst zehn Jin frische Gou Qi-Beeren, wasche sie kurz und zerdrücke sie in kleine Stücke. In der Regel nimmt man 2 *Dou* 斗 Alkohol und kocht es herunter, bis 7 Sheng übrigbleiben. Nimm dann die Gou Qi-Wurzel und bereite ein anderes Dekokt zu. Diese Methode braucht 3 Sheng Alkohol. Wasche die Wurzel, klopfe sie vollkommen sauber und gib sie in den Wein hinein. Zusätzlich gib noch 4 Liang Honig hinzu. Koche alles, bis eine Paste entsteht. Mische diese mit dem Pulver der vorherigen Arzneien und forme Pillen von der Größe des Samens eines Wu Tong-Baums.[116]

Nimm Reis dazu und schlucke 30 Pillen hinunter. Nimm jeden zweiten Tag zwei Dosen von der Medizin. Ein anderes Rezept fügt noch *Chai Hu* 柴胡 (Bupleuri radix) hinzu.

[116] Interessant an diesem Rezept ist, welche Mengen an Arzneien und Flüssigkeiten hier verwendet werden. Wenn wir die Durchschnittsmaße aus der Song-Dynastie heranziehen, enthält diese Rezeptur 6 Kilo Gou Qi-Beeren, die in 12 Liter Alkohol gekocht und auf 4,5 Liter reduziert werden. Dann wird die Gou Qi-Wurzel in 2 Liter Alkohol geköchelt. Die Angaben zu den Maßen siehe oben.

4). *Xiao Yao San* 逍遙散 oder *Si Wu Tang* 四物湯 plus *Chai Hu* 柴胡: Dieses Dekokt ist nach *Yang Shi* sehr gut für die verheiratete Frau bei einer kranken Milz (*Huan Pi* 患脾) und einer Erkrankung des Blutes. Manchmal fühlt sie Schmerzen im Bauch mit Übelkeit (*E Xin* 惡心), in den 5 Herzen plagt sie Hitze. Dies kann ein Beispiel für eine Form der Erschöpfung sein. Oder die Regel schreitet mal voran und mal zieht sie sich zurück, nachdem sie bereits begonnen hat - Ursachen können Ernährungsfehler, Schrecken oder Furcht sein (*Shi Jing Kong* 食惊恐).

- *Bai Fu Ling*
- *Bai Zhu*
- *Bai Shao*
- *Chai Hu*
- *Dang Gui*
- *Gan Cao*
- *Ren Shen* (nimm von jedem die gleiche Menge)

Zu jeder Dosis nimm ein weichgekochtes Stück Ingwer dazu. Ein wenig Pfefferminze (*Bao He* 薄荷) ist auch erlaubt, Nimm die Medizin wann immer Du möchtest. Warm eingenommen wird die Kranke bald gesund!

5). *Jiao Ai Tang* 膠艾湯 heilt, wenn eine Überanstrengung Qi und Blut schädigen. Der Chong Mai und der Ren Mai sind leer und verletzt, das Monatswasser fließt exzessiv, es tröpfelt und leckt unten heraus, jeden Tag und unaufhörlich. Die Bauchnabelregion ist schmerzhaft und ihre Unterstützung in der Schwangerschaft ist nicht ausreichend. Der Embryo bewegt sich und ist unruhig (*Tai Dong Bu An* 胎動不安). Die Frau hat Bauchschmerzen und heftigen Stuhldrang (*Xia Zhui* 下墜).[117] Dies ist eine Erschöpfung durch eine Schädigung des *Bao Luo* 胞絡.[118] Der Embryo ist verletzt und Blut leckt heraus.

Die Schwangere hat Schmerzen im unteren Rücken und ist betrübt und verwirrt. Die Ursache dafür ist ein sich bewegender Embryo, der nach oben an das Herz schlägt. Es kommt zu einem raschen Ansturm bei einem schwachen Qi der Frau. Die Ursache dafür ist eine Qi-Schwäche von Chong Mai und Ren Mai nach der Geburt. Die Frau kann dann nicht mehr die Regelblutung kontrollieren, und so tröpfelt es unaufhörlich unten heraus. Mit der Zeit wird es chronisch und allmählich wird die Frau immer dünner und ausgemergelter (*Lei Shou* 羸瘦).

---

[117] In der chinesischen Medizin ein kritisches Zeichen und oft der Vorbote für eine Fehlgeburt.
[118] Zu *Bao Luo* 胞絡 vergleiche auch die Fußnote 99.

- *Shu Di*
- *Bai Shao*
- *Dang Gui*
- *Ai Ye* (leicht geröstet)
- *E Jiao* (gelb geröstet)
- *Qiong Xiong*
- *Gan Cao* (röste von jedem 2 Liang)

Alles wird zerkleinert, jede Dosis beträgt 4 Qian. Nimm 1,6 Tassen Wein und koche es auf 80% herunter. Entferne die Reste und nimm es heiß vor dem Essen. Sehr wirksam ist auch, wenn man eine Dosis der Medizin mit *Dang Gui* 當歸 (Angelikawurzel) vermischt und zu Pillen formt. Das kräftigt das Innere! (Dies erscheint im Detail in der 53. Frage).

Akupunkturpunkte:

- *Xin Hui* (Du 22) heilt Leere-Erschöpfung und Kälte im Gehirn; Wind-Kälte dringt in das Gehirn ein und verursacht chronische Kopfschmerzen.

- *Shen Que* (Ren 8) heilt lang anhaltende Kälte, welche die Zang Fu-Organe schädigt und erschöpft; Ständige Durchfälle, plötzlicher Windschlag mit Bewusstlosigkeit. Setze 100 Moxakegel auf Salz.

- *Qi Hai* (Ren 6) heilt Erschöpfung des Zang-Qi und eine Leere des *Zhen-Qi* 真氣; Bei allen Krankheiten die chronisch sind und nicht geheilt werden können.

- *Zhong Ji* (Ren 3) heilt Erschöpfung des Yang-Qi, Samenverlust und Unfruchtbarkeit; setze Moxa auf diesen Punkt!

- *Zu San Li* (Ma 36) heilt Kälte im Magen, das Magen-Qi ist nicht genug; *Hua Tuo* 華佗 sagt: *Zu San Li* (Ma 36) kann alle Krankheiten heilen! Der Punkt behandelt die 5 Erschöpfungen mit Auszehrung und die 7 Leere-Schädigungen mit völliger Kraftlosigkeit.

  Sun Simiao sagt: *Zu San Li* (Ma 36) beherrscht einen Mangel an Yin-Qi. Das Magen-Qi ist nicht genug, langanhaltende schwächende Durchfälle, das Essen wird nicht umgewandelt, Schwäche und Kälte in den Knien, alle Krankheiten mit Lähmungen (*Wei Zheng* 痿症) und Kraftlosigkeit der Füße mit unkontrollierten Fehltritten.

Die Füße sind nicht warm, man kann nicht lange stehen; Bei konsumierenden Erkrankungen mit Kraftlosigkeit und Schwäche setze 300-500 Moxakegel![119]

- *Pi Shu* (Bl 20) behandelt Magerkeit und Auszehrung, obwohl die Frau viel isst; der Körper ist schwer, die Glieder sind müde und schwach, bei Bauchschmerzen ohne Appetit.

- *Wei Shu* (Bl 21) heilt Kälte im Magen, die Frau hat kein Bedürfnis zu essen und magert ab.

- *Shen Shu* (Bl 23) behandelt eine Leere-Erschöpfung mit ungewöhnlicher Abmagerung (*Xu Lao Lei Shou* 虛勞羸瘦), Nieren-Leere mit Kälte im Wasser-Zang, Samenverlust, die 5 Strapazen und die 7 Schädigungen; bei Leere Erschöpfung (*Xu Bei* 虛憊), die Füße sind eiskalt.

- *Qu Gu* (Ren 2) heilt Essenzverlust (*Shi Jing* 失精), die 5 Zang-Organe sind leer und erschöpft.

- *Gao Huang Shu* (Bl 43) heilt einfach alles! Bei ausgeprägter Abmagerung setze bis zu 500 Moxakegel!

- *Da Zhui* (Du 14) behandelt die 5 Strapazen und die 7 Schädigungen, die Folgen chronischer Krankheiten und schwerer Infektionskrankheiten (*Qi Zhu* 氣疰).

- *Jian Jing* (Gbl 21) heilt die 5 Strapazen und die 7 Schädigungen.

- *Po Hu* (Bl 42) heilt Leere-Erschöpfung (*Xu Lao* 虛勞) und Lungen-Schwindsucht (*Fei Wei* 肺痿).

- *Zhong Liao* (Bl 33) heilt die 5 Strapazen, die 7 Schädigungen[120] und die 6 Extreme (*Liu Ji* 六極).[121]

---

[119] Sieh ausführlich in **Lorenzen/Noll**: Die Wandlungsphase Erde, München 2012, S. 37 ff.

[120] *Qi Shang* 七傷 = 7 Schädigungen: Überanstrengung und Überessen sowie zu viel Sorgen und Regen schädigen die Milz, zu viel Wut und Ärger schädigen die Leber, zu langes Sitzen auf feuchten Plätzen schädigt die Niere, kaltes Wetter und zu kalte Getränke schädigen die Lunge, geistige Überanstrengung, zu viele Gefühle und Schock schädigen das Herz. (aus dem *Jin Gui Yao Lue*)

[121] *Liu Ji* 六極 = 6 Extreme: Übermäßiger Verbrauch von Qi, Blut, Sehnen, Fleisch, Knochen und Essenz. (nach dem *Qian Jin Yao Fang*)

Kommentar:

Im 10. Kapitel werden verschiedene Formen einer Leere-Erschöpfung vorgestellt. Zwei Ursachen möchte ich hier besonders herausstellen:

1) Wenn sie sich unter dem Gürtel nicht zurückhalten kann, träumt sie von Geschlechtsverkehr mit Dämonen (*Meng Yu Gui Jiao* 夢與鬼交):

Die Zurückhaltung unter dem Gürtel (*Dai Xia Bu Jin* 帶下不禁) bezeichnet hier eine Situation, in der die Frau keinen Geschlechtsverkehr hat, obwohl sie sich danach sehnt. Nun sind die medizinischen Bücher weitgehend aus der Sicht der Gelehrtenmedizin (*Ru Yi* 儒醫) entstanden und dienten besonders den oberen Schichten als Ratgeber und Orientierung. Ein wohlhabender Chinese seiner Zeit hatte in der Regel mehrere Ehefrauen, die zum Teil noch recht jung waren. Ausgehend davon, dass die sexuellen Bedürfnisse der Frau in solch einer Konstellation kaum befriedigt werden konnten, entstanden sexuelle Phantasien, die sie im Traum hemmungslos auslebte. Geschlechtsverkehr mit Dämonen war eine davon. Interessant ist hier, dass wieder die Beschränkungen der verheirateten Frau zu einem Krankheitsbild führten, dass aus der sozialen Struktur und dem traditionellen Rollenbild der Frau resultiert.

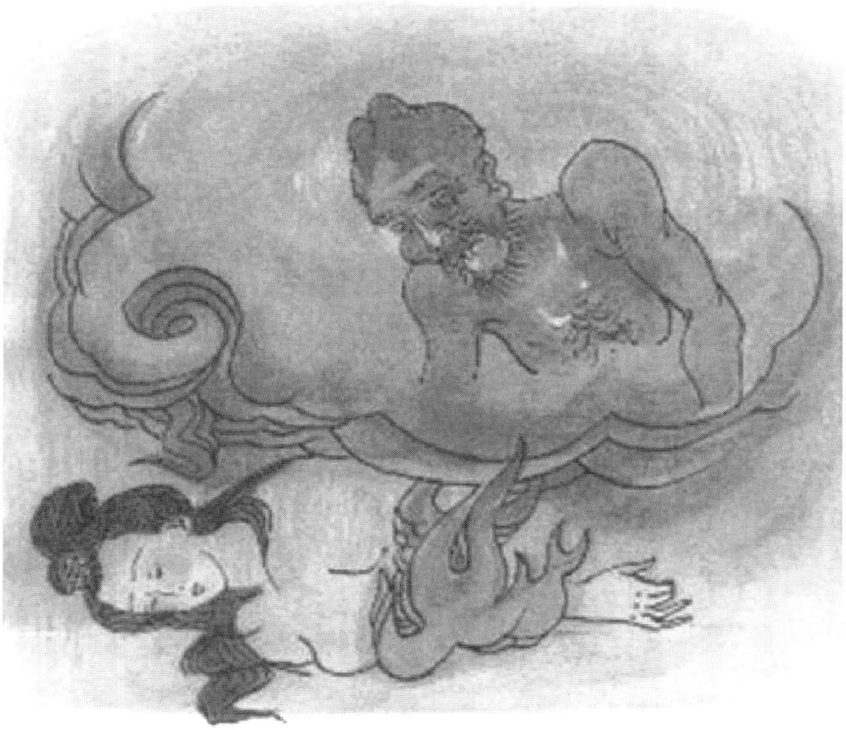

2) Erschöpfung durch exzessive Schlafzimmerdienste (*Fang Lao Guo Du* 房勞過度):

Auch das andere Extrem ist für die verheiratete Frau nicht gesund. Wenn sie zu oft in das Schlafzimmer des Ehegatten gebeten wird, womöglich nach einem geselligen Abend mit Alkohol, kann auch das zu einer Leere-Erschöpfung (*Lao Shang* 勞傷) führen. Ein selbstbestimmtes Sexualleben der Frau in der Song-Dynastie gab es nicht - zu wenig, aber auch zu viel Sex, beides schädigte ihre Essenzen. Es wundert nicht, dass sie darüber in Wut geriet. Aber auch das ziemte sich nicht und so musste die Frau ihren Ärger zurückhalten und bekam dadurch sicher auch eine Leber-Qi-Stagnation.

„Das Qi sammelt sich an und kann sich nicht auflösen, es verknotet und Massen bilden sich."

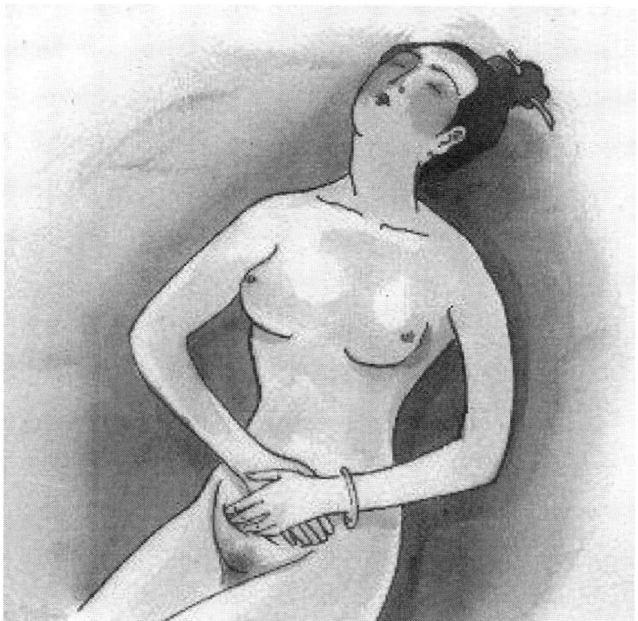

So konnten sich sogar Tumore entwickeln, die nach längerer Zeit zu Krebsgeschwüren wurden.

Frage 11

第十一問 婦人卦數已盡經水當止而復行？

答曰。經云。男子生於寅。寅為木。陽也。女生於申。申為金。陰也。寅屬木。陽中有陰。男子得八數。故八歲齒更髮長。骨之餘生齒。男子以氣為本。八八則卦數已盡。盡則陰精痿。申屬金。陰中有陽。女子得七數。七歲齒更髮長。血之餘生髮。女以血為主。七七則卦數以終。終則經水絕止。內經云。七七任脈虛。太衝脈衰少。天癸竭。地道不通。故形壞而無子也。或勞傷過度。喜怒不時。經脈虛衰之餘。又為邪氣攻衝。所以當止而不止也。**茸附養真湯**。補衝任。調血氣。乾薑（四兩）肉桂 當歸 附子（炮各二兩）鹿茸（三兩酒炙）牡蠣（煅二兩）防風（二兩）龍骨（二兩生）上為㕮咀。每服半兩。水二大盞煎至八分去滓。不拘時溫服。**補中芎藭湯**。治風虛冷熱。勞損衝任。月水不調。崩中暴下。產後失血過多。虛羸腹痛。或妊娠胎幻不安。血下。當歸 乾薑（炮各三兩）川芎 黃耆（蜜炙）茱萸（湯洗七次）白芍 甘草（炙）熟地 杜仲（炒令絲斷）人參（各一兩）上為㕮咀。每服三錢。水盞半。煎一盞。去滓熱服。空心食前。**當歸散**。天癸已過期。經脈不勻。或三四月不行。或一月再至。問云七損七益。謂女子七數盡。是經候不依時者。血有餘也。不可止之。但令依時不腰痛為善。當歸 川芎 白芍藥（各一兩）白朮（半兩）白朮（半兩）山茱萸（炮一兩半）黃芩（各銼碎炒各一兩如冷去芩加官桂）上為細末。每服二錢。酒調下。空心服。一日三服。

Wenn die vom Himmel bestimmte Anzahl an Jahren im Leben einer verheirateten Frau schließlich zu Ende geht, sollte auch das Monatswasser aufhören. Und doch fängt es manchmal wieder an zu gehen - wieso?

Im Klassiker heißt es: Das Männliche (*Nan Zi* 男子) wird geboren im Zeichen von *Yin* 寅,[122] Yin ist Holz und Yang.

[122] *Yin* 寅 ist der dritte Erdenzweig und ein Emblem in der traditionellen chinesischen Zeitrechnung. Ihm entspricht die Lunge, die Doppelstunde 3-5 Uhr, der Monat März, das Tierkreiszeichen Tiger und die Wandlungsphase Holz.

Das Weibliche (*Nu Zi* 女子) wird geboren im Zeichen von *Shen* 申,[123] Shen ist Metall und Yin. *Yin* 寅 entspricht dem Holz, und da es im Yang ein Yin gibt, wird dem Männlichen die Zahl 8 zugeordnet. So wechselt er mit 8 Jahren die Zähne und seine Haare werden lang. Die Zähne sind der Überfluss der Knochen. Das Männliche nimmt das Qi als Wurzel. Mit 8 x 8 Jahren ist die Zahl seiner himmlischen Jahre (*Gua Shu* 卦數)[124] zu Ende und erschöpft. Die Folge der Erschöpfung ist, dass die Kraft seiner Geschlechtsteile und seines Samen versiegt (*Yin Jing Wei* 陰精痿).

Das Zeichen *Shen* 申 entspricht dem Metall, und da es im Yin ein Yang gibt, wird dem Weiblichen die Zahl 7 zugeordnet. So wechselt sie mit 7 Jahren die Zähne und ihre Haare werden lang. Die Haare sind der Überfluss des Blutes. Im Weiblichen steht das Blut an erster Stelle. Mit 7 x 7 Jahren ist die Zahl ihrer himmlischen Jahre zu Ende (*Zhong* 終). Zu Ende bedeutet, ihr Monatswasser (*Jing Shui* 經水) ist abgeschnitten und hört auf zu fließen (*Jue Zhi* 絕止).

Im *Nei Jing* heißt es: Mit 7 x 7 Jahren ist der Ren Mai leer und das Blut im Chong Mai nimmt ab. Ihr himmlisches Wasser (*Tian Gui* 天癸)[125] ist nun aufgebraucht und die irdischen Wege (*Di Dao* 地道) sind nicht mehr durchgängig. Deshalb verfällt ihre körperliche Erscheinung und sie kann keine Kinder mehr bekommen.

---

[123] *Shen* 申 ist der neunte Erdenzweig und auch ein Emblem in der traditionellen chinesischen Zeitrechnung. Ihm entspricht die Blase, die Doppelstunde 15-17 Uhr, der Monat September, das Tierkreiszeichen Affe und die Wandlungsphase Metall.

[124] *Gua* 卦 steht für die acht Trigramme, welche die kleinsten Einheiten darstellen, die im Buch der Wandlungen (*Yi Jing* 易經) den Kosmos abbilden. Es sind Orakelsymbole, die, verbunden mit einer Zahl, eine himmlische Ordnung ausdrücken. *Gua Shu* 卦數 sind also hier im Text die vom Himmel bestimmten Zahlen und Zeiteinheiten für die Entwicklung des Männlichen und des Weiblichen.

[125] Wenn die außerordentlichen Gefäße Ren Mai und Chong Mai genügend mit Qi und Blut angefüllt sind, dann kann die Essenz herabsteigen und die Menarche setzt ein. In dem Sinne ist Tian Gui ein Terminus für die Geschlechtsreife. Nach der chinesischen Medizin ist dies ebenfalls ein Akt des Himmels, denn ohne Unterstützung des himmlischen echten Qi kann die Geschlechtsreife nicht stattfinden. Das „himmlische echte Qi" ist eine Kraft, die alles Leben auf der Erde konstituiert in seinem schöpferischen Wirken. Möglicherweise ist damit auch ein Synonym von *Shen* 神 oder *Ling* 靈 beschrieben, hier die schöpferische Kraft des Himmels, die bei der Frau im kosmischen Zyklus die Geschlechtsreife einleitet. Deshalb spricht man von *Tian Gui* 天癸 = „himmlisches Wasser". Die Menopause konstituiert ein Ende ihres Reifezyklus und einen Zustand, in dem das Tian Gui aufgebraucht ist und die Wechseljahre eingeleitet werden. Siehe dazu auch die Frage 3 im *Nuke Baiwen*.

Manchmal entsteht durch Überanstrengung eine Schädigung durch Erschöpfung. Wenn Freude und Ärger unzeitgemäß (*Bu Shi* 不時) erscheinen, dann werden die Leitbahnen und Gefäße leer und Qi und Blut zu sehr verbraucht. Auch kann übles Qi den Chong Mai angreifen. Dann kann es passieren, dass die Regel aufhören sollte und doch nicht aufhört!

Erkrankungen und Rezepturen:

1). *Rong Fu Yang Zhen Tang* 茸附養真湯 stärkt den Chong Mai und den Ren Mai und harmonisiert Qi und Blut.

- *Gan Jiang* (4 Liang)
- *Rou Gui*
- *Dang Gui*
- *Fu Zi* (in der Pfanne geröstet, jedes 2 Liang)
- *Lu Rong* (3 Liang, mit Alkohol geröstet)
- *Mu Li* (bearbeitet, 2 Liang)
- *Fang Feng* (2 Liang)
- *Long Gu* (2 Liang, ungekocht).

Zubereitung: Alles wird grob zermahlen, jede Dosis beträgt ½ Liang. Nimm dazu 2 Tassen Wasser und köchle es bis auf 80% herunter. Entferne die Reste und trinke die Medizin warm, egal zu welcher Zeit.

2). *Bu Zhong Qiong Xiong Tang* 補中芎藭湯 heilt Wind-Leere mit Fieber und Schüttelfrost. Ren Mai und Chong Mai sind durch Erschöpfung verletzt, das Monatswasser ist nicht ausgeglichen. Ein Kollaps im Zentrum führt zu einem plötzlichen Umfallen (*Beng Zhong Bao Xia* 崩中暴下), wenn es nach der Geburt zu einem massiven Blutverlust kommt. Die Frau ist sehr schwach, sie ist mager und hat Bauchschmerzen. Vielleicht hat sie auch eine eingebildete Schwangerschaft (*Ren Chen Tai Huan* 妊娠胎幻) mit Unruhe, und ihr Blut geht nach unten ab.

- *Dang Gui*
- *Gan Jiang* (in der Pfanne geröstet, von jedem 3 Liang)
- *Chuan Xiong*
- *Huang Qi* (in Honig geröstet)
- *Zhu Yu* (siebenmal in heißem Wasser gewaschen)
- *Bai Shao*
- *Gan Cao* (geröstet)
- *Shu Di*
- *Du Zhong* (in der Pfanne braten, um die rohen Fasern aufzubrechen)
- *Ren Shen* (von jedem 1 Liang)

Zubereitung: Alles wird grob zermahlen, jede Dosis beträgt 3 Qian. Nimm 1½ Tassen Wasser und koche es auf eine Tasse herunter. Entferne die Reste und serviere das Dekokt heiß. Auf leeren Magen vor dem Essen zu nehmen.

3). *Dang Gui San* 當歸散: Die Geschlechtsreife kann über die Grenzen hinausgehen und Qi und Blut in den Leitbahnen und Gefäßen verlaufen nicht glatt (*Bu Yun* 不勻). Manchmal geht die Regel 3 oder 4 Monate nicht, manchmal kommt sie früher als nach einem Monat. Das *Su Wen* sagt:

„Sieben Schädigungen (*Qi Sun* 七損) und sieben Wohltaten (*Qi Yi* 七益), das bedeutet: Das Mädchen bewegt sich innerhalb der Grenzen der Zahl Sieben (7)." Das Ankommen der Regel geht hier aber nicht mit dieser Zeitspanne einher. Wenn das Blut einen Überschuss hat, sollte die Regel nicht aufhören. Aber wenn innerhalb dieser Zeitspanne keine Schmerzen im unteren Rücken auftreten, dann ist es gut!

- *Dang Gui*
- *Chuan Xiong*
- *Bai Shao Yao* (von jedem 1 Liang)
- *Bai Zhu* (½ Liang)
- *Shan Zhu Yu* (in der Pfanne geröstet, 1½ Liang)
- *Huang Qin* (brich alles in kleine Stücke und röste es in der Pfanne, von jedem 1 Liang; entferne die kalten Bestandteile und füge Zimtrinde hinzu)

Zubereitung: Bereite ein feines Pulver daraus, jede Dosis beträgt 2 Qian. Man trinkt es mit Wein gemischt auf leerem Magen. Pro Tag nimm drei Dosen dieser Medizin.

Ein entsprechendes Rezept ist *Lu Rong Wan* 鹿茸丸.

Akupunkturpunkte:

Guan Yuan (Ren 4) heilt profuse Menstruationsblutungen, die dunkelrot bis schwärzlich sind, einen Qi-Mangel beim Atmen, extreme Kälte um den Bauchnabel herum und im gesamten Bauchraum. Der Schweiß kommt wie Regen und der Puls ist verschwindend klein (*Wei Xiao* 微小) an den Fußtaststellen. Die Ursache ist eine Leere im Chong Mai und Ren Mai und Wind-Kälte, die den Uterus angreift. Setze hier 100 Moxakegel!

Kommentar:

Blutungen, die über den üblichen Zeitrahmen hinausgehen, sind ebenso pathologisch wie eine ausbleibende Regelblutung. Wieder sind es Chong Mai und Ren Mai, die hier eine entscheidende Rolle spielen. Als eines der vier Meere nach dem *Ling Shu* beherrscht der Chong Mai das Blut.

„Chong Mai ist das Meer der 12 Leitbahnen und des Blutes. Seine Einflusspunkte sind oben Bl 11 und unten Ma 37 und Ma 39. Wenn das Blutmeer einen Überschuss hat, dann grübelt die Frau viel und ihr Körper fühlt sich zu groß an. Sie ist ängstlich weil sie den Ort der Krankheit nicht kennt. Wenn das Blutmeer einen Mangel hat, dann grübelt sie auch viel, aber der Körper fühlt sich zu klein an und sie weiß ebenfalls nicht, wo die Krankheit herkommt." (*Ling Shu,* Kap. 33)

Als Meer des Blutes reguliert der *Chong Mai* 衝脈 auch die Länge der Periode und die Menge der monatlichen Blutungen. Ebenso ist das Gefäß mit beteiligt an den Reifezyklen der Frau, insbesondere der Menarche und der Menopause.

Therapeutische Anwendungsbereiche sind schwere chronische Regelstörungen, eine verspätete Menarche oder eine zu frühe oder zu späte Menopause. Chronische Dysmenorrhoen und Amenorrhoe fallen ebenfalls unter die Domäne des Chong Mai. Hier gilt es zu unterscheiden zwischen einer Störung des Dai Mai und des Chong Mai. An den Chong Mai denken wir auch bei einer großen Blutschwäche (*Xue Xu* 血虛) oder einer Blutfülle bzw. einer Blutstagnation (*Xue Yu* 血郁). Alle Formen der Anämie, besonders durch metabolische Blutbildungsstörungen, verlangen ebenso nach dem Chong Mai wie Blutzirkulationsstörungen im Herz-Kreislauf-System. Bei einer Störung des Chong Mai sind beide Feuer im Menschen involviert: Das Herz als Behausung des Shen und das Perikard als Mutter des Blutes - Es ist kein Wunder, dass eine Reihe von Perikard-Punkten Stimmungsschwankungen der Frau in Verbindung mit der Periode behandeln und kein Zufall, dass der Kopplungspunkt zum Öffner *Gong Sun* (Mi 4) der Punkt *Nei Guan* (P 6) ist.

Blutungen über den zeitlichen Rahmen hinaus, der für die Frau mit 7 x 7 Jahren festgelegt ist, muss nicht pathologisch sein, wenn ihr Gemüt ausgeglichen ist und sie keine Rückenschmerzen „wie zerbrochen" hat. Es zeigt einfach nur eine besondere Stärke ihres Blutmeeres an. Aber wenn übles Qi eingedrungen ist und die Funktion des Chong Mai beeinträchtigt, dann sind unzeitmäßige starke Blutungen pathologisch.

Frage 12

第十二問 何謂避年？

答曰。王氏云。有一婦人。女年十五歲。來診。言女年十四時。經水自下。今經反斷。其母言恐怖。師曰。此女為是夫人親女非耶。若親者當相為說之。婦人因答言是自女耳。師曰。所以問者無他。夫人年十四。亦以經水下。所以女至此而斷。是謂避年。勿怪。後當自下。**拱辰丹**。夫方當壯年。而真氣猶怯。此乃賦稟素弱。非虛衰而然也。僭燥之藥。尤宜速戒。勿謂手足厥逆。便云陰多。如斯治之。不惟不能愈疾。大病自此生矣。滋益之方。群品稍眾。藥方微細。難見功效。但固天元一氣。使水升火降。則五臟自和。百病自去。此方主之。行在孫琳郎中方。葛丞相夫人少時服之。極效。鹿茸（酥炙去皮毛四兩）山茱萸（新好紅者四兩）當歸（四兩麝香（半兩別研）上三件為末。入麝拌和。酒煮麵糊為丸。如桐子大。每服一百粒或五十粒。溫酒或鹽湯下。

Was bedeutet Jahr der Vermeidung?

Die Antwort ist: Herr *Wang* 王 berichtet: Es gab einmal eine verheiratete Frau mit einer Tochter von 15 Jahren, die als Patientin kam. Sie sagte, bei ihrer Tochter sei die Regel mit 14 Jahren von selbst gekommen. Jetzt sei die Regel aber wieder abgebrochen. Ihre Mutter meinte, Angst und Schrecken seien dafür verantwortlich. Der Meister fragte: „Ist dieses Mädchen tatsächlich ihre Tochter, gnädige Frau? Wenn sie miteinander verwandt sind, sollten wir gemeinsam darüber sprechen."

Die Frau gab daraufhin an, es sei ihre eigene Tochter. Der Meister sprach: „Deshalb darf man nicht nur ihre Tochter befragen. Auch bei ihnen (der Mutter) ist die Periode mit 14 Jahren herabgekommen. Dass die Periode ihrer Tochter ebenfalls zu diesen Zeitpunkt gekommen ist und dann wieder abgebrochen ist, nennt man *Bi Nian* 避年 = „Jahr der Vermeidung".[126] Seien sie unbesorgt, bald sollte die Periode wieder von selbst kommen."

---

[126] *Bi Nian* 避年 bezeichnet in der chinesischen Medizin eigentlich die Menstruation einer gesunden Frau, die verzögert nur einmal pro Jahr auftritt. Dies ist klinisch selten, stellt aber keine Pathologie dar. Siehe **Chinese-English Dictionary of Traditional Chinese Medicine**, Beijing 1996, S. 1090. Hier im Text wird ein Aussetzen der Regel gleich nach der Menarche beschrieben, nach Aussage der Mutter verursacht durch zu starke Angst, welche die Niere geschwächt hat. Der Text lässt offen, was das Mädchen so erschreckt hat. Aber Meister *Wang* ist zuversichtlich, dass die Regel nach einem Jahr Unterbrechung wiederkommt.

Erkrankungen und Rezepturen:

1). *Gong Chen Dan* 拱辰丹 ist geeignet als Rezeptur für einen Mann in den besten Jahren, wenn sein *Zhen-Qi* 真氣 etwas schwächlich ist. Dies sollte man nur bei einer gewöhnlichen Schwäche verschreiben, nicht, wenn jemand völlig kraftlos und hinfällig geworden ist. Dann wird die Medizin übertreiben und den Patienten austrocknen. Davor sollte man dringlichst warnen. Nimm es auch nicht als Rezeptur bei Ohnmacht durch Erschöpfung (*Jue* 厥) und bei Gegenläufigkeit (*Ni* 逆) in Armen und Beinen. Gewöhnlich nimmt man es bei zu viel Yin, hier ist es heilsam.

Es ist nicht nur so, dass man viele Krankheiten nicht heilen kann, sondern es sind seitdem auch eine große Menge an Krankheiten entstanden. Die Zahl der Verschreibungen vermehren sich unaufhörlich und es gibt eine Menge Vorschriften dafür, aber nur wenige gelten für die Menge der Krankheiten. Wirksame Kräuterrezepturen hingegen gibt es nur sehr wenig. Schwer nur sieht man einen Erfolg. Aber ohne Zweifel ist das eine Qi (*Zhen-Qi* 真氣) himmlischen Ursprungs. Es ermöglicht dem Wasser aufzusteigen und dem Feuer abzusinken. Dann können sich die 5 Zang-Organe wie von selbst miteinander verschmelzen. Die 100 Krankheiten werden dann wie von selbst verschwinden. Diese Rezeptur beherrscht all dieses. Die Fähigkeit dazu liegt in den Ärzten, die in der Kräutermedizin nach den kostbaren Rezepten des *Sun Simiao* ausgebildet sind. Nehmen sie etwas später einige Kopoubohnen (*Ge* 葛) zur Unterstützung hinzu, gnädige Frau, dann ist die Wirkung unübertrefflich!

- *Lu Rong* (über Feuer geröstet, entferne Haut und Haare, 4 Liang)
- *Shan Zhu Yu* (frisch, am besten sind die roten, 4 Liang)
- *Dang Gui* (4 Liang)
- *She Xiang* (½ Liang, zerstoße die Enden).

Zubereitung: Nimm zuerst 3 Stücke vom Hirschgeweih (*Lu Rong* 鹿茸) und zerstoße es zu Pulver. Vermische es mit den Moschusenden (*She Xiang* 麝香), koche es mit Wein und den übrigen Zutaten zu einer Paste und forme Pillen daraus so groß wie die Samen des Phönixbaums. Jede Dosis beträgt 100 Körnchen, mindestens jedoch 50 davon. Spüle sie mit warmen Wein oder heißem Salzwasser hinunter.

Akupunkturpunkte:

Qi Hai (Ren 6), *Lie Que* (Lu 7), *Zu San Li* (Ma 36) *San Yin Jiao* (Mi 6).

Kommentar:

In diesem Kapitel wird die eingangs formulierte Frage mit einem Fallbeispiel aus der Praxis von Dr. Wang[127] beantwortet. Er beruhigt die besorgte Mutter, die das Aussetzen der Regelblutung ihrer Tochter beklagt, indem er nicht auf die Idee der Mutter eingeht, dies sei die Folge eines Erschreckens, sondern es als normale physiologische Reaktion eines jungen Mädchens darstellt. Er bezieht sich darauf, dass es bei der Mutter wohl ebenso gewesen sei und die Tochter als nächste Verwandte es ihr nachmache.

Das eigentlich Interessante an diesem Kapitel liegt darin, dass *Qi Zhongfu* diese Frage zum Anlass nimmt, ein besonders wirksames Rezept einzuführen, welches wohl aus der Schule des berühmten *Sun Simiao* stammt.

Gong Chen Dan 拱辰丹 = „Elixier um die Sterne zu begrüßen“ ist eine Verschreibung für den Mann in den besten Jahren (also zwischen dem 40. und 60. Lebensjahr), dessen sexuelle Kraft zu schwinden beginnt. Sein echtes Qi (*Zhen Qi* 真氣) ist geschwächt, und Substanzen von Hirsch- und Moschusochse können ihm helfen, wieder auf die Beine zu kommen, sprich seine Potenz zu stärken.

Dieser Exkurs mag wieder ein Beispiel dafür sein, dass die „100 Fragen zur Frauenheilkunde“ aus einem Vorlesungsskript des Autors stammen. Als Referent für Frauenheilkunde an der kaiserlichen Medizinakademie wurde er wohl auch zur Behandlung männlicher Potenzprobleme eingesetzt. *Qi Zhongfu* war gleichzeitig Arzt beim Militär, und vielleicht verwendete er dieses Rezept auch bei den Behandlungen seiner Soldaten.

避年

Bi Nian – Jahr der Vermeidung

[127] Möglicherweise handelt es sich hier um *Wang Bing* 王冰 (710-805), ein berühmter Arzt in der Tang-Dynastie. Er redigierte 762 das *Su Wen* neu und fügte einige Kapitel über die Phasenenergetik hinzu. Er war vor *Zhang Jiebin* sicherlich der bedeutendste Kommentator des *Huang Di Nei Jing*.

Frage 13

第十三問 室女經候當行不行？

答曰。室女者。乃未出閨門之女也。不以妍醜。至十四五歲。容貌皆紅嫩者。謂之質樸未散。莊子云。綽約如處子者是也。當此之際。經脈來時。俗呼為紅脈。或因驚恐。或冷氣擊搏。所以當行而不行也。**通經丸**。治婦人室女月候不通。疼痛或成血瘕。嚴氏方內加玄胡索赤芍。減川烏。桂心（不見火）青皮（去白）大黃（炮）乾薑（炮）莪朮 川烏（炮去皮臍）乾漆（炒）當歸 桃仁（去皮炒）川椒（去目炒出汗各等分）上為細末。將四分用米醋煮成膏。和餘六分末劑。臼中治之。如梧桐子大。陰乾每服二十丸。用淡醋湯下。加至三十丸。溫酒亦得。食前服。**桃仁散**。治婦人室女血閉不通。五心煩熱。紅花 當歸 杜牛膝 桃仁（別研）上四味各等分為細末。每服三錢。溫酒調下。空心食前。

Bei einem unverheirateten Mädchen ist der Zeitpunkt erreicht, an dem die Periode eintreten sollte, aber sie kommt nicht - wieso?

Die Antwort lautet: Eine *Shi Nu* 室女 ist ein Mädchen, welches noch nicht aus den Frauengemächern (*Gui Men* 閨門) herausgekommen ist. Ob schön oder hässlich, wenn ein Mädchen ein Alter von 14 oder 15 Jahren erreicht hat, ist ihr Antlitz rosig und zart (*Hong Nen* 紅嫩).

Man nennt dies: Schlicht und unverdorben (*Zhi Pu* 質朴) und noch nicht zerstreut (*Wei San* 未散).

Das Buch *Zhuang Zi* sagt: „Anmutig und graziös, wie ein jungfräuliches Mädchen."[128] So ist es!

Dies ist der passende Zeitpunkt, an dem Qi und Blut in den Leitbahnen und Gefäßen angekommen sind.[129]

---

[128] Vgl. **Zhuang Zi**, Kapitel 1, in: Library of Chinese Classics, *Beijing*, 1999, S. 9. Der Text beschreibt hier einen Daoisten, der so unberührt wie eine Jungfrau im Einklang mit der Natur lebt. „Er isst kein Getreide, er saugt den Wind auf, er trinkt den Tau, er reitet auf den Wolken, begleitet die fliegenden Drachen und reist in Gegenden jenseits der vier Meere. Weil er Essenz und Geist (*Jing Shen* 精神) zusammenhält, schützt er auch die Tiere vor Plagen!"

[129] Denn nun ist der Chong Mai ausreichend mit Blut gefüllt und der Ren Mai ist mit dem Uterus verbunden, das Mädchen ist nun geschlechtsreif und sie kann Kinder bekommen.

Der Volksmund sagt: Es sind nun rote Gefäße (*Hong Mai* 紅脈) vorhanden. Vielleicht ist der Grund Panik und Schrecken, oder kaltes Qi greift an und kämpft um die Vorherrschaft, dann wird die Periode, obwohl der Zeitpunkt passend ist, nicht kommen.

Erkrankungen und Rezepturen:

1). *Tong Jing Wan* 通經丸 heilt verheiratete Frauen (*Fu Ren* 婦人) und unverheiratete Mädchen (*Shi Nu* 室女), die auf ihre Periode warten und deren Regelblutung nicht durchkommt. Bei Schmerzen, oder wenn sich Blutklumpen bilden, nimm zusätzlich die Rezepte der Familie Yan[130] plus *Xuan Hu Suo* 玄胡索 und *Chi Shao* 玄胡索赤芍 minus *Chuan Wu* 川烏.

- *Gui Xin* (nicht ins Feuer legen)
- *Qing Pi* (entferne das Weiße)
- *Da Huang* (in der Pfanne geröstet)
- *Gan Jiang* (in der Pfanne geröstet)
- *E Shu*
- *Chuan Wu* (in der Pfanne geröstet, entferne die Haut und die Schale)
- *Gan Qi* (in der Pfanne geröstet)
- *Dang Gui*
- *Tao Ren* (entferne die Haut und röste den Kern)
- *Chuan Jiao* (entferne die Augen und röste es bis zum Schwitzen),

Nimm von jedem die gleiche Menge.

Zubereitung: Zermahle alles zu einem feinen Pulver. Nimm davon 4 Zehntel, vermische es mit Reiswein und koche es so lange, bis eine Paste entsteht. Vermische es mit den restlichen 6 Zehntel Pulver als Medizin. Mit einem Möser zerstoßen wird es heilen! Forme Pillen von der Größe eines Wu Tong-Samens, Männer und Frauen nehmen je Dosis 20 Pillen.

---

[130] *Yan Shi Fang* 嚴氏方 = „Rezepte der Familie Yan" bezieht sich auf die Tradition der Familie von *Yan Yonghe* 嚴用和. Dieser lebte zwischen 1199 und 1267 in der südlichen Song-Dynastie. In seinen Büchern beschreibt er über 70 Krankheitssyndrome auch aus der Frauenheilkunde. Bei jeder Krankheit steht die Theorie an erster Stelle, gefolgt von der Verschreibung. Die Inhalte sind reichhaltig und spiegeln besonders die medizinischen Gedanken seiner Zeit wider. Konsequent betont er die Physiologie der Zang Fu-Organe, insbesondere von Milz und Niere, sowie die Regulierung von Qi und Blut. Schon mit 18 Jahren war *Yan* 嚴 wegen seiner medizinischen Kenntnisse berühmt. *Qi Zhongfu* muss ihn bzw. seine Rezepte persönlich kennengelernt und sich mit ihm fachlich ausgetauscht haben. Er bezieht sich in seinen „100 Fragen zur Frauenheilkunde" oft auf *Yan Yonghe*, besonders in den Kapiteln über Schwangerschaft und Geburt.

Nimm einen leichten Wein und heißes Wasser und schlucke es damit hinunter. Man kann bis zu 30 Pillen pro Dosis nehmen, die ebenfalls mit einem warmen Wein zu schlucken sind. Vor dem Essen einzunehmen.

2). *Tao Ren San* 桃仁散 heilt bei verheirateten Frauen und unverheirateten Mädchen, wenn das Blut stoppt und nicht durchgängig ist und dabei Unruhe und Hitze in den 5 Herzen auftreten. Mische warmen Wein darunter und nimm es auf leerem Magen.

- *Hong Hua*
- *Dang Gui*
- *Du Niu Xi*
- *Tao Ren* (alle getrennt zermahlen)

Zubereitung: Am besten nimm von den vier Arzneien jeweils die gleiche Menge und mache ein feines Pulver daraus. Jede Dosis beträgt 3 Qian. Mische es mit warmen Wein und schlucke es hinunter. Auf leeren Magen vor dem Essen einzunehmen.

Akupunkturpunkte:

Im Grunde kommen hier alle Punkte in Frage, die schon vorher für eine blockierte Periode genannt wurden. Siehe dazu auch die Frage 6:

Le 3, Le 9, Ren 1, Ma 25, Ren 3, Ni 6, Ren 4, Ma 30, Ni 5, Du 2, Du 7, Ni 13, Ma 28, Gbl 26, Bl 34, Mi 1, Ren 7, Mi 10, P 5, Mi 6, Ni 14 und andere.

In Anbetracht der Tatsache, dass die Mädchen heute ihre erste Regel viel früher bekommen (zwischen 11-14 Jahren) und sie auch früher „aus ihren Frauengemächern heraustreten", sind es wohl auch andere Ursachen, die eine Menarche verhindern. Häufig stehen emotionale Probleme im Hintergrund.

Nimm dann Punkte wie *Zu San Li* (Ma 36), *Zhong Wan* (Ren 12), *San Yin Jiao* (Mi 6), und andere Punkte, welche die Mitte stärken und die Blutbildung anregen.

Zur Stabilisierung bei emotionalen Problemen wähle auch Punkte wie *Nei Guan* (P 6), *Dan Zhong* (Ren 17), *Shen Men* (He 7) und *Bai Hui* (Du 20).

Kommentar:

In diesem Kapitel werden Gründe für die ausbleibende Menarche, d. h. der ersten Regelblutung der jungen Frau, genannt. Panik und Schrecken schwächen die Niere, ebenso Kälte als exogener pathogener Faktor. Wie kann sich das Nieren-Qi und so die Geschlechtsreife (*Tian Gui* 天癸) dann noch entfalten? Die Zartheit und die Anmut eines 14 jährigen Mädchens berühren den Autor sichtlich und er zitiert einen daoistischen Klassiker als Sinnbild für Natürlichkeit und Unverdorbenheit, um seinen Gedanken Ausdruck zu verleihen. Was sich wie die romantischen Gefühle eines älteren Herren anhört, war faktisch für das junge Mädchen die Aufforderung zur Fruchtbarkeit und Schwangerschaft.

„Sowohl das Ideal der Fruchtbarkeit als auch der Keuschheit und Jungfräulichkeit begünstigten ein frühes Heiratsalter. Dafür sprach auch die Bedeutung der Ehe als Zweckbündnis zwischen Familien.“[131]

So wartete zumindest die Familie des Mädchens hoffnungsvoll auf ihre erste Periode, damit das Arrangieren ihrer Ehe seinen Lauf nehmen konnte. Romantische Gefühle, wenn es sie gab, hatten unter dieser Etikette im alten China keinen Platz.[132]

Es berührt einen unangenehm in Zeiten von „Me Too“, wie selbstverständlich das Schicksal einer jungen Frau allein durch ihre Geschlechtsreife bestimmt wird und wie konsequent sie dabei überwacht wurde. Und es waren in der Regel ältere Männer, die gemäß der Etikette ein Vorrecht dazu hatten.

„In solch wichtigen Angelegenheiten mussten die Älteren die Entscheidung fällen, und das gelang umso unproblematischer, je jünger und unerfahrener die betroffenen Mädchen waren.“[133]

Angesichts des Ahnenkults war die Fruchtbarkeit der Frau im alten China die notwendige Fortsetzung der Ahnenverehrung. Durch ihre erste Periode war das Zeichen gegeben, dass sie nun fruchtbar war und möglichst männliche Nachkommen zu gebären hatte. Denn nur der älteste Sohn durfte die Rituale des Ahnenkults vollziehen.

---

[131] Siehe **Gudula Linck**: Frau und Familie in China, München 1988, S. 23 f.

[132] Dass es sie gab, zeigen späte Romane aus der Ming- und Qing-Dynastie, wie z.B. der „Traum der Roten Kammer.“ Ebenda, S. 88 ff. Romantische Gefühle und Selbstbehauptung fielen unter die Rubrik „weiblicher Eigensinn“ (*Nu Ren Qi* 女人氣).

[133] Ebenda, S. 24.

Frage 14

第十四問 未出閨門女有三病者何也？

答曰。未出閨門女。即室女也。一病者。經水初下。陰中熱。或有當風。或有扇風者。二病者。太衝脈盛。氣則內熱。以寒水洗之。三病者。或見血下驚怖。若三病者。有一之所受。後必生帶下之疾也。**神仙聚寶丹**。治婦人血海虛寒。外乘風冷。搏結不散。積聚成塊。或成堅瘕。及血氣攻注。腹脅疼痛。小腹急脹。或時虛鳴。嘔吐痰沫。頭旋眼花。腿膝重痛。面色痿黃。肢體浮腫。經候欲行。先若重病。或多或少。帶下赤白。崩漏不止。驚悸健忘。小便頻數。或下白水。時發虛熱盜汗羸瘦。此藥不論胎前產後。室女。並宜服之。常服安心神。去邪氣。逐敗血。養新血。令有子。亦能除諸病木香（研令末）琥珀（別研）當歸　沒藥（別研各一兩）滴乳（一分別研）麝香（一錢別研）辰砂（一錢別研）上研令細。和滴冷熟水擣為丸。每一兩作一十五丸。每服一丸。溫酒磨下。胎息不順。腹內疼痛。一切難產。溫酒和童便磨下。不拘時候產後血暈。敗血奔心。口噤舌強。或惡露未盡。發渴面浮。煎烏梅湯和童便磨下　產後氣力虛羸。諸藥不效。和童便磨下　室女經候不調。每半丸溫酒磨下。

Wenn ein Mädchen noch nicht aus den Frauengemächern herausgekommen ist, kann es zu drei Krankheiten kommen - welche?

Die Antwort lautet: Ein Mädchen, das noch nicht aus den Frauengemächern herausgekommen ist, ist gewiss eine Jungfrau (*Shi Nu* 室女).

Die erste Krankheit ist: Wenn das Monatswasser zum ersten Mal erscheint,[134] kann es Hitze im Yin geben, oder es gibt zu der Zeit einen äußeren Wind oder einen Wirbelwind (*Shan Feng* 扇風). Dies kann eine Krankheit bewirken.

[134] Der Terminus an dieser Stelle ist *Xia* 下 = hinabsteigen, herunterkommen, also die Regelblutungen, die unten herauskommen und sichtbar werden.

Die zweite Krankheit ist: Das Tai Chong-Gefäß[135] ist übervoll, das Qi im Inneren ist demzufolge heiß. Baden im kaltem Wasser kann nun ebenfalls Krankheiten hervorbringen.

Die dritte Krankheit ist: Vielleicht sieht das Mädchen das Blut unten herauskommen und erschrickt sich.

Wenn das Mädchen eine von diesen drei Krankheiten empfängt, entstehen danach sicher Krankheiten unter dem Gürtel (*Dai Xia* 帶下).[136]

Erkrankungen und Rezepturen:

1). *Shen Xian Ju Bao Dan* 神仙聚寶丹 heilt Leere-Kälte (*Xu Han* 虛寒) im Blutmeer der verheirateten Frau.[137] Wenn das Äußere durch Wind-Kälte überwältigt wird, dann kämpft das Qi, verknotet sich und kann sich nicht mehr zerstreuen. Es können sich dann Massenansammlungen und Klumpen bilden oder harte Klumpen im Abdomen, denn Blut und Qi kämpfen miteinander. Im Oberbauch sind Schmerzen und im Unterbauch heftige Blähungen. Manchmal gibt es auch Leere-Geräusche (*Xu Ming* 虛鳴) und Erbrechen von Schleim und Schaum. Im Kopf wirbelt es herum und es blitzt vor den Augen. Die Beine und Knie sind schwer und schmerzhaft, der Teint ist verfallen und gelblich und die Gliedmaßen sind voller Wasser.

Das Mädchen wartet auf die Regel und wünscht sich, dass sie kommen möge. Anfänglich ist die Krankheit schwer, sie kann aber auch weniger schwer sein. Der Ausfluss ist rot oder weiß und unaufhörlich blutet es aus der Gebärmutter. Das Herz klopft vor Angst und das Mädchen hat ein schlechtes Gedächtnis. Sie muss häufig Wasserlassen und hat klaren Urin. Manchmal entwickelt sich eine Leere-Hitze (*Xu Re* 虛熱) mit nächtlichem Schwitzen (*Dao Han* 盜汗), und das Mädchen wird immer dünner und ausgemergelter.

Diese Medizin, egal ob sie vor oder nach einer Geburt eingenommen wird, auch bei unverheirateten Frauen, für beide gibt es eine passende Dosierung.

---

[135] Der *Tai Chong Mai* 太沖脈 ist seit dem *Nei Jing* die traditionelle Bezeichnung für das außerordentliche Gefäß *Chong Mai* 沖脈 = „das Meer des Blutes".

[136] *Dai Xia* 帶下 = „unter dem Gürtel" bezieht sich in der traditionellen chinesischen Medizin im engeren Sinne auf alle Arten von Ausfluss. Er kann aber auch als ein kollektiver Begriff ganz allgemein für gynäkologische Krankheiten stehen.

[137] Siehe oben die Frage 3.

Für gewöhnlich tritt nach Einnahme der Medizin eine Beruhigung des Geistes (*Xin Shen* 心神) ein. Die Medizin entfernt übles Qi, vertreibt verdorbenes Blut und nährt das neue Blut. Nun kann es Kinder geben, auch können alle Krankheiten beseitigt werden!

- *Mu Xiang* (zerreibe es zu Pulver)
- *Hu Po* (entferne den Abfall)
- *Dang Gui*
- *Mo Yao* (entferne den Abfall, nimm von jedem 1 Liang)
- *Di Ru* (trenne 1 Zehntel ab und zerreibe es)
- *She Xiang* (trenne 1 Qian davon ab und zerreibe es)
- *Chen Sha* (trenne 1 Qian davon ab und zerreibe es).

Zubereitung: Am besten wird alles zu einem feinen Pulver zerrieben. Vermische es mit einigen Tropfen kaltem Reiswasser und forme Pillen daraus. Aus einem 1 Liang der Arzneien drehe 15 Pillen. Jede Dosis beträgt eine Pille, schlucke sie mit warmen Wein.

Wenn die Atmung des Fötus unregelmäßig ist (*Bu Shun* 不順), wenn es in ihrem Bauch schmerzt und jede Geburt schwierig ist, dann vermische warmen Wein und Knabenurin und reibe damit die Geschlechtsteile ein. Zu welchem Zeitpunkt auch immer, ob nach der Geburt oder bei Blutergüssen, das Blut ist verdorben und geht geradewegs zum Herzen. Der Mund zittert, die Zunge ist steif, oder der Wochenfluss ist noch nicht beendet. Die Frau ist sehr durstig und ihr Gesicht ist hohlwangig.

Bereite dann das Dekokt *Wu Mei Tang* 烏梅湯 zu, vermische es mit Knabenurin und verreibe es im unteren Bereich der Frau. Dies kräftigt das Qi nach der Geburt und auch bei einer Leere-Auszehrung (*Xu Lei* 虛羸).

Alle Kräuter sind nicht wirksam, wenn sie nicht mit Knabenurin vermischt und eingerieben werden. Aber wenn ein unverheiratetes Mädchen auf ihre Regel wartet, ist dies unpassend! Sie nimmt dann nur eine halbe Pille mit warmen Wein und schluckt sie herunter.

Kommentar:

Qi Zhongfu führt im 14. Kapitel eine Rezeptur ein, die alle möglichen Erkrankungen des Blutmeers, also des Chong Mai, zu heilen vermag:

Die „Pille der gesammelten Schätze der göttlichen Unsterblichen“ (*Shen Xian Ju Bao Dan* 神仙聚寶丹), so heißt die Rezeptur, beinhaltet Arzneimittel wie *Mu Xiang* (Königswurz), *Hu Po* (Amber), *Dang Gui* (Angelikawurzel), *Mo Yao* (Myrre) und Reiswasser, dazu Moschus (*She Xiang*) und Zinnober (*Chen Sha*).

Die Zutaten werden mit kaltem abgekochten Wasser vermischt, zu einer Paste zerdrückt und zu Pillen geformt.

In der Auflistung der vielen Indikationen finden wir ohne Mühe das breite Wirkspektrum wieder, dass wir auch dem *Chong Mai* 沖脈 zuschreiben.

Es ist nicht vermessen zu behaupten, dass anstelle der Rezeptur auch die Öffnung dieses Wundergefäßes über den Punkt *Gong Sun* (Mi 4) eine positive Wirkung erzielen kann!

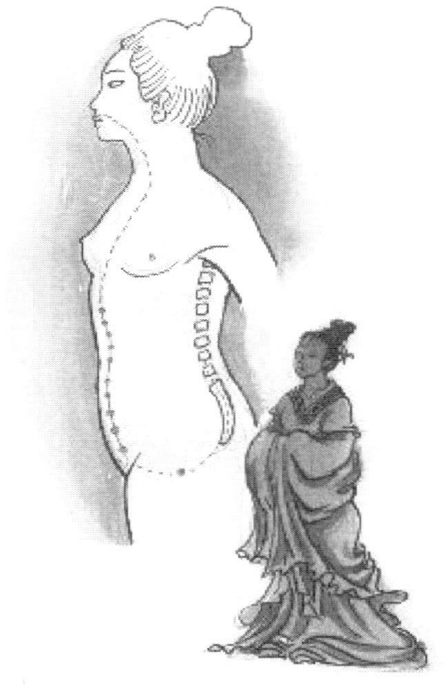

Chong Mai

Frage 15

第十五問 婦人多驚？

答曰。婦人者眾陰之所集。而以血為之主。夫心主行血。脾主裹血。肝主藏血。因產蓐過傷。或因喜怒攻損。是致營血虧耗。內經云。血氣者人之神。血既不足。神亦不定。所以驚怖。巢氏有風驚悸候云。心藏神。為諸臟之主。若血氣調和。則心神安定。若虧損。則心神怯弱。故風邪乘虛干之。防以驚悸。若久不止。則變為恍惚也。**經濟丹**。治婦人血氣不足。營衛俱虛。心氣不定。夜臥驚怖。夢寐不祥。心虛自汗。乏力倦怠。飲食減少。咳嗽痰實。常服補心養血。安神定志。令人血壯氣實。極有神效。白茯苓 白茯神 白芍藥（各一兩）遠志（去心一兩）乳香（半兩別研）當歸（一兩酒浸）酸棗仁（去殼炒）人參（一兩）沒藥（一兩研）硃砂（別研半兩）石菖蒲（一兩真者）只用棗仁丸亦得。上十味為末。煉蜜為丸桐子大。將硃砂為衣。每服三十丸。加至五十丸。棗湯參湯食前任下。飲後亦可。**坎離丹**。既濟水火。補心滋腎。白濁夢遺。辰砂（一兩另研）酸棗仁（酒浸去殼研一兩淨）附子（一個去皮臍）乳香（半兩令隔水乳缽細研入）上先用附子碾細羅末。次入三味和勻。煉蜜丸如雞頭大。每服一粒溫酒下。空心一服。須是臘月合。瓷器盛之。**石斛散**。治虛勞羸瘦。乏力少食。倦怠多驚畏。石斛（四錢去根淨洗銼酒炒）牛膝（酒浸）柏子仁（去皮研）五味子 遠志（炒）杏仁（去皮尖炒）木香 肉蓯蓉（酒浸焙乾）訶子肉（炮）青橘皮 柴胡 人參 熟地（蒸各三錢）白茯苓（四錢）甘草（二錢炙）乾薑（一錢半炮）神麯（研炒）麥糵（各六錢）上為細末。每服二錢。米飲調下。食前日二三服。

Verheiratete Frauen erschrecken sich häufig - wieso?

Eine verheiratete Frau ist ein Sammelort von sehr viel Yin, sie wird deshalb vom Blut beherrscht. Das Herz beherrscht das Zirkulieren des Blutes, die Milz beherrscht das Halten des Blutes und die Leber beherrscht das Speichern des Blutes.

Wenn sie auf der Geburtsmatte übermäßig verletzt wird, oder wenn zu viel Freude und Ärger sie angreifen und schädigen, dann führt das dazu, dass das nährende Blut (*Ying Xue* 營血) schwindet und sich vergeudet.

Das *Nei Jing* sagt: Blut und Qi, sie machen den Geist (*Shen* 神) eines Menschen aus. Wenn das Blut nicht ausreichend ist, dann ist auch der Geist nicht gefestigt (*Bu Ding* 不定), deswegen die Schreckhaftigkeit und die Furcht. Meister *Chao Yuan Fang* sagt im Kapitel über Schrecken und Herzklopfen nach einem Windbefall (*Feng Jing Ji Hou* 風驚悸候):[138]

„Das Herz speichert den Shen und gilt als Beherrscher aller Zang-Organe. Wenn Blut und Qi harmonisch gemischt sind, sind das Herz und der Shen ruhig und stabil. Bei einem Mangel an Blut und Qi sind Herz und Shen furchtsam und schwach (*Qie Ruo* 怯弱). Deshalb nutzen Wind-Übel diesen Schwachpunkt aus und schlagen zu. Man sollte sich vor Herzklopfen aus Furcht (*Jing Ji* 惊悸) bewahren. Wenn dieses für eine längere Zeit anhält, dann tritt eine Wesensveränderung ein und man ist verwirrt und geistesabwesend (*Huang Hu* 恍惚)."

Erkrankungen und Rezepturen:

1). *Jing Ji Dan* 經濟丹 heilt, wenn Blut und Qi der verheirateten Frau nicht ausreichend sind. Ying und Wei sind leer und das Herz-Qi ist nicht genug. Nachts liegt sie wach voller Angst und Furcht und ihre Träume sind nicht glückverheißend (*Bu Xiang* 不祥). Bei einer Herz-Leere treten spontane Schweiße auf und sie ist müde und lustlos (*Juan Dai* 倦怠). Das Verlangen zu essen und zu trinken nimmt ab und sie hustet Schleim in Massen ab. (*Tan Shi* 痰實). Für gewöhnlich füllt das Rezept das Herz, nährt das Blut, beruhigt den Geist und festigt den Willen. Es macht das Blut stark und das Qi fest. Dieses Rezept hat eine überragende Wirkung (*Shen Xiao* 神效)!

- *Bai Fu Ling*
- *Bai Fu Shen*
- *Bai Shao Yao* (von jedem 1 Liang)
- *Yuan Zhi* (entkernt, 1 Liang)
- *Ru Xiang* (½ Liang, zermahle es getrennt)
- *Dang Gui* (1 Liang in Wein eingeweicht)
- *Suan Zao Ren* (entferne die Schale und röste es in der Pfanne)
- *Ren Shen* (1 Liang)

[138] Aus dem Buch *Zhu Bing Yuan Hou Lun* („Diskussion und vergleichende Betrachtung aller Krankheitsursachen") von *Chao Yuanfang*, (610) wie oben bereits beschrieben.

- *Mo Yao* (1 Liang, zerstoßen)
- *Zhu Sha* (getrennt zerstoßen, ½ Liang)
- *Shi Chang Pu* (1 Liang vom Echten)

Verwende *Suan Zao Ren* nur als Pillen, sofern man sie bekommt. Am besten zermahle die 10 Arzneien zu einem Pulver, vermische sie mit Honig und forme Pillen von der Größe eines Tong Zi-Samens. Nimm jetzt *Zhu Sha* 硃砂 und umhülle sie. Jede Dosis beträgt 30 Pillen, höchstens jedoch 50 Pillen. Koche die Pflaumen (*Suan Zao*) und den Ginseng (*Ren Shen*) zu einer Suppe und iss sie vorneweg. Sie hinterher zu trinken ist auch gut!

2). *Kan Li Dan* 坎离丹 hilft sowohl dem Feuer als auch dem Wasser. Es stärkt das Herz und befruchtet (*Zi* 滋) die Niere. Bei weißem und trübem Ausfluss und nächtlichen Samenergüssen (*Bai Zhuo Meng Yi* 白濁夢遺).

- *Chen Sha* (1 Liang, getrennt zerstoßen)
- *Suan Cao Ren* (in Wein eingeweicht, entferne die Schale und zerstoße die Kerne vollständig, 1 Liang)
- *Fu Zi* (1 Stück, entferne die Haut und die Schale)
- *Ru Xiang* (½ Liang, gut ist, es zunächst vom Wasser zu trennen und in einem Mörser zu zerreiben).

Zubereitung: Nimm zuerst die Akonitwurzel (*Fu Zi*) und zerstoße sie zu einem feinen Pulver. Danach nimm die übrigen drei Arzneien und mische sie damit. Vermenge alles mit Honig zu Pillen, die so groß sind wie ein Hühnerkopf. Jede Dosis beträgt eine Kugel, schlucke sie mit warmen Wein hinunter. Nimm die Pille auf leerem Magen. Man sollte sie mit Räucherfleisch zusammentun und in einem Porzellangefäß aufbewahren.

3) *Shi Hu San* 石斛散 heilt Leere-Erschöpfung mit Abmagerung und Auszehrung. Die Frau hat nur wenig Energie und kaum Appetit. Sie ist müde und lustlos, erschrickt leicht und fürchtet sich.

- *Shi Hu* (4 Qian, entferne die Wurzel und wasche sie sorgfältig, mische sie mit Wein und röste sie schließlich in der Pfanne)
- *Niu Xi* (in Wein eingeweicht)
- *Bai Zi Ren* (entferne die Haut und zerstoße sie)
- *Wu Wei Zi*
- *Yuan Zhi* (geröstet)
- *Xing Ren* (entferne die Haut und röste den Kern)
- *Mu Xiang*
- *Rou Cong Rong* (in Wein eingeweicht und über einem Feuer getrocknet)

- *He Zi Rou* (in der Pfanne geröstet)
- *Qing Ju Pi*
- *Chai Hu*
- *Ren Shen*
- *Shu Di* (gedämpft, von jedem 3 Qian)
- *Bai Fu Ling* (4 Qian)
- *Gan Cao* (2 Qian, geröstet)
- *Gan Jiang* (1½ Qian, in der Pfanne geröstet)
- *Shen Qu* (zerstoßen und geröstet)
- *Mai Nie* (von jedem 6 Qian).

Zubereitung: Zerstoße alles zu einem feinen Pulver, jede Dosis beträgt ein Qian. Schlucke es mit Reiswasser vermischt hinunter. Nimm vor dem Essen täglich 2--3 Dosen.

Akupunkturpunkte:

- *Qu Ze* (P 3) bei Herzschmerzen mit anfallsartiger Schreckhaftigkeit;
- *Ling Dao* (He 4) heilt Kummer und Furcht (*Bei Kong* 悲恐).
- *Yu Ji* (Lu 10) heilt Blockaden am Herzen mit Kummer und Furcht.
- *Xia Lian* (Ma 39) heilt plötzlichen Schrecken.
- *Shao Chong* (He 9) heilt Trauer, Furcht und Schreckhaftigkeit.
- *Shang Guan* (Ren 13) heilt Herzklopfen mit Furcht.
- *Yin Xi* (He 6) heilt häufiges Erschrecken.
- *Shao Fu* (He 8) heilt Furcht vor Menschen, Angst und Sorgen.
- *Shen Men* (He 7) heilt Herzklopfen und Kurzatmigkeit nach Schreck.
- *Liang Qiu* (Ma 34) heilt große Furcht und Brustschmerzen.
- *Bai Hui* (Du 20) behandelt Wind-Epilepsie und Herzklopfen nach einem Schreck.
- *Zhang Men* (Le 13) heilt eine Neigung sich zu fürchten.

- *Tian Chong* (Gbl 9) heilt Wind-Erkrankungen und eine Anfälligkeit für Angst und Schrecken.

- *Zhi Zheng* (Dü 7) heilt alles Formen von Geisteskrankheiten und Furcht, wenn das Qi leer ist.

- *Xi Men* (P 4) heilt Angst vor Menschen, leichtes Erschrecken und Panik.

- *Tong Li* (He 5) heilt Kummer, Sorgen und Furcht vor Menschen.

- *Li Dui* (Ma 45) heilt Schläfrigkeit und Neigung zur Ängstlichkeit.

- *Da Zhong* (Ni 4) beherrscht Schrecken, Angst vor Menschen und einen ermüdeten Geist (*Shen Qi Bu Zu* 神氣不足)

- *Ran Gu* (Ni 2) beherrscht Anspannung und Furcht im Herzen und das Gefühl, eingesperrt zu sein.

- *Xing Jian* (Le 2) beherrscht Herzschmerzen, häufige Angst und ein kummervolles Herz ohne Freude (*Xin Bei Bu Le* 心悲不樂).

Kommentar:

In diesem Kapitel wird die Schreckhaftigkeit bei Frauen erklärt. Frauen werden vom Blut beherrscht, ein Blutmangel kann zu erheblichen emotionalen Störungen führen. Der Herz-Kaiser steht an erster Stelle nicht nur bei der Kontrolle des Blutes, sondern vor allem mit seinem klaren Geist (*Shen Ming* 神明). Er beherrscht alle Gefühlsäußerungen. Wenn das Blut nicht genug ist, wird der Shen instabil und die Frau erschrickt leicht.

Da die verheiratete Frau jeden Monat einen Blutverlust durch ihre Periode erleidet und sie auch bei Geburten viel Blut verliert, ist sie geradezu prädestiniert für Gefühlsschwankungen. So haben viele Akupunkturpunkte auch eine indirekte Wirkung auf das Blut, indem sie den Shen beruhigen.

驚

Jing – sich erschrecken

Frage 16

第十六問 婦人多因風冷而生諸疾者何也?

答曰。風乃陽邪也。冷乃寒氣也。風隨虛入。冷繇勞傷。夫人將攝順理。則血氣調和。風寒暑濕不能為害。若勞傷血氣。便致虛損。則風冷乘虛而干之。或客於經絡。則氣血凝澀。不能溫養於肌膚。或入於腹內。則沖氣虧虛。不能消化於飲食。大腸虛則多利。子臟寒則不生。或為斷絕。或為不通者。隨所傷而成病。皆不逃乎風冷之氣也。**補陰丸**。治婦人百疾。或經不調。或崩中漏不止。腰腿沉重。臍腹作痛。潮熱往來。虛煩自汗。中滿氣短,嘔噦不時。肢體煩疼。不思飲食。日漸瘦弱。此藥順肌體。悅顏色。調營衛。逐風寒。進飲食。化痰涎。熟地丁生地(各七兩)白朮(五兩)蒼朮(五兩半泔浸一宿)藁本(去土)牡丹皮 當歸 秦艽(四味各十兩)細辛(七兩)肉桂(去皮八兩)甘草(炙六兩半)蠶蛻布(燒存性七兩)大豆黃卷(炒煙去六兩半)枳殼(六兩麸炒)陳皮(六兩去白)乾薑(炮)羌活(各五兩)白芷(六兩)白茯苓(六兩)糯米(三升炒黑色火煙出)上件細末。蜜丸。每一兩作十丸。每服一丸。溫酒化下。醋湯亦得。食前。**丹鉛丹**。治一切虛寒冷病。鹿茸 靈砂 白龍骨 川椒 陽起石 牡蠣粉 肉桂 肉蓰蓉 石斛 川巴戟 木賊澤瀉 天雄(酒浸炮)沉香 菟絲子(酒浸)膃肭臍(各一兩)磁石(醋淬)麝香(各半兩)上為細末。煉蜜為丸。梧桐子大每服一百丸。溫酒或鹽湯下。

Die verheiratete Frau hat häufig als Ursache Wind und Kälte, aus denen sich die verschiedensten Krankheiten entwickeln - wieso?

Wind ist ein Yang-Übel, Kälte ist kaltes Qi. Wind folgt der Leere und tritt in sie ein und Kälte verursacht Erschöpfungszustände (*Lao Shang* 勞傷). Also: Die verheiratete Frau stützt und pflegt ihre Gesundheit, indem sie den Grundprinzipien (*Li* 理) gehorcht. So sind Blut und Qi harmonisch gemischt und Wind, Kälte, Sommerhitze und Nässe können dann keinen Schaden anrichten. Wenn eine Überanstrengung ihr Blut und Qi schädigt, dann resultiert daraus eine Leere-Schädigung (*Xu Sun* 虛損). Wind und Kälte nutzen diese Schwachstelle aus und greifen an.

Vielleicht sind sie zu Gast in den Leitbahnen und Nebengefäßen, dann gerinnen Qi und Blut und stocken (*Ning Se* 凝澀). Das Fleisch und die Haut können nicht mehr erwärmt und genährt werden. Oder sie treten in das Innere des Bauches ein. Dann läuft das Qi über (*Chong Qi* 沖氣) und hinterlässt eine Leere. Essen und Trinken können dann nicht mehr ordentlich verdaut werden. Bei einer Leere im Dickdarm folgen häufige Durchfälle (*Duo Li* 多利). Bei Kälte in den Zang-Organen der verheirateten Frau können keine Kinder geboren werden. Vielleicht ist ihre Periode abgeschnitten oder sie ist blockiert (*Bu Tong* 不通). Der Schaden, der daraus folgt, entwickelt sich zu einer Krankheit. Bei allen Schäden konnte sie nicht dem Qi von Wind und Kälte entkommen (*Bu Tao* 不逃).

Erkrankungen und Rezepturen:

1). *Bu Yin Wan* 補陰丸 heilt 100 Krankheiten der verheirateten Frau. Sei es, dass ihre Regel nicht harmonisch ist, oder das unaufhörlich Blut aus der Gebärmutter tropft, oder ihr unterer Rücken und die Beine sind sehr schwer, oder sie hat Schmerzen im Bauch und um den Bauchnabel herum. Hektisches Fieber (*Chao Re* 潮熱) kommt und geht, sie ist erschöpft und sehr beunruhigt (*Xu Fan* 虛煩). Sie hat spontane Schweiße, Völle im Inneren und Kurzatmigkeit. Sie erbricht zu jeder Zeit, ihre Gliedmaßen und der Rumpf sind müde und kalt, sie denkt nicht über Essen und Trinken nach. Täglich wird sie dünner und schwächer (*Shou Ruo* 瘦弱).

Diese Rezeptur folgt den Gegebenheiten des menschlichen Körpers. Sie macht einen zufriedenen Gesichtsausdruck (*Yue Yan Se* 悅顏色), harmonisiert *Ying* und *Wei* (營衛), leitet Wind und Kälte aus, verbessert den Appetit und wandelt Schleim und Speichel um.

- *Shu Di*
- *Sheng Di* (von jedem 7 Liang)
- *Bai Zhu* (5 Liang)
- *Cang Zhu* (5½ Liang, in Wasser von gewaschenem Reis einweichen und über Nacht stehen lassen)
- *Gao Ben* (entferne den Lehm)
- *Mu Dan Pi*
- *Dang Gui*
- *Qin Jiao* (von den letzten vier Arzneien jeweils 10 Liang)
- *Xi Xin* (7 Liang)
- *Rou Gui* (entferne die Haut, 8 Liang)
- *Gan Cao* (geröstet, 6½ Liang)

- *Can Tui Bu* (= Seidenwürmer, lebendig gebacken, 7 Liang)
- *Da Dou Huang Juan* (in der Pfanne geröstet, 6½ Liang)
- *Zhi Qiao* (6 Liang, die Kleie geröstet)
- *Chen Pi* (6 Liang, entferne das Weiße)
- *Gan Jiang* (in der Pfanne geröstet)
- *Qiang Huo* (von jedem 5 Liang)
- *Bai Zhi* (6 Liang)
- *Bai Fu Ling* (6 Liang)
- *Nuo Mi* (3 Sheng, geröstet bis es schwarz wird und Feuer austritt).

Am besten zermahle alles zu einem feinen Pulver und forme mit Honig gemischt Pillen daraus. Alles zusammen vermischt ergeben sich 10 Pillen. Jede Dosis besteht aus einer Pille. Löse sie in warmem Wein auf und trinke es, Essigwasser ist ebenso gut. Die Pille ist vor dem Essen einzunehmen![139]

2). *Dan Qian Dan* 丹鉛丹 heilt jede Leere-Kälte und alle Kältekrankheiten.

- *Lu Rong*
- *Ling Sha*
- *Bai Long Gu*
- *Chuan Jiao*
- *Yang Qi Shi*
- *Mu Li Fen*
- *Rou Gui*
- *Rou Cong Rong*
- *Shi Hu*
- *Chuan Ba Ji*
- *Mu Zei Ze Xie*
- *Tian Xiong* (in Wein einweichen und danach in der Pfanne rösten)
- *Chen Xiang*
- *Tu Si Zi* (in Wein einweichen)
- *Wa Na Qi* (von jedem 1 Liang)[140]
- *Ci Shi* (mit Essig abgeschreckt)
- *She Xiang* (von jedem ½ Liang).

---

[139] *Bu Yin Wan* 補陰丸 ist ein Rezept mit 20 Bestandteilen. Wenn man von der Menge der jeweiligen Arzneien auf die Größe der Pillen schließt, müssen diese recht groß gewesen sein! In der Song-Dynastie entsprach ein Liang ca. 37 Gramm.

[140] *Wa Na Qi* 膃肭臍 sind der Penis und die Hoden vom Callorhinus ursinus L. = der nördliche Seebär (Bärenrobbe). Ihre Heilwirkung: Wärmt die Niere, stärkt das Yang und vermehrt die Essenz. Bei kalten Geschlechtsteilen, Impotenz (*Yang Wei* 陽痿) und nächtlichen Samenfluß, ebenso bei einem sehr schwachen Rücken!

Zubereitung: Zerstoße alles zu einem feinen Pulver, vermische es mit Honig und forme Pillen von der Größe eines Wu Tong-Samens. Jede Dosis entspricht 100 Pillen. Schlucke sie mit warmen Wein oder mit Salzwasser hinunter.

Akupunkturpunkte:

- *Qi Men* (Le 14) behandelt Kälteschäden bei Frauen.
- *Zhong Guan* (Ren 12) heilt epidemische Kälteschäden.
- *Qu Ze* (P 3) heilt Kälteschäden mit feuchter Wärme, Fieber und einem trockenen Mund.
- *Ge Shu* (Bl 17) beherrscht Kälteschäden mit Schläfrigkeit und Schlappheit, die Patientin mag sich nicht bewegen, häufig herrscht eine allgemeine Nässe und eine Unfähigkeit zu essen vor.
- *Qu Chi* (Di 11) behandelt Kälteschäden und andere Krankheiten, auch eine trockene Haut.
- *Tong Li* (He 5) beherrscht Hitzeerkrankungen und Unzufriedenheit seit mehreren Tagen.
- *Tian Jing* (SJ 10) beherrscht Zittern mit Kälte und Nackenschmerzen.
- *Feng Men* (Bl 12) behandelt Kälteschäden, Nackensteifigkeit und verschwommenes Sehen.

Kommentar:

Hier werden Folgeschäden von Wind und Kälte für die verheiratete Frau beschrieben. Pathogene Kälte braucht in der Regel den Wind als Vehikel, um in den Körper einzudringen. Besonders die Kälte erschöpft Qi und Blut und führt zu einem Erschöpfungssyndrom. Auch eine überanstrengte und überforderte Frau kann in eine extreme Leere geraten und wird für Pathogene von außen empfänglich. Diese nutzen die Schwachstelle aus und dringen in ihren Körper ein! Aber auch hier gibt es ein Rezept, das ein erschöpftes Yin aufbaut und Qi und Blut nährt, und ein anderes Rezept ist prädestiniert dafür, alle Kälteerkrankungen zu behandeln. Im zweiten Rezept finden wir viele Arzneien, die vom Temperaturverhalten heiß sind.

Bei pathogener Kälte ist neben diesen Kräutern natürlich auch Moxa angesagt: Punkte wie Ren 4, Ren 6 und Ren 12 vertragen unzählige Moxakegel. Die Moxibustion des Punktes Ren 8 auf einem Salzbett vertreibt die Kälte aus der Gebärmutter und den Eingeweiden.

An dieser Stelle ist erwähnenswert, dass die Zutaten sehr oft mit Alkohol (*Jiu* 酒) aufbereitet werden. Dieser Alkohol ist nicht näher definiert und kann Wein, Schnaps oder Likör bedeuten. Nur bittere Medizin ist eine wirksame Medizin - damit die Frauen die vielen Pillen auch schlucken konnten, brauchte es etwas Süßes, selbst wenn es süßer Wein war. Für unser heutiges Empfinden und bei den vielen Alkoholkranken ist die Verabreichung von Wein in den Rezepten natürlich fragwürdig und besonders in der Schwangerschaft nicht zu empfehlen!

In diesem Kapitel wird wieder auf ein rechtes Verhalten, d.h. den Normen entsprechend, hingewiesen. Der neokonfuzianische Ausdruck *Li* 理 beschreibt die Grundprinzipien des gesellschaftlichen Lebens, die wie Naturgesetze erscheinen.[141] Alle Angelegenheiten in dieser Welt können sich nicht außerhalb einer grundsätzlichen Ordnung (*Li* 理) befinden. Ihnen zu folgen ist das wichtigste Anliegen der konfuzianischen Moral und Ethik. Wenn die verheiratete Frau ihr Leben nach diesen Grundprinzipien ausrichtet, verspricht es ihr Gesundheit, andernfalls ist eine Krankheit zu erwarten.

Und wieder hat die verheiratete Frau den schwarzen Peter gezogen: Folgt sie den *Li* 理 mit all ihren repressiven Konsequenzen für die Frau und passt sich dem patriarchalischen Herrschaftssystem an, wird sie unterdrückt und krank. Widersetzt sie sich ihnen jedoch, wird sie ebenfalls krank und ist selbst daran schuld.

Die heutige Psychologie bezeichnet dies als eine „Double Bind"-Situation. Egal was sie tut - sie kann nicht gewinnen! Die verheiratete Frau in der Song-Dynastie hatte ihre Position in der Familie als (einen Sohn) Gebärende einzunehmen und durfte sich nicht regelwidrig verhalten. Nur so konnte sie gesund bleiben und schwanger werden.[142]

---

[141] Vgl. **Ho Peng Yoke**: Li, Qi and Shu – An Introduction to Science and Civilisation in China, Hongkong 1985.

[142] Auch der chinesischen Medizin liegt ein Ordnungsprinzip zu Grunde, das mit den *Li* 理 als kosmisches Weltprinzip beschrieben ist. Die neokonfuzianische Strömung stellt eine Verbindung zwischen Mikro- und Makrokosmos über eine Zahlensymbolik her, deren Grundlage das *Yi Jing* 易經 ist (Ebenda). Siehe ausführlich auch bei **Udo Lorenzen**: Die Heilkunst des *Zhang Jiebin* - Das Herz als Mittelpunkt therapeutischen Handelns, a.a.O., S. 402 ff.

Frage 17

第十七問 婦人多頭眩而冒者何也？

答曰。眩者。暈也。謂轉運之運。世之為頭運者是也。冒者冒蒙之冒。世為昏冒者是也。明理論曰。眊非毛而見其毛。眩非玄而見其玄。眊謂眼花也。眩謂眼黑也。針經云。上虛則眩。下虛則厥。眩雖為虛。蓋風家亦有之者。風主運動故也。婦人頭運。挾痰多嘔吐者。狀若醉頭風也。**芎羌散**。治婦人患頭風者十居其半。每發必掉眩如在車上。蓋因血虛。肝有風邪襲之耳。素問云。徇蒙拈尤。目瞑耳聾。下實上虛。過在足少陽厥陰。甚則入肝。蓋謂此也。方比他藥。捷而效速。川芎（一兩）當歸（三錢）羌活 旋覆花 細辛 蔓荊子 石膏（生）藁本 荊芥穗 半夏防風熟地 甘草（炙各半兩）上為粗末。每服二錢。水一大盞姜五片。煎至七分。去滓溫服。不拘時候。氣虛者。此藥送養正丹五七十粒。**玉真丸**。治腎氣不足。氣逆上行。頭痛不可忍。謂之腎厥。其脈舉之弦。按之石堅。（一本作不堅）硫黃（二兩）石膏（硬者不煅研）半夏（湯洗七次各一兩）硝石（一分研）上為細末。研和生薑汁糊為丸。如桐子大。陰乾。每服三十丸。生薑湯米飲湯下。更灸關元穴百壯。良方中硫黃丸亦佳。**醉頭風餅兒**。殭蠶（去絲嘴）天南星上件各等分細末。生薑自然汁和作餅。如折二錢大。厚五分。陰乾。每服一餅。同平胃散四味者三錢重。水三大盞。姜五片。棗二個。先煎平胃散一沸。次下餅子。搥碎入。同煎一二沸。通口服。**桃紅散**。治男子婦人氣虛。攻注頭目昏眩。偏正頭疼。夾腦風。兩太陽穴疼。眉稜骨痛。及治風痰噁心。頭運欲倒。小兒傷風鼻塞。痰涎咳嗽。並宜服之。川烏（一兩）草烏（八錢）天南星（半兩以上三味水洗三次）麝香 腦子（各一錢）硃砂（半兩別研細）上為細末。每服半錢。薄荷茶調下。溫酒亦。

Die verheiratete Frau hat häufig Drehschwindel und Benommenheit - wieso?

Die Antwort lautet: Schwindel (*Xuan* 眩) ist, wenn einem schwindelig wird. Man nennt dies auch „Bewegungen, die, wenn man sich dreht, weitergehen“ (*Zhuan Yun Zhi Yun* 轉運之運).

Im Laufe der Zeit bildete sich daraus der Begriff „Drehschwindel“ = „Im Kopf dreht es sich“ (*Tou Yun* 頭運). Ein anderer Begriff ist *Mao* 冒 = „eine plötzliche Benommenheit, die in den Kopf steigt“. Später entstand daraus der Begriff *Hun Mao* 昏冒 = „aufsteigende Ohnmacht“.

Im *Ming Li Lun* 明理論[143] heißt es: „*Mao* 眊 = „trübe Sicht“ ist nicht gleich *Mao* 毛 = „Haare“, und doch sieht man wie durch Haare. *Xuan* 眩 = „Schwindel“ ist nicht gleich *Xuan* 玄 = „Dunkelheit“, und doch sieht man nur Dunkelheit. *Mao* 眊 sagt man, wenn das Sehen verschwommen ist, *Xuan* 眩 sagt man, wenn einem schwarz vor Augen ist.“

Im Nadelklassiker heißt es: „Wenn oben eine Leere ist, folgt Schwindel (*Xuan* 眩), wenn unten eine Leere ist, folgt Ohnmacht (*Jue* 厥).“

Beim Schwindel, selbst wenn er aus einer Leere entsteht, gibt es auch solche, die mit dem Wind verwandt sind. Wind beherrscht die drehenden Bewegungen. Eine verheiratete Frau mit Drehschwindel führt oft Schleim mit sich und erbricht häufig. Es tritt ein Kopf-Wind (*Tou Feng* 頭風)[144] auf und ein Zustand, als ob sie vergiftet wäre (*Zui* 醉).

Erkrankungen und Rezepturen:

1). *Xiong Qiang San* 芎羌散 heilt bei verheirateten Frauen, die unter Kopf-Wind leiden, fünf von zehn Fällen. Bei jedem Anfall muss sie umfallen und der Schwindel ist, als ob sie sich oben auf einem Streitwagen befindet. Weil die Ursache eine Blutschwäche (*Xue Xu* 血虛) ist, wird die Leber von einem Wind-Übel überraschend angegriffen. Im *Su Wen* heißt es: „Pickt man sich den Begriff *Meng* 蒙 heraus und betrachtet ihn besonders, dann sind die Augen geschlossen und die Ohren taub. Unten ist eine Fülle und oben ist eine Leere.“

Der pathogene Faktor Wind befindet sich in den Leitbahnen Fuß Shao Yang (Gallenblase) und Fuß Jue Yin (Leber). Ist der Wind extrem, tritt er in die Leber ein, so heißt es. Dieses Rezept besteht aus Arzneien, die sehr schnell wirksam sind.

---

[143] Eine Abkürzung für das *Shang Han Ming Li Lun* 傷寒明理論 von *Cheng Wu Ji* 成無己 aus der *Jin* 金-Dynastie (1115-1234). Der Autor war zu seiner Zeit ein Experte in der Interpretation und Anwendung des *Shang Han Lun*. Er entwickelte eigene Ideen über Innen-Außen und Fülle-Leere und erweiterte damit die Inhalte des „Kälte-Klassikers“.

[144] *Tou Feng* = „Kopf-Wind“ ist ein Schwindel, der durch einen Windangriff verursacht wird.

- *Chuan Xiong* (1 Liang)
- *Dang Gui* (3 Qian)
- *Qiang Huo*
- *Xuan Fu Hua*
- *Xi Xin*
- *Wan Jing Zi*
- *Shi Gao* (ungekocht)
- *Gao Ben*
- *Jing Jie Sui*
- *Ban Xia*
- *Fang Feng*
- *Shu Di*
- *Gan Cao* (geröstet, von jedem ½ Liang)

Zubereitung: Zermahle alles zu einem groben Pulver, jede Dosis beträgt 2 Qian. Fülle Wasser in eine große Tasse mit 5 Stücke Ingwer und koche es bis auf 70% herunter. Entferne die Reste und nimm die Medizin warm. Der Zeitpunkt der Einnahme ist nicht wichtig. Bei einer Qi-Leere werden diese Arzneien begleitet und unterstützt durch *Zheng Dan* 正丹. Nimm davon 50-70 Pillen.

2). *Yu Zhen Wan* 玉真丸 heilt, wenn das Nieren-Qi nicht genug ist. Das Qi bewegt sich gegenläufig nach oben (*Qi Ni Shang Xing* 氣逆上行) und verursacht unerträgliche Kopfschmerzen. Man nennt dies eine Nieren-Erschöpfung (*Shen Jue* 腎厥). Der Puls ist beim Anheben der Finger saitenförmig (*Xian* 弦), drückt man tiefer, ist er steinhart (*Shi Jian* 石堅). Nur an den Fußtaststellen fühlt sich der Puls nicht hart an.

- *Liu Huang* (2 Liang)
- *Shi Gao* (es ist nicht leicht, es ohne Hitze zu zerstoßen)
- *Ban Xia* (wasche es 7x in heißem Wasser, von jedem 1 Liang)
- *Xiao Shi* (1 Fen, zerstoßen)

Zubereitung: Zermahle alles zu einem feinen Pulver. Bein Zerstoßen mische frischen Ingwersaft darunter, bis eine Paste entsteht. Forme daraus Pillen so groß wie ein Wu Tong-Samen. Wenn das Yin ausgetrocknet ist (*Yin Gan* 陰乾), besteht jede Dosis aus 30 Pillen. Koche frischen Ingwer mit Reis und trinke es als Suppe. Zusätzlich setze auf den Punkt *Guan Yuan* 關元 (Ren 4) 100 Moxakegel.[145] Es ist eine gute Strategie, Sulfur (*Liu Huang* 硫黃) zu den Pillen zu geben.

---

[145] Dies ist eine der wenigen Stellen im Text, an der ein Akupunkturpunkt erwähnt wird. *Guan Yuan* (Ren 4) wird hier nicht genadelt, sondern intensiv mit Moxa behandelt.

3). *Zui Tou Feng Bing Er* 醉頭風餅兒 = „Kekse bei Kopfschmerzen wie vergiftet“:

- *Jiang Can* (entferne den Seidenmund)[146]
- *Tian Nan Xing* (Rhizoma arisaematis)

Zubereitung: Nimm von jedem die gleiche Menge und mache daraus ein feines Pulver. Füge dann frischen natürlichen Ingwersaft hinzu und mache daraus runde Kekse (*Bing* 餅), die einen Durchmesser von 2 Qian und eine Dicke von 5 Fen haben. Bei Trockenheit des Yin[147] nimm für jede Dosis einen Keks. Ebenso, um den Magen zu beruhigen, zerbrich 4 Kekse in Stücke, jedes so schwer wie 3 Qian. Nimm dazu 3 kleine Tassen Wasser mit 5 Stück Ingwer und 2 Datteln und koche es. Nimm zunächst die Suppe, um den Magen zu beruhigen, danach bringe den Keks hinunter. Zerdrücke ihn vor dem Verzehr mit dem Daumen in kleine Stücke. Nimm ruhig ein- bis zweimal von der Suppe, damit geht der Keks leichter durch den Mund in den Magen.

4). *Tao Hong San* 桃紅散 heilt eine Qi-Leere bei Männern und Frauen. Seine Wirkung konzentriert sich auf den Schwindel im Kopf und in den Augen. Ebenso heilt die Rezeptur einen Halbseitenkopfschmerz (*Pian Zheng Tou Teng* 偏正頭疼), einen drückenden Gehirn-Wind (*Jia Nao Feng* 夾腦風), Schmerzen an den beiden Tai Yang-Punkten[148] und an den Knochen seitlich der Augenbrauen.

Auch heilt das Rezept einen üblen Brechreiz (*E Xin* 惡心) durch Wind-Schleim (*Feng Tan* 風痰). Im Kopf dreht es sich und man möchte am liebsten umfallen (*Yu Dao* 欲倒). Bei Kindern, wenn schädigender Wind die Nase verstopft (*Bi Se* 鼻塞) und sie Schleim und Auswurf aushusten, verwende eine angepasste Dosierung.

- *Chuan Wu* (1 Liang)
- *Cao Wu* (8 Qian)
- *Tian Nan Xing* (nimm ½ Liang und wasche diese Arzneien 3x im Wasser).
- *She Xiang*
- *Nao Zi* (von jedem 1 Qian)
- *Zhu Sha* (½ Liang, zerstoße es getrennt zu einem feinen Pulver).

---

146 *Jiang Can* 殭蠶 ist die chinesische Seidenraupe.

147 *Yin Gan* 陰乾 kann sowohl eine Trockenheit der Geschlechtsteile (der Vagina) bedeuten als auch ein ausgetrocknetes Yin im Sinne einer Yin-Schwäche.

148 Die beiden Tai Yang-Punkte liegen links und rechts in einer Vertiefung der Schläfe. *Tai Yang* 太陽 ist ein wichtiger Extra-Punkt, der die regulären Leitbahnpunkte ergänzt.

Zubereitung: Am besten ist, alles zu einem feinen Pulver zu zermahlen. Jede Dosis beträgt ½ Qian. Man kann es mit Pfefferminztee mischen, man kann dazu auch warmen Wein nehmen.

Akupunkturpunkte:

- *Wan Gu* (Gbl 12) heilt Schwindel durch Wind und Nackenschmerzen.
- *Bai Hui* (Du 20) heilt Kopf-Wind und Benommenheit.
- *Shen Shu* (Bl 23) heilt Schmerzen durch Kopf-Wind.
- *Tian You* (SJ 16) heilt Kopf-Wind mit Gesichtsschwellungen und einen steifen Nacken.
- *Tong Li* (He 5) heilt Kopf-Wind, Benommenheit und Augenschmerzen.
- 6) *Yang Gu* (Dü 5) heilt Schwindel und Benommenheit.
- *Xin Hui* (Du 22) heilt Kopf-Wind und Schläfrigkeit.
- *Xia Lian* (Di 8) heilt Kopf-Wind mit laufender Nase.
- *Fu Yang* (Bl 59) beherrscht Kopf-Wind mit Schweregefühl und Schmerzen.
- *He Gu* (Di 4) heilt Hitze im Kopf nach einem Windangriff.

Kommentar:

Das 17. Kapitel beschreibt verschiedene Formen von Schwindel und einige Rezepturen dagegen. Es tauchen im Text sogar zwei Akupunkturpunkte auf. Die Hauptursache von Schwindel ist eine Leere des Leber-Blutes und/oder des Nieren-Qi. Dies macht es dem Wind leicht, einzudringen und mit dem unkontrollierten Yang nach oben zu steigen.

Schwindel entspricht hier den Bewegungen des Windes in der Natur. Er kann plötzlich, anfallsartig und in Böen auftreten und ganze Bäume umzuwerfen. Wir erleben die Drehkraft des Windes, wenn er im Herbst die Blätter im Kreis umherwirbelt.

Im Menschen ist häufig Schleim mit dabei, oft kommen noch Übelkeit und Erbrechen hinzu. Das vierte Rezept wendet sich auch an Männer, auch hier schlägt *Qi Zhongfu* eine Brücke zur Männerheilkunde (*Nan Ke*男科). Dennoch ist der Drehschwindel eher eine weibliche Erkrankung, da die Frau vom Blut beherrscht wird und Schwindel häufig die Folge eines Blutmangels ist. Bei Männern kommt der Schwindel vor allem von einer Nierenschwäche.

Eine leichtere Form des Schwindels ist der sogenannte „Lagerungsschwindel“. Dieser kommt im Erwachsenenalter, vor allem bei älteren Menschen, vor. Er ist sehr häufig und hat seinen Ursprung im Gleichgewichtsorgan des Innenohres. Bis zum 70. Lebensjahr leidet jeder Dritte irgendwann unter dieser harmlosen, aber zunächst bedrohlich erscheinenden, Schwindelform. Alterungsprozesse des so genannten Labyrinths (= Einheit aus Gleichgewichts- und Hörorgan) scheinen bei der Entstehung eine Rolle zu spielen. Hierbei bilden sich in der Flüssigkeit in den Bogengängen des Vestibularogans Steinchen, die mit ihrem Gewicht die Sensorzellen im Innenohr reizen und damit durcheinander bringen. Diese senden dem Gehirn gemessen an der Körperhaltung falsche Informationen. Sie stimmen dann nicht mehr mit den Informationen aus Lageempfinden und Sehen überein, wodurch dann ein Drehschwindel entsteht.

Dieser dauert jeweils nur Sekunden an und tritt oft nach schnellen Bewegungen des Kopfes auf, zum Beispiel beim nächtlichen Umdrehen im Bett oder beim Aufrichten vom Nachtschlaf. In Ruhe sind die Patienten beschwerdefrei. Mögliche Ursachen können leichte Schädel-Hirn-Traumen oder längere Bettlägerigkeit sein. Oft begleiten Übelkeit, Erbrechen, Schweißausbrüche und Angstgefühl die Schwindelattacken. Betroffen sind am häufigsten Frauen zwischen 60 und 80 Jahren.[149]

Wir erkennen hier die Parallelen in der chinesische Darstellung der Nierenschwäche bei Männern und des Blutmangels bei Frauen.

頭運

Tou Yun – Drehschwindel

---

[149] https://www.neurologen-und-psychiater-im-netz.org/neurologie/erkrankungen/schwindel/-gutartiger-lagerungsschwindel

Frage 18

第十八問 身体疼痛流注不定?

答曰。身體疼者。其證不一。太陽證表未解。法當身體疼痛。太陽中濕。一身盡痛。若脈沉身體自利。痛者陰也。身重背強。腹中絞痛。咽喉不利。身如被杖者。陰毒證也。若風邪乘虛在於皮膚之間。淫淫躍躍。若刺一身盡痛。傷侵血氣。動作如蠱毒之狀者。巢氏謂之風蠱也。**虎骨散**。治婦人血風攻注。身體疼痛。虎脛骨（一兩半）桂心 芎藭 海桐皮 當歸 牛膝 天麻 附子刺骨碎補（各一兩）羌活（半兩）上為細末。每服一錢。空心溫酒調下。**透經湯**。治身體疼痛。五積散（半兩）生附子（二錢）上件用水二盞。姜七片。棗二枚。煎至八分。去滓。入麝少許。再煎三四沸。通口服。不拘時候。**麝香丸**。治白虎歷節。諸風疼痛。遊走無定。狀如蟲齧。晝靜夜劇。及一切手足不測疼痛。川烏（大八角者三個生）全蠍（二十一個生）黑豆（二十一粒生） 地龍（半兩生）上為細末。入麝半字。同研。和糯米糊為丸。如綠豆大。每服七丸。甚者十丸。夜令膈空。溫酒下。微出冷汗一身便瘥。予得此方。凡是歷節及不測疼痛。一二服便瘥。在歙川日。有一貴家婦人。遍身走注疼痛。至暮則發。如蟲齧其肌。多作鬼邪治之。予曰。此正歷節病也。三服愈。（凡云一字者。二分半也。）

Im ganzen Körper sind Schmerzen: Mal wandern sie, mal konzentrieren sie sich an einer Stelle, mal sind sie undefinierbar - wieso?

Die Antwort lautet: Schmerzen im Körper zeigen sich auf verschiedene Weise. Auch wenn Tai Yang-Syndrome nicht von der Außenseite zu trennen sind, dienen sie trotzdem als Modell für Schmerzen im Körper. Wenn Nässe im Tai Yang ist, ist der ganze Körper überaus schmerzhaft. Wenn der Puls tief ist (*Chen* 沉), reguliert sich der Körper von selbst. Befinden sich die Schmerzen in der Genitalregion, ist der Körper schwer und der Rücken verspannt und im Bauch gibt es kolikartige Schmerzen (*Jiao Tong* 絞痛). Wenn ihr Hals und die Kehle blockiert sind (*Bu Li* 不利) und der Körper wie zerschlagen ist (*Bei Zhang* 被杖), ist dies ein Krankheitsmuster, dass von einem Yin-Gift (*Yin Du* 陰毒) stammt.

Wenn ein Wind-Übel die Schwäche ausnutzt (*Cheng Xu* 乘虛) und eindringt, dann verweilt es in den Zwischenräumen der Haut. Dort springt es ausgelassen hin und her. Wie von Dornen gestochen hat der ganze Körper unerträgliche Schmerzen. Der Schaden ist hier in das Blut und in das Qi eingedrungen. Die Bewegungen sind ähnlich wie bei dem Zustand eines Wurmgiftes (*Gu Du* 蠱毒).[150] Meister *Chao* nennt dies auch „Wind-Würmer" (*Feng Gu* 風蠱).[151]

Erkrankungen und Rezepturen:

1) *Hu Gu San* 虎骨散 heilt, wenn bei der verheirateten Frau der Wind das Blut angreift und sich dort ansammelt. Der ganze Körper schmerzt dann.

- *Hu Jing Gu* (1½ Liang)[152]
- *Gui Xin*
- *Qiong Xiong*
- *Hai Tong Pi*
- *Dang Gui*
- *Niu Xi*
- *Tian Ma*
- *Fu Zi*
- *Ci Gu Sui Bu* (von jedem 1 Liang)
- *Qiang Huo* (½ Liang)

Zubereitung: Zerreibe alles zu einem feinen Pulver, jede Dosis beträgt ein Qian. Nimm es auf leeren Magen mit warmen Wein vermischt.

[150] Das Wurmgift (*Gu Du* 蠱毒) ist eine antike Anwendung der schwarzen Magie. Es bezeichnet alle Arten von Vergiftungen und plötzlich auftretende schwere Erkrankungen mit Würmern im Bauch. Das Wurmgift wurde nach traditioneller Vorstellung dazu verwendet, Feinde aus dem Weg zu schaffen. Dazu warf man die 5 giftigsten Würmer und Insekten in einen Topf und wartete, bis diese sich gegenseitig aufgefressen hatten; Das überlebende Tier verkörperte die Macht und das konzentrierte Gift aller anderen. Siehe auch: **N.H. Van Straten**: Concepts of Health, Disease and Vitality in Traditional Chinese Society, Wiesbaden 1983, S. 145 ff. Die Geschichte der chinesischen Medizin beschreibt viele Krankheiten wie Wahnsinn, Besessenheit und Geschlechtskrankheiten als Wurm-Gift-Erkrankungen.

[151] Im *Zhu Bing Yuan Hou Lun* heißt es: „Die Ursache von Wind-Würmern ist eine Leere im Körper, und der Wind verweilt in den Zwischenräumen der Haut. In diesem Zustand springt der Wind ausgelassen hin und her als ob Insekten stechen würden. Die Schmerzen sind im ganzen Körper und unerträglich. Der Schaden ist im Blut und im Qi eingedrungen und die Bewegungen sind wie das Erscheinungsbild des Wurm-Giftes. Dies nennt man Wind-Würmer (*Feng Gu* 風蠱)." *Qi Zhongfu* zitiert hier beinahe wörtlich!

[152] *Hu Jing Gu* 虎脛骨 sind die Schienbeinknochen eines Tigers.

2). *Tou Jing Tang* 透經湯 heilt Schmerzen im Körper.

- *Wu Ji San* (½ Liang)
- *Sheng Fu Zi* (2 Qian)

Zubereitung: Nimm 2 Tassen Wasser mit 7 Stück Ingwer und 2 Datteln. Koche alles auf 80% herunter, entferne die Reste und füge vielleicht ein bisschen Moschus (*She* 麝) hinzu. Danach koche es noch 3-4 Minuten weiter. Die Medizin wird oral eingenommen, die Zeit ist unwichtig.

3). *She Xiang Wan* 麝香丸 heilt die Krankheit *Bai Hu Li Jie* 白虎歷節 = „Der weiße Tiger wandert durch die Gelenke"; Das bezeichnet alle Wind-Kälte-Krankheiten mit wandernden, nicht fixierten Schmerzen. Es fühlt sich an, als ob Würmer an einem nagen. Am Tag sind sie ruhig, nachts sind sie heftig und die Schmerzen in allen Gliedern sind unermesslich.

- *Chuan Wu* (= große Anissterne, 3 Stück roh)
- *Quan Xie* (21 Stück roh)
- *Hei Dou* (21 Stück roh)
- *Di Long* (½ Liang, roh)

Zubereitung: Zermahle alles zu einem feinen Pulver. Füge etwas Moschus hinzu und zerstoße es auf die gleiche Weise. Mische es mit poliertem Reis und drehe daraus Pillen so groß wie eine Mungbohne (*Lu Dou* 綠豆). Jede Dosis beträgt 7 Pillen, höchstens aber 10 Pillen. Nimm sie abends auf leeren Magen mit warmen Wein. Wenn etwas kalter Schweiß am ganzen Körper heraustritt, tritt eine Besserung ein. Man muss diese Rezeptur jedem geben, der unermessliche Schmerzen in den Gelenken hat. Ein bis zwei Dosen wirken hier Wunder! Es beruht auf ein Rezept mit Moschus (*She* 歙)[153] aus der Provinz Sichuan.

Einst gab es eine verheiratete Frau in der Provinz Guizhou. Sie hatte über den ganzen Körper Schmerzen, die mal wanderten und mal verweilten. Am Abend verteilte sich der Schmerz auf eine besondere Art, es war, als ob Würmer am Fleisch nagen würden. Viele sagten, es ist ein Dämonenübel (*Gui Xie* 鬼邪) und behandelten es dementsprechend. Ich aber sagte: Richtigerweise ist es eine Erkrankung der Gelenke. Drei Gaben von *She Xiang Wan* heilten sie.

---

[153] An dieser Stelle habe ich gerätselt, wie der Moschus in die Rezeptur kommt. Denn es geht in diesem Rezept auch darum, böse Geister und Würmer zu vertreiben. *Li Shizhen* hat darüber Einiges im *Ben Cao Gang Mu* zusammengetragen. Es handelt sich hier tatsächlich um den Moschusduft (*She Xiang* 麝香), der alles und jeden in die Flucht schlägt.

Akupunkturpunkte:

Es werden hier Punkte aufgezeigt, die Schmerzen durch Wind behandeln und Punkte, die das Wurmgift (*Gu Du* 蠱毒) austreiben.

- *Tian Jing* (SJ 10) heilt Wind-Blockaden (*Feng Bi* 風痺) mit Arm- und Ellbogenschmerzen, man ist unfähig, etwas zu greifen.
- *Chi Ze* (Lu 5) heilt Wind-Blockaden mit Schmerzen im Arm und in der Schulter, man ist unfähig, die Arme zu heben.
- *Xi Guan* (Le 7) heilt Wind-Blockaden mit Schmerzen am inneren Knie, die bis in die Patella ausstrahlen. Man kann die Knie weder beugen noch strecken.
- *Fu Yang* (Bl 59) heilt Wind-Blockaden, die die Beine erschlaffen und taub werden lassen; alle Glieder können nicht angehoben werden.
- *Huan Tiao* (Gbl 30) heilt Kälte- Wind- und Nässe-Blockaden. Sie treten oft zusammen auf, aber eines davon überwiegt. Der Punkt heilt Schmerzen in den Hüften und im unteren Rücken mit Taubheitsgefühl; man kann die Beine weder beugen noch strecken und kann sich nicht im Bett umdrehen.
- *Ju Que* (Ren 14) heilt Wurmgifte. Brenne 100 Moxakegel auf dem Punkt ab. Oder brenne drei Moxakegel auf der Spitze des kleinen Zehs ab. Die Gifte kommen dann aus den Moxanarben heraus.
- *Zu San Li* (Ma 36) heilt alle Krankheiten, auch Wurmgifte, Auszehrung, Tumore und alle Schmerzen in den Beinen.

Schließlich gibt es noch Akupunkturpunkte, die mit ihrem Namen auf Windstörungen hinweisen:

- *Bing Feng* (Dü 12) = „den Wind ergreifen“; Dieser Punkt zerstreut Wind und Kälte besonders im Schulter-Armbereich. Sehr gut ist an dieser Stelle auch die Schabe-Therapie (*Gua Sha* 刮痧).
- *Feng Men* (Bl 12) = „Tor des Windes“; Die Indikationsbreite dieses Punktes geht vom banalen Schnupfen bis zur Lungenentzündung und TBC. Ein anderer Name ist *Re Fu* 熱府 = „Fieberpalast“ und deutet auf die fiebersenkende Wirkung dieses Punktes hin.

Der Punkt behandelt auch Nacken- und Rückenschmerzen durch Wind-Blockaden.

- *Yi Feng* (SJ 17) = „Schutzschirm des Windes"*;* Dieser Punkt wird genadelt, um pathogenen Wind besonders im Bereich des Gesichts und der Sinnesorgane zu vertreiben. Der Punkt klärt die Sinnesöffnungen, harmonisiert das Gehör (z.B. Hörsturz als Windangriff) und zerstreut Wind-Kälte.

- *Feng Chi* (Gbl 20) = „Windteich"; Gbl 20 ist sicherlich der am häufigsten benutzte Punkt, um Wind zu vertreiben. Er wird oft auch symptomatisch bei grippalen Infekten und Schnupfen verwendet, ebenso bei Nackenschmerzen durch Wind-Blockaden.

- *Feng Shi* (Gbl 31) = „Wind-Markt"; Der Wind versammelt sich an diesem Punkt wie Menschen auf einem Marktplatz. Gbl 31 vertreibt pathogenen Wind besonders aus den unteren Extremitäten, er entspannt Muskeln und Sehnen und leitet Nässe ab. *Feng Shi* (Gbl 31) ist ein wichtiger Punkt bei Wind-Nässe-Kälte-Bi im Knie- und im Oberschenkelbereich.

- *Feng Fu* (Du 16) = „Palast der Winde" Hier hat der Mensch sein zentrales Büro, um den Wind zu verwalten. Dieser Punkt behandelt sowohl äußeren als auch inneren Wind, ganz besonders aber den Wind, der in das Gehirn eindringt. Die chinesische Medizin spricht dann von einem „Windschlag" (*Zhong Feng* 中風). Wir sagen dazu auch „Schlaganfall" (Apoplexie).

Kommentar:

Die 18. Frage im *Nuke Baiwen* erläutert eine Reihe möglicher Schmerzen der verheirateten Frau. Wieder ist ein Wind-Übel mit dafür verantwortlich. Dafür sprechen die wandernden Schmerzen und das Gefühl, als ob Würmer oder Insekten an ihr nagen würden. Stechende Schmerzen beschreiben eine Blutstagnation, denn wenn der Wind ins Blut gerät, stockt es und erzeugt Schmerzen wie von Dornen gestochen. Diese Schmerzen wurden in der klassischen Literatur oft als Dämonenübel, Wurmgifte oder Windwürmer interpretiert. *Qi Zhongfu* bemüht sich hier um eine pragmatischere Erklärung, indem er sagt, dies sei eigentlich nur eine Erkrankung der Gelenke. Aber die Gelehrten in der Song-Dynastie hatten eben doch noch ihre Flüche, magischen Rituale und Bannsprüche im kaiserlichen Medizinbüro zu unterrichten, zu dem sie verpflichtet waren.

So hatte die Schamanenmedizin neben der Gelehrtenmedizin auch an den Medizinakademien der Song-Dynastie immer noch einen Einfluss.

Von Beginn der Aufzeichnungen an gab es in der chinesischen Kultur eine klare Vorstellung vom Jenseits, also von einer Welt der Toten. So war es unmöglich, diesen Bereich zu ignorieren, denn Gesundheit und Krankheit waren seit der Shang-Dynastie (17. - 11. vor Chr.) eng mit den Aktivitäten der Seelen der Verstorbenen verbunden. Sie zu ehren und ihnen Opfer zu bringen war ein wesentlicher Bestandteil des chinesischen Ahnenkultes (*Zong Fa* 宗法), der in dieser Zeit entstand und sich bis heute als Ausdruck einer konfuzianischen Religion gehalten hat.

Es herrschte eine Lebensgemeinschaft zwischen den Lebenden und den Toten, und die grundlegende Idee war die Versöhnung beider Bereiche. Ein korrekter Umgang mit den Toten verschonte den Einzelnen vor Unannehmlichkeiten und Krankheiten und sicherte der Gesellschaft eine Ordnung, in der Schamanen, Zauberer und Priesterärzte (*Wu Yi* 巫醫) das Sagen hatten.

Die Bedeutung der Schamanen (*Wu* 巫) unter der einfachen Bevölkerung war nicht immer nur positiv. Die Schamanen übten einen großen Einfluss auf die Dorfgemeinde aus und bekamen so eine Macht, die nicht selten missbraucht wurde. Die Schamanen brachten es durch ihre Praktiken so weit, dass sie gefürchtet, manchmal verabscheut und schließlich sogar verfolgt wurden. So gab es Ächtung und Hexenjagden, Zeiten der Unterdrückung wechselten mit solchen der Blüte ab, und in keinem Jahrhundert der chinesischen Geschichte hat es an Hexenverfolgungen gefehlt.[154]

Die königlichen Herrscher hingegen suchten über die Zauberformeln und Elixiere der Schamanen nach der Pille der Unsterblichkeit und hoben die Zauberkunst (*Wu Shu* 巫術) sogar in die akademischen Ränge. So war es der Gelehrtenmedizin im alten China unmöglich, die Medizin der Hexen und Zauberer vollständig zu verbannen.

巫醫

Wu Yi – Schamanenmedizin

[154] Die Parallelen zu unseren Hexenverfolgungen im Mittelalter sind offensichtlich. Vergleiche ausführlich dazu: **Udo Lorenzen**: Die Heilkunst des *Zhang Jiebin* – Das Herz als Mittelpunkt therapeutischen Handelns, a.a.O., S. 34 ff.

Frage 19

第十九問 朝食暮吐?
答曰。嘔吐之病。皆繇三焦不調。脾胃不和。清濁相干之所致也。大抵嘔吐本二證。嘔者。嘔而有聲。俗所謂啘是也。吐者。吐而有物。胃中虛冷則吐。若心下牢大如杯。或時寒熱。朝食暮吐。脈如弦緊。則為虛寒相搏。胃氣日虧。所以不能停留水穀。名曰胃反。**紫金丹**。治嘔吐。心腹疼。丁香 木香 蓽澄茄 胡椒 五靈脂（西者）肉豆蔻（煨）乾薑（炮）半夏末（半兩）附子（炮）硫黃水 銀砂子（二件如靈砂法炒青金頭角一兩）上為細末。半夏末薑汁打糊丸。如桐子大。每服七十丸。空心米飲下。**薑合丸**。療中脘停寒。胸膈結痞。嘔吐噁心。不思飲食。木香 肉桂 附子 硇砂（紙上飛各一兩）陳皮 丁香 沉香 蓽澄茄 青皮（去白各一兩）茴香（一分炒）上為細末。次入硇砂研。酒煮麵糊為丸。每一兩作二十丸。每服一丸。以生薑一塊。剜如盒子。安藥在內。濕紙裹煨。令香。去紙放溫。細嚼鹽湯送下。

Morgens isst sie und abends erbricht sie - wieso?

Die Antwort lautet: Krankheiten mit Erbrechen (*Ou Tu* 嘔吐) haben alle als Ursache einen San Jiao, der nicht ausgeglichen ist. Milz und Magen sind nicht harmonisch, weil Klares und Trübes (*Qing Zhuo* 清濁) miteinander kämpfen. Allgemein gesprochen sind *Ou* 嘔 und *Tu* 吐 vom Ursprung her zwei Krankheitsbilder. *Ou* 嘔 bedeutet Erbrechen mit Geräuschen, so sagt man für gewöhnlich. *Tu* 吐 bedeutet Erbrechen von Substanzen. Bei Leere-Kälte im Magen folgt *Tu* 吐. Wenn unter dem Herzen eine Verhärtung (*Lao* 牢) von der Größe einer Tasse ist, vielleicht auch mit Schüttelfrost und Fieber, dann isst sie morgens und erbricht abends.

Der Puls ist saitenförmig und gespannt (*Xian Jin* 弦緊). Daraus folgt, dass Leere und Kälte miteinander im Magen kämpfen. Das Magen-Qi hat am Tage einen Mangel (*Kui* 虧), deshalb kann sie Wasser und Getreide nicht bei sich behalten. Man sagt dazu auch, es herrscht eine Rebellion im Magen (*Wei Fan* 胃反).

Erkrankungen und Rezepturen:

1). Das Rezept *Zi Jin Dan* 紫金丹 heilt alle Arten von Erbrechen mit Schmerzen in der Brust und im Bauch.

- *Ding Xiang*
- *Mu Xiang*
- *Bi Deng Qie*
- *Hu Jiao*
- *Wu Ling Zhi* (von jedem vier)
- *Rou Dou Kou* (auf kleiner Flamme geköchelt)
- *Gan Jiang* (in der Pfanne geröstet)
- *Ban Xia Mo* (½ Liang)
- *Fu Zi* (in der Pfanne geröstet)
- *Liu Huang Shui*
- *Yin Sha Zi* (Diese beiden werden ähnlich wie *Ling Zhi* im Sand geröstet, jeweils 1 Liang)

Zubereitung: Zermahle alles zu einem feinen Pulver. *Ban Xia* wird mit Ingwersaft vermischt, aus der Paste forme Pillen die so groß sind wie die Samen des Phönixbaums. Jede Dosis beträgt 70 Pillen. Nimm sie auf leeren Magen mit Reis ein.

2). *Jiang He Wan* 姜合丸 heilt festgehaltene Kälte (*Ting Han* 停寒) in der Region *Zhong Wan* 中脘 (Ren 12). Brust und Zwerchfell sind wie mit einem Klumpen verknotet (*Jie Pi* 結痞). Die Patientin erbricht und ihr ist ständig übel. Sie mag nicht an Essen und Trinken denken.

- *Mu Xiang*
- *Rou Gui*
- *Fu Zi*
- *Nao Sha* (in Papier eingewickelt, von jedem 1 Liang)
- *Chen Pi*
- *Ding Xiang*
- *Chen Xiang*
- *Bi Cheng Jia*
- *Qing Pi* (entferne das Weiße, von jedem 1 Liang)
- *Hui Xiang* (1 Fen, geröstet)

Zubereitung: Zermahle alles zu einem feinen Pulver. Füge dann zerstoßenes Salmiaksalz (*Nao Sha* 硇砂) hinzu und koche alles mit Wein zu einer Paste. Drehe Pillen daraus und bilde 2 Teile zu jeweils 20 Pillen. Jede Dosis beträgt eine Pille.

Nimm ein Stück frischen Ingwer, zerschneide ihn und höhle ihn aus wie einen Korb. Die beruhigenden Arzneien befinden sich im Inneren. Umwickle es mit nassem Papier und koche es über einer kleinen Flamme, bis es gut riecht. Entferne das Papier uns lasse die Wärme heraus. Kaue es dann sorgfältig mit Salzwasser und schlucke es hinunter.

Akupunkturpunkte:

- *Wei Shu* (Bl 21) beherrscht Erbrechen und wenn das Essen schwer hinuntergeht.
- *Yang Ling Quan* (Gbl 34) beherrscht Erbrechen und ein unruhiges Gefühl unter dem Herzen.
- *Da Zhong* (Ni 4) beherrscht Übelkeit und Erbrechen, dabei ist eine ohnmachtsähnliche Schwäche.
- *Jue Gu* (Gbl 39) beherrscht Hitzekrankheiten und ein Verlangen zu Erbrechen.
- *Shen Cang* (Ni 25) beherrscht Erbrechen und Fülle in der Brust, die Frau ekelt sich vor dem Essen.
- *Yin Bai* (Mi 1) beherrscht Erbrechen, die Frau hat kein Verlangen zu essen.
- 7) *Hun Men* (Bl 47) beherrscht unaufhörliches Erbrechen von Schleim.
- *Ju Que* (Ren 14) beherrscht Erbrechen von Essen, Schmerzen durch Rundwürmer, die Frau erbricht viel Schaum und Schleim.
- *Shuai Gu* (Gbl 8) beherrscht unaufhörliches Erbrechen.
- *You Men* (Ni 21) beherrscht häufiges Erbrechen, das Essen geht nicht hinunter, ständiges Aufstoßen und einen starken Speichelfluss.
- *Jiu Wei* (Ren 15) beherrscht ständiges Aufstoßen und Erbrechen von Schleim, der die Brust blockiert.

Kommentar:

Im 19. Kapitel des Handbuches über Frauenheilkunde werden zwei verschiedene Formen von Erbrechen unterschieden, die beide mit einer Dysfunktion des San Jiao und mit einer Disharmonie von Milz und Magen zu tun haben. Da der Akt des Erbrechens immer mit lauten Geräuschen und meistens mit erbrochenen Massen einhergeht, wird in der Behandlung beider Formen kein Unterschied gemacht. Auch Kälte kann Ansammlungen im Abdomen erzeugen, die einen Brechreiz auslösen.

Wir haben hier wieder ein Beispiel für Krankheiten, die Frauen und Männer gleichermaßen betreffen. Bei beiden Geschlechtern sind Milz und Magen nicht ausgeglichen. Ich vermute, dass bei der Frau emotionale Probleme im Vordergrund standen, die auch mit ihrer sozialen Rolle im alten China zu tun hatten. Unterdrückter Ärger, Eifersucht und Ungerechtigkeiten werden ihr Leber-Qi stark strapaziert haben, und eine Leber-Qi-Stagnation hat schon damals die Erde unterdrückt und die Funktionen von Milz und Magen aus dem Gleichgewicht gebracht.

Für die Männer im alten China waren es eher zu viel Schlemmerei und zu viel Alkohol, die Schleim verursachten und zum Erbrechen gereizt haben. Denn die Lebenspflege (*Yang Sheng* 養生) war zwar auf dem Papier reizvoll und versprach ein langes Leben, aber das Leben ist kurz und möchte gelebt werden, auch mit Völlereien und Alkoholexzessen. Dass war wohl in allen Kulturen zu allen Zeiten gleich!

嘔吐

Ou Tu – Erbrechen

Frage 20

第二十問 婦人之病多因氣生?

答曰。氣以形載。形以氣充。惟氣與形。兩者相待。氣和則生。氣戾則病。結為積聚。氣不舒也。逆為狂厥。氣不降也。宜通而塞則為痛。氣不達也。宜消而息則為痟。嬰之為癭。留之為瘤。亦氣之凝耳。內經曰。怒則氣上。喜則氣緩。悲則氣消。恐則氣下。寒則氣收。熱則氣泄。勞則氣耗。思則氣結。驚則氣亂。九氣不同。故婦人之病。多因氣之所生也。**大七氣湯**。治驚恐恚怒相搏而痛。京三稜　莪朮 青橘皮（淨洗）陳皮 藿香葉　桔梗 官桂　益智（各一兩）香附子（去毛二兩）甘草（半兩）上為粗末散。每服五錢。水二盞。薑三片。棗一枚。煎至一盞。去滓溫服。**木香順氣散**。理衛氣。順三焦。烏藥　木香　香附子　薑黃 砂仁 甘草 上為㕮咀。每服半兩。水二鍾。薑五片。棗二枚。煎至八分。去滓溫服。不拘時。**紫金丹**。治氣癖。氣瘕。蠱脹病。（天臺陳秀山傳到不繫產方）針砂（十兩）餘糧石 硫黃（各二兩）上先用藥三件。同好醋入鐵鍋內煮乾。碾為末。平胃散（十兩）莪朮（二兩）縮砂仁 丁香 木香 獨活 黃耆 枳殼（各一兩）白茯苓 大黃 黃連 黑牽牛甘草 茱萸 檳榔 破故紙（各三兩）乾漆（一兩須好者生漆二兩亦得）上件為細末。同前藥末用酒糊為丸。桐子大。每日三五服不拘數。如病重則多服。忌鹽醬油麵生冷等物。

Krankheiten der verheirateten Frau haben häufig ihre Ursache in den Umwandlungen des Qi - wieso?

Die Antwort lautet: Qi wird gebraucht um die Form zu halten. Die Form wird gebraucht, um das Qi zu füllen. Qi und Form, beide scheinen sich einander zu brauchen. Wenn das Qi harmonisch ist (*He* 和) folgt Leben. Wenn das Qi rebellisch ist (*Li* 戾) folgt Krankheit. Ist es verknotet, bilden sich Ansammlungen (*Ji Ju* 積聚). Wenn das Qi sich nicht frei entfaltet und gegenläufig wird, treten Wahnsinn oder Ohnmacht (*Kuang Jue* 狂厥) auf. Wenn das Qi nicht absinkt, und, obwohl es frei fließen sollte, blockiert ist, entstehen Schmerzen (*Bing* 痛).

Wenn das Qi sich nicht ausdehnt, und, obwohl es sich zerstreuen sollte, stoppt, führt das zu einer Auszehrung (*Xiao* 痟).[155] Bei Kindern entsteht ein Kropf (*Ying* 瘿), bleibt das Qi stehen, entsteht ein Tumor (*Liu* 瘤). Auch das kommt daher, weil das Qi erstarrt.

Im *Nei Jing* heißt es: Zorn lässt das Qi aufsteigen, Freude macht das Qi träge, Trauer zerstreut das Qi, Furcht lässt das Qi absinken, Kälte sammelt das Qi, Hitze lässt das Qi auslaufen, Überanstrengung verbraucht das Qi, Grübeln verknotet das Qi und Schrecken beunruhigt das Qi. Diese neun Qi sind sich nicht ähnlich, deshalb sind die Krankheiten der verheirateten Frau auch unterschiedlich. Häufig liegt die Ursache dafür in den Umwandlungen des Qi (*Qi Sheng* 氣生).

Erkrankungen und Rezepturen:

1). *Da Qi Qi Tang* 大七氣湯 heilt, wenn Panik und Schrecken und Wut und Zorn miteinander kämpfen und Schmerzen verursachen.

- *Jing San Leng*
- *E Zhu*
- *Qing Ju Pi* (sauber gewaschen)
- *Chen Pi*
- *Huo Xiang Ye*
- *Jie Geng*
- *Guan Gui*
- *Yi Zhi* (von jedem 1 Liang)
- *Xiang Fu Zi* (entferne die Haare, 2 Liang)
- *Gan Cao* (½ Liang)

Zubereitung: Am besten zermahle alles zu einem groben Pulver, jede Dosis beträgt 5 Qian. Nimm 2 Tassen Wasser, 3 Stücke Ingwer und eine Dattel. Koche alles auf 1 Tasse herunter. Entferne die Reste und trinke das Dekokt warm.

2). *Mu Xiang Shun Qi San* 木香順氣散 richtet das Wei-Qi und bringt den San Jiao in Einklang.

- *Wu Yao*
- *Mu Xiang*

[155] Hier im Text steht ein altes Schriftzeihen für *Xiao* 消, dass später für die Durstkrankheit (Diabetes) genommen wurde.

- *Xiang Fu Zi*
- *Jiang Huang*
- *Sha Ren*
- *Gan Cao*

Zubereitung: Am besten zerkaue die Arzneien gründlich (*Fu Ju* 㕮咀),[156] jede Dosis beträgt ½ Liang. Nimm 2 Tassen Wasser, 5 Stücke Ingwer und 2 Datteln dazu und reduziere die Flüssigkeit auf 80%. Entferne die Reste und trinke die Medizin warm egal zu welcher Zeit.

3). *Zi Jin Dan* 紫金丹 heilt eine Qi-Völle (*Qi Pi* 氣癖),[157] Qi-Klumpen und wenn ein Wurmgift den Körper aufbläht (*Gu Zhang* 蠱脹).

Dies ist ein altes Rezept aus der Chen-Dynastie (557-589) aus der Provinz Xiushan. Es ist ein Rezept aus der Geburtshilfe.

- *Zhen Sha* (10 Liang)
- *Yu Liang Shi*
- *Liu Huang* (von jedem 2 Liang)

Zubereitung: Nimm zuerst alle drei Arzneien und fülle sie mit Wein in einen Eisentopf. Koche alles auf kleiner Flamme, bis der Wein verdunstet ist und trockne das Innere. Zerstoße alles und mache Pulver daraus. Nimm dann:

- *Ping Wei San* (10 Liang)
- *E Shu* (2 Liang)
- *Suo Sha Ren*
- *Ding Xiang*
- *Mu Xiang*
- *Du Huo*
- *Huang Qi*
- *Zhi Qiao* (von jedem 1 Liang)
- *Bai Fu Ling*
- *Da Huang*
- *Po Gu Zhi* (von jedem 3 Liang)
- *Gan Qi*

---

[156] *Fu Ju* 㕮咀 ist ein Zubereitungsverfahren in der chinesischen Medizin, das wörtlich „zerkauen“ bedeutet. So mag es in alten Zeiten gewesen sein, aber in der Zeit von *Qi Zhongfu* ist damit jede Form der Einwirkung auf die Arzneien gemeint, also der Einsatz von Messer, Beil, Löffel oder Stößel, um die Arzneien zu zerkleinern.

[157] *Qi Pi* 氣癖 ist ein Syndrom aus dem *Shang Han Lun*. Es wird verursacht durch emotionale Aufruhr, Massenbildungen im Bauch und einem Völlegefühl in der Brust. Ying- und Wei-Qi sind blockiert und nicht harmonisch verbunden.

- *Huang Lian*
- *Hei Jian Niu*
- *Gan Cao*
- *Zhu Yu*
- *Bing Lang* (= getrockneter Lack), 1 Liang, ebenso gut ist roher Lack (*Sheng Qi* 生漆), davon kann man auch 2 Liang nehmen).

Zubereitung: Zerstoße wie auch die vorherigen Arzneien alle zu einem feinen Pulver, vermische es mit Wein, bis sich eine Paste bildet. Drehe daraus Pillen so groß wie die Samen des Phönixbaums. Die tägliche Dosis beträgt 3-5 Pillen ohne zeitliche Vorgabe. Wenn die Krankheit schwer ist, nimm häufigere Dosen. Meide Salz, Sojasoße, Nudeln und andere rohe und kalte Dinge aus dieser Kategorie.

Akupunkturpunkte:

Hier kommen alle Punkte in Frage, die für einen freien Qi- und Blutfluss sorgen. Beachte die *Xi* 郄 -Spaltpunkte, die 5 Transportunkte (*Wu Shu Xue* 五輸穴), hier besonders den 2. (*Ying* 榮) und 3. Punkt (*Shu* 俞) und die *Mu Shu* 募俞 - Punkte auf dem Bauch und dem Rücken.

Kommentar:

Viele Krankheiten entstehen dadurch, dass die Umwandlungen des Qi einen unnatürlichen Verlauf nehmen. Der Autor *Qi Zhongfu* zitiert hier ein bekanntes Kapitel aus dem *Su Wen*,[158] in dem dargestellt wird, was Emotionen, Überanstrengung, Kälte und Hitze mit dem Qi anstellen. Die krankhaften Qi-Bewegungen gelten natürlich nicht nur für Frauen, sondern auch für Kinder und selbstverständlich auch für männliche Patienten.

Im Folgenden wird der entsprechende Passus aus dem 39. Kapitel des *Su Wen* übersetzt und mit Kommentaren aus dem *Lei Jing* 類經 (1624) versehen. Dessen Autor *Zhang Jiebin* hatte 40 Jahre daran gearbeitet, unklare Stellen aus dem *Nei Jing* verständlicher zu machen. Sein „geordneter Klassiker" gilt noch heute als ein Meilenstein in der Geschichte der chinesischen Medizin.[159]

---

[158] Gemeint ist hier das 39. Kapitel im *Su Wen*.

[159] Ich verweise hier wieder auf mein Buch „Die Heilkunst des *Zhang Jiebin* – das Herz als Mittelpunkt therapeutischen Handelns", in dem ich viele Stellen aus dem *Lei Jing* übersetzt und kommentiert habe.

Diskussion über alle Schmerzen (*Ju Bing Lun* 舉痛論)

„*Huang Di* sagt: Gut, ich weiß nun, dass die 100 Krankheiten durch Umwandlungen des Qi entstehen. Zorn lässt das Qi aufsteigen, Freude macht das Qi träge, bei Trauer zerstreut sich das Qi, Furcht lässt das Qi absinken, Kälte verschließt das Qi, Hitze lässt das Qi auslaufen, Schrecken bringt das Qi in Aufruhr, Überanstrengung verbraucht das Qi, Nachdenken verknotet das Qi. Diese Qi sind alle verschieden, welche Krankheiten entstehen aus ihnen?"

Qi Bo antwortet: Zorn lässt das Qi aufsteigen. Extreme Wut bewirkt Blutspeien (*Qu Xue* 嘔血) und Durchfälle mit unverdauten Speiseresten (*Sun Xie* 飧泄), deshalb steigt das Qi nach oben."[160]

Lei Jing:
Zorn ist die Emotion der Leber. Wenn Zorn sich in der Leber bewegt, dann steigt das Qi gegenläufig nach oben. Das Qi presst und das Blut steigt nach oben, deshalb entsteht Blutspucken. Leber-Holz überwältigt die Milz, deshalb gibt es Durchfälle mit unverdauten Speiseresten. Die Leber stellt das Yang im Yin dar, sein Qi verbreitet sich nach unten, warum steigt das Qi hier nach oben? Die Worte *Sun* 飧 und *Xie* 泄 werden im *Jia Yi Jing* so interpretiert, dass bei einer Mahlzeit das Qi entgegen verläuft. Diese Meinung kann auch zutreffen. *Sun* 飧 = Mahlzeit klingt wie *Sun* 孫 = Enkel.

„Freude harmonisiert das Qi und durchdringt auch den Willen. Ying- und Wei-Qi sind durchgängig und vorteilhaft, deshalb ist das Qi langsam und träge."

Lei Jing:
Das Qi und die Gefäße verbinden sich harmonisch, deshalb sind die Emotionen in einem angenehmen Fluss. Ying- und Wei-Qi sind durchgängig und günstig, deshalb ist das Qi langsam und träge. Wenn aber die Freude extrem ist, dann ist das Qi sehr langsam und nimmt ab, bis es schließlich dahinschmilzt und sich zerstreut. Deshalb sagen die klassischen Texte: Freude lasst das Qi herabsinken. Im Kapitel *Ben Shen* wird gesagt: Freude und Lust meidet der Shen, er löst sich sonst auf und kann nicht länger gespeichert werden. Diese Bedeutung sollte man wissen.

---

[160] Die Übersetzung des Originaltextes wird in Times New Roman mit der Schriftgröße 16 dargestellt, um sie von *Zhang Jiebin's* Kommentar (Arial, 14) zu unterscheiden.

„Zuviel Traurigkeit bedrückt die Herzfäden, die Lunge breitet sich aus und ihre Blätter erheben sich. Der obere Erwärmer ist blockiert, Ying- und Wei-Qi zerstreuen sich nicht und Hitze verweilt im Zentrum. Deshalb löst sich das Qi auf."

Lei Jing:
Wenn Traurigkeit im Herzen entsteht, bewirkt dies, dass die Herzfäden sich straffen. Gleichzeitig passiert es, dass sich in der Lunge die Blätter anheben. Deshalb wird im *Su Wen* (Kap. 23) gesagt: „Wenn Jing und Qi sich in der Lunge vereinigen, entsteht Traurigkeit." Herz und Lunge wohnen beide im oberen Bereich des Kessels (*Li* 鬲),[161] deshalb wird der obere Erwärmer blockiert. Die Lunge beherrscht das Qi und geht zur Außen- und Innenseite, deshalb können sich *Ying* und *Wei* (營衛) nicht zerstreuen. Trauer und Leid schädigt das Qi, deshalb löst sich das Qi auf.

„Zu viel Furcht lässt das Jing zurückweichen, sein Zurückweichen bewirkt, dass der obere Erwärmer blockiert. Die Blockade lässt das Qi zurückweichen und wenn es zurückweicht, folgen Schwellungen im unteren Erwärmer. Dann zirkuliert das Qi nicht."

Lei Jing:
Angst und Furcht schädigen die Niere, dies führt zu einer Schädigung des *Jing* 精, so dass es zurücktritt. *Que* 卻 = zurücktreten bedeutet *Tui* 退 = sich zurückziehen oder verlieren. Wenn das Jing sich zurückzieht, dann ist das Aufsteigen- und Absinken ungleichmäßig, deshalb ist der obere Erwärmer blockiert. Wenn der obere Erwärmer blockiert ist, kehrt das Qi in den unteren Bereich des Körpers zurück und es entstehen Krankheiten mit Schwellungen und Völlegefühl, weil das Qi nicht fließt. Deshalb heißt es, bei Furcht sinkt das Qi ab. Im Kapitel *Ben Shen*[162] wird gesagt: Kummer und Sorgen (*You Chou* 憂愁) bewirken, dass das Qi blockiert und nicht mehr fließt. Angst und Furcht (*Kong Ju* 恐懼) bewirken, dass sich der Shen aus Furcht zügellos zerstreut und nicht mehr gespeichert wird.

„Kälte verschließt die Hautporen und das Qi zirkuliert nicht, deshalb sammelt sich das Qi an."

---

[161] *Li* 鬲 war eigentlich ein dreifüßiges Kochgerät im alten China. Hier ist es eine Bezeichnung für den Raum des oberen Jiao, in dem Qi und Blut entstehen und wo Herz und Lunge ihren Platz haben.

[162] *Ben Shen* 本神 = „Im Geist verwurzeln" ist die Überschrift des 8. Kapitels im *Ling Shu*.

Lei Jing:
Cou 腠 sind die Hautporen, *Li* 理 sind die Maserungen im Fleisch. Wenn Kälte im Äußeren gebunden ist, dann ist der dunkle Palast[163] blockiert und verschlossen. Das Yang-Qi kann sich nicht verbreiten und hindurchgehen. Deshalb sammelt es sich in der Mitte und kann sich nicht auflösen.

„Hitze öffnet die Hautporen und Ying- und Wei-Qi gehen hindurch. Schweiß leckt in großen Mengen heraus, deshalb entweicht auch das Qi."

Lei Jing:
Hitze bewirkt ein freies Fließen und Hindurchgehen, deshalb sind die Hautporen offen. Das Yang folgt ihr und der Schweiß verbreitet sich. Damit leckt auch das Qi heraus.

„Schrecken bewirkt, dass das Herz kein Ort der Ruhe (*Suo Yi* 所倚) mehr ist. Der Shen kann nicht mehr dorthin zurückkehren, Pläne und Überlegungen können dort nicht mehr festgemacht werden. Deshalb gerät das Qi in Aufruhr (*Luan* 亂)."

Lei Jing: Großer Schrecken endet in Furcht, deshalb zerstreuen sich Geist und Wille und gehen verloren. Blut und Qi trennen sich, Yin und Yang brechen auseinander und zerstreuen sich, so gerät das Qi in ein Chaos.

„Übermäßige Anstrengung bewirkt, dass Atemnot und Schweiß vermehrt auftritt. Das Maß im Äußeren wie auch im Inneren ist überschritten, deshalb erschöpft sich das Qi."

Lei Jing:
Wenn eine Erschöpfung durch zu viel Anstrengung (*Guo Du* 過度) auftritt, dann bewegt sich das Yang in die Yin-Abteilung. Deshalb steigt es nach oben und stürmt (*Ben* 奔) in die Lunge, so dass Atemnot entsteht. Im Äußeren verbindet es sich mit der Körperoberfläche und bildet den Schweiß. Wenn das Yang aufgerührt ist, dann zerstreut es sich, deshalb kommt es sowohl im Inneren als auch im Äußeren zu Überschreitungen und das Qi vergeudet sich.

---

[163] *Xuan Fu* 玄府 = „Der dunkle Palast" ist eine andere Bezeichnung für die Schweißporen. (Siehe *Su Wen*, Kap. 62).

„Wenn man zu viel nachdenkt, ist das Herz der Ort, an dem sich das Qi ansammelt. Auch wenn der Shen nun etwas hat, wohin er zurückkehrt, das *Zheng-Qi* 正氣 wird doch festgehalten und zirkuliert nicht. Deshalb ist das Qi verknotet (*Jie* 結)."

Lei Jing:
Nachdenken, das nicht aufhört - In diesem Fall ist man an eine leidenschaftliche Liebe (*Lian* 戀) gebunden und kann nicht loslassen. Auch der Shen verweilt darin und löst es nicht auf. Deshalb ist das Qi verknotet.

Zusammenfassend sagt nun *Zhang Jiebin* 張介賓:

Lei Jing:
Meine bescheidene Meinung dazu ist: Seit Generationen von Menschen gibt es so etwas wie die 7 Gefühlserregungen (*Qi Qing* 七情), die man auch nach dem ursprünglichen Klassiker die 5 Emotionen (*Wu Zhi* 五志) nennt. Außerhalb dieser 5 Emotionen gibt es noch zusätzlich drei weitere. Zusammengefasst sind es Freude (*Xi* 喜), Zorn (*Nu* 怒), Furcht (*Kong* 恐), Nachdenken (*Si* 思), Besorgtheit (*You* 憂), Schrecken (*Jing* 驚), Trauer (*Bei* 悲) und Angst (*Wei* 畏).[164] Wenn man es so betrachtet, gibt es acht Emotionen, das ist mehr als sieben. Jedoch die Gefühlserregungen, selbst wenn es 8 davon gibt, stammen alle aus den 5 Zang-Organen.

In der großen Abhandlung von Yin und Yang und ihren Erscheinungsformen[165] wird gesagt: „Die Emotion, die vom Herzen abhängt, ist die Freude, die Emotion, die in der Leber wohnt, ist der Zorn, die Emotion, die in der Milz zuhause ist, ist das Nachdenken, die Emotion, die von der Lunge abhängt, ist der Kummer und die Emotion, die in der Niere vorhanden ist, ist die Furcht. Diese 5 Emotionen sind Unterteilungen der 5 Zang-Organe. Wenn die 5 Emotionen miteinander in Verbindung treten, können sich Krankheiten bilden."

Freude gehört ursprünglich zum Herzen, aber man sagt auch bei der Lunge, dass ungezügelte Freude und Lust (*Xi Le* 喜樂) die Körperseele (*Po* 魄) schädigen.

---

[164] *Wei* 畏 bedeutet auch sich fürchten, scheuen, meiden, zaghaft und vermeiden. Im Zusammenhang mit anderen Zeichen ist hier eher ein Vermeidungsverhalten bzw. vor Schwierigkeiten zurückschrecken gemeint in Abgrenzung zu *Kong* 恐 = Angst, Furcht. Das Schriftzeichen zeigt einen Dämon mit Klauen – Dieser ist wirklich zu meiden!

[165] Die Rede ist vom *Su Wen*, Kap. 5.

In diesem Fall sind Herz und Lunge beide für die Freude verantwortlich. Denn Freude entsteht im Yang, und Herz und Lunge sind beides Yang-Zang-Organe. Deshalb stammt die Freude vom Herzen und bewegt sich in der Lunge, dies nennt man: Viel Yang bedeutet viel Freude!

Ebenso: Zorn gehört ursprünglich zur Leber, aber es wird auch gesagt, die Gallenblase steht für den Zorn. Auch bilden Leber und Gallenblase zusammen Außenseite und Innenseite. Und selbst wenn das Leber-Qi kraftvoll ist, hängt es doch von der Gallenblase ab. Dann wird gesagt, wenn Blut sich im oberen Körperbereich vereinigt und Qi sich im unteren Körperbereich vereinigt, dann ist das Herz beunruhigt (*Xin Fan* 心煩). Man seufzt und hat eine Neigung zum Zorn. Hier siegt das Yang über das Yin, deshalb kann die Krankheit das Herz erreichen.

Dann gibt es welche, die sagen, wenn die Niere einen Überfluss hat, entsteht ebenfalls Zorn ohne Ende, so dass der Wille verletzt wird. Und andere sagen, wenn ein Übel im Luo-Gefäß der Fuß Shao Yin (Nieren-Leitbahn) zu Gast ist, dann hat der Mensch grundlos Wutausbrüche. Hier breitet sich der Zorn im Yin aus und dringt in die Niere ein. Diese 4 Zang-Organe Leber, Gallenblase, Herz und Niere können alle an Zorn erkranken, dies nennt man viel Yin bedeutet viel Zorn. Auch wird gesagt, wenn das Yang aus dem Yin heraustritt, folgt daraus Zorn.

Auch heißt es, das Nachdenken gehört ursprünglich zur Milz, aber es wird auch gesagt, dass das Nachdenken sich in gewisser Weise im Herzen ansammelt. Dann hat der Shen etwas, wohin er zurückkehren kann und das *Zheng-Qi* 正氣 bleibt stehen und wandelt sich nicht. Deshalb verknotet sich das Qi. In der Tat ist das Herz die Mutter der Milz. Wenn sich das mütterliche Qi nicht wandelt, dann entsteht ebenso eine Erkrankung im Kind. Deshalb können Herz und Milz beide für ein krankhaftes Nachdenken verantwortlich sein.

Ebenso gehört Besorgtheit (*You* 憂) ursprünglich zur Lunge, aber es wird auch gesagt, ein Herz, das Erschütterungen erfährt, wird ängstlich. Schon Kleinigkeiten können einen dann leicht verletzen und weiteren Kummer nach sich ziehen. In der Tat, zu viel Kummer und Ängstlichkeit schädigen den Shen, deshalb wird auch das Herz geschädigt. Auch wird gesagt, wenn Jing und Qi sich in der Leber vereinigen, entsteht Kummer. Die Leber ist dann siegreich und beleidigt (*Wu* 侮) die Milz. Dann sagen einige, wenn Kummer und Sorgen (*You Chou* 憂愁) in der Milz sich nicht auflösen, wird das Denken (*Yi* 意) geschädigt. Die Milz beherrscht das Qi der Mitte.

Wenn das Empfangen des Qi der Mitte unterdrückt wird, dann entstehen Gedanken, die sich nicht ausweiten können. Deshalb ist man bedrückt und betrübt (*Yu* 鬱) und es entsteht Kummer und Ängstlichkeit (*You* 憂). Diese 4 Zang-Organe Herz, Lunge, Leber und Milz, sie alle können also verantwortlich sein für Krankheiten mit Kummer und Ängstlichkeit.

Auch wenn Furcht ursprünglich zur Niere gehört, gibt es doch einige die sagen, Furcht und Angst (*Kong Ju* 恐懼) schädigen das Herz. Und wenn der Shen geschädigt ist, entsteht Furcht. Dann wird gesagt, wenn das Blut nicht genug ist (*Bu Zu* 不足), entsteht ebenfalls Furcht. Andere sagen, bei einer Leber-Leere entsteht auch Furcht. Es ist so, dass die Leber der Beamte ist, der mit einem General vergleichbar ist. Wenn das Leber-Qi nicht genug ist, entstehen Feigheit und Furcht (*Qie Kong* 怯恐).

Dann gibt es welche, die sagen, dass bei Furcht das Milz-Qi die Niere überwältigt (*Cheng* 乘), weil bei einer Nieren-Leere die Milz siegreich ist. Dann gibt es andere die sagen, wenn sich im Magen gegenläufiges Qi bildet, entstehen heftiges Aufstoßen (*Yue* 噦) und Furcht, denn wenn Yang Ming-Erde siegreich ist, wird auch die Niere geschädigt. Diese 5 Zang-Organe Herz, Niere, Leber, Milz und Magen, sie alle beherrschen Erkrankungen mit Angst und Furcht, bei denen die Furcht das Qi nach unten absinken lässt.

Jede einzelne dieser 5 Emotionen muss bei einer Krankheit genauestens unterschieden und richtig beurteilt werden.

Zusätzlich gibt es noch Krankheiten, die mit Traurigkeit einhergehen. Es heißt, wenn Trauer und Leid (*Bei Ai* 悲哀) sich in der Leber bewegen, dann wird die Geistseele (*Hun* 魂) geschädigt. Traurigkeit wirkt also schädlich in der Leber. Dann gibt es welche die sagen: Wenn Jing und Qi sich in der Lunge vereinigen, entsteht Traurigkeit. Andere sagen, bei Traurigkeit (*Bei* 悲) hat das Lungen-Qi einen Vorteil (*Cheng* 乘). Dann schädigt das Metall-Qi die Leber. Auch wird gesagt, auf eine Herz-Leere folgt Traurigkeit, und wenn der Shen nicht ausreichend ist, folgt ebenfalls Traurigkeit. Dann gibt es welche, die sagen, Trauer und Leid im Übermaß schneiden das Uterusgefäß (*Bao Luo* 胞絡) ab. Wenn das Uterusgefäß abgeschnitten ist, ist das Yang-Qi im Inneren aufgerührt. Wenn es sich dann ausbreitet, geht alles unter dem Herzen zugrunde (*Xin Xia Beng* 心下崩)[166] und häufig gibt es auch Blut im Urin.

[166] Kummer und Leid in der Schwangerschaft können zu einer Fehlgeburt führen. Wenn das Uterusgefäß vom Uterus abgeschnitten ist, kann der Embryo nicht mehr ernährt werden und stirbt ab.

Alle Arten von Traurigkeit setzen also einen Schaden im Herzen. Diese drei Zang-Organe Leber, Lunge und Herz, sie alle können Krankheiten mit Traurigkeit verursachen die bewirken, dass das Qi sich auflöst.

Dann gibt es Krankheiten, die mit Schrecken einhergehen. Es heißt, die östliche Region und die Farbe Grün treten ein und durchdringen die Leber. Krankheiten, die sich durch Schrecken und Schock (*Jing Hai* 驚駭) ausbreiten, haben ihre Entsprechung in der Leber, im Osten, im Wind und im Holz. Der Wind beherrscht das Erschüttern und Aufrühren (*Zhen Dong* 震動) und ist mit der Gallenblase verbunden.

Es wird gesagt, wenn das Qi im Yang Ming extrem ist (*Shen* 甚), folgt daraus eine schwere Erschöpfung mit Bewusstlosigkeit (*Jue* 厥). Wenn man dann den Klang von brechendem Holz hört, dann entsteht Furchtsamkeit (*Ti* 惕) aber auch Schreckhaftigkeit (*Jing* 驚), denn das Leber-Übel überwältigt den Magen. Dann gibt es welche, die sagen, nach einem Schreck hat das Herz keinen Platz mehr zum Ausruhen und der Shen hat keinen Ort mehr, an den er zurückkehren kann. Die geistigen Fähigkeiten (*Xin Shen* 心神) zerstreuen sich und gehen verloren. Diese vier Zang-Organe Leber, Gallenblase, Magen und Herz, sie alle können Erkrankungen durch einen Schreck entwickeln und das Qi in ein Chaos führen.

Dann gibt es die Krankheiten die mit furchtsamer Scheu (*Wei* 畏) einhergehen. Einer sagt, Jing und Qi vereinigen sich in der Milz, daraus folgt furchtsame Scheu. In der Tat führt ihre Vereinigung in der Milz aber auch zu einem Schaden in der Niere. Furchtsame Scheu ist der Grund dafür, dass Furcht entstehen kann. Von der furchtsamen Scheu sagt man, sie sei ebenfalls eine Schädigung der Gefühlserregungen und der Emotionen.

Selbst wenn die Gefühle alle eine Platz in den 5 Zang-Organen haben, suchen sie doch einen Ort, von dem sie abhängen. So folgen alle Gefühle ohne Ausnahme dem Herzen und seinen Aktivitäten. Deshalb heißt es im *Ben Shen*: Wenn das Herz sich erschrickt oder sich nach etwas sehnt, wird der Shen geschädigt. Ist der Shen erst geschädigt, folgen Angst und Furcht (*Kong Ju* 恐懼) und man verliert sich selbst.

Im Kapitel *Xie Qi Zang Fu Bing Xing* heißt es:[167] Kummer und Sorge (*You Chou* 憂愁) und Furcht und Angst (*Kong Ju* 恐懼) schädigen das Herz.

[167] Gemeint ist hier das *Ling Shu*, Kapitel 4.

Ein Abschnitt im *Kou Wen* besagt:[168] Trauer und Leid (*Bei Ai* 悲哀) und Kummer und Sorgen (*You Chou* 憂愁) bewegen das Herz. Und im *Kou Wen Pian* heißt es weiter: Ist das Herz bewegt, dann werden die 5 Zang- und die 6 Fu-Organe alle erschüttert.

Es ist also klar, dass das Herz der große Herrscher über die 5 Zang- und die 6 Fu-Organe ist. Es versammelt und vereint Geist- und Körperseele (*Hun Po* 魂魄), gleichzeitig beaufsichtigt es den Willen und das Denkvermögen (*Zhi Yi* 志意). Deshalb, wenn Kummer sich im Herzen bewegt, folgt ein Echo in der Lunge. Wenn Nachdenken sich im Herzen bewegt, folgt ein Echo in der Milz. Wenn Zorn sich im Herzen bewegt, folgt ein Echo in der Leber. Wenn Furcht sich im Herzen bewegt, folgt ein Echo in der Niere.

Also sind diese 5 Emotionen nur Gesandte, die vom Herzen kommen. Angenommen man ist in der Lage, dieses Herz gut zu pflegen und für einen ruhigen und friedlichen Wohnsitz für den Shen zu sorgen, dann entstehen keine Bangigkeit und Furcht (*Ju Ju* 懼懼), sondern die Freuden des Nicht-Tuns (*Wu Wei Xin Xin* 無為訢訢). Höflich und doch seinen Angelegenheiten folgend ohne dabei zu streiten, die Chancen zur Veränderung zu ergreifen ohne eigene Interessen zu haben, daraus folgt eine Harmonie des Willens und des Denkens, der Gefühle und der Absichten, und mit der ursprünglichen Vitalität (*Jing Shen* 精神) ist es gut bestellt.

Seinen Zorn zu kontrollieren und ihn nicht zu erheben bewirkt, dass Geist- und Körperseele sich nicht zerstreuen. Die 5 Zang-Organe sind dann alle ausgeglichen und zufrieden, wie kann mich da ein krankmachendes Übel noch aus der Ruhe bringen?

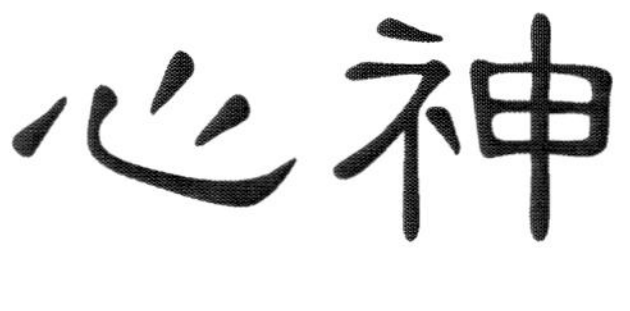

Xin Shen – Herz und Geist

[168] Gemeint ist hier das *Ling Shu*, Kapitel 28.

Frage 21:

第二十一問 猝然而死少間複蘇?

答曰。世言氣中者。雖不見於方書。然暴喜傷陽。暴怒傷陰。亦氣中之源也。況憂愁不意。氣多厥逆。往往多得此疾。便覺涎潮昏塞。牙關緊急。若概作中風候用藥。非止不相當。多致殺人。經云。無故而喑。脈不至。不治自已。謂氣暴逆也。氣復則已。故猝然而死。少間復甦者。正謂此也。**蘇合香丸**。療傳屍骨蒸。殗殜肺痿疰忤。鬼猝心痛。霍亂吐利時氣。鬼魅瘴瘧。赤白暴利。瘀血月閉。痃癖下腫。驚癇鬼忤中人。小兒吐利乳。大人狐貍等病。蘇合香油（一兩入安息香膏內）白朮（二兩）丁香（二兩）硃砂（二兩水飛研）安息香（二兩另為末用無灰好酒一升熬膏）木香（二兩）白檀香（二兩）薰陸香（另研一兩）沉香（二兩）烏犀屑（二兩）蓽茇（二兩）香附子（二兩炒）訶梨勒（煨去核取皮二兩）麝香（另研二兩）龍腦（研一兩）上為細末研藥和。用安息膏並煉白蜜和劑。每服旋丸如梧桐子大。早朝取井華水。溫冷任意。化服四丸。

Plötzlich und unerwartet tritt scheinbar der Tod ein, aber nach einer kurzen Zeit kommt sie wieder ins Bewusstsein zurück - wieso?

Die Antwort lautet: Seit Generationen sagt man dazu: Vom Qi getroffen sein (*Qi Zhong* 氣中). Auch wenn es nicht in den Rezeptbüchern zu finden ist, ist es doch so, dass plötzliche und heftige Freude das Yang verletzt und heftige Wut das Yin schädigt. Auch dies sind Ursachen dafür, vom Qi getroffen zu werden. Mehr noch, bei unerwarteter Trauer und Ängstlichkeit (*You Chou Bu Yi* 憂愁不意) oder wenn das Qi immer wieder kollabiert und gegenläufig ist (*Jue Ni* 厥逆), bekommt man ebenfalls oft diese Krankheit. Dann spürt man aufkommenden Speichelfluss und wie Trübes die Sinne verstopft (*Hun Sai* 昏塞) und die Kiefer sich zusammenpressen.

Wenn man dies kategorisch als einen Windschlag (*Zhong Feng* 中風) betrachtet und diesen Zustand mit Kräutern behandelt, ist das nicht nur unpassend, sondern führt häufig zum Tod des Menschen.[169]

[169] Obwohl sich die Symptome ähneln, ist die Differenzialdiagnose hier wichtig, um das Leben der Patientin nicht zu gefährden.

Im Klassiker heißt es: Wenn man grundlos stumm wird (*Yin* 喑), und der Puls nicht ankommt und sich dies nicht von selbst reguliert, sagt man dazu „plötzliche Gegenläufigkeit des Qi" (*Qi Bao Ni* 氣暴逆). Wenn sich das Qi dann wieder umkehrt, hört dieser Zustand auf. Deshalb, wenn es unerwartet und plötzlich zu einem Scheintod kommt und wenig später dieser Mensch das Bewusstsein wiedererlangt (*Fu Su Zhe* 複蘇者), nennt man es korrekterweise so.

Erkrankungen und Rezepturen:

1). *Su He Xiang Wan* 蘇合香丸 behandelt epidemische Krankheiten mit leichenähnlichen Zuständen[170] und die Krankheit „dampfende Knochen" (*Gu Zheng* 骨蒸).[171] Die Lunge ist durch eine chronische ansteckende Krankheit verkümmert und ein wandernder und ungehorsamer Dämon (*Zhu Wu Gui* 疰忤鬼) verursacht unerwartet Herzschmerzen. Choleraähnliche Durchfälle mit Erbrechen begünstigen manchmal das üble Qi. Es gibt Geister und Dämonen (*Gui Mei* 鬼魅) und das Miasma der Malaria (*Zhang Nue* 瘴瘧) sowie rötliche und weißliche Durchfälle (*Chi Bai* 赤白),[172] die plötzlich und mit Vehemenz auftreten.

Es kommt zur Blutstagnation und die Regel ist blockiert durch Massenbildungen und Schwellungen (*Xuan Pi Xia Zhong* 痃癖下腫) im unteren Teil des Körpers. Schreck-Epilepsie (*Jing Xian* 驚癇) und störrische Dämonen (*Gui Wu* 鬼忤) brauchen eine Nadelung des Punktes Ren Zhong.[173] Bei Babys ist die Rezeptur günstig bei Erbrechen von Muttermilch, bei Erwachsenen ist sie wirksam bei Krankheiten aus der Kategorie „durch tollwütige Füchse und Hunde (*Hu Li Deng Bing* 狐狸等病) hervorgerufen".

Nimm dazu Styrax Harz (*Su He Xiang* 蘇合香, 1 Liang) und bringe es als Öl in die Paste ein von:

---

[170] *Chuan Shi* 傳尸 ist eine antike Bezeichnung für eine epidemische Krankheit, die mit Auszehrung und ständigem Fieber einhergeht, und deren Symptome sich jeden Tag verändern können. Aus westlicher Sicht wird hier das Krankheitsbild einer Tuberkulose beschrieben (nach dem *Wai Tai Mi Yao*).

[171] *Gu Zheng* 骨蒸 ist ein „Knochen-Hitze-Syndrom", bei dem ein Yin-Mangel eine Leere-Hitze erzeugt. Diese Hitze dringt bis zu den Knochen und zum Mark vor und ist verbunden mit Auszehrung. Diese Beschreibung wird in der Literatur ebenfalls mit der Tuberkulose in Verbindung gebracht. (nach dem *Hou Bing Zhou Lun*)

[172] Gemeint sind plötzliche schwere Durchfälle wie z.B. die Ruhr (*Chi Bai Li* 赤白痢).

[173] *Ren Zhong* 人中 = Du 26 ist ein weiterer Akupunkturpunkt, der in den „100 Fragen zur Frauenheilkunde" vorkommt.

- *Bai Zhu* (2 Liang)
- *Ding Xiang* (2 Liang)
- *Zhu Sha* (2 Liang, rasch im Wasser zerstoßen)
- *An Xi Xiang* (2 Liang, getrennt zerstoßen, mache daraus ein Pulver, nimm nicht die Asche; nimm guten Wein, 1 Sheng, und reduziere es auf kleiner Flamme, bis sich eine Paste bildet)
- *Mu Xiang* (2 Liang)
- *Bai Tan Xiang* (2 Liang)
- *Xun Lu Xiang* (getrennt zerstoßen, 1 Liang)
- *Chen Xiang* (2 Liang)
- *Wu Xi Xie* (2 Liang)
- *Bi Ba* (2 Liang)
- *Xiang Fu Zi* (2 Liang, geröstet)
- *He Li Lei* (auf einem kleinen Feuer gekocht, entferne die Steine und nimm die Haut, 2 Liang)
- *She Xiang* (getrennt zerstoßen, 2 Liang)
- *Long Nao* (zerstoßen, 1 Liang)

Zubereitung: Zermahle alles zu einem feinen Pulver und vermische es. Nimm die Harzölpaste dazu und verschmilz alles mit weißem Honig zu einer Medizin. Drehe für jede Dosis Pillen so groß wie der Samen eines Wu Tong-Baums. Nimm am frühen Morgen das Brunnenwasser des Huashan-Berges und erwärme das kalte Wasser nach Belieben. Jede Dosis beträgt 4 Pillen.

Akupunkturpunkte zur Behandlung von Dämonen:

Bei so viel Geisterunwesen liegt es nahe, die 13 Dämonenpunkte nach *Sun Simiao* hinzuzuziehen.[174]

Die Dämonenmedizin ist seit alters ein Konzept in der chinesischen Medizin, in dem plötzlich auftretende, anfallsartige Erkrankungen von Körper, Geist und Seele als Dämonenangriffe angesehen werden. Dabei wird die Welt als ein Tummelplatz von diversen Geistern, Kobolden und Dämonen angesehen, die ihre eigenen Gesetzmäßigkeiten und ihre eigene Hierarchie haben. Es gibt gute und böse Geister (*Gui Shen* 鬼神), die uns beglücken aber auch verletzen können. *Sun Simiao* war der erste Arzt, der diese Akupunkturpunkte zur Behandlung zusammenstellte.

[174] Über die Dämonenpunkte siehe ausführlich bei **Lorenzen/Noll**: Die Wandlungsphasen der traditionellen chinesischen Medizin, Band 4: Wandlungsphase Feuer, München 2005, S. 45 ff.

1. *Gui Gong* 鬼宮 (Du 26) = Dämonenpalast

Hier ist der Hauptsitz des Fürsten der Finsternis: Manische Psychosen, alle Arten von Geisteskrankheiten, Krampfanfälle, katatone Starre, hysterische Lähmungen, Lachkrämpfe, hemmungslose Geschwätzigkeit, unbegründetes Lachen und Weinen, alle plötzlichen Übel, die ins Zentrum gehen; Um Dämonen zu besiegen ist dieser Punkt auf keinen Fall zu ignorieren. Akute und periodisch auftretende Krampfanfälle kleiner Kinder, ein sehr übler Mundgeruch, verschiedene Formen von Besessenheit durch Geister und Kobolde, Verwirrtheit und Zittern vor Angst sind ebenfalls wichtige Indikationen des Punktes Du 26.

2. *Gui Xin* 鬼信 (Lu 11) = Dämonenbrief

Dieser ist der zweitwichtigste Geisterpunkt. Er ist einem treu ergebenen Premierminister vergleichbar, der die Befehle des Herrschers besiegelt und ausführt, ähnlich wie die Lunge dem Herzkaiser im diesseitigen Leben untersteht: Dämonisches Lachen, visuelle und akustische Halluzinationen, Unruhe, Reizbarkeit und Besorgtheit, Besessenheit, extreme Berührungsempfindlichkeit, alle Geisteskrankheiten (*Dian Kuang* 癲狂), Schlaganfall mit nachfolgendem Koma, akute und chronische Meningitis kleiner Kinder, Krampfanfälle u.v.m..

3. *Gui Lei* 鬼壘 (Mi 1) = Dämonenwall

Ein Schutzwall muss genommen werden, um den Dämon zu bekämpfen. Das Bild suggeriert einen mächtigen Dämon, der weitsichtig seinen Herrscher beschützt, vergleichbar der Leber als Heerführer im lebendigen Mikrokosmos Mensch. Ein Schutzwall besteht aus angehäufter Erde, hier im Punktenamen ist dies ein Hinweis auf die Milz-Leitbahn und der Holzqualität an diesem Punkt: Plötzliche Ohnmacht, Koma, der Patient ist wie tot, Krampfanfälle, schreckliche Träume, träumt von Toten, Schreckhaftigkeit; anhaltende Blutungen der Frau u.v.m..[175]

4. *Gui Xin* 鬼心 (Lu 9 oder P 7) = Dämonenherz

Der Herz-Kaiser hat einen Beschützer, der feindliche Einflüsse von ihm abhält. Auch der dämonische Herrscher hat einen Beschützer. Beim Nadeln dieses Punktes stechen wir in das Dämonenherz, um den Schutzpanzer des Dämons aufzubrechen und ihm den Garaus zu machen.

---

[175] Hier finden wir eine Indikation für die verheiratete Frau, deren Periode nicht aufhören will.

Pervertierte Lust und geistige Erkrankungen, die als Folge von übermäßigen Gefühlserregungen auftreten, sind sicherlich ein Ausdruck eines dämonischen Herzens. Aber auch ein völlig emotionsloses Verhalten zeigt nur, dass der Bezug zur lebendigen Realität verloren gegangen ist. Dämonen, die sich in Geisteskrankheiten, Hysterie und spontanem Gelächter oder Weinen zeigen, brauchen sicherlich diesen Punkt (Lu 9 oder P 7): Plötzliche Brustschmerzen, Herzschmerzen, die Patientin spricht wie verrückt, ihr Mund ist verzerrt, sie hat plötzliche Schmerzen in den Brüsten, eine starke Unruhe, das Herz ist betrübt, und ihre Sprache ist unflätig; Sie kann nicht schlafen durch innere Unruhe.

5. *Gui Lu* 鬼路 (Bl 62) = Dämonenstraße

Der fünfte Dämonenpunkt beschreibt den Weg der Dämonen, über den sie ins Gehirn eindringen können. Als Schlüsselpunkt des *Yang Qiao Mai* beherrscht Bl 62 eine gestörte Yang-Aktivität im Körper, die sich auf geistiger Ebene als Ruhelosigkeit, Agitiertheit, Schlaflosigkeit und manischem Verhalten darstellen kann. Das Yang staut sich im Kopfbereich und gerät in eine Fülle-Situation, so dass manische Geisteskrankheiten entstehen können. Die Dämonenstraße ist die „road to hell", sie gibt den Weg vor, den der Dämon geht, um Schaden anzurichten, aber auch den Weg, über den er ausgetrieben werden kann: Katatone Starre, Psychosen, manisch-depressive Geisteskrankheiten, chronische Schlaflosigkeit, Schlaganfall mit Halbseitenlähmung und Sprachverlust, Übererregbarkeit, Reizbarkeit, ungewöhnlich große Hitze, selbst an kühlen Plätzen, Besessenheit, Unterdrückung von Gedanken und Gefühlen, Wahnvorstellungen, Delirien, epileptische Anfälle, dies alles sind Indikationen für diesen Punkt.

6. *Gui Zhen* 鬼枕 (Du 16) = Dämonenkissen

Der Name weist auf die Lage des Punktes am Hinterkopf hin, der im Schlaf das Kissen berührt. Über diese Stelle können üble Geister im Schlaf eindringen und schlechte Träume erzeugen. Du Mai 16 heißt mit regulärem Namen *Feng Fu* 風府 = „Windpalast". Er ist der Haupteintrittspunkt für alle Arten von Winden, er behandelt besonders den inneren Wind, der direkt ins Gehirn geht und dämonenähnliche Symptome verursacht. Dieser Punkt ist für Dämonen vorgesehen, die im Wind reiten, um flugs in den Körper einzudringen: Manische Geisteskrankheiten Selbstmordabsichten, visuelle und akustische Halluzinationen, übermäßige Traurigkeit, Panikanfälle, sie ist leicht erschreckt, Schlaganfall mit Sprachverlust, Amoklaufen, Meningitis, Epilepsie, extreme Kopfschmerzen, die zum Wahnsinn treiben, sie glaubt, vom Dämon besessen zu sein.

7. *Gui Chuang* 鬼床 (Ma 6) = Dämonenbett

Ebenfalls ein Punkt mit besonderer Wirkung auf das Wind-Übel, das ins Zentrum geht. Dämonen, die den Verstand einnehmen und klares Denken und Sprechen verhindern, werden mit diesem Punkt behandelt. Es ist auch ein allgemeiner Punkt für die Geister, die ein zerknittertes Gesicht verursachen. Früher dachte man, dass Dämonen ihre Gesichter durch das Gesicht ihrer Opfer ausdrücken konnten. Und so wurde dieser Punkt dafür verwendet, um Fratzen ziehende Dämonen zu entfernen. Weitere Indikationen: Tics, macht fremde Gesichter, Grimassieren, Tourette-Syndrom, nächtliches Zähneknirschen reduziert den Zahnschmelz, plötzlicher Stimmverlust, beißt ständig die Zähne zusammen, Kiefernsperre, Folgen von Schlaganfall, heftigste Trigeminusneuralgien.

8. *Gui Shi* 鬼市 (Ren 24) = Dämonenmarkt

Wie auf einem Marktplatz tummeln sich hier die verschiedensten Geister, meist aus niederer Herkunft und von niedrigem Rang. Wegen seiner Nähe zum Dämonenpalast ist dies ebenfalls ein wichtiger Punkt speziell bei Besessenheit und Geisteskrankheiten. Erst kommt das Fressen, dann die Moral, nicht nur für den einfachen Menschen, sondern auch in der Geisterwelt für einen hungrigen Dämon. Dieser Punkt ist zu nadeln für Dämonen die Depressionen, schwermütiges Verhalten und suizidale Gedanken verursachen.

Wenn dazu noch ein schiefes Gesicht und besonders ein schiefer Mund besteht, ist dieser Punkt besonders indiziert bei Folgen von Hirnschlag. Weiter bei Diabetes, Alkoholismus. Kiefernsperre. Halbseiten-Wind mit einseitiger Lähmung, Mund und Augen stehen schief, der Kiefer ist verkrampft. Man kann den Mund nicht öffnen, plötzliche Stummheit, man kann nicht sprechen; Er beseitigt den unaufhörlichen Durst auf Wasser.

9. *Gui Ying* 鬼營 (P 5) = Dämonenlager

Dicht am Dämonenherz (P 7) ist das Dämonenlager (P 5) angesiedelt, eine Baracke mit Söldnern, die dem Dämonen-Beschützer zu Hilfe eilen, wenn der Fürst der Finsternis in Not gerät. Es sind die Soldatengeister, die einem irren Perikard zur Hand gehen, wenn er rebelliert und den Herz-Kaiser vom Thron stürzen will. Schleim, der das Herz umnebelt ist eine bekannte Herzpathologie. Eine Akupunktur an diesem Punkt vertreibt Schleim-Hitze aus dem Herzen ebenso wie jene bösen Geister, die einem verrückte Ideen und Gedanken ins Gehirn einpflanzen.

Der Punkt P 5 heilt Windschlag mit Lähmungen, Krampfanfälle mit unkontrolliertem Lachen, Herzschmerzen, Atemnot, er behandelt Kummer und Sorge, Würgen ohne Unterlass sowie Erstickungsanfälle, Neigung zur Traurigkeit oder zum Lachen ohne Unterlass; der Patient ist furchtsam und betrübt; bei unerwarteten Anfällen von manischem Verhalten mit Schreien und Wutausbrüchen, die Patientin hat Lust, jemanden zu töten.

10. *Gui Tang* 鬼堂 (Du 23) = Dämonenhalle

Nicht weit vom Dämonenpalast (Du 26) liegt eine Halle (*Tang* 堂) als ein Hauptzimmer innerhalb des Palastes. Als zehnter Dämonenpunkt hat dieser Punkt (Du 23) eine beinahe ebenso wichtige Bedeutung in der Geisterhierarchie wie *Gui Gong* (Du 26). Er ist dann von Nutzen, wenn der Shen im Gehirn von Dämonen aus seinem Hauptzimmer vertrieben worden ist. Wenn der Shen nicht mehr seinen Glanz zeigt, wenn der Betrachter das Gefühl bekommt, ein anderer hat Besitz von diesem Menschen ergriffen: Die Augen sind stumpf, leer und geistesabwesend, vielleicht mit einem irren Blick. In diesem Fall können wir bei der Behandlung an diesen Punkt denken! Bei allen Geisteskrankheiten mit Rückzug (*Dian* 癲), bei Blutungen aus Mund und Nase, die nicht aufhören, um Dämonen und üble Geister zu vertreiben. Bei Obsessionen gegenüber anderen Menschen, bei paranoiden Zuständen und zwanghaften Verhalten.

11. *Gui Cang* 鬼藏 (Ren 1) = Dämonenversteck

Konnte der Dämon bis jetzt nicht vertrieben werden, so nur deshalb, weil er ein intimes Versteck gefunden hat. Gerade die konfuzianische Etikette verbot die direkte Zurschaustellung und das Behandeln der Geschlechtsorgane, besonders der weiblichen. So wundert es nicht, dass ein Dämon als letzte Zufluchtsstätte diese Region aufsucht, da er sich dort sicher glaubt. Wenn ein Dämon sich hier versteckt hat, weisen oft abnorme sexuelle Handlungen darauf hin: Ein extrem starker Juckreiz im Genitalbereich, übertriebene, suchtartige Libido, sexuelle Perversionen oder die fixe Idee, ein Dämon hätte Geschlechtsverkehr mit ihr gehabt. Frauen, die nach der Entbindung ins Koma fallen, bei Frauen mit intensivem Juckreiz der Vagina, und wenn sie von Geschlechtsverkehr mit Dämonen träumt.

12. *Gui Chen* 鬼臣 (Di 11) = Dämonenminister

Dem Metall zugehörig, hat der Dämonenminister eine besonders enge Beziehung zur Körperseele (*Po* 魄) und damit zu psychosomatischen Leiden und Süchten.

Di 11 ist ein wichtiger Punkt zur Behandlung von allen entzündlichen, heißen Hauterkrankungen mit einem Juckreiz, der zum Wahnsinn treiben kann. *Sun Simiao* empfiehlt hier den Einsatz der Feuernadel.[176] Dies ist ein allgemeiner Punkt gegen Dämonen, die den Shen verwirren und wenn die Persönlichkeit sich langsam verändert. Es ist auch der Punkt, der genadelt wird, wenn Dämonen bei rituellen Festen und anderen spirituellen Sitzungen von einem Menschen Besitz ergreifen (Voodoo, Flüche, schwarze Messen u.a.); Weitere Symptome sind Konvulsionen, depressive Geisteskrankheiten, die Zunge hängt heraus, Verwirrtheit, der ganze Körper juckt wie von Insektenstichen, die Haut schält sich ab und ist wund und von Krusten bedeckt; Die Folgen eines Windschlags! Ein wichtiger Punkt, um die 100 Übel des Irrsinns auszutreiben.

13. *Gui Feng* 鬼封 (Extrapunkt) = Dämonensiegel

Ein Vertrag, der mit einem Dämon besiegelt wurde, kann über diesen Punkt gelöst werden. Das Anwesen, das der Dämon von seinem Herrscher zur Verwaltung bekommen hat, muss dieser jetzt zurückgeben. Wenn der Geist bis zum 12. Dämonenpunkt nicht geantwortet hat, wird er bei dieser direkten Konfrontation um Gnade flehen und darum bitten, seinen Gastkörper verlassen zu dürfen! Wenn der Dämon nicht sprechen und sich nicht zu erkennen geben will, löst die Akupunktur an diesem Punkt seine Zunge. Dies ist der unangenehmste Punkt unter den Geisterpunkten! Wenn er genadelt werden muss, ist er aber der Meisterpunkt für den Exorzismus eines dominanten Geistes. Wie in dem Film „Der Exorzist" verändert sich die Stimme der Patientin, sie würgt viel Schleim heraus, sie flucht und stößt Beleidigungen aus.

Durch seine lokale Nähe zum Dämonenpalast (Du 26) stoßen wir über diesen Punkt direkt in die Gemächer des Fürsten der Unterwelt vor. „Nadele unter der Zunge in einer Grube, der Stich dringt durch und tritt oberhalb der Zunge wieder heraus. Alsdann nimm eine Klapper und mache unerwartete Töne und sichere den Nadelkopf, so dass die Zunge nicht bewegt werden kann." (*Sun Simiao*)

---

[176] Das Vorgehen bei der Feuernadel ist folgendermaßen: Man nimmt eine 3-4 Cun lange Nadel von 0,7-1,2 mm Dicke. Die Spitze soll scharf und der Griff aus Holz, Horn oder Bambus sein. Der Patient liegt bei der Behandlung, der ausgewählte Punkt wird desinfiziert und mit einem stumpfen Gegenstand markiert. Man erhitzt die Nadel in einem Feuer (z. B. in einem Bunsenbrenner) bis sie rot oder weiß glüht. Dann erfolgt ein schneller Einstich in den Punkt bis zur vorgegebenen Tiefe und ein ebenso schnelles Herausziehen der Nadel. Die so behandelte Einstichstelle muss anschließend fest gedrückt werden, um den Schmerz zu lindern und um Blutungen zu vermeiden.

Kommentar:

In der Frage 21 werden Krankheiten beschrieben, bei denen die Frau plötzlich wie tot umfällt. Nach einer Weile kommt sie aber von selbst wieder zu sich. Die Bezeichnung „vom Qi getroffen sein“ meint eine Erkrankung, die wie ein Schlaganfall oder ein epileptischer Anfall erscheint. Sie manifestiert sich als eine plötzliche Ohnmacht, Krämpfe mit Kiefernsperre und Steifheit der Gliedmaßen. Einmal umgefallen regeneriert sie sich von selbst. Es wird hier eine Form von Hysterie dargestellt, die im alten China gar nicht so selten gewesen sein mag. Als Ursachen werden akute heftige Gefühlserregungen angenommen, die für die verheiratete Frau in ihrer starren Frauenrolle immer wieder aufwallten. Aber auch Dämonenangriffe werden hier diskutiert, wie immer, wenn etwas Plötzliches passiert.

Ob die Dämonenpunkte hier ihre Anwendung fanden, wird im Text nicht beantwortet. Heute ist ihr Einsatz bei plötzlichen geistig-seelischen Veränderungen oder bei anfallsartigen Beschwerden sicher begründet und wirksam! Obwohl auch die chinesischen Ärzte in der TCM nicht mehr an Geister glauben, werden die „Geisterpunkte“ dennoch bei derartigen Beschweren von ihnen eingesetzt.

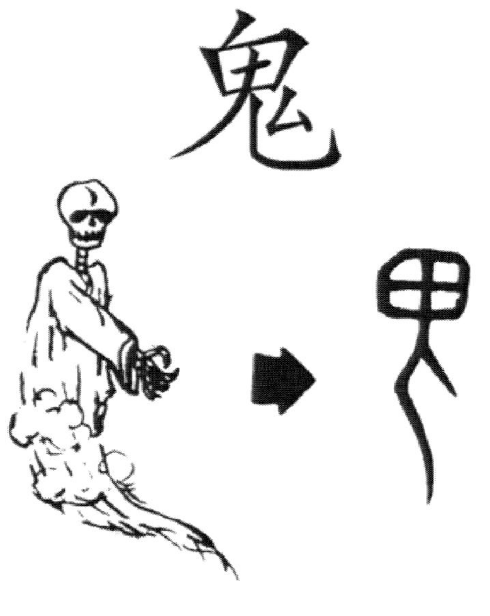

Gui – Der Dämon

Frage 22

第二十二問 病非瘧之邪四時多病寒熱?

答曰。風者。陽之氣也。寒者。陰之邪也。陰氣上升入陽中則發寒。陽氣下陷入陰中則發熱。陰陽偏勝。寒熱互作。經曰。夏傷於暑。秋必病瘧者。是也。婦人之病。證見寒熱邪非暑氣者。皆繇營衛之兆作也。且衛者氣也。氣為陽。陽微則惡寒。營者血也。血為陰。陰弱則發熱。故婦人寒熱。多因氣血之所使也。或勞傷而體弱。或經閉而寒熱。若此之類。久而不已。則成虛損之疾也。

必應散。治久寒熱。如瘧狀。熟地 檳榔 陳皮 草果（去皮）當歸 砂仁 甘草（炙）柴胡（以上各等分）上為粗末。每服三錢。水二盞。薑五片。煎八分。去滓無時溫服。合藥時。忌雞犬婦人見。

神健飲子。治婦人寒熱。赤芍 白朮（各二兩）赤茯 當歸 肉桂 鱉甲 川芎枳殼 柴胡 黃耆 秦艽 桔梗 橘紅 甘草（各一兩）木香上為㕮咀。每服三錢。水二盞。薑五片。棗一枚。煎至八分。去滓溫服。不拘時。

Die Krankheit ist nicht das Malariaübel, trotzdem kommt es in den vier Jahreszeiten häufig zu Schüttelfrost und Fieber - wieso?

Die Antwort lautet: Wind, das ist Yang-Qi, Kälte, das ist Yin-Qi. Kälte ist ein Yin-Übel. Wenn das Yin-Qi nach oben aufsteigt und in das Yang eindringt, verteilt es dort Kälte. Wenn das Yang-Qi nach unten absinkt und in das Yin eindringt, verteilt es dort Hitze. Yin und Yang sind dann untereinander siegreich. Kälte und Hitze beziehen sich in ihrem Tun aufeinander. Im Klassiker steht: Wenn im Sommer ein Schaden durch Sommerhitze entsteht, muss es im Herbst eine Malaria-Krankheit geben. Das ist so!

Bei Krankheiten der verheirateten Frau gibt es allerdings auch Krankheitsmuster, die Kälte- und Hitzeübel zeigen, ohne das Sommerhitze vorhanden gewesen wäre. All dies wird als vom Ying- und Wei-Qi verursacht gedeutet. Überdies, *Wei* 衛 ist Qi und Qi ist Yang. Wenn das Yang schwach ist, entsteht Abneigung gegen Kälte (*Wu Han* 惡寒). *Ying* 營 ist Blut und Blut ist Yin. Wenn das Yin sehr schwach ist, entsteht eine sich ausbreitende Hitze (*Fa Re* 發熱). Deshalb gibt es bei der verheirateten Frau Schüttelfrost und Fieber. Meistens sind es Qi und Blut, die diese Krankheitsmuster verursachen.

Oder Schäden durch Überanstrengung (*Lao Shang* 勞傷), die den Körper schwächen oder die Regel blockieren, haben als Folge Schüttelfrost und Fieber. Wenn diese Arten von Krankheiten lange andauern und nicht aufhören, dann entwickelt sich eine Krankheit mit einer Leere-Schädigung (*Xu Sun Zhi Ji* 虛損之疾).

Erkrankungen und Rezepturen:

1). *Bi Ying San* 必應散 heilt chronische Erkrankungen mit Wechselfieber (*Jiu Han Re* 久寒熱), die wie Malaria erscheinen:

- *Shu Di*
- *Bing Lang*
- *Chen Pi*
- *Cao Guo* (entferne die Haut)
- *Dang Gui*
- *Sha Ren*
- *Gan Cao* (geröstet)
- *Chai Hu* (nimm von allen die gleiche Menge)

Zubereitung: Zerstoße alles zu einem groben Pulver. Jede Dosis beträgt 3 Qian. Nimm 2 Tassen Wasser mit 5 Stück Ingwer und koche es auf 80% herunter. Entferne die Reste und nimm die Medizin zu keiner bestimmten Zeit warm ein. Verbinde die Arzneien zur rechten Zweit. Die verheiratete Frau sollte vermeiden, Hühner und Hunde anzusehen.

2). *Shen Jian Yin Zi* 神健飲子 heilt Schüttelfrost und Fieber der verheirateten Frau:

- *Chia Shao*
- *Bai Zhu* (von jedem 2 Liang)
- *Chi Fu*
- *Dang Gui*
- *Rou Gui*
- *Bie Jia*
- *Chuan Xiong*
- *Zhi Qiao*
- *Chai Hu*
- *Huang Qi*
- *Qin Jiao*
- *Jie Gen*
- *Ju Hong* plus *Gan Cao* (von jedem 1 Liang) plus *Mu Xiang*

Zubereitung: Zerstoße alles in grobe Teile, jede Dosis beträgt 3 Qian. Nimm 2 Tassen Wasser, 5 Stück Ingwer und 1 Dattel und koche alles auf 80% herunter. Entferne die Reste und trinke die Medizin warm. Halte Dich an keine festen Zeiten.

Akupunkturpunkte:

Sun Simiao sagt: Jede Malaria-Erkrankung kommt vom Wind. Wenn ein Schaden durch Sommerhitze im Sommer auftritt, entwickelt sich eine Malariakrankheit (*Nue Ji* 瘧疾) im Herbst.

- *Yin Qiao* (Ni 8) heilt eine heftige Malaria.
- *San Jian* (Di 3) heilt Malaria mit einem trockenen Mund, Atemnot und akuten Augenschmerzen.
- *Ye Men* (SJ 2) heilt eine chronische Malaria mit Schwindel, Kopfschmerzen und plötzlicher Taubheit.
- *Da Zhui* (Du 14) heilt eine langanhaltende Malaria, die schwer zu heilen ist.
- *Zu Lin Qi* (Gbl 41) heilt eine Malaria, die jeden Tag auftritt und in der Morgendämmerung anfängt.
- *Qiu Xu* (Gbl 40) heilt eine chronische Malaria mit Kälte-Zittern.
- *Xian Gu* (Ma 43) heilt eine Malaria-Erkrankung.
- *Zhong Feng* (Le 4) heilt Malaria mit Blässe und Seufzen, der Patient zittert vor Kälte, hat kalte Füße, keinen Appetit und Taubheitsgefühle am ganzen Körper.
- *Shang Yang* (Di 1) heilt Kälte-Hitze-Malaria mit einem trockenem Mund.
- *Shao Shang* (Lu 11) heilt eine alte Malariaerkrankung mit Zittern vor Kälte und einem Völlegefühl im Bauch.
- *Da Zhu* (Bl 11) heilt Malaria mit Nackensteifheit, Kopfschmerzen und Zittern vor Kälte.

Kommentar:

Es werden hier malariaähnliche Wechselfieber beschrieben, die aus einer Schwäche des Wei-Qi und des Ying-Qi resultieren. Die verheiratete Frau kann in diesen Zustand geraten, ohne der Sommerhitze ausgesetzt gewesen zu sein. Überanstrengungen, die eine Qi- und Blutschwäche nach sich ziehen, werden hier als Ursache genannt.

Die Empfehlung, dass die verheiratete Frau keine Hühner und Hunde ansehen resp. essen soll, erscheint auf den ersten Blick etwas seltsam. Aber nach der chinesischen Arzneimittellehre macht es Sinn, denn:

Hühner werden nach dem I Ging dem Trigramm *Sun* 巽 (☴) zugeordnet. Sun repräsentiert den Wind. Wenn ein Mensch an einer Winderkrankung leidet und Hühnerfleisch isst, kann es zum Wiederaufflammen der Krankheit kommen. Auch kann Hühnerfleisch das Leber-Feuer entfachen und somit Winderkrankungen auslösen.[177]

Hunde gehören zum Holzelement und werden als schmutzige Tiere angesehen. Wenn man Hundefleisch röstet, bekommt man heftigen Durst und Diabetes, und wenn Schwangere Hundefleisch essen, wird das Baby taub geboren. Wenn ein Patient gerade von einer Fiebererkrankung genesen ist, sollte er kein Hundefleisch essen, denn er könnte daran sterben.[178]

Trotz alledem stärkt Hundefleisch aber auch die Niere, den Magen und die männliche Sexualität und vermehrt die Körperkraft (ebenda). Dass Hundefleisch heute in Chinas Restaurants verboten ist, mag auch daran liegen, dass Hunde in China, wie auch bei uns, zum besten Freund des Menschen avancieren und ethisch-moralische Vorstellungen das „Nahrungsmittel Hund" verbieten.[179]

寒熱

Han Re – Fieber und Schüttelfrost

[177] **Li Shizhen**: *Ben Cao Gang Mu*, englische Übersetzung von *Luo Xiwen*, Beijing 2003 Volume VI, S.3749.
[178] Ebenda S. 3892 ff.
[179] Bei meinen zahlreichen Chinabesuchen seit 1992 war es mir selbst unter chinesischer Begleitung unmöglich, ein Restaurant zu finden, das Hundefleisch im Angebot hatte.

Frage 23:

第二十三問 因咳嗽經候不行?

答曰。咳嗽之說。古書有咳而無嗽。後人兼言之。大抵皆從肺出。其聲響亮。不因痰涎而發者。謂之咳。言其聲音聞於人。痰涎上下隨聲而發者。謂之嗽。如水之嗽蕩。能蕩其真氣也。況肺主乎氣。經云。營氣之行。常與衛氣相隨。久嗽損氣。則血亦不足。遂致經閉不行。時發寒熱。久久成勞者。氣血俱損之故也。**六神散**。治婦人熱勞咳嗽。月水不通。柴胡（去苗）白朮　青皮（去白）當歸 牛膝　牡丹皮（各一兩）上為粗末。每用六兩。入蜜四兩炒令焦。入酒並童便各一碗。煎八九沸。去滓。分作六服。空心食前。**紫菀丸**。治肺氣咳嗽。紫菀　防風 桑白皮（炙）木香 貝母 人參 款冬花 葶藶（隔紙炒）檳榔（各一兩）杏仁（炒）天門冬（去心一兩）甘草上為細末。蜜丸桐子大。每服三十丸。清米飲送下。食後服。

Husten ist häufig die Ursache dafür, wenn sie auf ihre Regel wartet, dass diese nicht kommt - wieso?

Die Antwort lautet: Über Husten (*Ke Sou* 咳嗽) gibt es diese Erklärung: In alten Büchern gibt es *Ke* 咳 und nicht *Sou* 嗽, erst spätere Generationen verwenden beide Begriffe gleichzeitig. Allgemein gesprochen folgt jeder Husten der Lunge und tritt aus ihr hervor. Ist sein Klang laut und deutlich, liegt die Ursache nicht im Schleim oder im Speichel (*Tan Xian* 痰涎), der ausgeworfen wird. Diesen Husten nennt man *Ke* 咳. Es wird gesagt, dass dann ein Ton im Menschen zu hören ist.

Wenn Schleim oder Speichel oben herauskommt und unten ein Ton folgt, nennt man dies *Sou* 嗽. Es ist, als ob sich durch den Husten das Wasser unten haltlos zerstreut (*Dang* 蕩).[180] Dass, was sich beim Husten haltlos zerstreuen kann, ist das wahre Qi (*Zhen Qi* 真氣). Zudem beherrscht die Lunge ja auch das Qi.

Im Klassiker heißt es: „Wenn das Zirkulieren des *Ying Qi* 營氣 normal ist, folgt mit ihm zusammen auch das *Wei Qi* 衛氣. Wenn ein lange andauernder Husten das Qi schädigt, ist auch das Blut nicht mehr ausreichend."

[180] Frauen verlieren oft beim Husten Urin, und das häufiger nach der Geburt.

Im Weiteren bewirkt dies, das die Regel blockiert ist und nicht gehen kann (*Bu Xing* 不行). Manchmal entstehen dann auch Schüttelfrost und Fieber. Wenn das eine lange Zeit andauert, entwickelt sich eine Erschöpfung. Die Folge ist, dass Qi und Blut beide geschädigt werden.

Erkrankungen und Rezepturen:

1). *Liu Shen San* 六神散 heilt bei der verheirateten Frau ein erschöpfendes Fieber (*Re Lao* 熱勞) und Husten. Das Monatswasser ist blockiert.

- *Chai Hu* (entferne die Sprossen)
- *Bai Zhu*
- *Qing Pi* (entferne das Weiße)
- *Dang Gui*
- *Niu Xi*
- *Mu Dan Pi* (von jedem 1 Liang)

Zubereitung: Zermahle alles zu einem groben Pulver. Zusammen ergibt es 6 Liang. Füge 4 Liang Honig hinzu und röste alles, bis es verbrannt ist. Dann mische Wein dazu und gleichzeitig Knabenurin, jeweils eine Tasse. Koche es auf 80-90 % herunter, entferne die Reste und teile es in 6 Portionen auf. Nimm die Medizin vor dem Essen auf leeren Magen.

2). *Zi Wan Wan* 紫菀丸 heilt das Lungen-Qi und Husten.

- *Zi Wan*
- *Fang Feng*
- *Sang Bai Pi* (geröstet)
- *Mu Xiang*
- *Bei Mu*
- *Ren Shen*
- *Kuan Dong Hua*
- *Ting Li* (Lege Papier dazwischen und röste es)
- *Bing Lang* (von jedem 1 Liang)
- *Xing Ren* (geröstet)
- *Tian Men Dong* (entkernt, 1 Liang)
- *Gan Cao*

Zubereitung: Zermahle alles zu einem feinen Pulver. Vermische es mit Honig und forme Pillen so groß wie der Same eines Tong Zi-Baumes. Jede Dosis beträgt 30 Pillen, schlucke sie mit kaltem Reiswasser hinunter. Iss etwas nach der Einnahme der Medizin.

Akupunkturpunkte:

- *Zu San Li* (Ma 36) beherrscht Husten mit viel Sputum.
- *Fei Shu* (Bl 13) heilt Husten durch Leere-Erschöpfung, Kälte und Hitze in der Lunge, Bluthusten, Atemnot, die Patientin kann sich nicht hinlegen und Völle in der Brust. Brenne hier bei allen Lungenerkrankungen zwei Moxakegel ab!
- *Dan Zhong* (Ren 17) heilt Lungen-Qi-Schwäche mit Husten, Atemnot und Ausspucken von eitrigem Sputum; Die Patientin bekommt das Essen nicht hinunter und ihr Thorax ist wie zugeschnürt.
- *Zhong Fu* (Lu 1) heilt Verspannungen im Lungensystem, Brustschmerzen mit Angst, Husten mit trüben Sputum, Schulter- und Rückenschmerzen und Völlegefühl im Bauch; Das Essen geht nicht hinunter.
- *Tai Yuan* (Lu 9) heilt Völle und Stagnation in der Lunge mit Atemnot und ständigem Husten.
- *Tian Tu* (Ren 22) heilt Husten durch gegenläufiges Qi, Atemnot und Rasselgeräusche in der Kehle.
- *Chi Ze* (Lu 5) heilt Husten und Ausspucken von viel Sputum.
- *Da Ling* (P 7) heilt Husten durch gegenläufiges Qi mit Fieber und Schüttelfrost. Die Patientin kommt um vor Angst!

Kommentar:

In dieser Frage geht es um den Einfluss von Husten auf die weibliche Regel. Der Husten wird hier mit und ohne Auswurf differenziert und mit verschiedenen Schriftzeichen belegt. Zu starker Husten kann das echte *Zhen-Qi* 真氣 schädigen, denn die Frau verliert womöglich Urin beim Husten, eine Flüssigkeit, die noch für die Qi-Umwandlung benötigt wird. Für die verheiratete Frau bedeutet ein heftiger Husten der lange anhält, dass Qi und Blut geschwächt werden, und dies hat auch einen Einfluss auf ihre Periode. Bei einer ausbleibenden Monatsregel sollte in der Anamnese auch nach einem chronischen Husten und/oder Wechselfieber gefragt werden. Beides kann zu einer Lungen-Qi-Schwäche führen, sodass das Lungen-Qi gestärkt werden muss.

An dieser Stelle möchte ich die Bedeutung von atemführenden Maßnahmen hervorheben. Denn wenn die Lunge das Qi beherrscht, beherrscht sie auch die Atmung.[181] Was so selbstverständlich und natürlich gegeben ist, wird im Verlauf des Lebens oft missachtet und geringgeschätzt. Dabei sollte klar sein, dass eine gute Atmung bis in die Fußsohlen geht, wie die Daoisten sagen und 50% unseres erworbenen Vermögens ausmacht! Eine vertiefte und konzentrierte Bauchatmung stellt den Kontakt zu unserer eigentlichen Mitte wieder her, beruhigt den Geist und stärkt die Lunge. Die Niere ist verantwortlich für die Einatmung, die Lunge beherrscht die Ausatmung. Ein- und Ausatmung sind der stetige Wechsel von Yin und Yang im Mikrokosmos, so wie es Ebbe und Flut im Makrokosmos sind.

Eine vertiefte Bauchatmung ist auch die Vorstufe vieler Qi-Gong-Übungen, sei es mit Bewegungsabläufen oder im stillen Sitzen oder Liegen. Der wiederentdeckte Rhythmus in der Atmung kann viele Krankheiten heilen, die auf der psychischen Ebene ablaufen, und es gibt sogar in der begleitenden Behandlung von Krebs Atemübungen, um die Lebenskraft zu stärken.[182] Somit haben wir neben dem Schlaf unseren besten Therapeuten in uns selbst. Sie zu pflegen und im Ernstfall zu aktivieren kostet nichts und kann auch einem Schwerkranken zu mehr Lebensqualität verhelfen!

氣功

Qigong – arbeiten mit dem Qi

[181] *Qi* 氣 hat viele Bedeutungen, u.a. auch Luft, Atem, Atmung und Einfluss. Atmung ist Qi, Qi ist Lebenskraft, und solange ich atme und genügend Qi bekomme, lebe ich! *Spiro ergo sum* - Ich atme, also bin ich! So einfach es scheint, so umfangreich ist dieser ganze Qi-Mechanismus. Jeder Mensch kommt mit einer tiefen Bauchatmung auf die Welt, im Verlauf des Lebens vernachlässigt er sie, manchmal ignoriert er sie sogar, und mit dem letzten Schnaufer endet unser Leben. In meiner Praxis ist die erste therapeutische Maßnahme, die Atmung der Patientin zu korrigieren, wenn es nötig ist!

[182] Siehe z.B. **Lutz-Michael Weiß/Heike Oelrich-Poracos**: Atmende Schritte – Guolin-Qi Gong bei Krebs, Book on Demand 2021.

Frage 24:

第二十四問 咳嗽有紅痰?

答曰。經稱五臟六腑皆令人咳。原其至理。雖因寒邪之為患。當分內外所傷。難經云。形寒飲冷則傷肺。肺主皮毛。自皮毛而入中者。謂之形寒。胃脈絡肺。食寒而為嗽者。謂之飲冷。水飲停積於胸膈。所以為痰。痰中有血者。乃心肺之相剋也。肺屬金而主氣。心屬火而行血。以五臟而言之。心肺皆居膈上。以五行論之。金火應乎相制。故痰中有血者。此火克乎金。心勝乎肺。久而不已。亦變成勞。難經所謂七傳者死。亦此之類也。褚氏遺書云。喉有竅。則咳血殺人。腸有竅。則便血羸人。便血猶可止。咳血不易醫。所以咳嗽有紅痰者。多成虛勞之疾也。**平肺湯**。定喘治嗽。五味子　紫菀（洗去土）陳皮（去白）甘草（炙）杏仁（泡去皮尖）半夏（湯浸七次）紫蘇子桑白皮。上為末，每服二錢。水一盞姜四片。煎至七分。去滓溫服食後。**立驗丸**。治肺熱而咳。上氣喘急。不得坐臥。身面浮腫。不下飲食。消腫下氣。止嗽。葶藶（十分研炒為末）貝母（三分）杏仁（一兩半炒去皮尖）赤茯苓　紫菀　五味子（各三分）人參（一兩）桑白皮（一兩炙）上為細末。蜜丸梧桐子大。每服十丸。日二服。甚者夜一服。加至三十丸。棗湯下。腫盛者食後服。**止紅散**。治心肺客熱。咳嗽吐血。柴胡（去苗一兩）胡黃連宣連（各半兩）上為末。入硃砂少許研和。每服二錢。水一盞。煎半盞。通口服。

Beim Husten kommt roter Schleim - wieso?

Die Antwort lautet: Die Klassiker sagen, alle 5 Zang- und 6 Fu-Organe können Husten verursachen. Tatsächlich ist das Grundprinzip (*Li* 理) ein Kälte-Übel, welches den Schaden anrichtet. Man sollte auch unterscheiden, ob die Innen- oder die Außenseite (*Nei Wai* 內外) betroffen ist.

Das *Nan Jing* sagt: Wenn der Körper kalt ist und man Kühles trinkt, schädigt das die Lunge. Die Lunge beherrscht die Haut und die Körperbehaarung (*Pi Mao* 皮毛). Über die Haut und die Körperbehaarung dringt die Kälte ins Innere ein, dies nennt man „körperliche Kälte“ (*Xing Han* 形寒).

Das Magen-Gefäß verknüpft sich mit der Lunge. Nimmt man kalte Speisen und Getränke zu sich und es bildet sich Husten (*Sou* 嗽), nennt man dies „zu kaltes Trinken" (*Yin Leng* 飲冷). Durch das Trinken von kaltem Wasser stoppt das Qi und es bilden sich Massen (*Ji* 積) in Brust und Zwerchfell. Daraus entsteht dann der Schleim (*Tan* 痰).

Wenn es Blut im Sputum gibt, bedeutet das, dass Herz und Lunge versuchen, sich gegenseitig zu überwinden (*Ke* 克). Die Lunge entspricht dem Metall und beherrscht das Qi. Das Herz entspricht dem Feuer und beherrscht das Blut. Nimmt man die 5 Zang-Organe, heißt es, das Herz und Lunge beide oberhalb des Zwerchfells liegen. Nimmt man die 5 Wandlungsphasen und spricht darüber, sollen Metall und Feuer sich gegenseitig kontrollieren. Deshalb, wenn es im Schleim Blutbeimengungen gibt, dann bedeutet dies, dass das Feuer das Metall überwindet und das Herz die Lunge besiegt. Wenn dies für eine längere Zeit nicht endet, dann wandelt sich auch dieser Zustand in ein Erschöpfungssyndrom um (*Bian Cheng Lao* 變成勞). Wenn im *Nan Jing* von den sieben Infektionen gesprochen wird, die den Tod bringen (*Qi Chuan Zhe Si* 七傳者死), ist diese Kategorie von Krankheiten damit gemeint.

Chu Shi 褚氏[183] sagt in seinem Nachlass: „Wenn es in der Kehle eine Öffnung (*Qiao* 竅) gibt, dann wird das Husten von Blut den Menschen umbringen. Wenn es in den Eingeweiden eine Öffnung gibt, dann wird Blut im Stuhl den Menschen auszehren (*Lei Ren* 羸人).

Während Blut im Stuhl gestoppt werden kann, ist das Husten von Blut nicht so leicht zu heilen (*Bu Yi Yi* 不易醫). Deshalb, wenn es beim Husten roten Schleim gibt, dann entwickelt sich die Krankheit oft zu einer Leere-Erschöpfung (*Xu Lao Zhi Ji* 虛勞之疾).

Erkrankungen und Rezepturen:

1). *Ping Fei Tang* 平肺湯 beruhigt Atemnot und heilt Husten.

- *Wu Wei Zi*
- *Zi Wan* (gewaschen und vom Lehm gesäubert)
- *Chen Pi* (entferne das Weiße)
- *Gan Cao* (geröstet)
- *Xing Ren* (einweichen, um die Haut zu entfernen)

---

[183] Der Nachlass von Meister *Chu (Chu Shi Yi Shu* 褚氏遺書) stammt aus der Feder des Daoisten *Chu Cheng* 褚澄 aus der südlichen *Qi* 齊-Dynastie (479-502).

- *Ban Xia* (sieben Stück im heißen Wasser einweichen)
- *Zi Su Zi*
- *Sang Bai Pi*

Zubereitung: Mache ein Pulver daraus, jede Dosis beträgt 2 Qian. Nimm eine Tasse Wasser und 4 Stück Ingwer und koche es auf 70% herunter. Entferne die Reste und nimm es warm nach den Mahlzeiten ein.

2). *Li Yan Wan* 立驗丸 heilt Lungen-Hitze und Husten, aufsteigendes Qi und plötzliche Atemnot. Man kann nicht sitzen und liegen, der Körper und das Gesicht sind geschwollen, man mag nicht essen und trinken. Dieses Rezept entfernt die Schwellungen, senkt das Qi ab und stoppt den Husten.

- *Ting Li* (10 Fen, zerstoßen und geröstet zu einem Pulver)
- *Bei Mu* (3 Fen)
- *Xing Ren* (1½ Liang, geröstet, entferne die Hautspitzen)
- *Chi Fu Ling*
- *Zi Wan*
- *Wu Wei Zi* (von jedem 3 Fen)
- *Ren Shen* (1 Liang)
- *Sang Bai Pi* (1 Liang, geröstet)

Zubereitung: Zermahle alles zu einem feinen Pulver, füge Honig hinzu und drehe Pillen so groß wie der Samen eines Wu Tong-Baums. Jede Dosis beträgt 10 Pillen. Nimm täglich 2 Dosen. Nimm höchstens zur Nacht noch eine Dosis dazu, also nicht mehr als 30 Pillen am Tag. Trinke Dattelsuppe dazu, um sie hinunterzuschlucken. Wenn die Ödeme sehr stark sind, dann iss die Suppe nach der Einnahme der Pillen.

3). *Zhi Hong San* 止紅散 heilt, wenn Hitze zu Gast im Herzen und in der Lunge ist. Es heilt Husten und Blutspucken (*Tu Xue* 吐血).

- *Chai Hu* (entferne die Sprossen, 1 Liang)
- *Hu Huang Lian*
- *Xuan Lian* (von jedem ½ Liang)

Zubereitung: Mache aus allem ein Pulver. Füge Zinnober (*Zhu Sha* 硃砂) hinzu, vielleicht eine kleine Prise, zerstoße es und vermische alles. Jede Dosis beträgt 2 Lian. Nimm eine Tasse Wasser dazu und reduziere es auf eine halbe Tasse. Nimm die Medizin über den Mund ein.

Akupunkturpunkte:

- *Fu Liu* (Ni 7), *Tai Chong* (Le 3) und *Hui Yang* (Bl 35) beherrschen blutigen Stuhl.

- *Xia Lian* (Ma 39), *You Men* (Ni 21) und *Tai Bai* (Mi 3) beherrschen Eiter und Blut im Stuhl.

- Bei allen inneren Schäden (*Nei Shang* 內傷) mit ständigem Blutspucken und einem ausgemergelten Körper nimm *Di Wu Hui* (Gbl 42). Stich 3 Fen tief, Moxa ist kontraindiziert.

- Bei Blutspucken leite am Punkt *Yu Ji* (Lu 10) ab und fülle am Punkt *Chi Ze* (Lu 5) auf.

- *Ku Fang* (Ma 14), *Zhong Fu* (Lu 1), *Zhou Rong* (Mi 20) und *Chi Ze* (Lu 5) beherrschen Husten durch gegenläufiges Qi und Atemnot und Spucken von schaumigen, eitrigen oder blutigen Sputum.

Siehe auch die Akupunkturpunkte zur Frage 23.

Kommentar:

Frage 24 diskutiert blutigen Auswurf. Es gibt zwei Wege, auf denen die Kälte als pathogenes Übel in den Körper hineinkommt: Von außen durchdringt die Kälte die Haut und die Körperbehaarung, von innen sind es kalte Speisen und Getränke, die über einen Ast der Magen-Leitbahn zur Lunge gelangen. Der Autor diskutiert dann, wie Blut im Auswurf entsteht und greift auf den Ke-Zyklus der 5 Wandlungsphasen zurück. Wenn Feuer (das Herz) Metall (die Lunge) überwindet, dann wandelt sich die Kälte in Hitze um und blutiger Schleim kann sich bilden. Wenn dieser Zustand über eine längere Zeit anhält, entsteht ein Leere-Erschöpfungs-Syndrom.

Das Aushusten von Blut ist dem Autor nach schwer zu heilen, ja, es kann sogar zu den sieben tödlichen Infektionen gezählt werden. Blut im Stuhl hingegen kann geheilt werden.

Exkurs über den Husten:

Ke 咳 = der Husten, husten; Das Schriftzeichen hat den Mund als Radikal, daneben das Zeichen für den 12. Erdenzweig *Hai* 亥, der mit der Wandlungsphase Wasser und Kälte korrespondiert. Es ist auch die Doppelstunde 21-23 Uhr. Ursprünglich zeigt das Piktogramm ein Schwein und entspricht so dem 12. Tierkreiszeichen.[184] Wieger sieht im Zeichen *Hai* 亥 Mann und Frau unter einem Dach, also eine günstige Zeit zur Empfängnis (Wieger, L. 69 K). Die Etymologie des Schriftzeichens lässt sich für mich nur schwer mit „Husten" verbinden.

Die Lunge ist ein empfindsames Organ (*Fei Wei Jiao Zang* 肺為嬌臟) und hasst die Kälte. Wenn Kälte die Lunge angreift, entsteht Husten.

Husten ist also ein primäres Zeichen für eine Schädigung der Lunge. Die absenkende und zerstreuende Funktion der Lunge ist behindert, und es passiert, dass das Lungen-Qi entgegen seiner natürlichen Verlaufsrichtung nach oben steigt. Krankheitsbedingte Faktoren für einen Husten können wie bei allen Pathologien der Zang Fu-Organe sowohl äußere (klimatische) als auch innere Faktoren (Emotionen, Ernährungsfehler) sein.

Das *Su Wen* differenziert sogar noch weiter:

„*Huang Di* fragt: ‚Wieso ist es die Lunge, die im Menschen den Husten erzeugt?'

Qi Bo antwortet: ‚Alle 5 Zang- und 6 Fu-Organe können Husten verursachen, nicht nur die Lunge!'

Huang Di fragt: ‚Ich möchte etwas über die Symptome hören!' *Qi Bo* antwortet: ‚Haut und Körperhaare sind im Einklang mit der Lunge. Haut und Körperhaare empfangen als Erste die üblen Einflüsse, die dann voranschreiten zu dem entsprechenden Organ, mit dem sie im Einklang sind.

Wenn kalte Speisen in den Magen kommen, erreichen sie über das Lungen-Gefäß oben die Lunge, so dass die Lunge ebenfalls die Kälte empfängt. Wenn die Lunge erkältet ist, weil sowohl innere wie äußere Kälte sich verbinden und im Körper zu Gast sind, dann bildet die Lunge den Husten."[185]

---

[184] **Li Leyi**: Entwicklung der Chinesischen Schrift am Beispiel von 500 Schriftzeichen, Beijing 1993, S. 123.
[185] *Su Wen* Kapitel 38: „Über den Husten".

Die üblen Einflüsse, die hier beschrieben werden, sind in der Regel Wind-Kälte, seltener Wind-Hitze-Übel und zu kalte Speisen und Getränke, die das Lungen-Qi schwächen.

Die 5 Zang-Organe empfangen die krankmachenden Einflüsse besonders in den ihnen entsprechenden Jahreszeiten, d. h. die Leber im Frühling, das Herz im Sommer usw. Dann reagieren sie besonders empfindlich auf Kälte, die ihre Funktion schädigen. Das *Su Wen* unterscheidet zehn verschiedene Formen von Husten, die von den befallenen Zang-Fu-Organen ausgehen:

1. Der Lungen-Husten (im Herbst): Husten mit keuchender Atmung und Röcheln, in schweren Fällen mit Blutspucken;

2. Der Herz-Husten (im Sommer): Husten mit Herzschmerzen, blockierter Kehle, der Hals ist entzündet mit Schmerzen und Schwellungen;

3. Der Leber-Husten (im Frühling): Husten mit Schmerzen auf beiden Seiten unter den Rippen, in schweren Fällen ist eine Drehung des Körpers unmöglich und Schwellungen auf beiden Seiten entstehen;

4. Der Milz-Husten (im Spätsommer): Husten mit Schmerzen unter der rechten Rippenregion mit Ausdehnung zu den Schultern und zum Rücken; In schweren Fällen entsteht eine Bewegungsunfähigkeit oder der Husten verschlimmert sich bei Bewegung;

5. Der Nieren-Husten (im Winter): Husten mit Schmerzen im Lendenbereich, die sich über den Rücken ausdehnen; In schweren Fällen hustet man Speichel heraus.

Wenn der Husten der Zang-Organe für längere Zeit anhält, wandert das Übel in die Fu-Organe. Auch hier haben wir spezifische Hustensymptome:

6. Der Magen-Husten (Das Übel kommt von der Milz): Husten mit Erbrechen, in schweren Fällen werden Würmer erbrochen;

7. Der Gallenblasen-Husten (Das Übel kommt von der Leber): Husten mit Erbrechen von Gallenflüssigkeit;

8. Der Dickdarm-Husten (Das Übel kommt von der Lunge): Husten mit unfreiwilligem Stuhlgang;

9. Der Dünndarm-Husten (Das Übel kommt vom Herzen): Husten mit einer Erschöpfung des Qi, wobei das Qi mit dem Husten zusammen verloren geht (Schwächeanfälle beim Husten);

10. Der Blasen-Husten (Das Übel kommt von der Niere): Husten mit unfreiwilligem Wasserlassen.

Auch die korrekte Behandlung der verschiedenen Hustenformen wird im 38. Kapitel des *Su Wen* beschrieben:

„*Huang Di* fragt: ‚Und wie kann man dies alles behandeln?'

Qi Bo antwortet: ‚Den Husten der Zang-Organe heilt man mit den Shu (Strom) -Punkten, den Husten der Fu-Organe mit den He (Meer)-Punkten. Bei Wasserschwellungen (als Begleitsymptome) wählt man die Jing (Fluss) -Punkte.' *Huang Di* sagt: ‚vortrefflich!' “

Konkret nadeln wir also die Punkte:

- *Tai Yuan* (Lu 9) bei Lungen-Husten
- *Shen Men* (He 7) bei Herz-Husten
- *Tai Chong* (Le 3) bei Leber-Husten
- *Tai Bai* (Mi 3) bei Milz-Husten
- *Tai Xi* (Ni 3) bei Nieren-Husten
- *Zu San Li* (Ma 36) bei Magen-Husten
- *Yang Ling Quan* (Gbl 34) bei Gallenblasen-Husten
- *Qu Chi* (Di 11) bei Dickdarm-Husten
- *Xiao Hai* (Dü 8) bei Dünndarm-Husten
- *Wei Zhong* (Bl 40) bei Blasen-Husten

Die Nadeltechnik ist tonisierend (*Bu* 補), um den Mangel aufzufüllen, dazu Moxa, um die Kälte zu zerstreuen.[186]

咳嗽

Ke Sou – Husten

[186] Dieser Exkurs ist mit wenigen Abänderungen aus dem Buch von **Lorenzen/Noll**: Die Wandlungsphase Metall, München 2007, S. 119 ff., entnommen.

Frage 25:

第二十五問 吐血衄血齒衄舌上出血汗血?

答曰。氣屬乎陽。血屬乎陰。陰盛則陽虧。陽盛則陰虧。經所謂陽勝則陰病。陰勝則陽病。諸吐血衄血。繇陽氣勝。陰之氣被傷。血失常道。或從口出。或從鼻出。皆謂之妄行。其脈洪數者逆。微細者順。陽明之經。行絡於頤頷。陽明受邪。熱血從齒出也。脾氣通於口。心氣通於舌。心脾二經被傷。血故從舌出也。營血內通於臟腑。外縈於經絡。藏則舍於肝經。行則出於心臟。又心之液為汗。令肝心二臟俱虛。血隨汗液出也。**內補芎歸湯**。治婦人血氣羸弱。或崩傷過多。少氣傷絕。腹中拘急。四肢煩熱。面目無色。及唾血吐血。芎藭　熟地（各四兩）白芍（五兩）桂心（二兩）甘草 乾薑（各三兩）大棗（四十枚）當歸（二兩）上為粗末。每服五錢。水一盞半。煎至八分。去滓溫服。不拘時。**柔脾湯**。治吐血下血衄血。白芍 黃耆 甘草（各一兩）熟地（三兩）上為㕮咀。每服三錢。水酒各一盞。煎八分。去滓通口服。不拘時。**琥珀散**。治小便出血。琥珀 豬苓（去皮）茯苓 澤瀉 滑石（各一兩）阿膠（炒三兩）車前子（一兩）上為粗末。每服五錢。水二盞。煎一盞。去渣溫服。

Was bedeuten Blutspucken, Nasenbluten, Zahnfleischbluten, wenn oben auf der Zunge Blut heraustritt oder der Schweiß blutig ist?

Die Antwort lautet: Qi gehört zum Yang, Blut gehört zum Yin. Wenn das Yin üppig ist, hat das Yang einen Mangel, wenn das Yang üppig ist, hat das Yin einen Mangel. Im Klassiker heißt es deshalb: Wenn das Yang siegreich ist, erkrankt das Yin und wenn das Yin siegreich ist, erkrankt das Yang. Bei allen Fällen von Blutspucken und Nasenbluten liegt die Ursache darin, dass das Yang-Qi siegreich und das Yin-Qi einen Schaden erleidet. Wenn das Blut seine regulären Bahnen verlässt, tritt es entweder aus dem Mund heraus oder aus der Nase, dies alles nennt man ein falsches Zirkulieren des Blutes.

Wenn der Puls überflutend (*Hong* 洪) und schnell (*Shuo* 數) ist, nennt man es gegenläufig (*Ni* 逆), wenn er verschwindend (*Wei* 微) und fadenförmig (*Xi* 細) ist, sagt man gehorsam (*Shun* 順).

Die Yang Ming-Leitbahn zieht mit ihrem Luo-Gefäß zur Wange und zum Kinn. Wenn das *Yang Ming* 陽明 ein Übel empfängt, kommt heißes Blut aus den Zähnen heraus.[187]

Das Milz-Qi öffnet sich im Mund, das Herz-Qi durchdringt die Zunge, wenn die beiden Leitbahnen von Herz und Milz einen Schaden erleiden, kommt das Blut deshalb aus der Zunge heraus.

Nährendes und Blut (*Ying Xue* 營血) dringen im Inneren bis in die Zang Fu-Organe vor und im Äußeren umschlingen sie die Leitbahnen und Nebengefäße (*Jing Luo* 經絡). Wird das Blut gespeichert, dann verweilt es in der Leber-Leitbahn, zirkuliert es, dann beginnt es im Herz-Zang-Organ. Auch bildet die Flüssigkeit des Herzens den Schweiß (*Han* 汗). Wenn die beiden Zang-Organe Leber und Herz in eine Leere geraten, folgt das Blut dem Schweiß und tritt als dichte Flüssigkeit (*Ye* 液) heraus.

Erkrankungen und Rezepturen:

1). *Nei Bu Xiong Gui Tang* 內補芎歸湯 heilt, wenn Qi und Blut der verheirateten Frau schwach und ausgezehrt sind (*Lei Ruo* 羸弱) oder bei einem Zusammenbruch durch schädliche Exzesse. Durch einen Mangel an Qi ist sie dermaßen verwundet und erschöpft, dass sie sich plötzlich an den Bauch fasst (*Ju Ji* 拘急). Ihre vier Gliedmaßen sind müde und heiß (*Fan Re* 煩熱), ihr Gesicht verliert sein gesundes Aussehen (*Wu Se* 無色) und sie spuckt und erbricht Blut.

- *Qiong Xiong*
- *Shu Di* (von jedem 4 Liang)
- *Bai Shao* (5 Liang)
- *Gui Xin* (2 Liang)
- *Gan Cao*
- *Gan Jiang* (von jedem 3 Liang)
- *Da Zao* (40 Stück)
- *Dang Gui* (2 Liang)

Zubereitung: Mache ein feines Pulver daraus, jede Dosis beträgt 5 Qian. Nimm 1½ Tassen Wasser und koche es auf 80% herunter. Entferne die Reste und serviere die Medizin warm unabhängig von der Zeit.

---

[187] Gemeint ist hier der Verlauf des Luo-Gefäßes vom Shou Yang Ming, also der Dickdarm-Leitbahn.

2). *Rou Pi Tang* 柔脾湯 heilt Bluterbrechen, Blutungen aus dem unteren Bereich des Körpers und Nasenbluten.

- *Bai Shao*
- *Huang Qi*
- *Gan Cao* (von jedem 1 Liang)
- *Shu Di* (3 Liang)

Zubereitung: Zerkleinere alles, jede Dosis beträgt 3 Qian. Nimm Wasser und Wein von jedem eine Tasse und koche es auf 80% herunter. Entferne die Reste und nimm die Medizin oral ein, egal zu welcher Zeit.

3). *Hu Po San* 琥珀散 heilt, wenn mit dem Urin Blut herauskommt.

- *Hu Po*
- *Zhu Ling* (entferne die Haut)
- *Fu Ling*
- *Ze Xie*
- *Hua Shi* (von jedem 1 Liang)
- *E Jiao* (geröstet, 3 Liang)
- *Ju Qian Zi* (1 Liang)

Zubereitung: Zerkleinere alles zu einem feinen Pulver, jede Dosis beträgt 5 Qian. Nimm 2 Tassen Wasser dazu und reduziere es auf 1 Tasse. Entferne die Reste und trinke die Medizin warm.

Akupunkturpunkte:

- *Tai Bai* (Mi 3) heilt Blut und Eiter im Stuhl.

- *Lao Gong* (P 8) heilt blutigen Stuhl und Urin.

- *Fu Ai* (Mi 16) heilt, wenn der Stuhl Blut enthält.

- *Ran Gu* (Ni 2) heilt Husten mit blutigem Sputum.

- *Tai Yuan* (Lu 9) beherrscht Blutspucken, Zittern vor Kälte und Bluterbrechen.

- *Xi Men* (P 4) beherrscht Bluterbrechen und Nasenbluten.

- *Xing Jian* (Le 2) beherrscht Kurzatmigkeit, Bluterbrechen und Schmerzen in Brust und Rücken.

- *Tai Chong* (Le 3) beherrscht ein blasses Gesicht mit blassen Lippen, häufiges Bluterbrechen, und wenn Blut bei der Frau unten herauskommt.

- *Zu San Li* (Ma 36) beherrscht Blutstagnation in der Brust, Völlegefühl und Atemnot, die Patientin kann nicht lange stehen und hat kalte Knie.

- *Yin Xi* (He 6) beherrscht Erbrechen von Blut.

- *Shang Guan* (Ren 13) beherrscht Hochwürgen von Blut.

- *Bu Rong* (Ma 19) beherrscht Bluterbrechen mit Herzschmerzen, die in den Rücken ausstrahlen; Husten verursacht Nierenschmerzen.

- *Da Ling* (P 7) beherrscht Bluterbrechen.

- *Shen Men* (He 7) beherrscht Erbrechen von Blut und gegenläufiges Qi.

- *Zhong Wan* (Ren 12) beherrscht Leere-Erschöpfung mit Bluterbrechen: Setze 300 Moxakegel!

Kommentar:

In dieser Frage werden verschiedene Varianten von Blutungen erklärt. Alle Blutungen im oberen Erwärmer entstehen durch ein üppiges Yang, welches das Yin besiegt hat. Über die Yang Ming-Leitbahnen schießt das Yang nach oben durch die „Öffner“ und das Blut tritt nach außen. Der Zusammenhang von Blut und Schweiß wird noch erörtert. Ebenso wie starke Blutungen kann auch übermäßiges Schwitzen zu einer Leere besonders in den Leber- und Herz-Zang führen. Seit der Ming-Dynastie und den Erfahrungen eines *Zhang Jiebin* ist auch noch die Milz mit in Betracht zu ziehen.[188] Nach ihm sind Milz und Magen die Wurzel des erworbenen Vermögens und ihre Stärkung unabdingbar für die Gesundheit. Die Milz hält das Blut in den Gefäßen (*Pi Tong Xue* 脾統血) und ist die Grundlage der Blutproduktion (*Pi Cang Ying* 脾藏營). Weiter ist sie verantwortlich für Umwandlung und Transport (*Pi Zhu Yun Hua* 脾主運化) der Nahrung..

---

[188] Die „moderne“ TCM ist sehr stark von den Schriften des *Zhang Jiebin* geprägt worden. Vieles aus der heutigen TCM-Theorie hat seine Wurzeln im *Jing Yue Quan Shu*, z. B. die acht Leitkriterien (*Ba Gang*), das Lied der zehn Fragen (*Shi Wen Ge*), die acht Behandlungsmethoden (*Ba Fa*) und Milz und Magen als Wurzel des erworbenen Vermögens.

Ein schwaches Milz-Qi kann auch zu Sickerblutungen der verheirateten Frau führen, die abseits der normalen Regelblutung auftreten. Auch Nasenbluten und Blut im Stuhl können daher kommen. Hier muss das Milz-Qi gekräftigt, die Ernährung überdacht und zu viel Grübeln eingestellt werden. Das wird für die Frau in ihrer eingezwängten Rolle im alten China nicht leicht gewesen sein; Denn auch wenn dieses Verhalten gesellschaftliche Privilegien beinhaltete,[189] blieb doch das Gefühl der Unfreiheit und keine Hoffnung auf ein anderes Leben.

Betrachtet man die oben genannten Akupunkturpunkte, sind es meist Punkte der Leitbahnen, die im Inneren mit dem Blut zu tun haben:

- Die Leber speichert das Blut
- Das Herz beherrscht das Blut
- Das Perikard ist die Mutter des Blutes
- Milz und Magen sind die Wurzel der Blutproduktion und halten und nähren das Blut.

脾統血

Pi Tong Xue – Die Milz hält das Blut

[189] Die Rolle der Frau in der Song-Dynastie beinhaltete ein besonderes Interesse der Ärzte an ihnen und ihre Vormachtstellung im Haushalt und bei der Erziehung der Kinder. Hier wundere ich mich, warum die Mütter ihre Kinder nicht offener und kritischer erzogen haben, aber so viel Freiheit hatte die Frau im alten China wohl doch nicht. Solange Militär, Gewalt, Krieg und Macht gesellschaftliche Tugenden sind, die von Männern hochgehalten werden, wird auch die beste Mutter kaum Toleranz, Nächstenliebe und ein friedliches Zusammenleben als Werte durchsetzen können.

Frage 26

第二十六問 婦人偏喜酸物或嗜冷?

答曰。天食人以五氣。地食人以五味者。酸苦甘辛鹹是也。五味各有所入。酸入肝。辛入肺。苦入心。甘入脾。鹹入腎。是謂五入也。肝藏血。婦人以血為主。所以偏喜酸物食者。酸入肝而養血。血得其酸物。所以舍藏也。血虛多熱。邪熱蓄於上焦。煩躁內生。婦人虛煩。往往多嗜冷物也。**茯苓半夏湯**。治妊娠惡阻。心中憒悶。嘔吐噁心。好啖鹹酸物。旋覆花　陳皮 桔梗 白芍人參　甘草（炙）芎藭（各半兩）赤茯苓（三分）干熟地 半夏（湯洗十遍一兩一分）上為粗末。每服二錢。水盞半。姜四片。煎八分。去滓。食前稍熱服。**清平湯**。治血虛口燥。咽乾喜飲。人參 半夏麥門冬 芍藥 白朮 甘草 當歸 茯苓 柴胡（各等分）上㕮咀每服二錢。水盞半。燒生薑一塊切破。薄荷少許。同煎七分。去滓熱服。不拘時。

Die verheiratete Frau neigt dazu, saure Dinge zu lieben oder ein Verlangen nach Kaltem zu haben - wieso?

Die Antwort lautet: Der Himmel versorgt den Menschen mit den 5 Gerüchen (*Wu Qi* 五氣), die Erde ernährt den Menschen mit den 5 Geschmäckern (W*u Wei* 五味). Diese sind sauer, bitter, süß, scharf und salzig. Jedes der 5 Geschmäcker tritt irgendwo ein: Das Saure tritt in die Leber ein, das Scharfe tritt in die Lunge ein, das Bittere tritt in das Herz ein, das Süße tritt in die Milz ein und das Salzige tritt in die Niere ein. Dies nennt man die 5 Eintritte (*Wu Ru* 五入). Die Leber speichert das Blut. Für die verheiratete Frau nimmt das Blut den höchsten Stellenwert ein.

Deshalb, wenn eine Neigung besteht, saure Dinge zu essen, tritt das Saure in die Leber ein und ernährt das Blut (*Yang Xue* 養血). Das Blut braucht also saure Dinge, deshalb verweilt es im Speicher (in der Leber). Bei einer Blut-Leere gibt es viel Hitze. Wenn sich üble Hitze im oberen Erwärmer ansammelt, entsteht eine nervöse Unruhe (*Fan Zao* 煩躁) im Inneren. Wenn die verheiratete Frau durch eine Leere gereizt und unruhig ist (*Xu Fan* 虛煩), dann hat sie oft ein extremes Verlangen auf kalte Dinge.

Erkrankungen und Rezepturen:

1). *Fu Ling Ban Xia Tang* 茯苓半夏湯 heilt Schwangerschaftserbrechen. Im Herzen frönt sie der Schwermut (*Kui Men* 憒悶), ihr ist übel und sie möchte erbrechen. Sie liebt es, salzige und saure Dinge zu essen.

- *Xuan Fu Hua*
- *Chen Pi*
- *Jie Geng*
- *Bai Shao*
- *Ren Shen*
- *Gan Cao* (geröstet)
- *Qiong Xiong* (von jedem ½ Liang)
- *Chi Fu Ling* (3 Fen)
- *Gan Shu Di*
- *Ban Xia* (in heißem Wasser gereinigt, 1 Liang und 1 Fen)

Zubereitung: Mache aus allem ein grobes Pulver, jede Dosis beträgt 2 Qian. Nimm eine halbe Tasse Wasser und 4 Stück Ingwer und koche alles auf 80% herunter. Entferne die Reste und nimm es vor den Mahlzeiten ein. Erhitze die Medizin vorher etwas.

2). *Qing Ping Tang* 清平湯 heilt eine Blut-Schwäche mit einem trockenem Mund. Die Kehle ist trocken und sie liebt es zu trinken.

- *Ren Shen*
- *Ban Xia*
- *Mai Men Dong*
- *Shao Yao*
- *Bai Zhu*
- *Gan Cao*
- *Dang Gui*
- *Fu Ling*
- *Chai Hu* (von jedem die gleiche Menge)

Zubereitung: Am besten zerkleinere alles, jedes Dosis beträgt 2 Qian. Nimm eine halbe Tasse Wasser, koche ein Stück frischen Ingwer und schneide ihn in Scheiben. Füge vielleicht auch etwas Pfefferminze hinzu. Reduziere alles auf 70%, entferne die Reste und serviere die Medizin heiß, egal zu welcher Zeit.

Akupunkturpunkte:

- *Shen Men* (He 7) heilt Verdruss im Herzen (*Xin Fan* 心煩); die Frau hat ein Verlangen nach kalten Dingen, sucht aber warme Plätze; sie hat kein Verlangen zu essen, Herzschmerzen, häufiges Aufstoßen, Atemnot, kalte Arme und Hitzewallungen., Sie hat Kummer und Sorgen und weint viel, erbricht Blut und verliert unfreiwillig Urin.

- *Shang Guan* (Ren 13) heilt Hitze und Verdruss im Herzen.

- *Yin Du* (Ni 19) heilt Verdruss und Fülle im Herzen.

- *Yang Xi* (Di 5) heilt Hitze und Verdruss im Herzen.

- *Guan Chong* (SJ 1) heilt einen trockenen Mund mit Verdruss und Völlegefühl im Herzen.

- *Nei Guan* (P 6) heilt Verdruss im Herzen nach einer Blut-Leere.

- *Tong Li* (He 5) heilt Verdruss im Herzen.

Kommentar:

In diesem Kapitel wird erklärt, warum Frauen häufiger das Verlangen nach bestimmten Geschmacksrichtungen haben. Es werden die Zuordnungen der 5 Geschmäcker zu den 5 Wandlungsphasen getroffen und besonders das Saure und seine Beziehung zum Blut erwähnt. Für die verheiratete Frau nimmt das Blut den höchsten Stellenwert ein. Leere-Hitze im oberen Erwärmer führt bei der Frau zu nervöser Reizbarkeit und Schwermut. Der dafür stehende Begriff *Fan Zao* 煩躁 beschreibt eine umfassende emotionale Erkrankung, die besonders (aber nicht nur!) Frauen betrifft. Wir würden heute auch Krankheitsbilder wie PMS (prämenstruelles Syndrom) und depressive Verstimmung oder Hysterie[190] damit in Verbindung bringen.

Auch das Verlangen nach bestimmten Speisen während der Schwangerschaft lässt sich so erklären. Besonders in den ersten Monaten der Schwangerschaft, in denen sich der Embryo entwickelt und manifestiert, braucht es genügend Blut zur Formbildung.

---

[190] Zur Hysterie siehe unten die Frage 27 und den Begriff *Zang Zao* 臟燥. Die Symptomatik ist ähnlich, aber die Ursachen sind verschieden.

So erklärt sich zum Beispiel ein Heißhunger auf saure Gurken oder Ähnliches, dass vor der Schwangerschaft vielleicht sogar verabscheut wurde. Im Kapitel „Über die Pflege des Embryos in der Reihenfolge der Monate“ heißt es im ersten Monat bei *Sun Simiao*:

„Der erste Monat der Schwangerschaft heißt *Shi Pei* 始胚 = Beginn des Embryos. Essen und Trinken sollten gekocht und essentiell sein, Saures und Wohlschmeckendes sollte enthalten sein und zur Verfügung stehen. Passend ist es, Gerste zu essen, Scharfes und fischig Riechendes sollte sie meiden.

Dies nennt man die Befähigung zum korrekten Verhalten im ersten Monat. Im ersten Monat der Schwangerschaft versorgt das Fuß Jue Yin-Gefäß den Embryo. Man darf diese Leitbahn jetzt nicht nadeln oder moxen. Fuß Jue Yin entspricht im Inneren der Leber, die Leber beherrscht die Aktivität der Muskeln und Sehnen und speichert das Blut. In der Periode des ersten Monats wandert das Blut nicht und stockt und bildet so die Grundlage für das Wachstum des Embryos.

Die Schwangere soll sich nun bei der Arbeit nicht anstrengen, ihr Schlaf soll ruhig und friedlich sein, sie darf sich nicht fürchten und ängstigen. Im ersten Monat der Schwangerschaft vereinigen sich Yin und Yang gerade erst und bilden den Embryo. Zu viel Kälte erzeugt Schmerzen, zu viel Hitze erzeugt plötzliche Schreckhaftigkeit bei der Frau. Schweres Heben kann Schmerzen in der Lendenregion, Völlegefühl im Bauch und eine unruhige Gebärmutter hervorrufen. Plötzlich kann etwas herausfallen.[191] Um das vorbeugend zu beruhigen, sollte die Schwangere das Rezept *Wu Ci Ji Tang* (Suppe mit einem schwarzen weiblichen Hühnchen) einnehmen.“[192]

心煩

Xin Fan – Verdruss im Herzen

[191] „Plötzlich kann etwas herausfallen“ steht für einen plötzlichen Abort.

[192] Siehe **Sun Simiao**: *Bei Ji Qian Jin Yao Fang*, 2. Buch, Kapitel 3 der Abschnitt: Rezepte des *Xu Zhi Cai* zur Pflege des Embryos in der Reihenfolge der Monate. Siehe auch die Fußnote 10.

Frage 27

第二十七問 婦人喜少怒多悲泣不止?

答曰。婦人無故悲泣不止。象如神靈。或以祟祈禱。終不應。金匱謂之燥臟是也。為所欲不稱其意。大棗湯主之。**大棗湯**。治婦人臟燥。甘草（一兩）小麥（三合）上㕮咀。每服三錢。水盞半。棗五枚。煎八分。去渣溫服。

Wenn eine verheiratete Frau wenig Freude hat und sie sich über alles ärgert, wenn sie traurig ist und unaufhörlich weint - was bedeutet das?

Die Antwort lautet: Wenn eine verheiratete Frau ohne Grund traurig ist und unaufhörlich weint, wenn ihr übernatürliche Wesen (*Shen Ling* 神靈) erscheinen oder sie einen üblen Geist (*Sui* 祟) anbetet, der letztendlich nicht antwortet, nennt das Buch *Jin Kui*[193] dies *Zao Zang* 燥臟 = „ein gequältes Zang-Organ“.[194] Sie folgt ihren eigenen Bedürfnissen und nicht dem, was statthaft wäre. *Da Zao Tang*, ein Dekokt aus großen Datteln, beherrscht dies.

Erkrankungen und Rezepturen:

1). *Da Zao Tang* 大棗湯 heilt die Zang Zao-Erkrankung der verheirateten Frau.

- *Gan Cao* (= Süßholz, 1 Liang)
- *Xiao Mai* (= gekeimtes Weizenkorn, 3 Ge)

---

[193] Das *Jin Kui Yao Lue* 金匱要略 wurde im 3. Jahrhundert n. Chr. von *Zhang Zhongjing* geschrieben und ist eine Ergänzung zum „Kälte-Klassiker“ *Shang Han Lun*. In 25 Kapiteln werden die verschiedensten inneren Erkrankungen beschrieben und 262 Rezepturen vorgestellt. Die drei letzten Kapitel behandeln Frauenkrankheiten wie z. B. die hier beschriebene Zang Zao-Erkrankung. Siehe *Zhang Zhongjing*: Synopsis of Prescriptions of the Golden Chamber with 300 Cases, compiled and translated by **Luo Xiwen**, Beijing 1995, S. 498 f.

[194] Eine andere Beschreibung liefert das *Wai Tai Mi Yao*: „*Zao Zang* 燥臟 oder auch *Zang Zao* 臟燥 beschreibt den Zustand einer schweren Erschöpfung der Körperflüssigkeiten, die zu heftigem Durst und zu Verwirrungszuständen führt. Nach einem heftigen Durchfall sind die Körperflüssigkeiten erschöpft. Nach einem großen Verlust der Körperflüssigkeiten folgt die Krankheit *Zao Zang*. Die Patientin ist gereizt und hat heftigen Durst, der nicht gelöscht werden kann.“ Der Autor sieht hier die Ursache in einer Erschöpfung der Körperflüssigkeiten, wie sie nach heftigen Durchfällen, starkem Schwitzen oder auch nach schweren Blutungen auftreten kann.

Zubereitung: Zerstampfe beides, jede Dosis beträgt 3 Qian. Nimm ½ Tasse Wasser und 5 Datteln und koche es auf 80% herunter. Entferne die Reste und serviere die Medizin lauwarm.

Akupunkturpunkte:

- *Wu Shu* (Gbl 27), *Tai Chong* (Le 3), *Zhao Hai* (Ni 6), *Jian Shi* (P 5) behandeln die Zao Zang-Krankheit (*Zao Zang Bing* 臟燥病).

- *Jie Xi* (Ma 41) heilt Geisteskrankheiten, ein betrübtes Herz und Kummer und Weinen ohne Unterlass, ferner Kopf-Wind und choleraartige Durchfälle. Nimm 3 Moxakegel oder stich den Punkt 5 Fen tief.

- Bei ständigem Wechsel von Weinen und Lachen und wenn die Mitte verlorengegangen ist: *Bai Lao* (Du 14), *Shen Shu* (Bl 23), *Feng Men* (Bl 12) *Zhong Ji* (Ren 3), *Qi Hai* (Ren 6*)* und *San Yin Jiao* (Mi 6) behandeln dies.

- Bei der Zang Zao-Erkrankung nadele die Punkte *Qi Men* (Le 14), *Zhang Men* (Le 13), *Ji Mai* (Le 12), *Wu Li* (Di 13 oder Le 10) und die zwei Lian-Punkte (Di 8 und Di 9).[195]

Kommentar:

Das Krankheitsbild *Zang Zao* 臟燥 ist nur ungefähr mit dem modernen Begriff „Hysterie" zu übersetzen. Das erste Auftreten einer Beschreibung dieser Erkrankung ist bei *Zhang Zhongjing* 300 n. Chr. zu finden. In seinem Buch *Jin Kui Yao Lue* heißt es:

„Die Patientin leidet unter der Zang Zao-Erkrankung. Sie weint ständig und fühlt sich verfolgt. Sie streckt sich häufig und gähnt unaufhörlich. Das Dekokt *Gan Mai Da Zao Tang* 甘麦大棗湯 kann die Patientin beruhigen:

- *Gan Cao* (3 Liang)
- *Xiao Mai* (1 Sheng)
- *Da Zao* (10 Stück)

[195] Sieh bei **Zhang Chun** 張淳: *Fu Ren Zhen Jiu Gu Fa Bi Yao* 婦人鍼灸古法秘要 = "Die geheime Bedeutung der alten Methoden zur Nadel- und Moxatherapie für die verheiratete Frau", a.a.O. S. 320 ff.

Koche die drei Bestandteile in 6 Sheng Wasser, bis 3 Sheng übrigbleiben. Serviere die lauwarme Medizin in drei Dosen. Dieses Dekokt ist auch ein Tonikum für die Milz."[196]

Dies ist die älteste Verschreibung der Zang Zao-Erkrankung. Die Ursachen sind emotionale Bedrücktheit, Kummer und übermäßige Besorgtheit. Die Symptome sind u.a. Unruhe, Reizbarkeit, Schlaflosigkeit und Verstopfung. Aus der heutigen Sicht finden wir oft eine Leber-Qi-Stagnation, die auf die Milz übergreift und diese schwächt. Andersherum kann auch ein schwaches Milz-Qi zu einer Überkontrolle der Leber auf die Milz führen. Sowohl Beschränkungen der Freiheit als auch zu viel Grübeln und einseitige Ernährung können zur Zang Zao-Krankheit führen. Dieser Pathomechanismus kommt heute auch bei uns oft vor. Andere Erklärungsmodelle nach der TCM sind:

a) Das Herzblut ist nicht genug (*Xin Xue Bu Zu* 心血不足): Kummer und Sorgen und zu viel Grübeln schädigen das Herz und die Milz, sodass Ying-Qi und Blut geschwächt werden. Oder nach einer Geburt sind Essenz und Geist (*Jing Shen* 精神) verletzt und traumatisiert. Nach einem zu starken Blutverlust kann das Herz nicht mehr genügend mit Blut versorgt werden, sodass der *Shen* 神 keinen stabilen Wohnsitz mehr hat.

b) Eine Yin-Leere mit einem üppigen Feuer (*Yin Xu Huo Wang* 陰虛火旺): Gefühlserregungen im Übermaß oder eine Bedrücktheit (*Yu* 鬱) über einen längeren Zeitraum führen zu Feuer, welches auf längere Sicht Krankheiten verursacht. Dieses Feuer flammt empor und bedrängt den oberen Bereich des Körpers und damit das Herz und den Shen.

c) Schleim-Feuer bringt den oberen Erwärmer in Unordnung (*Tan Huo Shang Rao* 痰火上擾): Wenn der Körper und die Zang-Organe eine Schwäche haben, oder die 5 Emotionen sind extrem und wandeln sich in Feuer um. Hält dies für längere Zeit an, entstehen Krankheiten, weil Schleim-Feuer den oberen Jiao und alle Sinnesorgane bedrängt.

d) Leber und Niere sind im Inneren leer (*Gan Shen Nei Kui* 肝腎內虧): Mit 7 x 7 Jahren sind Leber und Niere der verheirateten Frau erschöpft und leer (*Kui Xu* 虧虛). Yin und Yang verlieren ihre Ausgeglichenheit und ein Leere-Feuer steigt nach oben und bedrängt das Herz und den Shen.[197]

---

[196] Die Rezeptur besteht nur aus Süßholz, Weizen und Datteln! Es sind also süße Nahrungsmittel, welche die Milz stärken.

[197] Siehe https://baike.baidu.com/item/%E8%84%8F%E8%BA%81/864937

Frage 28

第二十八問 咽中狀如梅核或如炙肉?

答曰。有喉嚨。有咽門。二者各有所司。喉嚨者。空虛也。肺之系。氣之道路也。肺應天。故屬天氣所生。有九節以通九竅之氣。咽者。咽也。言可咽物。為胃之系。胃屬土。地氣所生。謂之嗌也。或陰陽之氣痞結。咽膈噎塞。狀若梅核。妨礙飲食。久而不愈。即成翻胃。或胸膈痰結。與氣相搏上逆。咽喉之間結聚。狀如炙肉之臠也。**四七湯**。治喜怒悲思憂恐驚之氣。結成痰涎。狀如破絮。或如梅核在咽喉。咯不出。咽不下。此七氣所為。或中脘痞滿。氣不舒快。或痰涎壅盛。上氣喘急。或因痰飲節注。嘔吐噁心。半夏（五兩）茯苓（四兩）厚朴（三兩）紫蘇葉（二兩）上為㕮咀。每服四錢。水盞半。姜七片。棗一枚。煎六分。去滓熱服。不拘時。**二氣散**。治陰陽痞結。咽膈噎塞。狀若梅核。妨礙飲食。久而不愈。即成翻胃。山梔子（炒）乾薑（炮各一兩）上為粗末。每服二錢。水一盞。煎五分。去滓熱服。食遠。

In der Kehle gibt es einen Zustand, als ob ein Pflaumenkern oder geröstetes Fleisch darin wäre - wieso?

Die Antwort lautet: Es gibt die Luftröhre (*Hou Long* 喉嚨) und es gibt es die Speiseröhre (*Yan Men* 咽門). Beide haben verschiedene Aufgaben. Die Luftröhre ist hohl, die Lunge ist daran geknüpft und auch die Wege der Atmung. Die Lunge entspricht dem Himmel, deshalb gehört sie zum Entstehungsort des himmlischen Qi. Es gibt neun Abschnitte,[198] die das Qi der neun Öffner[199] durchdringen.

Was die Kehle (*Yan* 咽) betrifft, dient sie dem Schlucken (*Yan* 咽). Man kann sagen, durch sie schluckt man stoffliche Dinge (*Yan Wu* 咽物) hinunter. Die Kehle ist mit dem Magen verknüpft, der Magen entspricht der Erde, sodass dies der Ort ist, an dem das irdische Qi entsteht. Man sagt auch Kehle (*Yi* 嗌) dazu.

---

[198] Es handelt sich um 3 x 3 Abschnitte des Körpers: Der Kopf (Himmel) hat drei Abschnitte, die oberen Extremitäten (Mensch) haben 3 Abschnitte und die unteren Extremitäten (Erde) haben 3 Abschnitte. In der Pulsdiagnose auch ein Ausdruck für die „neun enthüllenden Pulse“.

[199] Die neun Öffner (*Jiu Qiao* 九竅) sind die zwei Augen, die zwei Nasenlöcher, die zwei Ohren, der Mund und die beiden unteren Yin, nämlich Anus und Urethra.

Vielleicht verklumpt oder verknotet sich das Qi von Yin und Yang oder die Kehle und das Zwerchfell sind blockiert (*Ye Sai* 噎塞). Dieser Zustand fühlt sich an wie ein Pflaumenkern (*Mei He* 梅核). Er behindert das Essen und Trinken. Wenn dies für eine längere Zeit besteht und nicht besser wird, entwickelt sich eine Magenverstimmung (*Fan Wei* 翻胃). Vielleicht verknotet Schleim die Brust und das Zwerchfell und kämpft mit dem Qi, dass dann gegenläufig nach oben steigt. Zwischen Speiseröhre und Luftröhre formt sich eine Masse wie ein kleines Stückchen geröstetes Fleisch (*Zhuang Ru Zhi Rou Zhi Luan* 狀如炙肉之臠).

Erkrankungen und Rezepturen:

1). *Si Qi Tang* 四七湯 heilt Krankheiten des Qi, die durch Freude, Zorn, Trauer, Grübeln, Besorgtheit, Angst und Schrecken entstehen. Es heilt Krankheitsformen mit Schleim und Speichel und Zustände wie zerrissene Baumwollwatte (*Po Xu* 破絮), oder wie ein Pflaumenkern im Hals und in der Kehle. Wenn dieser durch Husten nicht herauskommt oder durch Schlucken nicht nach unten geht, sind es diese sieben Qi,[200] die dafür verantwortlich sind.

Auch wenn der Magenkanal (*Zhong Wan* 中脘)[201] wie mit einem Klumpen angefüllt ist (*Pi Man* 痞滿) und sich das Qi nicht geschmeidig ausbreiten kann, oder Schleim und Speichel blockiert seine Verbreitung, wenn aufsteigendes Qi plötzliche Atemnot bewirkt oder wenn aufgrund von Schleim-Mukus (*Tan Yin* 痰飲) die Gelenke befallen sind (*Jie Zhu* 節注), oder bei Erbrechen und Übelkeit - bei all diesen Beschwerden ist dieses Rezept sehr wirksam.

- *Ban Xia* (5 Liang)
- *Fu Ling* (4 Liang)
- *Hou Po* (3 Liang)
- *Zi Su* Ye (2 Liang)

Zubereitung: Am besten zermahle alles, jede Dosis beträgt 4 Qian. Nimm eine halbe Tasse Wasser, 7 Stücke Ingwer und eine Dattel und koche es auf 60% herunter. Entferne die Reste und serviere die Medizin heiß. Es gibt keine zeitlichen Vorgaben.

[200] Gemeint sind hier die sieben Gefühlserregungen (*Qi Qing* 七情), die bereits vorher erwähnt wurden.

[201] Der gleichnamige Akupunkturpunkt *Zhong Wan* (Ren 12) ist auch eine Möglichkeit, diese Beschwerden zu behandeln.

2). *Er Qi San* 二氣散 heilt, wenn Yin und Yang verklumpt und verknotet sind. Die Kehle und das Zwerchfell können nicht schlucken und sind blockiert, dies sind Erscheinungsformen, als wenn ein Pflaumenkern das Essen und Trinken behindern. Wenn dies für längere Zeit nicht besser wird, resultieren Magenbeschwerden (*Fan Wei* 翻胃) mit Übelkeit.

- *Shan Zhi Zi* (geröstet)
- *Gan Jiang* (geröstet, von jedem 1 Liang)

Zermahle am besten beides zu einem groben Pulver. Jede Dosis beträgt 2 Qian. Nimm eine Tasse Wasser und reduziere die Flüssigkeit auf 50%. Entferne die Reste und serviere die Medizin heiß vor den Mahlzeiten.[202]

Akupunkturpunkte:

Schaut man in die klassische Akupunkturliteratur, sind zu diesem Krankheitsbild keine Punkte zu finden. Da es sich um eine Blockade bzw. eine Stagnation im oberen Jiao handelt, die durch Schleim und/oder emotionale Probleme verursacht wird, wäre zu überlegen, den Schleim zu lösen, die Blockaden zu beseitigen und den Shen zu beruhigen.

Schleimlösend im oberen Jiao sind *Feng Long* (Ma 40), *Chi Ze* (Lu 5) und *Zhong Fu* (Lu 1); Blockaden zu lösen ist Aufgabe der Xi-Spalt-Punkte von allen Leitbahnen, die zur Kehle ziehen; bei emotionalen Blockaden empfiehlt es sich, die 4 Schranken (*Si Guan* 四關) zu nadeln, also beidseitig *Tai Chong* (Le) und *He Gu* (Di 4). *Shen Men* (He 7) ist der beste Punkt, um den Geist zu beruhigen, Yin Tang (EP) ist auch dafür geeignet.

Kommentar:

In diesem Kapitel wird das so häufig vorkommende „Pflaumenkern-Gefühl" beschrieben. *Qi Zhongfu* differenziert zuerst die Anatomie im Halsbereich und unterscheidet zwischen Luftröhre und Speiseröhre. Die eine Form macht Atembeschwerden, die andere Schluckbeschwerden. Als Ursache werden hier übermäßige Gefühlserregungen genannt, die sich aus den sieben Leidenschaften ergeben.

---

[202] In diesem Rezept sind nur die chinesische Gelbbeere und getrockneter Ingwer enthalten. Die Gelbbeere ist kalt, bitter und absenkend, der Ingwer ist warm, scharf und an die Oberfläche bringend. Diese Kombination hat laut *Qi Zhongfu* die Wirkung, die Kehle zu öffnen und Schleim umzuwandeln. Sie harmonisiert Yin und Yang und beruhigt den Magen.

Sie blockieren die Verbindungswege der Lunge zum Himmel (die Atmung) und die des Magens zur Erde (das Schlucken der Speisen und Getränke). In der modernen TCM wird dies einer „Leber-Qi-Stagnation" zugeordnet, in der westlichen Medizin ist das Äquivalent dazu der „Globus Hystericus".

Auch dieses Krankheitsbild erscheint zum ersten Mal im *Jin Kui Yao Lue*. Im 22. Kapitel über verschiedene Erkrankungen der verheirateten Frau heißt es:

„Die Patientin hat Erstickungsanfälle, so als ob ein Stück geröstetes Fleisch in ihrer Kehle festhängt."[203]

Diese Krankheit resultiert häufig aus einer Ansammlung von Schleim, der das Qi bindet, sodass es sich nicht mehr verbreiten kann. Die Ursachen sind auch hier oft emotionale Probleme und/oder Bedrücktheit. Da sich das Qi nicht mehr nach unten absenken kann, steigt es gegenläufig nach oben und blockiert die Kehle. Symptome sind u.a. Schluckbeschwerden, das Gefühl eines Fremdkörpers in der Kehle, der nicht ausgespuckt oder geschluckt werden kann.

Diese Beschwerden behindern normalerweise nicht die eigentliche Nahrungsaufnahme, sind aber sehr lästig. Später haben die Gelehrten diese Erkrankung *Mei He Qi* 梅核氣 = „Pflaumenkernempfindung" genannt.

Qi Zhongfu beschreibt hier in drei Kapiteln hintereinander verschiedene Krankheitsbilder, die durch emotionale Probleme entstehen. Dem Autor war es wohl bewusst, dass die verheiratete Frau in ihrer gesellschaftlichen Rolle krank werden konnte. Aber diese zu verändern stand ihm nicht zu geschweige denn in seiner Macht.

So war die Behandlung der Frauen in der Song-Dynastie eine Frage der optimalen Anpassung an das System und nicht eine Frage der tatsächlichen Gesundheit.[204]

---

[203] Siehe *Zhang Zhongjing*: Synopsis of Prescriptions of the Golden Chamber with 300 Cases a.a.O., S. 495 f.

[204] Diesen Anspruch hat die heute bei uns vorherrschende und praktizierte „Schulmedizin" allerdings auch nicht.

Frage 29

第二十九問 婦人足十指痛如油煎覆之則熱痛風吹則冷痛?

答曰。孫真人云。有腳氣之人。先從腳起。或先緩弱。起行忽倒。或兩脛腫滿。或膝枯細。或心中忪悸。或小腹不仁。或舉動轉筋。或見食嘔逆。惡聞食氣。或胸滿氣急。或遍體痠痛。皆腳氣候也。黃帝所謂緩氣濕痹是也。頑弱名緩風。疼痛為濕痹。寒中三陽。所患必冷。暑中三陰。所患必熱。婦人足十指如熱油煎者。此繇營衛氣虛。濕毒之氣。留滯經絡。上攻心則心痛。下攻腳則腳疼。其腳指如熱油所煎。亦氣之類。經云熱厥是也。**換腿丸**。治一切腳氣。即石楠丸。石楠葉 天南星（炮）金釵石斛 萆薢 牛膝（酒浸一宿）薏苡仁 羌活（不蛀者）川續斷天麻（銼）防風（去蘆）當歸 黃耆 甘草（各一兩）檳榔（二兩半）乾木瓜（四兩）上為細末。酒糊為丸。桐子大。每服五十丸。漸加至一百丸。溫酒或木瓜湯下。空心食前。**萬靈散**。治婦人腳氣。當歸 赤芍 烏藥 青皮（各一兩）白朮 肉桂（各半兩）黑牽牛（二兩）上為粗末。每服三錢。水盞半。酒少許。煎八分。去滓溫服。食前。**活血丹**。治婦人脾血久冷。諸般風邪濕毒之氣。留滯經絡。流注腳手。筋脈拳攣。或發赤腫。行步艱辛。腰腿沉重。腳心吊痛。及上衝脅腹膨脹。胸膈痞悶。不思飲食。衝心悶亂。及一切痛風走注。渾身疼痛。川烏（一兩）乳香（一錢半另研）草烏（一兩）地龍（一兩）天南星（一兩）沒藥（三錢半另研）牛膝（一兩）木瓜（一兩）上為細末。入研藥。酒糊丸。梧子大。每服二十丸。空心日午冷酒下。或荊芥湯清茶亦得。

Bei der verheirateten Frau schmerzen die zehn Zehen wie in Öl gebraten. Bedeckt sie diese, dann ist es ein heißer Schmerz, bläst der Wind darüber, dann ist es ein kalter Schmerz - wieso?

Die Antwort lautet: Sun, der wahrhaftige Mensch[205] sagt:

---

[205] Gemeint ist *Sun Simiao*, der in der Tang-Dynastie im 7. Jahrhundert lebte. In dieser Frage handelt es sich um Beriberi (*Jiao Qi* 腳氣). Zur Behandlung verwendete er Anteile der Maulbeerrinde, um einen medizinischen Brei herzustellen. Ebenso verwendete *Sun Simiao* die Arzneien Herba Ephedrae, Radix Angelica Pubescentis, Radix Stephaniae Tetrandrae, Radix Ledebouriellae, Pericarpium Zanchoxyli und Fructus Evodiae, die alle reich an Vitamin B1 sind. Seine Aufzeichnungen über die Diagnose, Prävention und Behandlung von Beriberi sind die

„Wenn bei einem Menschen die Beriberi-Erkrankung (*Jiao Qi* 腳氣) auftritt, dann beginnt sie zuerst am Fuß und steigt auf. Oder man ist zuerst träge und schwach und zu Beginn einer Reise fällt man plötzlich um. Oder beide Schienbeine sind gänzlich angeschwollen. Oder die Knie sind morsch und empfindlich. Oder im Herzen sind Rastlosigkeit und Herzklopfen. Oder der Unterbauch ist taub und gefühllos. Oder beim Beginn einer Bewegung verkrampfen sich die Sehnen. Oder der Anblick von Essen führt zu Erbrechen durch Gegenläufigkeit des Magen-Qi und man hat eine Abneigung gegen Essensgerüche. Vielleicht ist auch ein Völlegefühl in der Brust mit drängender Atmung? Oder der ganze Körper hat wunde Schmerzen? All dies sind Anzeichen der Beriberi-Erkrankung (*Jiao Qi* 腳氣)."

Im inneren Klassiker des Gelben Kaisers nennt man es „das schlaffe Qi beim Nässe-Bi" (*Huan Qi Shi Bi* 緩氣濕痹). Eine andere Bezeichnung ist „hartnäckige Schwäche und Schlaffheit durch Wind" (*Wan Ruo Huan Feng* 頑弱緩風). Der Schmerz kommt durch das Nässe-Bi. Wenn pathogene Kälte die drei Yang trifft, dann leidet man sicherlich auch an Kälte. Wenn Sommerhitze die drei Yin trifft, dann leidet man sicherlich auch an Hitze.

Wenn die zehn Zehen einer verheirateten Frau schmerzen, als ob sie in heißem Öl gebraten sind, kommt dies daher, weil das Ying- und das Wei-Qi in Leere sind (*Ying Wei Qi Xu* 營衛氣虛). Durch den Einfluss des Nässe-Giftes (*Shi Du* 濕毒) steht und stagniert (*Liu Zhi* 留滯) das Qi in den Leitbahnen und Nebengefäßen. Wenn es oben das Herz angreift, folgen Herzschmerzen, wenn es unten die Füße angreift, folgen Fußschmerzen. Wenn ihre Zehen schmerzen wie in heißem Öl gebraten, gehört das ebenso zu der Kategorie dieser Qi-Erkrankung. Der Klassiker nennt es auch eine Hitze-Erschöpfung.[206]

Erkrankungen und Rezepturen:

1). *Hua Tui Wan* 換腿丸 heilt alle Formen des *Jiao-Qi* 腳氣, diese Rezeptur wird auch *Shi Nan Wan* 石楠丸 genannt.

- *Shi Nan Ye*
- *Tian Nan Xing* (geröstet)
- *Jin Chai Shi Hu*

ersten in der Weltgeschichte der Medizin. Siehe bei **Lin Jingwei**: SUN SIMIAO in: Journal of Traditional Chinese Medicine, Beijing, Vol. 2 No 4, December 1982, S. 317 ff.

[206] *Re Jue* 熱厥 = „Hitze-Erschöpfung" ist eine Krankheit, bei der durch eine Yin-Leere das Yang überaktiv ist. Die Ursachen dafür sind übermäßige sexuelle Aktivitäten, übermäßiges Essen von scharfen Speisen und zu viel Alkohol.

- *Bi Xie*
- *Niu Xi* (über Nacht in Wein eingeweicht)
- *Yi Yi Ren*
- *Qiang Huo* (ohne Insekten)
- *Chuan Xu Duan*
- *Tian Ma* (glatt gefeilt)
- *Fang Feng* (entferne den Schilf)
- *Dang Gui*
- *Huang Qi*
- *Gan Cao* (von jedem 1 Liang)
- *Bing Lang* (2½ Liang)
- *Gan Mu Gua* (4 Liang)

Zubereitung: Mache ein feines Pulver daraus, vermische es mit Wein, bis eine Paste entsteht und forme daraus Pillen von der Größe des Samens eines Wu Tong-Baums. Jede Dosis beträgt 50 Pillen. Dies kann man bis zu 100 Pillen pro Dosis langsam steigern. Schlucke sie mit warmen Wein oder Papaya-Saft hinunter. Nimm sie auf leeren Magen vor dem Essen.

2). *Wan Ling San* 萬靈散 heilt die Jiao-Qi Erkrankung der verheirateten Frau.

- *Dang Gui*
- *Chi Shao*
- *Wu Yao*
- *Qing Pi* (von jedem 1 Liang)
- *Bai Zhu*
- *Rou Gui* (von jedem ½ Liang)
- *Hei Qian Niu* (2 Liang)

Zubereitung: Am besten mache ein grobes Pulver daraus, jede Dosis beträgt 3 Qian. Nimm eine halbe Tasse Wasser und füge etwas Wein hinzu. Lasse alles auf 80% einkochen. Entferne die Reste und nimm die Medizin warm vor den Mahlzeiten.

3). *Huo Xue Dan* 活血丹 heilt eine langanhaltende Kälte des Milz-Blutes (*Pi Xue* 脾血), alle Arten von Wind-Übel (*Feng Xie* 風邪) und die schädlichen Einflüsse von Nässegiften (*Shi Du* 濕毒). Diese bleiben und stagnieren in den Leitbahnen und Nebengefäßen und fließen und ergießen sich in Füße und Hände. Die Sehnen und Gefäße der Faust verkrampfen sich oder es entwickeln sich rötliche Schwellungen. Das Gehen zu Fuß ist beschwerlich, der untere Rücken und die Beine sind schwer und an den Fußsohlen klagt die Patientin über Schmerzen.

Es gibt Zeiten, da stürmt das üble Qi nach oben (*Shang Chong* 上衝) zum Oberkörper und der Bauch bläht sich auf. Brust und Zwerchfell sind wie mit einem Klumpen fest verschlossen und man mag nicht über Essen und Trinken nachdenken. Stürmt es geradewegs zum Herzen, dann entstehen Schwermut und geistige Verwirrung (*Men Luan* 悶亂). Auch gibt es Zeiten, in denen gichtartige Schmerzen (*Tong Feng* 痛風) umherziehen und sich sammeln. Die Schmerzen können vom Kopf bis zum Fuß auftreten.

- *Chuan Wu* (1 Liang)
- *Ru Xiang* (1½ Qian, getrennt zerstoßen)
- *Cao Wu* (1 Liang)
- *Di Long* (1 Liang)
- *Tian Nan Xing* (1 Liang)
- *Mo Yao* (3½ Qian, getrennt zerstoßen)
- *Niu Xi* (1 Liang)
- *Mu Gua* (1 Liang)

Zubereitung: Am besten zermahle alles zu einem feinen Pulver. Füge die zerstoßenen Arzneien hinzu, vermische alles mit Wein zu einer Paste und drehe Pillen daraus so groß wie der Samen eines Wu Tong-Baums. Jede Dosis beträgt 20 Pillen. Nimm täglich mittags auf leeren Magen eine Dosis mit etwas Wein. Oder koche Pfefferminztee (*Jing Jie* 荊芥) oder grünen Tee dazu, das ist auch in Ordnung.

Akupunkturpunkte:

„Es gibt Menschen, die schwer arbeiten und studieren. Sie sind stets in voller Konzentration bei ihrer Arbeit. Sie sitzen, gehen oder stehen für eine lange Zeit auf einem nassen Untergrund und bewegen sich nicht viel. Wenn sie kalter Wind trifft, betritt dieser die Leitbahnen und Nebengefäße und bringt eine Krankheit hinein, bevor der Betroffene es selbst merkt.

Wenn ein Wind-Gift (*Feng Du* 風毒) die Frau angreift, befällt er zuerst die zehn Finger oder die zehn Zehen. Das kommt daher, weil hier die Poren und die Zwischenräume der Haut offen stehen und der Wind hineinschießt wie ein Pfeil. Der Wind kann auch zuerst die Fußsohlen angreifen oder den Fußrücken, das Schienbein oder die Region unterhalb der Knie. Wenn man nicht möchte, dass sich die Krankheit voll entwickelt, muss man 20-30 Moxakegel auf die befallenen Regionen abbrennen. Das wird die Krankheit heilen und sie wird nicht wiederkommen.“ (*Sun Simiao*)

Wie wir hier sehen, ist bei der Jiao Qi-Erkrankung die Moxibustion eine gute Wahl.

1) Setze Moxakegel auf *Feng Shi* (Gbl 31), *Fu Tu* (Ma 32), *Du Bi* (Ma 35) und am äußeren Knieauge, dann *Zu San Li* (Ma 36), *Shang Lian* (Ma 37), *Xia Lian* (Ma 39) und *Jue Gu* (Gbl 39).

- Setze 100 Moxakegel auf *Feng Shi* (Gbl 31).
- Brenne 100 Moxakegel auf *Fu Tu* (Ma 32) ab, 50 genügen auch.
- Setze 50-100 Moxakegel auf *Du Bi* (Ma 35)
- Moxa auf *Xi Yan* (Extrapunkt auf der anderen Seite von Ma 35)
- Brenne 100 Moxakegel am Punkt *Zu San Li* (Ma 36) ab.
- Brenne 100 Moxakegel am Punkt *Shang Lian* (Ma 37) ab.
- Brenne 100 Moxakegel am Punkt *Xia Lian* (Ma 39) ab.
- Setze Moxa auf *Jue Gu* (Gbl 39).

Man muss nicht auf allen Punkten sofort 100 Moxakegel abbrennen, man verteilt sie auf mehrere Tage. Am besten beende das Abbrennen der Moxakegel innerhalb von 3 Tagen.

- Nach einer anderen Theorie ist die Moxibustion auf den Punkten *Jue Gu* (Gbl 39) *und Zu San Li* (Ma 36) am wirksamsten.

- *Shang Lien* (Ma 37) heilt *Jiao Qi* 腳氣 mit Halbseitenwind und schwachen Beinen, die das eigene Körpergewicht nicht mehr tragen können.

- *Jian Jing* (Gbl 21) heilt Jiao Qi, das nach oben aufsteigt.

- „Wenn man bei der Jiao Qi-Erkrankung die Punkte *Zu San Li* (Ma 36) und *Jue Gu* (Gbl 39) mit Moxa behandelt, sind diese beiden zweifellos die wichtigsten Punkte! Aber Achtsamkeit auf die Umstände, die den Körper schwächen, steht an erster Stelle. Einst litt ich selbst an dieser Erkrankung, und sie verschwand nach der Behandlung für viele Jahre, denn seitdem hatte ich nicht mehr auf nassem Untergrund gestanden. Die Krankheit trat aber wieder auf, nachdem ich häufiger auf nassen Feldern umherschritt. Also musste ich es vermeiden, auf feuchtem Untergrund zu stehen oder zu gehen. Auch wenn Wasser auf meinem Weg ist, wage ich nicht, dort hineinzutreten, selbst wenn ich Schuhe anhabe. Wenn ich doch gezwungen bin, auf einem feuchten Grund zu stehen, bewege ich mich ständig hin und her, um nicht länger auf einer Stelle stehen zu müssen. Dass meine ich mit Sorgfalt dem eigenen Körper gegenüber. Seitdem erkrankte ich nicht wieder an diesem Leiden. Jiao Qi kann bis ins Herz aufsteigen, dann ist es lebensgefährlich.“ (*Sun Simiao*)

Kommentar:

Qi Zhongfu erklärt hier in der 29. Frage das traditionelle Krankheitsbild *Jiao Qi* 腳氣 = „Bein-Qi", das in der westlichen Medizin oft mit Beriberi übersetzt wird. Aber wenn Beriberi mit einem Vitamin B1-Mangel einhergeht, liegt der Jiao Qi-Erkrankung häufig eine pathogene Nässe zu Grunde. Die Jiao Qi-Krankheit ist zweifellos uralt in China und wird bereits im *Huang Di Nei Jing* erwähnt. Spätere Generationen haben diese Erkrankung immer wieder aufgegriffen und detaillierter dargestellt: Eine Krankheit, die in den Füßen beginnt, mit brennenden Schmerzen und Taubheit und einer zunehmenden Schwäche und Wasseransammlungen in den unteren Extremitäten. Immer wieder werden Nässe und Feuchtigkeit als Verursacher beschrieben. Der Hintergrund ist die Erkenntnis, dass das Arbeiten und Leben auf einem feuchten Boden gesundheitsschädlich für die Menschen ist. Betroffen waren hier besonders die Reisbauern, deren Arbeit sich mit den Füßen im Wasser verband. Erst im Jahre 610 erscheint eine klare Beschreibung und Benennung der Jiao Qi-Krankheit:[207]

„Im östlichen Teil der Täler des Yang Ze-Flusses (*Chang Jiang* 長江) und im südlichen China, wo der Erdboden tief und feucht ist, sind die Menschen, die dort leben, besonders gefährdet, sich diese Krankheit zuzuziehen. Sie beginnt gewöhnlich in den Beinen mit einer Schwäche in den Füßen und Unterschenkeln, deshalb der Name *Jiao Qi* = „Bein Qi". Oft ist dies die primäre Erkrankung, manchmal aber auch die Folge anderer Krankheiten. Am Anfang spürt der Kranke nichts. Er isst und trinkt und fühlt sich kräftig wie immer. Aber im weiteren Verlauf spürt er eine Taubheit und Schwäche von den Knien abwärts. Die Haut verdickt sich an den befallenen Stellen, die Muskeln verlieren ihre Kraft und es entsteht ein brennendes Gefühl an den Zehen und Füßen. In einigen Fällen werden die Beine so schwach, dass der Patient nicht mehr gehen kann. Es kann zusätzlich zu Ödemen, Kältegefühlen und auch zu einer vollständigen Lähmung kommen."

Der hier zitierte Auszug stellt auch die Grundzüge der Pathologie der Beriberi-Erkrankung dar. Aber während im 7. Jahrhundert Pathogene und Gifte von außen (Wind, Nässe, Kälte, Hitze) die Krankheit verursachten, ist in der westlichen Medizingeschichte selbstverständlich ein materielles Substrat bzw. ein Fehlen desselben die Ursache dafür. Heute bezieht sich die medizinische Wissenschaft auf einen Thiaminmangel (Vitamin B1), also auf eine Avitaminose.

---

[207] Aus dem *Zhu Bing Yuan Hou Lun* von von *Chao Yuanfang*, Kapitel 25, die Ausgabe Beijing 1991, S. 413 ff.

Die Holländer *Jacob de Bondt* und *Nicolas Tulp* bereisten im 17. Jahrhundert Süd-Ost-Asien und beschrieben diese als eine epidemische Erkrankung. Im 19. Jahrhundert gab es immer mehr dampfbetriebene Reismühlen in China, die das Reis polierten, d.h. das Silberhäutchen wurde vom Reis entfernt, damit der Reis „schön weiß" wurde - das Auge isst ja mit.

1901 wurde dann nachgewiesen, das durch das Fehlen der Reiskleie ein wichtiger Stoff fehlte, der für eine gesunde Ernährung unerlässlich war. Dies war auch der Beginn der Vitaminforschung. *Petrus Jansen* war es schließlich, der 1926 aus der Reiskleie Thiamin (Vitamin B1) isolierte und damit war die Ursache der Beriberi-Erkrankung aus westlicher Sicht gefunden.[208]

Dass *Qi Zhongfu* die Jiao Qi-Erkrankung in seinem Buch so ausführlich erwähnt, liegt auch daran, dass diese Krankheit bei Frauen während der Schwangerschaft und nach Geburt auftreten kann. Ich werde darauf noch im zweiten Teil des *Nuke Baiwen* zurückkommen. Festzuhalten ist noch, dass die „Bein-Qi-Krankheit" mit heutigen Erkrankungen des Nervensystems Ähnlichkeiten aufweist.

Viele Neuropathien, insbesondere die Polyneuropathie, lassen sich darin erkennen. Haben wir mit der Darstellung der Pathogenese und der Behandlung von *Jiao Qi* 腳氣 vielleicht auch ein Werkzeug zur Behandlung des Guillain-Barré-Syndroms oder ähnlichem?[209]

腳氣

Jiao Qi – Beriberi

[208] Siehe *Enzyklopädie Medizingeschichte*, a.a.O., der Beitrag von **Barbara I. Tshisuaka**, Berlin 2005, S. 167 f.

[209] Eine Verbindung zwischen Covid 19, ihrer Impfung und der Zunahme dieser Nervenkrankheit wird derzeit ebenfalls diskutiert. Siehe auch unter https://www.gmx.net/magazine/gesundheit/guillain-barre-syndrom-folge-corona-impfung-35995104

Frage 30

第三十問 婦人少年髮少?

答曰。足少陽膽之經。其榮在發。足少陰腎之經。其華在發。衝任之脈為十二經之海。謂之血海。其脈絡上唇口。若血盛。則榮於頭。鬢髮美。若血海弱。則經脈虛竭。不能榮潤。故發少而禿。或有純赤黄者。**生髮藥**。蔓荊子 青葙子 蓮子草（各一兩）附子（二字）頭髮灰（一匙）上為末。以酒漬納瓷器中。封閉經二七日。藥成。以烏雞脂和塗之。先以米泔洗髮。然後敷之。數月生長一尺也。生眉毛七月七日烏麻。陰乾為末。烏麻油和塗。眉即生妙。**滋陰養血丸**。治勞虛血弱。肌肉枯燥。手足多煩。肢節痠疼。鬢髮脫落。面少顏色。腹拘急。痛引腰背。去血過多。崩傷內竭。胸中短氣。晝夜不能眠。情思不樂。怔忡多汗。熟地 當歸（各一兩）鹿茸（二兩酥炙）上為細末。蜜丸桐子大。每服五十丸。米飲湯任下。不拘時。

Die verheiratete Frau hat schon seit ihrer Jugend zu wenig Haare - wieso?

Die Antwort lautet: Die Leitbahn der Gallenblase Fuß Shao Yang zeigt ihren Glanz im Kopfhaar. Die Leitbahn der Niere Fuß Shao Yin zeigt ihre Pracht im Kopfhaar. Die Gefäße von Chong und Ren Mai bilden das Meer der 12 Leitbahnen. Man nennt sie auch Blutmeere (*Xue Hai* 血海). Ihre vernetzenden Gefäße steigen nach oben bis zu den Lippen und dem Mund. Wenn das Blut üppig und voll ist (*Xue Sheng* 血盛), dann zeigt es seine Pracht im Kopfbereich und das Schläfenhaar ist schön anzusehen. Wenn das Blutmeer schwächlich ist (*Ruo* 弱), dann sind auch die Leitbahnen und Gefäße leer und ausgelaugt (*Xu Jie* 虛竭). Sie können nicht glänzen und befeuchten (*Rong Run* 榮潤), deshalb ist das Kopfhaar spärlich und fällt aus. Oder es gibt einfarbige Haare, die rot oder gelb sind.

Erkrankungen und Rezepturen:

1). *Sheng Fa Yao* 生髮藥 fördert den Haarwuchs:

- *Man Jing Zi*
- *Qing Xiang Zi*

- *Lian Zi Cao* (jeweils 1 Liang)
- *Fu Zi* (2 Stück)
- *Tou Fa Hui* (= verbranntes Menschenhaar, ein Löffel voll).

Zubereitung: Zermahle alles zu einem feinen Pulver. Nimm Wein dazu und lasse ihn die Zutaten in einer Porzellanschüssel aufsaugen. Versiegele die Schüssel und lege sie für 27 Tage unter die Erde, dann ist die Medizin fertig. Nimm das Fett eines schwarzen Hühnchen und vermische es damit. Zuerst nimm Reiswasser und wasche deine Haare damit, danach reibe die Medizin ein. Nach mehreren Monaten ist das Haar um ein *Chi* 尺 (ca. 35 cm) gewachsen. Zum Wachsen der Augenbrauen nimm im 7. Monat am 7. Tag schwarzen Sesam. Im Schatten getrocknet dient er als Puder. Mische ihn mit schwarzem Sesamöl und wende ihn lokal an. Sofort wachsen die Augenrauen in wunderbarer Weise.

2). *Zi Yin Yang Xue Wan* 滋陰養血丸 = „Pillen zum Stärken des Yin und zum Nähren des Blutes;“ Sie heilen Leere-Erschöpfung (*Lao Xu* 勞虛) und Blut-Schwäche (*Xue Ruo* 血弱). Die Muskeln sind vertrocknet und ausgemergelt (*Ku Zao* 枯燥), die Hände und Füße sind sehr unruhig und die Gliedmaßen und ihre Gelenke tun bitterlich weh (*Suan Teng* 酸疼). Die Haare an den Schläfen fallen aus und ihr Gesicht hat nur wenig Ausdruck (*Mian Shao Yan Se* 面少顏色).

Der Bauch verkrampft sich plötzlich (*Ju Ji* 拘急) und die Schmerzen ziehen zur Hüfte und zum Rücken. Die Blutungen sind so exzessiv, dass ein Kollaps auftritt und das Innere schädigt. In der Brust herrscht Kurzatmigkeit (*Duan Qi* 短氣) und sie kann Tag und Nacht nicht schlafen. Ihre Gefühle und Gedanken (*Qing Si* 情思) sind ohne Freude (*Bu Le* 不樂), sie hat Herzklopfen und schwitzt übermäßig.

- *Shu Di*
- *Dang Gui* (von jedem 1 Liang)
- *Lu Rong* (2 Liang, knusprig geröstet)

Am besten zermahle alles zu einem feinen Pulver, mische es mit Honig und drehe Pillen daraus so groß wie der Samen eines Wu Tong-Baums. Jede Dosis beträgt 50 Pillen. Trinke heißes Reiswasser dazu, um sie hinunterzubekommen. Die Zeit der Einnahme ist egal.

Akupunkturpunkte:

Haarausfall bedeutet aus der Sicht der TCM Haarverlust (*Tuo Fa* 脫髮). Diese Krankheit wird hauptsächlich verursacht durch eine Jing-Schwäche (bei Männern) oder eine Blut-Schwäche (bei Frauen). Männer verlieren ihr Jing durch übermäßige sexuelle Aktivität mit Samenabgang und Frauen durch exzessive Blutungen und zu viele Geburten (oder Abtreibungen).

Ebenso kann eine langanhaltende Leber-Qi-Stagnation zu einer Blutstase führen, die verhindert, dass neues Blut gebildet wird. Hier kann das alte Blut nicht mehr das Kopfhaar ernähren und die Haare fallen aus. Emotionaler Stress kann ebenfalls zur Stagnation von Leber-Qi und -Blut führen, sodass ein Leber-Feuer entsteht, welches das Blut konsumiert.

Die Gallenblase ist die Außenseite der Leber, ihre Leitbahn zieht nach oben und versorgt die Kopfhaare. Die Leber-Leitbahn hat einen inneren Ast, der bis zum Scheitel zieht. Diese Abzweigung ist verantwortlich für den kreisrunden Haarausfall im Bereich von *Bai Hui* (Du 20). Die Blasen-Leitbahn ist die Außenseite der Niere, die ihren Glanz im Kopfhaar zeigt. So wird der ganze Schädel bis zu den Nackenhaaren mit Qi und Blut versorgt. Schließlich kann auch ein Wind-Übel zu Haarverlust führen.

Das Behandlungsprinzip ist, das Blut zu nähren, den Wind zu vertreiben, das Qi zu beleben und die Blutzirkulation zu fördern. Nützliche Punkte sind: *Bai Hui* (Du 20), *Tou Wei* (Ma 8), *Feng Chi* (Gbl 20), *Ge Shu* (Bl 17), *Zu San Li* (Ma 36), *Xue Hai* (Mi 10), *Tai Chong* (Le 3), *Gong Sun* (Mi 4). Mi 4 öffnet den Chong Mai, der mit seinen fünf Ästen Qi und Blut bis zum Kopf führt. Wir aktivieren damit das Meer des Blutes und sorgen für eine bessere Blutzirkulation im Kopfbereich.

Gute Ergebnisse werden auch erzielt, wenn lokal die haarlosen Flächen mit dem Pflaumenblütenhämmerchen beklopft werden. Auch wenn dies Verfahren mühsam ist, wird es doch irgendwann mit der Bildung von Haarflaum belohnt. Die Patientin kann dies auch selbst zu Hause tun bzw. ihren Partner mit einbeziehen. Auch Dauernadeln in die haarlosen Bezirke sollen effektiv sein.[210]

---

[210] Siehe **Shi Xuemin**: Acupuncture and Moxibustion, Higher Education Press Beijing 2007, S. 676 ff.

Kommentar:

In diesem Kapitel geht es um Haarausfall schon in jungen Jahren. Entgegen der modernen TCM-Meinung führt *Qi Zhongfu* anstelle der Leber-Leitbahn die Gallenblasen-Leitbahn an, die das Kopfhaar mit Blut versorgt und ihren Glanz darin verwirklicht. Ebenso werden Chong Mai und Ren Mai aufgeführt, das Meer des Blutes und des Yin und der 12 Leitbahnen. Sie bieten die Grundlage für gesunde Haare mit üppiger Fülle. Nach *Qi Zhongfu* liegt die Ursache für einen frühzeitigen Haarausfall auch in diesen beiden Wundergefäßen. So versteht er den Haarausfall auch als eine konstitutionelle Schwäche.

Dass der schwarze Sesam als Therapeutikum mit ins Spiel kommt, macht deutlich, wie sehr Lebensmittel auch Heilmittel in der chinesischen Medizin sind. Nach der westlichen Ernährungslehre enthält Sesam viel Calcium, Kalium, Phosphor, Eisen und Zink, daneben auch viele Aminosäuren, alles ist für einen gesunden Haarwuchs erforderlich. Nach der traditionellen chinesischen Diätetik gehört Sesam zu den Essenz- und Mark stärkenden Lebensmitteln, denn er baut die 5 Zang auf, begünstigt die Muskelkraft und füllt das Gehirn (aus dem *Shen Nong Ben Cao Jing*).

Im *Ben Cao Gang Mu* gibt es viele Rezepte mit Sesam und Sesamöl, die den Haarwuchs fördern und weiße Haare wieder schwarz färben sollen.[211]

Eine kleine persönliche Anekdote: Auf Anraten meiner Freundin und Mentorin Frau Prof. *Hu Lingxiang* aus Chengdu sollte ich mir *Gou Qi* 枸杞 -Beeren besorgen, um mein langsam grau werdendes Kopfhaar wieder zur Naturfarbe zurückzubringen. Mit meinen damals 50 Jahren schien es mir ein verlockendes Angebot zu sein. Ich sollte 1 Kilo Gou Qi-Beeren in 3 Liter Alkohol einweichen, 30 Tage bei täglichem Umrühren stehen lassen und dann täglich ein Schnapsglas voll davon trinken. Die Blicke im Supermarkt waren noch auszuhalten, als ich mit 4 Flaschen Doppelkorn an der Kasse stand. Aber nach 2 Wochen täglicher Einnahme eines Gou Qi-Schnaps wurde mir langsam klar, dass der Preis für eine natürliche Haarpracht ein Alkoholproblem sein würde. Und gehört es nicht zur natürlichen Reife, in Würde und Anstand zu altern und weiße Haare zu kriegen?

Weisheit kommt doch von weiß, und obwohl weiße Haare nicht per se zur Weisheit führen - sind nicht die Akzeptanz von altersbedingten Veränderungen die Herausforderungen, die zur Weisheit führen können? Mit dieser Erkenntnis habe ich dann das Elixier nicht weiter eingenommen.

---

[211] **Li Shizhen**: *Ben Cao Gang Mu*, a.a.O. Volume III, S. 2287 ff.

Frage 31

第三十一問 四肢如故但腹脹?

答曰。身腫及四肢者。本起于水。手足瘦削腹大者。本起於脾。或脹滿或散者。氣也。然腹脹之狀。上下膨亨。或鼓之有聲。喘息不便。繇上者不降。下者不升。氣痞於中。無所歸息。三焦渾亂。若猝然脹滿。餘無所苦。此繇脾胃不調。冷氣暴折。客乘於中寒之。則氣收聚。壅遏不通。是以脹滿。內經雲。髒寒生滿病是也。若臍凸者難治。大便利者為逆。**沉香導氣丸**。順氣消腫。黑白牽牛（各一兩炒共取末一兩）青皮（去白同巴豆）陳皮（去白同巴豆）沉香　檳榔（半兩銼碎用巴豆五十粒去皮膜將三味炒黃色去巴豆不用）全蠍（炒）蓽澄茄 丁香 胡椒（各半兩）續隨子（一錢研）蘿蔔子（三兩炒）甘遂（半兩銼炒黃色）上為細末。用蔥白研如膏和丸。桐子大。每服二十丸。炒酒酵煎湯下。醋湯亦得。**神助丸**。治四肢瘦。肚大。三棱 草果子仁 川楝子（各一兩醋一碗煮幹焙燥）茴香 蘿蔔子 栗子內皮（各一兩）上為末。醋糊丸。桐子大。蘿蔔湯送下五十丸。虛者三十丸。

Arme und Beine sind wie immer, aber der Bauch ist geschwollen - wieso?

Die Antwort lautet: Wenn die Schwellung des Körpers bis zu den Armen und Beinen reicht, liegt die Ursache dafür im Wasser. Wenn die Hände und Füße sehr dünn und ausgemergelt sind (*Shou Xue* 瘦削) und der Bauch sehr groß, dann liegt die Ursache dafür in der Milz. Oder der Bauch ist aufgebläht und voll und geht auseinander, dann liegt es am Qi. Aber wenn die Form des geschwollenen Bauches so ist, dass er oben und unten gleichmäßig geschwollen ist, oder wenn er Geräusche wie eine Trommel von sich gibt, und wenn die Atmung keuchend ist und es Unregelmäßigkeiten bei den Ausscheidungen gibt, liegt es daran, dass das Qi aufsteigt und nicht absinkt. Wenn das Qi aufsteigt und nicht absinkt, dann ist das Qi in der Mitte verstopft (*Pi* 痞). Es gibt keinen Ort, zu dem die Atmung zurückkehrt (*Gui Xi* 歸息), denn der San Jiao ist vollständig in Unordnung (*Hun Luan* 渾亂).

Wenn plötzlich Schwellungen und ein Völlegefühl (*Zhang Man* 脹滿) auftreten, dann gibt es in mir keinen Ort, der nicht leidet, denn es bedeutet, dass Milz und Magen nicht ausgeglichen sind (*Pi Wei Bu Tiao* 脾胃不調). Wenn kaltes Qi einen plötzlich umwirft (*Bao Zhe* 暴折), findet ein Übergriff (*Cheng* 乘) der Gastenergie statt, denn Kälte siedelt sich in der Mitte an.[212]

Die Folge ist, dass das Qi dort empfangen wird und sich ansammelt. Das blockierte Qi wird zurückgehalten und fließt nicht mehr ungehindert und so entstehen Schwellungen und Völlegefühl.

Im *Nei Jing* heißt es: Bei Kälte in den Zang-Organen entstehen Völle-Krankheiten (*Man Bing* 滿病). Wenn der Bauchnabel heraustritt, ist eine Heilung schwierig. Der Stuhlgang ist glatt (*Li* 利),[213] wenn das Qi gegenläufig ist.

Erkrankungen und Rezepturen:

1). *Chen Xiang Dao Qi Wan* 沉香導氣丸 bringt den Qi-Fluss in Ordnung und löst Schwellungen auf.

- *Hei Bai*
- *Qian Niu* (von jedem 1 Liang, zusammen geröstet und zu einem Pulver zermahlen)
- *Qing Pi* (entferne die weiße Haut wie bei *Ba Dou*)
- *Chen Pi* (entferne die weiße Haut wie bei *Ba Dou*)
- *Chen Xiang*
- *Bing Lang* = Betelnuss (½ Liang, geschliffen und zerbröckelt. Nimm 50 Körner *Ba Dou*,[214] entferne die Schale und das Häutchen und röste die drei Arzneien, bis sie eine gelbe Farbe erreichen; entferne dann die Krotonsamen, sie werden nicht mehr gebraucht).
- *Xie* 蠍 (= ein ganzer Skorpion, geröstet)
- *Bi Deng Jia*
- *Ding Xiang*
- *Hu Jiao* (von jedem ½ Liang)
- *Xu Sui Zi* (1 Qian, zerstoßen)
- *Luo Bo Zi* (3 Liang, geröstet)
- *Gan Sui* (½ Liang, geschliffen und geröstet, bis sie sich gelb färben)

[212] Wasser-Kälte überwindet Milz-Erde.

[213] In diesem Fall bedeutet *Li* 利 nicht günstig sondern Durchfall.

[214] *Ba Dou* 巴豆 (*Crotonis Fructus* = Krotonsamen) ist heiß, scharf und toxisch. Er ist kontraindiziert in der Schwangerschaft und wirkt stark abführend. Krotonsamen sollten mit Vorsicht und nur in kleinen Mengen verabreicht werden.

Zubereitung: Am besten zermahle alles zu einem feinen Pulver. Nimm weiße Zwiebeln (*Cong Bai* 葱白) und zerdrücke sie zu einer Paste. Vermische alles und mache Pillen davon so groß wie der Samen des Phönixbaums. Jede Dosis beträgt 20 Pillen. Löse sie in gekochtem Wein auf, heißes Essigwasser tut es auch.

2). *Shen Zhu Wan* 神助丸 heilt Auszehrung der Arme und Beine und einen großen Bauch.

- *San Leng*
- *Cao Guo*
- *Zi Ren*
- *Chuan Lian Zi* (von jedem 1 Liang, koche sie auf einem kleinen Feuer in Essig in einem Topf, bis sie trocken sind)
- *Hui Xiang*
- *Luo Bo Zi*
- *Li Zi Nei Pi* (von jedem 1 Liang)

Zubereitung: Am besten mache ein Pulver daraus, vermische es mit Essig zu einer Paste und drehe Pillen von der Größe eines Samens des Tong Zi-Baums. Schlucke mit einer Suppe aus den Radieschen (*Luo Bo* 蘿蔔) pro Dosis 50 Pillen davon. Bei Schwäche (*Xu* 虛) nimm nur 30 Pillen.

Akupunkturpunkte:

- *Tai Yin Xi* (Mi 8) heilt Fülle im Bauch durch Ansammlungen.

- *Yin Bai* (Mi 1) beherrscht Fülle im Bauch und häufiges Aufstoßen.

- *Zu San Li* (Ma 36) beherrscht Fülle im Bauch und Ödeme.

- *Qi Men* (Le 14) beherrscht Fülle im Bauch durch Ernährungsfehler.

- *Ge Shu* (Bl 17) beherrscht einen Wasserbauch.

- *Tian Shu* (Ma 25) beherrscht einen aufgeblähten Bauch und einen Qi-Ansturm zur Brust.

- *Zhong Guan* (Ren 12) beherrscht einen aufgeblähten Bauch mit Ängsten, hartem Stuhl geschwollenen Gliedern.

- *Shi Men* (Ren 5) beherrscht einen aufgeblähten Bauch mit Ödemen und geschwollenen Gliedern.
- *San Jiao Shu* (Bl 22) beherrscht einen aufgeblähten Bauch, Nahrungsblockaden, Bauchschmerzen mit herausschießendem Durchfall. Erbrechen, Essen und Trinken gehen nur schwer hinunter.
- *Shui Fen* (Ren 9) beherrscht Ödeme und Geräusche im Bauch.
- *Fu Liu* (Ni 7) beherrscht donnerähnliche Geräusche im Bauch, geschwollene Extremitäten und alle Wassererkrankungen.

Kommentar:

In diesem Kapitel werden Wasseransammlungen im Bauchraum diskutiert. Entweder entstehen sie durch eine Qi-Stagnation oder durch eine Milzschwäche. Da die Milz auch die vier Extremitäten beherrscht, liegt es nahe, dass sich bei einer Milzschwäche Wasser im Bauch sammelt und die Gliedmaßen nicht ausreichend ernährt werden.[215] So entsteht ein Bild, dass wir von Biafra-Kindern kennen. Durch eine Mangelernährung bildet sich ein „Hungerödem". Wenn das Qi aufsteigt und nicht absinken kann, dann ist das Qi in der Mitte verstopft und blockiert. *Qi Zhongfu* gibt hier keine weiteren Ursachen an, denn auch die Milzschwäche und die Qi-Stagnation fallen nicht vom Himmel, und Kälte ist sicher nicht der einzige Grund dafür.

Dass unterdrückte Emotionen wie Ärger und Trauer oder übermäßiges Grübeln auch diese Störungen verursachen können, wird hier nicht als Ursache herangezogen aufgrund der schon früher genannten kulturellen Verhältnisse. Die verheiratete Frau, eingesperrt zwischen Kind und Küche in den inneren Gemächern (*Nei Shi* 内室), hatte wenig Entfaltungsmöglichkeiten nach außen. Auch ihre „Lotusfüßchen" waren sicher nicht für längere Spaziergänge geeignet.

Wir sehen bei den genannten Akupunkturpunkten, wie sehr Milz und Magen in Mitleidenschaft gezogen werden. Wenn die verheiratete Frau ihre stabile Mitte verloren hat, wie soll sie da ihren ehelichen und mütterlichen Pflichten nachkommen?[216]

---

[215] Die Milz beherrscht die Umwandlung und den Transport von Essen und Trinken.

[216] Die Wandlungsphase Erde stellt das mütterliche Prinzip im Mikrokosmos dar. Siehe bei **Lorenzen/Noll**: Die Wandlungsphase Erde, München 2012 (2. Auflage), S. 20 f. und S. 290 f.

Frage 32

第三十二問 病有血分有水分何以別之?
答曰：婦人月經通流。流則水血消化。若風寒搏於經脈。血結不通。血積為水，故曰血分。若先病。於後經水或斷。名曰水分，其病易治。去其水。經自下也。若病患覺腹內脹。外視如常。大便黑。小便赤。是其証也。**椒仁丸**。治因經水斷絕。後致四肢面目浮腫。小便不通。名曰血分水化為血。血不通則為水矣。五靈脂 吳茱萸(湯洗七次醋浸炒) 玄胡索(各半兩) 芫花(醋浸一宿炒焦一分) 椒仁 甘遂(炒黃) 續隨子 郁李仁(去皮研) 牽牛(炒熟各半兩) 信砒(一錢研) 石膏(通赤研細一分) 附子(炮熟半兩) 木香(半兩) 膽礬(一錢) 上為細末，麵糊為丸，如綠豆大。橘皮湯下一丸。臨臥未通空心加一丸。腹未通日午再一服。**葶藶丸**。治因小便不利後。身面浮腫。致經水不通。名曰水分。其餘逆順。並同水氣。葶藶（炒）續隨子（去皮研各半兩）乾漆（一兩）上為末。棗肉和丸。桐子大。煎扁竹湯下七丸。如大便利者。減葶藶續隨子各一分。加白朮半兩。

Bei den Krankheiten gibt es die Blutabteilung und die Wasserabteilung - wie werden sie unterschieden?

Die Antwort lautet: Die Periode der verheirateten Frau ist für gewöhnlich durchgängig und fließt (*Tong Liu* 通流). Wenn sie fließt, verschwinden Wasser und Blut und wandeln sich um (*Xiao Hua* 消化). Wenn jedoch Wind und Kälte in den Leitbahngefäßen miteinander kämpfen, gerinnt das Blut und ist nicht länger im Fluss. Die Blutansammlungen (*Ji* 積) sind wässrig, deshalb sagt man „Blutabteilung“ (*Xue Fen* 血分). Ist sie aber zuerst krank und das Monatswasser wird danach unterbrochen, sagt man dazu „Wasserabteilung“ (*Shui Fen* 水分).[217]

Diese Krankheit ist leicht zu heilen. Entferne ihr Wasser und die Regel geht wie von selbst wieder hinab. Wenn die Kranke ein Gefühl der Ängstlichkeit hat (*Huan Jue* 患覺) und das Innere des Bauches geschwollen ist, während das Äußere ganz normal aussieht, der Stuhl aber schwarz und der Urin rot ist, dann ist sie sehr krank (*Zheng* 証).

[217] Der Punkt Ren 9 hat den gleichen Namen. Es wird empfohlen, hier Moxakegel zu setzen.

Erkrankungen und Rezepturen:

1. *Jiao Ren Wan* 椒仁丸 heilt, wenn ursächlich das Monatswasser abgeschnitten ist. In Folge gibt es Ödeme an den vier Gliedmaßen, im Gesicht und um die Augen. Das Wasserlassen ist behindert. Man nennt dies: Das Blut zweigt sich ab, wandelt sich in Wasser um und dient anstelle als Blut. Wenn das Blut blockiert ist, dann wird es zu Wasser!

- *Wu Ling Zhi*
- *Wu Zhu Yu* (tauche beides 7x in heißes Wasser, tränke es in Essig und röste es)
- *Xuan Hu Suo* (von jedem ½ Liang)
- *Yuan Hua* (weiche es in Essig ein, lasse es über Nacht stehen, verbrenne es und röste ein Zehntel davon)
- *Jiao Ren*
- *Gan Sui* (röste es, bis es gelb wird)
- *Xu Sui Zi*
- *Yu Li Ren* (entferne die Haut und zerstoße den Rest)
- *Qian Niu* (röste und koche von jedem ½ Liang)
- *Xin Pi* (1 Qian, zerstoßen)
- *Shi Gao* (= Gips: geöffnet und fein gemahlen, 1 Fen)
- *Fu Zi* (geröstet, ½ Liang)
- *Mu Xiang* (½ Liang)
- *Dan Fan* (1 Qian)

Zubereitung: Am besten forme aus dem feinen Pulver eine Paste und daraus Pillen, jede so groß wie eine Mungbohne.[218] Koche die Schale einer Mandarine weich und mische sie unter die Pillen. Vor dem Zubettgehen nimm 1 Pille auf nüchternem Magen, wenn der Magen geöffnet ist. Ist der Magen verschlossen, nimm täglich zur Mittagszeit eine Dosis zusätzlich.

2. *Ting Li Wan* 葶藶丸 heilt, wenn als Folge das Wasserlassen blockiert ist. Körper und Gesicht sind ödematös geschwollen (*Fu Zhong* 浮腫) und als Folge ist das Menstruationswasser (*Jing Shui* 經水) blockiert. Dies bezeichnet man als Wasserabteilung. Außerdem sind die Erkrankungen entweder gegenläufig oder gehorsam (*Ni Shun* 逆順). Beide ähneln dem Wasser-Qi (*Shui Qi* 水氣).

- *Ting Li* (= Kresse, geröstet)
- *Xu Sui Zi* (entferne die Haut; nimm von jedem ½ Liang)
- *Gan Qi* (1 Liang)

[218] Eine Mungbohne hat ungefähr die Größe einer Erbse.

Zubereitung: Mache ein Pulver daraus und mische es mit Dattelfleisch (*Zao Rou* 棗肉). Drehe Pillen so groß wie der Samen vom Phönixbaum. Koche eine Suppe aus Bambusscheiben und schlucke damit sieben Pillen hinunter. Wenn der Stuhlgang wieder günstig ist, vermindere die Rezeptur um *Ting Li* 葶藶 und vermehre sie um *Sui Zi* 隨子 (Korianderfrucht), von jedem 1 Fen. Füge zusätzlich ½ Liang *Bai Zhu* 白朮 hinzu.

Akupunkturpunkte:

- *Zhong Fu* (Lu 1) beherrscht Schwellungen im Gesicht und im Bauch.
- *Jie Xi* (Ma 41) beherrscht Wind-Wasser (*Feng Shui* 風水) und Gesichtsschwellungen.
- *Qu Quan* (Le 8) beherrscht Ödeme im Bauchraum.
- *Xin Hui* (Du 22) beherrscht Gesichtsödeme.
- *Shui Gou* (Du 26) behandelt Wasser-Qi (*Shui Qi* 水氣) und allgemeine Schwellungen; bei Wasser-Qi sollte man nur diesen einen Punkt nadeln, Das Nadeln von anderen Punkten erschöpft das Wasser und führt zum Tode!
- *Shen Shu* (Bl 23) behandelt alle Wasserschwellungen.
- *Lie Que* (Lu 7) beherrscht übermäßiges Schwitzen und Wasserschwellungen der Extremitäten.
- *Zhong Ji* (Ren 3) behandelt Ödeme.
- *Zu San Li* (Ma 36) behandelt Wasser-Qi.
- *Fu Liu* (Ni 7) behandelt die zehn Wassererkrankungen.
- *Xian Gu* (Ma 43) behandelt ein geschwollenes Gesicht mit Ödemen auf den Lidern.
- *Shui Fen* (Ren 9) heilt Schwellungen des Abdomens; wenn es eine Wassererkrankung ist, ist Moxibustion besser. *Zhen Quan*[219] sagt:

[219] *Zhen Quan* 甄權 (540-643) war ein Arzt aus der Sui/Tang-Dynastie und berühmt durch seine Expertise in der Nadeltherapie. Sein langes Leben verdankte er seinen Künsten in der inneren Alchemie.

„Der Punkt beherrscht Wasser-Qi und Ödeme im Gesicht und im Bauch. Der wichtigste und wirksamste Punkt bei allen Formen von Wasserschwellungen ist der Punkt *Shui Fen* (Ren 9); Dieser Punkt kann das Wasser trennen und in seine natürliche Verlaufsrichtung führen. Die Nadelung dieses Punktes erschöpft die Flüssigkeiten."

Kommentar:

In diesem Kapitel werden Zusammenhänge zwischen Blut und Wasser, den beiden Flüssigkeiten im Körper, beschrieben. Wenn Wasseransammlungen mit äußeren Schwellungen die Periode behindern, dann ist dies leichter zu behandeln, als wenn die blockierte Regel ursächlich ist und mit inneren Schwellungen einhergeht. Wenn dabei Stuhlgang und Wasserlassen beeinträchtigt sind, ist die Krankheit schwer zu heilen. Auch diese Frage behandelt ödematöse Schwellungen durch Stagnation der Körperflüssigkeiten.

Natürlich ist der Ren Mai als „Meer des Yin" besonders für die Bewegungen des Wassers im Körper verantwortlich. Der Punkt *Shui Fen* (Ren 9) verteilt die Flüssigkeiten im unteren Erwärmer, Ren 12, Mi 6 und Mi 9 verteilen die Flüssigkeiten im mittleren Erwärmer und Ma 40, Ren 17 und *Tian Tu* (Ren 22) bewegen das Wasser im oberen Erwärmer.

Und dass die Niere die Flüssigkeiten beherrscht, wird durch die Nadelung von *Fu Liu* (Ni 7) = „wiederkehrende Strömung" deutlich.[220]

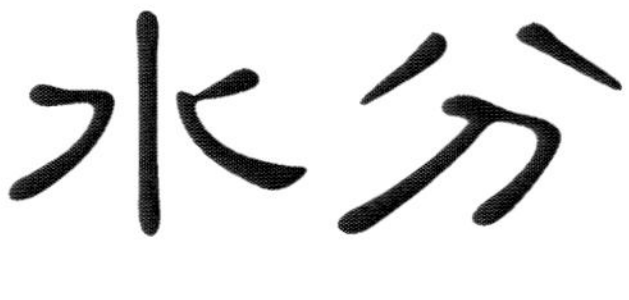

Shui Fen – Wasserverteiler

[220] Das *Zhen Jiu Zi Sheng Jing* listet viele weitere Punkte für die Verteilung der Flüssigkeiten auf. Es verwundert, dass keine Punkte auf der San Jiao-Leitbahn dafür genannt werden. Diese werden in der Literatur eher leitbahnbezogen genadelt, obwohl die fundamentale Funktion des San Jiao die Öffnung der Wasserwege ist, quasi als „Schleusenwärter". Der einzige Punkt, der auf diese Funktion hinweist, ist *Ye Men* (SJ 2) = „Tor der Säfte".

Frage 33

第三十三問 心腹痛或又有小腹痛?

答曰：經雲：五臟猝痛。何氣使然。岐伯對曰：寒氣稽留於脈外，故猝然而痛也。舉痛論中所載痛病。共有一十七証。皆繇寒氣之所致也。巢氏雲：痛是臟虛受風冷。邪氣乘心也，其痛發有死者，有不死成疹者，心為諸臟主而藏神，其正經不可傷。傷之而痛者，名為真心痛。朝發夕死。夕發朝死。若腑臟虛弱。風邪客於其間。痛隨氣之上下，或上攻於心則心痛。下攻於腹則腹痛。上下相攻則心腹俱痛，或宿有風冷搏於血。血氣停結。小腹痛也。**醋煎散**。治婦人血氣腹脅刺痛。及產後敗血。兒枕急痛。高良薑(一兩) 當歸 肉桂 白芍 橘紅 烏藥(各半兩) 上為細末，每服三錢。水醋各半盞。煎七分。通口服。不拘時。**木香通氣丸**。治氣刺疼痛。京三棱 莪朮(各四兩) 芫花 木香 檳榔 大腹子(各一兩)上將米醋三斤同煮。令醋盡。獨去芫花。炒令乾。餘五味切片子。焙為末。白麵糊和丸，如豌豆大。橘皮湯下三十丸。以止為度。**玉抱肚**。治停寒痼冷疾。心腹刺痛。常系於臍腹間甚妙。鄭主簿傳一方。用針砂如上法炒訖。止入 砂半兩。並不用餘藥。針砂(一兩鐵銚內炒用柳條或小竹不住手攪煙出為度放冷) 白礬 粉霜(各二錢) 砂(半兩) 上件。白礬等三味同研為細末，與針砂拌和作一服。以水數點灑。用匙拌擁令濃。皮紙為貼。闊二寸以上。長四五寸。貼之。外以帕子系疼處，或常系臍下，如覺太熱。即以衣襯之。若藥力過。再灑水如前拌用，其熱如初。可用四五次。藥力退則將針砂再炒過。別入餘藥。仍可用。**五香拈痛丸**。 木香 官桂 丁香 乳香 藿香葉 沉香(各半兩) 斑蝥(七枚) 巴豆(三粒去油)上八味為細末，白麵糊丸。梧桐子大，每服五十丸。薑湯送下。

Sie leidet unter Herz- und Bauchschmerzen, hat aber auch Schmerzen im Unterleib - wieso?

Die Antwort lautet: Im Klassiker fragt *Huang Di*: „Die 5 Zang-Organe haben plötzlich Schmerzen. Welches Qi ist dafür verantwortlich?

Qi Bo antwortet: Wenn kaltes Qi (*Han Qi* 寒氣) außerhalb der Gefäße verweilt, kommt es zu plötzlichen und unerwarteten Schmerzen.“

Im Kapitel *Ju Tong Lun*[221] sind alle Schmerzerkrankungen aufgezeichnet. Im Ganzen gibt es 17 Krankheitsmuster (*Zheng* 証), bei allen ist kaltes Qi die Ursache.

Chao Shi[222] sagt: „Bei Schmerzen sind die Zang-Organe leer und empfangen Wind-Kälte. Wenn das üble Qi bis zum Herzen übergreift, sind seine Schmerzausstrahlungen (oft) tödlich. Gibt es keinen Tod, entwickelt sich Hautausschläge (*Zhen* 疹). Das Herz dient allen Zang-Organen als Herrscher. Es speichert *Shen* 神, den Geist. Es kann normalerweise nicht verletzt werden. Wird es dennoch geschädigt und treten Schmerzen auf, sagt man dazu „echte Herzschmerzen" (*Zhen Xin Tong* 真心痛). Wenn sie morgens entstehen, stirbt man am Abend, wenn sie abends entstehen, stirbt man am Morgen."

Wenn die Zang Fu-Organe schwach und leer sind (*Xu Ruo* 虛弱), kann ein Wind-Übel (*Feng Xie* 風邪) als Gast dazwischentreten. Die Schmerzen folgen dem Qi nach oben und unten. Vielleicht greift es oben das Herz an und es entstehen Herzschmerzen. Oder es greift unten den Bauch an und es entstehen Bauchschmerzen. Greift es oben und unten gleichzeitig an, dann entstehen Herz- und Bauchschmerzen gleichermaßen. Oder wenn es des nachts verweilt, kämpfen Wind und Kälte im Blut. Dann hören Blut und Qi auf zu zirkulieren und verknoten sich. Daraus entstehen Schmerzen im Unterleib.

Erkrankungen und Rezepturen:

1). *Cu Jian San* 醋煎散 heilt bei der verheirateten Frau stechende Qi- und Blut-Schmerzen (*Ci Tong* 刺痛) im Bauch und im seitlichen Oberkörper. Auch wenn nach der Geburt das Blut vertrocknet ist und heftige Schmerzen im Kindbett (*Er Zhen* 儿枕) auftreten.

- *Gao Liang Jiang* (1 Liang)
- *Dang Gui*
- *Rou Gui*
- *Bai Shao*
- *Ju Hong*
- *Wu Yao* (von jedem ½ Liang)

[221] *Su Wen*, Kapitel 39. „Über die Ursachen von Schmerzen"
[222] Gemeint ist wieder *Chao Yuanfang*, der Autor des *Zhu Bing Yuan Hou Lun* (610).

Zubereitung: Zerreibe alles zu einem feinen Pulver, jede Dosis beträgt 3 Qian. Mische Wasser und Essig dazu, je zur Hälfte eine Tasse voll, und reduziere es durch leichtes Köcheln auf 70%. Das Dekokt wird durch den Mund eingenommen, ohne feste Zeiten einzuhalten.

2). *Mu Xiang Tong Qi Wan* 木香通氣丸 heilt stechende Qi-Schmerzen.

- *Jing San Leng*
- *E Shu* (von jedem 4 Liang)
- *Yuan Hua*
- *Mu Xiang*
- *Bing Lang*
- *Da Fu Zi* (von jedem 1 Liang)

Zubereitung: Nimm 3 Jin Reisessig dazu und lasse alles zusammen köcheln, bis der Essig aufgebraucht ist. Entferne nur *Yuan Hua*[223] und brate es in der Pfanne, bis es getrocknet ist. Schneide die übrigen 5 Arzneien in dünne Streifen und backe sie über einem kleinen Feuer, bis sich ein Pulver gebildet hat. Vermische alles mit Weizenmehl (*Bai Mian* 白麵) und forme Pillen von der Größe einer Erbse (*Wan Dou* 豌豆). Schlucke sie mit einer Suppe aus Mandarinenschalen hinunter, jeweils 30 Pillen. Höre nach eigenem Ermessen mit der Einnahme auf.

3). *Yu Bao Du* 玉抱肚 beherrscht und vermindert die Kälte bei allen chronischen Kälteerkrankungen. Bei stechenden Schmerzen in der Brust und im Bauch und bei ständigem Ziehen zwischen Bauchnabel und Oberbauch ist das Rezept sehr wirksam. Ein Rezept, überliefert aus dem Buch des *Zheng Zhu*,[224] verwendet eine Methode, bei der Eisenstaub[225] in der Pfanne geröstet wird. Nimm ½ Liang davon. Auf keinen Fall gebrauche dann noch zusätzliche Arzneien.

---

[223] *Yuan Hua* 芫花 (Flos Genkwa) ist von bitterem Geschmack, scharf, kalt und toxisch. Es wirkt auf die Lungen- Milz- und Nierenleitbahn. Wegen seiner Giftigkeit ist seine Verweildauer bei der Zubereitung der Pillen kürzer als die der anderen Arzneien.

[224] *Zheng Zhu* 鄭注 war ein Medizinexperte aus der Tang-Dynastie. Er kam aus ärmlichen Verhältnissen, wurde aber wegen seines immensen Wissens über die Kräuter an der kaiserlichen medizinischen Akademie beschäftigt. Von ihm stammt das Buch *Yao Fang* 要方 = „Essenzielle Rezepturen“. Hierin finden wir auch die medizinische Verwendung von Eisenstaub.

[225] *Zhen Sha* 針砂 = „Eisenstaub“ ist ein chinesisches Arzneimittel, das aus dem Staub geriebener Stahlnadeln hergestellt wird. Es ist sauer, scharf und neutral und wirkt auf die Milz- und auf die Dickdarmleitbahn. Es vermehrt das Blut, eliminiert Nässe-Übel und fördert die Diurese. Man nimmt es mit Essig ein. „Es werden dafür 1-2 Stricknadeln aus den inneren Gemächern geschmolzen. Verwende einen Weidenstock oder einen kleinen Bambusstock zum Umrühren und rühre so lange, bis Rauch aufsteigt und lasse es dann erkalten.“

- *Zhen Sha* (Nimm 1-2 Stricknadeln aus den inneren Gemächern und schmilz sie ein. Verwende einen Weidenstock oder einen kleinen Bambusstock zum Umrühren und rühre so lange, bis Rauch aufsteigt, und lasse es dann erkalten)
- *Bai Fan*
- *Fen Shuang* (von jedem 2 Qian)
- *Sha* (½ Liang)
- Papier von überragender Qualität

Zubereitung: Nimm *Bai Fan* 白礬[226] und die übrigen 3 Arzneien und zerstoße sie zu einem feinen Pulver. Gib den Eisenstaub dazu und vermische alles zu einer Dosis. Träufle Wasser tröpfchenweise darüber, nimm dann einen Löffel und mische daraus eine dicke Paste. Wickle dann die Paste in das Papier ein, bis eine Rolle von 2 Cun oder länger entsteht. Sie kann auch eine Länge von 4-5 Cun haben. Verschließe sie sorgfältig, wickle ein Taschentuch außen herum und befestige die Rolle an einer kalten Stelle der Patientin, zum Beispiel unterhalb des Bauchnabels.

Wenn es im Schlaf eine große Hitze erzeugt, nimm es augenblicklich herunter. Wenn die Kraft der Arznei zu stark wird, dann kühle die behandelte Stelle mit Wasser ab. Die Hitze wird dann etwas gemildert. Man kann diese Methode 4-5 mal anwenden. Wenn die Wirksamkeit der heißen Rolle abnimmt, dann erhitze den Eisenstaub wie vorher. Trenne dabei den Eisenstaub von den übrigen Arzneien. Die Reste können weiter verwendet werden.

4). *Wu Xiang Nian Tong Wan* 五香拈痛丸 hat die gleiche Wirkung!

- *Mu Xiang*
- *Guan Gui*
- *Ding Xiang*
- *Ru Xiang*
- *Huo Xiang Ye*
- *Chen Xiang* (von jedem ½ Liang)
- *Ban Mao* (7 Stück)
- *Ba Dou* (3 Körner, entferne das Öl)

Zubereitung: Zerstoße diese 8 Arzneien zu einem feinen Pulver, bis eine Paste entsteht und forme mit Weizenmehl Pillen so groß wie ein Wu Tong-Samen. Jede Dosis beträgt 50 Pillen. Mit heißem Ingwerwasser gehen sie besser hinunter.

---

[226] *Bai Fan* ist das Mineral Alumen.

Akupunkturpunkte:

- *Chi Ze* (Lu 5) beherrscht Herzschmerzen, Druckgefühl in der Brust und Kurzatmigkeit (*Shao Qi* 少氣).
- *Ran Gu* (Ni 2) beherrscht ein Gefühl, als ob das Herz aufgehängt ist, bei Kurzatmigkeit und Herzschmerzen.
- *Xing Jian* (Le 2) beherrscht Herzschmerzen mit einem leichenähnlichen Gesichtsausdruck.
- *Jiu Wei* (Ren 15) beherrscht Kälte und Völlegefühl am Herzen, Herzschmerzen und ein unaufhörliches Stöhnen.
- *Zhong Ji* (Ren 3) beherrscht schmerzhafte Ansammlungen unterhalb des Bauchnabels.
- *Guan Yuan* (Ren 4) beherrscht kolikartige Schmerzen unterhalb des Bauchnabels mit Harnverhaltung.
- *Yin Jiao* (Ren 7) beherrscht kolikartige Schmerzen unterhalb des Bauchnabels, unaufhörliche Menstruationsblutungen, abnormer Ausfluss aus der Vagina, hartnäckiger Wochenfluss nach der Geburt und Kälteschmerzen um den Bauchnabel herum.
- *Shen Que* (Ren 8) behandelt ausstrahlende Schmerzen vom Bauchnabel her. Moxibustion auf einer Lage Salz ist hier zu bevorzugen! Man kann 100 Moxakegel setzen!
- *Qu Quan* (Le 8) beherrscht ausstrahlende Schmerzen zum Bauchnabel hin.
- *Fu Jie* (Mi 14) beherrscht Schmerzen um den Bauchnabel, die zum Herzen ausstrahlen, mit einem Kältegefühl im Bauch.
- *Tian Shu* (Ma 25) behandelt schneidende Schmerzen um den Bauchnabel herum, die bis zum Herzen hochstürmen, kaltes Qi und Schmerzen im Unterbauch, Verdruss im Herzen mit Völlegefühl in der Brust.
- *Si Man* (Ni 14) beherrscht schneidende Schmerzen im Bauch.
- *Fen Shui* (Ren 9) heilt Ödeme und Schmerzen um den Bauchnabel herum.

Kommentar:

In diesem Kapitel geht es um verschiedene Arten von Schmerzen der verheirateten Frau, bei denen allesamt kaltes Qi verantwortlich gemacht wird. Qi und Blut stagnieren und rufen stechende Schmerzen hervor. Je nach Ort der Schmerzen kann der Oberkörper oder der Unterleib betroffen sein. Auch echte Herzschmerzen fallen darunter. Sie entstehen, wenn alle Zang-Organe leer sind und das Herz ungeschützt vom Übel angegriffen wird. Diese Angriffe enden oft tödlich.

Eisenspäne als Arzneimittel können das Blut aufbauen und bewegen. Auch hier waren die Chinesen der westlichen Medizin um über 1000 Jahre voraus.[227] Dass die Substitution von Eisen bei Blutarmut/-verlusten notwendig ist, wurde im Westen erst mit der Entwicklung von Laborparametern bekannt (19. Jahrhundert).[228]

Gang Sha 鋼砂 ist eine andere Bezeichnung für Stahlstaub, ebenfalls *Tie Sha* 鐵砂 = „Eisensand“. In den meisten Ben Cao-Büchern wird seine Wirkung wie folgt beschrieben: Er beruhigt Herz und Leber, stärkt die Milz und löst Ansammlungen auf; Stahlstaub stärkt das Blut, beseitigt Nässe und bringt Schwellungen zum Abklingen. Stahlsand wird angewendet bei Herzklopfen, Geisteskrankheiten, Blutschwäche und bei gelben Schwellungen, schweren Durchfällen, Harnverhaltung und Ödemen. Bei schweren Schmerzen durch Bi-Syndrome ist Eisenstaub ebenfalls ein wichtiger Bestandteil einer Rezeptur.[229]

---

[227] Wie auch bei der Pockenschutzimpfung! Diese wurde in China schon viel früher, nämlich seit der Song-Dynastie (um 1000), angewendet. Hier wurden getrocknete Pusteln eines Pockenkranken als Pulver mit einem Blasrohr durch die Nase des Empfängers geblasen, um so eine Immunisierung zu erzielen. Siehe **Willy Hartner**: Heilkunde im alten China, Ausschnitt aus der Zeitschrift SINICA, Frankfurt, 1941 und 1942, S. 257 ff. In Europa gab es erst 1796 den Versuch von *Eduard Jenner*, mit Kuhpocken eine Immunisierung zu erreichen. Die Praxisrelevanz der Jenner-Pockenimpfung half der Menschheit, diese schreckliche Krankheit zu überwinden. Auf Grund ihrer eigenen Erfahrungen mit der Pockenimpfung wurde die Jenner-Methode zu Beginn des 19. Jahrhunderts von den Chinesen ohne Widerstand dankbar angenommen. In Europa hingegen gab es eine Widerstandsbewegung von „Querdenkern“, die allerlei Ideen entwickelten, welche monströsen Auswirkungen die Pockenschutzimpfung haben sollte. Aber ebenso wenig wie es damals Mutationen zu Kühen gegeben hat, wird heute eine Coronaimpfung mit einem mRNA-Impfstoff die Menschen in Zombies verwandeln. Interessant ist aber die Ähnlichkeit solch „schräger“ Ideen nach über 200 Jahren. Heute (November 2022) sehen wir die Folgen der Covid-Erkrankung als Long-Covid-Syndrom mit einer Vielfalt an Beschwerden, die über 10% der Erkrankten betreffen. Allerdings gibt es ähnliche Symptome auch nach der Impfung gegen Covid 19.

[228] Siehe **Werner E. Gerabek** u.a.: Enzyklopädie Medizingeschichte, Berlin 2005, S. 190 ff.

[229] Siehe auch https://baike.baidu.com/item/%E9%92%88%E7%A0%82/1393542

Frage 34

第三十四問 下利經水反斷?
答曰：穀入於胃。脈道乃行。水入於經，其血乃成。胃。水穀之海也。腸胃虛弱。為風邪冷熱之氣所乘。不能腐化穀食。先泄後變成利也。受熱則赤。虛寒則白。穀氣內虧。津液耗減。所以下利而經水反斷也。經雲：利止經當自下，故宜先治利也。**大斷下丸**。治下利不止。附子(二兩) 細辛(去蘆一兩半) 乾薑(三兩) 高良薑(五兩) 肉豆蔻 訶子皮(各二兩)龍骨 赤石脂(各三兩) 牡蠣(醋紙泥固濟火 二兩) 酸石榴皮(去穰醋炙黑心存性二兩)白礬(二兩火飛) 陽起石(火燒赤醋淬別研三兩) 上為細末，麵糊丸。梧桐子大，每服五十丸。米飲空心下。**滲濕湯**。治濕勝濡泄。白朮(一兩半) 蒼朮(半兩炒) 濃樸 肉桂 丁香 乾薑(各一兩) 陳皮 細辛 白茯苓(各一兩) 肉豆蔻(半兩) 砂仁(二兩) 附子(二隻八錢者同薑炒令赤去薑先炮切片) 上為粗末，每服四錢，水盞半。薑五片。棗二枚。煎一盞。食前熱服。

Bei Durchfall gerät die Monatsregel in Unordnung und bricht ab - wieso?

Die Antwort lautet: Wenn das Getreide in den Magen eintritt, bewegt es sich in den Bahnen der Gefäße (*Mai Dao* 脈道). Wenn dann Wasser in die Leitbahnen eintritt, vollendet sich (*Cheng* 成) das Blut.

Der Magen ist das Meer der Nahrungsmittel (*Shui Gu Zhi Hai* 水穀之海). Wenn die Eingeweide und der Magen schwach sind, zieht das Qi eines Wind-Übels oder Kälte und Hitze einen Vorteil daraus (*Cheng* 乘). Getreide und Speisen können nicht mehr verrotten und umgewandelt werden (*Fu Hua* 腐化). Zuerst leckt es heraus (*Xie* 泄), danach wandelt es sich in Durchfall um (*Li* 利).

Leidet sie an Hitze, ist der Durchfall rötlich, bei Leere-Kälte ist er weißlich-klar. Das Getreide-Qi hat im Inneren einen Mangel und die Körperflüssigkeiten sind verbraucht und nehmen ab (*Hao Jian* 耗減). Deshalb kommt unten Durchfall heraus, die Menses gerät in Unordnung und wird unterbrochen (*Fan Duan* 反斷). Im Klassiker heißt es: „Wenn der Durchfall aufhört, sollte die Regel von selbst herabkommen. Deshalb sollte man zuerst den Durchfall behandeln (*Zhi Li* 治利).

Erkrankungen und Rezepturen:

1). *Da Duan Xia Wan* 大斷下丸 heilt Durchfälle, die nicht aufhören.

- *Fu Zi* (2 Liang)
- *Xi Xin* (entferne den Schilf, 1½ Liang)
- *Gan Jiang* (3 Liang)
- *Gao Liang Jiang* (5 Liang)
- *Rou Dou Kou*
- *He Zi Pi* (von jedem 2 Liang)
- *Long Gu*
- *Chi Shi Zhi* (von jedem 3 Liang)
- *Mu Li* (Mit Essigpapier bedecken und den Schlamm mit einem anhaltenden Feuer entfernen, 2 Liang)
- *Suan Shi Liu Pi* (entferne die Stängel und röste die Kerne dunkel, um ihre Natur zu erhalten, 2 Liang)
- *Bai Fan* (2 Liang, im Feuer geschmolzen)
- *Yang Qi Shi* (In Feuer gebacken und mit rotem Essig-Öl getrennt von den anderen Arzneien zerstoßen, 3 Liang)

Zubereitung: Zerstoße alles zu einem feinen Pulver und bilde aus der Paste Pillen von der Größe eines Wu Tong-Samens. Jede Dosis beträgt 50 Pillen. Nimm sie mit Reiswasser auf nüchternen Magen ein.

2). *Shen Shi Tang* 滲濕湯 heilt bei siegreicher Nässe (*Shi Sheng* 濕勝) und bei hartnäckigen Durchfällen (*Ru Xie* 濡泄).

- *Bai Zhu* (1½ Liang)
- *Cang Zhu* (½ Liang, geröstet)
- *Nong Po*
- *Rou Gui*
- *Ding Xiang*
- *Gan Jiang* (von jedem 1 Liang)
- *Chen Pi*
- *Xi Xin*
- *Bai Fu Ling* (von jedem 1 Liang)
- *Rou Dou Kou* (1½ Liang)
- *Sha Ren* (2 Liang)
- *Fu Zi* (2 einzelne Stücke, 8 Qian, röste sie zusammen mit dem Ingwer, bis sie rötlich werden und entferne sie danach. Der Ingwer wird vorher in der Pfanne geröstet und in Scheiben geschnitten).

Zubereitung: Zerstoße alles zu einem groben Pulver, jede Dosis beträgt 4 Qian. Nimm eine Tasse Wasser, dazu 5 Stück Ingwer und 2 Datteln und koche alles auf eine halbe Tasse herunter. Die Arznei ist vor den Mahlzeiten heiß zu servieren.

Akupunkturpunkte:

- Die verheirate Frau hat unfreiwilliges Wasserlassen und Durchfall, der nicht aufhört: *Guan Yuan* (Ren 4) ist der beherrschende Punkt.
- *Tai Chong* (Le 3) heilt Durchfall bei Frauen.
- Die verheiratete Frau kann den Stuhl nicht halten: *Heng Gu* (Ni 11) beherrscht es.
- *Dai Mai* (Gbl 26) beherrscht plötzlich auftretenden Stuhlgang.
- *Xia Liao* (Bl 34) beherrscht Grummeln im Bauch mit Durchfall.
- *Qi Hai* (Ren 6) beherrscht wässrigen Durchfall der verheirateten Frau; Nimm 100 Moxakegel!

Kommentar:

Hier wird ein Zusammenhang zwischen Essen und Trinken, Durchfall und Regelblutung hergestellt. Wenn die Eingeweide geschwächt sind, können sich dort pathogene Faktoren von außen einnisten und die Verdauung empfindlich stören. Es entstehen Durchfälle, die so viel Flüssigkeiten verbrauchen, dass eine Regelblutung mangels Substanz nicht mehr stattfinden kann. Behandle den Durchfall und die Regel kommt wieder zurück, so der Tenor von *Qi Zhongfu* in diesem Kapitel. Auch hier wird der verheirateten Frau angeraten, auf ihre Ernährung zu achten und Pathogene von außen zu meiden. Besonders süße Speisen im Übermaß haben zur Folge, dass sich zu viel Feuchtigkeit im Körper ansammelt. Der darauffolgende Durchfall ist nur ein Versuch des Körpers, die Nässe loszuwerden. Und warum hat sie diesen Janker auf süß? Wir können nur spekulieren, ob Frust und Kummer über ihre gesellschaftliche Lage die Ursache dafür sein können. Denn auch hier kann eine Leber-Qi-Stagnation auf die Milz übergreifen und ihre Funktion empfindlich schwächen.

Frage 35

第三十五問 婦人晝則明瞭暮則譫語如見鬼狀?

答曰：此婦人因傷寒之病。熱入於血室也。何以明之。室者，屋室也。謂可以停止之處。人身之血室者，營血停止之所。經脈留會之處。即沖脈也。沖為血海。王冰雲：陰靜海滿而去血。內經雲：任脈通。太衝脈盛。月事以時下者，是也。若經水適來。感其寒邪之所搏，則熱入血室，其証晝則明瞭。暮則譫語，如見鬼狀者，此為熱入血室也。若施治其病者，當無犯胃氣。及上二焦。必自愈。**地黃湯**。治熱入血室。生地 (三兩) 柴胡(八兩) 人參 黃芩 甘草(炙各二兩) 半夏(湯炮七次二兩半) 上為粗末，每服五錢。水二盞。薑五片，棗一枚。 煎一盞，去滓溫服。**龍齒琥珀散**。治產前產後血虛。心神恍惚。語言失度。睡臥不安。 茯神(一兩) 人參 龍齒 琥珀 赤芍 黃 牛膝(去蘆各三分) 麥門冬(去心) 生地(各一兩半) 當歸(半兩) 上為粗末，每服三錢，水盞半。煎六分，去滓溫服。不拘時。**小柴胡加地黃湯**。治傷寒發熱，或發寒熱。經水適來或適斷。晝則明瞭。夜則譫語，如見鬼神，亦治產後惡露方來。忽然斷絕。 柴胡(一兩一分) 人參 半夏 黃芩 甘草 生地(各半兩)上咀片，每服五錢。水二盞，薑三片。棗二枚。煎八分，去滓溫服。**來複丹**。亦名正一丹，此藥配類二氣。均調陰陽。奪天地沖和之氣。乃水火既濟之方。可冷可熱。可緩可急。善治營衛不交養。心腎不升降。上實下虛。氣閉痰厥。心腹冷痛。臟腑虛滑。但有胃氣。無不獲安。硫黃(舶上透明者一兩) 硝石(一兩同硫黃，並為細末，入定鍋內，微火炒，用木篦子不住手攪，令陰陽氣相入，不可火太過，恐藥力竭，再研細，名二氣末) 太陰玄精石(研水飛二兩) 五靈脂(須五臺山者，水澄去砂日乾研) 陳皮(去白) 青皮(去白各二兩)上用五靈脂二橘皮為細末，次入玄精石末，及前二藥末拌勻。好醋打糊為丸。豌豆大，每服三十粒。鹽湯下。甚者五十。

Die verheiratete Frau ist am Tage bei klarem Verstand, nach Sonnenuntergang aber spricht sie konfus und wirre, als ob ihr Geister erscheinen - wieso?

Die Antwort lautet: Diese Krankheit der verheirateten Frau hat als Ursache schädigende Kälte. Wenn dann noch Hitze in die Blutkammer eindringt, wie könnte sie da klar sein (*Ming* 明)? Eine Kammer ist ein Platz zum Wohnen, man kann ihn auch als einen Ort des Stillstehens und Ausruhens (*Ting Zhi* 停止) bezeichnen. Die Blutkammer (*Xue Shi* 血室) im weiblichen Körper ist der Ort, an dem das Nährende (*Ying* 營) und das Blut stillstehen. Es ist der Ort, an dem die Leitbahnen und die Gefäße verweilen und sich versammeln (*Liu Hui* 留會). Gemeint ist hier der Chong Mai, denn der Chong Mai ist das Meer des Blutes.

Wang Bing 王冰[230] sagt: Das Yin ist ruhig, das Meer ist voll und das Blut entfernt sich (*Qu Xue* 去血).

Im Klassiker heißt es: „Der Ren Mai ist offen und der Chong Mai ist überfließend, das ist die Zeit für die monatliche Angelegenheit (*Yue Shi* 月事) herabzusteigen." Dass ist auch richtig.

Wenn das Monatswasser zur rechten Zeit ankommt, wird sie vom Kälte-Übel beeinflusst, das dort anklopft (*Bo* 搏). Dazu tritt noch Hitze in die Blutkammer ein. Wenn diese Krankheit tagsüber auftritt, hat sie noch einen klaren Verstand (*Ming Liao* 明了). Tritt die Hitze aber nach Sonnenuntergang auf, spricht sie undeutlich und konfus (*Zhan Yu* 譫語), so als ob ihr Dämonen erscheinen (*Ru Jian Gui* 如見鬼). Dies passiert, wenn Hitze in die Blutkammer eintritt. Bekommt die Patientin eine Behandlung, ohne das Magen-Qi und die zwei oberen Erwärmer zu verletzen (*Fan* 犯), so wird sie sich von selbst erholen.[231]

---

[230] *Wang Bing* gilt als der große Kommentator des *Nei Jing* im 8. Jahrhundert, der eine ältere Version des *Su Wen* neu zusammenstellte, und mit der damals aufkommenden Phasenenergetik (*Wu Yun Liu Qi* 五運六氣) den Umfang des Klassikers um das Doppelte erweiterte.

[231] Mit *Shang Er Jiao* 上二焦 sind der mittlere und der obere Erwärmer gemeint. *Qi Zhongfu* zitiert hier wörtlich den Passus 145 aus dem *Shang Han Lun*. Wenn bei Hitze in der Blutkammer keine therapeutischen Maßnahmen getroffen werden mit dem Ziel, durch Schwitzen lassen oder Erbrechenlassen die Hitze aus dem Körper der Frau zu beseitigen, kann sie sich von selbst erholen. Denn wenn ihre Menstruation wieder reibungslos abläuft, wird sie die Hitze über das Monatsblut ausscheiden. Dies ist ebenso eine Form der Selbstheilung wie das Nasenbluten bei hohem Fieber. Kommentatoren des „Kälteklassikers" empfehlen auch zum Ausleiten der Hitze die Akupunkturpunkte *Qi Men* (Le 14), *Jiao Xin* (Ni 8) und *Xi Men* (P 4). **Zhang Zhongjing**: Treatise on Febrile Diseases Caused by Cold with 500 Cases, ins Englische übersetzt von *Luo Xiwen*, Beijing 1993, S. 256 f.

Erkrankungen und Rezepturen:

1). *Di Huang Tang* 地黃湯 heilt, wenn Hitze in die Blutkammer eingedrungen ist.

- *Sheng Di* (2 Liang)
- *Chai Hu* (8 Liang)
- *Ren Shen*
- *Huang Qin*
- *Gan Cao* (geröstet, von jedem 2 Liang)
- *Ban Xia* (siebenmal in heißem Wasser abkochen, 2½ Liang)

Zubereitung: Zerstoße alles zu einem groben Pulver, jede Dosis beträgt 5 Qian. Nimm 2 Tassen Wasser mit 5 Stück Ingwer und einer Dattel dazu und reduziere die Flüssigkeit auf 1 Tasse. Entferne die Rückstände und nimm die Medizin warm ein.

2). *Long Chi Hu Po San* 龍齒琥珀散 heilt eine Blutschwäche vor und nach der Geburt. Ihr Gemütszustand ist zerstreut und geistesabwesend (*Xin Shen Huang Hu* 心神恍惚), ihrer Sprache ist ohne Sinn (*Shi Du* 失度), sie ist ruhelos und kann nicht schlafen (*Shui Wo Bu An* 睡臥不安).

- *Fu Shen* (1 Liang)
- *Ren Shen*
- *Long Chi*
- *Hu Po*
- *Chi Shao*
- *Huang Qin*
- *Niu Xi* (entferne den Schilf, von jedem 3 Teile)
- *Mai Men Dong* (entferne das Mittelstück)
- *Sheng Di* (von jedem 1½ Liang)
- *Dang Gui* (½ Liang)

Zubereitung: Zerstoße alles zu einem groben Pulver, jede Dosis beträgt 3 Qian. Nimm eine halbe Tasse Wasser dazu und reduziere es auf 60%. Entferne die Rückstände und nimm die Medizin warm ein, ohne feste Zeiten einzuhalten.

3). *Xiao Chai Hu Jia Di Huang Tang* 小柴胡加地黃湯 heilt schädigende Kälte mit Fieber oder ausstrahlendes Fieber mit Schüttelfrost; das Monatswasser kommt zur rechten Zeit oder bricht zur passenden Zeit wieder ab. Tagsüber herrscht bei der Frau geistige Klarheit, aber nachts kommt irres Reden auf, als ob sie Geister und Dämonen (*Gui Shen* 鬼神) sehen würde. Auch heilt das Rezept, wenn der Wochenfluss (*E Lu* 惡露) nach der Geburt kommt und dann plötzlich abbricht.

- *Chai Hu* (1 Liang und 1 Fen)
- *Ren Shen*
- *Ban Xia*
- *Huang Qin*
- *Gan Cao*
- *Sheng Di* (von jedem ½ Liang)

Zubereitung: Zerbrich alles in kleine Stücke, jede Dosis beträgt 5 Qian. Nimm 2 Tassen Wasser, 3 Stücke Ingwer und 2 Datteln und reduziere das Dekokt auf 80%. Entferne die Reste und trinke die Medizin warm.

4). *Lai Fu Dan* 來複丹, ein anderer Name ist auch *Zheng Yi Dan* 正一丹; Diese Arzneien sind wie ein Paar und in ihren Bestandteilen sehr ähnlich. Ohne Ausnahme harmonisieren sie Yin und Yang. Sie streben mit Macht, das Qi von Himmel und Erde auszugleichen (*He* 和), damit ist dieses Rezept ebenso hilfreich bei Disharmonien von Wasser und Feuer und Kälte und Hitze. Es kann sowohl bei chronischen als auch bei akuten Verläufen (*Huan Ji* 緩急) angewendet werden.

Das Rezept ist gut bei einer Behandlung, wenn Ying- und Wei-Qi sich nicht verbinden und unterstützen, oder wenn das Qi von Herz und Niere nicht aufsteigen und absinken (*Sheng Jiang* 升降). Auch wenn oben eine Fülle und unten einen Leere ist, oder bei Qi-Blockaden durch Schleim, der ins Koma führt (*Tan Jue* 痰厥). Bei Kälte und Schmerzen in Brust und Bauch, oder wenn das Qi der Zang Fu-Organe kraftlos und schlüpfrig ist (*Xu Hua* 虛滑),[232] ist dieses Rezept wirksam. Nur wenn es Magen-Qi gibt, können alle diese Zustände ohne Ausnahme aufgefangen und beruhigt werden.[233]

[232] Bei einer Schwäche eines Organs kann es zu Lageveränderungen des Organs kommen, es „schlüpft" aus seiner natürlichen Position. Eine andere Erklärung ist, dass hier Pulsqualitäten beschrieben werden, die eine Qi-Schwäche oder Nässe-Schleim ausdrücken.

[233] Ein Hinweis darauf, das selbst das beste Rezept nicht wirksam ist, wenn das Magen-Qi erschöpft ist. Aus diesem Grund gilt seit *Sun Simiao* der Grundsatz: Bevor Du Arzneimittel verabreichst, sollte die Ernährung der Patientin in Ordnung gebracht werden.

- *Liu Huang* (= Schwefel, von überragender Qualität und Transparenz, 1 Liang)
- *Xiao Shi* (1 Liang wie bei *Liu Huang*; Zermahle beides zu einem feinen Pulver, wirf es in eine Pfanne und röste es auf kleiner Flamme. Nimm einen feinen Holzkamm und rühre den Inhalt ständig um. Das bewirkt, dass die Qi von Yin und Yang sich miteinander verbinden. Man sollte das Feuer nicht zu groß machen, sonst ist zu befürchten, dass sich die Wirksamkeit der Arzneien dadurch verbraucht. Zerstoße es danach zu einem feinen Pulver; Es ist berühmt als das „Zwei Qi-Pulver" (*Er Qi Mo* 二氣末).
- *Tai Yin Xuan Jing Shi*[234] (im Wasser flugs zerstoßen, 2 Liang)
- *Wu Ling Zhi*[235] (man muss sie vom Berg *Wu Taishan* nehmen, mit Wasser den Sand entfernen und am Tage trocknen und zerstoßen)
- *Chen Pi* (entferne das Weiße)
- *Qing Pi* (entferne das Weiße, von jedem 2 Liang).

Zubereitung: Nimm *Wu Ling Zhi* und die Haut von zwei Mandarinen und mache ein feines Pulver daraus. Füge danach *Xuan Jing Shi*, ebenfalls zu Pulver zerstoßen, hinzu, nimm dann die beiden ersten Arzneien, auch zu Pulver zermahlen, und rühre alles zusammen. Vermische es mit gutem Essig zu einer Paste und forme Pillen daraus von der Größe einer Erbse (*Wan Dou* 豌豆). Jede Dosis beträgt 30 Pillen. Schlucke sie mit heißem Salzwasser hinunter, nimm nicht mehr als 50 Pillen.

Akupunkturpunkte:

- *Shang Qiu* (Mi 5) behandelt bedrückende Träume von Geistern.
- *Tian You* (SJ 16) behandelt phantastische Träume.
- Der gelbe Kaiser wendete Moxa auf dem Punkt *Jian Shi* (P 5) an, um üble Geister und manisches Reden zu behandeln.

---

[234] *Tai Yin Xuan Jing Shi* 太阴玄精石 ist Gypsum Vitreum.

[235] In der Traditionellen Chinesischen Medizin (TCM) werden die Exkremente des Komlexzahn-Gleithörnchens - *Wu Ling Zhi* 五靈脂 (Trogopteri excrementum) - als eine Arznei zur Regulierung des Blutes und zur Lösung von Stagnationen eingesetzt. In vielen deutschen Veröffentlichungen wird *Wu Ling Zhi* als „Fledermauskot" übersetzt. Jedoch weisen sowohl der englische Name als auch der lateinische Name auf das Gleithörnchen hin. Warum es Gleithörnchen vom Berg *Wutai Shan* 五台山 sein müssen, erklärt *Qi Zhongfu* nicht weiter. Der *Wutai Shan* ist ein Gebirge in Nordchina. Er ist von großer Bedeutung für den Buddhismus und gilt neben dem *Emei Shan*, dem *Putuo Shan* und dem *Jiuhua Shan* als einer der vier heiligen Berge des Buddhismus in China.

- *Zan Zhu* (Bl 2) heilt Erkrankungen durch üble Geister und Dämonen!

- Wenn die verheiratete Frau im Traum von Geistern verfolgt wird, sollte man im Schlafzimmer keine Lampe anzünden und die Schlafende nicht aufwecken. Es könnte sie töten! Beiße lieber in ihre Ferse und in ihren großen Zeh und spucke in ihr Gesicht. Dies wird sie befreien! Es können auch 3 x 7 Moxakegel auf den Haaren der großen Zeh abgebrannt werden.[236]

- Der rechte Chi-Puls ist erloschen, das heißt, das Nieren-Qi ist am Ende. Kaltes Qi steigt gegenläufig nach oben (*Ni Leng* 逆冷), ebenso gibt es Schmerzen und man träumt, dass man ins Wasser steigt und Dämonen sieht. Es kommen schwarze Geister, die einen einhüllen und vernichten wollen. *Kun Lun* (Bl 60) ist hier zu nadeln.

- *Qin Chengzu* wendete Moxa bei Krankheiten an, die von anderen Ärzten nicht geheilt werden konnten, besonders Fuchsgeister,[237] Dämonen und manisch-depressive Geisteskrankheiten. Dazu band er die beiden Daumen des Kranken mit einer Seidenschnur fest zusammen und brannte jeweils 3 Moxakegel an den Seiten der Daumennägel ab. Die Krankheit wird nicht heilen, wenn nicht auf allen vier Seiten die Moxa verbrannt wird. Die Moxakegel sollten die Größe eines Weizenkorns haben.

- Beim Übel der Manie und dämonenhaften Sprechen brenne 100 Moxakegel auf *Fu Tu* (Ma 32) ab.

- Bei sorgenvollem Weinen und bei Sprechen von bösen Worten wähle *Tian Fu* (Lu 3) und brenne 50 Moxakegel ab.

---

[236] Dieser Punkt könnte *Da Dun* (Le 1) sein.

[237] Fuchsgeister (*Hu Gui* 狐鬼) sind Geister in der Gestalt von Füchsen, die sich in junge und schöne Frauen verwandeln können. Viele solcher Geschichten über Fuchsgeister, die meistens auf ein Liebesabenteuer zwischen einer Fuchsfee (*Hu Nu* 狐女) und einem jungen Mann hinauslaufen, kann man in chinesischen Märchen- und Sagensammlungen finden. In solchen Geschichten werden Füchse als Wesen mit menschlichen Emotionen dargestellt, die sogar in Form einer Frau den Mann heiraten und Kinder gebären können. Es gibt aber auch böse Fuchsgeister, die nur auf sexuelle Begegnungen mit Männern aus sind. Sie rauben seine Essenz (*Jing* 精) mit der Absicht, ewig jung zu bleiben. Viele dieser Geschichten wurden von chinesischen Gelehrten geschrieben und einige Sinologen deuten diese Erzählungen als Kompensation zum in erotischer Hinsicht frustrierenden Alltag eines Gelehrten. (WIKIPEDIA)

Kommentar:

In diesem Kapitel werden verwirrte Bewusstseinszustände und Halluzinationen der verheirateten Frau beschrieben. Wenn Hitze und Kälte in die Blutkammer eintreten bzw. in den Chong Mai eindringen und miteinander kämpfen, können Verwirrtheit, wahnsinniges Reden und das Sehen von Dämonen auftreten. Wieder wird hier betont, wie grundlegend der *Chong Mai* 衝脈 als Meer des Blutes für die Menstruation, aber auch für die geistige Klarheit der Frau ist.

Die Verwirrung passiert nachts, wenn der Geist eigentlich Ruhe finden sollte, aber die Frau durch die Hitze nicht zum Schlafen kommt. Dies ist die Zeit der dunklen Yin-Mächte, der Geister und Dämonen, die dann in ihre Wahrnehmung eindringen und den *Shen* 神 überwältigen.

血室熱

Xue Shi Re – Hitze in der Blutkammer

Frage 36

第三十六問 顛狂之病何以別之?
答曰：入並於陰則為顛。入並於陽則為狂。皆繇風邪之所致也。顛者，猝然僕地。嘔吐涎沫。口喎目急。手足撩戾。無所覺知。良久乃蘇。狂者，或言語不避親疏，或因自高賢，或棄衣逾走，亦有自定之時。又在有胎之時，其母猝大驚，亦令子氣發癇，其顛有五。一曰陽顛。二曰陰顛。三曰風顛。四曰濕顛。五曰勞顛，此皆隨其感病之繇而命名也。又有牛馬豬狗顛。以其顛發之時。聲形狀似於牛馬等，故以為名也。俗雲：病顛之人。忌食六畜肉。顛發之狀，悉皆象之。**大聖一粒金丹**。治諸風驚癇。大川 烏頭 黑附子 白附子(各二兩) 白蒺藜(炒去刺) 五靈脂(各一兩) 沒藥(半兩別研)白礬(枯半兩別研) 白僵蠶(一兩去絲炒) 麝香(半兩淨肉) 細香墨(半兩別研) 朱砂(半兩別研) 金箔(二百片為衣)上將前六味同為細末，後四味研細合和。用井華水一盞。研墨盡為度。將墨汁搜和。杵臼內搗五百下。丸如彈子大。金箔為衣陰乾，每服一粒。食後臨臥。生薑自然汁磨化。入熱酒服。再以熱酒隨意多少飲之。就無風暖處臥。衣被蓋覆。汗出即瘥。病小者，每粒分作二服。忌發風物。孕婦不可服。**黃牛丸**。治風狂。喜怒不常，或欲狂走。白龍骨(燒) 鐵粉(研) 茯神 人參 黃連 鉛霜 犀角(屑) 防風 朱砂(各一兩研) 牛黃(一錢研) 遠志(一兩去心) 龍腦(一錢研) 甘草(半兩炙) 麥門冬(一兩半去心)上為細末，如桐子大，每服二十丸。熟水送下。不拘時服。**祛邪散**。治顛邪惡候。白礬(三兩生研) 黃丹(半兩)上為研細。用桑柴於瓦中燒一伏時。服半錢以乳香湯下。不拘時。**小柴胡加地黃湯**。方見三十五問，每服五錢。水二盞。薑五片。棗二枚。煎八分，去滓溫服。**來複丹**。治產後熱入血室，如見鬼神狂語者，方見三十五問。以醋湯下十來服。

Die Geisteskrankheiten Dian und Kuang - wie kann man sie unterscheiden?

Die Antwort lautet: Wenn die Krankheit eintritt und sich im Yin verbindet, sagt man *Dian* 顛. Wenn sie eintritt und sich im Yang verbindet, sagt man *Kuang* 狂. Die Ursache für beide ist ein Wind-Übel (*Feng Xie* 風邪).

Was die *Dian* 顛 -Erkrankung betrifft, fällt die Kranke plötzlich um. Sie erbricht Speichel und Schaum, der Mund ist schief und die Augen blicken ängstlich (*Mu Ji* 目急). Ihre Hände und Füße sind hochgezogen und ungelenk, es ist, als ob die Patientin schläft. Erst nach langer Zeit kommt sie wieder zum Bewusstsein.

Was die Kuang 狂 -Erkrankung angeht bedeutet es, die Patientin hält sich nicht zurück (*Bu Bi* 不避) und spricht über persönliche und anvertraute Dinge. Vielleicht hält sich die Frau für hochstehend und besonders weise (*Gao Xian* 高賢), oder sie wirft ihre Kleider weg und läuft übermäßig herum (*Yu Zou* 逾走). Sie hat aber auch Phasen der Ruhe, und zu Zeiten, wenn es einen Embryo gibt, neigt die Mutter dazu, sich plötzlich sehr zu erschrecken (*Da Jing* 大驚). Auch kann es sein, dass das Qi des Kindes eine Epilepsie (*Xian* 癎) entwickelt.

Es gibt 5 Dian-Erkrankungen: Die erste nennt man *Yang Dian* 陽顛, die zweite *Yin Dian* 陰顛, die dritte *Feng Dian* 風顛, die vierte *Shi Dian* 濕顛 und die fünfte *Lao Dian* 勞顛. Die Ursachen dieser Krankheiten folgen alle der Bedeutung ihrer Namen.[238]

Auch gibt es die Ochsen (*Niu* 牛) -, Pferde (*Ma* 馬) -, Schweine (*Zhu* 豬) - und Hunde (*Gou* 狗) -Dian-Erkrankung. Dann nämlich ist die Stimme und Erscheinungsform des Kranken wie bei einem Ochsen, Pferd usw., deshalb nimmt man diese Namen zur Einordnung.

Im Volksmund heißt es: Menschen, die an einer Dian-Erkrankung leiden, sollten es vermeiden, das Fleisch der sechs Haustiere zu essen. Denn die Art, wie die Dian-Erkrankung sich darstellt, ähnelt gänzlich deren Erscheinungsformen.

Erkrankungen und Rezepturen:

1). *Da Sheng Yi Li Jin Dan* 大聖一粒金丹 = „Ein Körnchen des goldenen Elixiers eines großen Weisen““ heilt alle Formen einer Wind-Schrecken-Epilepsie (*Feng Jing Xian* 風驚癎)[239]

---

[238] Die erste Dian-Erkrankung entsteht also durch ein Übermaß an Yang, die zweite durch ein Übermaß an Yin, die dritte durch zu viel Wind, die vierte durch Nässe und die fünfte durch Überanstrengung.

[239] Mit der Herstellung des „Goldenen Elixiers“ (*Jin Dan* 金丹) kann eine Dian-Erkrankung geheilt werden. Hier im Text ist es der Name der Rezeptur.

Nimm aus der Provinz Sichuan die Wurzelknollen von

- *Hei Fu Zi* (schwarzer Akonit)
- *Bai Fu Zi* (weißer Akonit, von jedem 2 Liang), dann
- *Bai Ji Li* (in der Pfanne geröstet, entferne die Dornen)
- *Wu Ling Zhi* (von jedem 1 Liang)
- *Mo Yao* (½ Liang, zerreibe es separat)
- *Bai Fan* (trockne ½ Liang und zerreibe es separat)
- *Bai Jiang Can* (= die Larve der Seidenraupe; 1 Liang, entferne die Seide und röste sie in der Pfanne)
- *She Xiang* (½ Liang, reinige das Fleisch)
- *Xi Xiang Mo* (½ Liang, zerreibe es separat)
- *Zhu Sha* (½ Liang, zerreibe es separat)
- *Jin Bo* (= Goldfolie, 200 Blatt, sie dienen als Bedeckung)

Zubereitung: Nimm die ersten 6 Arzneien zusammen und zermahle sie zu einem feinen Pulver. Danach nimm die nächsten 4 Arzneien und zerstoße sie ebenfalls zu einem feinen Pulver und vermische alles zusammen. Nimm Brunnenwasser vom Berg *Hua* 華, eine Tasse voll. Zerreibe die Tinte (*Mo* 墨) so fein wie möglich in eigenem Ermessen. Weiter nimm die flüssige Tinte und mische sie darunter. Tauche einen Mörser hinein und zerreibe alles bis zu 500 mal. Drehe Pillen daraus so groß wie das Geschoß einer Armbrust (*Dan Zi* 彈子). Decke sie mit Goldfolie (*Jin Bo* 金箔) ab und trockne sie im Schatten. Jede Dosis beträgt eine Kugel.

Frischer Ingwer wandelt sich natürlicherweise zu Saft um, wenn er zerrieben wird. Füge der Medizin heißen Wein zu, nimm von dem heißen Wein so viel, wie Du trinken möchtest. Sodann, bei Windstille wärmt es Dich auf an dem Ort, an dem Du Dich hinlegst. In der Tat ist es so, als ob Du mit einer Decke bedeckt bist. Wenn der Schweiß herauskommt, tritt sofort eine Besserung ein. Wenn die Krankheit weniger wird, nimm die Hälfte einer Kugel als Dosis. Vermeide es, Dich dem Wind auszusetzen. Schwangere dürfen diese Medizin nicht nehmen!

2). *Huang Niu Wan* 黄牛丸 heilt Wind-Kuang (*Feng Kuang* 風狂); Freude und Zorn wechseln häufig, oder sie möchte am Liebesten wie toll umherrennen (*Kuang Zou* 狂走).

- *Bai Long Gu* (gekocht)
- *Tie Fen* (zerstoßen)
- *Fu Shen*
- *Ren Shen*
- *Huang Lian*
- *Qian Shuang*

- *Xi Jiao* (zerkrümelt)[240]
- *Fang Feng*
- *Zhu Sha* (von jedem 1 Liang, zerstoßen)
- *Niu Huang* (1 Qian, zerstoßen)
- *Yuan Zhi* (1 Liang, entferne das Mittelstück)
- *Long Nao* (1 Qian, zerstoßen)
- *Gan Cao* (ein halbes Liang, geröstet)
- *Mai Men Dong* (1½ Liang, entferne das Mittelstück)

Zubereitung: Zermahle alles zu einem feinen Pulver und forme Pillen von der Größe eines Wu Tong-Samens. Jede Dosis beträgt 20 Pillen. Nimm gekochtes Wasser und schlucke sie hinunter ohne feste Zeiten.

3). *Qu Xie San* 祛邪散 („Pulver zum Austreiben böser Einflüsse“) heilt die Erscheinungsformen des Dian-Übels (*Dian Xie* 顛邪).

- *Bai Fan* (3 Liang, roh und zerstoßen)
- *Huang Dan* (½ Liang)

Zubereitung: Zerstoße beides zu einem feinen Pulver, nimm Brennholz vom Maulbeerbaum (*Sang Chai* 桑柴) und backe die Arzneien darin für eine kurze Zeit. Die Dosis beträgt ½ Qian. Schlürfe es mit wohlriechendem heißen Wasser (*Xiang Tang* 香湯) hinunter. Der Zeitpunkt ist nicht wichtig!

4). *Xiao Chai Hu Jia Di Huang Tang* 小柴胡加地黃湯: Das Rezept wurde bereits in der 35. Frage erklärt.

5). *Lai Fu Dan* 來複丹 heilt, wenn nach der Geburt Hitze in die Blutkammer eintritt und sie Geister und Dämonen sieht und wie irre spricht (*Kuang Yu* 狂語). Dieses Rezept erscheint ebenfalls in der 35. Frage.

---

[240] *Xi Jiao* 犀角 ist das Horn eines Rhinozeros. Davon gab es zu Zeiten von *Qi Zhongfu* genug, sodass Nashorn als Arzneimittel ausreichend zur Verfügung stand. Es zerstreut alle möglichen Pathogene von außen, hält einen frei von geistiger Verwirrung und Alpträumen. Nimmt man es für längere Zeit, fühlt man sich glücklich und voller Tatkraft. Das bezieht sich auch auf die sexuelle Potenz. So wundert es nicht, dass noch heute Nashörner aus diesen Gründen gejagt und getötet werden. Das ist selbstverständlich aus Gründen des Artenschutzes unentschuldbar!

Akupunkturpunkte:

- *Shen Men* (He 7) beherrscht manisches Lachen.
- *Lao Gong* (P 8) beherrscht die Neigung sich zu ärgern, übermäßigen Kummer und Freude im Herzen und unaufhörliches Gelächter.
- *Pu Can* (Bl 61) beherrscht manische Geisteskrankheiten, verrücktes Umherrennen und das Sehen von Geistern.
- *Chang Qiang* (Du 1) beherrscht schwere depressive und manische Geisteskrankheiten von Anfang an.
- *Fei Shu* (Bl 13) beherrscht manisches Umherrennen und das Verlangen sich umzubringen.
- *Feng Fu* (Du 16) beherrscht visuelle Halluzinationen.
- *Chong Yang* (Ma 42) beherrscht manisches Verhalten; Die Patientin erklimmt hohe Plätze, singt dabei und reißt sich die Kleider vom Leib.
- *Zhu Bin* (Ni 9) beherrscht eine Neigung zur Manie, manisches Umherrennen und verärgertes Fluchen.
- *Fei Yang* (Bl 58) behandelt die Dian Kuang-Erkrankung.
- *Tai Yi* (Ma 23) beherrscht Geisteskrankheiten und Herausstrecken der Zunge.
- *Wen Liu* (Di 7) beherrscht die Dian-Erkrankung, Heraustrecken der Zunge und manisches Umherlaufen, als ob sie Gespenster sieht.
- *Chong Yang* (Ma 42) beherrscht manisches und törichtes Verhalten. Sie entledigt sich ihrer Kleider, steigt auf hohe Plätze, singt und redet wirres Zeug. [241]

[241] Das *Zhen Jiu Zi Sheng Jing* listet ein Vielzahl von Akupunkturpunkten auf, welche Dian Kuang-Erkrankungen behandeln. Siehe a.a.O. S. 345-353. Es scheint, als wären Geisteskrankheiten im alten China häufiger vorgekommen. Andererseits gibt es meines Wissens historisch keine andere Medizin, die so differenziert auf diese Krankheitsformen eingegangen ist. Allerdings ist es in einem Land mit starren Regeln auch nicht schwer, von der Norm abzuweichen und als verrückt zu gelten!

Kommentar:

In dieser Frage werden Formen der Geisteskrankheiten und der Fallsucht beschrieben. Eigentlich sind die *Dian* 癲-Geisteskrankheiten Erkrankungen mit Rückzug, also Depressionen. Im Text wird aber eher auf die Fallsucht Bezug genommen, das Zeichen dafür ist *Dian* 顛 ohne den Krankheitsradikal.

Eindeutiger ist der Begriff der manischen Geisteskrankheit (*Kuang* 狂), die mit irrem Reden und anderen manischen Verhaltensweisen einhergeht. Unterschieden wird noch der Terminus *Xian* 癇, der eine Epilepsie als Krankheit beschreibt.[242] Für fast alle beschriebenen Krankheiten im Text ist der Wind das Hauptübel und die häufigste Ursache!

Die vielen Erscheinungsformen von *Dian* 顛 geben ein breites Spektrum von Verhaltensauffälligkeiten der Frau in der Song-Dynastie wieder: Die Ursache oder die Symptomatik erscheint bereits im Namen.

So gibt es Wind-Dian, Nässe-Dian, Erschöpfungs-Dian und in Anlehnung an das Verhalten und die Laute bestimmter Haustiere auch Ochsen-Dian, Pferde-Dian Schwein-Dian etc. Die chinesische Medizin folgt hier der Signaturlehre indem sie erklärt, dass das Fleisch zu meiden ist, dessen Tier der Kranke als stimmliche Resonanz nach außen trägt.

癲狂

Dian Kuang – Geisteskrankheiten

[242] Ich verweise hier auf das Buch von **Angelika Messner**: Medizinische Diskurse zu Irresein in China (1600-1930), Stuttgart 2000, S. 84 ff. Die Autorin beschreibt die oben genannten Begriffe 400 Jahre später als *Qi Zhongfu* sie verwendet. Ihre ursprünglichen Bedeutungen erscheinen allerdings in der medizinischen Literatur Chinas viel früher in der Han-Zeit (200 vor-200 nach Chr.) und im *Huang Di Nei Jing Ling Shu* im 22. Kapitel.

Exkurs über den Wahnsinn:

1). Dian 癲: Eine Krankheit, bei der man plötzlich umfällt und regungslos erstarrt;

2). Kuang 狂: Eine manische Geisteskrankheit; im *Shuo Wen Jie Zi* heißt es: Ein großer Hund, der Tollwut hat, bellt laut und macht ungelenke Bewegungen.

Im Klassiker der Schwierigkeiten (*Nan Jing* 難經), heißt es im 20. Kapitel:

„Eine Verdoppelung des Yang führt zur manischen Geisteskrankheit (*Kuang* 狂), eine Verdoppelung des Yin führt zur Depression (*Dian* 癲). Wenn das Yang verlorengeht, sieht man Dämonen (*Gui* 鬼), wenn das Yin verlorengeht, werden die Augen blind".

Und weiter liest man im 59. Kapitel des *Nan Jing*:

„Frage: Wodurch kann man die Kuang-Erkrankung von der Dian-Erkrankung unterscheiden? Die Antwort lautet: Es ist folgendermaßen: Zu Beginn einer Kuang-Erkrankung ist man rastlos und nicht hungrig. Man spricht über sich, als wäre man ein außergewöhnlicher Mensch mit besonderer Weisheit, und man benimmt sich arrogant und hochmütig. Man lacht und erfreut sich am Singen und Musikmachen ohne Grund und rennt ruhelos hin und her. Zu Beginn einer Dian-Erkrankung fühlt man sich unglücklich. Man liegt nur da und starrt vor sich hin. Die Yin- und Yang-Bewegungen in den Pulsen sind in allen drei Sektionen am Handgelenk (Cun-Guan-Chi) in Fülle".

Solche Beschreibungen erinnern an die Wahnvorstellungen und Halluzinationen von Schizophrenen, Psychotikern und Manisch-Depressiven. Es ist klar, dass schwere psychiatrische Störungen keinen Platz in der ambulanten Heilpraxis haben, sondern stationär zu behandeln sind. Von der Behandlung wirklicher Geisteskrankheiten sollten der gewöhnliche Arzt und Heilpraktiker schon aus forensischen Gründen die Finger lassen. Dian-Kuang-Syndrome aus der Sicht der Traditionellen Chinesischen Medizin (TCM)[243] sind klinisch ausgerichtet und resultieren aus länger andauernden schweren emotionalen Störungen.

[243] Als TCM wird heute die Traditionelle Chinesische Medizin bezeichnet, die einen Hintergrund von mehr als 2000 Jahren alter Heiltradition aufweist. Es kann aber nicht oft genug betont werden, dass die Traditionelle Chinesische Medizin (TCM), so wie sie heute dargestellt wird, ein relativ neues Produkt der Volksrepublik China ist. Um 1950 wurde die Vereinheitlichung und Vereinfachung der vielen traditionellen Schulen angestrebt, um eine stabile Gesundheits-

Dian 癲 wird oft verursacht durch große Frustration und lang andauernde Sorgen, die zu einer Leber-Qi-Stagnation führen. Daraus entwickeln sich eine Herz- und/oder Milz-Qi-Stagnation. Stagnierendes Milz-Qi bewirkt, dass die Flüssigkeiten nicht bewegt werden, sodass Schleim (*Tan* 痰) entsteht. Dieser Schleim umnebelt das Herz und den Geist (*Shen* 神), schließlich entsteht eine Geisteskrankheit.

Kuang 狂 wird verursacht durch übermäßige Emotionen, die Hitze hervorbringen: Kummer, Leid, Zorn und Aufregung führen dazu, dass das Qi von Leber und Gallenblase rebelliert. „Das Leber-Feuer flammt empor", oder „Das Herz-Feuer ist zu üppig". Die Körperflüssigkeiten verdunsten im oberen Erwärmer, so dass hier ebenfalls Schleim entsteht. Auch dieser Schleim verstopft die Herzfäden, verwirrt den Geist und es entsteht eine Geisteskrankheit, die dann allerdings manische Symptome hervorbringt.

Die Dian-Pathologie entsteht aus einer Mischung von Schleim und stagnierendem Qi, die Kuang-Pathologie aus einer Mischung von Schleim und hyperaktivem Feuer. Dian und Kuang können ineinander übergehen, indem Schleim und stagnierendes Qi sich in Feuer umwandeln, bzw. das Feuer mit kalten Maßnahmen unterdrückt wird, und Schleim und Qi-Stagnation bestehen bleiben. Letzteres passiert häufig, wenn ein manischer Schub z. B. mit Psychopharmaka behandelt wird. Die Thermik aller sedierenden Medikamente ist kalt, gleichzeitig fördern sie die Schleimbildung.

Das Dian-Syndrom ist ein Yin-Exzess und zeigt sich diagnostisch durch einen dicken, eher weißen und klebrigen Zungenbelag sowie einen schlüpfrigen vollen Puls *(Hua Mai* 滑脈). Im chronischen Zustand kann sich der Puls verändern, er wird dann oft fadenförmig *(Xi Mai* 細脈) oder sehr schwach und ist kaum noch wahrnehmbar *(Wei Mai* 微脈).

---

fürsorge für die Bevölkerung zu gewährleisten. Die Führungsspitze Chinas traf eine selektive Auswahl hinsichtlich der klassischen Texte sowie der führenden Koryphäen und Praktiker der alten Medizin. Alle Richtungen, Schulen und Familientraditionen, die von diesem standardisierten Modell zu sehr abwichen, wurden nicht erfasst. Ihre Verfechter wurden in der Kulturrevolution sogar verfolgt und eingesperrt. Eine solche Medizin, weil analytisch präsentiert, ließ sich auch besser kommerzialisieren, und seitdem strömen hunderttausende Therapeuten nach China, um dort die traditionelle Chinesische Medizin zu lernen. Siehe auch bei **Paul Unschuld**: Medicine in China – A History of Ideas, Berkely 1985, S. 229-230 und besonders bei **Kim Taylor**: Chinese Medicine in Early Communist China, 1945-63, Routledge 2005, S. 79 ff. Ihrer Recherche nach wurde der Begriff "TCM" erstmalig im *Chinese Medical Journal* 1955, Vol 73, Nummer 5 verwendet.

Das *Kuang-Syndrom* zeigt einen dicken, gelben und klebrigen Zungenbelag und einen überflutenden, schnellen und vollen Puls *(Hong* 洪, *Shuo* 數 und *Shi Mai* 實脈). Alles sind Zeichen von einem Yang-Exzess, Feuer und Hitze.

Das Behandlungsprinzip des Dian-Syndroms ist es, die Qi-Stagnation zu beseitigen, den Schleim aufzulösen und den Geist zu beruhigen. Das Kuang-Syndrom erfordert als Behandlungsprinzip, das Herz zu kühlen, Feuer zu klären, Hitze zu entfernen und das Gehirn zu erfrischen. Die Nadeltechnik ist im akuten Stadium immer sedierend, im chronischen Zustand muss die Leere ergänzt und Yin oder Yang aufgefüllt werden.

Im 22. Kapitel des *Ling Shu* heißt es über *Dian Kuang* 癲狂:

„Dian-Erkrankungen: Zu Beginn ist der Patient gleichgültig und ohne Freude. Sein Kopf ist schwer und schmerzt, und sein Blick ist starr nach oben gerichtet. Seine Augen werden rot, manchmal feuerrot. Dann fühlt er Unruhe und Besorgtheit im Herzen und sein Gesichtsausdruck verändert sich."

„Kuang-Erkrankungen: Zu Beginn scheint der Patient traurig zu sein. Er kann auch Freude, Vergesslichkeit, Bitternis, Ärger oder Furcht zeigen. Beim Anfall kann der Patient nicht schlafen und verspürt keinen Hunger. Er hält sich für einen weisen Mann und gibt mit seinem Wissen an, als wäre er etwas Besonderes. Er hält Tag und Nacht unflätige Reden und lacht dabei dümmlich ...

... Bei ihrem irren Reden zeigt die Patientin Anspannung. Sie liebt es, zu lachen und zu singen, sie rennt sorglos umher ohne auszuruhen. Dies wird durch exzessive Furcht verursacht. (...) Die Patientin sieht und hört fremdartige Dinge, so dass sie Rufe des Erstaunens ausstößt. Dieser Zustand wird durch eine Qi-Leere verursacht. (...) Die Patientin hat einen übermäßigen Appetit, sieht Dämonen und Geister und lächelt ohne Grund. Dieser Zustand entsteht durch exzessive Freude."

Die Krankheitsbilder, die hier beschrieben werden, sind klare psychiatrische Erkrankungen, die von der westlichen Medizin mit den Begriffen wie Manie, Depression, Psychose, Halluzination etc. belegt werden.[244]

---

[244] In China ist die stationäre Behandlung von echten Geisteskrankheiten mit Akupunktur heute keine Seltenheit und wird erfolgversprechend in der Literatur und von chinesischen Ärzten dargestellt. Siehe z. B. das **Nan Jing College of TCM**: Acupuncture Treatment of Common Diseases, Beijing 1988, S. 140 ff.

Weitere Akupunkturpunkte:

Ling Shu, Kap. 22: „Im Vollbild einer Dian-Erkrankung ziehe Blut aus den Punkten Dü 7, Dü 8, Di 7, Di 8, Di 6 und Lu 9. Setze Moxa auf Bl 10 und Bl 11. Zu Beginn einer Dian-Erkrankung nadele auf jeden Fall Le 8, eine schnelle Heilung ist dann möglich.

Bei einer Kuang-Erkrankung sind zusätzlich Lu 7, Ren 23, He 7 und He 9 zu nadeln, ebenso Mi 1 und Mi 4. Wenn die Patientin an Heißhunger leidet oder Halluzinationen hat, als ob sie Geister sieht, wenn sie ständig ohne Grund lacht, dann ist die Geisteskrankheit durch exzessive Freude entstanden. Für die Behandlung wähle die Punkte Mi 1, Mi 4, Bl 53, Bl 58, Bl 61, Bl 63, Ma 36, Ma 41, und danach die Punkte Lu 7, Lu 9, Dü 7, Dü 8, Di 6 und Di 7."

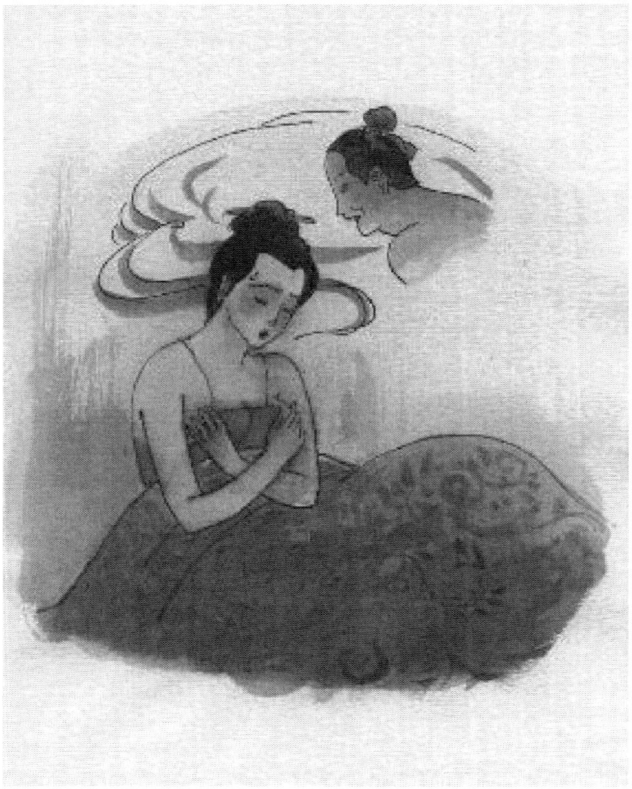

癲

Dian – Depression

Frage 37

第三十七問 病有一臂痛有兩臂俱痛?

答曰：臂痛有數証。有因寒而得之者，或因伏痰者，有形寒飲冷傷肺者，有汗出傷阻者，夫肝主諸筋。肝經虛弱。風寒入傷。與氣血相搏。筋寒則急。上連兩臂俱痛。宜服醒風湯理氣湯主之。若或左或右。痛不能舉臂者，此繇伏痰在內。中脘停滯。脾氣不能流行。止與氣搏。流伏於左則左痛。在右則右痛。若右臂痛深連於骨，如斧槌，其氣自嗌已下至臍。左右氣不相通徹，其痛發時。氣上奔急。令人悶絕。肌肉日消。漿粥不下。心中煩悶，此繇形寒飲冷。肺被寒結留滯於右邊。若無故一臂無力。痛不能舉。襲襲似汗。偏阻一邊。肌肉時複掣痛，或有不仁，手不能近頭。久成偏枯。宜服百風湯主之。百風湯，治四肢垂曳。骨節疼痛。(又名省風湯)獨活(三錢) 芎 防風 當歸 桂心(各二兩) 茯苓 附子 細辛 天麻(一兩) 乾蠍(炒) 甘草(一兩) 上為 咀，每服三錢，水一盞半。薑五片。煎七分，去滓。食前稍熱服。茯苓丸，治伏痰臂痛。茯苓(一兩) 半夏(二兩) 枳殼(去穰麩炒半兩) 風化樸硝(一分) 上為細末，薑汁煮糊為丸，如桐子大，每服三十丸。食前薑湯下。理氣湯。治痰飲臂痛。半夏（湯洗二兩）桔梗（一兩）官桂（二兩）人參（一兩）橘皮（洗干二兩）甘草（半兩）上為粗末。每服五錢。水二盞。姜五片。煎一盞。去滓食前服。

Es gibt Krankheiten, bei denen ein Arm schmerzt und es gibt welche, bei denen beide Arme schmerzen - wieso?

Die Antwort lautet: Unter den Armschmerzen gibt es viele Erscheinungsformen. Es gibt solche, die als Ursache Kälte haben und solche, deren Ursache verborgener Schleim (*Fu Tan* 伏痰) ist. Es gibt Formen, die durch kalte Getränke entstehen, denn Kälte schädigt die Lunge. Und es gibt Formen, bei denen der Schweiß heraustritt und schädigende Kälte das Schwitzen blockiert (*Zu* 阻). Auch beherrscht die Leber alle Muskeln und Sehnen (*Jin* 筋). Wenn die Leber-Leitbahn in einem schlechten Zustand ist, können Wind und Kälte eintreten und Schaden anrichten. Qi und Blut kämpfen dann miteinander.

Auch bei Kälte in den Muskeln und Sehnen folgen plötzliche Schmerzen. Im oberen Teil des Körpers verbindet sich die Kälte mit den beiden Armen, so dass beide schmerzen. Die Rezepte *Xing Feng Tang* und *Li Qi Tang* sind hier passend.

Wenn die Schmerzen links oder rechts auftreten und man die Arme nicht anheben kann, ist verborgener Schleim (*Fu Tan* 伏痰) im Inneren die Ursache. Wenn dieser im mittleren Kanal (*Zhong Wan* 中脘) stillsteht und stagniert, kann das Milz-Qi nicht mehr zirkulieren. Es hält an und das Qi kämpft gegen den Schleim. Fließt der verborgene Schleim auf die linke Seite, sind auch die Schmerzen links. Befindet sich der Schleim auf der rechten Seite, dann sind auch die Schmerzen rechts.

Wenn der rechte Arm schmerzt und sich der Schleim tief im Knochen verbindet (*Shen Lian Yu Gu* 深連於骨) gibt es eine Empfindung wie von einer Axt geschlagen (*Fu Chui* 斧槌). Das Qi bleibt in der Kehle stehen und erreicht nicht den Bauchnabel. Das Qi verbindet nicht links und rechts und dringt nicht hindurch.

Manchmal strahlen die Schmerzen auch aus. Wenn das Qi geradewegs nach oben drängt, verursacht es bei der Frau Bedrücktheit bis zum Äußersten (*Men Jue* 悶絕). Die Muskeln schwinden täglich, selbst Reisbrei geht nicht hinunter und im Herzen ist sie unglücklich (*Fan Men* 煩悶). Dies alles wird verursacht durch Kälte oder durch das Trinken von kalten Getränken. Die Lunge bedeckt die Kälte, diese verknotet sich mit dem Qi und verweilt träge auf der rechten Seite. Wenn der eine Arm grundlos keine Kraft mehr hat und so weh tut, dass sie ihn nicht anheben mag, dann überfallt sie überraschend der Schweiß.

Wenn der Arm nur einseitig blockiert ist (*Pian Zu* 偏阻) und dazu ziehende Schmerzen im Muskelfleisch oder Taubheit kommen, können die Hände nicht mehr bis zum Kopf reichen. Nach längerer Zeit entwickelt sich daraus eine Halbseitenlähmung (*Pian Ku* 偏枯). Passend ist hier das Dekokt *Bai Feng Tang*, welches dies beherrscht.

Erkrankungen und Rezepturen:

1). *Bai Feng Tang* 百風湯 heilt, wenn die vier Gliedmaßen herabhängen und nachgezogen werden (*Chui Ye* 垂曳) und wenn die Knochen und Gelenke schmerzen. Ein anderer Name ist *Xing Feng Tang* 省風湯.

- *Du Huo* (3 Qian)
- *Qiong Xiong*
- *Fang Feng*
- *Dang Gui*
- *Gui Xin* (von jedem 2 Liang)
- *Fu Ling*
- *Fu Zi*
- *Xi Xin*
- *Tian Ma* (1 Liang)
- *Gan Xie* (geröstet)
- *Gan Cao* (1 Liang)

Zubereitung: Zerkleinere alles, jede Dosis beträgt 3 Qian. Nimm 1½ Tassen Wasser und 5 Scheiben Ingwer, reduziere es auf 70% und entferne die Reste. Die Medizin ist vor dem Essen etwas heiß zu nehmen.

2). *Fu Ling Wan* 茯苓丸 heilt verborgenen Schleim (*Fu Tan* 伏痰) mit Armschmerzen.

- *Fu Ling* (1 Liang)
- *Ban Xia* (2 Liang)
- *Zhi Qiao* (entferne Stängel und Kleie und röste die Frucht, ½ Liang)
- *Feng Hua Po Xiao* (1 Fen)

Zubereitung: Zermahle alles zu einem feinem Pulver, koche es mit Ingwersaft zu einer Paste und drehe Pillen daraus so groß wie ein Wu Tong-Samen. Jede Dosis beträgt 30 Pillen. Nimm sie vor dem Essen mit heißem Ingwerwasser

3). *Li Qi Tang* 理氣湯 heilt Schleimansammlungen (*Tan Yin* 痰飲) mit Armschmerzen.

- *Ban Xia* (in heißem Wasser gewaschen, 2 Liang)
- *Jie Geng* (1 Liang)
- *Guan Gui* (2 Liang)
- *Ren Shen* (1 Liang)
- *Ju Pi* (wasche der Rumpf, 2 Liang)
- *Gan Cao* (½ Liang)

Zubereitung: Zermahle alles zu einem groben Pulver, jede Dosis beträgt 5 Qian. Nimm 2 Tassen Wasser und 5 Scheiben Ingwer und reduziere es auf 1 Tasse. Entferne die Reste und nimm die Medizin vor dem Essen.

Akupunkturpunkte:

- *Qu Chi* (Di 11) heilt schwache Arme die schmerzen.
- *Ju Liao* (SJ 14) heilt dünne, schwache Arme mit Kälte und Schmerzen, schwere Schultern, die Patientin kann den Arm nicht heben.
- *Zhong Zhu* (SJ 3) heilt ziehende Schmerzen im Ellbogen und Unterarm.
- *Bian Gu* (Di 15) heilt Hitze in den Schultern und Schmerzen, die in die Arme und Finger ausstrahlen.
- *Tai Yuan* (Lu 9) heilt Schmerzen auf der Innenseite des Armes.
- *Ting Gong* (Dü 19) behandelt Armschmerzen.
- *Kong Zui* (Lu 6) behandelt wiederkehrende Armschmerzen.
- *Yang Gu* (Dü 5) behandelt Schmerzen an der Außenseite des Armes, die Frau ist unfähig, den Arm zu heben.
- *Yang Chi* (SJ 4) behandelt Armschmerzen nach Frakturen, die Frau ist unfähig, etwas zu greifen und hat Arm- und Schulterschmerzen mit der Unfähigkeit, den Arm zu heben.
- *Ji Quan* (He 1) behandelt Schmerzen durch wiederkehrende Kälte in den Armen.
- *Yang Lao* (Dü 6) behandelt Schulterschmerzen wie zerbrochen und Armschmerzen wie ausgerissen.
- *Hou Xi* (Dü 3) heilt Armschmerzen durch Wind, Nässe und Kälte.

Kommentar:

In diesem Kapitel werden Schmerzen in den Armen erläutert, die durch schädigende Kälte oder verborgenen Schleim entstehen. Das Konzept des „verborgenen Schleims“ (*Fu Tan* 伏痰) und seine Folgen sind durchaus zu vergleichen mit unserem westlichen Krankheitsbild „Fibromyalgie“.

Denn die Schmerzen liegen im Muskelfleisch, die Bedrücktheit, das Unglücklichsein und die Appetitlosigkeit zeigen den Zustand einer durch Schleim blockierten Milz, der uns auch heute im westlichen Kulturkreis begegnet. Es sind vorwiegend Frauen im mittleren Lebensalter während und nach der Menopause, die über solche Beschwerden klagen und denen die westliche Medizin außer dem Krankheitsnamen wenig Hilfe bieten kann.

Exkurs über die Modekrankheit Fibromyalgie:

Bei der Fibromyalgie wird viel Augenmerk auf die Definition und die Einordnung gelegt. Es wurde und wird untersucht und gesucht, es wurden Studien durchgeführt und dennoch, eine Problemlösung ist nicht wirklich in Sicht. Je intensiver man sich mit dem Thema befasst, desto mehr hat es den Anschein, als sei es tatsächlich eine Ansichtssache. Der Betrachter entscheidet sich für einen Blickwinkel und versucht aus diesem heraus alle Phänomene, die dieses „Chamäleon“ in der Medizin aufweist, zu erklären und zu behandeln.

Auch die Chinesische Medizin kannte bereits vor langer Zeit Krankheitsbilder mit Schmerzen, Müdigkeit und Erschöpfung. Würde eine Patientin mit dem gesamten Symptomenkomplex einer Fibromyalgie zuerst bei der chinesischen Medizin (CM) Rat suchen, könnte man vorurteilsfrei über die Anamnese und Untersuchung einen Eindruck vom Gesamtzustand mit all seinen Facetten bekommen. Dazu bedarf es allerdings einer gründlichen Kenntnis der Inhalte und Diagnostik der CM. Hier kann das Ordnungssystem der 5 Wandlungsphasen (*Wu Xing* 五行) sehr hilfreich sein!

Der Schmerz als äußeres Zeichen kommt normalerweise durch Stagnation und Obstruktion von Qi und Blut zustande. Stagnationen von Qi oder Blut können aber auch aufgrund von einem Mangel entstehen. Hier würde man weiter zurückgehen und vielleicht auf eine Schwäche der Niere und der Milz als blutbildende Organe stoßen oder auf eine Schwäche des Leber-Blutes. Auf jeden Fall finden wir aber Zeichen einer Leere (*Xu* 虛).

Aber auch Schmerzen als Folge einer Leitbahnstörung durch pathogene Faktoren wie Schleim, Wind, Nässe, Kälte und Hitze können auf eine Störung der Wandlungsphase Erde oder auf eine Metallstörung hinweisen. Sicherlich ist bei Schmerzen auch eine Zuordnung zu einer Leitbahn zu treffen, deren druckdolente Punkte die Akupunkteurin geradezu einlädt, dort mit einer Nadel hineinzustechen! Die Wurzel zu suchen bedeutet aber, den Mechanismus zu finden, der ursprünglich alles in Gang gesetzt und auf einem schrägläufigen Weg gehalten hat.

Dieser Mechanismus hat dafür gesorgt, dass Schwächen sich ausgeprägt haben und zugelassen, dass das System Mensch sich verausgabt hat in dem Versuch, normal zu funktionieren. Die Wurzel zu suchen bedeutet aber auch, den Geist des Patienten zu untersuchen und auf den rechten Weg zu bringen, damit das Qi ihm folgen kann. In der chinesischen Medizin sprechen wir von den 5 geistig-seelischen Aspekten (*Wu Shen* 五神), die alle mit dem Herzen in Verbindung stehen.

Yi 意 – Das rationale Denken (Logik, Realitätssinn, Intellekt und Wissen)

Zhi 志 – Der Wille (Absicht, Wollen, Potenz und Stärke)

Hun 魂 – Die Geistseele (repräsentatives Bewusstsein, Träume, freies Fließen von Emotionen, Planung, Mut und Hoffnung; zukunftsorientiert)

Shen 神 – Der Geist (Emotionalität, geistige Klarheit, Freude und Liebe)

Po 魄 – Die Körperseele (Schmerzempfinden, Juckreiz, Körperlichkeit, Instinkte, bedürfnisorientiert, Triebhaftigkeit).

Gerade bei der Körperseele Po haben wir Möglichkeiten, über Punkte auf der Lungen- und Dickdarm-Leitbahn das subjektive Schmerzempfinden zu verändern und im besten Fall einen Zustand herzustellen, in dem die Patientin wieder die Kontrolle über ihre Schmerzen erhält. Dann ist der Schmerz zwar lästig, aber nicht mehr das Leben bestimmende Phänomen, und wird auf ein gesundes Maß reduziert.

Die folgende Tabelle zeigt die Vielfalt der Fibromyalgie-Symptomatik unter dem Aspekt der 5 Wandlungsphasen:

Fibromyalgie als ein Wandlungsphasenmodell:

HOLZ *Hun* 魂	FEUER *Shen* 神	ERDE *Yi* 意	METALL *Po* 魄	WASSER *Zhi* 志
Schmerzen in den Sehnen, Muskeln und Bändern, Wind verschlimmert	Schmerzen in den Gefäßen, bei Hitze und im Sommer schlimmer	Schmerzen in den Muskeln, Bindegewebe und Fleisch, Nässe verschlimmert	Der Schmerz ist oberflächlich, empfindliche Haut, Mimose, Trockenheit verschlimmert	Der Schmerz ist, tief, Winter und Kälte verschlimmern
Steifheit, mangelnde Flexibilität, stur	Emotionale Probleme, leicht erregbar	Aus der Mitte geraten, keine Bodenständigkeit	Dünnhäutig, infektanfällig, bedürftig	Große Ängstlichkeit, Willensschwäche, isoliert sich
Muskuläre Verspannungen	Brustenge, Entzündungsneigung	Schweregefühl, Schleim, träge	Hautirritationen, Abgrenzungsprobleme	Knochenschmerzen, Zahnprobleme
Kopfschmerzen	Herzklopfen	Benommenheit	mangelnder Selbstwert, liebt die Ordnung	viele Ängste und Phobien
Schwindel, Blutstagnation, Alkoholprobleme	nächtliche Schweiße, Hitzewallungen	Heißhunger und Gewichtsprobleme, die Mitte verloren	kann sich nicht anpassen, schlechte Haut, Starrsinn, Zwänge	Tinnitus, Schwerhörigkeit, Taubheit, Impotenz
Schlafstörungen, Katzenschlaf, viele Träume	Sie kann nicht einschlafen, die Gedanken kreisen	Grübelt viel, kalte Hände und Füße, viele Blähungen und Völlegefühl	spontanes Schwitzen, Schlafwandeln, Träume von Geistern und Dämonen	Erschöpfung, ist aber nach dem Hinlegen wieder hellwach, schläft lange, schläft sich gesund
Sehstörungen	Konzentrationsstörungen	Schwäche in den Gliedmaßen	gesteigertes Schmerzempfinden	Schwerhörigkeit, Vergesslichkeit
Athletiker Sportlich	Astheniker feinfühlig	Phlegmatiker schwerfällig, träge	Melancholiker leicht erschöpft	Alter, hinfällig, ohne Kraft
Keine Durchsetzungskraft, ohne Plan, Pessimist	himmelhoch jauchzend, zu Tode betrübt	Antriebslosigkeit, Probleme mit der Mutter	weint ohne Grund, depressiv, Probleme mit dem Vater	Friert immer, Probleme mit Tod, Phobien, Folgen von Schock
unterdrückte Emotionen, Probleme mit Ärger und Wut	unkontrollierte Emotionen, besonders viel Lachen	Senkungen, Vorfälle, Myome, grübelt viel, Besessenheit	Folgen von Kummer und Verlassenwerden, gekränkte Eitelkeit	Chronische Rückenprobleme, Reizblase, Nierensteine
PMS (Prämenstruelles Syndrom), Globus Hystericus, Hypertonie, Reizbarkeit	nächtliches Schwitzen, Herzstolpern, Herzrasen	Blähungen und Völlegefühl, Reizmagen, weiche Stühle, kann nicht verdauen, Ödeme	Warzen, Reizdarm, Hautjucken, Asthma, Obstipation, kann nicht loslassen	existenzielle Ängste, Schreckhaftigkeit, sexuelle Probleme, Todessehnsucht
burnout	burnout	burnout	burnout	burnout

Frage 38

第三十八問 婦人渴病與三消之病同異?

答曰：夫渴之為病一也。推其受病之源。所得各異。指迷方論消渴之病。自來有二。多緣嗜欲太甚。自為虛寒。服五石湯丸。猛烈燥藥。積之在臟。遂至精血枯涸。又久飲酒者，酒性酷熱。薰蒸於臟肺。是致津液耗竭。渴乃生焉。婦人之渴。多因損血。血虛則熱。熱則能消飲。所以多渴，故與男子之病有異也。 **柏子仁湯**，滋養營衛。調心順氣，亦治上焦虛熱。煩燥口苦。四肢倦怠。津液內燥。服之效。 新蘿參 黃 茯神 栝蔞根 天門冬(去心) 麥門冬(去心) 甘草(各一兩) 北五味(半兩炒) 柏子仁(半兩) 熟地(二兩) 上為粗末，每服五錢，水一盞半，薑三片。棗三枚。煎七分，去滓溫服。不拘時。 **辰砂聚寶丹**，治心肺積蘊虛熱。口苦舌乾面赤。大便滲泄。肌肉瘦瘁。四肢少力。精神恍惚。又治消渴。消中。消腎。三焦留熱。 鐵粉(三錢半) 牡蠣(三錢半) 辰砂(半兩) 栝蔞根(半兩) 黃連(二錢半) 金銀箔(各五十片為衣) 知母(三錢半) 新蘿參(半兩) 白扁豆(湯浸去皮取末半兩)上件栝蔞根末等五味。同前藥末。用生栝蔞根去皮。取汁一盞。白沙蜜一小盞。同銀器中煉七八沸。候冷。和藥為丸，如梧桐子大，每服三十丸。煎麥門冬湯放冷送下。食後。一日之間三服。

Die Durstkrankheit der verheirateten Frau und die drei Arten von übermäßigem Durst - worin unterscheiden sie sich?

Die Antwort lautet: Der extreme Durst (*Ke* 渴), welcher die Krankheit ausmacht, ist das Eine, die Ursache des Krankwerdens zu ergründen ist das Andere. Denn wie man die Krankheit bekommt, ist jeweils verschieden. Bei der Diskussion über die Durstkrankheit (*Xiao Ke* 消渴)[245] muss man auch auf irreführende Rezepte (*Mi Fang* 迷方) hinweisen.

---

[245] *Xiao Ke* 消渴 = „ zu löschender Durst“ ist ein Krankheitsbild in der chinesischen Medizin, das seit alters als Beschreibung für unseren Diabetes steht. Schon im 47. Kapitel des *Su Wen* finden wir eine Dreiteilung dieser Krankheit in „viel Durst“ wenn der obere Jiao betroffen ist, „viel Hunger“, wenn der mittlere Jiao betroffen ist und „viel Wasserlassen“, wenn der untere Jiao betroffen ist. Je nach betroffenem Organ kennt die chinesische Medizin auch einen Milz-Diabetes (*Xiao Pi*), einen Herz-Diabetes (*Xiao Xin*), einen Nieren-Diabetes (*Xiao Shen*) etc.

Seit alters gibt es zwei Formen: Häufig ist die Ursache übermäßige Wollust (*Shi Yu* 嗜欲). Wie von selbst bildet sich dann Leere-Kälte. Auch die Rezeptur der 5 Steine (*Wu Shi* 五石)[246] als Dekokt oder als Pillen sind heftig austrocknende Arzneien (*Meng Lie Zao Yao* 猛烈燥藥), die zu Massenbildungen (*Ji* 積) in den Zang-Organen führen. Die Folge ist, dass Essenz und Blut in hohem Maße austrocknen (*Ku He* 枯涸).

Auch was das Alkoholtrinken (*Yin Jiu* 飲酒) für eine längere Zeit angeht, die Natur des Alkohols ist sehr heiß (*Ku Re* 酷熱) und seine Dämpfe treten in das Zang-Organ der Lunge ein und bewirken, dass die Körperflüssigkeiten sich erschöpfen. Daraufhin entsteht übermäßiger Durst. Der Durst der verheirateten Frau ist häufig durch einen Blutverlust (*Sun Xue* 損血) begründet. Bei einer Blut-Leere entsteht Hitze, und Hitze kann man durch Trinken loswerden. So kommt es ebenfalls zu heftigem Durst. Deshalb gibt es bei dieser Krankheit bei Mann und Frau unterschiedliche Ursachen!

Erkrankungen und Rezepturen:

1). *Bai Zi Ren Tang* 柏子仁湯 unterstützt und nährt Ying- und Wei-Qi, harmonisiert das Herz und bringt das Qi in Einklang (*Shun* 順). Auch heilt es eine Leere-Hitze (*Xu Re* 虛熱) im oberen Erwärmer und nervöse Unruhe (*Fan Zao* 煩燥) mit trockenem Mund. Wenn die vier Gliedmaßen müde und träge und die Körperflüssigkeiten im Innern ausgetrocknet sind, ist diese Medizin sehr wirksam.

- *Xin Luo Shen*
- *Huang Qi*
- *Fu Shen*
- *Gua Lou Gen*
- *Tian Men Dong* (entferne das Mittelstück)
- *Mai Men Dong* (entferne das Mittelstück)
- *Gan Cao* (von jedem 1 Liang)
- *Bei Wu Wei* (ein halbes Liang, geröstet)
- *Bai Zi Ren* (ein halbes Liang)
- *Shu Di* (2 Liang)

[246] *Huang Fumi*, der Autor des *Zhen Jiu Jia Yi Jing* (282), war sehr interessiert an alchemistischen Rezepten, die er selbst an sich ausprobierte. Das Elixier *Wu Shi San* 五石散 (Fünf-Steine-Pulver) hatte es ihm besonders angetan. Mit 40 Jahren litt er deshalb an unerträglichen Schmerzen mit Taubheitsgefühlen und wurde bettlägerig.

Zubereitung: Zerstoße alles zu einem groben Pulver, jede Dosis beträgt 5 Qian. Nimm 1½ Tassen Wasser, 3 Scheiben Ingwer und 3 Datteln dazu und reduziere die Flüssigkeit auf 70%. Entferne die Reste und nimm die Medizin warm. Man braucht keine festen Zeiten einzuhalten.

2). *Chen Sha Ju Bao Dan* 辰砂聚寶丹 heilt Ansammlungen und Massenbildungen in Herz und Lunge durch Leere-Hitze (*Xu Re* 虛熱). Der Mund ist bitter, die Zunge ist trocken und das Gesicht ist gerötet. Der Stuhlgang sickert wie Durchfall heraus (*Shen Xie* 滲泄) und die Muskeln sind ausgezerrt und müde. Die vier Gliedmaßen haben nur wenig Kraft. Der essenzielle Geist (*Jing Shen* 精神) ist verwirrt und wie in Trance (*Huang Hu* 恍惚). Auch heilt es die Durstkrankheit im Zentrum (*Xiao Zhong* 消中), in der Niere (*Xiao Shen* 消腎) und wenn Hitze im San Jiao verweilt.

- *Tie Fen* (3½ Qian)
- *Mu Li* (3½ Qian)
- *Chen Sha* (½ Liang)
- *Gua Lou Gen* (½ Liang)
- *Huang Lian* (2½ Qian)
- *Jin Yin Bo* (= Gold- und Silberfolien, von jedem 50 Blatt, zum Einwickeln)
- *Zhi Mu* (3 ½ Qian)
- *Xin Luo Shen* (½ Liang)
- *Bai Bian Dou* (in heißem Wasser einweichen; entferne die Haut und nimm nicht mehr als ½ Liang)

Zubereitung: Nimm eine Portion *Gua Lou Gen*[247] zusammen mit den letzten 5 Arzneien. Mache es ebenso mit den vorherigen Arzneien und zermahle sie zu einem Pulver. Nimm dafür frische *Gua Lou Gen* und entferne die Haut. Nimm 1 Tasse Saft und eine kleine Tasse Honig aus der Region Bai Sha (*Bai Sha Mi* 白沙蜜).

---

[247] *Gua Lou Gen* 栝蔞根 = Die Wurzelknolle der mehrjährigen Pflanze Trichosanthes kirilowii Maxim; ihr Geschmack ist süß, leicht bitter und leicht kalt; ihr Qi geht zur Lungen- und Magen-Leitbahn. Sie klärt Hitze, reinigt das Feuer, erzeugt Körperflüssigkeiten und löscht den Durst, sie befeuchtet bei Trockenheit und ist schleimlösend. Bei übermäßigem Durst aufgrund von Magenhitze und Diabetes kann die Knolle allein verwendet werden, um extremen Durst zu stillen. Dies beschreibt *Sun Simiao* im *Qian Jin Yao Fang*. Bei Diabetes durch eine Schädigung des Qi und einem Yin-Mangel als Wurzel, wird *Gua Lou Gen* häufig mit Kräutern zur Stärkung des Qi und zur Ernährung des Yin kombiniert.

Nimm dann die Gold- und Silberfolien (*Yin Qi* 銀器), schmilz sie ein und lasse es 7-8 mal aufwallen. Warte, bis das geschmolzene Metall kalt geworden ist und vermische es mit den anderen Arzneien. Drehe daraus Pillen so groß wie der Samen eines Wu Tong-Baums, jede Dosis beträgt 30 Pillen. Koche dann eine *Mai Men Dong* 麥門冬-Suppe, und wenn die Suppe kalt ist, schlucke die Pillen nach dem Essen damit hinunter. Nimm täglich drei Dosen in regelmäßigen Abständen.

Akupunkturpunkte:

- *Ren Zhong* (Du 26), *Gong Sun* (Mi 4), *Pi Shu* (Bl 20), *Zhong Wan* (Ren 12), *Guan Chong* (SJ 1) und *Zhao Hai* (Ni 6) heilen Durst, der unerträglich ist.
- *Shang Qiu* (Mi 5) behandelt Verdruss und übermäßigen Durst.
- *Yi She* (Bl 49) beherrscht die Durstkrankheit mit einem heißen Körper.
- *Cheng Jiang* (Ren 24) heilt, wenn die Patientin ständigen Durst hat und es liebt, viel zu trinken.
- *Yin Bai* (Mi 1) beherrscht übermäßigen Durst.
- *Lao Gong* (P 8) beherrscht ständigen Durst und das Unvermögen, Essen zu schlucken.
- *Qu Chi* (Di 11) beherrscht ständigen Durst mit dem Verlangen nach eiskalten Getränken.
- *Ran Gu* (Ni 2) beherrscht eine Erschöpfung mit unerträglichem Durst.
- *Yang Gang* (Bl 48) heilt die Durstkrankheit (*Xiao Ke* 消渴).
- „Wende keine Nadel- und Moxatherapie bei Patienten an, bei denen die Durstkrankheit schon mehr als 100 Tage andauert. Akupunktur würde nur zur Abszessbildung und zur Auszehrung führen. Diese Patenten sind unheilbar.“ (*Sun Simiao*)[248]

[248] Schon damals waren die Spätfolgen eines Diabetes, wie hier schlecht heilende Wunden, bekannt und gefürchtet. Ab einem bestimmten Zeitprunkt war eine Heilung unmöglich. Heute sprechen wir vom „Point of No Return“.

Kommentar:

In diesem Kapitel werden verschiedene Formen der Durstkrankheit resp. des Diabetes erklärt. Die Ursachen dafür reichen von exzessiver sexueller Aktivität über Drogen- und Alkoholmissbrauch bis hin zu Blutverlusten besonders bei der verheirateten Frau. Auch Arzneimittel, die sehr heiß sind oder eine Disharmonie im *San Jiao* 三焦 können dafür verantwortlich sein. Steht bei Männern eher zu viel Alkohol und übermäßige sexuelle Betätigung im Zentrum der Pathogenese, sind es bei Frauen der Blutverlust durch die monatliche Regel und falsche Rezepte mit zu heißen Kräutern, welche die Durstkrankheit begünstigen.

Die Geschichte des Diabetes im Westen:

Die Zuckerkrankheit ist beinahe so alt wie es medizinische Aufzeichnungen gibt. Diabetes (gr. *diabētēs*) bedeutet eigentlich das Hindurchgehen der Flüssigkeiten durch den Kranken, *mellis* = honigsüß beschreibt den süßlichen Geschmack des Urins des Patienten. *Diabetes Mellitus* = „der honigsüße Durchfluss“ beschreibt die beiden Hauptbeschwerden eines Zuckerkranken: Ständiger Harnfluss und einen unstillbaren Durst.

Im alten Griechenland war es der Arzt *Aretaios* (ca. 80-138 n. Chr.), der erstmals ausführlich über diese Krankheit berichtete. Aus seiner Feder kommt die Bezeichnung "Diabetes" für die uns heute bekannte Krankheit. Sehr genau schildert er die Symptome des starken Durstes und des ständigen Harndrangs.

Sein jüngerer Zeitgenosse *Galenos von Pergamon* (ca. 130-200 n. Chr.) bezeichnete den Diabetes Mellitus (D.M.) als eher selten und nannte sie auch „Harndurchfall“ oder „Durstkrankheit.“ Als Erklärung der Krankheit wurde von ihm eine Schwäche der Niere angenommen.

Paracelsus (1493-1541 n. Chr.) lenkte den Blick auf die Zusammensetzung des Blutes als eine Ursache des Diabetes. Er behandelte die Krankheit u. a. mit Hungerkursen, eine Maßnahme, die oft das Leiden lindern konnte.

Erst im 17. Jahrhundert fügte der englische Arzt *Thomas Willis* (1621-1675) dem griechischen Wort Diabetes das lateinische Mellitus = „honigsüß" hinzu. Seitdem gibt es den vollständigen Krankheitsnamen *Diabetes Mellitus*. Eine wirklich wirksame Behandlung des D. M. hatten die westlichen Ärzte ihrer Zeit nicht.

Der Schotte *John Rollo* (?-1809) wendete eine Diät an, bei der Fette und Eiweiße im Vordergrund stehen. Dagegen sollten Kohlenhydrate als "Erzeuger" von Zucker nur in kleinen Mengen gegessen werden.[249]

Aber erst die Isolierung eines antidiabetischen Wirkstoffes, das „Insulin", führte zu der Erkenntnis, dass sein Fehlen den Diabetes Mellitus hervorbringt. Die Wissenschaftler *John MacLeod* und *James Collip* wurden dafür 1923 mit dem Nobelpreis ausgezeichnet. Die Entdeckung des Insulins war der Anfang einer wirksamen Diabetes-Therapie.

Der Forscher *Frederick Sanger* schließlich konnte die chemische Struktur des Insulins darstellen und wurde dafür ebenfalls mit einem Nobelpreis belohnt (1955). Aber erst 1982 gelang es Forschern in den USA, ein von Bakterien erzeugtes menschliches Insulin herzustellen.[250]

Mit diesen Forschungsergebnissen waren nun Tür und Tor geöffnet für eine wirksame, am Zielort ansetzende, verträgliche Therapie des Diabetes Mellitus.

Aber die Frage, warum der menschliche Organismus auf einmal eine notwendige Insulinproduktion nicht mehr aufrechterhalten kann, wurde nicht gestellt. Was ist da los zwischen Leber und Milz?

Oder wie *Huang Di* seinem Leibarzt *Qi Bo* erklärt:

„Die 5 Zang-Organe speichern Blut (*Xue* 血), Nährendes (*Ying* 營), Lebenskraft (*Qi* 氣), Essenz (*Jing* 精) und Geist (*Shen* 神). Wenn es nun dazu kommt, dass diese bei Ausschweifungen und Zügellosigkeit ihre Speicher verlassen, dann gehen die Essenzen verloren. Geist- und Körperseele (*Hun Po* 魂魄) fliegen davon und zerstreuen sich. Der Wille und das Denkvermögen (*Zhi Yi* 志意) geraten plötzlich in Unordnung und Weisheit und planvolles Handeln (*Zhi Lu* 智慮) verlassen uns - Woher kommt das?

Ist es eine Strafe des Himmels? Oder hat der Mensch seine Grenzen überschritten?" (*Ling Shu*, Kap. 8)

---

[249] Diese „Low Carb Diät", die uns seit 1990 von *Robert Atkins* wieder serviert wird, hat seinen Ursprung bei *John Rollo*. Sein Diätplan umfasste 1-2 Liter Milch und ¼ Liter Zitronenwasser zum Frühstück und vor dem Schlafengehen, zum Mittag einen Pudding aus Schweineblut und zum Abendessen altes, abgehangenes und fettes Fleisch. Wer konnte da schon Nein sagen?

[250] Siehe **Werner Gerabek** u.a. Herausgeber: *Enzyklopädie Medizingeschichte*, Berlin 2005, S. 298 ff zum Begriff Diabetes.

Diese Frage ist bis heute grundlegend für Gesundheit und Krankheit, denn sie berührt die Eigenverantwortlichkeit des Menschen für sein Leben und seine Gesundheit. Welche Rolle für das Entstehen von Erkrankungen wie hier der *Diabetes Mellitus* spielt das eigene menschliche Verhalten? Welche Rolle spielt das Schicksal (Fatum, Karma, Omen, Anlage, Gene) oder der Himmel?

In diesem Spannungsfeld bewegt sich die Arbeit eines Therapeuten aller Zeiten in allen Kulturen!

Exkurs über die Durstkrankheit im alten China:

In der chinesischen Medizin gibt es eine Vielzahl von Namen für den Diabetes Mellitus: *Xiao Ke* 消渴, *Xiao Dan* 消瘅, *Xiao Zhong* 消中, *Xiao Xin* 消心, *Xiao Ji* 消肌, *Xiao Gu* 消谷, *Xiao Shen* 消肾, *Xiao Pi* 消脾, u.v.m. Alle Bezeichnungen haben als klinische Zeichen übermäßigen Durst, Heißhunger, häufiges Wasserlassen, süßlicher Urin und als Spätfolge Abmagerung und Auszehrung. Dabei kommt der Begriff *Xiao Ke* 消渴 = „Durstkrankheit" am häufigsten vor.

Die anderen Namen geben bereits eine Zuordnung zum gestörten Organ wieder, wie Milz, Magen, Herz und Niere. Und in der Pathogenese finden wir immer eine Hitze-Problematik, die das Yin erschöpft bzw. aus einer Yin-Erschöpfung hervorgeht.

Auch eine Aufteilung über den San Jiao ist bekannt: *Shang Xiao* 上消 mit heftigem Durst, *Zhong Xiao* 中消 mit Heißhunger und *Xia Xiao* 下消 mit ständigem Harndrang. In der Praxis vermischen sich diese drei Formen allerdings häufig.

In der chinesischen Medizingeschichte gibt es Beschreibungen über die Durstkrankheit seit mehr als 2000 Jahren. Bereits im inneren Klassiker der Medizin, im *Nei Jing* (100 v. Chr.) finden wir folgende Erklärungen:

„*Huang Di* fragt: „Wie ist der Name und die Ursache der Krankheit, die einen süßen Geschmack im Mund hinterlässt?

Qi Bo antwortet: Diese Erkrankung entsteht, wenn die Essenzen der fünf Geschmacksrichtungen im Überfluss nach oben schießen. Man nennt sie *Pi Dan* = „Milz-Erschöpfung.[251]

---

[251] *Pi Dan* 脾瘅 wird an anderer Stelle auch als Milz-Hitze umschrieben.

Nach dem Eintreten durch den Mund wird die Nahrung im Magen aufgelöst. Die Milz hilft dem Magen, die Nahrungsessenzen (*Jing Qi* 精氣) im ganzen Körper zu verteilen.

Wenn die Flüssigkeiten in der Milz bleiben, entsteht ein süßer Mundgeschmack. In Folge führt dies zu einer Gewichtszunahme und einem selbstzufriedenen Äußeren. Das Problem ist, das die Menschen zu viel nach süßem und fettem Essen gieren. Fettes Essen macht innere Hitze und süßes Essen macht eine innere Fülle (*Zhong Man* 中滿). Diese Fülle steigt dann nach oben und verursacht die Durstkrankheit. Sie kann mit Orchideen behandelt werden." [252] (*Su Wen*, Kap. 47).

„Wenn bei älteren Menschen alle 5 Zang-Organe schwach werden, können sie an der Durstkrankheit (*Xiao Ke* 消渴) erkranken. Besonders eine empfindliche Milz ist davon betroffen." (*Ling Shu*, Kap. 47)

Der chinesische Arzt *Zhang Zhongjing* nennt im *Jin Kui Yao Lue*[253] als mögliche Pathomechanismen eine Erschöpfung der Niere durch übermäßige sexuelle Aktivität und Hitze im Magen durch einseitige Ernährung. In beiden Fällen werden die Körperflüssigkeiten durch zu viel Hitze und Feuer verbraucht.[254]

Im *Zhu Bing Yuan Hou Lun* (610) finden wir viele Details über die Durstkrankheit:

„Bei der Durstkrankheit ist man ständig durstig und man muss häufig Wasserlassen. Eine Ursache ist das frühzeitige und regelmäßige Einnehmen kleiner Dosen von *Wu Shi Wan*[255] oder ein Pulver davon über längere Zeit. Im Alter reguliert es die Verdauung, aber die Steine verknoten die Genitalien und führen zu einem Leiden in der Niere.

---

[252] *Pei Lan* 佩蘭 = Herba Eupatorii ist die chinesische Orchidee; ihre Blätter werden seit alters als Heilkraut verwendet. Ihr Geschmack ist scharf und etwas bitter, mit ihrer Heilkraft kann die Orchidee eine Nässe-Stagnation auflösen und üble Gifte ausleiten, sie kann Flüssigkeiten aufbauen und den Durst löschen. *Pei Lan* ist gut zur Behandlung von *Xiao Ke* mit bitterem Mundgeschmack und Hitze in Leber und Gallenblase. Siehe **Li Shizhen**: *Ben Cao Gang Mu* a.a.O., S. 1573, f.

[253] Das *Jin Kui Yao Lue Lun* = „Abhandlung über Verschreibungen aus dem goldenen Schrein", ist ein Werk, das *Zhang Ji* um 300 n. Chr. schrieb. Aber erst durch *Lin Yi* 林億 (1057), einem Arzt und Gelehrten aus der Song-Dynastie, erhielt es seine endgültige Fassung. *Qi Zhongfu* zitiert auch aus diesem Buch häufiger.

[254] **Zhang Zhongjing**: *Jin Gui Yao Lue*, englische Übersetzung, Bejing 1995, a.a.O. S. 313 ff.

[255] *Wu Shi Wan* 五石丸 ist eine Rezeptur, die seit der Han-Dynastie bekannt ist. Nach *Ge Hong*, einem Alchemisten aus dem 4. Jahrhundert, besteht das Rezept aus fünf Steinen, nämlich Rote Arsenblende, Zinnober, Alaun, Azurit und Magnetstein. Siehe auch die Fußnote 246.

Ihre langfristige Anwendung führt im Menschen zu einer Leere-Hitze im unteren Erwärmer. Im Alter nehmen Blut und Qi ab, aber man sollte dann nicht versuchen, die doppelte Kraft aus den Steinen zu bekommen. Wenn der Einfluss der Steine übermäßig vorhanden ist, bildet sich Trockenheit in der Niere. Dann sollte man die Flüssigkeiten im Körper halten und nicht als Urin ausscheiden.

Die Durstkrankheit verändert sich häufig und bildet auch Geschwüre (*Yong Ju* 癰疽) aus. Wenn diese sich festsetzen und Hitze ausdampfen, dann verbleiben sie in den Leitbahnen und Nebengefäßen ohne sich auszudehnen. Blut und Qi stoppen und gerinnen dann, wenn das passiert, werden sie zu Eiterbeulen (*Yong Nong* 癰膿). Wenn der Puls schnell und groß ist, bleibt man am Leben, ist er sehr dünn (*Xi Xiao* 細小) und dabei oberflächlich (*Fu* 浮) stirbt man.

Auch ein tiefer und kleiner Puls bedeutet Leben, ein voller und harter Puls der groß ist, bedeutet den Tod. Eine Erkrankung, bei der das Yin völlig erschöpft ist (*Jue* 厥), kann ebenfalls Xiao Ke hervorrufen. Im Herzen sind Schmerzen, man ist sehr hungrig und mag doch nicht essen. Umso mehr erbricht man Rundwürmer (*Hui* 蛔).

Die 5 Zang und die 6 Fu-Organe haben alle Flüssigkeiten. Wenn die Zang Fu in Leere oder Fülle sind und Hitze hervorbringen, dann verdampft das heiße Qi im Inneren und die Körperflüssigkeiten werden verbraucht und erschöpft. Deshalb ist man durstig. Hat man Durst, dann trinkt man häufig und ist dabei benommen, hat einen kalten Rücken und Brechreiz. Dies passiert bei einer Leere. Der Herz-Puls ist schlüpfrig und der Kranke möchte nur trinken. Wenn die Krankheit chronisch wird, kann sie auch Geschwüre ausbilden oder eine Wasserkrankheit hervorbringen."[256]

Sun Simiao (652) beschreibt als Hauptursachen für alle Formen des Diabetes zu viel Alkohol, sexuelle Exzesse, einseitige Ernährung und die Einnahme von zu viel weißem Quarz und anderen Erzen. Er sagt auch, wenn der Körper erst ausgezehrt ist, kann man Xiao Ke nicht mehr heilen.

Im *Wai Tai Mi Yao* (752) weist *Wang Tao* darauf hin, dass nicht nur die Menge, sondern auch die Qualität des Urins ein Unterscheidungsmerkmal sein kann, hier vor allem der süße Geruch des Urins und sein spezifisches Gewicht. Jedem Diabetes liegt eine Schwäche des Nieren-Qi zu Grunde. Um eine Xiao Ke-Erkrankung zu vermeiden, bedarf es eines starken Nieren-Qi im unteren Erwärmer. (Kap. 11).

---

[256] *Shui Ji* 水疾 sind Krankheiten mit Flüssigkeitsansammlungen oder Austrocknungen.

Zhang Jiebin bringt schließlich noch exogene klimatische Faktoren als Ursache ins Spiel. Im *Jing Yue Quan Shu* (1640) schreibt er:

„Bei Sommerhitze (*Shu Re* 暑熱) kommt Freude auf, sie gehört zum Herzen. Befindet sie sich aber als Fülle im Herzen, macht sie im Menschen Schluckbeschwerden und Beklemmungen (*Ye Men* 噎悶). Man ist verwirrt und weiß nicht warum. Tritt die Sommerhitze in die Leber ein, entstehen Schwindel und hartnäckige Parästhesien. Tritt sie in die Milz ein, entsteht ein lethargischer Schlaf ohne Bewusstsein. Tritt sie in die Lunge ein, entstehen Kurzatmigkeit, Völlegefühl und eine lähmungsartige Schwäche (*Wei Bi* 痿躄). Tritt sie in die Niere ein, entsteht Diabetes (*Xiao Ke* 消渴)."

Und *Chen Shiduo* sagt im *Shi Shi Mi Lu* (1742): „Den Xiao Ke-Erkrankungen, selbst wenn sie in Oben, in der Mitte und Unten unterteilt werden, liegen doch alle eine Nierenschwäche zugrunde mit dem Ergebnis, dass übermäßiger Durst auftritt. Dies ist ohne Ausnahme immer so! Deshalb ist die Behandlungsmethode beim Diabetes, dass man an erster Stelle die Niere behandelt. Man braucht gar nicht erst zu fragen, ob die Erkrankung sich oben, in der Mitte oder unten befindet. … Es muss das Wasser in der Niere aufgefüllt werden. Wenn das Wasser genug ist, wird das Feuer wie von selbst verschwinden! … Ich habe ein Rezept entwickelt, dass wunderbar wirkt, sein Name ist *He Zhi Tang* 合治湯."

In dieser historischen Aufstellung sind die wichtigsten Pathomechanismen des Diabetes (*Xiao Ke* 消渴) aus altchinesischer Sicht zusammengestellt: Ein schwaches Nieren-Wasser, Sommerhitze, allgemeine Yin-Schwäche, das Alter, Hitze in Milz und Magen und ein brennendes Herz-Feuer - fast alles entsteht durch übermäßige Lust auf Genuss. Eine günstige Prognose hängt also vom Verhalten des Patienten ab.

Bereits *Zhang Jiebin* erkannte dies, als er schrieb:

„Obgleich es eine Vielzahl unterschiedlicher Verläufe gibt, am Anfang ihrer Entwicklung steht immer der Wohlstand (*Gao Liang* 膏粱) mit seinen viel zu fetten und süßen Speisen, Alkohol und Frauen, sowie übermäßige Anstrengungen und Strapazen. Dies alles sind Krankheiten der Wohlhabenden und Reichen. Die Armen und Niedrigen erkranken selten daran.

Jeder dieser Patienten empfindet zu Beginn Trockenheit und Durst. Es ist von Vorteil, wenn man das Herz mit nur wenig Begierden rein hält, wenn man die Geschmäcker einschränkt und die ängstlich besorgten Gedanken (*Si Lu* 思慮) unterbricht. Dies kann die Heilung bereits einleiten.

Wenn man nur mit einem davon sorglos umgeht, können selbst berühmte Ärzte, die gute Verschreibungen geben, das Leben ihres Patienten sicher nicht retten!“ (aus dem *Jing Yue Quan Shu*)

Mehr als 8,5 Millionen Menschen haben in Deutschland Diabetes Mellitus, die meisten davon Diabetes Typ II (2021). Vor allem Männer bekommen immer häufiger Diabetes. Wie Studien zu Corona und Diabetes nahelegen, haben an Covid-19 erkrankte Diabetespatienten einen schwereren Krankheitsverlauf und ein erhöhtes Mortalitätsrisiko. Ein Teil der relativen Zunahme ist dabei sicher auf die demographische Alterung der Bevölkerung zurückzuführen. Der größere Teil des relativen Anstiegs ist jedoch über die demographische Alterung nicht zu erklären und muss daher mit anderen Faktoren in Verbindung stehen. Dazu gehören Veränderungen des Lebensstils (Ernährung, körperliche Aktivität), des Wohn- und Arbeitsumfelds (z. B. Freizeit- und Erholungsmöglichkeiten, Homeoffice), Verfügbarkeit gesunder Lebensmittel, Arbeitslosigkeit oder anderen Veränderungen der Lebensbedingungen.[257]

Der Diabetes ist also nicht nur ein medizinisches Problem - sie ist eine typische multifaktorielle Erkrankung, bei der bis heute Vieles ungeklärt ist. Diskutiert werden neben autoimmunologischen Prozessen auch eine virale Genese und natürlich die Disposition des Patienten. Denn wenn in der Familiengeschichte Diabetes gehäuft vorkommt, ist es wahrscheinlich, dass die Krankheit auch genetisch bedingt ist. Unsere Rolle als ganzheitlich denkende Therapeuten ist hier auch die eines Lebensberaters, der den Patienten auf Veränderungen seiner Lebensweise hinweist. Diese sind für jede Behandlung und Heilung des Diabetes unabdingbar. Dafür können die Erkenntnisse der chinesischen Lebenspflege ein wichtiger Ratgeber sein!

消渴

Xiao Ke – Diabetes

[257] Siehe auch https://www.deutsche-diabetes-gesellschaft.de/

Frage 39

第三十九問 腰痛如折?

答曰：腰者，腎之外候。足太陽經之所流注。若痛連小腹。不得俯仰。 短氣，此繇腎氣虛弱。勞傷過度。風冷乘之。有所不榮，故腰痛也。內經雲：腰者，腎之腑。轉搖不能。腎將憊矣。若妊娠腰痛者，其胎必墮也。**杜仲散**。杜仲(去皮杵爛酒浸一宿焙一兩) 官桂 牡丹皮(各一兩) 上為細末，溫酒調二錢。不拘時服。**當歸丸** 。當歸 (切洗三兩) 水蛭(炒三十枚) 桃仁(去皮研三十粒) 上為細末，酒煮糊丸如桐子大。溫酒下十丸。未愈。加至三十丸。**腎著湯**，治身體重。腰冷痺，如坐水中狀。反不渴。小便自利。飲食如故。病屬下焦。從身勞汗出。衣裡冷濕。久而得之。腰以下冷痛。腰重如帶五貫錢重者，甘草 乾薑(各二兩) 茯苓 白朮(各四兩) 上為粗末，每服五錢。水二盞，去滓溫服。不拘時。

Der untere Rücken schmerzt wie zerbrochen - wieso?

Die Antwort lautet: Der untere Rücken[258] ist der äußere Zustand der Niere (*Shen Zhi Wai Hou* 腎之外候). Es ist der Ort, in dem sich die Fuß Tai Yang (Blasen) -Leitbahn ergießt und hineinfließt. Wenn die Schmerzen mit dem Unterleib verknüpft sind, kann man nicht mal den Kopf heben und senken (*Fu Yang* 俯仰). Bei einem Qi-Mangel, der dadurch verursacht wird, dass das Nieren-Qi leer und schwach ist, oder bei einer inneren Schädigung durch Überanstrengung (*Lao Shang Guo Du* 勞傷過度), können Wind und Kälte hier übergreifen. Gewissermaßen gedeiht hier dann nichts mehr, deshalb gibt es Schmerzen im unteren Rücken.

Im *Nei Jing* heißt es:

„Der untere Rücken ist der Palast der Niere. Wenn man keine drehenden Bewegungen (*Zhuan Yao* 轉搖) mehr ausführen kann, dann ist die Nierenkraft bereits erschöpft. Wenn eine Schwangere Schmerzen im unteren Rücken hat, dann wird ihr Embryo sicher herausfallen (*Duo* 墮).“

---

258 *Yao* 腰 bezieht sich im engeren Sinne auf den unteren Rücken und im weiteren Sinne auf das Muskelgewebe neben der Wirbelsäule zwischen dem 12. Brustwirbel und dem 5. Lendenwirbel. Andere sagen, Yao ist ein Ausdruck für die Hüften oder für die Region zwischen Kreuzbein und Steißbein.

Erkrankungen und Rezepturen:

1). *Du Zhong San* 杜仲散:

- *Du Zhong* (entferne die Haut und zerdrücke die Arznei, weiche sie über Nacht in Wein ein und backe alles auf kleinem Feuer, 1 Liang)
- *Guan Gui*
- *Mu Dan Pi* (von jedem 1 Liang)

Zubereitung: Mache ein feines Pulver daraus und mische es mit warmen Wein; eine Dosis beträgt 2 Qian. Die Einnahme der Medizin braucht keine regelmäßige Zeit.[259]

2). *Dang Gui Wan* 當歸丸:

- *Dang Gui* (in Scheiben geschnitten und gesäubert, 3 Liang)
- *Shui Zhi* (geröstet, 30 Stück)
- *Tao Ren* (entferne die Haut und zerstoße sie, 30 Stück)

Zubereitung: Mache ein feines Pulver daraus, koche es in Wein zu einer Paste und drehe Pillen daraus von der Größe eines Wu Tong-Samens. Schlucke 10 Pillen mit warmen Wein hinunter. Tritt keine Besserung ein, nimm bis zu 30 Pillen.[260]

3). *Shen Zhao Tang* 腎著湯: Der Körper ist schwer und der untere Rücken ist kalt und taub, so als ob man lange im Wasser gesessen hätte (*Ru Zuo Shui Zhong Zhuang* 如坐水中狀). Andererseits besteht kein Durst und das Wasserlassen ist reibungslos (*Zi Li* 自利).

---

[259] *Qi Zhongfu* erwähnt hier keine Indikationen für dieses Rezept, aber dass es sich auf Schmerzen im unteren Rücken bezieht ist durch den vorherigen Text ersichtlich. *Du Zhong* 杜仲 ist die Rinde des Eucommia-Baumes (chinesischer Guttaperchabaum). Nach dem Peeling der Rinde muss man den Schmutz abkratzen, sie aufeinander legen und so zusammenstapeln, dass sie schwitzt, bis ihr Endothel lila-braun wird und dann in der Sonne trocknen. *Du Zhong* hat Beziehungen zu den Leitbahnen von Leber und Niere. Ihre Hauptfunktionen sind das Nähren von Leber und Niere und die Stärkung der Knochen und Muskeln; *Du Zhong* wirkt auch vorbeugend bei Fehlgeburten. Eine häufige Anwendung ist auch ein Hexenschuss aufgrund einer Nierenschwäche, alle Schmerzen im unteren Rücken, häufiger Harndrang, Blutungen während der Schwangerschaft, Gelenkschmerzen, fötale Reizbarkeit, wiederkehrende Abtreibungen, Bluthochdruck u.v.m.

[260] Auch für *Dang Gui Wan* führt *Qi Zhongfu* keine Indikationen auf. Diese Rezeptur ist noch heute so geläufig, dass es zu den „Patentformulas“ der chinesischen Pharmakopoe gehört. *Dang Gui Wan* nährt das Blut, bewegt und harmonisiert das Blut und zerstreut Kälte. Es hat bei fast allen Frauenleiden eine wohltätige Wirkung, so auch bei Schmerzen im unteren Rücken.

Essen und Trinken sind wie gewohnt, die Krankheit gehört zum unteren Erwärmer (*Xia Jiao* 下焦). Zweitens ist ihr Körper erschöpft und Schweiß tritt heraus. Wenn das Innere ihrer Bekleidung kalt und nass ist, und wenn dies über eine längere Zeit anhält, dann ist ihr unterer Rücken und die Region darunter kalt und schmerzhaft. Ihre Hüften (*Yao* 腰) wiegen so schwer wie ein Gürtel mit 5000 aufgereihten Kupfermünzen (*Dai Wu Guan Qian Zhong* 帶五貫錢重).

- *Gan Cao*
- *Gan Jiang* (von jedem 2 Liang)
- *Fu Ling*
- *Bai Zhu* (von jedem 4 Liang)

Zubereitung: Zerstoße alles zu einem groben Pulver, jede Dosis beträgt 5 Qian. Nimm die Arzneien auf 2 Tassen Wasser, entferne die Reste und trinke die Medizin warm zu jeder Zeit.

Akupunkturpunkte:

- *Yin Bao* (Le 9) behandelt Schmerzen im unteren Rücken, Kreuzbein und Steißbein, die zum Unterbauch ausstrahlen.

- *Ju Liao* (Gbl 29) behandelt Schmerzen im unteren Rücken, die zum Bauch ausstrahlen.

- *Zhi Bian* (Bl 54) behandelt Schmerzen im unteren Rücken und die Unfähigkeit, den Körper vor und zurückzubeugen.

- *Bao Huang* (Bl 53) behandelt plötzliche Schmerzen im unteren Rücken, Abneigung gegen Kälte und Spannung im Unterbauch. Die Patientin hat Harnverhaltung mit einem Schweregefühl im Bauch.

- *Wei Zhong* (Bl 40) behandelt eine Schwere im unteren Rücken mit der Unfähigkeit, den Körper zu erheben.

- *Bai Huan Shu* (Bl 30) behandelt Schmerzen im unteren Rücken und den Hüften mit Lähmungserscheinungen der unteren Gliedmaßen.

- *Jian Jing* (Gbl 21) behandelt Schmerzen im unteren Rücken nach einem Sturz.

- *Yao Shu* (Du 2) behandelt Schmerzen im unteren Rücken und Steifheit der Wirbelsäule, die ein Umdrehen im Bett verhindern.

- o *Ming Men* (Du 4) behandelt ziehende Schmerzen im unteren Rücken, die in den Bauch ausstrahlen.

- o *Fei Shu* (Bl 13) behandelt Schmerzen im oberen und unteren Rücken.

- o *Xia Liao* (Bl 34) behandelt Schmerzen im unteren Rücken, die Patientin kann sich nicht zur Seite drehen.

- o *Yang Fu* (Gbl 38) behandelt Schmerzen im unteren Rücken die sich anfühlen, als sitze man im Wasser.

- o *Yin Shi* (Ma 33) heilt ein Gefühl wie kaltes Wasser am Rücken.

- o *Jing Men* (Gbl 25) behandelt Schmerzen im unteren Rücken, sie ist nicht fähig, sich vor und zurückzubeugen, mit Kälte- oder Hitzeempfindungen, einem Schwellungsgefühl und Atemnot.

- o *Kun Lun* (Bl 60) heilt ein Schweregefühl im unteren Rücken, Kreuzbein und Steißbein. Die Patientin hat kein Verlangen sich aufzurichten, sie kann sich nur schwer vor- und zurückbeugen und mag keine menschlichen Stimmen hören.

Kommentar:

In diesem Kapitel werden Kreuzschmerzen diskutiert. Die enge Beziehung der Niere zum unteren Rücken (*Yao* 腰) findet im Volksmund seinen Ausdruck: „Jeder chronische Rückenschmerz hat seine Ursache in einer Nierenschwäche." Neben einer Nierenschwäche werden aber auch nasse Kleidung und Überanstrengung als Ursache für Schmerzen im unteren Rücken angegeben. Ein Kälte- und Schweregefühl in dieser Region lassen sicher auf eine Anfälligkeit für einen „Hexenschuss" schließen.

Für Schwangere können diese Art von Rückenschmerzen ein Warnzeichen für einen drohenden Abort sein. Auch häufige Geburten oder Abtreibungen führen zu einer Nierenschwäche. Die verheiratete Frau hat dann Schmerzen im unteren Rücken „wie zerbrochen".[261]

[261] Diese Beschwerde ist in der Praxis sehr geläufig. Besonders bei Frauen vor oder während der Regel treten diese Schmerzen „wie zerbrochen" auf. Aus der Sicht der TCM kann dies als eine Essenz-Schwäche (*Jing Xu* 精虛) interpretiert werden.

Frage 40

第四十問 婦人面多生黑皯與黑子?

答曰：黑皯黑子者，皆生於面上，本是二証也。五臟六腑之經，血華充於面，或痰飲漬臟，或腠理受風，致血氣不和，或澀或渴。不能榮於皮膚，故變生黑 。若黑點凝聚，謂之黑子，若生而有之者，非藥可治也。**洗風散**，治面上游風，或癮疹，或風刺，或黑皯 。茺蔚草 晚蠶沙 赤小豆 黑牽牛 白芷 本 僵蠶 白附子 草烏頭 白蘞 蔓荊子 上件等分為末。每一錢澡面用之。

Im Gesicht der verheirateten Frau entstehen viele schwarze Stellen und Flecken - wieso?

Die Antwort lautet: Schwarze Stellen (*Hei Gan* 黑皯)[262] und schwarze Hautflecken (*Hei Zi* 黑子)[263] entwickeln sich beide oben im Gesicht. Grundsätzlich gibt es zwei Muster. Normalerweise sind die Leitbahnen der 5 Zang- und 6 Fu-Organe im Gesicht üppig mit Blut angefüllt. Aber wenn Schleim und Mukus (*Tan Yin* 痰飲) die Zang-Organe durchtränken (*Zi* 漬), oder wenn die Hautporen (*Cou Li* 腠理) Wind empfangen haben, dann hat das zur Folge, dass Blut und Qi nicht harmonisch sind.

Vielleicht stagniert Ihr Fluss oder ist rau (*Se Ke* 澀渴), dann kann die Haut nicht glänzen, deshalb verändert sie sich und wird schwärzlich. Wenn die schwärzlichen Punkte (*Hei Dian* 黑點) sich verdichten und ansammeln nennt man es *Hei Zi* 黑子 = „schwarze Hautflecken“. Wenn die verheiratete Frau diese seit ihrer Geburt hat, können Arzneimittel sie nicht heilen.

---

262 Der Terminus *Gan* 皯 taucht erstmalig im *Shuo Wen Jie Zi* auf: „Gan ist schwarzes Qi im Gesicht. Gan ist eine Krankheit!“ Im *Ben Cao Gang Mu* wird das Arzneimittel *Da Dou Huang Juan* (gelbe Sojabohne) gegen die Hei Gan-Krankheit empfohlen. *Qi Zhongfu* zitiert in der 40. Frage fast wörtlich aus dem *Zhu Bing Yuan Hou Lun* (610), das hier wohl die Grundlage seines Skriptes ist. *Chao Yuanfang*, der Autor des „Ursachen-Klassikers“ verwendet im Text allerdings den Begriff *Zhuo* 濁 = „trübe“ anstelle von *Ke* 渴 = „durstig“, was für mich auch mehr Sinn ergibt.

263 „*Hei Zi* 黑子 nennt man es, wenn ein Wind-Übel gegen Blut und Qi kämpft. Wenn Blut und Qi genug sind, dann ist die Haut glatt und zufrieden. Wenn es einen Blutschaden gibt, wird die Haut defekt und sie bekommt Flecken. Wenn dann ein Wind-Übel angreift und auf der Haut schwarze Flecken entstehen lässt, sagt man Hei Zi. Wenn solche Flecken bereits seit der Geburt da sind, kann keine Arznei sie heilen“ (*Zhu Bing Yuan Hou Lun*).

Erkrankungen und Rezepturen:

1). *Xi Feng San* 洗風散 heilt wandernden Wind (*You Feng* 遊風) oben im Gesicht, oder hartnäckige Nesselsucht (*Yin Zheng* 癮疹),[264] oder einen durchdringenden Wind (*Feng Zi* 風刺), oder schwarze Stellen im Gesicht (*Hei Gan* 黑皯) .

- *Chong Wei Cao*
- *Wan Can Sha*
- *Chi Xiao Dou*
- *Hei Qian Niu*
- *Bai Zhi*
- *Gao Ben*
- Liang *Can*
- *Bai Fu Zi*
- *Cao Wu Tou*
- *Bai Lian*
- *Man Jing Zi*

Zubereitung: Nimm alles zu gleichen Teilen und mache ein Pulver daraus. Jede Dosis beträgt 1 Qian. Es wird zum Waschen des Gesichts verwendet.

Akupunkturpunkte:

Eine akute Urtikaria reagiert schnell auf die Akupunktur durch Punkte wie *Gan Shu* (Bl 18), *Wei Zhong* (Bl 40), *Qu Chi* (Di 11), *San Yin Jiao* (Mi 6), *He Gu* (Di 4) und *Xue Hai* (Mi 10).[265]

---

[264] Nesselsucht (*Yin Zheng* 癮疹) ist in ihrer Erscheinungsform eine typische Windkrankheit. Die Patientin bekommt sie plötzlich, die Symptome erscheinen im Gesicht und wechseln häufig ihren Standort. Im westlichen Sinne entsteht sie oft als allergische Reaktion auf Nahrungsmittel, Wind, Hitze oder Kälte. Krankmachende Faktoren sind auch Ernährungsfehler und emotionale Probleme. Auch bestimmte Pflanzen oder Insektenstiche können diese Hautreizung hervorrufen. Urtikaria heißt im chin. *Feng Zheng* 風疹 = Nesselsucht, (wörtlich „verborgene Papeln" oder „Wind-Papeln"). Sie entsteht durch ein Ungleichgewicht zwischen Qi und Blut sowie Ying- und Wei-Qi. Zuviel Hitze im Yang Ming als Folge von zu stark gewürzten Speisen kann ebenfalls zu dieser Erkrankung führen. Alle möglichen Allergene können die verborgenen Papeln an die Oberfläche bringen. Innere Ursache ist oft Hitze im Blut, äußere Ursache ist oft schädigender Wind. Emotionale Ursache ist oft heftiger oder unterdrückter Ärger, der zum aufsteigenden Leber-Yang bzw. -Wind führt. Das *Zhu Bing Yuan Hou Lun* sagt: „Das Übel befindet sich innerhalb der Haut. Wenn Wind, Kälte oder Hitze auftreten, erscheint plötzlich ein Hautjucken und ein weißlich- bis rötlicher Ausschlag."

[265] Siehe auch die Punkteempfehlungen in der 46. Frage.

Kommentar:

Schwarze Flecken erscheinen im Gesicht einer schönen Frau, wenn die Leitbahnen, die das Gesicht mit Qi und Blut versorgen, durch Schleim oder durch ein Wind-Übel verstopft werden. Es handelt sich vorwiegend um die Yang Ming-Leitbahnen von Magen und Dickdarm, die hier betroffen sind. Wenn die Haut im Gesicht nicht ausreichend ernährt wird, bekommt sie schwarze Punkte, die sich zu schwärzlichen Flecken (Naevi) ausweiten können. Wenn diese Erkrankung bereits bei der Geburt vorliegt, ist sie unheilbar, sagt *Qi Zhongfu*. Indirekt haben wir in diesem Kapitel auch einen Hinweis auf die kosmetische Akupunktur: Durch das Stärken der Magen- und Dickdarm-Leitbahn, die beide viel Qi und viel Blut haben, lässt sich mit der Akupunktur einen positiven Einfluss auf die Gesichtshaut erzielen.

Exkurs über die Haut:

Die Haut ist die Körperstruktur der Wandlungsphase Metall. Der chinesische Terminus dafür ist *Pi* 皮. Pi = die Haut, Fell, Pelz, Leder, Rinde, Schale, Hülle, Äußeres; Das Zeichen steht für alles, was einen Körper umhüllt, schützt und wärmt.

Die Haut ist die erste Verteidigungsfront gegenüber Fremdeinflüssen von außen. Sie ist der Hauptsitz des *Wei-Qi* 衛氣, unserer Abwehrenergie, die sich Yang-gemäß flink und behände dorthin bewegt, wo etwas von außen eindringen will. Durch die Haut findet also Abgrenzung und Schutz statt. Die Körperseele *Po* 魄 = der geistig-seelische Aspekt von Lunge-Metall vermittelt die Empfindungsfähigkeit der Haut. Juckreiz, Entzündungen, Brennen und Schmerzempfindlichkeit auf der Haut sind deshalb auch ein Ausdruck einer gestörten Körperseele.[266]

In der Haut sitzen die *Cou Li* 腠理 = „die natürlichen Maserungen der Haut“, sie sind die Verbindungsstellen zwischen Haut und Fleisch. Die Cou Li (wörtlich „das Zusammenkommen der Haut-Linien“) dienen als Eintritts- und Ausgangspforten für den Fluss von Qi und Blut und als Wege der Ausscheidung von Körperflüssigkeiten. Sie sind die Barrieren gegen äußere Übel. Ein westliches Äquivalent dafür sind die Hautporen.

---

[266] Zur Körperseele *Po* 魄 siehe ausführlich bei **Lorenzen/Noll**: Die Wandlungsphasen der traditionellen chinesischen Medizin, Band 2 – Die Wandlungsphase Metall, München, 2. Auflage 2007, S. 166 ff.

Über die Haut werden also äußere Einflüsse abgewehrt, aber auch hineingelassen, ebenso werden innere trübe Einflüsse (*Zhuo Qi* 濁氣) und andere Übel nach außen ausgeschieden.

Gesundheit zeigt sich im rhythmischen Wechsel von aufnehmen und abwehren, einlassen und ausscheiden, sich öffnen oder „dichtmachen". Dafür ist die Lunge das zugewiesene Zang-Organ, denn sie beherrscht alle rhythmischen Aktivitäten. Diese Funktion bezieht sich nicht nur auf äußere Einflüsse (Wind, Kälte, Jahreszeiten, Viren, Bakterien, Strahlungen, Soziales etc.) sondern auch auf innere Schwingungen wie Emotionen, Einstellungen und Glaubenssätze. Ist dieser rhythmische Wechsel gestört, können Krankheiten auf allen Ebenen entstehen.

Die Folgen einer übermäßigen Aufnahmebereitschaft können sich in überschießenden Reaktionen ausdrücken, wie das z.B. bei Allergien der Fall ist. Auch Menschen, die übermäßig unter Elektrosmog und Temperaturwechsel leiden, sind dünnhäutig und haben ein schwaches Lungen-Qi. Hier gilt auch der Satz: „Wer nach allen Seiten offen ist, ist nicht ganz dicht."

Ist die Öffnung nach außen blockiert, entsteht eine Verstopfung. Was der Dickdarm nicht ausscheiden kann, sucht sich aber andere Ventile. Eine Obstipation zeigt sich dann auf der Hautebene als Akne, Mitesser, Ekzeme, Urtikaria u.a.. Ausscheidungen gehen natürlicherweise zuerst über Niere/Blase, dann über den Dickdarm und schließlich zuletzt über die Haut. Funktionieren die vorherigen Ausscheidungswege, kann alles Unreine entsorgt werden und die Haut bleibt rosig und rein.[267]

Die Haut ist eigentlich nur ein Notausgang für den Abfall, der entsorgt werden muss. Wird der meist unschöne und lästige Hautausschlag durch Zink- oder Cortison-Salben behandelt, dann wird dieser „Notausgang" blockiert. Das Ausscheidungsproblem geht nach innen und materialisiert sich auf der Zang-Fu-Ebene als Asthma, chronische Bronchitis oder Zystitis (Beziehung Lunge - Blase nach der Organuhr).

Wir finden in der Praxis nicht selten Fälle, in denen eine chronische Organerkrankung auf dem Boden eines unterdrückten Hautausschlages entstanden ist.

---

[267] Ich erinnere mich an eine 14-jährige Patientin, deren Hauptprobleme starke Akne und Verstopfung mit Blähungen waren. Nach einer Ernährungsumstellung und Veränderungen ihrer Lebensweise wurde die Haut wieder glatt und rosig und der Stuhlgang kam täglich und genügend. Die begleitende Akupunktur tat ihr Übriges. In einer Rückmeldung nach zwei Monaten per Email sagte die Patientin, sie fühle sich jetzt wieder wohl in ihrer Haut!

Wenn sich im Verlauf einer korrekten Akupunkturbehandlung die organischen Beschwerden bessern, aber der Hautausschlag wieder erscheint, sind wir auf dem richtigen Weg, auch wenn die Haut wieder rebelliert. In diesem Fall ist die Patientenführung sehr wichtig, damit der Erfolg nicht wieder durch eine Salbenbehandlung zunichte gemacht wird.

Nicht nur die Chinesen sagen, die Haut ist der Teppich der Seele! Ein ähnliches Bild finden wir auch in unseren westlichen psychologischen Theorien wieder. Oft drücken sich emotionale Probleme und ungelöste Konflikte über die Haut aus. Wer sich in seiner Haut nicht wohl fühlt, mag Probleme mit seinem Selbstwert haben. Auch ein ungesunder Rhythmus oder eine ungemütliche Gesellschaft zeigen sich in Hautirritationen. Der Kontakt zur Außenwelt kann ebenso blockiert sein wie die Hautporen.

Die rebellierende Haut ist häufig nichts anderes als die Darstellung der inneren Rebellion. Wo der innere Frieden fehlt, wird die Außenseite zum Kampfplatz.

Hautprobleme werden besonders über Punkte der Dickdarm-Leitbahn behandelt, da der Dickdarm die Außenseite des Metalls repräsentiert und so einen besonderen Bezug zur Haut hat. Die Koppelung mit der Magen-Leitbahn zum *Yang Ming* 陽明 privilegiert auch diese Leitbahn für die Therapie von Dermatosen. Bei Hitze im Blut empfiehlt es sich, die Punkte bluten zu lassen! Bei Blut-Leere sind ebenfalls Punkte dieser Leitbahnen zu empfehlen, denn Yang Ming hat viel Blut und viel Qi, sodass es hier eine Reihe Blut aufbauender Punkte gibt: Di 4, Di 10, Di 11, Ma 36, Ma 37 und Ma 39.

In unserer Zeit ist die Haut nicht mehr so sehr von klimatischen Faktoren belastet, sondern das Übel kommt mehr von innen. Einer der schwierigen Aufgaben in unseren Naturheilpraxen ist es, den Patienten durch Veränderungen seiner Lebensweise aktiv in den Heilungsprozess einzubinden. Wer sich nur von Fast Food ernährt, müllt seinen Körper zu und die Haut sucht sich ein Notventil für die Entsorgung.

Wer sich seinen inneren Quälgeistern und Dämonen nicht stellt, wer sich nicht selbstreflektierend mit den eigenen psychischen Problemen versöhnen kann, der fühlt sich nicht wohl in seiner Haut und wird den Leidensdruck nach außen über die Haut projizieren.

Wie man sieht, sollte eine ganzheitliche Therapeutin nicht nur die Nadeltechniken beherrschen, sondern auch eine Gesprächsführung, welche die Patientin empathisch begleitet.

Frage 41

第四十一問 身目黃?

答曰：黃膽之病。皆屬於脾。脾屬土而色黃。濕勝則土氣不流。瘀熱鬱發，則真色見矣。大抵黃膽本得之於濕。濕熱相搏。身必發黃。若先有流熱。後有濕氣者，先治其熱。梔子柏皮湯。茵陳五苓散主之，或先感其濕。後加其熱者，先去其濕。五苓散。瓜蒂散主之，亦有因冷氣痞結於脾陰。濕鬱而為黃。先瀉其痞。半夏瀉心湯。枳實理中湯主之。然後利其小便。若病患一身面目悉黃。四肢微腫。胸滿不得臥。汗出如黃柏汁者，此繇大汗出。猝入水中所致。謂之黃汗。宜苦酒湯。若非濕熱所鬱。婦人面萎黃者，亡血之過也。宜服地黃散。**滋陰養血丸**，(方見第三十問) 。**苦酒湯**。黃芪 (五兩) 芍藥(三兩) 官桂(三兩) 上為 咀，每服五錢，水盞半。苦酒半盞。煎一盞，去滓溫服。不拘時。**地黃散**，治婦人血少。氣多寒。面色青白。地黃 乾薑 (各一兩) 上為細末，每服二錢。溫酒調下。不拘時。**茵陳五苓散**，豬苓(去皮) 茯苓 澤瀉 白朮(各一兩) 官桂(去皮五錢) 上為細末，以茵陳一分，水一盞。煎七分，去滓調服。加鹽點妙。**瓜蒂散** 瓜蒂 赤小豆 秫米(各一兩)上為細末，粥飲調下半錢。以吐為度。**柏皮湯** 柏皮(三兩) 梔子(二兩) 甘草(一兩) 上為粗末，每服五錢。水二盞。煎八分。去渣溫服。

Der Körper und die Augen sind gelb - wieso?

Die Antwort lautet: Das Gelbe ist eine Erkrankung der Gallenblase,[268] aber alle Begleiterscheinungen gehören zur Milz. Die Milz entspricht der Erde und der Farbe Gelb. Wenn Feuchtigkeit siegreich ist (*Shi Sheng* 濕勝), verbreitet sich das Erde-Qi nicht und stockt (*Yu* 瘀), und Hitze verbreitet sich im Übermaß. Eine echte Verfärbung (*Zhen Se* 真色) wird nun sichtbar.

---

[268] *Huang Dan* 黃疸 = „Gelbsucht" ist ein Krankheitsbegriff, der bereits im *Su Wen* (Kap. 18) zu finden ist. „Wenn Nässe überwiegt, spricht man von einer Yin-Gelbsucht, wenn Hitze überwiegt, von einer Yang-Gelbsucht." Das Übel bedrängt die Milz, die es über den Missachtungs (*Wu* 侮) -Zyklus zur Gallenblase befördert. Diese wird dadurch gezwungen, Gallenflüssigkeit an das Blut abzugeben und das führt zur Gelbfärbung der Haut. *Dan* 膽 = Gallenblase und *Dan* 疸 = Gelbsucht sind Homophone.

Allgemein gesagt liegt die Grundlage der Gelbsucht in der Feuchtigkeit. Wenn Nässe und Hitze gegeneinander kämpfen, dann muss der Körper das Gelbe verteilen. Wenn es zuerst Hitze (*Liu Re* 流熱) gibt, die sich ausbreitet und danach ein Nässe-Qi (*Shi Qi* 濕氣), muss man zuerst die Hitze kontrollieren. Nimm dazu *Zhi Zi Bai Pi Tang*. *Yin Chen Wu Ling San* beherrscht dies ebenfalls. Oder, wenn man zuerst von der Nässe beeinflusst wird und danach die Hitze hinzukommt, muss zuerst die Feuchtigkeit entfernt werden. *Wu Ling San* und *Gua Di San* beherrschen dies.

Ebenso, wenn aufgrund von kalten Einflüssen Klumpen und Verknotungen (*Pi Jie* 痞結) im Milz-Yin entstehen, dann ist die Nässe im Übermaß (*Shi Yu* 濕郁) und bildet das Gelbe. Zuerst löse die Klumpen auf mit *Ban Xia Xie Xin Tang*. *Zhi Shi Li Zhong Tang* beherrscht dies ebenfalls. Danach fördere das Wasserlassen.

Wenn der ganze Körper an der Krankheit leidet, werden das Gesicht und die Augen vollständig gelb. Die vier Gliedmaßen sind etwas geschwollen (*Wei Zhong* 微腫), die Brust ist in Völle (*Xiong Man* 胸滿) und man mag nicht liegen. Schweiß tritt heraus wie der Saft einer gelben Zypresse (*Huang Bai Zhi* 黃柏汁), das bedeutet, dass sehr viel Schweiß heraustritt. Die Ursache ist ein plötzliches Eindringen von Wasser ins Innere, man nennt dies gelben Schweiß (*Huang Han* 黃汗). *Ku Jiu Tang* ist hier passend.

Wenn keine Nässe-Hitze im Überfluss vorhanden sind, dann ist das Gesicht der verheirateten Frau vertrocknet und gelb (*Wei Huang* 萎黃), weil ihr Blut über alle Maßen verbraucht ist. Passend ist hier das Rezept *Di Huang San*.

Erkrankungen und Rezepturen:

1). *Zi Yin Yang Xue Wan* 滋陰養血丸: Dieses Rezept erscheint bereits in der 30. Frage.

2). *Ku Jiu Tang* 苦酒湯:

- *Huang Qi* (5 Liang)
- *Shao Yao* (3 Liang)
- *Guan Gui* (3 Liang)

Zubereitung: Zerstampfe die Arzneien, jede Dosis beträgt 5 Qian. Nimm eine Tasse Wasser und ½ Tasse bitteren Wein (*Ku Jiu* 苦酒). Koche alles auf eine Tasse herunter, entferne die Reste und trinke die Medizin warm. Der Zeitpunkt der Einnahme ist egal.

3). *Di Huang San* 地黄散 heilt, wenn die verheiratete Frau zu wenig Blut hat, ihr Qi sehr kalt und die Gesichtsfarbe blass ist.

- *Di Huang*
- *Gan Jiang* (von jedem 1 Liang)

Zubereitung: Zermahle beides zu einem feinen Pulver, jede Dosis beträgt 2 Qian. Mische es mit warmen Wein, um es hinunterzubringen. Es gibt keine zeitlichen Vorgaben.

4). *Yin Chen Wu Ling San* 茵陳五苓散:

- *Zhu Ling* (entferne die Haut)
- *Fu Ling*
- *Ze Xie*
- *Bai Zhu* (von jedem (1 Liang)
- *Guan Gui* (entferne die Haut, 5 Qian)

Zubereitung: Zermahle alles zu einem feinen Pulver, nimm 1 Fen *Yin Chen* und eine Tasse Wasser. Reduziere die Flüssigkeit auf 70%, entferne die Reste und vermische es zu einer Dosis. Wenn man ein bisschen Salz hinzufügt, wirkt es wunderbar!

5). *Gua Di San* 瓜蒂散:

- *Gua Di*
- *Chi Xiao Dou*
- *Shu Mi* (von jedem 1 Liang)

Zubereitung: Zermahle alles zu einem feinen Pulver, nimm Reiswasser und mische alles darunter. Jede Dosis beträgt ein ½ Qian. Wenn die Patientin erbricht, finde das rechte Maß in der Dosierung.

6). *Bai Pi Tang* 柏皮湯:

- *Bai Pi* (3 Liang)
- *Zhi Zi* (2 Liang)
- *Gan Cao* (1 Liang)

Zubereitung: Zermahle alles zu einem groben Pulver, jede Dosis beträgt 5 Qian. Nimm 2 Tassen Wasser und reduziere die Menge auf 80%. Entferne die Reste und nimm die Medizin warm.

Akupunkturpunkte:

- *Ran Gu* (Ni 2) beherrscht Gelbsucht, der eine Fuß ist kalt und der andere ist heiß, die Patientin hat viel Durst.
- *Tai Chong* (Le 3) beherrscht Gelbsucht, Hitzschlag und die Neigung zu trinken.
- *Zhong Feng* (Le 4) beherrscht einen gelben Körper, häufige milde Hitze, kein Bedürfnis zu essen, Atemnot und einen schweren Körper.
- *Ji Zhong* (Du 6) beherrscht Gelbsucht, Völle im Bauch und die Unfähigkeit zu essen.
- *Lao Gong* (P 8) beherrscht Gelbsucht und gelbe Augen.
- *Zhong Guan* (Ren 12) beherrscht gelbe Augen mit Zittern vor Kälte.
- *Pi Shu* (Bl 20) behandelt Gelbsucht, Völle im Bauch, Durchfall, Schweregefühl des Körpers, Schwäche in den Gliedmaßen, sodass sie nicht zu gebrauchen sind, Ansammlungen von üblen Einflüssen (*Xie Qi* 邪氣) und Kälte- und Hitzeempfindungen.
- *Zhang Men* (Le 13) heilt Gelbfärbung des Körpers mit deutlicher Auszehrung.
- Setze Moxa auf *Fei Shu* (Bl 13), um Gelbsucht zu behandeln! Außerdem behandelt *Fei Shu* auch die 100 Gifte-Übel (*Bai Du* 百毒).

Die TCM unterscheidet eine Yang-Gelbsucht und eine Yin-Gelbsucht. Bei der Yang-Gelbsucht ist das Übel Nässe-Hitze. Die Gelbfärbung der Haut ist von einem frischen Gelb, der Körper ist heiß und die Patientin hat viel Durst. Sie ist erschöpft und möchte am liebsten liegen. Der Puls ist schlüpfrig und schnell und die Zunge hat einen schmierig-gelben Belag. Das Behandlungsprinzip ist: Die Hitze klären und die Feuchtigkeit umwandeln. Als Akupunkturpunkte wähle Du 14, Du 9, Bl 19, SJ 3, Di 4, P 6, Ren 12, Ma 36 u.a.

Bei der Yin-Gelbsucht sind die Übel Nässe und Kälte. Die Verfärbung der Haut und der Augen ist eher dunkelgelb und matt, der Körper ist kalt. Die Patientin hat keinen Durst, Appetitlosigkeit, müde Gliedmaßen, Harnträufeln und Durchfälle. Der Puls ist tief und langsam, die Zunge hat einen feuchten und weißen Belag. Das Behandlungsprinzip ist: Die Mitte wärmen, die Kälte zerstreuen und die Nässe ausleiten. Als Akupunkturpunkte nimm Bl 20, Bl 21, Ren 12, Ma 25, Ma 36, Ren 4, Mi 4, Mi 6, Bl 23, alle Punkte sind bevorzugt mit Moxa zu behandeln!

Kommentar:

Thema dieser Frage ist die Gelbsucht („Das Gelbe") und wie sie entsteht. Milz-Erde ist wegen ihrer Resonanz zur gelben Farbe hauptsächlich betroffen, d. h. die Wurzel einer Gelbsucht liegt aus chinesischer Sicht in einer schwachen Milz. Wenn die Milz von einem Übel bedrängt wird, kann sie ihre Aufgaben, die Nahrung umzuwandeln und zu transportieren, nicht mehr erfüllen. Die Milz hasst die Nässe, und wenn Feuchtigkeit im Übermaß vorhanden ist, blockiert sie die Milz und ihr Qi stockt. Tritt auch noch Hitze hinzu, entsteht eine echte gelbe Verfärbung: Zuerst im Gesicht und in den Augen, später auch am ganzen Körper. Dieses Gelb ist hell glänzend (*Sheng* 盛). Bei Kälte ist das Gelbe dunkel und matt. Ein trockenes Gelb im Gesicht der verheirateten Frau zeigt einen extremen Blutmangel an. Hier muss das Blut genährt werden.

Zur Behandlung der Gelbsucht ist es wichtig, welches Pathogen als Erstes aufgetreten ist. Dieses muss auch als Erstes entfernt bzw. ausgeleitet werden.

Dass das „Gelbe" auch eine Erkrankung der Gallenblase ist, war den alten Chinesen wohlbekannt. Aus westlicher Sicht bezeichnet Gelbsucht (Ikterus) den Anstieg des Gallenfarbstoffs *Bilirubin* im Blut. *Bilirubin* entsteht durch den Abbau des roten Blutfarbstoffs *Hämoglobin*. Bei einer Gelbsucht wird das *Bilirubin* nicht mehr vollständig ausgeschieden, sondern im Körper gesammelt. Wenn *Bilirubin* in hoher Konzentration im Blut vorkommt, lagert es sich in der Haut und in den Augen ab, sodass eine so genannte Gelbsucht entsteht. Das *Hämoglobin* selbst wird hauptsächlich in der Milz und in der Leber produziert.

Wir sehen hier, dass die gleichen Organe in Ost und West involviert sind. Die chinesische Medizin zeigt ein Bild der gleichzeitigen Interaktion von Milz und Gallenblase und den Kampf gegen äußere Pathogene, während die westliche Medizin eine Kausalkette aufbaut, in der die Organe nacheinander betroffen sind - das Ergebnis, eine Gelbsucht, ist dasselbe!

Frage 42

第四十二問 陰崩陽崩何以別之?

答曰：夫血氣之行。外行經絡。內榮腑臟。皆衝任二脈之所主也。倘若勞傷過度。致腑臟俱傷。衝任經虛。不能約製其血，故忽然暴下。謂之崩下。經雲：三焦絕經。名曰血崩。受熱而赤者，謂之陽崩。受冷而白者，謂之陰崩，其白者形如涕。赤者形如絳。黃者形如爛瓜。青者形如藍色。黑者形如衃血。是謂五崩也。(當與第六問兼看) **陽崩膠艾湯**，治婦勞傷血氣。衝任虛損。月水過多。淋漓漏下。連夕不斷。臍腹疼痛。 阿膠(炒) 川芎 甘草(各二兩) 艾葉 當歸 (各三兩) 白芍 熟地(各四兩)上為飲子，每服三錢，水一盞。煎六分，去滓熱服。空心食前。甚者連夜並服之。**黃芩散**，治崩中下血。黃芩為末，每服一錢。燒秤錘酒調下。崩中多是止血藥，此法治乘陰。經所謂天暑地熱。經水沸溢者也。**陰崩固經丸**，治婦人衝任虛弱。月候不調。來多不斷。淋漓不止。艾葉(醋炒) 鹿角霜 伏龍肝(各等分) 乾薑 上為末。溶鹿角膠和藥乘熱丸。梧桐子大。食前淡醋湯下五十丸。**赤龍丹**，治崩漏不止。餘血作痛。禹餘糧 (煅) 烏賊骨 鹿茸(酒炙) 龍骨 乾薑 當歸 石燕子(煅) 阿膠(炒) 上等分為末。酒醋糊丸。桐子大，每服五十丸溫酒下。艾醋湯亦得。

Yin-Kollaps und Yang-Kollaps - wie unterscheidet man sie?

Die Antwort lautet: Was das Zirkulieren von Blut und Qi betrifft: Außen wandern sie in den Leitbahnen und Luo-Gefäßen, im Inneren bringen sie die Zang Fu zur Blüte (*Rong* 榮). Die zwei Gefäße Chong und Ren beherrschen dies alles. Wenn sie durch übermäßige Strapazen beschädigt werden, dann führt das dazu, dass alle Zang Fu ebenfalls geschädigt werden.

Wenn die Chong- und Ren-Leitbahnen in Leere sind (*Xu* 虛), können sie das Blut nicht binden und zurückhalten, deshalb geht das Blut plötzlich und heftig nach unten ab. Man nennt dies *Beng Xia* 崩下 = „Zusammenbruch im unteren Bereich“.[269]

---

[269] *Beng* 崩 ist eine Erkrankung mit plötzlichen schweren Blutungen, auch ein Kollaps. Eine andere Bezeichnung dafür ist „Sturzblutung“.

Im Klassiker heißt es: „Wenn der San Jiao die Periode unterbricht, nennt man es *Xue Beng* 血崩 = „Zusammenbruch des Blutes". Wenn man Hitze empfangen und Röte im Gesicht hat, nennt man es *Yang Beng* 陽崩 = „Zusammenbruch des Yang". Wenn man an Kälte leidet und weiß im Gesicht ist, nennt man es *Yin Beng* 陰崩 = „Zusammenbruch des Yin".

Das Weiß erscheint zum Beispiel wie Nasenschleim (*Ti* 涕), das Rote erscheint karminrot (*Jiang* 絳), das Gelbe erscheint wie eine verfaulte Melone (*Lan Gua* 爛瓜), das Blau erscheint wie indigoblau (*Lan Se* 藍色), und das Schwarze erscheint wie altes Blut (*Pei Xue* 衃血). Dies nennt man die fünf Zusammenbrüche (*Wu Beng* 五崩).

Passend ist es hier, auch die 6. Frage zu betrachten.

Erkrankungen und Rezepturen:

1). *Yang Beng Jiao Ai Tang* 陽崩膠艾湯 heilt, wenn bei der verheirateten Frau Blut und Qi durch Überanstrengung geschädigt sind; Chong und Ren Mai sind leer und vermindert (*Xu Sun* 虛損), die Monatsblutung ist übermäßig (*Guo Duo* 過多), oder das Blut tröpfelt unaufhörlich heraus. Selbst abends hört es nicht auf. Dabei hat sie hat Schmerzen um den Bauchnabel herum und im Bauch.

- *E Jiao* (geröstet)
- *Chuan Xiong*
- *Gan Cao* (von jedem 2 Liang)
- *Ai Ye*
- *Dang Gui* (von jedem 3 Liang)
- *Bai Shao*
- *Shu Di* (von jedem 4 Liang)

Zubereitung: Trinke es als Dekokt, jede Dosis beträgt 3 Qian. Nimm eine Tasse Wasser dazu und reduziere es auf 60%. Entferne die Reste und serviere die Medizin heiß. Auf leerem Magen vor dem Essen einzunehmen. Sehr gut ist es, wenn man die Medizin jede Nacht nimmt

2). *Huang Qin San* 黃芩散 heilt einen Zusammenbruch im Inneren und Blutungen, die unten abgehen. Zermahle *Huang Qin* (Scuttelariae Radix) zu einem Pulver, jede Dosis beträgt 1 Qian. Nach dem Zerstoßen der Arznei vermische es mit Wein und trinke es. Ein Zusammenbruch im Inneren braucht häufig blutstillende Arzneien.

Diese Methode behandelt ein unterdrücktes Yin (*Cheng Yin* 乘陰). Die Periode ist dass, was am Himmel der Sommerhitze (*Shu* 暑) und auf der Erde der Hitze (*Re* 熱) entspricht. Ebenso kocht das Monatswasser und fließt über (*Fei Yi* 沸溢).

3). *Yin Beng Gu Jing Wan* 陰崩固經丸 heilt einen geschwächten Chong und Ren Mai der verheirateten Frau. Die Periode lässt auf sich warten, sie ist nicht ausgeglichen. Sie kommt häufig ohne aufzuhören oder sie tröpfelt unaufhörlich.

- *Ai Ye* (in Essig geröstet)
- *Lu Jiao Shuang*
- *Fu Long Gan* (jedes zu gleichen Teilen)
- *Gan Jiang*

Zubereitung: Zermahle alles zu einem Pulver. Schmilz das Antilopenhorn (*Lu Jiao Shuang* 鹿角霜)[270] zu einer klebrigen Masse und mische die Arzneien darunter. Erhitze alles und mache Pillen daraus von der Größe eines Wu Tong-Samens. Schlucke bis zu 50 Pillen vor dem Essen mit einer leichten Essigsuppe hinunter.

4). *Chi Long Dan* 赤龍丹 heilt Uterusblutungen (*Beng Lou* 崩漏), die nicht aufhören. Ein Überschuss an Blut (*Yu Xue* 餘血) macht Schmerzen.

- *Yu Yu Liang* (= Brauneisenstein, geschmolzen)
- *Wu Zei Gu*
- *Lu Rong* (in Wein eingelegt)
- *Long Gu*
- *Gan Jiang*
- *Dang Gui*
- *Shi Yan Zi* (= eine fossile Muschelschale, bearbeitet)
- *E Jiao* (geröstet)

Zubereitung: Nimm von jedem die gleiche Menge und zermahle es zu Pulver. Füge Weinessig hinzu und mache Pillen daraus von der Größe eines Wu Tong-Samens. Jede Dosis beträgt 50 Pillen. Schlucke sie mit warmen Wein hinunter. Man kann auch Essigsuppe dazu nehmen.

---

[270] *Lu Jiao Shuang* 鹿角霜 = „Antilopenhorn"; es tonisiert die Nieren, nährt Essenz und Blut und stärkt die Knochen und Sehnen; Es stärkt Qi und Blut, stoppt Blutungen und unterstützt die Heilung von Ulzerationen: bei Uterusblutungen, Yin-Ulzerationen und Wunden.

Akupunkturpunkte:

- *Da Dun* (Le 1) behandelt Sturzblutungen (*Xue Beng* 血崩).[271]
- *He Yang* (Bl 55) behandelt Zwischenblutungen aus dem Uterus.
- *Qi Hai* (Ren 6) behandelt Zwischenblutungen.
- *Shi Men* (Ren 5) behandelt Blutklumpen und Sturzblutungen.
- *Zhong Du* (Le 6) behandelt Sturzblutungen und wenn der Wochenfluss nicht aufhören will.
- *Xue Hai* (Mi 10) behandelt Sturzblutungen von schlechtem Blut (*E Xue* 惡血), eine unregelmäßige Menses und gegenläufiges Qi.
- *Yin Gu* (Ni 10) behandelt einen Blutsturz und Spannung im Unterbauch.
- *Tai Chong* (Le 3) beherrscht sturzartige Blutungen.
- *Tian Shu* (Ma 25) heilt roten und weißen Ausfluss.
- *Yin Jiao* (Ren 7 und Mi 6) behandelt Regelblutungen, die nicht aufhören wollen.
- *Zhong Ji* (Ren 3) behandelt sturzartige Blutungen.

Kommentar:

Letztendlich liegt die Ursache von Sturzblutungen im Zusammenbruch bzw. in einer Schwäche im Chong Mai und Ren Mai. Wenn durch Überanstrengungen ein Schaden entsteht, wenn übermäßige Sommerhitze einwirkt, aber auch wenn exzessiver Geschlechtsverkehr die Frau geschwächt hat, kann ein „Zusammenbruch im unteren Bereich" auftreten. Auch ein Überschuss an Blut kann zu Uterusblutungen führen! Diese verursachen Schmerzen und man könnte es als einen Versuch des weiblichen Körpers ansehen, eine Blutstagnation zu lösen bzw. überschüssiges Blut loszuwerden. Vergessen wir auch nicht den Öffner des Chong Mai, *Gong Sun* (Mi 4), bei allen Metrorrhagien zu nadeln.

---

[271] *Xue Beng* 血崩 bezeichnet alle Blutungen außerhalb der regulären Periode. *Xue Beng Zheng* 血崩症 sind alle Syndrome mit Zwischenblutungen (Metrorrhagien).

Frage 43

第四十三問 眠臥多汗?

答曰：盜汗者因眠臥而身體流汗也，此繇陽虛所致。久不已令人羸瘦。心虛不足。亡津液故也。診其脈虛弱細微。皆盜汗脈也。**大建中湯**，治熱自腹中，或從背膂。漸漸蒸熱，或寐而汗。日漸羸瘦。白芍(六兩) 黃 遠志 當歸 澤瀉(各三兩) 龍骨 人參 甘草(炙各二兩) 吳朮(一分) 上為粗末，每服五錢。水二盞，薑三片，棗一枚擘破。入飴少許。煎一盞。食前溫服。**黃耆飲子**，治婦人血氣不足。夜間虛乏。有汗倦怠者。 黃耆 五味子 當歸 白茯苓(各半兩) 白芍 遠志 麥子(一方用麥門冬) 人參 吳朮(各一分) 甘草(三銖) 上 咀，每服三錢，水盞半，薑三片。煎七分，去滓溫服。不拘時。神驗。**加味理建湯**，治男子婦人夜多盜汗。並便濁者，此方昌國州方順齋傳到。經驗。 乾薑 吳朮 人參 黃 白芍 肉桂 甘草 牡蠣 浮麥 當歸 上件 咀，每服水二盞。薑五片，棗一枚。煎八分。食前熱服。渣再煎。

Wenn sie beim Schlafen und im Liegen viel schwitzt - woran liegt das?

Die Antwort lautet: Wenn man in der Nacht schwitzt, liegt das daran, dass einem im Schlaf oder im Liegen der Schweiß aus dem Körper fließt. Dies ist das Ergebnis einer Yang-Schwäche (*Yang Xu* 陽虛). Wenn dieser Zustand länger anhält, verursacht dies im Menschen Abmagerung und Auszehrung (*Lei Shou* 羸瘦).

Wenn das Herz leer ist und einen Mangel hat, verliert man deshalb die Körpersäfte. Überprüft man den Puls, so ist er kraftlos (*Xu* 虛) oder schwächlich (*Ruo* 弱), fadenförmig (*Xi* 細) oder verschwindend (*Wei* 微).

All dies sind Pulse, die Nachtschweiße (*Dao Hai* 盜汗) anzeigen.[272]

---

[272] *Qi Zhongfu* unterscheidet hier den Schweiß, der ein Anteil des Wei-Qi ist, vom Schweiß, der die Ye-Flüssigkeit des Herzens ist. Vergleiche auch das *Su Wen*, Kapitel 23. Der Herzschweiß tritt nachts heraus, weil dies die stärkste Yin-Phase ist und die Yang-Schwäche sich hier am deutlichsten zeigt. Die Schweißporen können dann nicht genügend geschlossen werden.

Erkrankungen und Rezepturen:

1). *Da Jian Zhong Tang* 大建中湯 heilt Hitze, die von selbst im Abdomen oder auf dem Rücken und auf der Wirbelsäule auftreten. Die Hitze dampft allmählich heraus oder man schwitzt im Schlaf. Täglich wird die verheiratete Frau dünner und ausgemergelter.

- *Bai Shao* (6 Liang)
- *Huang Qi*
- *Yuan Zhi*
- *Dang Gui*
- *Ze Xie* (von jedem 3 Liang)
- *Long Gu*
- *Ren Shen*
- *Gan Cao* (geröstet, von jedem 2 Liang)
- *Wu Zhu* (1 Fen)

Zubereitung: Zerstoße alles zu einem groben Pulver, jede Dosis beträgt 5 Qian. Nimm 2 Tassen Wasser, 3 Scheiben Ingwer und eine Dattel, die aufgebrochen ist. Füge auch ein wenig Zucker hinzu. Koche alles bis auf 1 Tasse herunter, und nimm die Medizin vor dem Essen warm ein.

2). *Huang Qi Yin Zi* 黃耆飲子 heilt, wenn Blut und Qi der verheirateten Frau nicht genug sind. Nachts gibt es eine Leere und einen Mangel, und es kommt zu ermüdenden Schweißausbrüchen.

- *Huang Qi*
- *Wu Wei Zi*
- *Dang Gui*
- *Bai Fu Ling* (von jedem ½ Liang)
- *Bai Shao*
- *Yuan Zhi*
- *Mai Zi* (ein anderes Rezept verwendet *Mai Men Dong*)
- *Ren Shen*
- *Wu Shu* (von jedem 1 Fen)
- *Gan Cao* (3 Zhu)

Zubereitung: Zermahle alles zu einem groben Pulver, jede Dosis beträgt 3 Qian. Nimm eine halbe Tasse Wasser und 3 Scheiben Ingwer dazu und reduziere es auf 70%. Entferne die Reste und nimm die Medizin warm ein, egal zu welcher Zeit. Der Geist (*Shen* 神) wird es prüfen.

3). *Jia Wei Li Jian Tang* 加味理建湯 heilt bei Männern und Frauen häufigen Nachtschweiß. Gleichzeitig sind die Ausscheidungen trübe. Dieses Rezept glänzt in allen Distrikten des Landes. Die Verschreibung ist im Einklang mit den Rezepten, die im Studierzimmer überliefert und in den Klassikern geprüft wurden.

- *Gan Jiang*
- *Wu Shu*
- *Ren Shen*
- *Huang Qi*
- *Bai Shao*
- *Rou Gui*
- *Gan Cao*
- *Mu Li*
- *Fu Mai*
- *Dang Gui* (von jedem die gleiche Menge)

Zubereitung: Zerstoße alles zu einem groben Pulver. Nimm für jede Dosis 2 Tassen Wasser, 5 Scheiben Ingwer und eine Dattel. Reduziere die Flüssigkeitsmenge auf 80% und trinke die Medizin vor dem Essen heiß. Die Reste können zusätzlich geröstet werden (*Jian* 煎).

Akupunkturpunkte:

- *Hou Xi* (Dü 3) heilt räuberische Schweiße, die häufig herauskommen.

- *Yin Xi* (He 6) stoppt räuberische Schweiße (sedieren!).

- *Ge Shu* (Bl 17) beherrscht spontane und räuberische Schweiße.

- *Ran Gu* (Ni 2) beherrscht räuberische Schweiße.

- *Gao Huang Shu* (Bl 43) heilt räuberische Schweiße.

- *Fu Liu* (Ni 7) heilt räuberische Schweiße und Schweißausbrüche die nicht aufhören.

- *Jiao Xin* (Ni 8) beherrscht räuberische Schweiße.

- *Yu Zhen* (Bl 9) beherrscht profuses Schwitzen.

- *Yin Qiao* (Ni 6) heilt übermäßiges Schwitzen bei Frauen.

- *Kun Lun* (Bl 60) beherrscht Malaria mit profusen Schwitzen.
- *Zhong Fu* (Lu 1) behandelt Schwitzen bei einem Wind-Angriff.
- *Shao Shang* (Lu 11) behandelt Schwitzen, bei dem die Patientin friert.
- *Bai Hui* (Du 20) heilt übermäßiges Schwitzen, Erbrechen und tetanische Krämpfe.
- *Lie Que* (Lu 7) behandelt übermäßiges Schwitzen in den Wechseljahren.

Kommentar:

Das Thema dieser Frage ist der räuberische Schweiß bzw. nächtliches Schwitzen. *Qi Zhongfu* gibt hier als Ursache ein Yang-Schwäche an.[273] Durch den Säfteverlust kommt es irgendwann zu einer Auszehrung bis hin zu psychischen Veränderungen.

Dao Han 盜汗 = „räuberischer Schweiß" ist ein Krankheitsbegriff in der chinesischen Medizin, der durch unnatürliches nächtliches Schwitzen nach dem Einschlafen und nach dem Aufwachen gekennzeichnet ist.

Dao 盜 bedeutet hier *Tou* 偷 = stehlen, heimlich, verstohlen. Die alten Ärzte verwendeten den Begriff „Dieb", um das Krankheitssyndrom zu umschreiben. Denn die Aktivität eines Diebes besteht darin, nachts herumzuschleichen und heimlich seine Opfer auszuspähen. Wann immer Menschen einschlafen oder kurz vor dem Einschlafen stehen, tritt heimlich Schweiß aus dem Körper heraus wie Diebe, die des Nachts heimlich herumschleichen.

Dieser „räuberische Schweiß" ist auch eines der Leiden der Frau in der Menopause, die von Hitzewallungen und nächtlichem Schwitzen geplagt ist. Denn mit ca. 50 Jahren (7 x 7) verschließt sich ihr Ren Mai und ist nicht mehr die treibende Kraft für das Yin aufzusteigen. So bewegt sich das Yang unkontrolliert und rasch nach oben und verursacht Hitzewallungen. Dies ist eine andere Erklärung als die von *Qi Zhongfu*. Aber: Der Punkt *San Yin Jiao* (Mi 6) kennt genau die Beschwerden einer Frau!

---

[273] In der modernen TCM werden Nachtschweiße meist als Yin-Leere-Syndrome dargestellt und entsprechend behandelt. Im Text ist der Nachtschweiß das Ergebnis einer Yang-Schwäche: Das *Wei-Qi* kann die Hautporen nicht geschlossen halten und der Schweiß sickert heraus.

Frage 44

第四十四問 左脅痛如刀刺不得喘息?

答曰：肝居脅之左。以藏血。針經云：邪在肝。兩脅痛。巢氏云：左脅偏痛者，繇經絡偏邪。客於旁之故也。人之經絡。旋環於身。左右表裡皆周遍。若血氣調和。不生虛實痛証，或偏者邪傷之也，其左脅痛如刀刺者，則知其邪偏客於左也。甚者不得喘息也。**醋煎散**，治婦人血氣腹脅刺痛。良姜(一兩) 當歸 肉桂 白芍 陳皮 烏藥(各半兩) 上為細末，每服三錢。水醋各半盞。煎七分。通口服。**趁痛散**，治血氣刺痛。起於一邊，或左或右。行環上下，或在肌肉之間，如錐刀所刺，其氣不得息。莪朮 官桂(各一兩) 檳榔(半兩) 芫花(醋炙) 附子(各一兩) 細辛(半兩) 上為飲子，每服三錢，水盞半。煎七分，去滓溫服。姜棗同煎。

Auf der linken Seite der Rippenregion sind Schmerzen wie Messerstiche und sie bekommt keine Luft mehr - wieso?

Die Antwort lautet: Die Leber liegt auf der linken Seite der Rippengegend (*Xie* 脅) und speichert das Blut.[274] Im Nadelklassiker heißt es: „Wenn das Übel in der Leber weilt, dann schmerzen die beiden Seiten der Rippen.“ *Chao Shi* sagt: „Wenn in der linken Rippenregion einseitige Schmerzen auftreten, dann bedeutet es, dass ein einseitiges Übel in den Leitbahnen und Nebengefäßen auf einer Seite des Körpers zu Gast ist. Die Leitbahnen und Nebengefäße eines Menschen umkreisen den ganzen Körper, links und rechts, außen und innen, überall. Wenn Blut und Qi harmonisch eingestimmt sind, können weder Leere oder Fülle noch Schmerzzustände auftreten.

Wenn aber ein Übel einseitig (*Pian Zhe Xie* 偏者邪) Schaden anrichtet, dann gibt es Schmerzen wie Messerstiche in der linken Rippengegend. Dann weiß man, das ein Übel einseitig auf der linken Seite zu Gast ist. Sind die Schmerzen extrem, bekommt sie auch keine Luft mehr.“[275]

---

[274] Natürlich liegt die Leber nach unserer Anatomie auf der rechten Seite des Körpers; aber nach der chinesischen Naturphilosophie entspricht die Leber dem Osten und der Wandlungsphase Holz. Holz steht im Wandlungsphasenmodell auf der linken Seite, und im Osten geht die Sonne auf der linken Seite auf, wenn man den Sonnenaufgang nach Süden blickend aus betrachtet.

[275] Aus dem *Zhu Bing Yuan Hou Lun* von *Chao Yuanfang* (610).

Erkrankungen und Rezepturen:

1). *Cu Jian San* 醋煎散 heilt Blut- und Qi-Stagnationen der verheirateten Frau mit stechenden Schmerzen im Bauch und in der Rippenregion.

- *Liang Jiang* (1 Liang)
- *Dang Gui*
- *Rou Gui*
- *Bai Shao*
- *Chen Pi*
- *Wu Yao* (von jedem ½ Liang)

Zubereitung: Zermahle alles zu einem feinen Pulver, jede Dosis beträgt 3 Qian. Nimm dazu Wasser und Essig, von jedem eine halbe Tasse, und reduziere alles auf 70%. Die Medizin ist oral zu nehmen.

2). *Chen Tong San* 趁痛散 heilt Qi- und Blutstagnationen mit stechenden Schmerzen. Manchmal erscheinen die Schmerzen nur auf einer Seite entweder links oder rechts, oder sie wandern ringsherum von oben nach unten. Vielleicht liegen sie auch in den Zwischenräumen des Muskelfleisches (*Ji Rou* 肌肉). Die Schmerzen sind wie mit einem Messer durchbohrt und so stark, dass sie ihr den Atem nehmen.

- *E Shu*
- *Guan Gui* (von jedem 1 Liang)
- *Bing Lang* (½ Liang)
- *Yuan Hua* (in Essig gekocht)
- *Fu Zi* (von jedem 1 Liang)
- *Xi Xin* (½ Liang)

Zubereitung: Koche die Arzneien in Wasser, jede Dosis beträgt 3 Qian. Nimm eine halbe Tasse Wasser, reduziere die Flüssigkeit auf 70%, entferne die Reste und trinke die Medizin warm. Ingwer und Datteln können ebenfalls mitgekocht werden.

Akupunkturpunkte:

- *Ben Shen* (Gbl 13) beherrscht Schmerzen zwischen Brust und Rippen, bei denen die Patientin sich nicht umdrehen kann.

- *Tai Bai* (Mi 3) beherrscht Schwellungen und schneidende Schmerzen in der Brust und in der Rippenregion.

- *Yang Fu* (Gbl 38) beherrscht Schmerzen in der Rippengegend.

- *Huan Tiao* (Gbl 30) beherrscht wandernde Schmerzen in der Brust und zwischen den Rippen.

- *Da Bao* (Mi 21) beherrscht Schmerzen in der Brust und zwischen den Rippen.

- *Feng Long* (Ma 40) beherrscht stechende Brustschmerzen.

- *Qi Men* (Le 14) beherrscht Völlegefühl in der Brust und Schmerzen in der Rippenregion.

- *Dan Zhong* (Ren 17) beherrscht Brustblockaden mit Herzschmerzen.

- *Shao Chong* (He 9) beherrscht Brustschmerzen und Hitze im Mund.

- *Hua Gai* (Ren 20) beherrscht plötzliche Fülle in der Brust und in der Rippenregion, die seitlich ausstrahlen, Husten durch gegenläufiges Qi und Atemnot mit Unfähigkeit zu sprechen.

- *Tai Yuan* (Lu 9) behandelt Blockaden in der Brust (*Xiong Bi* 胸痺), gegenläufiges Qi, häufigen Schluckauf und Würgen, Ärger und Verdruss, die sie nicht schlafen lassen.

- *Shu Fu* (Ni 27) heilt Schmerzen in der Brust.

- *Fei Hu* (SJ 6) und *Yang Ling Quan* (Gbl 34) bewegen das Qi und beleben das Blut und behandeln Schmerzen in der Rippenregion.

Kommentar:

In dieser Frage geht es um Schmerzen am linken Rippenbogen. Verantwortlich dafür ist ein einseitiges Übel, dass über das Leitbahnsystem dort „zu Gast“ ist. Der Bezug zur Leber wird ebenfalls hergestellt. Die TCM würde heute sagen: Stechende Schmerzen = „Leber-Blut-Stagnation“. Hier im Text sind Qi und Blut nicht harmonisch eingestimmt. Das Eindringen eines Pathogens (*Xie Qi* 邪氣) auf nur einer Seite führt zu einer Stockung des Blutes, und Schmerzen wie Messerstiche entstehen. Sind die Schmerzen zu stark, nimmt es ihr die Luft.

Frage 45

第四十五問 積聚之病何以別之?

答曰：積聚者，繇陰陽不和。腑臟虛弱。受其風邪。搏於腑臟之氣所為也。積者，五臟所生。聚者，六腑所生。然陽化氣。氣屬於六腑。陰成形。形主於五臟。陽則動而不息，故聚者，始發無根本。上下無所留止，其痛無常處，故謂之聚也。陰則定而守住，故積者，始發有常處，其痛不離其部。上下有所終始。左右有所窮處。乃謂之積也。積脈陰沉而伏。象陰體之沉靜。聚脈陽浮而動。法陽性之浮高。然積病有五。隨其五臟相傳而生焉。經云：在肝則曰肥氣。在心則曰伏梁。在脾則曰痞氣。在肺則曰息賁。在腎則曰奔豚，故曰積聚之病，此可別也。**鱉甲丸**，治小腹中積聚。大如七八寸盤面。上下周旋。痛不可忍。鱉甲 官桂(各一兩半) 蜂房(半兩) 川椒 細辛 人參 苦參 丹參 沙參 吳茱萸(各十八銖) 蟲 干姜 牡丹皮 附子 水蛭 皂角(一本牛白角腮) 當歸 赤芍 甘草防葵(各一兩) 蠐螬(二十枚) 大黃 虻蟲 玄參(十八銖) 上為細末，蜜丸桐子大，每服七丸。溫酒下。日三服。加之。以效為度。**沒藥散**，治婦人一切血氣臍腹撮痛。血竭(別研) 肉桂 當歸 蒲黃 紅花 木香 沒藥 玄胡索 干漆(炒令煙出盡) 赤芍(各等分) 上為細末，每服二錢。熱酒調下。食前。**紫金散**，治婦人血氣不和。血塊疼痛。常服暖子宮。通經絡。橘紅 枳殼 肉桂 玄胡索 甘草(炙各一兩) 紫金牛(五兩一本紫金皮) 當歸(酒浸一宿焙乾銼) 香附(炒去毛各三兩) 南木香(半兩生) 上為末。婦人室女月水不調。久閉羸瘦。蘇木煎湯調下。白雞冠花末煎酒調下亦得，每服一匙。常服安胎養氣。臨產橫逆。蔥白煎酒下。血氣脹滿。催生下死胎。煎枳殼酒下。地榆末煎酒下亦得。產後血運。頭旋中風口噤。惡証發動。虛腫。豆淋酒下。產後惡血不止。血海衰敗。赤白帶下。胞漏。棕櫚灰酒下。綿灰亦得。胎氣絞刺。肋脅腹肚疼痛。炒姜酒下。心氣不足。陳皮湯下。產後敗血停積。攻刺腰痛。無灰酒下。日午臨睡三服。忌生冷淹藏毒魚。

Krankheiten mit Massenbildungen und Ansammlungen - wie kann man sie unterscheiden?

Die Antwort lautet: Massenbildungen (*Ji* 積) und Ansammlungen (*Ju* 聚) bilden sich, wenn Yin und Yang nicht harmonisch sind. Wenn die Fu- und die Zang-Organe geschwächt sind, empfangen sie leicht ein Wind-Übel. Dann passiert es, dass das Qi der Zang- und Fu-Organe mit diesem Einfluss kämpft: Was die Massen (*Ji* 積) angeht, sie entstehen in den 5 Zang-Organen, während die Ansammlungen (*Ju* 聚) sich in den 6 Fu-Organen bilden. Es ist so, das Yang wandelt sich in *Qi* 氣 um, denn das Qi gehört zu den 6 Fu-Organen. Das Yin vollendet die Form (*Xing* 形), denn das Beherrschen der Form gehört in den Bereich der 5 Zang-Organe.

Yang 陽 ist bewegt und unruhig, deshalb spricht man von *Ju* 聚 = Ansammlungen. Zu Beginn ihrer Entwicklung haben sie keine Basis. Oben und unten gibt es nichts, was verweilt und stillsteht (*Liu Zhi* 留止). Der Schmerz tritt an verschiedenen Stellen auf, deshalb nennt man sie Ansammlungen.

Yin 陰 ist ruhig und fest am Platz, deshalb sagt man *Ji* 積 = Massen. Zu Beginn ihrer Entwicklung bleiben sie immer an einer Stelle, und der Schmerz verlässt nicht seine Region. Oben und unten gibt es Anfang und Ende (*Zhong Shi* 終始), links und rechts gibt es Begrenzungen, deshalb nennt man sie Massen.

Bei den Massen sind die Pulse Yin-gemäß tief (*Chen* 沉) und versteckt (*Fu* 伏). Ihre Erscheinungsformen verkörpern das Yin, sie sind deshalb tief und ruhig (*Chen Jing* 沉靜). Bei den Ansammlungen sind die Pulse Yang-gemäß oberflächlich (*Fu* 浮) und bewegt (*Dong* 動). Nach den Regeln der Yang-Natur sind die Ansammlungen deshalb oberflächlich (*Fu* 浮) und überschreiten das rechte Maß.

Von den Massen-Krankheiten gibt es fünf. Der Überlieferung nach folgen sie den 5 Zang-Organen und entstehen hier.

Im Klassiker heißt es: Entstehen sie in der Leber, sagt man dazu „fettes Qi“ (*Fei Qi* 肥氣), sitzen sie im Herzen, sagt man „verborgender Balken“ (*Fu Liang* 伏梁), in der Milz, sagt man „verklumptes Qi“ (*Pi Qi* 痞氣), sitzen sie in der Lunge, sagt man „beschwerliche Atmung“ (*Xi Ben* 息賁) und sitzen sie in der Niere, sagt man „laufendes Ferkelchen“ (*Ben Tun* 奔豚). Deshalb wird gesagt, dass sich die Krankheiten der Massen und Ansammlungen so unterscheiden lassen!

Erkrankungen und Rezepturen:

1). *Bie Jia Wan* 鱉甲丸 heilt Massen und Ansammlungen im Unterbauch. Diese haben den Umfang einer 7-8 Cun großen Schüssel. Oben und unten, überall gehen sie herum und die Schmerzen sind nicht auszuhalten.

- *Bie Jia*
- *Guan Gui* (von jedem 1½ Liang)
- *Feng Fang* (½ Liang)
- *Chuan Jiao*
- *Xi Xin*
- *Ren Shen*
- *Ku Shen*
- *Dan Shen*
- *Shen Shen*
- *Wu Zhu Yu* (von jedem 18 Zhu)
- *Zhe Chong*
- *Gan Jiang*
- *Mu Dan Pi*
- *Fu Zi*
- *Shui Zhi*
- *Zao Jiao* (beim Rind nur die Wurzel vom weißen Horn an der Wange)
- *Dang Gui*
- *Chi Shao*
- *Gan Cao*
- *Fang Kui* (von jedem 1 Liang)
- *Chi Cao* (20 Stück)
- *Da Huang*
- *Meng Chong*
- *Xuan Shen* (von jedem 18 Zhu)[276]

Zubereitung: Zermahle alles zu einem feinen Pulver, füge Honig hinzu und drehe Pillen von der Größe eine Wu Tong-Samens. Jede Dosis beträgt 7 Pillen. Schlucke sie mit warmen Wein hinunter, täglich dreimal. Nimm die Heilwirkung als Maßstab für die Dauer der Einnahme.

2). *Mo Yao San* 沒藥散 heilt bei der verheirateten Frau jeden drängenden Schmerz durch Blut- und Qi-Stagnationen, der sich im Bauch und um den Bauchnabel herum bewegt.

[276] Wir haben hier ein Rezept mit 24 (!) Arzneien. Ursprünglich stammt es bereits aus dem 3. Jahrhundert und ist im *Jin Kui Yao Lue* von *Zhang Zhongjing* beschrieben. Eine Modifikation erhielt die Rezeptur im *Wai Tai Mi Yao* im 8. Jahrhundert.

- *Xue Ji* (Zermahle es allein für sich)
- *Rou Gui*
- *Dang Gui*
- *Pu Huang*
- *Hong Hua*
- *Mu Xiang*
- *Mo Yao*
- *Xuan Hu Suo*
- *Gan Qi* (röste es so lange, bis der austretende Rauch endet)
- *Chi Shao* (von jedem die gleiche Menge)

Zubereitung: Zermahle alles zu einem feinen Pulver, jede Dosis beträgt 2 Qian. Vermische es mit heißem Alkohol und schlucke es hinunter. Nimm die Medizin vor dem Essen.

3). *Zi Jin San* 紫金散 heilt, wenn Blut und Qi der verheirateten Frau nicht harmonisch sind. Wenn sich das Blut verklumpt, verursacht es Schmerzen. Für gewöhnlich wärmt diese Medizin den Uterus und macht die Leitbahnen und Nebengefäße durchgängig.

- *Ju Hong*
- *Hong Hua*
- *Mu Xiang*
- *Mo Yao*
- *Xuan Hu Suo*
- *Gan Cao* (geröstet, von jedem 1 Liang)
- *Zi Jin Niu* (5 Liang, die Wurzelhaut der hiesigen Zi Jin-Pflanze)
- *Dang Gui* (in Wein eingeweicht und über einem Feuer geröstet)
- *Xiang Fu* (geröstet, entferne die Haare, von jedem 3 Liang)
- *Nan Mu Xiang* (½ Liang, roh)

Zubereitung: Bereite ein Pulver daraus.[277]

Wenn die Regel der verheirateten und der unverheirateten Frau nicht ausgeglichen ist, wenn sie seit langem aufgehört hat und die Frauen dünn und ausgemergelt sind (*Lei Shou* 羸瘦), nimm Sappanholz (*Su Mu* 蘇木) als Suppe gekocht zum Ausgleich. *Bai Ji Guan Hua* 白雞冠花 als Pulver in Wein gekocht und getrunken kann dies ebenfalls ausgleichen. Jede Dosis beträgt einen Löffel voll.

[277] An dieser Stelle führt *Qi Zhongfu* die Zubereitung und Einnahme nicht weiter aus. Wahrscheinlich ist die Zubereitung die Gleiche wie im vorherigen Rezept.

Für gewöhnlich beruhigt die Medizin den Embryo und nährt das Qi. Wenn es zum Zeitpunkt der Geburt eine heftige Gegenläufigkeit des Qi gibt, nimm eine Zwiebel in Wein gekocht und trinke es. Wenn Blut und Qi zu Schwellungen und einem Völlegefühl führen, können die Geburtswehen einsetzen und eine Todgeburt (*Si Tai* 死胎) fällt unten heraus. Koche dann Bitterorange (*Zhi Qiao* 枳殼) und trinke es in Wein gemischt. Wiesenknopfwurzelpulver (*Di Yu* 地榆) in Wein gekocht kann man auch dafür nehmen.

Wenn sich nach der Geburt das Blut bewegt und sich im Kopf alles dreht, wenn sie vom Wind getroffen ist (*Zhong Feng* 中風) und der Mund zittert, ist dies ein übles Zeichen und eine Leere-Schwellung (*Xu Zhong* 虛腫) breitet sich aus. Nimm fermentierte Bohnen (*Dou Lin* 豆淋) und schlucke sie mit Wein hinunter. Nach der Geburt treten üble Blutungen auf, die nicht enden wollen. Das Blutmeer (*Xue Hai* 血海) ist verkümmert und verwelkt (*Shuai Bai* 衰敗), roter und weißer Ausfluss treten hervor und die Nachgeburt leckt heraus. Nimm die Asche einer Palme (*Zong Lu Hui* 棕櫚灰) und schlucke sie mit Wein hinunter. Man kann auch Asche von verbrannter Baumwollwatte (*Mian Hui* 綿灰) nehmen.

Bei Schwangerschaftsübelkeit mit Grimmen und Stechen im Bauch, bei Schmerzen in der Rippengegend und im Bauch röste Ingwer und schlucke ihn mit Wein hinunter. Wenn die Herzkraft (*Xin Qi* 心氣) nicht genug ist, nimm getrocknete Apfelsinenschalen (*Chen Pi* 陳皮) und bringe sie mit Wein hinunter. Wenn die Nachgeburt verdorben ist, das Blut anhält und sich sammelt, und wenn plötzlich stechende Rückenschmerzen auftreten, nimm den Wein ohne Asche jeden Tag vor dem Schlafen dreimal. Meide kaltes und rohes Essen und hüte Dich vor giftigen Fischen.[278]

Akupunkturpunkte:

Der zeitgleiche Akupunkturklassiker *Zhen Jiu Zi Sheng Jing* (1220) bietet eine Reihe von Akupunkturpunkten zur Behandlung von Massen an:[279]

- *Chong Men* (Mi 12) beherrscht schmerzhafte Massen und Ansammlungen im Bauch.

[278] *Qi Zhongfu* führt hier schon Rezepte für Schwangerschaft, Geburt und Nachgeburt ein. Diese Besonderheiten der Frauen sind eigentlich erst Thema im zweiten Teil des *Nuke Baiwen*, der ebenfalls 50 Fragen enthält. Siehe unten! Die Freizügigkeit, mit der Wein in den Rezepten für Schwangere verwendet wird, ist in unserer heutigen Zeit ein „no go“!

[279] Entgegen der modernen TCM-Meinung, hier könnten nur Kräuter helfen, gab es bereits vor 800 Jahren Erfahrungen mit Akupunktur bei Massen und Ansammlungen.

- *Ge Shu* (Bl 17) und *Yin Gu* (Ni 10) beherrschen Massen und Ansammlungen.

- *Shang Wan* (Ren 13) heilt Verspannungen unter dem Herzen und Massen und Ansammlungen mit kalten Schwellungen.

- *Xuan Shu* (Du 5) heilt Massen im Bauch, die auf und ab wandern.

- *Gao Qu* (Ni 17) heilt Massen und Ansammlungen im Bauch.

- *Tai Yin Xi* (Mi 8) heilt Völle im Bauch und Massen und Ansammlungen.

- *Pang Guang Shu* (Bl 28) heilt feste Knoten und Massenbildungen.

- Bei Massen und Ansammlungen die hart und angefüllt sind, setze 100 Moxakegel auf den Mu-Punkt der Milz; es ist der Punkt *Zhang Men* (Le 13), der am Ende des Rippenbogens liegt.

- Bei Verhärtungen unter dem Herzen und Massenbildungen mit kalter Schwellung setze 100 Moxakegel auf *Shang Wan* (Ren 13). Bei Massen und Ansammlungen, die so groß wie ein Teller sind mit kalten Schwellungen setze auf *Wei Guan* (Ren 12) 200 Moxakegel.

- *Chong Men* (Mi 13) und *Fu She* (Mi 13) heilen Völle im Bauch sowie Massen und Ansammlungen.

- Massenbildungen mit Schmerzen im Bauch heilt *Pi Shu* (Bl 20).

- *Si Man* (Ni 14) heilt Massen und Ansammlungen unter dem Bauchnabel und Shan-Klumpen.

- *Tong Gu* (Ni 20) heilt Knoten und Massen und wenn das Wasser zurückbleibt.

- *Zhong Ji* (Ren 3) heilt kaltes Qi und Massen und Ansammlungen. Manchmal stürmt das Qi nach oben zum Herzen, sie hat Hunger, kann aber nicht essen.

- Bei Massen und Ansammlungen setze Moxa auf *Fei Shu* (Bl 13).

- Bei Massen und Ansammlungen in den Zang Fu-Organen setze Moxa auf *San Jiao Shu* (Bl 22).

- Bei Massenbildungen in Brust und Bauch setze Moxa auf *Gan Shu* (Bl 18).

- *Qi Men* (Le 14) heilt Atemnot durch Gegenläufigkeit. Die verheiratete Frau ist unruhig und kann nicht liegen. Auch bei Husten, Massen und Ansammlungen unter den Rippenbogen ist dieser Punkt sehr wirksam.

Kommentar:

In dieser Frage werden Massen und Ansammlungen unterschieden. Dabei scheinen die Massen (*Ji* 積) die festeren zu sein, denn sie entstehen in den Zang-Organen, die Yin-gemäß für Struktur und Form verantwortlich sind. Ansammlungen (*Ju* 聚) entstammen den Fu-Organen, sind flüchtiger Natur und ohne feste Konturen. Sie sollten also leichter zu behandeln sein. Nach der Doktrin der fünf Wandlungsphasen werden für jedes Zang ihre typischen Massen aufgeführt, die Ansammlungen der Fu werden hier nicht weiter differenziert.

1. **Leber**: *Fei Qi* 肥氣 = „fettes Qi"; Laut Wörterbuch ein Klumpen unter dem linken Hypochondrium, verursacht durch eine Leber-Qi-Stagnation oder eine Blutstase.[280]

2. **Herz**: *Fu Liang* 伏梁 = „verborgener Balken"; für diese Krankheit gibt es vier verschiedene Interpretationen:[281]

a). Ein inneres Geschwür, das sich als eine steife Masse im Unterbauch mit Eiter und Blut darin manifestiert. Es befindet sich zwischen Magen und Eingeweiden und drückt auf diese Organe, je raumgreifender es wird. Aus westlicher Sicht könnte es eine Beschreibung für alle möglichen Tumore im Unterbauch sein.

b). Eine Krankheit, verursacht durch überfließendes Qi im Dickdarm, die eine Schwellung im ganzen Körper, besonders aber in den unteren Extremitäten verursacht. Es treten Schmerzen in der Bauchnabelregion auf.

c). Eine Krankheit, die sich als bewegliche Masse unter dem Herzen manifestiert, begleitend von häufigen Blutspucken.

---

[280] Siehe **Chinese-English Chinese Traditional Medical Word-Ocean Dictionary**, Tai Yuan 1995, S. 1068. Das Wörterbuch bezieht sich hier und im Folgenden auf den Klassiker *Ling Shu*, Kap. 4 und auf das *Nan Jing*, Kap. 56.
[281] Ebenda, S. 702.

d). Eine der fünf Massenbildungen im Abdomen; hier eine „Herz-Masse“, die vom Bauchnabel bis zur Region unterhalb des Herzens reichen kann. Sie hat die Form eines Balkens und geht einher mit Unruhe im Herzen (*Xin Fan* 心煩). Diese Krankheit kann nicht in kurzer Zeit geheilt werden!

3. **Milz**: *Pi Qi* 痞氣 = „verklumptes Qi“; eine Massenbildung am rechten Hypochondrium; es gehört zur „Milz-Masse“ und entsteht durch eine Schwäche der Milz. Diese führt zur Stagnation des Qi und Verklumpung von Schleim. Es hat die Form eines Tellers im Oberbauch und wird oft begleitet von Gelbsucht, Auszehrung und Schwäche in den Extremitäten.

4. **Lunge**: *Xi Ben* 息賁 = „beschwerliche Atmung“; eine Massenbildung in der Lunge mit Atemnot durch anstürmendes Qi und einem Klumpen, der wie eine umgedrehte Tasse im rechten Hypochondrium liegt. Dabei sind Symptome wie Fieber und Schüttelfrost, Brustbeklemmung, Schluckauf und Aushusten von eitrig-blutigem Sputum. Im fortgeschrittenem Stadium kann sich ein Lungenabszess entwickeln.

5. **Niere**: *Ben Tun* 奔豚 = „laufendes Ferkelchen“; der Patient hat viele Blähungen und das Gefühl, als ob Gas vom Bauch bis zur Brust oder sogar bis zur Kehle stürmt. Diese Erkrankung, die anfallsartig verläuft, tritt bevorzugt bei Patienten im mittleren Alter auf, oft in Verbindung mit schweren emotionalen Störungen. Der Patient kann Koliken haben, abwechselnd Hitze und Kälte, Schwäche und Kurzatmigkeit, die lange anhält und es besteht ein schweres Krankheitsgefühl. Häufig werden die Beschwerden begleitet von erheblicher psychischer Unruhe.

Die Ursache ist entweder pathogene Kälte, die in der Nieren-Leitbahn nach oben drängt (*Shen Qi Ben Tun* 腎氣奔豚) oder gegenläufig nach unten gehendes Qi in der Leber-Leitbahn (*Gan Qi Ben Tun* 肝氣奔豚). Nach dem *Nan Jing* ist die Ben Tun-Krankheit eine der fünf Stagnationen, verursacht durch eine Nierenstörung. Hier drängt pathogene Kälte stürmisch nach oben.

Qi Zhong Fu zitiert in dieser Frage fast wortwörtlich das „Buch über alle Krankheitsursachen“ (*Zhu Bing Yuan Hou Lun*) und den „Klassiker der Schwierigkeiten“ (*Nan Jing*), in denen diese Störungen ausführlich behandelt werden.

Zur Diagnose bietet sich die Pulsdiagnose an, die klare Zuordnungen aufgrund ihres Yin- oder Yang-Charakters gibt. Massen bringen Yin-Pulse, Ansammlungen bringen Yang-Pulse hervor.

Frage 46

第四十六問 身體常瘙癢?

答曰：身瘙癢者，是體虛受風。風入腠理。與血氣相搏而俱往來。在皮膚之間。邪氣散而不能沖擊為痛也，故但瘙癢也。仲景云：癢者名泄氣風。久久成痂癩，亦繇體虛。受風邪之所致也。**胡麻散**，治脾肺風毒。攻沖遍身。皮膚瘙癢，或生瘡疥，或生癮疹。用手搔時。浸淫成瘡。久而不瘥。愈而複作。面上游風，或如蟲行。紫癜白癜頑麻等風，或腎臟風。攻注腳膝生瘡。並宜服之。胡麻 (三兩) 苦參 (二兩) 何首烏 (二兩洗) 甘草 (炙半兩) 荊芥 (三兩) 威靈仙 (一兩半) 上為細末，每服二錢。薄荷湯茶點。食後服，或酒調蜜湯點亦得。服此後頻頻洗浴得出汗而立效。**苦參丸，**治心肺積熱。腎臟風毒。攻於皮膚。時生疥癩。瘙癢難忍。時出黃水。及大風手足爛壞眉毛脫落。一切風疾。並皆治之。 參苦 (四兩) 荊芥 (去梗三兩) 上為細末，水糊丸，如桐子大，每服二十丸。好茶吞下，或荊芥湯。食後。

Ihr Körper hat ständig einen lästigen Juckreiz - wieso?

Die Antwort lautet: Ein lästiger Juckreiz (*San Yang* 瘙癢) des Körpers entsteht dann, wenn bei einer Leere des Körpers (*Ti Xu* 體虛) Wind empfangen wird. Wenn Wind in die Hautporen eindringt und Blut und Qi gegeneinander kämpfen, dann kommt und geht der Wind wie er will. Es gibt Zwischenräume in der Haut, in denen sich das üble Qi zerstreut (*San* 散). Es kann dann nicht mehr mit Macht anstürmen (*Chong Ji* 沖擊) und Schmerzen hervorrufen, deshalb ist es nur ein Juckreiz.

Zhongjing 仲景 sagt:[282] Als Juckreiz bezeichnet man freigelassenes Qi und Wind (*Xie Qi Feng* 泄氣風). Nach einer sehr langen Zeit entwickelt sich Lepra (*Lai* 癩). Auch bedeutet eine Leere des Körpers, dass nun die Voraussetzung für das Empfangen eines Wind-Übels gegeben ist.

---

[282] *Zhang Zhongjing*, der Autor des *Shang Han Lun*.

Erkrankungen und Rezepturen:

1). *Hu Ma San* 胡麻散 heilt Wind-Gifte in Milz und Lunge, die den Körper überall angreifen. Die Haut juckt und kitzelt, vielleicht entsteht auch ein Geschwür oder eine Schuppenflechte (*Chuang Jie* 瘡疥) oder ein anderer heftiger Hautausschlag (*Yin Zhen* 癮疹), bei dem man sich oft kratzt. Auch wenn sich nässende Geschwüre gebildet haben, die lange Zeit bleiben und nicht heilen wollen, diese Rezeptur bringt eine Besserung!

Wenn oben im Gesicht der Wind umhergeht, als ob Würmer krabbeln (*Chong Xing* 蟲行), auch bei purpurnen oder weißen Flecken auf der Haut (*Zi Dian Bai Dian* 紫癜白癜), bei allen hartnäckigen Formen von Windpocken oder bei Wind im Nieren-Zang (*Shen Zang Feng* 腎臟風). Wenn sich am Knie Geschwüre bilden oder eine Fuß-Jiao-Krankheit (Beriberi) entsteht, ist dieses Rezept ebenso passend.

- *Hu Ma* (3 Liang)
- *Ku Shen* (2 Liang)
- *He Shou Wu* (gewaschen, 2 Liang)
- *Gan Cao* (geröstet, ½ Liang)
- *Jing Jie* (3 Liang)
- *Wei Ling Xian* (1½ Liang)

Zubereitung: Zermahle alles zu einem feinen Pulver, jede Dosis beträgt 2 Qian. Koche Pfefferminze als Tee oder als Kuchen und iss etwas davon nach der Einnahme. Oder vermische Wein und Honig in heißem Wasser und nimm es tröpfchenweise, das geht auch. Nach der Einnahme der Medizin wasche immer wieder die juckende Haut bis Schweiß herauskommt, dann ist die Wirkung nachhaltig.

2). *Ku Shen Wan* 苦參丸 heilt Hitzeansammlungen in Herz und Lunge; wenn Wind-Gifte (*Feng Du* 風毒) im Nieren-Zang die Haut angreifen, bilden sich manchmal Krätze (*Jie* 疥) und sogar Lepra (*Lai* 癩). Es entsteht ein Juckreiz, der kaum auszuhalten ist. Manchmal tritt eine gelbe Flüssigkeit heraus. Erscheint dazu noch ein großer Wind (*Da Feng* 大風), verfaulen und verderben (*Lan Huai* 爛壞) Hände und Füße und die Augenbrauen fallen ab. Dieses Rezept vermag wirklich jede Wind-Krankheit zu heilen.

- *Shen Ku* (4 Liang)
- *Jing Jie* (3 Liang, entferne die Stängel)

Zubereitung: Zermahle alles zu einem feinen Pulver, vermische es mit Wasser zu einer Paste und forme Pillen daraus von der Größe eines Wu Tong-Samens. Jede Dosis beträgt 20 Pillen. Schlucke sie mit gutem Tee herunter oder koche eine Suppe mit Schizonepeta-Kraut (*Jing Jie* 荊芥). Nimm die Medizin nach dem Essen ein.

Exkurs über Hauterkrankungen mit Juckreiz:[283]

1). **Pruritus**: Ein Juckreiz kann aus einer neurotischen Ausgangslage entstehen, aber auch als Folge von Diabetes, Urämie, Gelbsucht, u.a. Ein lokaler Juckreiz im Anal-Genitalbereich kann von Würmern, Pilzerkrankungen oder auch von Hämorrhoiden stammen. In der TCM heißt Juckreiz *Sao Yang Zheng* 瘙痒症 = „ Die Juck-Kribbel-Krankheit" und wird je nach seinem Ort behandelt. In der Pathogenese sind in der Regel Wind, Nässe und Hitze dafür verantwortlich. Aber auch eine Milz-Qi-Schwäche ist häufig die Ursache. Auch eine Blutschwäche (z.B. bei Kopfjucken) kann ihn auslösen. Je stärker der Juckreiz, umso stärker der pathogene Faktor. Das Behandlungsprinzip ist hier, das Pathogen (Wind, Hitze oder Nässe) auszuleiten und eine vorhandene Leere aufzufüllen (*Bu* 補).

Bei generalisiertem Juckreiz kommen die Punkte *Qu Chi* (Di 11), *Wei Zhong* (Bl 40) und *San Yin Jiao* (Mi 6) in Frage. Bei perianalem und genitalem Juckreiz werden die Punkte *Xue Hai* (Mi 10), ein alternativer Name ist *Bai Chong Ke* 百蟲窠 = „Nest der 100 Würmer", *Cheng Shan* (Bl 57) und *Hui Yin* (Ren 1) empfohlen. Wenn Kratzen bessert, liegt eine Qi- oder Blut-Leere vor, wenn Kratzen verschlimmert und sich die Patientin blutig kratzt, liegt eine Yang (Hitze) -Fülle vor.

2). **Urtikaria**: Entsteht oft als allergische Reaktion auf Nahrungsmittel, Hitze oder Kälte. Krankmachende Faktoren sind auch Ernährungsfehler und emotionale Probleme. Selbst bestimmte Pflanzen oder Insektenstiche können diese Hautreizung hervorrufen. Urtikaria heißt im chin. *Feng Zhen* 風疹 = Nesselsucht, wörtlich „verborgene Papeln" oder „Wind-Papeln". Sie entstehen durch ein Ungleichgewicht zwischen Qi und Blut sowie Ying- und Wei-Qi (*Ying Wei* 營衛). Ein Hauptsymptom der Nesselsucht ist ebenfalls ein starker Juckreiz. Zu viel Hitze im Yang Ming als Folge von zu stark gewürzten Speisen kann ebenso diese Erkrankung hervorbringen. Alle möglichen Allergene können die verborgenen Papeln an die Oberfläche bringen. Eine innere Ursache ist oft Blut-Hitze, eine äußere Ursache ist oft schädigender Wind.

[283] Siehe auch meine Ausführungen über die Haut in der Frage 40.

Das *Zhu Bing Yuan Hou Lun* sagt: „Das Übel befindet sich innerhalb der Haut. Wenn Wind, Kälte oder Hitze auftreten, erscheint plötzlich ein Hautjucken und ein weißlich- bis rötlicher Ausschlag."

3). **Neurodermitis**: auch atopisches Ekzem (griechisch *ατοπία, atopía* = „Ortlosigkeit" oder „nicht zuzuordnen") ist eine chronische, nicht ansteckende Hautkrankheit. Weitere geläufige Bezeichnungen sind Neurodermitis, atopische Dermatitis und endogenes Ekzem. Außerdem wird die Erkrankung auch als chronisch konstitutionelles Ekzem, Asthmaekzem und *Prurigo Besnier* bezeichnet.[284] Der Begriff *Neurodermitis* stammt aus dem 19. Jahrhundert. Damals meinte man, die Ursache der Hauterkrankung sei eine Nervenentzündung. Später wurde diese Ansicht widerlegt, die Bezeichnung ist aber weiterhin geläufig.

Hauptsymptome sind rote, schuppende, manchmal auch nässende Ekzeme auf der Haut und ein starker Juckreiz. Die Erkrankung verläuft schubweise und hat ein individuelles, vom Lebensalter abhängiges Erscheinungsbild. Neurodermitis gilt aus westlicher Sicht als nicht heilbar, ist aber behandelbar.

Die am meisten verbreitete Behandlung besteht hauptsächlich aus der Bekämpfung der charakteristischen Hauttrockenheit und der äußerlichen Anwendung von entzündungshemmenden Wirkstoffen. Es gibt weitere Therapieansätze, die nicht nur äußerlich behandeln, z.B. diätetische mit Einnahme von B-Vitaminen, Psychotherapie und natürlich TCM.

In der TCM fällt diese Erkrankung unter die Kategorien „hartnäckiger Ausschlag" (*Wan Xuan* 頑癬), „trockener Ausschlag" (*Gan Xuan* 乾癬) oder „Rinderhaut-Ausschlag" (*Niu Pi Xuan* 牛皮癬). Die erkrankte Haut ist dick und hart und ähnelt einer Rinderhaut. Der Krankheitsverlauf ist lang anhaltend und hartnäckig, deshalb der Name „hartnäckiger Ausschlag." Die Ursachen sind Wind und Hitze, die sich in der Haut festsetzen (oft im Gesicht), aber auch Emotionen, die Hautreaktionen hervorbringen (Ärger, Trauer, emotionale Traumata etc.). Schließlich können auch embryonale Gifte (*Tai Du* 胎毒) über die Haut ausgeschieden werden. Dies passiert gerne im Genitalbereich und besonders bei Kinderkrankheiten.[285]

---

[284] Nach dem französischen Dermatologen *Ernest-Henri Besnier* (1831-1909). Er war der erste Arzt, der eine Biopsie zur Diagnose heranzog. Siehe **Werner Gerabek** u.a.: Enzyklopädie Medizingeschichte, Berlin 2005, S. 172.

[285] Kinderkrankheiten sind aus chinesischer Sicht notwendige Vorgänge, um das „embryonale Gift" (*Tai Du* 胎毒) auszuscheiden. Zurzeit erhebt sich bei uns mal wieder das Gespenst der **Impfpflicht**, heute gegenüber Masern und besonders gegen Covid 19. Nun ist jede Erkrankung durch einen Krankheitserreger Ausdruck einer Auseinandersetzung zwischen dem Menschen

Bei längerer Krankheitsdauer trocknet das Blut aus und die Haut verliert ihre Elastizität. Das Behandlungsprinzip ist hier, das Blut zu beleben und die Zirkulation in den Nebengefäßen anzuregen. Als Punkte wären zu nehmen: *Qu Chi* (Di 11), *Xue Hai* (Mi 10), *He Gu* (Di 4), *San Yin Jiao* (Mi 6), die A-Shi-Punkte nadeln + Moxa, *Wei Zhong* (Bl 40), *Feng Men* (Bl 12), *Fei Shu* (Bl 13), *Zhu Bin* (Ni 9). *Zu San Li* (Ma 36) für Hautausschläge am Bauch, *Nei Guan* (P 6) bei emotionaler Genese, *Shen Men* (He 7) ebenso, *Yang Ling Quan* (Gbl 34) und *Wai Guan* (SJ 5) bei Befall der Achseln, der Ellbogen und des seitlichen Körpers. Beachte die Wirksamkeit des Yang Wei Mai mit seinem Öffner *Wai Guan* (SJ 5).

4). **Psoriasis**: Im Volksmund „Schuppenflechte" Ist eine chronische Erkrankung, die weißliche Schuppen auf der Haut erzeugt, die sich nach Ablösung immer wieder erneuern. Löst man sie ab, befindet sich darunter eine frische, rote, entzündliche Haut, die bei Kratzen leicht blutet. Psoriasis ist meist verbunden mit einem mehr oder weniger starkem Juckreiz. Die Schuppen befinden sich stärker an den Extremitäten und am Kopf, können aber auch den ganzen Körper befallen. Sie sind häufiger bei jüngeren Menschen, stärker im Winter, Sonnenbestrahlung und Meerwasser bessern die Haut in vielen Fällen. in Deutschland leiden ca. zwei Millionen Menschen unter dieser Krankheit. Die Ätiologie der Psoriasis ist vermutlich vielschichtig (erbliche Disposition, Autoimmunreaktion u.a.) und noch nicht abschließend geklärt.

In der TCM heißt die Psoriasis *Yin Xie Bing* 银屑病 = „Silber-Splitter-Erkrankung". Sie unterscheidet:

---

und seiner Umwelt. Bakterien, Viren u.a. mutieren ständig, um bessere Überlebenschancen zu haben, sie passen sich an die sich verändernde Natur an. Die westliche Medizin führt Krieg gegen die Erreger und möchte sie ausrotten. Die östliche Medizin und die Naturheilkunde will dem Patienten eine bessere Ausgangslage verschaffen, um sich aus eigener Kraft gegenüber dem Krankheitserreger zu wehren. Hier steht die Stärkung der Selbstheilungskräfte im Vordergrund. Der Mensch steht zwischen Himmel und Erde! So ist jede Erkrankung, die durch Erreger von außen verursacht wird, eine Herausforderung an den Menschen, sich wieder neu in seine Umwelt einzubinden und schwingungsfähig zu bleiben – Das ist auch eine Definition von Gesundheit! Nun gibt es seit 1964 ein Impfserum gegen Masern. Die WHO setzte sich 1990 zum Ziel, die Masernerkrankung weltweit auszurotten. (Siehe **Gerabek** a.a.O. S. 662 f.) Es wird leicht in der ganzen Impfdiskussion vergessen, dass die Verringerung der Kindersterblichkeit seit den Impfungen auch mit Veränderungen der hygienischen Verhältnisse und einer besseren Ernährung einhergeht. Auch führt eine flächendeckende Durchimpfung gegen Masern nicht unbedingt zur Einschränkung dieser Krankheit. Trotzdem ist und bleibt das Thema Impfung auch für uns Heilpraktiker ein Thema, zu dem wir uns und unsere Patienten möglichst objektiv informieren sollten! Gerade die Diskussion über Corona und die Notwendigkeit einer Impfung heute (April 2022) kann durchaus zu einer Spaltung in der Gesellschaft führen! Ob Bürgerpflicht oder Freiheitsbeschränkung, der Diskurs darüber ist zu häufig ideologisch verbrämt und mangelt an gegenseitigem Vertrauen.

a) **Blut-Hitze**: Im akuten Stadium ist die Haut feucht und rot, auf der Haut sind Silberschuppen, alte Ausschläge vergrößern sich, neue Ausschläge erscheinen, es herrscht ein starker Juckreiz, ein trockener Mund und eine trockene Zunge mit einem gelben Belag. Der Puls ist schnell und saitenförmig. Das Behandlungsprinzip ist: Die Hitze kühlen und ausleiten mit Akupunkturpunkten wie *Pi Shu* (Bl 20), er kontrolliert die Extremitäten, *Fei Shu* (Bl 13), er kontrolliert die Haut, *Ge Shu* (Bl 17) als Meisterpunkt des Blutes, *Wei Zhong* (Bl 40) entfernt Hitze im Blut, *Yang Fu* (Gbl 38) stoppt den Juckreiz und entfernt Hitze und *Qu Chi* (Di 11) und *He Gu* (Di 4) entfernen das Übel von der Oberfläche.

b) **Das Blut ist zu trocken**: Dies ist das chronische Stadium, die Haut ist trocken, die Ausschläge sind gelblichbraun bis rot, die Schuppen häufen sich zu scheibenartigen Plaques an. Der Puls ist fadenförmig (*Xi* 細), weil eine Blut-Leere eingetreten ist. Die Zunge ist trocken, schmal und blass. Akupunkturpunkte zum Nähren des Blutes und zum Befeuchten: *Zu San Li* (Ma 36), *Tai Bai* (Mi 3), *Pi Shu* (Bl 20), *Wei Shu* (Bl 21), *Ge Shu* (Bl 17), *Xue Hai* (Mi 10) u.a. Zur Blutbildung muss unbedingt die Ernährung verändert werden mit Speisen, die das Milz-Qi als Quelle des Blutes erwärmen und aufbauen. Hier kommt man als Veganer und Vegetarierin an die Grenzen.[286]

Zusammenfassend fällt die Schuppenflechte in der TCM unter die Kategorien „Kieferrinden-Ausschlag" (*Song Pi Xuan* 松皮癬) oder „weiße Schuppen" (*Bai Bi* 白疕); Ursachen sind Hitze in der Blutschicht, oder schädlicher Wind, der von außen in die Haut eindringt, dort lange verweilt und das Blut austrocknet. So wird die Haut nicht mehr richtig ernährt und eine Schuppenbildung geschieht ohne Ende. Je mehr man abkratzt, desto schneller kommen neue Schuppen hinterher

5) **Herpes Zoster**: Umgangssprachlich auch „Gürtelrose", manchmal auch „Kopfrose" oder „Gesichtsrose" genannt, ist eine Viruserkrankung, die hauptsächlich durch einen schmerzhaften, streifenförmigen Hautausschlag mit Blasen auf einer Körperseite in Erscheinung tritt. Der Ausschlag entsteht durch das Übergreifen einer Entzündung von einem Nerv (z. B. eines Ganglions) auf das umliegende Dermatom. Die Krankheit wird durch das zur Familie der Herpesviren gehörende Varizella-Zoster-Virus (VZV) ausgelöst. Sie tritt meist bei älteren Menschen oder solchen mit geschwächtem Immunsystem auf.

---

[286] Die Therapeutin sollte unbedingt die Ernährung nach der chinesischen Lehre gelernt haben, also den Umgang mit der Nahrung unter energetischen Aspekten. Natürlich ist bei einer Blutschwäche auch an die chinesische Arzneimitteltherapie zu denken und blutbildende Kräuter zu verabreichen, z.B. *Bai Shao* 白芍, *Dang Gui* 當歸 oder *Shu Di Huang* 熟地黄.

Das Virus wird häufig bereits in der Kindheit übertragen und verursacht nach der Infektion die Windpocken. Ein Herpes Zoster ist immer eine endogene Reaktivierung einer früheren Varizellainfektion. In der TCM nennt man Herpes Zoster *Chan Yao Huo Dan* 缠腰火丹 = „Feuerkügelchen umwickeln die Hüfte" oder *Zhi Zhu Chuang* 蜘蛛疮 = „spinnenartige Geschwüre". Die Krankheitsursache ist ein Übel von außen, das eindringen kann, weil das Qi geschwächt ist und so die Leber- und Gallenblasen-Leitbahnen schädigen kann. Nässe-Hitze-Feuer verbleiben in der Haut und machen diese typischen Hautausschläge.

a) **trockener Typ**: Aus chinesischer Sicht sind die Hauptursachen hier Feuer in der Herz- Leber- und Gallenblasen-Leitbahn. Die Symptome sind: Brennende Schmerzen, rote, kleinfleckige Eruptionen auf der Brust, Hüfte oder Kopfseite, eine rote Zungenspitze und -ränder und ein schneller, überflutender und saitenförmiger Puls. Wir haben es hier mit einer Hitze-Fülle zu tun! Als Behandlungsprinzip gilt es, das Feuer von Herz-, Leber- und Gallenblasen-Leitbahn zu klären. *Shao Fu* (He 8), *Shao Chong* (He 9), *Nei Guan* (P 6), *Lao Gong* (P 8), *Zhong Chong* (P 9), *Qi Men* (Le 14), *Xing Jian* (Le 2), *Tai Chong* (Le 3), *Yang Fu* (Gbl 38), *Zu Lin Qi* (Gbl 41) sind dafür zu nadeln.

b) **feuchter Typ**: Es handelt sich um eine Erkrankung der Lungen- und Milz-Leitbahn. Kälte oder Hitze sind eingedrungen und verbinden sich hier mit Nässe. Die Symptome sind einzeln stehende Blasen, die sehr groß sein können und zusammenfließen, stinkende Durchfälle, ein schmieriger, gelber Zungenbelag (bei Kälte weiß) und schnelle, schlüpfrige und saitenförmige Pulse. Punkte zur Behandlung: *Yin Ling Quan* (Mi 9), *Zu San Li* (Ma 36), *Chi Ze* (Lu 5), *Shao Shang* (Lu 11), und A-Shi-Punkte der befallenden Region.

Beide Herpestypen haben starke Nervenschmerzen und einen quälenden Juckreiz. Man kann hier die *Hua Tuo Jia Ji Xue* -Punkte[287] wählen, auch *Fei Hu* (SJ 6) und *Yang Ling Quan* (Gbl 34), und schließlich Punkte am Kopf, wenn der Trigeminusnerv betroffen ist: *Jia Che* (Ma 6), *Di Cang* (Ma 4), *Tai Yang* (Extrapunkt), *Tou Wei* (Ma 8), *Yang Bai* (Gbl 14), etc. Bei den A-Shi-Punkten muss der Bläschenausschlag kreisförmig mit vielen Nadeln umrundet werden. Die Nadeln sollten mindestens eine Stunde liegen bleiben, man kann die Punkte auch bluten lassen! Hier ist der Einsatz eines Pflaumenblütenhämmerchen sinnvoll.

---

[287] Die *Hua Tuo Jia Ji* 华佗夹脊 - Punkte sind nach dem berühmten Arzt *Hua Tuo* (200 n. Chr.) benannt und liegen 0,5 Cun seitlich der Wirbelsäule, also eng den *Du Mai* 督脉 umklammernd. Der Du Mai ist das Meer des Yang und ein Hauptverteiler der Essenzen (*Jing* 精). Hier werden die Punkte verwendet, um Yang und Hitze aus den entsprechenden Segmenten auszuleiten.

Kommentar:

Diese Frage behandelt einen lästigen Juckreiz, der den ganzen Körper quält. Wie für so viele andere Erkrankungen ist das Wind-Übel dafür verantwortlich. *Qi Zhongfu* trägt die unterschiedlichsten Hauterkrankungen vor, die umso mehr Beschwerden verursachen, je die tiefer der Wind ins Innere eingedrungen ist. Erreichen die Windgifte die Niere, kann sogar Lepra (*Lai* 癩) entstehen.

Die Lepra (Morbus Hansen-Krankheit) blickt auf eine lange Geschichte nicht nur in China zurück. Der Aussatz führte auch in China zur Isolation der Kranken und wurde weitgehend durch menschliche Fürsorge und weniger durch wirksame medizinische Therapie behandelt. Sammelbecken und Auffanglager der Leprösen, sog. Leprosorien, wurden in China schon früh eingerichtet. Besonders die Kaiserin *Wu Zitian* 武則天 (625-705), die dem Buddhismus sehr zugewandt war, kümmerte sich um die Leprakranken und ließ ihnen menschenwürdige Unterkünfte errichten. Getragen von der Idee der Nächstenliebe und Barmherzigkeit, wurden die Leprosorien von buddhistischen Priestern und Mönchen verwaltet und wo möglich auch medizinisch versorgt.[288]

Wenn *Qi Zhongfu* hier von einer Behandlungsmöglichkeit der Leprakrankheit mit nur zwei Kräutern spricht, wird er sicher nicht die fortgeschrittenen Fälle vor Augen gehabt haben, sondern die im Beginn begriffenen. In den großen Arzneibüchern der Song-Zeit (960-1279) wurden u.a. Schlangen zur Heilung der Lepra herangezogen, wohl unter dem Aspekt der Ähnlichkeit einer schuppigen Schlangenhaut mit den Schuppen eines Leprösen. Auch das Schuppentier Pangolin[289] wurde erfolgreich gegen den heftigen Juckreiz vieler Hauterkrankungen eingesetzt, da es sich um ein Ameisen fressendes Tier handelt und in Analogie der Juckreiz oft wie Ameisenlaufen empfunden wird.

Noch heute ist Lepra eine Armutskrankheit, die bedingt durch schlechte hygienische Verhältnisse besonders die Menschen armer Länder befällt. Im Jahr 2019 wurden weltweit noch 202.185 Neuerkrankungen berichtet.[290] Die letzten Leprakranken in Europa gab es in Norwegen um 1950.

---

[288] Siehe **Paul Unschuld**: Lepra in China in: Aussatz-Lepra-Hansenkrankheit: Ein Menschheitsproblem im Wandel, herausgegeben von **Jörn Henning Wolf**, Würzburg 1986, S. 174 f.

[289] Forscher vermuten, dass Schuppentiere wie das Pangolin als Zwischenwirt für das Corona-Virus in Frage kommen und somit an der Entstehung der COVID-19-Pandemie beteiligt war.

[290] https://de.statista.com/infografik/23973/anzahl-der-bekannten-neuinfektionen-mit-lepra-weltweit/

Frage 47

第四十七問 夜與鬼交?

答曰：人有五臟。臟有七神。臟氣盛則神強。外邪鬼魅不能干犯。若攝養失節。而血氣虛衰。鬼邪侵損，故婦人夢中多與鬼魅交通，其狀不欲見人，如有對忤。並獨言獨笑，或時悲泣者，是也，其脈來遲，或如鳥啄。顏色不變。皆邪物病也。說今宮中人。尼師。寡婦。曾夢中與鬼魅交通。邪氣懷感。久作 瘕，或成鬼胎。往往有之。**茯神散**，治婦人風虛。鬼神交通。妄有所見聞。語言雜亂。茯神(一兩半) 茯苓 人參 菖蒲(各一兩) 赤小豆(半兩)上 咀，每服三錢，水一盞半。煎六分，去滓溫服。食前。治女人與鬼神交通。獨言獨笑，或悲或思，或謳謠恍惚。松脂(三兩炒) 雄黃 (一兩研末)上二味。用虎爪攪勻。丸如彈大。夜內。籠中燒之。令女裸坐籠上。彼急自蒙。唯出頭耳。過三熏即斷。秦丞相灸法，狐魅神邪。及癲狂病。諸般醫治不瘥者，以並兩手大拇指。用綠絲繩急縛之。灸三壯。艾著四處。半在甲上。半在肉上。四處盡繞。一處不燒，其疾不愈。神效不可量也。小兒胎癇驚癇。一依此法灸之。一壯炷如小麥。妊癇亦妙。黃帝灸法，治療神邪鬼魅。及癲狂病。言語不擇尊卑。灸上唇裡面中央肉弦上一壯。炷如小麥子大。用鋼刀決斷更

Des Nachts hat sie Geschlechtsverkehr mit Dämonen - wieso?

Die Antwort lautet: Der Mensch hat 5 Zang-Organe. In den Zang-Organen gibt es sieben Geister (*Qi Shen* 七神). Wenn das Qi der Zang-Organe üppig vorhanden ist, sind auch die inneren Geister (*Shen* 神) widerstandsfähig. Äußere Übel wie Dämonen und Kobolde (*Gui Mei* 鬼魅) können dann nicht angreifen und einem Schaden zufügen.

Wenn aber die Frau beim Kultivieren des Lebens (*She Yang* 攝養) ihre Keuschheit verliert (*Shi Jie* 失節) und dabei Blut und Qi leer und verwelkt sind (*Xu Shuai* 虛衰), kann ein Dämonenübel eindringen und Schaden anrichten. Deshalb wird die verheiratete Frau häufig von Träumen befallen, in denen sie sich mit Geistern und Dämonen geschlechtlich verbindet (*Gui Mei Jiao Tong* 鬼魅交通).

In diesem Zustand möchte sie keinen Menschen sehen, außerdem gibt sie ungehörige Antworten. Gleichzeitig spricht sie nur einzelne Worte oder lächelt vor sich hin (*Du Xiao* 獨笑). Vielleicht ist sie manchmal auch traurig und weint (*Bei Qi* 悲泣). Ihr Puls kommt langsam (*Chi* 遲) oder ist wie das Picken eines Vogels (*Niao Zhuo* 鳥啄). Ihre Gesichtsfarbe ist unverändert.

All diese üblen Krankheitsformen, so sagt man, kommen unter den heutigen Palastbewohnerinnen (*Gong Zhong Ren* 宮中人) in der Abteilung der Nonnen (*Ni Shi* 尼師) und bei verwitweten Frauen (*Gua Fu* 寡婦) vor. Schon bald träumen sie davon, sich mit Geistern und Dämonen geschlechtlich zu verbinden. Wenn sie das üble Qi für lange Zeit in ihrer Brust trägt und davon beeinflusst wird, bilden sich Massen (*Jia* 瘕) im Bauch. Manchmal kommt es sogar zu einem Geisterembryo (*Gui Tai* 鬼胎), das passiert häufiger!

Erkrankungen und Rezepturen:

1). *Fu Shen San* 茯神散 heilt Wind-Leere der verheirateten Frau und Geschlechtsverkehr mit Dämonen und Geistern. Sie hat irgendwelche absurde Erscheinungen und hört Geräusche, und ihr Sprechen ist konfus und verwirrt.

- *Fu Shen* (1½ Liang)
- *Fu Ling*
- *Ren Shen*
- *Chang Pu* (von jedem 1 Liang)
- *Chi Xiao Dou* (½ Liang)

Zubereitung: Zerkleinere alle Arzneien, jede Dosis beträgt 3 Qian. Nimm 1½ Tassen Wasser und reduziere alles auf 60%. Entferne die Reste und trinke die Medizin warm vor dem Essen.

2) Das folgende Rezept[291] heilt verheiratete Frauen, die an Geschlechtsverkehr mit Geistern und Dämonen teilnehmen. Sie spricht zu sich selbst und lacht nur, oder sie ist traurig oder nachdenklich, oder sie ist geistesabwesend und trällert Lieder.

- *Song Zhi* (3 Liang, geröstet)
- *Xiong Huang* (1 Liang, zu Pulver zerstoßen)

[291] Diese Rezeptur hat keinen eigenen Namen, stammt also nicht aus bekannten Texten. Vielleicht gibt *Qi Zhongfu* hier seine eigenen Erfahrungen weiter?

Zubereitung: Nimm zu diesen 2 Arzneien Tigerkrallen (*Hu Zhao* 虎爪), vermische alles gleichmäßig und forme Pillen von der Größe einer Kugel.[292] Nimm diese nachts in das Schlafzimmer der Frau und verbrenne sie in einem Korb. Veranlasse, dass die Frau sich nackt aufrecht setzt und den Korb nach oben hält. Plötzlich beginnt sie sich selbst zu bedecken und übernimmt die Führung (*Chu Tou* 出頭). Wenn drei Räucherungen vorbei sind, hört man auf.

3). *Qin Chengxiang's Moxamethode*: Bei Fuchsgeistern (*Hu Shen* 狐神), anderen übernatürlichen Übeln und bei Geisteskrankheiten: Alle Arten von Behandlungen erzielen keinen Effekt, wenn nicht die beiden Daumen der Hände zusammengebunden werden. Nimm dazu ein Band aus grüner Seide und binde die Daumen fest zusammen. Setze drei Moxakegel aus Beifuß darauf und lasse sie überall die Haut berühren. Zur Hälfte liegen die Moxa oberhalb des Fleisches. Verbinde die Moxakegel überall mit der Region des Punktes (gemeint ist *Shao Shang* = Lu 11) und lass kein Fleckchen aus. Wenn eine Stelle nicht gebrannt wird, dann wird die Krankheit nicht heilen. Ein wunderbarer Effekt sollte dann nicht erwartet werden. Bei Epilepsie kleiner Kinder durch Schreck oder Schock im Mutterleib hängt alles von dieser Moxamethode ab. Das Abbrennen eines Moxakegels von der Größe eines Weizenkorns ist auch vortrefflich bei einer Schwangerschaftsepilepsie (*Ren Xian* 妊癇).

4). *Huang Di's Moxamethode* heilt übernatürliche Übel und Dämonen und Kobolde, ebenso alle Arten von Geisteskrankheiten. Die Sprache ist nicht gewählt und respektlos. Brenne einen Moxakegel auf der Oberlippe in der Mitte des Fleisches ab (gemeint ist *Ren Zhong* = Du 26). Brenne hier ebenfalls eine Moxa von der Größe eines Weizenkorns ab. Nimm dann ein scharfes Messer, das wird zu einer Entscheidung führen, mehr ist nicht zu tun.[293]

Akupunkturpunkte:

- *Shang Qiu* (Mi 5) beherrscht die Neigung, von bedrückenden Dämonen zu träumen.
- *Tian You* (SJ 16) heilt Alpträume von Geistern und Dämonen.

---

[292] *Tan* 彈 = die Kugel hat die Größe einer Handschleuder-Kugel; ich würde auch die Größe eines Wachteleies vermuten.

[293] Wie mit dem scharfen Messer umgegangen wird, lässt *Qi Zhongfu* hier offen.

Kommentar:

Träume von Sex mit Dämonen ist eine häufig dokumentierte Krankheit besonders bei Frauen im alten China. Auch *Qi Zhongfu* sieht die Ursache dafür in einer sexuellen Frustration der vernachlässigten Frau. Nebenfrauen, Nonnen und Witwen teilten dieses Schicksal gemeinsam.

Im Buch *Zhu Bing Yuan Hou Lun* heißt es:

„Bei einer Leere der Zang-Organe neigt man zum Träumen. Die verheiratete Frau träumt dann, dass sie mit Dämonen Geschlechtsverkehr hat. Auch durch eine Qi-Schwäche in den Zang- Fu-Organen ist der Shen als Wächter schwach und kümmerlich. Dieser Schwachpunkt ist die Ursache dafür, dass sie davon träumt, mit Dämonen sexuell verbunden zu sein."

Zhang Jiebin differenziert zwei Typen:

„Der eine Typus hat erotische Phantasien und üble Gedanken, die den Willen stören und zu Träumen führen. Dieser Dämon entsteht aus dem Inneren der Frau und nicht durch äußere Umstände. Der andere Typus entsteht durch eine unreine natürliche Umgebung, in der sich Dämonenübel aufhalten. Sie können die Frau angreifen und von ihr Besitz nehmen. Diese Übel kommen von außen (*Jing Yue Quan Shu*)."

Die Geister, die durch eine Leere im Inneren der Frau entstehen, brauchen eine auffüllende Therapie (*Bu Fa* 補法) der Zang Fu-Organe. Die Geister, die sich von außen aufdrängen, müssen radikal entfernt werden. Die gleichzeitige Moxibustion der zwei Shao Shang-Punkte (Lu 11), die nach dem Zusammenbinden der Daumen durchgeführt wird, ist bereits bei *Sun Simiao* als Technik bekannt, um üble Geister und Dämonen zu vertreiben. „Den Dämon zum Weinen bringen" heißt die Methode, und es ist nicht immer klar, ob es der Dämon ist der heult oder die schmerzgeplagte Patientin.[294]

鬼交

Gui Jiao – Geschlechtsverkehr mit Dämonen

[294] Siehe auch meine Ausführungen über die Dämonenpunkte in der 21. Frage.

Frage 48

第四十八問 大小便不通?

答曰：大腸者，傳導之官。變化出焉。傳者，傳其不潔之物也。上與肺合。膀胱者，州都之官。津液藏焉。氣化則能出矣。化者，化其溲便之泄注也。內與腎合。或臟腑不和。營衛不調。使陰陽二氣失升降之道。致大小二腸為秘結之患。巢氏云：熱則秘結。寒則鴨溏。熱搏於大腸，則大便不通。熱結於小腸，則小便不通。令大小便不通者，是大小二腸受客熱所結也。小腸受熱化物不出。是致膀胱不能使溲也，故便血尿血者，皆繇熱之所使也。**枳杏丸**，治臟腑堅秘澀少。杏仁 (一兩湯泡去皮尖別研) 枳殼(二兩先研為末) 上為細末，神曲為丸。桐子大，每服四十或五十丸。食前米飲姜湯下。**麻仁丸**，治津液虧少。大便結秘。 麻仁(二兩去皮) 枳實(四兩去白麸炒) 芍藥(四兩) 大黃(炮四兩) 濃朴(二兩) 杏仁(二兩) 上為末。蜜丸桐子大。米飲下二十丸。未通加至三十丸。 **石韋飲子**，治氣淋。小遺澀痛。 石韋(浸刷皮一兩) 瞿麥 木通(各一兩) 陳皮 茯苓 芍藥 桑白皮 人參 黃芩(各三分) 上為細末，每服二錢，水一盞半。姜五片。煎七分，去滓溫服。 咀亦得。**真珠丸**，常觀血之流行。起自於心。聚之於脾。藏之於肝，此三經者，皆心血所系之處也。若三經守節，則血濡養而安和。苟一臟有傷，則血散溢而為咎。指迷方云：小便赤色。不痛不澀者，非熱非淋。繇經氣乘心。心氣散溢。血無所歸。滲入下經，故治之多用心藥。宜服真珠丸。真珠母(三分研如粉) 柏子仁(研) 當歸(各一兩) 人參 沉香(半兩) 酸棗仁(炒去皮研)犀角(鎊) 熟地(酒浸洗蒸乾一兩半) 茯神(去木) 龍齒(各半兩) 上為細末，蜜丸桐子大。辰砂為衣，每服四十丸加至五十丸。金銀薄荷湯下。日午臨臥時各一服。

Ihr Stuhlgang und Wasserlassen sind blockiert - wieso?

Die Antwort lautet: Der Dickdarm ist der Beamte, der für die Transportwege (*Chuan Dao* 傳導) zuständig ist. Veränderung und Umwandlung (*Bian Hua* 變化) stammen von ihm. *Chuan* 傳 = weitergeben, bedeutet das Weiterleiten von Substanzen, die unsauber sind. Oben verbindet sich der Dickdarm mit der Lunge.

Die Blase ist für die Bezirke und Hauptstädte (*Zhou Dou* 州都) zuständig. Alle Körperflüssigkeiten werden hier gespeichert. Wenn das Qi sie umwandelt (*Qi Hua* 氣化), können sie heraustreten. *Hua* 化 = Umwandeln bedeutet das Ausscheiden und Konzentrieren von Urin. Im Inneren verbindet sich die Blase mit der Niere.

Manchmal sind die Zang Fu-Organe nicht harmonisch (*Bu He* 不和) oder Ying und Wei sind nicht ausgeglichen (*Bu Tiao* 不調). Das bewirkt, dass die beiden Qi von Yin und Yang ihre natürlichen Wege des Aufsteigens und Absinkens (*Sheng Jiang* 升降) verlieren. Das Ergebnis ist, dass Dickdarm und Dünndarm unter einer Verstopfung (*Mi Jie* 秘結)[295] leiden.

Chao Shi 巢氏 sagt: „Bei Hitze bildet sich eine Verstopfung, bei Kälte entstehen entenartige weiche Stühle (*Ya Tang* 鴨溏). Wenn Hitze im Dickdarm kämpft, dann ist der Stuhlgang blockiert. Wenn sich Hitze im Dünndarm verknotet, dann ist das Wasserlassen blockiert. Die Ursache dafür, dass Stuhlgang und Wasserlassen blockiert sind, liegt darin, dass Dickdarm und Dünndarm die Hitze als Gast empfangen und diese sich hier dann verknotet. Wenn der Dünndarm die Hitze empfängt, werden die Substanzen zwar umgewandelt, aber kommen nicht heraus. Dies bewirkt in der Blase, dass sie keinen Urin ausscheiden kann. So entstehen Blut im Stuhl (*Bian Xue* 便血) und Blut im Urin (*Niao Xue* 尿血), beides wird durch Hitze an diesen Orten verursacht."

Erkrankungen und Rezepturen:

1). *Zhi Xing Wan* 枳杏丸 heilt harten und zähen Stuhlgang durch einen Qi-Mangel in den Zang Fu-Organen.

- *Xing Ren* (1 Liang, in heißem Wasser gekocht; entferne die Haut mit einem scharfen Messer und zermahle den Rest zu Pulver)
- *Zhi Qiao* (2 Liang, zerstoße sie zuerst zu einem Pulver)

Zubereitung: Zermahle alles zu einem feinen Pulver, vermische es mit *Shen Qu* 神曲[296] und forme Pillen daraus von der Größe eines Wu Tong-

[295] *Mi Jie* 秘結 ist ein antiker Ausdruck für eine Stuhlverstopfung. Der Stuhlgang ist trocken und rau und geht nur schwer hindurch.

[296] *Shen Qu* 神曲 (Massa medicata fermentata) ist eine fermentierte Kräutermischung, auch als Heil-Sauerteig bezeichnet. Sie wird in der chinesischen Medizin als ein Arzneimittel zur Unterstützung der Verdauung angewendet. *Liu Yi*, ein geschickter Arzt aus der Zeit der Han-Dynastie, entwickelte diese Mischung, indem er sich vom Verhalten der Wildtiere zur Selbstbe-

Samens. Jede Dosis beträgt 40-50 Pillen und ist vor den Mahlzeiten mit Reis und Ingwersuppe einzunehmen.

2). *Ma Ren Wan* 麻仁丸 heilt einen Mangel und Verlust an Körperflüssigkeiten, der Stuhlgang ist verstopft.

- *Ma Ren* (2 Liang, entferne die Haut)
- *Zhi Shi* (4 Liang, entferne die weiße Kleie, geröstet)
- *Shao Yao* (4 Liang)
- *Da Huang* (in der Pfanne geröstet, 4 Liang)
- *Nong Po* (2 Liang)
- *Xing Ren* (2 Liang)

Zubereitung: Zermahle alles zu einem Pulver, mische es mit Honig und forme Pillen von der Größe eines Wu Tong-Samens. Nimm 20 Pillen mit Reis. Sollte der Stuhlgang nicht hindurchgehen, nimm bis zu 30 Pillen.

3). *Shi Wei Yin Zi* 石葦飲子 heilt die Qi Lin-Erkrankung, das Wasserlassen ist zu spärlich, verzögert und schmerzhaft.

- *Shi Wei* (das eingeweichte und gebürstete Leder, 1 Liang)
- *Qu Mai*
- *Mu Tong* (von jedem 1 Liang)
- *Chen Pi*
- *Fu Ling*
- *Shao Yao*
- *Sang Bai Pi*
- *Ren Shen*
- *Huang Qin* (von jedem 3 Fen)

Zubereitung: Zermahle alles zu einem feinen Pulver, jede Dosis beträgt 2 Qian. Nimm 1½ Tassen Wasser mit 5 Scheiben Ingwer. Reduziere die Flüssigkeit auf 70%, entferne die Reste und trinke die Medizin warm. Sie im Mund zu kauen ist auch möglich.

---

handlung inspirieren ließ. Im *Yao Xing Lun* (Abhandlung über die Natur der Heilkräuter) und im *Ben Cao Gang Mu* wird dieses Medikament im Abschnitt über Getreide genauer beschrieben. In seinen Hauptwirkungen unterstützt es den Magen bei der Beseitigung von Nahrungsblockaden, harmonisiert die Wandlungsphase Erde und verbessert die Verdauung. Sein Geschmack ist süß und scharf, es hat einen direkten Bezug zu Milz und Magen und wirkt absenkend. Bei Schwangeren ist es mit Vorsicht zu genießen, bei Magen-Hitze kontraindiziert. Siehe http://www.china-park.de/veranstaltung/massa-medicata-fermentata/

4). *Zhen Zhu Wan* 真珠丸 wird oft betrachtet als Heilmittel zum Fließen und Zirkulieren des Blutes. Das Blut entsteht im Herzen selbst. Es sammelt sich in der Milz und wird in der Leber gespeichert. Diese drei Leitbahnen sind alles Orte, die zum Herz-Blut-System gehören. Wenn Frauen nach dem Tod ihres Mannes enthaltsam leben (*Shou Jie* 守節), dann sind es diese drei Leitbahnen, die das Blut befeuchten und es nähren. Sie sorgen für eine gute Mischung. Wenn aber eines der Zang-Organe geschädigt ist, dann zerstreut sich das Blut und läuft über. Das ist ein Unglück!

Im *Zhi Mi Fang* 指迷方 heißt es:[297] Das Wasserlassen ist rot gefärbt. Es ist aber weder eine Blockierung noch eine Rauigkeit in der Blase, und es ist weder Hitze noch ein Lin-Syndrom. Die Ursache dafür ist, dass das Qi dieser drei Leitbahnen das Herz überwältigt (*Cheng Xin* 乘心). Das Herz-Qi zerstreut sich und fließt über (*San Yi* 散溢). Das Blut kann nicht mehr an diesen Ort zurückkehren und es tropft in die unteren Leitbahnen hinein.

Deshalb werden zur Behandlung dieser Erkrankung vielfach Herzkräuter (*Xin Yao* 心藥) verwendet. Die passende Medizin ist hier *Zhen Zhu Wan*.

- *Zhen Zhu Mu* (3 Fen, zu Pulver zerstoßen)
- *Bai Zi Ren* (zerstoßen)
- *Dang Gui* (von jedem 1 Liang)
- *Ren Shen*
- *Chen Xiang* (½ Liang)
- *Suo Zao Ren* (geröstet, entferne die Haut, zerstoßen)
- *Xi Jiao* (zerstoßen)
- *Shu Di* (in Wein eingelegt und unter Dampf getrocknet, ½ Liang)
- *Fu Shen* (entferne das Holz)
- *Long Chi* (von jedem ½ Liang)

Zubereitung: Zermahle alles zu einem feinen Pulver, vermische es mit Honig und drehe Pillen von der Größe eines Wu Tong-Samens daraus. Nimm Zinnober (*Chen Sha* 辰砂) und bedecke es damit. Jede Dosis beträgt 40 Pillen, allerhöchstens 50 Pillen. Schlucke sie mit Geißblattblüten (*Jin Yin Hua* 金银花) und Pfefferminzblätter (*Bo He* 薄荷) als Suppe hinunter. Nimm täglich mittags vor dem Hinlegen jeweils eine Dosis.

---

[297] *Quan Sheng Zhi Mi Fang* 全生指迷方 = „Vollständige Rezepte als Leitlinien, um das Leben zu bewahren“ von *Wang Kuang* 王貺 (ca. 1125). Wang war auch ein Experte in der Nadeltherapie und heilte außergewöhnliche und komplizierte Erkrankungen.

Akupunkturpunkte:

- *Da Zhong* (Ni 4) beherrscht eine schwierige Stuhlentleerung.
- *Cheng Shan* (Bl 57) beherrscht eine schwierige Stuhlentleerung.
- *Zhong Liao* (Bl 33) beherrscht eine schwierige Stuhlentleerung.
- *Kun Lun* (Bl 60) beherrscht das Unvermögen, den Stuhl zu entleeren.
- *Huang Shu* (Ni 16) beherrscht trockene Stühle.
- *Zhong Zhu* (Ni 15) beherrscht Hitze im Bauch, einen blockieren Stuhlgang und harte trockene Stühle.
- *Tai Bai* (Mi 3) beherrscht Schmerzen im unteren Rücken und Probleme beim Stuhlgang.
- Bei hartnäckiger Verstopfung setze 4 Moxakegel auf *Da Dun* (Le 1).
- *Feng Long* (Ma 40) beherrscht erschwertes Wasserlassen und Verstopfung.
- *Chang Jiang* (Du 1) beherrscht schwieriges Wasserlassen und Verstopfung.
- *Tai Xi* (Ni 3) beherrscht Harnverhaltung und Verstopfung.
- *Shui Dao* (Ma 28) beherrscht ein blockiertes Wasserlassen und eine Verstopfung bei Frauen.
- *Hui Yin* (Ren 1) beherrscht die Unfähigkeit, Wasser und Stuhl zu lassen.
- *Pang Guang Shu* (Bl 28) beherrscht erschwertes Wasserlassen und Verstopfung.
- *Jiao Xin* (Ni 8) beherrscht erschwertes Wasserlassen und Verstopfung.
- *Fu Xi* (Bl 38) beherrscht Hitze im Bauch und einen harten Stuhl.
- *Tai Chong* (Le 3) behandelt kalte Füße und schwierigen Stuhlgang.

Kommentar:

Qi Zhongfu hält hier eine Vorlesung über Verstopfung und Harnverhaltung und gibt als wesentliche Ursache Hitze im Dickdarm und Dünndarm an. Da er aber speziell über Frauenheilkunde vorträgt, bietet er seine eigene Pathogenese an, die mit sexueller Frustration der verheirateten Frau einhergeht (siehe die Frage 47). Denn wenn Frauen nach dem Tod ihres Mannes ein enthaltsames Leben führen, dann kann das ihr Herz belasten. Leicht geraten dann die drei Leitbahnen von Milz, Leber und Herz, die mit dem Blut zu tun haben, in Unordnung, und das Blut zerstreut sich oder läuft über.

Zuviel Trauer schädigt das Herz und die Leber, sodass das Blut nicht mehr ordentlich gespeichert und bewegt werden kann. Zuviel Grübeln und Besorgtheit schädigen die Milz, die das Blut dann nicht mehr in den Gefäßen halten kann. Vom rechten Wege abgekommen, sickert das Blut nach unten und lässt den Urin rot werden. Hier muss das Herz gestärkt werden. Weder Hitze noch eine Blockade sind die Ursachen der Harnverhaltung, sondern übermäßige Emotionen.

Im *Zhu Bing Yuan Hou Lun* heißt es zudem:

„Blase und Niere bilden Außen und Innen, beide beherrschen das Wasser. Das Wasser tritt in den Dünndarm ein und wandert nach unten zur Blase, geht zu den Genitalien und bildet dort den Urin. Wenn das Nieren-Qi bis zu den Genitalien hindurchgeht, können diese die Körperflüssigkeiten über die Wasserwege nach unten führen. Wenn jedoch Essen und Trinken unregelmäßig sind, Freude und Zorn übermäßig und Leere und Fülle nicht ausgewogen sind, dann sind die Zang Fu-Organe nicht harmonisch, es entsteht eine Nierenschwäche und Hitze in der Blase.

Die Blase hat die Verwaltung der Körperflüssigkeiten inne; bei Hitze fließen die Flüssigkeiten im Inneren über und wandern in die Hoden. Die Wasserwege sind blockiert, das Wasser kann weder nach oben noch nach unten gehen, es stagniert und sammelt sich in der Blase an.

Aus der Nierenschwäche entwickelt sich häufiges Wasserlassen, aus der Blasen-Hitze folgt, dass das Wasser nicht glatt und ungehindert nach unten austreten kann. So entsteht ständig tröpfelnder Urin, man nennt dies Lin-Syndrom (*Lin Zheng* 淋症). Die daraus entstehenden Beschwerden sind häufiges Wasserlassen mit spärlichem Urin, Unwohlsein und Kneifen im Unterbauch sowie krampfartige, zusammenziehende Schmerzen."

Es gibt fünf unterschiedliche Lin-Syndrome:

a) *Shi-Lin* 石淋: „Nierenschwäche lässt Hitze zerstörerisch werden, Hitze ist der Grund, dass sich Steine bilden."

b) *Lao-Lin* 勞淋: „Überanstrengung schädigt das Nieren-Qi, wieder entsteht Hitze und vollendet die Lin-Erkrankung!"

c) *Xue-Lin* 血淋: „Das Herz beherrscht das Blut und seine Bewegungen im Körper. Sind alle Leitbahnen und Nebengefäße durchgängig, zirkuliert es in allen Zang-Fu-Organen. Wenn aber Hitze übermäßig wird, dann zerstreut sich das Blut zu sehr nach außen in die Leitbahnen und schädigt diese. Dann fließt das Blut über und tritt in die Blase ein. Daraus entwickelt sich dann die Blut-Lin- Erkrankung."

d) *Qi-Lin* 氣淋: „Qi-Lin entsteht durch eine Nierenschwäche und Hitze in der Blase, wobei sich das Qi aufbläht. Blase und Niere bilden Außen und Innen. Wenn die Niere schwach ist, entsteht Hitze in der Blase. Tritt das heiße Qi in die Blase ein, entsteht eine Fülle-Situation. Dadurch schwillt der Unterbauch an, und die schwache Niere kann das Wasserlassen nicht mehr kontrollieren. So bildet sich eine Qi-Lin-Erkrankung."

e) *Gao-Lin* 膏淋: „Beim Gao-Lin entsteht die Harnverhaltung durch Fettbildungen. Diese sehen wie eine fettige Paste (*Gao* 膏) aus, deshalb der Name. Man nennt diese Krankheit auch *Rou Lin* 肉淋 = „fleischiges Lin". Durch eine Nierenschwäche können die fettigen dicken Säfte nicht verteilt werden, deshalb kommen sie beim Wasserlassen heraus."

Akupunkturbehandlung bei Lin-Erkrankungen:[298]

- Miktionsstörungen: Mi 9, Ren 4, Gbl 39, Le 1, Bl 32, Ni 6, Ni 5, Ren 2, Bl 27, Ni 8, Ni 2, Bl 33
- *Qi Lin* : Ni 8, Mi 9, Le 1, Ren 5, Ren 4, Ni 1, Le 14
- *Blut Lin* : Ni 2, Ni 7, Ren 5 (Moxa), Bl 32
- *Stein Lin* : Ren 4, Ren 5
- *Lao Lin*: Ni 8, Mi 3 (Moxa), P 8, *Qi Men* (Extrapunkt)[299]
- *Gao Lin*: Ni 3, Mi 3, Mi 9
- *Alle 5 Lin*: Le 1, Ren 2, Ren 3, Ren 5, Le 4, Gbl 39, Ni 7, Ni 4.

---

[298] Aus dem *Zhen Jiu Zi Sheng Jing* von *Wang Zhizhong* 王執中 (1220). Diese Punkteauswahl ist ein Beispiel dafür, wie aus den Theorien im *Chao Yuanfang's* Klassiker über 600 Jahre lang praktische Erfahrungen gesammelt wurden und so neues empirisches Wissen entstand.

[299] *Qi Men* 氣門 ist ein Extrapunkt nach *Sun Simiao.* Er liegt 3 Cun seitlich vom *Punkt Guan Yuan* (Ren 4).

Frage 49

第四十九問 帶下三十六疾?

答曰：帶下者，繇勞傷過度。損動經血。致令體虛受冷。風冷入於胞絡。搏其血之所成也。 諸方說帶下三十六疾者，是十二症。九痛。七害。五傷。三因。謂之三十六疾也。 十二症者，是所下之物。一者如膏。二者如青。三者如紫。四者如赤皮。五者如膿痂。六者如豆汁。七者如葵羹。八者如凝血。九者如青血。血似水。十者如米汁。十一者如月浣。十二者經度不應期也。 九痛者，一者陰中痛傷。二者陰中淋痛。三者小便刺痛。四者寒冷痛。五者月水來腹痛。六者氣滿並痛。七者汗出。陰中如蟲嚙痛。八者脅下皮膚痛。九者腰痛。七害者，一者害食。二者害冷。三者害氣。四者害勞。五者害房。六者害妊。七者害睡。 五傷者，一者腹吼痛。二者陰中寒熱痛。三者小便急牢痛。四者藏不仁。五者子門不正引背痛。三因(因字一本或作固)一者月水閉塞不通，其餘二固者，文闕不載。三因方論雲：三固者，形羸不生肌肉。斷緒不產。經水閉塞。名品雖殊。無非血病。多因經絡失於調理。產蓐不善調護。內作七情。外感六淫。陰陽勞逸飲生冷。遂致營衛不和。新陳相干。隨經敗濁淋露。凝為 瘕。流溢穢惡。痛害傷痼。犯時微若秋毫。作病重如山嶽。古人所謂婦人病比男子十倍難治。而張仲景所說三十六種疾。皆繇子臟冷熱勞損。而夾帶起於陰內也。條目混混。與諸方不同。但仲景義最玄深。非愚淺者能解。恐其文雖異而義同也。**養氣活血丹**。治勞傷衝任。帶下異色。大艾葉 (炒焦取細末五兩) 乾薑(炮細末二兩)上二件。用好醋二升半。無灰好酒二升。生薑自然汁一升。艾葉末同調。於銀器內慢火熬成膏。方入後藥末。附子 白芍 白朮 椒紅(各三兩半) 川芎 當歸 人參 五味子 紫巴戟(去心糯米炒各二兩) 上為細末，入前藥膏子。並炒熟白麵三兩半。同和勻為劑。入杵臼內搗千下。丸如桐子大。每服五十丸。溫酒或米飲。食前任下。**紫桂丸**。補益血海。治衝任氣虛。經脈不調，或多或少。腰疼腹冷。帶下崩漏。禹餘糧(火 醋淬七次三兩) 龍骨 艾葉(醋炒) 牡蠣 赤石脂 地榆(各二兩) 濃樸 牡丹皮 阿膠(蛤粉炒) 當歸 白芷 吳茱萸(湯洗七次) 肉桂

(各一兩) 附子(半兩) 上為細末，麵糊丸桐子大，每服三十丸。濃煎艾醋湯空心下。常服。

Die 36 Krankheiten unter dem Gürtel - welche sind das?

Die Antwort lautet: Krankheiten unter dem Gürtel (*Dai Xia* 帶下) werden verursacht durch Anstrengungen, die im Übermaß schädigen. Ein solcher Schaden rührt das Periodenblut auf, was eine Schwäche des Körpers zur Folge hat, sodass Kälte empfangen wird. Wind und Kälte dringen in das Netzwerk der Gebärmutter (*Bao Luo* 胞絡) ein und kämpfen mit dem dort vorhandenen Blut.

Bei allen Rezepten ist von 36 Krankheitsbildern unter dem Gürtel die Rede: Es gibt zwölf Krankheitszeichen (*Shi Er Zheng* 十二症), neun Schmerzzustände (*Jiu Tong* 九痛), sieben Übel (*Qi Hai* 七害), fünf Schädigungen (*Wu Shang* 五傷) sowie drei Ursachen (*San Yin* 三因), insgesamt also 36 Erkrankungen.

Die 12 Krankheitszeichen und welche Form sie im unteren Bereich annehmen: Die erste Form ist wie eine fettige Paste (*Gao* 膏); die zweite ist grünlich (*Qing* 青); die dritte ist purpurfarben (*Zi* 紫); die vierte ist wie rote Haut (*Chi Pi* 赤皮); die fünfte ist wie eitriger Schorf (*Nong Jia* 膿痂); die sechste ist wie gegorener Bohnensaft (*Dou Zhi* 豆汁); die siebte ist wie Sonnenblumenöl (*Kui Geng* 葵羹); die achte ist wie geronnenes Blut (*Ning Xue* 凝血); die neunte ist wie schwarzes Blut (*Qing Xue* 青血), das Blut ist wie Wasser; die zehnte ist wie Reiswasser (*Mi Zhi* 米汁); die elfte ist wie die Monatswaschung (*Yue Huan* 月浣); die zwölfte ist, wenn die Periode nicht zeitgemäß erscheint (*Bu Ying Qi* 不應期).

Die 9 Schmerzzustände: Der erste ist eine schmerzhafte Verletzung im Genitalbereich (*Yin Zhong* 陰中), der zweite ist ein Schmerz im Genitalbereich durch Harnverhaltung (*Lin Tong* 淋痛), der dritte ist ein stechender Schmerz beim Wasserlassen (*Xiao Bian Ci Tong* 小便刺痛), der vierte ein Kälte-Schmerz (*Han Leng Tong* 寒冷痛), der fünfte ein Schmerz im Bauch, der mit dem Monatswasser kommt, der sechste ein Schmerz in Verbindung mit einer Qi-Völle (*Qi Man* 氣滿), der siebte, wenn beim Schwitzen nagende Schmerzen wie Würmer (*Chong Nie Tong* 蟲嚙痛) in den Genitalien auftreten, der achte ist ein Schmerz unter dem Rippenbogen auf der Haut (*Xie Xia Pi Fu Tong* 脅下皮膚痛) und der neunte ist ein Schmerz im unteren Rücken (*Yao Tong* 腰痛).

Die 7 Übel entstehen erstens durch Essen, zweitens durch Kälte, drittens durch Ärger, viertens durch Überanstrengung, fünftens durch zu viele Aufenthalte im Schlafzimmer, sechstens durch Schwangerschaft und siebtens durch zu viel Schlaf.

Die 5 Schädigungen: Erstens ein brüllender Schmerz (*Hou Tong* 吼痛) im Bauch, zweitens Schmerzen in der Genitalregion durch Kälte und Hitze (*Han Re Tong* 寒熱痛), drittens ein fixer Schmerz (*Lao Tong* 牢痛) bei drängendem Wasserlassen, viertens eine verborgene Taubheit (*Cang Bu Ren* 藏不仁), fünftens die Gebärmutteröffnung (*Zi Men* 子門) ist nicht gerade (*Bu Zheng* 不正) und verursacht ziehende Rückenschmerzen (*Yin Bei Tong* 引背痛).

Die 3 Ursachen: Das Schriftzeichen für *Yin* 因 = Ursache bedeutet ursprünglich wohl *Gu* 固 = hartnäckig, chronisch; die eine ist, das Monatswasser ist blockiert und fließt nicht (*Bi Sai Bu Tong* 閉塞不通). Was die anderen zwei Ursachen betrifft, sind sie nicht im kaiserlichen Schrifttum (*Wen Que* 文闕) aufgezeichnet worden.

Im Buch *San Yin Fang Lun* 三因方論[300] heißt es: Die drei chronischen Krankheiten (*San Gu* 三固) bezeichnen einen mageren Körper, der kein Muskelfleisch bilden kann, dann Unfruchtbarkeit (*Duan Xu* 斷緒), die Frau kann nicht gebären, und drittens ist das Monatswasser blockiert. Die Bezeichnungen für diese Gegebenheiten, selbst wenn sie speziell sind, stehen einfach nur für Bluterkrankungen (*Xue Bing* 血病).

Viele Ursachen liegen im Versagen des Leitbahnsystems und in der Fürsorge (*Tiao Li* 調理) gegenüber der verheirateten Frau. Eine Strohmatte bei der Geburt ist nicht so gut wie die Sorge und Pflege der Patientin nach der Geburt (*Diao Hu* 調護). Im Inneren betrachtet man die sieben Leidenschaften (*Qi Qing* 七情) als Ursachen, im Äußeren die Affektionen durch die sechs klimatischen Exzesse (*Liu Yin* 六淫). Disharmonien von Yin und Yang wie Überanstrengung und Faulheit (*Lao Yi* 勞逸) und das Essen und Trinken von zu kalten Speisen (*Yin Sheng Leng* 飲生冷) führen dazu, dass Ying und Wei nicht harmonieren.

[300] Gemeint ist das *San Yin Ji Yi Bing Zheng Fang Lun* = Abhandlung über die drei Kategorien von Krankheitsursachen von *Chen Yan* (1174).

Frisches und altes Blut vertrocknen zusammen, und der Periode folgend verkümmert es zu trübem, tröpfelndem Tau (*Zhuo Lin Lu* 濁淋露). Wenn das Blut gerinnt, bilden sich Klumpen (*Jia* 瘕), wenn es sich bewegt, fließt es über und ist schmutzig und hässlich (*Hui E* 穢惡). Die Schmerzen sind zermürbend (*Hai* 害) und werden chronisch (*Gu* 痼). Manchmal sind die Krankheiten so winzig wie Herbstflaum (*Qiu Hao* 秋毫), manchmal sind die Krankheiten aber so schwer wie ein hohes Gebirge (*Shan Yue* 山岳).

Die Altvorderen sagten deshalb: Krankheiten der verheirateten Frau sind im Vergleich zu Krankheiten der Männer zehnmal schwerer zu behandeln.

Zwar spricht auch *Zhang Zhongjing* von 36 Krankheitsarten, alle ihre Ursachen deutet er jedoch als Kälte, Hitze oder Überanstrengung der Zang-Organe. Und doch überträgt er sie heimlich in das Innere des Yin. Die Kapitel und Unterkapitel seines Buches sind ungeordnet und durcheinander (*Hun Hun* 混混), und alle Rezepten sind verschieden. Jedoch ist die Bedeutung des Buches von *Zhang Zhongjing* sehr profund und tiefgründig (*Xuan Shen* 玄深). Es wäre falsch und dumm, seine Leistungen nur oberflächlich zu betrachten. Ich befürchte, selbst wenn sein Werk ungewöhnlich (*Yi* 異) ist, so ist es doch ebenso bedeutungsvoll.[301]

Erkrankungen und Rezepturen:

1). *Yang Qi Huo Xue Dan* 養氣活血丹 heilt Schäden im Chong Mai und Ren Mai durch Überanstrengung und Ausfluss von unterschiedlicher Farbe (*Dai Xia Yi Se* 帶下異色).

- *Da Ai Ye* (= große Beifußblätter, geröstet und zu einem feinem Pulver verbrannt, 5 Liang)
- *Gan Jiang* (= getrockneter Ingwer, geröstet, zu einem feinen Pulver zermahlen, 2 Liang), nur diese zwei Arzneien!

Zubereitung: Nimm guten Essig, 2½ Sheng; Ohne Asche nimm 2 Sheng Alkohol, dazu frischen naturbelassenen Ingwersaft, 1 Sheng. Vermische ihn mit dem Beifußpulver auf die gleiche Weise und koche alles in einem Silbertopf auf einem langsamen Feuer, bis eine Paste entsteht. Diese wird mit den nachfolgenden pulverisierten Arzneien vermischt:

[301] Aus dem *Jin Kui Yao Lue* = Abhandlung über Verschreibungen aus dem goldenen Schrein. *Qi Zhongfu's* Fachwissen über die Frauenheilkunde stammt ebenso auch aus diesem Buch.

- *Fu Zi*
- *Bai Shao*
- *Bai Zhu*
- *Jiao Hong* (von jedem 3½ Liang)
- *Chuan Xiong*
- *Dang Gui*
- *Ren Shen*
- *Wu Wei Zi*
- *Zi Ba Ji* (entkernt, röste es mit poliertem Reis, von jedem 2 Liang).

Zubereitung: Zermahle alles zu einem feinen Pulver und verbinde es mit der vorher angefertigten Arzneipaste. Gleichzeitig röste gut gekochtes Weizenmehl, 3½ Liang. Alles zusammen gemischt ergibt die Medizin. Bringe die Mischung in einen Mörser und zerstoße sie 1.000 mal. Forme daraus Pillen von der Größe eines Wu Tong-Samens. Jede Dosis beträgt 50 Pillen. Nimm sie mit warmen Wein oder mit Reiswasser und schlucke sie vor dem Essen hinunter.

2). *Zi Gui Wan* 紫桂丸 stärkt und unterstützt das Blutmeer (*Xue Hai* 血海). Das Rezept heilt eine Qi-Schwäche im Chong Mai und Ren Mai und wenn die Leitbahnen und Gefäße nicht ausgeglichen sind. Der Rücken schmerzt mal mehr und mal weniger, der Bauch ist kalt und es kommt zu sturzartigen Blutungen (*Beng Lou* 崩漏) unter dem Gürtel.

Yu Yu Liang[302] wird im Feuer geröstet und in Essig eingelegt, insgesamt 7 x 3 Liang, dazu

- *Long Gu*
- *Ai Ye* (in Essig gekocht)
- *Mu Li*
- *Chi Shi Zhi*
- *Di Yu* (von jedem 2 Liang)
- *Nong Po*
- *Mu Dan Pi*
- *E Jiao* (mit Muschelpulver = *Ge Fen* 蛤粉, geröstet)
- *Dang Gui*
- *Bai Zhi*
- *Wu Zhu Yu* (in heißem Wasser siebenmal abgewaschen)
- *Rou Gui* (von jedem 1 Liang)
- *Fu Zi* (½ Liang)

[302] *Yu Yu Liang* 禹余粮 = ist Limonit-Mineral, das hauptsächlich basisches Eisenoxid enthält.

Zubereitung: Zermahle alles zu einem feinen Pulver, bilde eine Paste und forme Pillen von der Größe eines Wu Tong-Samens. Jede Dosis beträgt 30 Pillen. Koche *Nong Po* 濃樸 und den Beifuß bei kleiner Flamme in Essig, und nimm die Medizin auf leerem Magen in passender Dosierung ein.

Akupunkturpunkte:

- *Chong Men* (Mi 12) beherrscht Ausfluss bei der verheirateten Frau.
- *Qi Chong* (Ma 30) beherrscht roten und weißen Ausfluss.
- *Xiao Chang Shu* (Bl 27) beherrscht Ausfluss bei der verheirateten Frau.
- *Ci Liao* (Bl 32) beherrscht roten und weißen Ausfluss.
- *Zhong Liao* (Bl 33) heilt roten und weißen Ausfluss, die Frau ist von Kindern abgeschnitten.
- *He Yang* (Bl 55) heilt plötzlichen Kollaps und Ausfluss der verheirateten Frau, ihre Regel ist nicht ausgeglichen.
- *San Yin Jiao* (Mi 6) heilt Ausfluss und eine schwere Geburt.
- *Dai Mai* (Gbl 26) behandelt eine verheiratete Frau, wenn die Regel nicht ausgeglichen ist und bei rotem und weißem Ausfluss.
- *Li Gou* (Le 5) behandelt roten und weißen Ausfluss.
- *Guan Yuan* (Ren 4) behandelt Ausfluss, der nicht aufhören will, die Frau ist von Kindern abgeschnitten und das Gebärmuttertor (*Bao Men* 胞門) ist geschlossen.
- *Qi Hai* (Ren 6) behandelt roten und weißen Ausfluss der verheirateten Frau und üble Lochien, die nicht aufhören wollen.
- *Zhong Zhu* (Ni 15) behandelt roten und weißen Ausfluss.
- *Bai Huang Shu* (Bl 30) behandelt roten und weißen Ausfluss.

Kommentar:

Dieses Kapitel spricht für sich: Bei so viel Krankheitsmöglichkeiten im Unterleib der Frau wundert es nicht, wenn Frauen zehnmal schwerer zu behandeln sind als Männer!

Qi Zhongfu bezieht sich bei dieser Frage auf das 1. Kapitel im *Jin Kui Yao Lue*. Dort heißt es:

„Frage: Welches sind die 18 Krankheiten von einer Yang-Natur?[303] Die Antwort lautet: Kopfschmerzen, Schmerzen in Nacken, Hüfte, Wirbelsäule, Arme und Beine.

Frage: Welches sind die 18 Krankheiten von einer Yin-Natur?[304] Die Antwort lautet: Husten, Atemnot, Herzklopfen, Darmgeräusche, Herzinfarkt und Verkrampfungen der Gliedmaßen.

Jedes der 5 Zang-Organe ist ein Ort für 18 Krankheiten, insgesamt also 90 Erkrankungen. Jedes der 6 Fu-Organe ist ein Ort für 18 Krankheiten, zusammen also 108 Erkrankungen.[305]

Es gibt fünf Faktoren, die eine Erschöpfung durch Überanstrengung verursachen.[306]

Es gibt sieben Arten von Verletzungen.[307]

Es gibt sechs Arten von Erschöpfungen und es gibt 36 Erkrankungen der verheirateten Frauen."[308]

---

[303] Erkrankungen von Yang-Natur sind an der Außenseite lokalisiert, also in den Leitbahnen und Nebengefäßen.

[304] Erkrankungen von Yin-Natur sind an der Innenseite lokalisiert, also in den Zang Fu-Organen.

[305] Jede der 6 klimatische Energien können 18 Krankheiten verursachen, also insgesamt 108.

[306] Gemeint sind die Überanstrengungen der 5 Zang-Organe: Zu viel Sehen schädigt das Herz, zu langes Sitzen schädigt die Milz, zu langes Liegen schädigt die Lunge, zu langes Stehen schädigt die Niere und zu langes Gehen schädigt die Leber.

[307] Überessen schädigt die Milz, zu viel Wut schädigt die Leber, zu schweres Heben oder zu langes Sitzen auf feuchtem Untergrund schädigt die Niere, zu langer Einfluss von kaltem Wetter und zu kalten Getränken schädigt die Lunge, zu viel geistige Anstrengung schädigt das Herz, zu viel Wind, Regen, Kälte und Hitze schädigen die körperliche Form, großer Ärger und Schrecken führen zu geistigen Schäden.

[308] Erschöpfung des Qi, Erschöpfung des Blutes, Erschöpfung der Sehnen, Erschöpfung der Knochen, Erschöpfung des Fleisches und Erschöpfung der Essenzen (*Jing* 精).

Frage 50

第五十問 婦人有帶下或淋漓不斷何以別之?
答曰：產戶有三門。一曰胞門。二曰龍門。三曰玉門。衝任二脈行於中。已產者屬胞門。未產者屬龍門。未嫁者屬玉門。病源雲：陰陽過度。勞傷經絡，故風冷乘虛而入胞門。損衝任之經。傷太陽少陰之氣。致令胞絡之間。穢液與血相稱兼帶而下。冷則多白。熱則多赤。久而則為淋瀝之病也。**大補益當歸丸**。治婦人諸虛不足。當歸 續斷 乾薑 阿膠 甘草 川芎(各一兩) 吳朮 吳茱萸 附子 白芷 芍藥 官桂地黃(各一兩半) 上為細末，麵糊丸如桐子大，每服五十丸。溫酒或鹽湯下。食前。

Wenn bei der verheirateten Frau unter dem Gürtel unaufhörlich etwas heraussickert - welche Unterschiede gibt es hier?

Die Antwort lautet: Die Geburtsöffnung (*Chan Hu* 產戶) hat drei Tore: Das erste nennt man das Gebärmuttertor (*Bao Men* 胞門),[309] das zweite das Drachentor (*Long Men* 龍門) und das dritte das Jadetor (*Yu Men* 玉門). Die beiden Gefäße Chong und Ren zirkulieren in der Mitte dieser drei Tore. Den Frauen, die schon geboren haben (*Yi Chan* 已產), wird das Gebärmuttertor zugeordnet. Den Frauen, die noch nicht geboren haben (*Wei Chan* 未產), wird das Drachentor zugeordnet. Den Frauen, die noch nicht verheiratet sind (*Wei Jia* 未嫁), wird das Jadetor zugeordnet. [310]

---

[309] *Bao Men* 胞門 bezeichnet das Ein- und Austrittstor der Gebärmutter. Durch dieses Tor wird Qi und Blut der Frau verteilt und hier treten der *Chong Mai* 衝脈 und der *Ren Mai* 任脈 nach außen. Das himmlische Nierenwasser (*Tian Gui* 天癸) entspringt hier ebenfalls und ist die Basis für Fruchtbarkeit und Empfängnisbereitschaft der verheirateten Frau. Wie wir im Weiteren sehen werden, gelangen durch dieses Tor auch Pathogene von außen in die Gebärmutter, die dann folgenschwere Symptome verursachen.

[310] Im Pulsklassiker (*Mai Jing* 脈經) heißt es: „Frauen haben unter dem Gürtel drei Tore: Zu den bereits gebärenden Frauen gehört das Bao Men, zu noch nicht gebärenden Frauen gehört das Long Men und zu den unverheirateten Frauen gehört das Yu Men." Der Teil der Geburtsöffnung, den man Jadetor nennt, entspricht der Vaginalöffnung und dem Jungfernhäutchen der äußeren Genitalien. Dieser Teil wurde damals wie heute dazu verwendet, um zu beurteilen, ob die Frau verheiratet oder unverheiratet ist, ein Kind geboren hat oder nicht, und es scheint, dass hier altes und modernes Verständnis übereinstimmen. Diese Prüfung der „Unversehrtheit“ der Frau gehörte auch im alten China zur Standardprozedur vor einer Eheschließung. Der Zustand der Frau „unter dem Gürtel“ gab dem Ehemann Auskunft und Gewissheit darüber, ob eine Eheschließung günstig und statthaft war oder nicht.

Im *Bing Yuan Hou Lun* heißt es: Geschlechtliche Vereinigung im Übermaß (*Yin Yang Guo Du* 陰陽過度) führt zu einem Erschöpfungssyndrom in den Leitbahnen und Luo-Gefäßen. Wind und Kälte nutzen diese Schwäche aus und dringen durch das Gebärmuttertor ein. Dies führt zu einer Schädigung von Chong und Ren Mai, und das Qi von *Tai Yang* (Blase) und *Shao Yin* (Niere) wird verletzt.

Das Ergebnis ist, das sich in den Zwischenräumen des Uterusgeflechts schmutzige Flüssigkeiten (*Hui Ye* 穢液) und Blut vermischen, welche dann als Ausfluss heruntergehen. Bei Kälte ist der Ausfluss häufig weiß, bei Hitze ist er häufig rot. Hält dies länger an, dann entsteht eine Krankheit mit Tröpfeln und Heraussickern von Flüssigkeiten.

Erkrankungen und Rezepturen:

1). *Da Bu Yi Dang Gui Wan* 大補益當歸丸 heilt alle Krankheiten der verheirateten Frau mit einer Leere und einem Mangel.

- *Dang Gui*
- *Xu Duan*
- *Gan Jiang*
- *E Jiao*
- *Gan Cao*
- *Chuan Xiong* (von jedem 1 Liang)
- *Wu Shu*
- *Wu Zhu Yu*
- *Fu Zi*
- *Bai Zhi*
- *Shao Yao*
- *Guan Gui*
- *Di Huang* (von jedem 1½ Liang)

Zubereitung: Zermahle alles zu einem feinen Pulver, mache eine Paste daraus und forme Pillen von der Größe eines Wu Tong-Samens. Jede Dosis beträgt 50 Pillen. Schlucke sie vor dem Essen mit warmen Wein oder heißem Essigwasser hinunter.

Akupunkturpunkte:

Es können dieselben Punkte gestochen werden wie in der vorherigen Frage 49.

Kommentar:

Hier wird über eine Krankheit unter dem Gürtel diskutiert, die im eigentlichen Sinne die Bedeutung von *Dai Xia* 帶下 hat, nämlich der Ausfluss der verheirateten Frau. Als Ursache gibt *Qi Zhongfu* übermäßigen Geschlechtsverkehr an. Zuviel Sex erschöpft das Qi in den Leitbahnen, die den Unterleib versorgen, sodass Wind und Kälte leicht eindringen können.

Schon ein Toilettengang kann dies ermöglichen. Diese Übel schädigen die zwei außergewöhnlichen Gefäße Chong Mai und Ren Mai und das Qi der Blasen- und Nierenleitbahn. Die Flüssigkeiten können nicht länger gespeichert werden, sie vermischen sich mit dem Blut des Chong Mai und sickern als Ausfluss aus der Gebärmutteröffnung. Wenn Kälte mit im Spiel ist, ist der Ausfluss weiß, bei Hitze gelblich-rot.

Der Autor unterscheidet zu Beginn die Namen für die Geburtsöffnung hinsichtlich des sozialen Status oder des Alters der Frau. Später geht er aber nicht mehr weiter darauf ein. Warum Frauen, die noch keine Kinder geboren haben, ein Drachentor und unverheiratete Frauen, die noch keinen Geschlechtsverkehr hatten, ein Jadetor haben, wird hier nicht weiter erklärt.[311]

Mit der 50. Frage endet die allgemeine Physiologie und Pathologie der verheirateten Frau. Die nun folgenden Themen beschäftigen sich mit Schwangerschaft, Geburt und Wochenbett.

玉門

Yu Men – Das Jadetor

[311] Im nicht-medizinischen Bereich gilt das Drachentor symbolisch als einen Ort alchemistischer Transformation und das Jadetor als Öffnung für den Jadestängel, deren Begegnung Lust und Wonne verspricht in der Kunst der Liebe.

Frage 51

第五十一問 男女受形之始何以別之？
答曰。男女之合。二情交暢。陰血先至。陽精後沖。血開裹精。精入為骨。而男形成矣。陽精先入。陰血後滲。精開裹血。血入居本。而女形成矣。陽氣聚面。故男子面重。溺死者必伏。陰氣聚背。故女子背重。溺死者必仰。鳥獸溺死者伏背皆然。陰陽均至。非男非女之身。精血散分。駢胎品胎之兆。父少母老。產女必羸。母壯父衰。生男必弱。古之良士也者。首察乎此。氣受偏疾。與之補之。補羸女。則養血壯脾。補弱男。則壯脾節色。羸女宜及時而嫁。弱男宜待壯而婚。此疾外所務之本。不可不察也。

Jungen und Mädchen empfangen am Anfang der Schwangerschaft ihre Gestalt - wie kommt es zu dieser Unterscheidung?

Die Antwort ist: Bei der Vereinigung von Mann und Frau ist der Geschlechtsverkehr leidenschaftlich und ungehindert (*Qing Jiao* 情交), Wenn das Yin-Blut (*Yin Xue* 陰血) zuerst ankommt, stürmt die Yang-Essenz (*Yang Jing* 陽精) hinterher. Das Blut öffnet sich und umhüllt den Samen (*Jing* 精). Wenn der Samen eintritt, bildet sich das Gerüst (*Gu* 骨) zur Vollendung der männliche Gestalt. Wenn die Yang-Essenz zuerst eintritt, sickert (*Shen* 滲) das Yin-Blut hinterher. Dann öffnet sich der Samen und umhüllt das Blut. Wenn das Blut eintritt, wird die Grundlage (*Ju Ben* 居本) zur Vollendung der weibliche Gestalt gelegt.

Das Yang-Qi sammelt sich im Gesicht (*Mian* 面), deshalb ist beim Mann die Vorderseite schwerer. Beim Tod durch Ertrinken muss er also mit dem Gesicht nach unten liegen (*Fu* 伏). Das Yin-Qi sammelt sich auf der Rückseite (*Bei* 背), deshalb ist bei der Frau der Rücken schwerer. Beim Tod durch Ertrinken wird sie sicherlich mit dem Gesicht nach oben liegen (*Yang* 仰). Vögel und anderes Getier liegen, wenn sie durch Ertrinken sterben, alle mit dem Gesicht nach unten oder auf dem Rücken, das gilt bei allen Wesen ohne Ausnahme![312] Wenn Yin und Yang gleichzeitig ankommen, ist der Körper weder männlich noch weiblich und Essenz und Blut zerstreuen und verteilen sich. Dies ist das Anzeichen dafür, dass die Art des Embryos ein doppelter ist, also Zwillinge geboren werden.

[312] Diese Beschreibung ist die Fortsetzung aus dem 1. Kapitel. Wieder kommt der Verdacht auf, dass *Qi Zhongfu* sich mit seinen Vorlesungsskripten verzettelt hat.

Ist der Vater jung und die Mutter alt, dann wird bei der Geburt eines Mädchens dieses sicherlich dünn und ausgezehrt (*Lei* 羸) sein. Wenn die Mutter stark und der Vater schwächlich ist (*Shuai* 衰), dann wird bei der Geburt eines Jungen dieser auch schwächlich sein. So sahen es bereits die respektablen Gelehrten des Altertums, die das als Erste geprüft haben.[313]

Wenn beim Empfangen des Qi der Eltern das Neugeborene an einer Krankheit leidet, muss man auffüllend (*Bu* 補) behandeln. Denn wenn man bei einem ausgezehrten Mädchen auffüllt, wird das Blut genährt und ihre Milz gestärkt. Wenn man bei einem schwächlichen Jungen auffüllt, kräftigt man seine Milz, seine Gelenke und sein Aussehen. Ein ausgezehrtes Mädchen sollte rechtzeitig verheiratet werden, ein schwächlicher Junge sollte zuerst gestärkt und erst dann verheiratet werden. Diese Krankheiten liegen außerhalb der gewöhnlichen Bemühungen eines Arztes und sollte unbedingt überprüft werden!

Kommentar:

In diesem Kapitel stellt *Qi Zhongfu* die Ideen zeitgenössischer Ärzte über die embryonale Entwicklung zu einem Jungen oder Mädchen vor. Dies war im alten China wichtig, um die Nachkommenschaft resp. den Erstgeborenen zu sichern. Denn es gab klare Anweisungen darüber, wann der Geschlechtsverkehr ausgeübt werden sollte, um einen männlichen Nachkommen zu zeugen. Die Wurzeln dieser „Genderpriorisierung" gehen zurück auf den Ahnenkult, der lange vor der Bildung eines Kaiserreiches die ideologische Grundlage des chinesischen Denkens war.[314]

Einen längeren Exkurs über die Geschlechtsbestimmung von Mann und Frau finden wir bei *Zhang Jiebin* im *Lei Jing* 類經: „Um die Vollendung des Männlichen und des Weiblichen zu erklären, halte ich mich an den Arzt *Chu Cheng*[315] der sagt:

[313] *Qi Zhongfu* knüpft hier an die Aussagen im *Su Wen* an, wo im 1. Kapitel die Reifezyklen von Frau und Mann beschrieben werden und die Nachkommenschaft bei zu alten Eltern.

[314] Siehe bei **Udo Lorenzen**: Die Heilkunst des *Zhang Jiebin*, a.a.O. S. 34 ff.

[315] *Chu Cheng* 褚澄 (414-499) war ein berühmter Arzt aus der südlichen Qi-Dynastie. In seinen „wirksamen Verschreibungen für Frauen" erwähnt *Chu Cheng* ausdrücklich, dass sich die Krankheiten von Mönchen, Nonnen und Witwen von denen der gewöhnlichen Frauen und Konkubinen unterscheiden müssen. Sie könnten deshalb nicht gleich behandelt werden und ihre besonderen geistig-seelischen Aspekte müssten berücksichtigt werden. Für ihn war das richtige Alter von Mann und Frau maßgebend dafür, ob gesunde und kräftige Kinder gezeugt werden. Männer sollten erst ab dem 30. Lebensjahr Kinder zeugen, und Frauen erst ab dem 20. Lebensjahr empfangen. Erst dann seien ihre Essenzen voll entwickelt. Geschieht die sexuelle Vereinigung bereits zu Beginn der Geschlechtsreife, werden sicherlich schwache und kränkelnde Kin-

Exkurs über die Geschlechtsbestimmung:

„Die Vereinigung von Mann und Frau bedeutet die ungehinderte Verschmelzung beider Essenzen im Geschlechtsverkehr. Wenn das Yin-Blut zuerst ankommt, und die Yang-Essenz erst danach einströmt, ist das Blut offen und umschließt die Essenz. Die Essenz tritt ein und bildet die Knochen, so vollendet sich die männliche Form. Wenn die Yang-Essenz zuerst eintritt und das Blut der Frau erst später dazukommt, dann ist die Essenz offen und umschließt das Blut. Das Blut tritt ein und bildet die Grundlage dafür, dass die weibliche Form sich vollendet."

In einer Notiz über das Mysterium der Kinder sagt *Wang Bing*:[316]

„Die Naturen von männlich und weiblich und Yin und Yang sind nicht gleich. Das himmlische Wasser (*Tian Gui* 天癸) von Essenz und Blut ist in ihrer Erscheinungsform ebenfalls unterschiedlich."

Später hatte jede Ärzteschule ihre eigene Meinung darüber.

Leichter ist da die Aussage von *Ma Shi*[317] zu verstehen, der da sagt:

„Die Essenzen von Mann und Frau, beides kann als himmlisches Nierenwasser bezeichnet werden. Heutzutage nimmt man die Aussage von *Wang Bing*, dass das weibliche himmlische Nierenwasser das Blut darstellt. Folgt daraus, dass auch das männliche himmlische Wasser für das Blut steht? Im *Yi Jing* 易經 heißt es: Wenn Mann und Frau ihre Essenzen vereinigen, verwandeln sich die 10.000 Wesen und werden geboren. Deshalb, bei der Vereinigung im Geschlechtsverkehr gibt der Mann seine Essenz, und zu Zeiten der weiblichen Regel gibt die Frau ihr Blut. Ich habe nie gehört, dass zu Zeiten der Vereinigung im Geschlechtsverkehr man von Blut sprechen kann.

Zahlreiche Nachfolger haben geschrieben, das Jing umwickelt das Blut und das Blut umwickelt das Jing, das halte ich für falsch."

---

der daraus hervorgehen. Auch die Kinder alter Eltern sterben früher und sind kränklicher. Dies sollte auch für unsere Zeit untersucht werden, in der die Eltern ja immer älter werden. Siehe bei **Cai Jingfeng** u.a.: The General History of Traditional Chinese Medicine Vol. I, Beijing 2016, S. 272.

[316] *Wang Bing* 王冰 (710-805) war ein berühmter Arzt in der Tang-Dynastie. Er war vor *Zhang Jingyue* sicherlich der bedeutendste Kommentator des *Huang Di Nei Jing Su Wen*.

[317] *Ma Shi* 馬氏 war ein Akupunkturexperte und kommentierte das *Su Wen* und das *Ling Shu* in der späten Ming-Dynastie (1568), also ca. 50 Jahre vor *Zhang Jiebin*.

Diese Erklärung des *Ma Shi* ist aufrichtig (*Cheng* 誠), in der Tat!

Ebenso heißt es auf der Grundlage von *Li Dongyuan*:[318] „Wenn das Monatswasser für ein oder zwei Tage überfällig ist, ist das Blutmeer noch rein und klar (*Jing* 淨). Wenn die Essenz das Blut besiegt, beeinflusst dies die Vollendung des Männlichen; Vier oder fünf Tage später ist der Puls in den Gefäßen schon groß. Wenn die Essenz das Blut nicht besiegt, beeinflusst das die Vollendung des Weiblichen."

Zhu Danxi sagt:[319] „Die gefühlte Natur von Yin und Yang ist *Qian* 乾 und *Kun* 坤; Links und rechts sind die Wege von Yin und Yang. Mann und Frau entsprechen den Regeln und Formen von Yin und Yang!

Wenn Yin und Yang sich beim Geschlechtsverkehr vereinigen, entwickelt sich ein Embryo in der Schwangerschaft. Der Ort, an dem dieser aufbewahrt wird, nennt man *Zi Gong* 子宮 = „Palast der Kinder". Eine Befestigung befindet sich unten, oben gibt es zwei gabelförmige Abzweigungen, in der Mitte hat es zwei weitere Unterteilungen. Ihre Form ist wie ein geschlossener Napf (*He Bo* 合鉢), eine Ausdehnung geht nach links und eine Ausdehnung geht nach rechts.

Wenn die Essenz das Blut besiegt, dann ist das Yang vorherrschend. Wird das Qi auf der linken Seite der Gebärmutter empfangen, dann vollendet sich die männliche Gestalt; Wenn die Essenz das Blut nicht besiegt, dann ist das Yin vorherrschend. Wenn das Qi an der rechten Seite des Uterus empfangen wird, dann vollendet sich die weibliche Gestalt."

Auch wenn dies alles verschiedene Theorien sind, ist es trotzdem nicht notwendig, über jede grundsätzlich zu diskutieren.

Jedoch, meiner bescheidenen Meinung nach gibt es hier doch noch etwas Bedeutsames. Wenn nach *Wang Bing* und *Ma Shi* die Essenz und das Blut das himmlische Wasser (*Tian Gui* 天癸) bilden, und in der Tat sprechen die klassischen Texte vom Blut der Frau und von der Essenz des Mannes, dann folgen sie dem himmlischen Nierenwasser, deshalb kommt es dort an. Selbst wenn dies nicht der Wahrheit entspricht, ist seine Bedeutung doch nicht so weit davon entfernt. Die Theorien von *Chu Cheng* bis *Ma Shi* folgen dem sicher nicht ohne Grund.

---

[318] *Li Dongyuan* 李東垣 alias *Li Gao* 李杲 (1180-1252), der Begründer der Schule der Mitte.

[319] *Zhu Danxi* 朱丹溪 (1280-1358), der Begründer der Schule „Yin ist selten genug und Yang ist häufig zu viel". *Zhang Jiebin* kritisiert die beiden Ärzte in seinen Schriften wiederholt!

Die gemeinsame Vereinigung von Mann und Frau, wenn beide Essenzen sich also harmonisch und ungehindert verbinden, bei dieser Angelegenheit ist es grundsätzlich nicht so, dass das Blut ankommt. Nur durch die anschließende Verknotung zum Embryo ist das männliche Jing der Beginn des Ursprungs-Qi, und das weibliche Blut ist die Vollendung des Körperlichen. Dies nennt man die Vollendung des männlichen Jing und des weiblichen Blutes nach den korrekten Grundsätzen der Natur.

Wenn es eine Gelegenheit zur geschlechtlichen Vereinigung gibt und man dann sagt, das Jing umwickelt das Blut, oder das Blut umwickelt das Jing, dann ist das in der Tat eine absurde Vorstellung. Dies ist nicht vergleichbar mit der Theorie der Schule des *Zhu Danxi*, in der die Yang-Essenz für den Himmelsstamm *Ren* 壬 steht und die Yin-Essenz für den Himmelstamm *Gui* 癸. Seine Theorie lautet:

„Wenn der Himmelsstamm Ren zuerst ankommt und Gui ihm nachfolgt, dann umwickelt Gui Ren und daraus folgt die Vollendung des Männlichen. Wenn der Himmelsstamm Gui zuerst ankommt und Ren ihn nachfolgt, dann umwickelt Ren Gui und es folgt die Vollendung des Weiblichen. Wenn Ren und Gui gleichzeitig ankommen, dann entwickeln sich zwei Embryos. Der eine langsam, der andere schnell. Beide Embryos werden sich nicht voll entwickeln."

Ren und Gui bilden das ursprüngliche Jing (*Yuan Jing* 元精) und das ursprüngliche Qi (*Yuan-Qi* 元氣) von Himmel und Erde. Obgleich diese Theorie an erster Stelle steht, gibt es nichts desto trotz auch hier ein Taumeln in der Dunkelheit.

Nimmt man die Theorie von *Li Dongyuan*, dann zählt man die Tage nach dem Geschlechtsverkehr, und dem Gefühl nach muss es ein Mädchen sein.

Der Reihe nach bis zur Bestätigung sucht man das Männliche, indem man jeden der 30 Zeitabschnitte im Monat verwendet. Nach der Regel „zweieinhalb Tage" wird es unvermeidlich ein Mädchen geben, sind es über 20 Tage, dann wird es ein Junge.

Diese beiden Theorien von *Li Dongyuan* sind in der Tat widersprüchlich. Wenn *Zhu Danxi* die linke und rechte Seite nimmt, um die Wege von Yin und Yang mit einem Satz zu bestimmen, dann weist er ebenfalls auf das Empfangen von Nachkommen hin, aber auch hier gibt es keine Klarheit darüber, warum das so ist.

Nehmen wir links und rechts: Wenn gesagt wird, die Prinzipien von Yin und Yang entsprechen dem Aufsteigen und dem Absinken, wie kann es sein, dass diese beiden nur abschüssig (*Qi* 岐) genannt werden? Das gehört besonders zur Kategorie des Merkwürdigen! Wenn man wirklich die wahren Prinzipien nehmen möchte, dann vollendet das Dao von Qian (Qian *Dao* 乾道) das Männliche und das Dao von Kun (*Kun Dao* 坤道) vollendet das Weibliche.

Das Yang besiegt das Yin und bildet das Männliche, und das Yin besiegt das Yang und bildet das Weibliche. Dies ist nur schwer zu erläutern. Wenn es richtig ist, dass die Theorie, Yin und Yang sind blühend und abnehmend, an erste Stelle gesetzt wird, warum erscheint sie dermaßen detailliert? Wenn das Alte dem Yang entspricht und das Junge dem Yin, dann können schon stark und schwach unterschieden werden. Das Magere ist Yang und das Robuste ist Yin, auch dies gehört zur Abteilung Überfluss (*Sheng* 盛) und Mangel (*Shuai* 衰).

Wohlgenährt sein und nicht anhäufen ist genauso wie schwach (*Ruo* 弱) und alt zu sein, und keine Kenntnisse über die Lebenspflege zu haben ist das Gleiche, als ob man jung wäre. Im Verlauf einer Zeitperiode gibt es ein Yin und ein Yang, ignoriert man dies, nimmt das Qi ab; täglich gibt es Mehrung und Abnehmen, gewinnt man es, ist das Qi im Überfluss.

Wenn sich zwei Heere gegenüberstehen, können die ersten Zeichen entscheidend sein. Einzig Ruhe und Selbstkontrolle ist die treibende Kraft (*Ji* 機) zum Abwarten, und doch bewegt sich später ein Heer. Und ob man wenige oder viele in die Flucht schlägt, warum wird gesagt, das sei der falsche Weg?

Kehrt man aus Schwäche um, entsteht daraus Stärke, das ist in der Tat ein magischer Effekt. Ob man unter einer Strafe leidet oder nicht hängt ganz von der Bestrafung ab und nicht von der Oberflächlichkeit und Tiefe des Vergehens. Zu sagen, eine Krankheit verläuft langsam, ist sehr irreführend; Ob männlich oder nicht männlich hängt vom Überfluss oder dem Mangel der Essenzen von Mann und Frau ab.[320]

---

[320] *Zhang Jiebin's* Erläuterungen erscheinen mir ähnlich abstrus wie die seiner Vorgänger zu sein, die er so heftig kritisiert. Alle Autoren tun sich schwer damit, eine logische und nachvollziehbare Erklärung für die Geschlechterunterschiede zu geben. Schließlich wird das Buch der Wandlungen als Beweis herangezogen, eines der fünf kanonischen Bücher, deren Inhalte von den Gelehrten nie in Frage gestellt wurden.

Es hängt nicht vom Überlaufen (*Chong* 沖) oder Umwickeln (*Guo* 裹) von Blut und Samen ab. Die Doktrin, dass das Eine dem Anderen folgt, ist ein besonders großer Irrtum.“[321]

Soweit die ausführliche Betrachtung von *Zhang Jiebin*.

Qi Zhongfu führt dann seine Erklärung aus dem 1. Kapitel fort, in dem alle weiblichen Tiere trächtig werden können, ohne eine menschenähnliche Geschlechtsreife zu durchlaufen. Hier im 51. Kapitel wird männlich und weiblich mit der Bauch- oder Rückenlage beim Tod durch Ertrinken erklärt.[322]

An dieser Stelle kommt der Verdacht auf, dass sein gynäkologisches Handbuch auch ein Vorlesungsmanuskript zu anderen Themen gewesen sein könnte während seiner Tätigkeit als Professor am kaiserlichen Medizinbüro. Es scheint, als ob *Qi Zhongfu* auch in der forensischen Medizin als Lehrer tätig war.

子宮

Zi Gong – Palast der Kinder

[321] Siehe bei **Udo Lorenzen**: Die Heilkunst des *Zhang Jiebin*, a.a.O. S. 373 ff.

[322] Die Zuordnung von Bauch = Yang und Rücken = Yin entspricht nicht der medizinischen Lehre. Etwas Ähnliches finden wir aber auch bei *Laozi* 老子, dem Begründer des philosophischen Daoismus. Dort heißt es im 42. Kapitel des *Dao De Jing*: „Die 10.000 Wesen tragen das Yin auf dem Rücken und umarmen das Yang, so floriert das Qi und schafft Harmonie.”

Die 10 Monate der Schwangerschaft:[323]

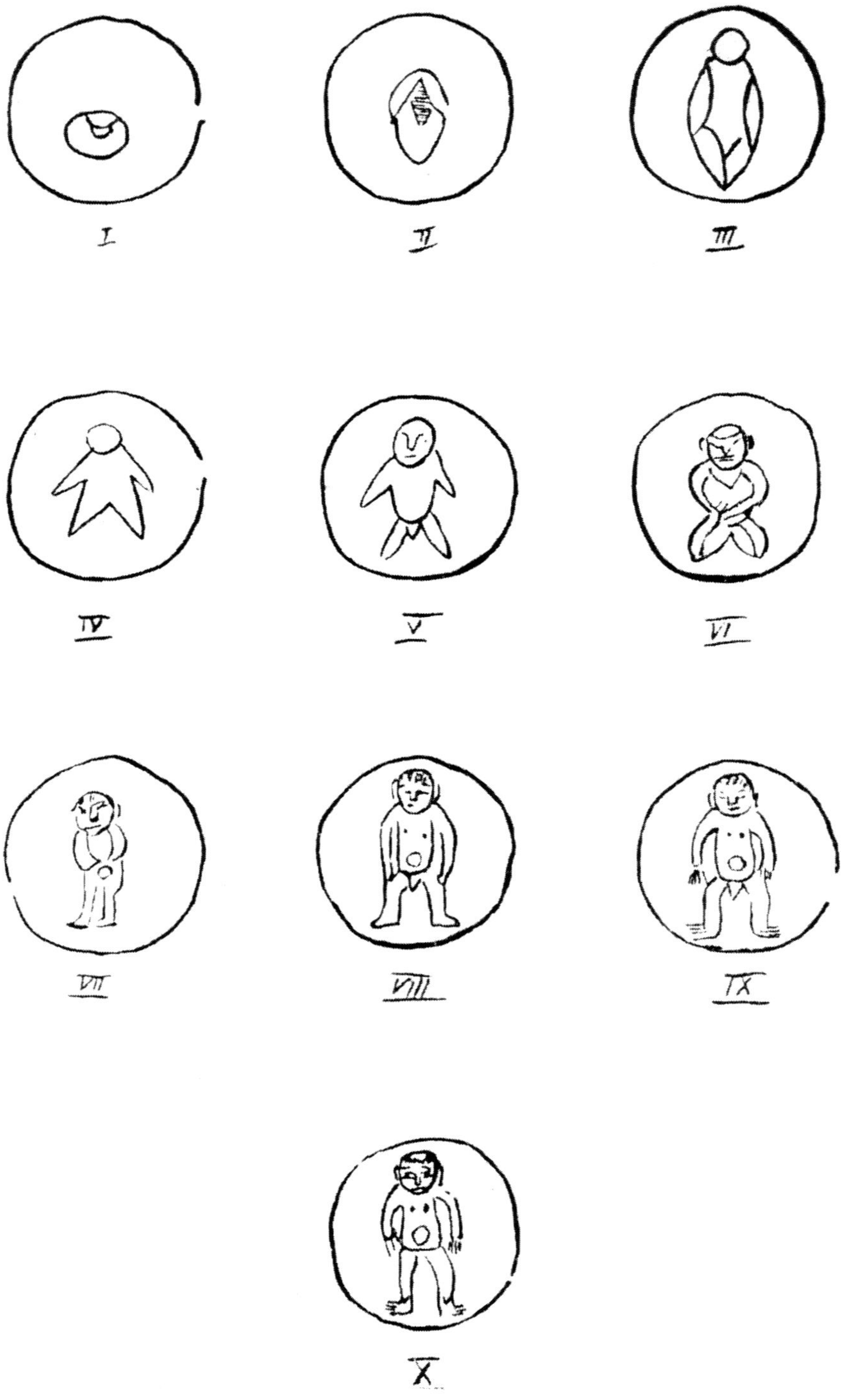

Menschlicher Fötus im 1-10. Monat
nach dem She Sheng Bi Pou Zong Yao

[323] Aus **Franz Hübotter**: *Shou Shi Pien* – Ein Lehrbuch der Geburtshülfe, 1913 im Selbstverlag erschienen. Der vollständige Text erscheint als Anhang im letzten Teil meines Buches.

Frage 52

第五十二問 何以謂之有娠?

答曰。經云。經候一月日后。覺不通。診其脈理平和。婦無他疾。欲作胎也。脈經云。有一婦人來診。自道經斷不來。師言一月為胚。二月為始膏。三月為居經。今既居經。正是為作胎也。**人參丸**。養陰生血補虛。人參 鹿角膠 熟地 川芎 白芍 當歸 白術（各一兩） 上為細末蜜丸桐子大。每服三十丸空心米飲下。

Wann spricht man von einer Schwangerschaft?

Die Antwort lautet: Im Klassiker heißt es:[324] Einen Monat nach dem Erwarten der Regel fühlt es sich wie blockiert an (*Bu Tong* 不通). Untersuche den Puls der Patientin und achte darauf, ob er harmonisch ist. Wenn die verheiratete Frau keine Krankheit hat, dann möchte sich ein Embryo bilden (*Zuo Tai* 作胎).

Das *Mai Jing* sagt auch: Natürlich muss bei jeder verheirateten Frau untersucht werden, ob sie schon ihre Menopause (*Jing Duan* 經斷) erreicht hat. Und der Meister sagt: Im 1. Monat bildet sich der Embryo (*Pei* 胚), im 2. Monat ist der Beginn von *Gao* 膏, der „fettigen Paste" und im 3. Monat bleibt die Regel stehen. Von nun an bleibt die Regel aus (*Ju Jing* 居經).[325] Dies genau dient der Bildung des Embryos.

1) *Ren Shen Wan* („Ginseng-Pillen") nähren das Yin (*Yang Yin* 養陰), bilden das Blut (*Sheng Xue* 生血) und füllen eine Leere auf (*Bu Xu* 補虛).

- *Ren Shen*
- *Lu Jue Jiao*
- *Shu Di*
- *Chuan Xiong*
- *Bai Shao*
- *Dang Gui*
- *Bai Shu* (von jedem 1 Liang).

[324] Als Klassiker ist hier der Pulsklassiker *Mai Jing* 脈經 gemeint.

[325] Ein Begriff aus dem *Mai Jing*, der eine Menstruation in einem 3-Monats-Zyklus beschreibt. Wenn die Frau gesund ist, fällt dies in den normalen Bereich der weiblichen Funktionen. Man sagt auch „saisonale Menstruation" (*Ju Jing* 居經).

Zubereitung: Zermahle alles zu einem feinen Pulver, vermische es mit Honig und drehe Pillen von der Größe eines Wu Tong-Samens. Jede Dosis beträgt 30 Pillen. Nimm sie auf leerem Magen mit Reiswasser ein.

Exkurs über die Pflege des Embryos:

An dieser Stelle ist es angebracht, die Entwicklung des Embryos in den 10 Monaten im Detail zu betrachten. Bereits bei *Chao Yuanfang* 巢元方 (610) ist davon die Rede, detaillierter dann bei *Sun Simiao* 孫思邈 (652) und schließlich sehr ausgefeilt bei *Chen Ziming* 陳自明 (1237) in der späten Song-Dynastie. Das Wissen um die Entwicklung des Embryos in den einzelnen Monaten dient noch heute dazu, eine Schwangere sicher durch diese Zeit zu bringen und ihr Leben und das des Babys zu pflegen.

Aus chinesischer Sicht liegt die Entstehung des Menschen in der Interaktion von Yin und Yang, deren ursprüngliche Kräfte Himmel und Erde darstellen. Im Mikrokosmos Mensch verbindet sich die Essenz des Mannes (Samen) mit der Essenz der Frau (Eizelle) und ein neues Leben kann entstehen, vorausgesetzt, die kosmische schöpferische Kraft (*Shen* 神) gibt ihren himmlischen Segen dazu.

Die Entwicklung des Fötus wird grundsätzlich vom angeborenen Vermögen der Eltern gesteuert. Dies geschieht über die 8 außerordentlichen Gefäße (*Qi Jing Ba Mai* 奇經八脈).[326] Er erfährt aber in jedem Monat der Schwangerschaft eine zusätzliche Versorgung über das mütterliche Meridiansystem. Kongenitale Störungen des Neugeborenen können somit auch durch eine schlechte embryonale Ernährung des Fötus im Mutterleib entstehen bzw. im Fehlverhalten der Mutter liegen.

Das Wissen um die Zusammenhänge zwischen den Schwangerschaftsmonaten und der jeweils aktiven, nährenden Leitbahn der Mutter kann so die Akupunktur zu einer wahrhaft präventiven Therapie werden lassen. Durch eine gezielte Behandlung der schwangeren Frau können wir Vorsorge für gesündere Kinder treffen! Zeitgenössische chinesische Ärzte haben auf dem Boden dieser geschichtlichen Erfahrungen Frauen mit habituellem Abort behandelt und Fehlgeburten oft vermeiden können. Wo bekannt war, dass die Schwangere ihre Fehlgeburten regelmäßig im selben Monat hatte, wurde die jeweils aktive Leitbahn der Mutter gezielt gestärkt. Die Erfolgsrate soll sich auf über 90 Prozent belaufen.[327]

---

[326] Siehe ausführlich bei **Udo Lorenzen**: Mikrokosmische Landschaften Band 1, a.a.O. S. 163.

[327] Vergleiche z. B. **Habitual Abortion treated by Acupuncture**, in: Selections from Article Abstracts on Acupuncture and Moxibustion, Beijing, 1987

Eine häufige Komplikation gegen Ende der Schwangerschaft ist die Steißlage des Fötus. Ein Kaiserschnitt ist dann oft die einzige Möglichkeit, das Kind zur Welt zu bringen. In der Akupunktur ist es nachweislich der Punkt *Zhi Yin* (Bl 67) = „Das Yin erreichen“, der eine Fehlposition des Fötus im Uterus korrigieren kann. Dabei wird dieser Punkt 1 x täglich für 15 Minuten mit sanfter Wärme gemoxt (Moxazigarre!), vorzugsweise ab der 36. Woche. Die Länge der Behandlung sollte 10 Sitzungen nicht übersteigen. Eine chinesische Studie beschreibt eine Erfolgsrate von 85%.[328]

Zhi Yin (Bl 67) und *San Yin Jiao* (Mi 6) als Kombination beschleunigen den Geburtsverlauf.

Der Punkt *Zhu Bin* (Ni 9) = „Den Gast aufbauen“, ist unser wichtigster Punkt zur Beseitigung erblicher Belastungen. Die Chinesen sprechen hier vom embryonalen Gift (*Tai Du* 胎毒) als Ursache von Erbkrankheiten. Während der Schwangerschaft soll *Zhu Bin* (Ni 9) im 4., 5. und 6. Monat jeweils einmal tonisierend genadelt werden, um Toxine auszuleiten und gesündere Kinder hervorzubringen.

Ob durch die Akupunktur von Ni 9 wirklich pflegeleichte „Wunderkinder“ auf die Welt kommen, mag dahin gestellt sein - Schwangere schildern nach dieser Akupunktur oft eine starke Entgiftung durch eine vermehrte Ausscheidung von übel riechendem Urin, Schweiß oder Stuhl.

Im Folgenden werden die 10 Monate der Schwangerschaft und die Entwicklung des Embryos verkürzt dargestellt:[329]

„Der erste Monat der Schwangerschaft heißt *Shi Pei* 始胚 = „Beginn des Embryos“. Essen und Trinken sollten gekocht und essentiell sein, Saures und Wohlschmeckendes sollte enthalten sein und zur Verfügung stehen. Passend ist es, Gerste zu essen. Scharfes und fischig Riechendes sollte nicht gegessen werden. Dies nennt man die Befähigung zum korrekten Verhalten im ersten Monat.

Im ersten Monat der Schwangerschaft versorgt das Fuß Jue Yin-Gefäß den Embryo. Man darf diese Leitbahn jetzt nicht nadeln oder moxen. Fuß Jue Yin entspricht im Inneren der Leber, die Leber beherrscht die Aktivität der Muskeln und Sehnen und das Blut. In der Periode des ersten Monats wandert das Blut nicht und stockt.

---

[328] https://pubmed.ncbi.nlm.nih.gov/11926602/

[329] Die Beschreibung der embryonalen Entwicklung ist hier dem *Bei Ji Qian Jin Yao Fang* von *Sun Simiao* (652) entnommen. Im 78. Kapitel des *Nuke Baiwen* erläutert *Qi Zhongfu* die zehn Monate der Schwangerschaft noch sehr viel ausführlicher. (Siehe weiter unten)

Die Schwangere soll sich bei der Arbeit nicht anstrengen, ihr Schlaf soll ruhig und friedlich sein, sie darf sich nicht fürchten und ängstigen. Im ersten Monat der Schwangerschaft vereinigen sich Yin und Yang gerade erst und bilden den Embryo. Zuviel Kälte erzeugt Schmerzen, zu viel Hitze erzeugt plötzliche Schreckhaftigkeit bei der Frau. Schweres Heben kann Schmerzen in der Lendenregion, Völlegefühl im Bauch und eine unruhige Gebärmutter hervorrufen. Zuletzt fällt etwas unten heraus.[330]

Der zweite Monat der Schwangerschaft heißt *Shi Gao* 始膏 = „Beginn der Fettsubstanz".[331] Die Schwangere soll nichts Scharfes und ranzig Riechendes essen. In der Wohnung muss sie sich einen stillen Ort suchen. Der Mann darf sich auf keinen Fall bemühen, sexuellen Kontakt zur Frau herzustellen, Schmerzen in allen Gelenken wäre die Folge! Dies nennt man die anfängliche Formbildung des Embryos.

Im zweiten Monat der Schwangerschaft versorgt das Fuß Shao Yang-Gefäß den Embryo. Man darf diese Leitbahn jetzt nicht nadeln oder moxen. Fuß Shao Yang entspricht im Inneren der Gallenblase, die Gallenblase beherrscht die Essenz (*Jing* 精)

In der Periode des zweiten Monats vollendet sich das Jing des Kindes im Inneren des Uterus. Passend in dieser Zeit ist es, sich sorgsam zu schützen vor Schreck und Aufregung. Im zweiten Monat der Schwangerschaft beginnen sich Yin und Yang in den Leitbahnen niederzulassen. Wenn zu viel Kälte da ist, verdirbt der Embryo und kann nicht vollendet werden, wenn zu viel Hitze vorhanden ist, dann verwelkt er und wird hart. Wird die Schwangere von Wind und Kälte getroffen, wird sie erschüttert: Sie spürt ein Völlegefühl im Herzen und ängstliche Unruhe unterhalb des Bauchnabels, sie hat starke Schmerzen in der Lendenregion und im Rücken. Mal ist ihr kalt, mal ist ihr warm, und plötzlich kann etwas herausfallen.

Der dritte Monat der Schwangerschaft heißt *Shi Tai* 始胎 = „Beginn des Fötus". Zu dieser Zeit hat der Embryo noch kein bestimmtes Aussehen. Das Betrachten von bestimmten Dingen kann den Embryo verändern: Wünscht die Schwangere einen Sohn zu gebären, muss sie Pfeil und Bogen ergreifen, wünscht sie eine Tochter zu gebären, muss sie jetzt mit Perlen spielen.

---

[330] *Zu You Suo Xia* 卒有所下 = „Plötzlich fällt etwas unten heraus" entspricht der Möglichkeit eines Aborts. In allen folgenden Monaten wird jeweils eine pathologische Situation geschildert, die eine Fehlgeburt auslösen kann.

[331] In der embryonalen Entwicklung bedeutet *Gao* 膏 eine gallertähnliche Substanz, die sich zunehmend ausbreitet. Möglicherweise handelt es sich um das embryonale Bindegewebe nach der westlichen Medizin.

Wünscht sie ein schönes und gesundes Kind, sollte sie Jade-Scheiben ansehen, wünscht sie ein gutes und tugendhaftes Kind, sollte sie aufrecht sitzend meditieren und rein und leer werden. Dies nennt man die innere Beeinflussung der äußeren Gestalt des Embryos.

Im dritten Monat der Schwangerschaft versorgt das Hand Xin Zhu (Herzbeschützer) -Gefäß den Embryo. Man darf diese Leitbahn jetzt nicht nadeln oder moxen. Hand Xin Zhu entspricht im Inneren dem Herzbeutel. Weder Kummer und Leid, noch Sorgen, Ängstlichkeit, Schock und Schrecken sollten die Schwangere in diesem Monat erregen. Der dritte Monat der Schwangerschaft bedeutet Festigung der Gestalt des Embryos.

Wenn die Schwangere sich plötzlich erschreckt und Furcht hat, sich Sorgen macht und ängstlich ist, sich über etwas übermäßig ärgert oder freut, dann fällt sie plötzlich ermattet hin. Qi und Blut in den Leitbahngefäßen geraten in Erregung, die Schwangere hat ein Völlegefühl im Abdomen und leidet unter Schmerzen um den Bauchnabel herum. Manchmal hat sie auch Schmerzen in den Hüften und am Rücken. Plötzlich kann etwas herausfallen.

Der vierte Monat der Schwangerschaft ist der Beginn des Empfangens der Wasser-Essenz (*Shui Jing* 水精),[332] damit Blut und Gefäße vollständig werden. Das passende Essen in diesem Monat ist ungeschälter und nicht klebriger Reis, sowie Suppen mit Fisch und Wildgans. Dies nennt man das Gedeihen der Aktivität von Blut und Qi, damit Ohren und Augen durchgängig werden und die Leitbahnen und ihre Verknüpfungen das Qi und das Blut führen können.

Im vierten Monat der Schwangerschaft versorgt das Hand Shao Yang-Gefäß den Embryo. Man darf diese Leitbahn jetzt nicht nadeln oder moxen. Hand Shao Yang begünstigt im Inneren den San Jiao.

In der Periode des vierten Monats vervollständigen sich der Reihe nach die 6 Fu-Organe des Kindes. Die Schwangere soll ihren Körper ruhig halten, Gefühle und Ehrgeiz harmonisieren und regelmäßig essen. Gibt es im vierten Monat der Schwangerschaft übermäßige Kälte oder entsteht eine Neigung zum Ärger im Herzen, möchte die Frau erbrechen. Sie hat ein Völlegefühl in der Brust und im Zwerchfell und keinen Wunsch zu essen. Bei übermäßiger Hitze ist das Wasserlassen schwierig. Die Schwangere hat dann einen häufigen Harndrang mit tröpfelndem Urin. Sie leidet auch unter einem Drängen unterhalb des Bauchnabels.

---

[332] Hier und in den folgenden Monaten entwickeln sich die Essenzen der Wandlungsphasen entsprechend der alten Ordnung aus dem *Shu Jing* 書經: Wasser-Feuer-Metall-Holz-Erde.

Wird sie von Wind-Kälte getroffen, bekommt sie starke Halsschmerzen, Hitzewallungen und Schüttelfrost. Oder Panik und Schrecken erregen ihren Körper und sie hat Schmerzen in der Hüfte, im Rücken und im Bauch. Es gibt wiederkehrende Zeiten, in denen der Embryo bis zur Brust hochsteigt. Die Schwangere hat Unruhe im Herzen und findet keine Ruhe, und plötzlich kann etwas herausfallen.

Der fünfte Monat der Schwangerschaft ist der Beginn des Empfangens der Feuer-Essenz (*Huo Jing* 火精), damit das Qi des Fötus vollständig wird. Was das Schlafen anbelangt, darf sie erst spät aufstehen. Sie soll sich baden und ihre Kleider waschen, in ihrer Wohnung sollte sie sich tief im Inneren aufhalten und ihre Unterkleidung sollte dick wattiert sein. Am Morgen soll die Schwangere das Licht des Tages einsaugen, um ein Kälteunglück zu vermeiden.

Was das Essen betrifft, soll sie ungeschälten Reis und Weizen zu sich nehmen und eine dicke Rind- und Schaf-Fleischsuppe mit der Evodia-Frucht (*Wu Zhu Yu* 吴茱萸) harmonisch mischen, damit die fünf Geschmacksrichtungen ausgeglichen sind. Dies nennt man: Pflege des Qi, um die fünf Zang-Organe zu festigen.

Im fünften Monat der Schwangerschaft versorgt das Fuß Tai Yin-Gefäß den Embryo. Man darf diese Leitbahn jetzt nicht nadeln oder moxen. Fuß Tai Yin befördert im Inneren die Milz.

In der Periode des fünften Monats vervollständigen sich die vier Gliedmaßen des Kindes. Die Schwangere sollte ohne großen Hunger sein und sich nicht übermäßig satt essen, auch sollte sie keine trockenen Speisen zu sich nehmen. Sie sollte weder selbst das Feuer anzünden noch sich müde arbeiten. Plötzlich hat sie Furcht und erschrickt leicht und sie hat sehr starke Schmerzen in den vier Gliedmaßen. Kälte und Hitze bringen den Embryo in Bewegung, so dass er keinen beständigen Ort im Mutterleib hat. Sie hat Bauchschmerzen, ist schwermütig und matt und droht hinzufallen. Plötzlich kann etwas herausfallen.

Der sechste Monat der Schwangerschaft ist der Beginn des Empfangens der Metall-Essenz (*Jin Jing* 金精), damit die Muskeln und Sehnen des Fötus vollständig werden. Der Körper der Schwangeren begehrt ein wenig zu arbeiten, sie sollte nicht an einem ruhigen Ort verweilen, sondern herauskommen und ungehindert umherwandern. Dabei sollte sie öfters streuende Hunde beobachten und laufende Pferde ansehen. Beim Essen sollte sie das Fleisch von Wildenten und Raubtieren auswählen.

Dies nennt man: Die Veränderung der Hautporen (*Cou Li* 腠理), um die Muskeln und Sehnen zusammenzufügen. So wird die Kraft des Embryos genährt und Rücken und Rückgrat gefestigt.

Im sechsten Monat der Schwangerschaft versorgt das Fuß Yang Ming-Gefäß den Embryo. Man darf diese Leitbahn jetzt nicht nadeln oder moxen. Fuß Yang Ming entspricht im Inneren dem Magen, dieser beherrscht den Mund und die Augen. In der Periode des sechsten Monats vervollständigen sich der Mund und die Augen des Kindes. Gut geeignet sind jetzt die fünf Geschmacksrichtungen, süße und wohlschmeckende Speisen, aber keine zu großen Mahlzeiten.

Im sechsten Monat der Schwangerschaft gerät plötzlich etwas in Bewegung und findet keine Ruhe. Kälte und Hitze kommen und gehen, der Bauch ist aufgebläht und voll, ihr ganzer Körper ist geschwollen und sie ist maßlos erschrocken. Plötzlich kann etwas herausfallen.

Der siebte Monat der Schwangerschaft ist der Beginn des Empfangens der Holz-Essenz (*Mu Jing* 木精), damit die Knochen des Fötus vollständig werden. Die Schwangere sollte ihren Körper anstrengen und ihre Gliedmaßen schütteln. Sie sollte nicht aufhören in ihrer Tätigkeit. Bei ihren Bewegungen sollte sie sich beugen und strecken, damit Qi und Blut zirkulieren können. Ihr Wohnort sollte trocken sein, im Essen und Trinken sollte sie Kaltes vermeiden. Sie sollte häufig gewöhnlichen Reisbrei und nicht klebrigen Reis essen, damit sich die Zwischenräume der Haut festigen können. Dies nennt man: Das Nähren der Knochen und das Härten der Zähne.

Im siebten Monat der Schwangerschaft versorgt das Hand Tai Yin-Gefäß den Embryo. Man darf diese Leitbahn jetzt nicht nadeln oder moxen. Hand Tai Yin entspricht im Inneren der Lunge, diese beherrscht die Haut und Körperbehaarung. In der Periode des siebten Monats vervollständigen sich Haut und Körperhaare des Kindes. Die Frau sollte jetzt nicht viel reden, auch nicht viel jammern und klagen, keine zu dünnen Kleider tragen, nicht baden und nichts Kaltes trinken.

Wenn im siebten Monat der Schwangerschaft die Frau plötzlich von Schrecken und Furcht geschüttelt wird, entstehen Schmerzen im Bauch. Plötzlich kann etwas herausfallen. Sie ist äußerst beunruhigt, ihr ist heiß, sie hat ein Völlegefühl im Bauch und Atemnot. Sie leidet auch häufig unter Schmerzen im Nacken und im Hinterkopf, ihre Lendenregion und der Rücken sind verspannt.

Der achte Monat der Schwangerschaft ist der Beginn des Empfangens der Erde-Essenz (*Tu Jing* 土精), damit die Ober- und Lederhaut des Fötus vollständig werden. Die Schwangere soll ihr Herz harmonisieren, ihre Atmung beruhigen und das Qi nicht bis ins Extreme einsetzen. Das nennt man: Verdichten der Zwischenräume im Gewebe, damit die Farbe der Haut glänzend schimmert.

Im achten Monat der Schwangerschaft versorgt das Hand Yang Ming-Gefäß den Embryo. Man darf diese Leitbahn jetzt nicht nadeln oder moxen. Hand Yang Ming entspricht im Inneren dem Dickdarm, dieser beherrscht die neun Körperöffnungen. In der Periode des achten Monats vervollständigen sich alle neun Körperöffnungen des Kindes. Die Schwangere sollte keine trockenen Dinge essen und nicht mehr so oft eine Mahlzeit auslassen. Sie erduldet jetzt keine großen körperlichen Anstrengungen mehr.

Wenn im achten Monat der Schwangerschaft die Frau von Wind und Kälte getroffen wird, besteht die Möglichkeit, dass etwas in ihr verletzt wird. Sie hat Schmerzen im ganzen Körper, ihr ist abwechselnd kalt und heiß, der Fötus bewegt sich und findet keine Ruhe. Häufig leidet sie unter Schwindel und Kopfschmerzen und unterhalb der Nabelregion empfindet sie Kälte. Zeitweise ist ihr Urin so klar wie Reiswasser, manchmal aber auch grünlich oder gelb.

Der neunte Monat der Schwangerschaft ist der Beginn des Empfangens der Stein-Essenz (*Shi Jing* 石精),[333] damit die Haut und Körperhaare, die sechs Fu-Organe und die hundert Gelenke des Fötus vollständig werden. Alles ist nun gänzlich vorhanden! Die Schwangere soll im Überfluss trinken[334] und Süßes essen. Sie soll den Gürtel weiter machen und ihren Bauch von jetzt an selber tragen. Dies nennt man: Pflege der Haare und Erlangen von Fähigkeiten und Kraft.

Im neunten Monat der Schwangerschaft versorgt das Fuß Shao Yin-Gefäß den Embryo. Man darf diese Leitbahn jetzt nicht nadeln oder moxen. Fuß Shao Yin entspricht im Inneren der Niere, die Niere beherrscht das Verbinden der Fäden zu einem Netzwerk.

---

[333] Die Stein-Essenz (*Shi Jing* 石精) steht für die Essenz aller Erscheinungen (*Se* 色) und für die Konzentration des *Jing* 精. Alles ist nun sämtlich vorhanden. Der Embryo ist nun fertig, eine Geburt ist schon möglich. Dies mag einer der Gründe dafür sein, dass Frühgeburten überlebensfähig sind.

[334] *Chen Ziming* schreibt an dieser Stelle Most oder frisch gegorener Wein; Er empfiehlt der Frau im 9. Monat süßen Wein zur Stärkung in der Schwangerschaft.

In der Periode des neunten Monats vervollständigen sich alle Gefäße des Kindes und verbinden ihre Fäden. Die Frau sollte sich nicht an nasskalten Orten aufhalten und auch keine erhitzte Kleidung tragen. Wenn sie im neunten Monat der Schwangerschaft plötzlich Durchfall bekommt, ist ihr Bauch voll und sie ist ängstlich erregt. Der Embryo steigt nach oben und bestürmt das Herz der Schwangeren. Sie hat Schmerzen in der Lendenregion und im Rücken und kann sich nicht seitwärts drehen. Sie leidet auch an Kurzatmigkeit.

Im zehnten Monat der Schwangerschaft sind alle Zang-Organe vollständig und die sechs Fu-Organe miteinander verbunden. Das Qi von Himmel und Erde wird im *Dan Tian* 丹田 empfangen, so dass die Gelenke sich schließen und die Geisteskraft (*Shen* 神) des Menschen vollständig vorhanden ist. Jetzt ist nur noch der richtige Zeitpunkt der Geburt abzuwarten.

Der erste Monat der Schwangerschaft ist der Beginn von Tai, dem Embryo, der zweite Monat ist der Beginn von Gao, der fettigen Substanz, der dritte Monat ist der Beginn von Bao, der Nachgeburt, im vierten Monat bildet sich *Xing Ti* 形體, die körperliche Struktur, im fünften Monat kann der Fötus sich bewegen, im sechsten Monat etablieren sich die Muskeln, Sehnen und Knochen, im siebten Monat wachsen die Kopf- und Körperhaare, im achten Monat sind die Zang Fu-Organe sämtlich vorhanden, im neunten Monat tritt das Getreide-Qi in den Magen ein und im zehnten Monat sind alle Lebensgeister (*Shen* 神) bereit.

Wenn die Tage der Schwangerschaft voll sind, kommt alsbald die Geburt. Nun ist es angebracht, eine Medizin zu nehmen, die den Fötus schlüpfrig macht und zwar zu Beginn dieses Monats.

Was die Akupunktur während der Schwangerschaft angeht, ist das Wissen über die energetischen Veränderungen in den 10 Monaten die Grundlage für alle Behandlungsmöglichkeiten bei Schwangerschaftsbeschwerden. Achte auf die Leitbahn der Mutter, welche den Embryo in der Zeit ernährt und meide die Punkte dieser Leitbahnen wenn möglich. Sollten die Beschwerden allerdings von einer Schwäche herrühren, ist es legitim und hilfreich, Punkte der zugehörigen Leitbahn auffüllend (*Bu* 補) zu nadeln.

養胎

Yang Tai – den Embryo pflegen

Frage 53

第五十三問 何以謂之居經?

答曰：陽施則別。陽者氣也。陰化則搏。陰者血也。二情交暢。血氣和調，故令有子也。經云：肝主藏血，故一月謂之血凝。陰氣方始凝結。足厥陰肝經養之。肝與膽合。二月為之胚。兆未成器。猶之胚也。足少陰膽經養之。三月陽神為魂。手心主胞經絡養之。且經者常也。天真之氣。與之流通，故三旬一見。今既三月不行。所以謂之居經也。**白朮散**。調補衝任。扶養胎氣。治妊娠宿有風冷。胎痿不長，或失於調理。動傷胎氣。多致損墮。懷妊常服。壯氣益血。保護胎藏。 牡蠣(三分) 白朮(四分) 芎 (四分) 蜀椒(去目及閉口者炒出汗三分) 上為細末，每服二錢。溫酒空心調服。**內補當歸丸**。熟地(酒浸洗九蒸九晒焙乾二兩) 當歸(去蘆洗切焙微炒一兩) 上為細末，蜜丸桐子大，每服五十丸。溫酒下。予嘗觀許學士論。枳殼散四物湯。內補當歸丸，此三方皆載之。在人用之何如耳。大率妊娠。惟在抑陽助陰。素問云：陰搏陽別。為之有子。蓋關前為陽。關後為陰。尺中之脈。按之搏手而不絕者，妊子也。婦人平居。陽氣微盛無害。及其妊子。 則方閉經。遂以養胎。若陽盛搏之，則經脈妄行。胎乃不固。素問所謂陰虛陽搏謂之崩也。抑陽助陰之方甚多。然胎前藥唯惡群隊。若陰陽交雜。別生他病。惟是枳殼散所以抑陽。四物湯所以助陰，故爾。枳殼散差寒。若單服之。恐有胎寒腹痛之病。以內補丸佐之，則陽不致強。陰不致弱。陰陽調和。有益胎嗣，此前人未嘗論及也。**四物湯**。當歸 熟地 白芍 川芎(各等分)上 咀每服四錢。水二盞。煎八分，去滓溫服。不拘時。**枳殼散**。枳殼(二兩) 甘草(一兩) 上為細末，每服二錢。百沸湯點服。空心食前三服。

Wann spricht man von einem Verweilen der Periode?

Die Antwort lautet: Wenn das Yang sich entfaltet (*Shi* 施), trennt es sich ab (*Bie* 別), Yang ist Qi. Wenn das Yin sich umwandelt (*Hua* 化) klopft es an (*Bo* 搏), Yin ist Blut. Wenn Yin und Yang sich in Leidenschaft und ungehindert vereinigen, vermischen sich Blut und Qi harmonisch, deshalb gibt es Kinder.

Im Klassiker heißt es: Die Leber beherrscht das Speichern des Blutes, deshalb bedeutet der erste Monat der Schwangerschaft das Zusammenballen des Blutes (*Xue Ning* 血凝). Hier hat das Yin-Qi die Kraft, zu koagulieren (*Ning Jie* 凝結). Die Fuß Jue Yin Leber-Leitbahn unterstützt diesen Prozess. Leber und Gallenblase sind eng verbunden.

Im zweiten Monat der Schwangerschaft bildet sich der Embryo (*Pei* 胚). Die Anzeichen zeigen noch keinen voll ausgebildeten Menschen, aber es erscheint wie ein Embryo. Die Fuß Shao Yang Gallenblasen-Leitbahn unterstützt dies. Im dritten Monat der Schwangerschaft bildet sich der Yang-Geist (*Yang Shen* 陽神), dass ist die Geistseele (*Hun* 魂). Die Hand Xin Bao Luo Herzbeutel-Leitbahn unterstützt dies.

Wenn die Periode für eine lange Zeit konstant ist, zirkuliert auch das Qi des himmlischen Echten (*Tian Zhen Zhi Qi* 天真之氣).[335] Aus diesem Grund erscheint die Periode in dreimal 10 Tagen (*San Xun* 三旬) nur einmal. Hier ist es aber so, dass sie während drei Monaten nicht geht. Deshalb sagt man dazu *Ju Jing* 居經 = „verweilende Periode“.

Erkrankungen und Rezepturen:

1). *Bai Zhu San* 白朮散 wirkt ausgleichend und kräftigend auf den Chong Mai und Ren Mai. Es festigt das Qi des Embryos (*Tai Qi* 胎氣) und heilt in der Schwangerschaft alle Wind-Kälte-Erkrankungen. Wenn der Embryo erschöpft ist und nicht wächst (*Wei Bu Chang* 痿不長), oder sie darin versagt, ihn zu versorgen, oder wenn Erregungen der Schwangeren das embryonale Qi verletzen, ist dies häufig die Ursache von Schäden und Verfall des Embryos.

Für Schwangere ist es eine übliche Medizin, um das Qi zu stärken und das Blut zu vermehren. So schützt es die Speicherung des Embryos.

- *Mu Li* (3 Fen)
- *Bai Zhu* (4 Fen)
- *Xiong Qiong* (4 Fen)
- *Shu Jiao* (entferne die Augen, verschließe die Öffnung und röste es, bis Schweiß herauskommt, 3 Fen).

[335] Das Qi des himmlischen Echten (*Tian Zhen Zhi Qi* 天真之氣) ist eine andere Bezeichnung für das angeborene Vermögen, dass unsere Lebensspanne ausmacht. Für die Fortpflanzung ist es das aktivierte Jing, welches als Blut und Samen beim Geschlechtsakt zusammenkommt.

Zubereitung: Zermahle alles zu einem feinen Pulver, jede Dosis beträgt 2 Qian. Trinke es auf leerem Magen mit warmen Wein, um die Medizin zu harmonisieren.

2). *Nei Bu Dang Gui Wan* 內補當歸丸:

- *Shu Di* (in Essig eingelegt, neunmal gewaschen und neunmal mit Dampf behandelt, dann in der Sonne getrocknet und über einem Feuer geröstet, 2 Liang)
- *Dang Gui* (entferne den Schilf, wasche es und backe es über einem kleinen Feuer, um es etwas zu rösten, 1 Liang)

Zubereitung: Zermahle beides zu einem feinen Pulver, mische es mit Honig und forme Pillen daraus von der Größe eines Wu Tong-Samens. Jede Dosis beträgt 50 Pillen. Nimm warmen Wein zum hinunterspülen.

Einst betrachtete ich die Abhandlungen des Gelehrten *Xu* 許[336] und die Rezepte *Zhi Qiao San* 枳殼散, *Si Wu Tang* 四物湯 und *Nei Bu Dang Gui Wan*. Diese drei Rezepte sind darin aufgezeichnet. Wäre es nicht sinnvoll, sie auch für die Allgemeinheit anzuwenden und mehr oder weniger auch für Schwangere? Alles hängt nur davon ab, ob man das Yang zügeln oder dem Yin helfen möchte. Im *Su Wen* heißt es: Das Yin klopft an und das Yang trennt sich ab. Dann gibt es Kinder.

In der Tat, vor der Guan-Position ist Yang, hinter der Guan-Position ist Yin. Wenn der Puls an der Chi-Position gedrückt wird und er ununterbrochen an den Finger klopft, bedeutet es eine Schwangerschaft.

Wenn der Puls bei der verheirateten Frau ausgeglichen und das Yang-Qi etwas üppiger ist, stellt das keinen Schaden dar, sondern bedeutet auch eine Schwangerschaft. So sind diese drei Rezepte auch Verschreibungen für eine blockierte Periode. Aber man kann sie auch zur Pflege des Embryos nehmen. Wenn das Yang überfließend ist und der Puls klopft, ist die Zirkulation in den Leitbahnen und Gefäßen in Unordnung (*Wang* 妄) und der Embryo ist deshalb nicht stabil (*Bu Gu* 不固).

---

[336] Gemeint ist hier der Arzt *Xu Shuwei* 許叔微 (1079-1154). Als Erwachsener studierte er intensiv das *Shang Han Lun* und war gut darin, die alten Rezepte mit neuen Verschreibungen zu versehen. 1132 erhielt er seinen akademischen Titel als Professor im kaiserlichen Medizinbüro. Spätere Generationen nannten ihn den Gelehrten *Xu*.

Im *Su Wen* nennt man, wenn das Yin erschöpft ist und das Yang kämpft, dies einen Kollaps (*Beng* 崩). Diese Rezepte werden sehr häufig verwendet, um das Yang zu zügeln und dem Yin zu helfen.

Jedoch, zuerst wird der Embryo die Arzneien nur verabscheuen, wie es auch bei anderen üblich ist. Aber wenn Yin und Yang sich verbinden und vermischen, und eine Krankheit Dich vom Leben abtrennt, dann ist nur *Zhi Qiao San* in der Lage, das Yang zu zügeln, und *Si Wu Tang* ist in der Lage, dem Yin zu helfen. Aus diesem Grund ist es ein Fehler, *Zhi Qiao San* bei Kälte anzuwenden, auch wenn es eine einfache Medizin ist. Ich befürchte, wenn es Kälte im Embryo gibt, führt das zu Krankheiten mit Bauchschmerzen. Wenn man dann „das Innere auffüllende Pillen" zur Unterstützung gibt und das Yang nicht zu stark, und das Yin nicht zu schwach ist, werden sich Yin und Yang harmonisch vermischen. Es hat schon einen Nutzen für den Embryo und die Nachkommen gehabt, bevor jemand darüber geschrieben hat.[337]

3). *Si Wu Tang* 四物湯:

- *Dang Gui*
- *Shu Di*
- *Bai Shao*
- *Chuan Xiong* (von jedem die gleiche Menge)

Zubereitung: Zerstoße alles, jede Dosis beträgt 4 Qian. Nimm 2 Tassen Wasser dafür und reduziere die Flüssigkeit auf 80%. Entferne die Reste und nimm die Medizin warm ein. Man braucht keine festen Zeiten einzuhalten.

4). *Zhi Qiao San* 枳殼散:

- *Zhi Qiao* (2 Liang)
- *Gan Cao* (1 Liang)

Zubereitung: Zermahle beides zu einem feinen Pulver, jede Dosis beträgt 2 Qian. Koche es 100 mal in heißem Wasser kurz auf. Nimm die Medizin auf leerem Magen vor dem Essen in drei Portionen ein.

---

[337] *Qi Zhongfu* bringt an dieser Stelle seine eigenen Erfahrungen mit ein und bezieht sich auf den Arzt *Xu Shuwei*, der 100 Jahre vor ihm tätig war. Es wird hier auch von Pulsbefunden gesprochen, die eine Schwangerschaft anzeigen: Ein nicht wegdrückbarer Chi (Fuß)-Puls und ein stärkerer Puls an den Cun (Daumen)-Taststellen.

Exkurs über Akupunkturpunkte, die während der Schwangerschaft verboten sind und warum:

In den klassischen Texten ist immer wieder von 19 Punkten die Rede, die bei Schwangeren nicht genadelt oder gemoxt werden dürfen.[338]

1) *Que Pen* (Ma 12): Bei zu tiefer Nadelung entsteht Atemnot! Bei Schwangeren ist er verboten für die Akupunktur (*Lei Jing Tu Yi*).[339]

2) *Jian Jing* (Gbl 21): Bei der verheirateten Frau mit schwieriger Geburt bringt eine sofortige Nadelung Erleichterung und die Geburt wird eingeleitet. Dieser Punkt ist bei einer normal verlaufenden Schwangerschaft verboten (*Lei Jing Tu Yi*).[340]

3) *He Gu* (Di 4): Bei einer Schwangerschaft ist es verboten, den Punkt *He Gu* zu nadeln! (*Lei Jing Zu Yi*).[341]

4) *San Yin Jiao* (Mi 6): Bei einer Schwangerschaft ist es nicht ratsam, diesen Punkt sedierend zu nadeln, denn es kann eine Früh-/Fehlgeburt auslösen (*Lei Jing Tu Yi*).

Die Vermeidung der beiden letzten Punkte beruht auf einer Geschichte vor ca. 1000 Jahren, die hier kurz erzählt werden soll.

---

[338] Das Internet ist voll von Beiträgen über „Akupunktur in der Schwangerschaft". Eine „bessere" Seite ist z.B. *https://www.punktgenau-akupunktur.de/akupunktur-schwangerschaft/* Es ist ja in den letzten 20 Jahren geradezu ein Hype entstanden, Fertilitätsstörungen mit chinesischer Medizin zu behandeln und Schwangere mit Akupunktur zu begleiten. Auch in China ist dieser Trend nicht unbeachtet geblieben. Allein aus Gründen der Verdienstmöglichkeiten und auch als schonende und schmerzlose Begleitung in der Schwangerschaft hat sich dieses Verfahren bewährt. Aber ist es ratsam, die Empfehlungen von über 1000-jähriger Erfahrung zu ignorieren? Auch in Vitro-Behandlungen lassen sich gut mit chinesischer Medizin begleiten. Die Einnistung der Eizelle und ihre künstliche Befruchtung werden so begünstigt. Ob wir damit der Natur ins Handwerk pfuschen, ist eine ethische Frage, die jede Therapeutin/jeder Therapeut ehrlich für sich beantworten muss, und dass jenseits der Verdienstmöglichkeiten!

[339] *Que Pen* (Ma 12) ist ein Durchgang für das Qi der 5 Zang- und 6 Fu-Organe. Sticht man ihn bei einer Schwangeren, besteht die Gefahr, dass zu viel Qi und Blut aus dem Uterus abgeleitet wird und Geburtswehen einsetzen können.

[340] Die Nadelung von *Jian Jing* (Gbl 21) hat eine stark absenkende Wirkung auf das Qi. Nicht nur ein Kollaps kann damit ausgelöst werden, sondern bei sedierender Nadelung auch vorzeitige Wehen. Hier versammelt sich ebenfalls das Qi der 5 Zang-Organe. Wenn Gbl 21 tonisierend genadelt wird, zieht es das Qi nach oben, das schadet der Versorgung des Embryos.

[341] *He Gu* (Di 4) ist seit alters ein verbotener Punkt in der Schwangerschaft. Wenn er tonisierend genadelt wird, stärkt er den Dickdarm in seiner Funktion, den Abfall zu entsorgen. Wenn die Schwangere kein gutes Gefühl zu ihrem Baby hat, bekommt sie oft das Gefühl, es wäre besser nicht da. In diesem Fall kann mit Di 4 ein Abort ausgelöst werden.

„In der Song-Dynastie (960-1279) gab es einen Kronprinzen, der liebte die medizinischen Künste. Er wanderte einst im Park und hielt Ausschau nach Frauen, die schwanger waren. Er fand schließlich eine, untersuchte sie und stellte seine Diagnose: ‚Das Kind wird ein Mädchen werden!' Er befahl darauf seinem Hofarzt *Xu Wenbo*, er solle ebenfalls eine Diagnose stellen. *Wenbo* erwiderte: ‚Es sind Zwillinge, ein Junge und ein Mädchen.' Der Kronprinz, der sehr grausam war, wurde wütend und wollte den Leib der Schwangeren aufschneiden, um die Wahrheit herauszufinden. Um dem Mädchen dieses Schicksal zu ersparen, unterbrach *Wenbo* ihn und sagte: ‚Bitte Herr, darf ich meine bescheidenen Nadeln benutzen?'

Sofort sedierte er *San Yin Jiao* (Mi 6) und tonisierte *He Gu* (Di 4) und prompt fiel der Fetus heraus. Es waren, wie *Wenbo* vorausgesagt hatte, Zwillinge, ein Junge und ein Mädchen. Seitdem wird empfohlen, diese Punkte nicht bei Schwangeren zu nadeln. Ebenso wird gesagt: Wenn eine schwangere Frau während ihrer Schwangerschaft sehr krank wird oder wenn der Fötus im Bauch tot ist, kann das Stechen von *San Yin Jiao* (Mi 6) und das sedierende Nadeln von *Tai Chong* (Le 3) die Frucht sanft herausholen.[342]

5) *Kun Lun* (Bl 60) beherrscht eine schwierige Geburt und wenn die Nachgeburt nicht herauskommt (*Lei Jing Tu Yi*). Wenn der Punkt während der Schwangerschaft sedierend genadelt wird, wird die Verbindung zum Uterus abgeschnitten und der Embryo fällt heraus.

6) *Zhi Yin* (Bl 67) wird heute dazu verwendet, wenn der Embryo sich in einer Steißlage befindet. Hier wird der Punkt mit Moxa behandelt. Wird dieses Verfahren zu früh angewendet (vor der 30. Woche), kann dadurch eine Fehlgeburt ausgelöst werden. Auch hier wird durch eine sedierende Akupunktur die Verbindung zum Uterus abgeschnitten und der Embryo verliert seinen Halt.

7) *Hui Yin* (Ren 1) ist der Versammlungspunkt von Ren Mai, Chong Mai und dem Uterusgefäß (*Bao Mai* 胞脈). Auch dieser Punkt kann, wenn genadelt, den Embryo belasten und seine energetische Versorgung blockieren.

8) *Qu Gu* (Ren 2) verbindet den Ren Mai mit der Leber-Leitbahn. Eine sedierende Nadelung an diesem Punkt lässt den Halteapparat des Uterus erschlaffen und es besteht die Gefahr einer Fehlgeburt.

---

[342] Aus dem *Tong Xuan Zhi Yao Fu* 通玄指要賦 (Gedicht über die Durchdringung des Mysteriösen mit wichtigen Hinweisen), zitiert bei **Udo Lorenzen**: Mikrokosmische Landschaften Band 2, Düren 2022, S. 273.

9) *Zhong Ji* (Ren 3): Bei Schwangeren darf man hier nicht mit Moxa behandeln (*Lei Jing Tu Yi*). Diese Punkt verbindet den Ren Mai mit der Leber-, Milz- und Nieren-Leitbahn. Außerdem ist er der Mu-Punkt der Blase. Eine sedierende Nadelung an diesem Punkt lässt den Halteapparat des Uterus erschlaffen und es besteht die Gefahr einer Fehlgeburt.

10) *Guan Yuan* (Ren 4): Bei Schwangeren sollte man hier nicht nadeln, denn eine Akupunktur an diesem Punkt verursacht, dass der Embryo herausfällt. Dies kann verglichen werden mit der Nadelung des Punktes *Kun Lun* (Bl 60), bei dem der Embryo sofort herausfällt (*Lei Jing Tu Yi*). Auch am Punkt Ren 4 versammeln sich viele Leitbahnen, die auf den Uterus wirken. Als Schranke des Ursprungs (*Guan Yuan* 關元) wird bei sedierender Nadelung des Punktes der Embryo vom Yuan-Qi abgeschnitten und verkümmert.

11) *Shi Men* (Ren 5): Bei der Untersuchung der klassischen Texte entpuppt sich unser „Stein-Tor" eher als ein Ort zur Unfruchtbarkeit denn zur Schwangerschaft. Das *Lei Jing Tu Yi* sagt: Es ist nicht passend, hier viel zu moxen, da es die Frau austrocknet; Zu viel Moxa schädigt die Fruchtbarkeit der Frau. Das *Qian Jin Fang* sagt: Ren 5 ist verboten zum Nadeln und zu moxen, ja sogar: Wenn man wünscht, dass die Frau keine Kinder mehr bekommen soll, setze hier 3 Moxakegel! *Jia Yi Jing* sagt: Bei der verheirateten Frau ist es verboten hier zu nadeln; *Tong Ren* sagt: Man darf hier nicht nadeln, sonst bleibt die Frau für immer von der Schwangerschaft abgeschnitten. Man soll hier höchstens 100 Moxakegel abbrennen!

Da Ren 5 eine direkte Verbindung zum Uterus hat, ist es ratsam, hier weder zu moxen noch zu nadeln, denn ersteres bringt das Baby aus der Ruhe und letzteres schneidet es von der Ernährung ab. Beides kann eine Fehlgeburt verursachen. Als Mu-Punkt des San Jiao ist *Shi Men* (Ren 5) mit allen Funktionen des Drei Erwärmers in Verbindung, insbesondere als Flüssigkeitsverteiler.

12) *Qi Hai* (Ren 6): Bei Schwangeren darf Ren 6 nicht mit Moxa behandelt werden (*Zhen Jiu Jia Yi Jing*). Als Ursprung der unteren Lebenszentren (*Huang* 肓) kann eine sedierende Nadelung den Embryo ebenfalls von seiner Nahrungsquelle trennen.

13) *Yin Jiao* (Ren 7) ist ein Punkt, an dem sich der Ren Mai mit dem Chong Mai und der Nieren-Leitbahn verbindet. Als unterer Mu-Punkt des San Jiao besteht ebenfalls eine Verbindung zum Uterus. Bei Schwangeren sollte man hier nicht moxen (*Lei Jing Tu Yi*). Auch hier ist eine sedierende Nadelung verboten, um das Baby im Mutterleib nicht zu beunruhigen oder sogar verhungern zu lassen!

14) *Shen Que* (Ren 8): Dieser Punkt ist traditionell für Moxa und für Nadeln verboten. Als einzige Indikation wird Moxa auf einer Salzunterlage empfohlen, um Kälte aus dem Unterleib zu vertreiben und um das Bewusstsein wieder herzustellen.

15) *Shui Fen* (Ren 9): Das *Jia Yi Jing* sagt: Bei schwangeren Frauen ist Moxa hier verboten! Das *Lei Jing Tu Yi* sagt: Dieser Punkt ist bevorzugt zu moxen, er ist verboten für die Akupunktur, da sich bei Nadelung die Flüssigkeiten erschöpfen und die Patientin sterben kann.[343] Der Bronzeklassiker *Tong Ren* sagt: Man kann tonisierend und sedierend nadeln, bei Wasserkrankheiten sollte man aber lieber mit Moxa behandeln, denn Nadeln können hier die Flüssigkeiten erschöpfen und den Patienten töten! Eine starke Sedierung kann auch den Embryo von den Flüssigkeiten abschneiden und er könnte verdursten, also auch hier ein Nadelverbot!

16) *Xia Wan* (Ren 10): Bei Schwangeren ist Moxa auf diesem Punkt verboten (*Lei Jing Tu Yi* und *Tong Ren*). Als Verbindungspunkt des Ren Mai mit der Milz-Leitbahn werden an diesem Punkt die Nahrungsessenzen extrahiert und für den Embryo zur Verfügung gestellt. Eine sedierende Nadelung schneidet das Baby von seiner Nahrungsquelle ab.

17) *Jian Li* (Ren 11): Auch dieser Punkt ist aus ähnlichen Gründen in der Schwangerschaft verboten. Lieber Nadeln als Moxa, bei Schwangeren ist besondere Vorsicht geboten (*Lei Jing Tu Yi*), dieser Punkt ist verboten für Moxa (*Yi Xue Ru Men*).

18) *Zhong Wan* (Ren 12): Bei Schwangeren ist Moxa verboten (*Lei Jing Tu Yi*).

19) *Shang Wan* (Ren 13): Bei Schwangeren ist Moxa verboten (*Lei Jing Tu Yi*).[344]

---

[343] Dies erscheint uns heute sehr übertrieben und ist wohl nur bei einer starken Sedierung ansatzweise vorstellbar. Interessanterweise wird in den klassischen Texten nicht vor einer Dehydrierung durch zu viele Moxa gewarnt, was eher nachvollziehbar wäre!

[344] Als Begründung für die Verbote siehe auch die Punkte Ren 10 und Ren 11.

Kommentar:

Qi Zhongfu diskutiert hier das Ausbleiben der Periode (*Ju Jing* 居經) als Zeichen einer Schwangerschaft. Dabei stehen wieder die außerordentlichen Gefäße Chong Mai und Ren Mai im Mittelpunkt. Erst wenn der Ren Mai offen (*Tong* 通) und die Verbindung zum Uterus hergestellt ist, wird eine Schwangerschaft möglich.

Erst wenn der Chong Mai genügend Blut gespeichert hat und diese Essenz der Frau (Eizellen) hochwertig ist, kann es Kinder geben. Und natürlich kommt es auch auf die männliche Essenz (Sperma) an, die ebenso hochwertig sein muss, um die Eizelle zu befruchten. Erst wenn die geschlechtliche Vereinigung von Mann und Frau stattgefunden hat und eine Empfängnis erfolgreich ist, ist die Vorrausetzung für eine Schwangerschaft gegeben. Die Rezepte, die uns der Autor anbietet, kräftigen Ren und Chong Mai und das Qi des Embryos. Damit wird sichergestellt, dass das Baby sich gut entwickelt und gesund bleibt.

Warum wird in der traditionellen Literatur so wenig Positives über die Begleitung der Schwangerschaft mit Akupunktur berichtet? Ich denke, es hängt mit der Idee der alten Chinesen zusammen, die Nadeltherapie sei am wirksamsten bei der Ausleitung von pathogenen Faktoren und um eine Qi- und Blutstagnation zu lösen. Die Moxatherapie hingegen soll Kälte zerstreuen, erwärmen und die Qi-Zirkulation beleben.

Nun ist die Schwangerschaft eine Zeit des extremen Yin. Wenn die Essenzen von Mann und Frau sich harmonisch vereinigen, koaguliert das Blut und dieser „Blutklumpen" wächst 10 Monate lang zu einem vollständigen Menschen. Die Tatsache, dass im Verlauf der Schwangerschaft die Pulse immer schlüpfriger werden (*Hua Mai* 滑脈), zeigt außerdem die Zunahme des Fruchtwassers an, das mit Wachsen des Babys immer mehr wird. Und die Ernährungslage des Embryos hängt davon ab, wie kräftig das Qi der Mutter in den Leitbahnen der jeweiligen Monate ist.

Dies alles eingedenk kommt eine sedierende Nadelung nicht in Frage! Denn das Lösen der Blutstagnation und das Ableiten der Flüssigkeiten kann den Embryo wirklich in Gefahr bringen. Ebenso ist das Erwärmen mit Moxa hinsichtlich des notwendigen Fruchtwassers kontraproduktiv. Auch wirkt die Moxibustion belebend und kann zu einer Überaktivität des Embryos führen. Aus diesen Gründen mögen die Verbote während einer Schwangerschaft gerechtfertigt sein. Auch ein Energieausgleich über die antiken Punkte wird obsolet, wenn sich durch die zunehmend schlüpfrigen Pulse kein energetisches Gefälle mehr feststellen lässt.

Was ist nun speziell in der Schwangerschaftsbegleitung mit Akupunktur zu beachten? Was können wir tun, um das Wachstum des Embryos zu fördern und die Leiden der werdenden Mutter zu lindern? Grundsätzlich ist zu sagen, dass das Leben einen Weg findet und sich mit Macht durchsetzt! Es ist sehr schwer, bei einer gesunden Frau die Schwangerschaft zu gefährden oder mit Akupunktur zu unterbrechen!

Exkurs über die Schwangerschaftsbegleitung mit Akupunktur:

1) Das Wissen über die physiologischen und pathologischen Gegebenheiten einer Schwangerschaft sollte vorhanden sein. Auch die Entwicklung des Embryos in den 10 Monaten sollte der Frau mitgeteilt werden, um sie auf unsere Begleitung einzustimmen, und um mögliche Verhaltensweisen/Ernährungsvorschläge in den Monaten zu übernehmen.

2) Grundsätzlich kann jeder Punkt genommen werden, wenn er indiziert ist, aber nur mit leicht auffüllender Technik bzw. „Ping" zu nadeln. Alle Punkte im Unterbauch sind zu meiden, da sie den Embryo „aufregen". Auch bei Kälteempfindungen der Schwangeren sollte das Moxakraut im Korb bleiben. Eine Schwangerschaft aktiviert in der Regel die Feuerniere, damit das Milz-Yang die Nahrung besser assimilieren kann. So werden auch Hände und Füße warm, welche von der Milz abhängig sind.

3) In den ersten 2-3 Monaten ist das Hauptproblem oft eine Schwangerschaftsübelkeit (*Yun Tu* 孕吐). Hier gibt es drei Muster:

a) Das Leber-Holz greift den Magen an: In den beiden ersten Monaten der Schwangerschaft sind es die Leitbahnen der Leber und Gallenblase (Holz), die den Embryo ernähren. Ihr Qi ist nun deutlich stärker als vorher. Es kommt hier leicht zu einem Übergriff (*Cheng* 乘) auf die Erde und zu einem gegenläufigen Magen-Qi. Das führt zu Übelkeit und Erbrechen, aber auch zu Spannungen in den Brüsten, großer Reizbarkeit oder zu einer depressiven Verstimmung. Der Puls ist in diesem Fall saitenförmig. Punkte wie *Nei Guan* (P 6), *Zu San Li* (Ma 36), *Nei Ting* (Ma 44) und *Zhong Wan* (Ren 12), harmonisierend (*Ping* 平) genadelt, können hilfreich sein.

b) Eine Milz-Leere führt zu Schleimansammlungen: Hier hat die Mutter bereits vor der Schwangerschaft eine Schwäche in der Milz. Der Transport und die Umwandlung von Wasser und Getreide sind unzureichend und Flüssigkeiten sammeln sich, die sich unter dem Druck von Leber und Gallenblase zu Schleim umwandeln. Erbrechen von Schleim, Appetitlosigkeit, Schwindel und viel Grübeln sind hier die Symptome.

Der Zungenbelag ist schmierig (Nässe) und weiß (Kälte). Als Punkte können genommen werden *Nei Guan* (P 6), *Feng Long* (Ma 40), *Dan Zhong* (Ren 17), *Zu San Li* (Ma 36), *Xia Wan* (Ren 10), *Zhong Wan* (Ren 12) und *Yin Ling Quan* (Mi 9).[345]

c) Ein üppiges Magen-Feuer schlägt nach oben: Hier gibt es eine schon vorhandene innere Hitze in der Schwangerschaft, die das Magen-Feuer noch zusätzlich entfacht. Die Ursache liegt in einer einseitigen Ernährung durch zu heiße und scharfe Speisen oder in schweren emotionalen Problemen, die das Herz-Feuer aufgerührt haben. Die Symptome sind Erbrechen von bitterer Flüssigkeit, ein trockener Mund, übler Mundgeruch, harter verknoteter Stuhl und spärlicher gelber Urin. Die Schwangere ist hochgradig nervös und unruhig und kann nicht schlafen. Sie ist extrem geruchsempfindlich auf Essensgerüche und hat einen Janker auf kalte Getränke. Der Puls ist schnell oder überflutend (*Hong* 洪). Als Punkte wären zu nehmen *Nei Guan* (P 6), *Tai Chong* (Le 3), *Shen Men* (He 7), *Nei Ting* (Ma 44) und *Zhong Wan* (Ren 12).

4) Der dritte Monat ist eine besondere Herausforderung für die Frau. Die Erkenntnis, dass sie schwanger ist, ist nun auch körperlich angekommen. Wenn die Schwangerschaft nicht gewollt ist, gibt es noch den Ausweg durch eine Abtreibung. Schaffe ich es mit dem Kind? Wie steht mein Partner zu mir? Ist mein soziales Umwelt in der Lage, mich zu tragen? Nun können Zweifel und Ängste bei der Schwangeren aufkommen, die ihre Perikard-Leitbahn arg strapazieren. Wenn der Herzbeutel zu viel emotionale Probleme aushalten muss, besteht die Gefahr, dass er nicht mehr genügend Qi für den Embryo bereitstellen kann. Und plötzlich fällt etwas unten heraus! Die Gefahr einer Fehlgeburt ist im 3. Monat der Schwangerschaft noch sehr groß.[346] Es gilt hier, die besorgte Frau zu beruhigen, ihren Shen zu stabilisieren und ihre Lebensumstände zu konkretisieren: Wo hakt es, welche Gedanken sind realistisch oder nur irrational? Auch ein Gespräch mit dem Partner kann hier hilfreich sein, damit dieser seine Verantwortlichkeit neu überdenken kann. Die Menschwerdung passiert nicht nur im Kleinen. Auch die Eltern sollten sich darüber im Klaren sein, dass ein Kind eine lebenslange Bindung bedeutet und für die Eltern eine lange Zeit des Zurücknehmens eigener Bedürfnisse. Kinder zu kriegen und aufzuziehen ist ein wichtiger Schritt in der Sozialisation: Sie ist die Grundlage und Voraussetzung für soziale Kompetenz!

[345] Besonders bei Frauen, die vor der Schwangerschaft deutlich übergewichtig sind oder sich einseitig mit kalten und süßen Lebensmitteln ernährt haben, kann sich in der Schwangerschaft dieses Syndrom fortsetzen und verschlimmern.

[346] Siehe https://www.meinbaby123.de/ratgeber/9-ssw/ Allerdings ist die Gefahr einer Fehlgeburt in den ersten 2 Monaten deutlich größer.

5) Im 4.-6. Monat können wir mit der Akupunktur der Mutter und dem Kind helfen, Toxine auszuscheiden. Diese Entgiftung reinigt das mütterliche Qi und sorgt für eine stabilere Entwicklung des Babys, die bis in die nachgeburtliche Wirklichkeit positive Folgen hat.

Das embryonale Gift (*Tai Du* 胎毒) ist eine Theorie aus traditioneller Sicht zu Schäden, die angeboren sind.[347]

Der Punkt *Zhu Bin* (Ni 9) = „den Gast aufbauen" ist unser wichtigster Punkt zur Beseitigung hereditärer Belastungen. Während der Schwangerschaft soll er vom 4. - 6. Monat 1x im Monat tonisierend genadelt werden, um intelligentere und gesündere Kinder zu erzeugen. Als Spalt -Punkt des Yin Wei Mai sorgt Ni 9 für ein stabiles Haltenetz der Yin-Substanzen. Dieser Punkt ist auch wichtig bei Vergiftungen, Drogenmissbrauch und bei Ausleitungen von Schwermetallen, z. B. nach einer Amalgamentfernung.

Zhu Bin (Ni 9) ist einer der wichtigsten Punkte für die Begleitung von Frauen in der Schwangerschaft. Er verhindert auch Fehlgeburten. Nach *Soulie de Morant* korrigiert dieser Punkt angeborene Schwächen und Defekte. Seine Nadelung gibt dem Neugeborenen ein besonders gesundes Aussehen: „Es schläft in der Nacht, lacht am Tage, wird nicht krank und wenn doch, dann gesundet es innerhalb kürzester Zeit. Das Kind wird keine der schlechten Charaktereigenschaften der Eltern haben, sondern einen gesunden Körper und Geist und moralische Integrität". [348]

Auch wenn diese erstaunlichen Wirkungen nicht unkritisch zu sehen sind, zeigt sich die Wirkung einer vorsichtigen Tonisierung von Ni 9 bei der Schwangeren deutlich in einer vermehrten Urinausscheidung. Ihre Entgiftung zeigt sich auch im strengen Geruch der Körperausscheidungen von Schweiß, Urin und Stuhl.

6) Zum Ende der Schwangerschaft, wenn ihr Bauch immer dicker und störender wird, kann die Schwangere mit Qigong und Taiji Quan ihre Beweglichkeit verbessern, wenn sie es mag.

---

[347] [347] Das embryonale Gift *Tai Du* ausführlich zu behandeln würde den Rahmen des Buches sprengen; ich verweise hier auf **Van Straten**: Concepts of Health, Disease and Vitality in Traditional Chinese Society, Wiesbaden, 1983.

[348] **George Soulie de Morant**, Chinese Acupuncture (L' Acupuncture Chinoise), Paradigm Publications, 1994 (das französische Original ist von 1957), S. 448. Der Verfasser gibt für seine Punkteindikationen fast ausschließlich Quellen aus der Ming-Dynastie an, hier besonders das *Yi Xue Ru Men* und vor allem das *Zhen Jiu Da Cheng*.

Die Schwangere selbst macht vielleicht Schwangerschaftsgymnastik oder Yoga und verhält sich gemäß der Vorschriften zur Pflege des Embryos. Bei Steißlage können wir den Punkt *Zhi Yin* (Bl 67) mit der Moxazigarre sanft erwärmen, *dazu San Yin Jiao* (Mi 6) und *He Gu* (Di 4) bei einer schwierigen Geburt.[349] *Pulsatilla* oder *Caulophyllum* (in den Potenzen D 6 - C 30) sind empirisch wirksam bei Wehenschwäche und um die Gebärmutter zu entspannen und die Geburt einzuleiten. Wenn die Milch nicht einschießen will, nimm *Shao Ze* (Dü 1), *Zu San Li* (Ma 36), *Ru Gen* (Ma 18) und *Dan Zhong* (Ren 17).

Bei großer Erschöpfung nach der Geburt kann *Gong Sun* (Mi 4) die Frau stärken und ihr helfen, ihre Mutterschaft anzunehmen. Bei übermäßigem Wochenfluss kann die Nadelung von *Lie Que* (Lu 7) dazu beitragen, den Uterus zu verschließen. So werden die beiden außerordentlichen Gefäße Chong Mai und Ren Mai auch nach der Geburt gebraucht, um die (verheiratete) Frau wieder ins Gleichgewicht zu bringen. In der Tat sind diese zwei Wundergefäße die wichtigsten Ressourcen jeder Frau!

7) Zur Geschlechtsbestimmung: Die Pulsdiagnose bietet hier eine wunderbare Möglichkeit, das Geschlecht des Embryos bereits ab der 10. Woche zu bestimmen. Wir fühlen die beiden Chi (Fuß)-Pulse und vergleichen ihre Stärke. Da die linke Seite das Yang bzw. das Männliche darstellt und die rechte Seite das Yin oder das Weibliche, wird das Geschlecht durch den Vergleich beider Pulstaststellen bestimmt. Wenn der linke Fußpuls stärker ist als der rechte, wird es ein Junge, wenn der rechte Fußpuls stärker ist als der linke, wird es ein Mädchen. Ab dem 3. Monat wird die Prognose immer klarer!

Natürlich können wir nicht mit den Untersuchungsmethoden der Schulmedizin konkurrieren, aber meine Erfolgsbilanz beträgt über 80% bei den vielen Schwangeren, deren Pulse ich fühlen durfte. Probieren Sie es selbst, wann immer sie einer Schwangeren begegnen!

Es ist eine gute Entwicklung, dass immer mehr Hebammen die schwangerschaftsbegleitende Akupunktur beherrschen. Denn die Prozesse vor und nach der Geburt sind und bleiben die Domäne der Hebammen. Auch die Tatsache, dass diese Berufsgruppe neben Ärzten und Heilpraktikern eine Therapieerlaubnis für ihren speziellen Bereich haben, zeigt die große Verantwortung der Hebammen für das Leben. Diese muss aber eine fundierte Ausbildung auch in chinesischer Medizin als Grundlage haben.

---

[349] Siehe bei **Michael Eyl**: Chinesische Akupunktur, im Selbstverlag erscheinen, S. 310 f.

Frage 54

第五十四問 婦人居經之後心中憒悶不欲執作。惡聞食氣?
答曰：妊娠心中憒悶頭運。四肢煩痛。懈墮不欲執作。惡聞食氣。欲啖鹹酸果實。多睡少起者，世云惡食。又云惡字。是也。乃至三四月以上。大劇者不能自勝舉也，此繇婦人元本虛羸。血氣不足。腎氣又弱。兼當風飲冷太過。心下有痰水。水漬於臟，故心煩憒悶。氣挾而嘔吐也。挾風則頭目運，此名惡阻。所謂阻者，經血既閉。痰水積於中。阻其臟氣。不得宣通也。**竹茹湯**，治初有妊。擇食嘔逆。頭痛顛倒。寒熱煩悶。 陳皮 人參 白朮 麥門冬(各一兩) 甘草(炙一錢) 濃朴 茯苓(各半兩) 淡竹茹(先刮下臨煎旋入一本有淡竹一錢)上 咀，每服四錢，水盞半。入姜竹茹各一塊如栗大。拍破。同煎八分。頻服，去滓溫服。**茯苓丸**，治妊娠阻病。心中煩憒。頭目眩重。惡聞食氣。嘔逆吐悶。葛根 枳殼 白朮 甘草(炙各二兩) 赤茯苓 人參 干姜 肉桂 陳皮 半夏(各一兩) 上為細末，蜜丸桐子大，每服五十丸。溫米飲空心送下。**小地黃丸**，治妊娠酸心吐清水。腹痛不能飲食。 人參 干姜(炮各等分) 上為末。用生地黃汁丸。桐子大，每服五十丸。食前服。**半夏茯苓湯**，治妊娠惡阻。心中憒悶。頭目眩暈。四肢怠惰。百節煩疼。痰逆嘔吐。嫌聞食氣。好啖酸鹹。多臥少起。不進飲食。半夏 白茯苓 熟地(酒浸各一兩八錢) 陳皮 細辛 人參 芍藥 川芎 紫蘇 桔梗 甘草(以上各一兩二錢)上每服四錢。水二盞，姜七片。煎七分。空腹服。有熱煩渴。口生瘡者，去陳皮細辛。加前胡知母。腹冷下痢者，去地黃。入桂心。胃中虛熱。大小便秘澀者，加大黃一兩八錢。去地黃。加黃芩。**四七湯**，治同前方。見二十八問 中。**二陳湯**。治妊娠惡阻。產後飲食不進。 半夏 陳皮(各五兩) 白茯苓(三兩) 甘草(二兩)上 咀，每服四錢，水盞半，姜七片。烏梅一枚。煎六分，去滓熱服。不拘時。**白朮散**，治妊婦宿風冷。胎痿不長，或失於腠理。動傷胎氣。多致損胎等疾。 牡蠣(二錢) 蜀椒(去目炒出汗三分) 白朮 芎 (各四錢) 上為細末，每二錢溫酒空心服。腹痛加白芍藥。心毒痛加川芎。心煩嘔吐加細辛一兩。半夏五十粒。消渴者以大麥汁調服。兼治室女帶下諸疾。常服則保護胎藏。**人參散**，治初妊惡食。嘔吐痰逆。人參 (一兩) 枳殼(炒三錢) 濃朴(半兩) 甘草(半兩) 上為細末，每服二錢。百沸湯調下。空心食前日三服。嚴氏第十三問：妊娠頭目眩。視物不見。腮項結核者，何也？曰：蓋因胎氣有傷。肝臟毒熱上攻。太陽穴痛。嘔逆。背項拘急。致令頭暈生花。若加涎壅。危在片時。宜急服消風散主之。**消風散**
石膏( ) 甘菊花 防風 荊芥穗 羌活 羚羊角 川芎 大豆黃卷(炒) 當歸(酒浸) 白芷(各一兩) 甘草(炙半兩)上 咀，每服四錢，水盞半。入好茶半錢。煎八分。通口服。食前。

Nach dem Verweilen der Periode der verheirateten Frau ist Ärger und Verdruss in ihrem Herzen. Sie möchte nicht ihren Tätigkeiten nachgehen, auch verabscheut sie die Gerüche von Essen - wieso?

Die Antwort lautet: Wenn das Herz einer Schwangeren hauptsächlich von Ärger und Verdruss (*Fan Men* 憤悶) bewegt wird und die vier Gliedmaßen müde und schmerzhaft sind, wird sie träge (*Xie Duo* 懈墮) und möchte nicht mehr ihren Tätigkeiten nachgehen.

Sie verabscheut auch Essensgerüche und wünscht salzige und saure Speisen, Früchte und Nüsse zu essen. Sie schläft viel und steht selten auf. Seit Generationen sagt man: „Abscheu vor dem Essen“ (*E Shi* 惡食), oder „Schwangerschaftsübelkeit in den ersten Monaten“ (*E Zi* 惡字), das ist auch richtig! Und es geht sogar über mehr als drei oder vier Monate.

Dies ist ein großes Drama (*Da Ju* 大劇), denn es ist ein Ereignis, das sie nicht von selbst überwinden kann. Die Ursache liegt hauptsächlich in einer Leere und Auszehrung (*Xu Lei* 虛羸) der Schwangeren. Blut und Qi sind nicht genug und das Nieren-Qi ist ebenfalls schwächlich.

Wenn gleichzeitig Wind kommt und sie über die Maßen Kaltes trinkt, dann gibt es unter dem Herzen Schleim-Wasser (*Tan Shui* 痰水). Das Wasser durchnässt die Zang-Organe, deshalb ist das Herz verärgert und betrübt. Wenn das Qi umklammert ist, entsteht auch Erbrechen (*Ou Tu* 嘔吐). Wenn der Wind sich versteckt hat (*Xia Feng* 挾風), und sich im Kopf und in die Augen bewegt, ist die Bezeichnung dafür *E Zu* 惡阻 = „Erbrechen in der frühen Schwangerschaft.“

Mit dem Begriff *Zu* 阻 = verhindern, unterbrechen, ist gemeint, das Menstruationsblut ist bereits eingeschlossen (*Ji Bi* 既閉) und Schleim-Wasser sammelt sich in der Mitte an und blockiert so das Qi der Zang-Organe. Man sollte es dann nicht verbreiten und in Umlauf bringen.

Erkrankungen und Rezepturen:

1). *Zhu Ru Tang* 竹茹湯 heilt, wenn die verheiratete Frau zu Beginn ihrer Schwangerschaft auch bei ausgewählten Speisen Erbrechen durch Gegenläufigkeit hat (*Ou Ni* 嘔逆). Sie hat Kopfschmerzen und ist geistig verwirrt (*Dian Dao* 顛倒), sie hat Schüttelfrost und Fieber und die Schwangere ist unglücklich und beunruhigt (*Fan Men* 煩悶).

- *Chen Pi*
- *Ren Shen*
- *Bai Zhu*
- *Mai Men Dong* (von jedem 1 Liang)
- *Gan Cao* (geröstet, 1 Qian)
- *Nong Pu*
- *Fu Ling* (von jedem ½ Liang)
- *Dan Zhu Ru* (Kratze den Schmutz ab und röste sie bei ständigem Umrühren in der Pfanne; nimm nur die Bambuswurzel, 1 Qian).

Zubereitung: Zerstoße alles, jede Dosis beträgt 4 Qian. Nimm ½ Tasse Wasser, gib Ingwer und die Bambuswurzeln (*Zhu Ru* 竹茹) dazu und forme einen Klumpen von der Größe einer Walnuss. Knete ihn und brich ihn in Stücke, ebenso kann man die Flüssigkeit auf 80% reduzieren. Nimm häufige Dosen von der festen Substanz oder als Dekokt. Entferne die Reste und nimm die Medizin warm ein.

2). Fu Ling Wan 茯苓丸 heilt Blockade-Krankheiten der verheirateten Frau. In ihrem Herzen ist Verdruss und Verzagtheit (*Fan Kui* 煩憒), ihr Kopf und die Augen sind schwummrig und schwer, (*Xuan Zhong* 眩重). Bei Essensgerüchen wird ihr übel, sie erbricht durch gegenläufiges Qi und ist im Inneren bedrückt (*Men* 悶).

- *Ge Gen*
- *Zhi Qiao*
- *Bai Zhu*
- *Gan Cao* (geröstet, von jedem 2 Liang)
- *Chi Fu Ling*
- *Ren Shen*
- *Gan Jiang*
- *Rou Gui*
- *Chen Pi*
- *Ban Xia* (von jedem 1 Liang)

Zubereitung: Zermahle alles zu einem feinen Pulver, mische es mit Honig und forme Pillen von der Größe eines Wu Tong-Samens. Jede Dosis beträgt 50 Pillen. Schlucke sie mit warmen Reiswasser auf leeren Magen.

3). *Xiao Di Huang Wan* 小地黃丸 heilt Sodbrennen (*Suan Xin* 酸心) und Erbrechen von klarem Wasser in der Schwangerschaft. Sie hat Bauchschmerzen und kann weder essen noch trinken.

- *Ren Shen*
- *Gan Jiang* (in der Pfanne geröstet, von jedem die gleiche Menge)

Zubereitung: Mache ein Pulver daraus, vermische es mit frischen Rehmanniasaft (*Di Huang Zhi* 地黃汁) und forme Pillen daraus von der Größe eines Wu Tong-Samens. Jede Dosis beträgt 50 Pillen. Nimm die Medizin vor dem Essen.

4). *Ban Xia Fu Ling Tang* 半夏茯苓湯 heilt Schwangerschaftserbrechen in den frühen Monaten. In ihrem Herzen ist sie verärgert und betrübt, im Kopf und in den Augen ist ihr schwindelig. Die vier Gliedmaßen sind schlaff und träge. Die 100 Gelenke sind müde und schmerzen (*Fan Teng* 煩疼). Schleim, der gegenläufig aufsteigt, führt zum Erbrechen. Die Schwangere verabscheut Essensgerüche, sie hat ein Verlangen danach, Saures und Salziges zu essen. Sie liegt viel und erhebt sich wenig und sie kommt nicht zu den Mahlzeiten.

- *Ban Xia*
- *Bai Fu Ling*
- *Shu Di* (in Wein eingeweicht, von jedem 1,8 Liang).
- *Chen Pi*
- *Xi Xin*
- *Ren Shen*
- *Shao Yao*
- *Chuan Xiong*
- *Zi Su*
- *Jie Geng*
- *Gan Cao* (nimm etwas mehr als 1,2 Liang von jedem).

Zubereitung: Jede Dosis beträgt 4 Qian. Nimm 2 Tassen Wasser und 7 Scheiben Ingwer dazu und reduziere die Flüssigkeit auf 70%. Nimm die Medizin auf leeren Magen. Wenn es Hitze mit Reizbarkeit und Durst gibt und im Mund Geschwüre (*Chuan* 瘡) entstehen, entferne *Chen Pi* und *Xi Xin*. Füge anstelle *Qian Hu* und *Zhi Mu* hinzu. Bei einem kalten Bauch und Durchfall entferne *Di Huang* und ersetze es mit *Gui Xin*.

Bei Leere und Hitze im Magen und wenn Stuhlgang und Wasserlassen zurückgehalten und schwierig sind (*Mi Se* 秘澀), füge *Da Huang* hinzu, 1,8 Liang. Oder ersetze *Di Huang* mit *Huang Qin*.

5). Die Heilwirkung von *Si Qi Tang* 四七湯 ist die Gleiche wie im vorherigen Rezept. Es erschien bereits in der 28. Frage.

6). *Er Chen Tang* 二陳湯 heilt Schwangerschaftserbrechen in den frühen Monaten. Nach der Geburt mag die Frau nicht essen.

- *Ban Xia*
- *Chen Pi* (von jedem 5 Liang)
- *Bai Fu Ling* (3 Liang)
- *Gan Cao* (2 Liang)

Zubereitung: Zerstoße alles, jede Dosis beträgt 4 Qian. Nimm ½ Tasse Wasser, 7 Scheiben Ingwer und eine dunkle Pflaume (*Wu Mei* 烏梅). Reduziere die Flüssigkeit auf 60%, entferne die Reste und trinke die Medizin heiß.

7). Zu jeder Zeit heilt *Bai Zhu San* 白朮散 eine langanhaltende Wind-Kälte (*Su Feng Leng* 宿風冷) bei einer verheirateten Frau. Der Embryo verkümmert und wächst nicht mehr. Oder es entstehen Fehler in der Maserung der Hautstruktur. Wird dieses erst aufgerührt (*Dong* 動), schädigt es das Qi des Embyros. Ist der Embryo beschädigt, können alle möglichen Krankheiten aus dieser Kategorie entstehen.

- *Mu Li* (2 Qian)
- *Shu Jiao* (entferne das Auge und röste es, bis Saft herauskommt, 3 Fen)
- *Bai Zhu*
- *Chuan Xiong* (von jedem 4 Qian)

Zubereitung: Zermahle alles zu einem feinen Pulver, jede Dosis beträgt 2 Qian. Nimm die Medizin mit warmen Wein auf leerem Magen. Bei Bauchschmerzen füge *Bai Shao Yao* hinzu. Bei grausamen Herzschmerzen (*Xin Du Tong* 心毒痛) füge *Chuan Xiong* hinzu. Bei Verdruss (*Xin Fan* 心煩) mit Erbrechen füge *Yi Xin* hinzu, (1 Liang) und 50 Körner *Ban Xia*. Bei der Durstkrankheit (*Xiao Ke* 消渴) nimm Gerstensaft und vermische es mit der Medizin. Gleichzeitig heilt es bei einer unverheirateten Frau alle möglichen Krankheiten unter dem Gürtel. Wenn diese Medizin passt, schützt sie den Speicherort des Embryos.

8). *Ren Shen San* 人參散 heilt Abneigung zu essen (*E Shi* 惡食) am Anfang der Schwangerschaft und Erbrechen von Schleim durch gegenläufiges Qi.

- *Ren Shen* (1 Liang)
- *Zhi Qiao* (geröstet, 3 Qian)
- *Nong Pu* (½ Liang)
- *Gan Cao* (½ Liang)

Zubereitung: Zermahle alles zu einem feinen Pulver, jede Dosis beträgt 2 Qian. Koche 100 mal heißes Wasser auf und mische das Pulver darunter. Nimm die Medizin vor dem Essen auf nüchternem Magen dreimal täglich.

9). *Xiao Feng San* 消風散: *Meister Yan Shi* 嚴氏[350] sagt in der 13. Frage: Der Schwangeren ist im Kopf und in den Augen schwindelig. Sie schaut Dinge an, aber kann sie nicht erkennen. In den Wangen und im Nacken sind Knoten (*Jie He* 結核). Wie kommt das?

Die Antwort lautet: In der Tat führt das Qi des Embryos zu diesem Schaden. Denn toxische Hitze (*Du Re* 毒熱) in der Leber steigt nach oben und greift an. Der Punkt Tai Yang schmerzt. Es entsteht Erbrechen durch Gegenläufigkeit. Der Rücken und der Nacken sind blockiert und verkrampft (*Ju Li* 拘急). Das verursacht Kopf-Schwindel mit Blitzen vor den Augen. Wenn zusätzlich Speichel herausläuft, besteht plötzlich eine Gefahr. Man sollte dann eilig das Rezept *Xiao Feng San* verabreichen, das dieses beherrscht.

Xiao Feng San 消風散:

- *Shi Gao*
- *Gan Ju Hua*
- *Fang Feng*
- *Jing Jie Sui*
- *Qiang Huo*

---

[350] Gemeint ist hier der Arzt *Yan Yonghe* 嚴用和. *Yan* begann bereits mit 12 Jahren Medizin zu studieren und schon mit 18 Jahren war er bekannt für seine medizinischen Künste. Er kreierte viele neue Rezepte und erlangte Ruhm als Autor des Buches *Ji Sheng Fang* 濟生方 (1253). Und hier gibt es ein historisches Scharmützel. Denn wenn *Qi Zhongfu* dieses Zitat des Herrn Yan für sein eigenes Buch genommen hat, dass er 1220 verfasste, gibt es einen Zeitsprung von 33 Jahren. Vielleicht ist die Ausgabe des *Nuke Baiwen* nicht schon 1220 erschienen sondern erst einige Jahrzehnte später? Da die Lebensdaten von *Qi Zhongfu* unbekannt sind, kann es aber auch eine Begegnung zwischen einem älteren Herren und einem jungen Arzt gegeben haben, die ein kollegiales Fachgespräch geführt haben. Siehe auch die Fußnote 139.

- *Ling Yang Jiao*
- *Chuan Xiong*
- *Da Dou*
- *Huang Juan* (geröstet)
- *Dang Gui* (in Wein eingeweicht)
- *Bai Zhi* (von jedem 1 Liang)
- *Gan Cao* (geröstet, ½ Liang)

Zubereitung: Zerkleinere alles, jede Dosis beträgt 4 Qian. Nimm ½ Tasse Wasser, und bringe ½ Qian guten Tee hinein. Reduziere die Flüssigkeit auf 80% und nimm die Medizin durch den Mund vor dem Essen.

Akupunkturpunkte:

Übelkeit in der Schwangerschaft („morning sickness") ist bereits in der vorherigen Frage ausführlich behandelt worden. Alle dort aufgeführten Punkte können nach ausführlicher Differenzialdiagnose angewendet werden.

Kommentar:

Wie bereits oben erwähnt, obliegt die Behandlung von Schwangerschaftsbeschwerden in den alten Texten der Arzneimitteltherapie. Es gilt, den Embryo zu schützen und zu vermeiden, ihn durch eine zu starke Stimulation zu gefährden. So bekommen in den nächsten Fragen Arzneimittel und Rezepturen eine überragende Rolle. Dort, wo Akupunktur einsetzbar ist, werde ich im Folgenden die Punkte aufzählen, die verstreut in den klassischen Texten zu finden sind, aber auch aus meinen eigenen Erfahrungen resultieren.

惡食

E Shi – Abscheu vor dem Essen

Frage 55

第五十五問 居經之後或複有漏下?
答曰：衝任二脈。為經血之海。皆起於胞中。手太陽小腸。手少陰心經。互為表裡。作胞之際。壅之以養胎。既產之後。積之為乳汁，或衝任氣虛。不能製其經血，故妊娠數月。經水不調時下者，此名漏胞。漏不止則斃也。**止漏散**。療妊娠漏胞。 熟地(四兩) 干姜(二兩) 上為細末，每服二錢。空心米飲調下。又方。益智。不拘多少。為細末，米飲下。次用香附甘草為末。醋糊丸。用四物湯去地黃。理中湯去干姜。煎吞下二三十丸甚妙。**阿膠散**。治胎動不安。及漏胎腹中痛。 阿膠(一兩蛤粉炒令黃) 熟地 桑寄生(各一兩半) 龍骨(三分) 當歸(一兩銼炒) 甘草(一兩炙) 白茯苓(三錢) 白朮(一兩) 芎 (三錢) 干姜(半兩炮製銼)上 咀，每服四錢，水盞半。棗三枚。煎六分，去滓熱服。不拘時。**佛手散**。治婦人妊娠五七月。因事築磕著胎，或子死腹中。惡漏下疼痛不已。口噤欲絕。用此藥探之。若不損則疼止。子母俱安。若胎損。立便逐下。(安胎者不用酒)當歸(六兩) 川芎(三兩) 上為粗末，每服三錢，水一盞。煎令泣泣欲乾。投酒一盞半。止一沸，去滓溫服。口噤灌之，如人行五七裡再進。不過兩三服。服之便生。**膠艾湯**。妊娠不問深淺月數。因頓仆胎動不安。腰腹中急逼。血或從口出，或有所下，或胎奔上。刺心短氣。安胎。熟地(二兩) 白艾(炒) 當歸 甘草(炙) 芍藥 川芎 阿膠(炒各一兩)上 咀，每服水一盞半。煎七分，去滓熱服。胸中逆冷。加生姜五片。棗三枚。煎服食前。若虛人。加黃芩 一兩。**桂枝茯苓湯**。治宿有瘕。妊娠經斷。未及三月即動，此瘕也。經斷三月而漏下不止。胎動在臍上者，為症痼害。當去其症。又論云：妊娠六月胎動者，前三月經水利時胎下血者，後斷三月衇也。所以下血不止。症不去故也。桂心 白茯苓 牡丹皮 桃仁(炒) 白芍藥上為細末，煉蜜丸如彈子大，每服一丸溫酒或米飲湯。食前細嚼下。嚴氏第三問：胎漏經血妄行者，何也？答曰：妊娠或成形。胎息未定，或因房室驚觸。勞力過度。動傷胎胞，或食毒物。致令子宮虛滑。經血淋瀝。若不急治。敗血湊心。子母難保。月漸胎乾。危亡不久。**桑寄生散**。當歸(酒浸) 川續斷(酒浸) 茯神(去木) 芎 香附 阿膠(蛤粉炒) 白朮(各一兩) 人參 甘草(炙各半兩)上 咀，每服四錢，水盞半。姜五片。煎七分。熱服不拘時。

Nach dem Ausbleiben der Periode kann es vorkommen, dass etwas unten herausleckt - wieso?

Die Antwort lautet: Die zwei Gefäße Chong und Ren bilden das Meer des Menstruationsblutes (*Jing Xue Zhi Hai* 經血之海). Sie entspringen beide aus dem Uterus. Die Shou Tai Yang-Dünndarmleitbahn und die Shou Shao Yin-Herzleitbahn stehen in einer Innen-Außen-Beziehung. Sie grenzen beide am Uterus. Sie sind der Nährboden zur Stärkung des Embryos. Ihre Aufgabe ist auch, nach der Geburt die Muttermilch (*Ru Zhi* 乳汁) zu bilden.

Manchmal ist das Qi von Chong und Ren in Leere, dann kann das Menstruationsblut nicht gebildet werden. Deshalb, wenn sie schon mehrere Monate schwanger ist und das Monatswasser nicht ausgeglichen ist und es zur Periode hinabgeht, nennt man das „Lecken aus dem Uterus“ (*Lou Bao* 漏胞). Wenn das Herauslecken nicht aufhört, tötet das den Embryo.

Erkrankungen und Rezepturen:

1). *Zhi Lou San* 止漏散 behandelt, wenn bei Schwangeren etwas aus dem Uterus herausleckt.

- *Shu Di* (4 Liang)
- *Gan Jiang* (2 Liang)

Zubereitung: Zermahle alles zu einem feinen Pulver, jede Dosis beträgt 2 Qian. Die Medizin ist auf leeren Magen mit Reiswasser gemischt einzunehmen. Auch ein Rezept ist: Nimm schwarzen Kardamom (*Yi Zhi* 益智), halte Dich nicht genau an die Menge, bilde ein feines Pulver daraus und schlucke es mit Reiswasser hinunter.

Zweitens verwende *Xiang Fu* 香附 (Cyperi Rhizoma) und Süßholz und zerreibe es zu Pulver. Vermische es mit Essig und forme Pillen. Nimm *Si Wu Tang* und entferne *Di Huang*. Oder nimm *Li Zhong Tang* und entferne *Gan Jiang*. Röste es in Öl und schlucke es hinunter. 20, höchstens 30 Pillen haben eine wunderbare Wirkung!

2). *E Jiao San* 阿膠散 heilt eine drohende Fehlgeburt und das Herauslecken des Embryos mit Schmerzen im Bauch.

- *E Jiao* (1 Liang, röste es mit Muschelpulver (*Ge Fen* 蛤粉), bis es gelb wird)
- *Shu Di*
- *San Qi Sheng* (von jedem 1½ Liang)
- *Long Gu* (3 *Fen*)
- *Dang Gui* (1 Liang, glatt gerührt und geröstet)
- *Gan Cao* (1 Liang, geröstet)
- *Bai Fu Ling* (3 Qian)
- *Bai Zhu* (1 Liang)
- *Xiong Qiong* (3 Qian)
- *Gan Jiang* (½ Liang, in der Pfanne geröstet und glattgerührt)

Zubereitung: Zermahle alles, jede Dosis beträgt 4 Qian. Nimm ½ Tasse Wasser und 3 Pflaumen, reduziere die Flüssigkeit auf 60%, entferne die Reste und trinke die Medizin heiß. Halte Dich nicht an feste Zeiten.

3). *Fo Shou San* 佛手散 heilt, wenn die verheiratete Frau im 5. - 7. Monat schwanger ist und der bereits entwickelte Embryo gegen die Gebärmutter klopft. Oder wenn das Kind tot im Bauch ist, das Übel unten heraustropft und sie Schmerzen hat die nicht aufhören. Wenn ihr Mund zittert und sie untröstlich ist (*Yu Jue* 欲絕), nimm diese Kräuter und probiere sie aus.

Wenn der Embryo unbeschädigt ist, hören die Schmerzen auf und Mutter und Kind sind beide zufrieden. Wenn der Embryo geschädigt ist, wird er sofort und bequem herausfallen. Um den Embryo zu beruhigen, braucht es keinen Alkohol!

- *Dang Gui* (6 Liang)
- *Chuan Xiong* (3 Liang)

Zubereitung: Zermahle beide zu einem groben Pulver, jede Dosis beträgt 3 Qian. Nimm 1 Tasse Wasser und köchle die Arzneien langsam, denn man möchte dass sie trocken werden. Füge 1½ Tassen Wein hinzu und höre auf, bis eine Tasse übrigbleibt. Entferne die Reste und trinke die Medizin warm. Wenn ihr Mund zittert, fülle ihn mit den Resten und lasse sie 5-7 Li[351] weit gehen und es dann essen. Sie sollte nicht mehr als zwei bis drei Dosen nehmen. Gib ihr die Medizin und sie wird sich entspannen.

[351] Ein *Li* 里 entspricht einer Wegstrecke von ca. 500 m.

4). *Jiao Ai Tang* 膠艾湯 heilt, wenn die Schwangere die Vorschriften ignoriert, die in den jeweiligen Monaten der Schwangerschaft einzuhalten sind (*Bu Wen Shen Qian* 不問深淺). Sie fällt erschöpft zu Boden und eine Fehlgeburt droht. Im unteren Rücken und im Bauch ist ein heftiges Ziehen, vielleicht tritt Blut aus dem Mund heraus, vielleicht gibt es etwas, das unten herausfällt. Oder der Embryo steigt hastig nach oben. Sie hat Stechen im Herzen und ist kurzatmig. Diese Rezeptur beruhigt den Embryo.

- *Shu Di* (2 Liang)
- *Bai Ai* (geröstet)
- *Dang Gui*
- *Gan Cao* (geröstet)
- *Shao Yao*
- *Chuan Xiong*
- *E Jiao* (geröstet, von jedem 1 Liang)

Zubereitung: Zerkleinere alles, nimm für jede Dosis 1½ Tassen Wasser und reduziere die Flüssigkeit auf 70%. Entferne die Reste und trinke die Medizin heiß. Bei Gegenläufigkeit und Kälte in der Brust füge 5 Scheiben frischen Ingwer und 3 Pflaumen hinzu. Köchel die Medizin in Wasser und nimm sie vor den Mahlzeiten. Bei einer Leere füge *Huang Qin* hinzu.

5). *Gui Zhi Fu Ling Tang* 桂枝茯苓湯 heilt, wenn es alte Klumpen (*Jia* 瘕) gibt. Die Regel ist in der Schwangerschaft unterbrochen, erst nach drei Monaten rührt sie sich wieder. Diese Klumpen bilden sich, wenn die Regel für drei Monate unterbrochen ist, und doch leckt ständig unten Blut heraus. Der Embryo bewegt sich nach oben bis in den Bauchnabel und eine Krankheit entsteht, die einen chronischen Schaden darstellt. Es ist richtig, diese Krankheit zu entfernen.

Auch heißt es im Klassiker: Wenn sich bei einer Schwangeren im 6. Monat der Embryo bewegt, und vorher drei Monate lang das Monatswasser regelmäßig war, steigt gelegentlich der Embryo mit dem Blut herab. Die Nachkommen sind dann im 3. Monat von den Gefäßen abgeschnitten, deshalb kommt unten unaufhörlich Blut heraus. Die Krankheit kann deshalb nicht beseitigt werden.

- *Gui Xin*
- *Bai Fu Ling*
- *Mu Dan Pi*
- *Tao Ren* (geröstet)
- *Bai Shao Yao* (alles zu gleichen Teilen).

Zubereitung: Zermahle alles zu einem feinen Pulver, vermische es mit Honig und forme Pillen daraus von der Größe einer Armbrustkugel. Jede Dosis beträgt eine Pille. Nimm sie mit warmen Wein oder mit heißem Reiswasser ein. Nimm sie vor dem Essen ein und zerkaue sie sorgfältig vor dem Hinunterschlucken.

6). *Sang Qi Sheng San* 桑寄生散: Bei Herrn Yan lautet die 3. Frage: Wenn das Fruchtwasser herausleckt (*Tai Lou* 胎漏) und das Monatsblut irrtümlicherweise abgeht (*Wang Xing* 妄行), wie kommt das? Die Antwort lautet: Wenn in der Schwangerschaft der Embryo schon eine Form angenommen hat und dieser nicht gleichmäßig atmet, liegt es vielleicht daran, dass die Schwangere zu viel Geschlechtsverkehr hatte (*Fang Shi* 房室)[352] oder sie von einem Schrecken sehr aufgewühlt wurde (*Jing Chu* 驚觸).

Zu viel Arbeiten bewirkt ebenfalls, dass der Embryo im Mutterleib Schaden nimmt. Auch das Essen von giftigen Dingen (*Shi Du Wu* 食毒物)[353] kann ursächlich den Uterus schwächen und schlüpfrig machen (*Xu Hua* 虛滑). Das Monatsblut tropft dann heraus. Wenn dies nicht schleunigst behandelt wird, dann verdirbt das Blut (*Bai Xue* 敗血) und sammelt sich im Herzen an. Mutter und Kind können sich kaum davor schützen (*Nan Bao* 難保), und nach einem Monat trocknet der Embryo langsam aus und es besteht die Gefahr, dass er sich bald darauf ablöst.

Zur Behandlung nimm das Rezept *San Ji Sheng San*.

- *Dang Gui* (in Alkohol eingeweicht)
- *Chuan Xu Duan* (in Alkohol eingeweicht)
- *Fu Shen* (entferne das Holz)
- *Qiong Xiong*
- *Xiang Fu*
- *E Jiao* (in Muschelpulver geröstet)
- *Bai Zhu* (von jedem 1 Liang)
- *Ren Shen*
- *Gan Cao* (geröstet, von jedem ½ Liang)

Zubereitung: Zerkleinere alles, jede Dosis beträgt 4 Qian. Nimm ½ Tasse Wasser und 5 Scheiben Ingwer und reduziere die Flüssigkeit auf 70%. Nimm die Medizin heiß ein, ohne feste Zeiten einzuhalten.

---

[352] *Fang Shi* 房室 bedeutet wörtlich: Sich im Schlafzimmer aufhalten; Gemeint ist übermäßiger Geschlechtsverkehr.

[353] Speisen und Getränke, die entgegen den monatlichen Vorschriften gegessen und getrunken werden. Es können auch verdorbene Nahrungsmittel damit gemeint sein.

Akupunkturpunkte:

- Nimm *Qu Chi* (Di 11), *He Gu* (Di 4) und *Nei Guan* (P 6) bei Verdruss und Hitze (*Fan Re* 煩熱) in der Schwangerschaft
- *Qi Chong* (Ma 30) heilt, wenn das Kind nach oben zum Herzen tritt.
- *Chong Men* (Mi 12) behandelt, wenn das Kind nach oben zum Herzen stürmt, bei Geschwüren in den Genitalien und bei schwieriger Milchbildung.
- *Tian Shu* (Ma 25) heilt Schmerzen im Embryo und übles Blut, wenn der Bauch geschwollen ist und der Darm Geräusche macht.
- Wenn Blut aus der Geburtsöffnung tritt, die Schwangere erschöpft umfällt und ihre Geschlechtsorgane eiskalt sind, beherrscht *Xing Jian* (Le 2) dies.
- Wenn Blut erscheint und der Körper der Schwangeren aufgebläht ist und ihre Brüste geschwollen sind, beherrscht *Lin Qi* (Gbl 41) das.
- Wenn der Embryo zusammen mit Blut herausleckt, ist es gestattet, *Guan Yuan* (Ren 4) mit 100 Moxakegel zu behandeln.
- Wenn der Embryo sich zu stark bewegt, nadele *Guan Yuan* (Ren 4) und *Xing Jian* (Le 2).
- *Zhi Yin* (Bl 67) heilt, wenn der Embryo keinen Halt hat.
- *Shi Men* (Ren 5) heilt, wenn der Embryo noch nicht vollendet ist und vorzeitig abgehen möchte.
- *Bao Men* (Ni 13) heilt, wenn der Embryo noch nicht vollendet ist aber herausfallen möchte. Die Frau hat Schmerzen im Bauch und roten Ausfluss.
- Die Schwangere hat Kälte in der Leber-Leitbahn und der Embryo fällt heraus. Wähle zur Behandlung *Jian Jing* (Gbl 21), *Qu Chi* (Di 11), *Hou Xi* (Dü 3) und *San Yin Jiao* (Mi 6), auffüllend zu nadeln.

Bei einem habituellen Abort lässt sich diese Tendenz aufhalten, wenn die Leitbahn der Mutter, die den Embryo in dem Monat der Fehlgeburt ernährt, gestärkt wird. Hier ignorieren wir die oben genannten Verbote und tonisieren Punkte auf diesen Leitbahnen, um der Mutter zu helfen, ihr Kind zu behalten.[354]

1. Monat: Die Leber-Leitbahn ernährt den Embryo. Bei einem drohenden Abort in diesem Monat stärke das Qi der Leber-Leitbahn durch Punkte wie *Tai Chong* (Le 3), *Qu Quan* (Le 8) und *Qi Men* (Le 14).[355]

2. Monat: Die Gallenblasen-Leitbahn ernährt den Embryo. Bei einem drohenden Abort in diesem Monat stärke das Qi der Gallenblasen-Leitbahn durch Punkte wie *Xia Xi* (Gbl 43), *Qiu Xi* (Gbl 40) und *Ri Yue* (Gbl 24).

3. Monat: Die Xin Bao Luo-Leitbahn ernährt den Embryo. Bei einem drohenden Abort in diesem Monat stärke das Qi der Perikard-Leitbahn durch Punkte wie *Da Ling* (P 7), *Nei Guan* (P 6) und *Dan Zhong* (Ren 17).

4. Monat: Die San Jiao-Leitbahn ernährt den Embryo. Bei einem drohenden Abort in diesem Monat stärke das Qi der San Jiao-Leitbahn durch Punkte wie *Zhong Zhu* (SJ 3) und *Yang Chi* (SJ 4).

5. Monat: Die Milz-Leitbahn ernährt den Embryo. Bei einem drohenden Abort in diesem Monat stärke das Qi der Milz-Leitbahn durch Punkte wie *Tai Bai* (Mi 3), *Gong Sun* (Mi 4) und *Zhang Men* (Le 13).

6. Monat: Die Magen-Leitbahn ernährt den Embryo. Bei einem drohenden Abort in diesem Monat stärke das Qi der Magen-Leitbahn durch Punkte wie *Zu San Li* (Ma 36), *Jie Xi* (Ma 41) und *Zhong Wan* (Ren 12).

7. Monat: Die Lungen-Leitbahn ernährt den Embryo. Bei einem drohenden Abort in diesem Monat stärke das Qi der Lungen-Leitbahn durch Punkte wie *Tai Yuan* (Lu 9), *Lie Que* (Lu 7), *Chi Ze* (Lu 5) und *Zhong Fu* (Lu 1).

8. Monat: Die Dickdarm-Leitbahn ernährt den Embryo. Bei einem drohenden Abort in diesem Monat stärke das Qi der Dickdarm-Leitbahn durch Punkte wie *Qu Chi* (Di 11), *Wen Liu* (Di 6) und *Zu San Li* (Ma 36).

---

[354] *Bu Fa* 補法 = eine auffüllende Nadelstimulation.

[355] In den ersten 4 Wochen der Schwangerschaft ist es der Frau oft gar nicht bewusst, dass sie schwanger ist. Wenn sie verspätet ihre Periode bekommt, denkt sie nicht an eine Fehlgeburt.

9. Monat: Die Nieren-Leitbahn ernährt den Embryo. Bei einem drohenden Abort in diesem Monat stärke das Qi der Nieren-Leitbahn durch Punkte wie *Tai Xi* (Ni 3), *Da Zhong* (Ni 4) und *Fu Liu* (Ni 7).

10. Monat: Dies ist der richtige Zeitpunkt für die Geburt. Die Blasen-Leitbahn ernährt den Embryo, und wenn die Zeit reif ist, wird der Geburtsvorgang ausgelöst.

„Wenn die Gurke reif ist, fällt sie vom Stängel ab."[356]

Bei einer schwierigen Geburt wähle Punkte wie *He Gu* (Di 4), *San Yin Jiao* (Mi 6), *Zhi Yin* (Bl 67), *Kun Lun* (Bl 60), *Chong Men* (Mi 12), *Zhao Hai* (Ni 6), *Qi Chong* (Ma 30), *Tai Chong* (Le 3) und *Qian Gu* (Dü 2).

Kommentar:

In der 55. Frage werden bereits Schwangerschaftsbeschwerden diskutiert. *Qi Zhongfu* betont wieder die überragende Bedeutung von Ren Mai und Chong Mai, deren Stärke den Embryo gedeihen lässt, deren Schwäche hingegen ihn verfallen lässt. Wenn das Qi im Chong Mai in Leere ist, kann es das Blut nicht im Uterus halten und es gibt Zwischenblutungen in der Schwangerschaft. Sein Konfluenzpunkt *Gong Sun* (Mi 4) kann dies korrigieren. Wenn das Qi im Ren Mai schwach ist, kann der Embryo nicht ausreichend ernährt werden, und es droht die Gefahr einer Fehlgeburt. Sein Konfluenzpunkt *Lie Que* (Lu 7) kann dies korrigieren. Aber auch ein toter Fötus wird hier behandelt und wie man ihn herausbekommt. Für die Akupunktur kommen dafür *He Gu* (Di 4) *und San Yin Jiao* (Mi 6) in Frage, deren korrekte Nadelstimulation die Leibesfrucht herausbringt.

Und wieder mahnt *Qi Zhongfu*, dass die Schwangere sich an die Vorschriften in den einzelnen Monaten halten sollte. Denn zu viel Zeit im Schlafzimmer, Überanstrengung, falsches Essen und ein plötzlicher Schrecken können ebenfalls zu einem Abort führen

房室

Fang Shi – Dienst im Schlafzimmer

[356] Siehe bei **Franz Hübotter**: *Shou Shi Pien* - Ein chinesisches Lehrbuch der Geburtshülfe, ins Deutsche übersetzt und erschienen im Selbstverlag, S. 13. Im Anhang habe ich die komplette, von mir überarbeitete Übersetzung des *Shou Shi Pien* von *Franz Hübotter* hinzugefügt.

Frage 56

第五十六問 胎在腹中時時撞動不安?

答曰：懷則以身依也。娠則以時動也。若腹中不時撞動者，謂之胎動也。多因勞役氣力。觸冒冷熱。飲食不適。居處失宜。輕者止轉動不安。重者便致損墜。若母有疾。以疾動胎者，治母則胎安。若胎不固。動致母病者，治胎則母瘥。若胎不牢固，其胎必致損也。**保安散**。治妊娠胎氣不安。心腹疼痛胎動。安胎。當歸(一兩半) 人參(一兩) 阿膠(半兩蛤粉炒成珠) 甘草(半兩炙)上咀，每服三錢，水盞半。蔥白一莖拍破。煎八分，去滓溫服。食前。未定再服。**安胎飲**。治妊娠偶因所觸，或從高墮下。致胎動不安。腰中疼痛。服此藥後。覺胎動處熱。即胎已安。縮砂 (不拘多少慢火炒令熱透後去皮取仁用)上為細末每服三錢。熱酒調下。不飲酒者煎鹽艾湯調下。食前。嚴氏第一問。妊娠兩三月。胎動不安者何也？曰：男女陰陽會通。血氣調匀。乃成其孕。設若下血腹痛。蓋繇子宮久虛。致令胎墮，其危甚於正產。若妊娠曾受此苦。可預服**杜仲丸**。杜仲 (去皮銼姜汁浸炒去絲) 川續斷(酒浸各三兩)上為細末，棗肉丸。桐子大，每服七十丸。空心米飲下。一日三服。

Der Embryo, der sich im Bauch befindet, tritt manchmal dagegen und bewegt sich unruhig - wieso?

Die Antwort lautet: Wenn die verheiratete Frau sich nach einem Kind sehnt, hat das Auswirkungen auf den Körper. Bei einer Schwangerschaft treten dann manchmal Bewegungen des Embryos auf. Wenn das Kind im Bauch häufig dagegentritt und sich bewegt, nennt man dies Bewegungen des Embryos (*Tai Dong* 胎動). Geschieht das häufiger, liegt die Ursache in anstrengender Arbeit oder anderer großer Bemühungen (*Qi Li* 氣力) der Schwangeren. Oder sie kommt in Kontakt mit Kälte oder Hitze, oder ihr Essen und Trinken sind nicht ausgewählt, oder sie hält sich an unpassenden Orten auf.

In leichteren Fällen dreht sich der Embryo nur herum und ist unruhig. In schwereren Fällen kann der Embryo Schaden nehmen und herausfallen. Auch wenn die Mutter eine Krankheit hat, wird die Krankheit den Embryo bewegen. Wenn die Mutter geheilt ist, dann wird auch der Embryo ruhig.

Wenn der Embryo nicht stabil ist, dann bewegt er sich und bewirkt, dass die Mutter krank wird. Die Heilung des Embryos führt zu einer Genesung der Mutter. Wenn der Embryo nicht stabil ist, dann wird es sicherlich zu einem Schaden führen.

Erkrankungen und Rezepturen:

1). *Bao An San* 保安散 heilt unruhiges Qi des Embryos in der Schwangerschaft. Im Herzen und im Bauch sind Schmerzen, wenn der Embryo sich bewegt. Dies Rezept beruhigt den Embryo.

- *Dang Gui* (1½ Liang)
- *Ren Shen* (1 Liang)
- *E Jiao* (½ Liang, röste es mit Muschelpulver, damit die Perle sich voll entwickelt (*Cheng Zhu* 成珠)
- *Gan Cao* (½ Liang, geröstet)

Zubereitung: Zerkleinere alles, jede Dosis beträgt 3 Qian. Lege alles in eine halbe Tasse Wasser hinein und füge einen zerstampften Zwiebelstängel hinzu. Reduziere die Flüssigkeit auf 80%, entferne die Reste und nimm die Medizin warm vor dem Essen. Wenn Du unentschlossen bist, nimm die Medizin trotzdem!

2). *An Tai Yin* 安胎飲 heilt gelegentliche Tritte des Embryos während der Schwangerschaft. Vielleicht folgt daraus etwas Schlimmeres und es droht eine Fehlgeburt (*Tai Dong Bu An* 胎動不安). Auch bei Schmerzen im unteren Rücken gib eine Dosis dieser Rezeptur. Wenn der Embryo aufwacht und eifrig den Ort wechselt, hört der Embryo sofort auf sich zu bewegen und gibt Ruhe.

- *Suo Sha* (die Menge ist egal; Röste es auf einem langsamen Feuer, bis es heiß ist, danach entferne die Haut und nimm den Kern für die Anwendung).[357]

Zubereitung: Zermahle alles zu einem feinen Pulver, jede Dosis beträgt 3 Qian. Vermische es mit heißem Wein. Wenn man keinen Alkohol trinken mag, köchle es in Salzwasser und einem Beifußdekokt (*Ai Tang* 艾湯) und mische es darunter. Die Medizin ist vor dem Essen einzunehmen.

---

[357] *Suo Sha Mi* 縮砂密 (Fructus Amomi); Fördert den freien Qi-Fluss, transformiert Nässe und stärkt die Milz, wärmt den mittleren Jiao, beendet Diarrhö und beruhigt den Embryo.

3). *Du Zhong Wan* 杜仲丸: Herr Yan (*Yan Shi* 嚴氏) fragt im 1. Kapitel: Im 6. Monat der Schwangerschaft bewegt sich der Embryo und ist unruhig. Warum ist das so? Die Antwort lautet: Wenn Mann und Frau, Yin und Yang in gegenseitiger Verbindung stehen und Blut und Qi sich harmonisch vermischen, kommt es zu einer Schwangerschaft. Wenn unten Blut herauskommt und der Bauch schmerzt, liegt die Ursache in einer chronischen Schwäche der Gebärmutter. Dies bewirkt, dass der Embryo verfällt und es besteht große Gefahr für eine Frühgeburt. Wenn die Schwangere schon früher diese Bitternis empfangen hat, kann man im Voraus eine Dosis *Du Zhong Wan* geben.

- *Du Zhong* (entferne die Haut, glätte die Frucht, und weiche sie in Ingwersaft ein. Danach röste sie und entferne die Fasern)
- *Chuan Xu Duan* (in Wein eingeweicht, nimm von jedem 3 Liang)

Zubereitung: Zermahle alles zu einem feinen Pulver, und forme es mit Dattelfleisch zu Pillen von der Größe eines Wu Tong-Samens. Jede Dosis beträgt 70 Pillen. Schlucke sie auf leerem Magen mit Reiswasser hinunter. Nimm täglich drei Dosen.

Akupunkturpunkte:

Siehe dazu die vorherige Frage 55!

Kommentar:

Ein Embryo, der sich zu heftig bewegt, war im alten China eine Schwäche der Gebärmutter, die den Fötus nicht halten kann. Dies führte oft zu einer Fehlgeburt. Auch hier in der 56. Frage ist es häufig ein Fehlverhalten der verheirateten Frau, die zu viele Anstrengungen unternimmt oder emotional zu aufgewühlt ist. Auch falsches Essen, feuchte Plätze und zu viel Hitze oder Kälte können zu einer Fehlgeburt führen. *Qi Zhongfu* betont hier die Wechselwirkung zwischen Mutter und Kind: Ist die Mutter erkrankt, leidet der Embryo, ist der Embryo unstet, bekommt die Mutter Probleme. Ist der Embryo gesund, geht es auch der Mutter gut.

胎動

Tai Dong – Bewegungen des Embryos

Frage 57

第五十七問 何謂子滿?

答曰：妊娠之人。經血擁閉以養其胎，或掩水氣。血水相搏以致體腫。皆繇脾胃虛弱。臟腑之間宿有停水之所掩也。謂之子滿。若水停不去。浸漬於胎，則令胎壞。診其脈浮。腹滿兼喘者，其胎必墜也。**澤瀉散**。治妊娠氣壅。身體腹脅浮腫。喘息促急。大小便秘澀。澤瀉 桑白皮 枳殼(麩炒黃) 檳榔 赤茯苓 木通(各一兩)上 咀，每服四錢，水盞半。薑五片。煎八分，去滓溫服。食前。稍利為度效。**木通散**。治妊娠身體浮腫。心腹脹滿。小水不通。木通(一兩) 訶梨勒皮 木香(各三分) 香 (一兩一本茹) 枳殼(半兩面炒) 檳榔(半兩)桑根皮(一兩用白) 赤茯苓(三分) 雞蘇(莖葉一兩)上咀，每服四錢，水盞半。薑五片煎六分，去滓溫服。食前。 **商陸赤小豆湯**。赤小豆乾商陸(各等分)上咀，每服一兩，水一盞。煎七分，去滓溫服。 嚴氏第五問：論胎冷腹脹虛痛。兩脅虛鳴。臍下冷痛欲泄。小便頻數。大便虛滑者，何也？曰：胎氣既全。子形成質，或食瓜果甘甜。飲冷不時之物。當風取涼。受不時之氣則令胎冷。子身不能安處。皮毛疼痛。筋骨拘急。手足攣拳。致使母有危証。急宜服。**安胎和氣散**，訶子(煨) 白朮(各一兩) 陳皮 良薑(炒) 木香(煨) 白芍藥 陳米(炒) 甘草(炙各半兩)上 咀，每四錢，水盞半。薑五片。煎七分，去滓溫服。不拘時。忌生冷。

Was ist gemeint mit Völle in der Schwangerschaft?

Die Antwort lautet: In der Schwangerschaft eines Menschen ist das Menstruationsblut verborgen und verschlossen, um den Embryo zu nähren. Manchmal wird es plötzlich vom Wasser-Qi angegriffen und Blut und Wasser kämpfen miteinander, sodass der Körper anschwillt. Alle Schwellungen haben ihre Ursache in einer Schwäche von Milz und Magen. Wenn es zwischen den Zang Fu-Organen verweilt, gibt es Orte, die von dem stehenden Wasser gedrückt werden (*Yan* 掩). Man nennt dies *Zi Man* 子滿 = „Völle in der Schwangerschaft“. Wenn das Wasser anhält und nicht entfernt wird, tropft und leckt es in den Embryo. Die Folge ist ein Verderben (*Huai* 壞) der Leibesfrucht.

Bei einer Untersuchung ist der Puls oberflächlich (*Fu* 浮), der Bauch ist in Völle und gleichzeitig hat die Schwangere Atemnot. Ihr Embryo wird dann sicherlich herausfallen.

Erkrankungen und Rezepturen:

1). *Ze Xie Tang* 澤瀉散 heilt Qi-Blockaden in der Schwangerschaft. Am Körper hat sie am Bauch und am seitlichen Oberkörper (*Xie* 脅) oberflächliche Schwellungen. Sie schnappt nach Luft und ist plötzlich sehr beunruhigt. Ihr Stuhlgang und das Wasserlassen sind zurückgehalten und gehen schwer.

- *Ze Xie*
- *Sang Bai Pi*
- *Zhi Qiao* (röste die Kleie, bis sie gelb sind)
- *Bing Lang*
- *Chi Fu Ling*
- *Mu Tong* (von jedem 1 Liang)

Zubereitung: Zerkleinere alles, jede Dosis beträgt 4 Qian. Nimm ½ Tasse Wasser und 5 Scheiben Ingwer und reduziere die Flüssigkeit auf 80%. Entferne die Reste und serviere die Medizin warm vor dem Essen. Wenn die Ausscheidungen günstiger werden, zeigt es das Maß seiner Wirksamkeit.

2). *Mu Tong San* 木通散 heilt oberflächliche Schwellungen am Körper der Schwangeren. Brust und Bauch sind aufgebläht und in Völle, der Urin ist blockiert.

- *Mu Tong* (1 Liang)
- *He Li* (entferne die Haut)
- *Mu Xiang* (von jedem 3 Liang)
- *Xiang Mao* (1 Liang, nur eine Wurzel)
- *Zhi Qiao* (½ Liang, röste die Oberfläche)
- *Bing Lang* (½ Liang)
- *Sang Gen Pi* (1 Liang, verwende das Weiße)
- *Chi Fu Liang* (3 Fen)
- *Ji Su* (Stängel und Blätter, 1 Liang)

Zubereitung: Zerkleinere alles, jede Dosis beträgt 4 Qian. Nimm eine halbe Tasse Wasser und 5 Scheiben Ingwer und reduziere die Flüssigkeit auf 60%. Entferne die Reste und trinke die Medizin warm vor dem Essen.

3). *Shang Lu Chi Xiao Dou Tang* 商陸赤小豆湯:

- *Chi Xiao Dou*
- *Gan Shang Lu* (von jedem gleiche Teile)

Zubereitung: Zermahle beide Arzneien, jede Dosis beträgt 1 Liang. Nimm 1 Tasse Wasser dazu und reduziere die Flüssigkeit auf 70%. Entferne die Reste und trinke die Medizin warm.

Herr Yan sagt in seiner 5. Frage:[358] „Sprechen wir nun über Kälte des Embryos mit aufgeblähtem Bauch und Leere-Schmerzen der Schwangeren. Beide Seiten des Oberkörpers sind in Leere und geben Geräusche von sich. Unter dem Bauchnabel gibt es Kälte-Schmerzen mit dem Bedürfnis, etwas herauszulassen. Die Schwangere muss häufig Wasserlassen und der Stuhlgang ist zaghaft und schlüpfrig. Warum ist das so?" Die Antwort lautet: „Die Lebenskraft des Embryos ist bereits vollständig, und das Kind hat seine natürliche Form angenommen. Vielleicht hat die Schwangere Melonen und andere süße Früchte gegessen, oder sie hat häufig Kaltes getrunken. Sollte sie dazu noch Wind empfangen und sich abgekühlt haben und sie dieses Qi häufiger empfängt, dann kühlt auch der Embryo ab. Der kindliche Körper kann nicht in Ruhe an einem Ort verweilen, seine Haut und Haare schmerzen und seine Muskeln und Knochen sind in ihrer Beweglichkeit eingeschränkt und unruhig. Seine Arme und Beine sind verkrampft und schlagen um sich, daraus können für die Mutter gefährliche Krankheiten resultieren. Diese Medizin sollte dann schnell verabreicht werden."

4). *An Tai He Qi San* 安胎和氣散:

- *He Zi* (über einem kleinen Feuer gekocht)
- *Bai Zhu* (von jedem 1 Liang)
- *Chen Pi*
- *Liang Jiang* (geröstet)
- *Mu Xiang* (über einem kleinen Feuer gekocht)
- *Bai Shao Yao*

---

[358] In den letzten Fragen taucht immer wieder Herr Yan (*Yan Shi* 嚴氏) auf, der von *Qi Zhongfu* zitiert wird. Auch wenn ich in der Fußnote 350 die Beziehung zu einem Arzt *Yan Yonghe* hergestellt habe, ist es offensichtlich, dass alle Beiträge von ihm fast wörtlich aus dem Buch *Zhu Bing Yuan Hou Lun* von *Chao Yuanfang* (610) stammen.

- *Chen Mi* (geröstet)
- *Gan Cao* (geröstet, von jedem ½ Liang)

Zubereitung: Zerkleinere die Arzneien, jede Dosis beträgt 4 Qian. Nimm ½ Tasse Wasser und 5 Scheiben Ingwer und reduziere die Flüssigkeit auf 70%. Entferne die Reste und serviere die Medizin warm. Man braucht keine Zeiten einzuhalten, aber rohe Speisen sind zu meiden.

Akupunkturpunkte:

Alle Schwellungen haben ihre Ursache in einer Schwäche von Milz und Magen, so lautet die Einsicht von *Qi Zhongfu*. So ist es verständlich, auch bei Schwangeren mit Ödembildungen vorwiegend Punkte von der Milz- und Magen-Leitbahn zu nadeln.

- *Shang Qiu* (Mi 5) heilt einen aufgeblähten Bauch mit Wasseransammlungen.

- *San Yin Jiao* (Mi 6) wandelt Nässe-Schleim um und reguliert den Uterus.

- *Lou Gu* (Mi 7) befreit die Schwangere von Nässe und löst ein Völlegefühl (*Man* 滿) im Bauch auf.

- *Di Ji* (Mi 8) begünstigt den Uterus und befreit einen wassergefüllten Bauch von Nässe.

- *Yin Ling Quan* (Mi 9) wandelt Nässe um und reguliert die Wasserwege. Bei Aufgeblähtheit und Völlegefühl in der Schwangerschaft.

- *Ji Men* (Mi 11) heilt Schmerzen und Schwellungen im Unterbauch, das Wasserlassen ist blockiert.

- *Feng Long* (Ma 40) leitet Nässe aus, bei Schwellungen der vier Gliedmaßen und plötzlichen Uterusblutungen.

- *Tai Chong* (Le 3) löst Ödeme auf.

- *Shen Shu* (Bl 23) heilt Schwellungen am ganzen Körper.

- *Da Du* (Mi 2) heilt plötzliche Ödeme in den Extremitäten.

Kommentar:

Qi Zhongfu bedient sich auch hier wieder aus dem *Zhu Bing Yuan Hou Lun*, um die Theorie der Wasserschwellungen und Schwangerschaftsödeme zu erklären. Weil der ursprüngliche Text ausführlicher ist, wird er hier vollständig übersetzt.

„Wenn der Embryo während einer Schwangerschaft Wassereinflüssen (*Shui Qi* 水氣) ausgesetzt ist, ist der Körper der Schwangeren angefüllt und geschwollen. Die Ursache dafür liegt in einer Leere und Schwäche (*Xu Ruo* 虛弱) von Milz und Magen. Zwischen den Zang Fu-Organen gibt es dann stehendes Wasser, welches den Embryo umhüllt. Bei jeder Schwangerschaft hört die Monatsblutung auf und stoppt, um den Embryo zu nähren. Wenn das Blut vom Wasser-Qi umklammert wird, kämpfen Wasser und Blut gegeneinander und das Wasser tropft in den Embryo. Gleichzeitig werden die Zang Fu-Organe geschädigt.

Milz und Magen beherrschen im Körper das Muskelfleisch (*Ji Rou* 肌肉). Deshalb, wenn ihr Qi schwach und kraftlos ist, ist auch das Fleisch schwach und das Wasser-Qi fließt überströmend in das Fleisch, und so entstehen Schwellungen (*Zhong* 腫) im Körper. Wenn das Wasser in den Embryo sickert, bewirkt es, dass der Embryo verdirbt (*Huai* 壞).

Wenn sich die Schwangere dem Geburtsmonat nähert und nur die Beine etwas geschwollen sind, ist die Geburt leicht.

Es ist doch so, dass die Nachgeburt (*Bao* 胞) Blut und Wasser vollständig speichert, deshalb ist die Geburt leicht. Und wenn das Wasser nach außen drängt und dadurch leichte Schwellungen entstehen, muss sie es nur bis zum Geburtsmonat aushalten. Wenn man aber zu Beginn einer Schwangerschaft Schwellungen ignoriert und das Wasser-Qi im Übermaß vorhanden ist, kann das Kind seine menschliche Form nicht entwickeln, deshalb wird der Embryo verdorben.

Bei einem verdorbenen Embryo ist der Puls oberflächlich (*Fu Mai* 浮脈), und sicherlich hat die Schwangere auch Schwellungen und ein Völlegefühl (*Zhong Man* 腹滿) und ist kurzatmig. Wenn die verheiratete Frau sich nach einer Schwangerschaft sehnt, muss sie unbedingt Wasserschwellungen beachten."

Frage 58

第五十八問 妊娠三月曾經墮胎至其月日複墜?

答曰：陽施陰化，則有胎也。若血氣和調。胎氣乃成。若血氣虛損。子藏為風冷所乘。致虧營衛。不能蔭養其胎，故數墮也。假令妊娠三月。當手心主包絡經養之。不善攝生傷經，則胎墮。後雖再有妊。至其月日。仍前犯之。所以複墮也。又有因墜墮驚恐，或吐血下血者，皆能損胎。若妊娠常腰疼者，喜墮胎也。蓋腰為腎府。女子以系胎也。**地榆散**。治妊娠損動胎胞。下血不止。 地榆(三錢) 干姜(三分) 當歸(三錢) 龍骨(三錢) 芎 (三錢) 艾葉(半兩) 阿膠(三錢) 蒲黃(半兩) 熟地(一兩) 黃牛骨腮(一兩燒灰) 烏 骨(二錢燒灰) 白朮(半兩) 上為細末，每服二錢。以粥飲調下。不拘時。**卷柏丸**。治妊娠數墮胎。皆因血氣虛損。子臟受風冷。致令胎不堅固，故頻有傷。卷柏 鐘乳粉 鹿角膠(搗碎炒令黃燥) 紫石英(火研細水飛過) 陽起石(火 研細) 桑螵蛸(炒) 熟地 禹餘糧(燒醋淬七次各一兩) 杜仲 芎 當歸(銼炒) 桂心 牛膝 桑寄生 五味子 蛇床子 牡丹皮(各三分)玄及 上為細末，煉蜜丸桐子大，每服五十丸。空心溫酒送下。嚴氏第二問：胎動腹痛者，何也？曰：胎動腹痛，其理蓋緣飲食冷熱動風毒物，或因再交。搖動骨節。傷犯胞胎，其候多嘔。氣不調勻，或服熱藥太過。血氣相干。急服順氣藥安胎。不然變成漏胎，則難療矣。**如聖湯**。鯉魚皮 當歸 熟地 阿膠 白芍葉 川芎 續斷(酒浸) 甘草(炙各等分)上咀，每服四錢，水盞半。入苧根少許。姜五片。煎七分，去滓空心服。

Wenn die Schwangere schon im 3. Monat eine Fehlgeburt hatte - warum wiederholt sich das bei der nächsten Schwangerschaft im selben Monat auf den Tag genau?

Die Antwort lautet: Das Yang dehnt sich aus (*Shi* 施) und das Yin wandelt um (*Hua* 化), deshalb gibt es einen Embryo. Wenn Blut und Qi harmonisch gemischt sind, kann sich das Qi des Embryos voll entwickeln. Wenn Blut und Qi schwach oder beschädigt sind, dann ist das Kind der Sammelplatz für Wind und Kälte, die daraus einen Vorteil ziehen (*Cheng* 乘). Daraus resultiert eine Schwäche des Ying- und des Wei-Qi. Die Schwangere sollte dafür sorgen, dass der Embryo nicht nass wird oder friert (*Yin* 蔭), andernfalls kann er oft herausfallen.

Angenommen, die Schwangere ist im 3. Monat, hier sollte die Leitbahn Shou Xin Zhu Bao Luo (Perikard-Leitbahn) den Embryo nähren. Es wäre schlecht für ihre Gesundheit, wenn diese Leitbahn geschädigt wird, denn dann würde der Embryo herausfallen. Selbst wenn sie danach wieder schwanger wird, bis zu diesem Monat auf den Tag genau bleibt weiterhin die Gefahr einer Fehlgeburt. Deshalb spricht man von einer Wiederholung der Fehlgeburt. Auch gibt es als Ursache für eine Fehlgeburt Schrecken und Furcht (*Jing Kong* 驚恐). Vielleicht spuckt sie auch Blut oder Blut tritt unten heraus, dies alles kann dem Embryo schaden. Wenn bei einer Schwangeren häufig der untere Rücken (*Yao* 腰) weh tut, dann kündigt sich eine Fehlgeburt an. Denn der untere Rücken ist der Palast der Niere (*Shen Fu* 腎府), und die Frau ist daran mit ihrem Embryo verknüpft.

Erkrankungen und Rezepturen:

1). *Di Yu San* 地榆散 heilt, wenn die Schwangere durch Bewegungen des Embryos im Mutterleib Schaden nimmt. Unten tritt dann unaufhörlich Blut heraus.

- *Di Yu* (2 Qian)
- *Gan Jiang* (3 Fen)
- *Dang Gui* (3 Qian)
- *Long Gu* (3 Qian)
- *Xiong Qiong* (3 Qian)
- *Ai Ye* (½ Liang)
- *E Jiao* (3 Qian)
- *Pu Huang* (½ Liang)
- *Shu Di* (1 Liang)
- *Huang Niu Gu Sai* (1 Liang geröstet und zerstoßen)
- *Wu Ze Gu* (2 Qian, geröstet und zerstoßen)
- *Bai Zhu* (½ Liang).

Zubereitung: Zermahle alles zu einem feinen Pulver, jede Dosis beträgt 2 Qian. Nimm einen Reisbrei (*Zhou* 粥) und mische es darunter. Man kann es jederzeit einnehmen.

2). *Juan Bai Wan* 卷柏丸 heilt eine Neigung zu Fehlgeburten bei Schwangeren. Denn es wirkt auf alle Ursachen, die Blut und Qi schwächen und schädigen. Auch wenn das Kind im Speicher Wind und Kälte empfangen hat, so dass der Embryo nicht stabil ist, gibt es häufig Verletzungen.

- *Juan Bai*
- *Zhong Ru Fen*
- *Lu Jiao Jiao* (= Hirschhorn; zerstoße es in Stücke, röste es, bis es gelb wird und trockne es)
- *Zi Shi Ying* (röste es auf einem kleinen Feuer, zerstoße es dann zu einem feinen Pulver und beträufele es mit Wasser)
- *Yang Qi Shi* (auf einem Feuer geröstet und zu Pulver zerstoßen)
- *Sang Piao Xiao* (geröstet)
- *Shu Di*
- *Yu Yu Liang* (geröstet und mit Essig versehen, siebenmal aufgekocht, von jedem 1 Liang)
- *Du Zhong*
- *Xiong Qiong*
- *Dang Gui* (geglättet und geröstet)
- *Gui Xin*
- *Niu Xi*
- *Sang Ji Sheng*
- *Wu Wei Zi*
- *She Chuang Zi*
- *Mu Dan Pi* (von jedem 3 Fen)

Damit ist das Geheimnis des Rezeptes offengelegt!

3). *Ru Sheng Tang* 如聖湯:

- *Li Yu Pi*
- *Dang Gui*
- *Shu Di*
- *E Jiao*
- *Bai Shao Ye*
- *Chuan Xiong*
- *Xu Duan* (in Wein eingeweicht)
- *Gan Cao* (geröstet, von jedem gleiche Teile)

Zubereitung: Zermahle alles, jede Dosis beträgt 4 Qian. Nimm eine halbe Tasse Wasser, füge ein wenig *Zhu Gen* 苧根 (Boehmeriae Radix) hinzu sowie 5 Scheiben Ingwer. Reduziere die Flüssigkeit auf 70 %, entferne die Reste und schlucke die Medizin auf leeren Magen. *Yan Shi* sagt in der 2. Frage: Wenn der Embryo sich bewegt, hat sie Bauchschmerzen, woran liegt das? Die Antwort ist: Wenn die Bewegungen des Embryos Bauchschmerzen verursachen, liegt das am Essen und Trinken von zu kalten und zu heißen Dingen, an einem Wind-Angriff (*Dong Feng* 動風) oder an giftigen Substanzen.

Oder die Ursache ist auch hier übermäßiger Geschlechtsverkehr. Dies schüttelt ihre Gelenke (*Gu Jie* 骨節) und verletzt den Embryo im Mutterleib. In diesem Zustand muss sie häufig Erbrechen. Ebenso ist es, wenn das Qi nicht harmonisch gemischt ist oder wenn die Medizin zu viele heiße Arzneien hat. Blut und Qi kämpfen dann miteinander. Als Notfallmedizin hat diese Rezeptur die Wirkung, den Embryo zu beruhigen. Ist dem nicht so, verändert die Medizin ihre Wirkung, so dass der Embryo herausleckt. Das ist nur schwer zu heilen.

Akupunkturpunkte:

Über Punkte beim drohenden Abort wurde bereits oben berichtet, ebenso über die Einflussnahme bei wiederkehrenden Fehlgeburten. Spätestens hier sollte die behandelnde Therapeutin, die keine Fachfrau in Gynäkologie ist, Vorsicht walten lassen und die Schwangere in ärztliche Behandlung übergeben. Denn das Leben zu bewahren ist eine Verantwortung, die nicht hoch genug eingeschätzt werden kann. In den klassischen Texten finden wir noch folgende Punkte:

- *Zhi Yin* (B 67) behandelt einen drohenden Abort, aber auch, wenn der Embryo bei einer regulären Geburt nicht herauskommen will.

- Bei drohender Fehlgeburt mit starken Blutungen, die Schwangere hat Atemnot durch gegenläufiges Qi: *Shi Men* (Ren 5) beherrscht dies.

- Wenn das Kind noch nicht entwickelt ist, eine Fehlgeburt droht und die Schwangere Bauchschmerzen hat, setze 50 Moxakegel auf den Punkt *Bao Men* (Ni 13).[359]

Kommentar:

Qi Zhongfu beschreibt hier verschiedene Auslöser bzw. Ursachen einer Fehlgeburt. Wieder sind es unpassende Verhaltensweisen der Schwangeren, die dazu führen: Essen und Trinken von zu kalten und zu heißen Dingen, heftige Wind-Angriffe, giftige Substanzen oder übermäßiger Geschlechtsverkehr. Dass hier als Beispiel der 3. Monat für eine Fehlgeburt angeben wird, zeigt die große Verantwortung der Perikard-Leitbahn für die Versorgung des Embryos in diesem Monat.

---

[359] Der Punkt *Bao Men* 胞門 ist ein alternativer Name von *Qi Xue* 氣穴 (Ni 13). Er liegt drei Cun unterhalb des Bauchnabels und 0,5 Cun seitlich davon. Dieser Punkt stärkt das Nieren-Qi, reguliert Ren Mai und Chong Mai und kann eine Fehlgeburt verhindern.

Einmal ein Abort im dritten Monat bewirkt bei einer erneuten Schwangerschaft wieder eine Fehlgeburt auf den Tag genau. *Qi Zhongfu* gibt keine weitere Erklärung dafür an. Ich vermute, dass diese emotionale Belastung nachwirkt und den Herzbeschützer mit einer Schwäche zurücklässt. Kommt es wieder zu einer Schwangerschaft, ist die Angst der Frau vor einem erneuten Abort so groß, dass ihr Herzbeutel überfordert ist, die Versorgung des Embryos zu übernehmen. Und so fällt dieser am Stichtag wieder heraus.

In einem Buch über Geburtshilfe aus dem beginnenden 19. Jahrhundert finden wir folgende Geschichte:

Frau Huang hatte bereits fünf Fehlgeburten hintereinander gehabt und jedes Mal im 3. Monat. Nun war sie das sechste Mal schwanger und hatte begründete Angst vor einer weiteren Fehlgeburt. Diesmal war ihr Gatte, der berühmte Arzt *Chen Nianzu* 陳念祖 abwesend, um Prüfungen an der kaiserlichen Medizinakademie abzuhalten. Bei den vorherigen Schwangerschaften hatte *Chen Nianzu* ihr jedes Mal eine Rezeptur des berühmten *Zhu Danxi* 朱丹溪 (1280-1358) zum Sichern des Embryos mit den Arzneien *Bai Zhu* 白朮 und *Huang Qin* 黄芩 verabreicht. Diese sollten das Feuer klären und kühlende Eigenschaften haben.

Da ihr Ehemann nun abwesend war, konsultierte die Mutter der Frau ihren alten Hausarzt, der eine völlig konträre Strategie hatte. Er verschrieb ein Rezept mit warmen und blutbewegenden Arzneimitteln, und siehe da, eine Dosis stoppte die Symptome eines Aborts und weitere 10 Dosen täglich führten die Schwangere durch die kritische Phase. Als *Chen Nianzu* zurückkehrte und er seine Frau wohlbehalten erlebte, las er das verabreichte Rezept und wurde bleich.

Nicht nur, dass die Arzneien darin völlig im Gegensatz zu seiner Verschreibung standen, er schämte sich auch bei dem Gedanken, dass er für die früheren Fehlgeburten seiner Frau verantwortlich war.

Einige Jahre später fügte er die Geschichte seiner Frau in sein Buch *Nuke Yaozhi* 女科要旨 ein, um späteren Ärzten davon zu berichten.[360]

---

[360] Das *Nuke Yaozhi* 女科要旨 (1803) von *Chen Nianzu* 陳念祖 (1753-1823) ist ein promodernes Werk über die Frauenheilkunde, dass trotz der Begegnung mit der westlichen Medizin noch alle traditionellen Theorien über Schwangerschaft und Geburt enthält. Den Originaltext siehe bei https://jicheng.tw/tcm/book/%E5%A5%B3%E7%A7%91%E8%A6%81%E6%97%A8/index.html

Diese Erfahrung war für Chen so bemerkenswert, dass er seine Bewunderung für *Zhu Danxi*[361] relativierte. Auch stelle er fest, dass der Embryo in der Schwangerschaft vom *Ming Men* 命門[362] getragen wird, der eine enge Verbindung zwischen Mutter und Kind herstellt. Um es mit einer landwirtschaftlichen Metapher zu erklären sagte *Chen Nianzu*:

„Ein Embryo kann mit einer Frucht verglichen werden, die im Frühling gesetzt wird und im Sommer erblüht. Wenn während der Frühlings- und Sommerzeit plötzlich Kälte und kalter Wind aufkommen, die nicht zu den normalen Klimas dieser Jahreszeiten gehören, kann dies bewirken, das die Frucht gelb wird und abfällt. Wenn man nun bei Schwangeren für ihre Leibesfrucht Arzneien anwendet, die erwärmen, wird auch der Uterus erwärmt und das Kind wächst im Mutterleib täglich bis zu seiner vollständigen Größe heran.“[363]

墮胎

Duo Tai – Fehlgeburt

[361] *Zhu Zhenheng* wurde am *Danxi*-Fluss in der Provinz *Zhejiang* geboren, deshalb nannte man ihn auch *Zhu Danxi* 朱丹溪 oder Meister *Dan Xi*. Seine Theorie war, Yang hat häufig einen Überschuss, Yin hat oft einen Mangel. Als Konsequenz legte er besonderen Wert auf die Stärkung des Yin und eine Reduzierung des Yang, sodass seine Lehre als „Schule zum Nähren des Yin (*Zi Yin Pai* 滋陰派) in die Geschichte der chinesischen Medizin einging.

[362] *Ming Men* 命門 ist der Bereich zwischen den Nieren, der als die Quelle unserer Vitalität angesehen wird. Seine Funktionen betreffen die Atmung, die Verdauung, die Fortpflanzung und den Stoffwechsel der Körperflüssigkeiten. *Zhang Jiebin* unterscheidet sechs verschiedene Funktionen des Ming Men und macht deutlich, dass unser Lebenstor die Schnittstelle von Niere, Herz, Xin Bao Luo, San Jiao, Gallenblase, Milz und Magen darstellt. Im Ming Men wohnt die Lebenskraft, die beinahe so beständig ist wie der Himmel. Ein guter Arzt sorgt sich um diese Lebenskraft seines Patienten und stärkt sie, wo immer er kann. Das Lebenstor ist unser Minister-Feuer, das eng mit dem Herrscher-Feuer zusammenarbeitet. Der Shen im Herzen und das ursprüngliche Feuer im Ming Men – So brennen oben und unten zwei Feuer, die alle Aspekte unseres Lebens erwärmen! Mit seiner Ausarbeitung über den Ming Men unterstützt *Zhang Jiebin* seine Theorie, das Yang hat häufig einen Mangel. Wenn die ursprüngliche Kraft des *Yuan-Qi* 元氣 im Ming Men erschöpft ist, sind alle Lebensvorgänge gleichermaßen verkümmert! Siehe auch bei **Udo Lorenzen**: Die Heilkunst des *Zhang Jiebin* – Das Herz als Mittelpunkt therapeutischen Handelns, a.a.O. S. 716 ff.

[363] Siehe **Yi-Li Wu**: Reproducing Women - Medicine, Metaphor and Childbirth in Late Imperial China, University of California Press 2010, S. 120 f.

Frage 59

第五十九問 大小二便秘結不通?

答曰：陽虛不能運陰，故氣無陰以清其陽，則陽獨治而為熱。陰虛不能運陽，故氣無陽以和其陰，則陰獨治而為厥。是以二氣和，則氣道平。二便順，則氣道通。今二便秘結。明陰氣之獨治也。夫人有腑臟氣實而生熱者，隨其停積之處而成病也。若熱結大腸，則大便不通。熱結小腸，則小便不通。若大小便俱為熱所結，故煩滿而二便結閉。熱盛則腸胃氣逆。冷則變為嘔也。**檳榔散**。治產後大小便秘。心腹脹滿氣促。 檳榔(一兩) 車前子(三分) 冬瓜子(三分) 川大黃(一兩微炒) 木通(一兩) 桂心(半兩)甘草(炙半兩) 當歸(炒半兩) 滑石(一兩) 川朴硝(一兩燙甚者入硝)上 咀，每服三錢，水盞半。煎半盞，去滓溫服。不拘時。**木通散**。治產後大小便秘澀。木通 大麻仁 葵子(一本冬瓜子) 滑石 檳榔(各一兩) 枳實(半兩麸炒) 甘草(炙半兩) 嚴氏第四問：妊娠面赤口苦舌乾。心煩腹脹者何？曰：蓋緣恣情飲酒。因食桃梨羊肉雞面魚腥膻毒物等。致令百節酸疼。大小便結秘。可服**歸涼節命散**。川芎 苧根 白芍藥 麥門冬(去心) 當歸 白朮(各一兩) 糯米(半合) 甘草(炙半兩)上 咀，每服四錢，水盞半。煎九分，去滓溫服。不拘時。**大腹皮散**。治妊娠大小便不通。 枳殼 大腹皮 甘草(炙各一兩) 赤茯苓(去皮三錢) 上為細末，每服二錢。濃煎蔥白湯調下。不拘時服。 **冬葵子散**。治妊娠小便不利。身惡重寒。起則眩暈。及水腫。 冬葵(三錢) 赤茯苓(二錢) 上為細末。每服三錢。米飲調下不拘時。若利則歇。服不通。恐是轉胞。加發灰少許神效。曾有妊婦腹脹。小便不利。吐逆。諸醫雜進溫脾胃。寬氣去脹等藥。服之反吐。藥食不納。轉加脹滿揍心。驗之胎死腹中。又服諸下胎藥不能解。舉家驚惶。因得鯉魚湯論曰。腳腫俗呼為皺腳。亦有通身腫滿。心胸急脹。名曰胎水。遂去妊婦心前衣服看之。胸肚不分。急以鯉魚湯四五服。大小便皆下惡水。腫消脹去。方得分娩死胎。可謂生之幸也。此證蓋緣懷身腹大。妊婦不自知覺。人人皆以為身娠如此。終不以為胎水病。醫人何以得知。故書此論。病家當自覺察。**鯉魚湯**。當歸 白芍藥(去皮各四錢) 白朮(半兩)上咀，每服四錢。用鯉魚一尾。不拘大小。破洗去鱗腸。白水煮熟去魚，每服魚汁一盞半。姜五片。橘皮少許。煎一盞。空心服，如胎水去未盡絕。再服。

Stuhlgang und Wasserlassen werden zurückgehalten, sind verknotet und blockiert - wieso?

Die Antwort lautet: Bei einer Yang-Leere kann das Yin nicht bewegt werden, deshalb ist das Qi ohne Yin und es ist vollständig Yang. Daraus folgt, wenn man nur das Yang behandelt, entsteht Hitze. Bei einer Yin-Leere kann das Yang nicht bewegt werden, deshalb ist das Qi ohne Yang und nur mit dem Yin verbunden. Daraus folgt, wenn man nur das Yin behandelt, fällt sie ins Koma (*Jue* 厥). Wenn sich beide Qi harmonisch vermischen, dann sind die Wege des Qi gleichmäßig. Wenn diese beiden im Einklang sind (*Shun* 順), dann sind die Wege des Qi durchgängig. Hier nun sind die zwei Ausscheidungswege verknotet (*Jie* 結). Wenn nur das klare Yin-Qi behandelt wird, dann gibt es in den Zang Fu-Organen des Menschen eine Qi-Fülle und es entsteht Hitze. Wenn diese dann stagniert und sich an bestimmten Orten ansammelt, entwickeln sich dort Krankheiten.

Wenn sich die Hitze im Dickdarm verknotet, ist der Stuhlgang nicht durchgängig. Wenn sich die Hitze im Dünndarm verknotet, ist das Wasserlassen blockiert. Wenn beide Orte für die Ausscheidungen an Hitze gebunden sind, entstehen Unruhe und Völlegefühl (*Fan Man* 煩滿) und Stuhlgang und Wasserlassen sind blockiert. Wenn die Hitze üppig blüht, wird das Qi der Eingeweide und des Magens gegenläufig (*Ni* 逆), bei Kälte ist es anders, dann entsteht Erbrechen.

Erkrankungen und Rezepturen:

1). *Bing Lang San* 檳榔散 heilt Blockaden beim Stuhlgang und Wasserlassen nach der Geburt. Brust und Bauch der Frau sind aufgebläht und in Völle und die Atmung ist drängend (*Cu* 促).

- *Bing Lang* (1 Liang)
- *Ju Qian* Zi (3 Fen)
- *Dong Gua* Zi (3 Fen)
- *Chuan Da Huang* (1 Fen, ein wenig geröstet)
- *Mu Tong* (1 Liang)
- *Gui Xin* (½ Liang)
- *Gan Cao* (geröstet, ½ Liang)
- *Dang Gui* (geröstet, ½ Liang)
- *Hua Shi* (1 Liang)
- *Chuan Po Xiao* (1 Liang, sehr lange in heißem Wasser gekocht und mit Salpeter (*Xiao* 硝) verbunden).

Zubereitung: Zerkleinere alles, jede Dosis beträgt 3 Qian. Nimm eine halbe Tasse Wasser dazu und reduziere die Flüssigkeit um die Hälfte. Entferne die Reste und nimm die Medizin warm ohne feste Zeiten.

2). *Mu Tong San* 木通散 heilt Verstopfung und erschwertes Wasserlassen nach der Geburt.

- *Mu Tong*
- *Da Ma Ren*
- *Kui Zi* (= die Wurzel eines Wachskürbis (*Dong Gua Zi* 冬瓜子)
- *Hua Shi*
- *Bing Lang* (von jedem 1 Liang)
- *Zhi Shi* (½ Liang, die Kleie geröstet)
- *Gan Cao* (geröstet, ½ Liang)

3). *Gui Liang Jie Ming San* 歸涼節命散: Herr Yan sagt in der 4. Frage: Wenn das Gesicht der Schwangeren gerötet ist, sie einen bitteren Mundgeschmack und eine trockene Zunge hat und sie unruhig ist und ihr Bauch aufgebläht, wie kommt das? Die Antwort lautet: Entweder schwelgt sie in Herzensangelegenheiten (*Zi Qing* 恣情), oder sie gibt sich dem Alkohol hin (*Yin Jiu* 飲酒). Oder sie isst zu viele Pfirsiche, Birnen, Schaffleisch, Hühnerköpfe oder Fische, die stark riechen oder sonstige giftige Dinge. Daraus resultieren wunde Schmerzen in allen Gelenken. Stuhlgang und Wasserlassen sind dann ebenfalls verknotet und werden zurückgehalten.

Als Rezept braucht sie *Gui Liang Jie Ming San*:

- *Chuan Xiong*
- *Zhu Gen*
- *Bai Shao Yao*
- *Mai Men Dong* (entkernt)
- *Dang Gui*
- *Bai Zhu* (von jedem 1 Liang)
- *Nuo Mi* (½ Liang)
- *Gan Cao* (geröstet, ½ Liang)

Zubereitung: Zerkleinere alles, jede Dosis beträgt 4 Qian. Nimm ½ Tasse Wasser dazu und reduziere alles auf 90%. Entferne die Reste und trinke die Medizin warm ohne feste Zeiten.

4). *Da Fu Bi San* 大腹皮散 heilt, wenn der Stuhlgang und das Wasserlassen in der Schwangerschaft blockiert sind.

- *Zhi Qiao*
- *Da Fu Pi*
- *Gan Cao* (geröstet, von jedem 1 Liang)
- *Chi Fu Ling* (entferne die Haut, 3 Qian)

Zubereitung: Zermahle alles zu einem feinen Pulver, jede Dosis beträgt 2 Qian. Lasse die Arzneien einkochen und mische eine Brühe aus weißen Zwiebeln darunter. Nimm die Medizin ohne feste Zeiten.

5). *Dong Kui Zi San* 冬葵子散 heilt ein erschwertes Wasserlassen in der Schwangerschaft. Der Körper ist abscheulich schwer und kalt, beim Aufstehen wird ihr schwindelig und sie hat Ödeme (*Shui Zhong* 水腫).

- *Dong Kui* (3 Qian)
- *Chi Fu Ling* (2 Qian)

Zubereitung: Zermahle alles zu einem feinen Pulver, jede Dosis beträgt 3 Qian. Vermische es mit Reiswasser und nimm die Medizin ohne feste Zeit.

Wenn die Rezeptur das Wasserlassen verbessert, höre damit auf. Wenn die Dosis das Wasserlassen nicht verbessert, dann ist zu befürchten, dass sich der Embryo im Uterus dreht. Füge dann ein wenig Asche vom Kopfhaar (*Fa Hui* 發灰) der Mutter hinzu, das hat eine magische Wirkung!

Schon früher gab es Schwangere mit einem aufgeblähten Bauch. Ihr Wasserlassen war schwierig und sie erbrachen durch gegenläufiges Qi. Alle Ärzte mischten daraufhin etwas dazu, um Milz und Magen zu erwärmen. Um das Qi zu entspannen und die Blähungen zu entfernen fügten sie weitere Kräuter hinzu. Diese Medizin war gegen das Erbrechen gerichtet. Wenn die Schwangere aber Kräuter und Speisen nicht akzeptierte, dann entstanden beim Drehen des Embryos zusätzlich zu den Blähungen ein Völlegefühl (*Man* 滿), das gegen das Herz drückt. Wenn man den Embryo dann untersucht, ist er bereits tot im Bauch.

Auch senken alle diese Rezepturen den Embryo ab, weil die Kräuter nicht voneinander getrennt werden können, und die ganze Familie erschrickt sich und ist bestürzt. Schließlich bekommt die Schwangere Karpfensuppe (*Li Yu Tang* 鯉魚湯). Spricht man darüber, heißt es, die Füße sind geschwollen, und so schreit der Volksmund es heraus:

„Es sind faltige Füße“ (*Zhou Jiao* 皺腳)![364] Auch hat der ganze Körper Schwellungen und ein Völlegefühl und die Brust ist plötzlich geschwollen und aufgebläht. Die Bezeichnung dafür ist *Tai Shui* 胎水 = „embryonales Wasser“.

Wenn man das Wasser zufriedenstellend entfernt hat, wird die Gesinnung der Schwangeren zuerst danach trachten, sich ordentlich zu kleiden. Ihre Brust und ihr Bauch sind nun nicht mehr zu unterscheiden. Wenn sie jedoch überstürzt 4-5 Portionen Karpfensuppe zu sich nimmt, dann bringen der Stuhlgang und der Urinabgang unten übles Wasser heraus. Die Schwellungen nehmen zwar ab und die Aufgeblähtheit verschwindet, aber wenn sie dieses Rezept bekommt, ist der Embryo bei der Geburt tot.

Man kann nun sagen, viel Glück bei der Geburt! Aber diese Symptome verhüllen den Zusammenhang zwischen einer Schwangerschaft und einem natürlichen großen Körper und Bauch. Schwangere sind sich dessen nicht selbst bewusst. Und weil jeder denkt, es ist der Körper einer Schwangeren, wird am Ende nicht daran gedacht, dass der Embryo die Wasserkrankheit (*Shui Bing* 水病) hat. Wie können Ärzte dieses herausfinden und lernen? Deshalb habe ich dieses Buch geschrieben. Die Patientin und ihre Familie sollten sich dessen bewusst sein und es erkennen.

6). *Li Yu Tang* 鯉魚湯 (Karpfensuppe):

- *Dang Gui*
- *Bai Shao Yao* (entferne die Haut, von jedem 4 Qian)
- *Bai Zhu* (½ Liang)

Zubereitung: Zerkleinere alles, jede Dosis beträgt 4 Qian. Nimm einen Karpfen, egal ob groß oder klein, zerlege und wasche ihn und entferne die Schuppen und die Eingeweide. Koche den Fisch in klarem Wasser und entferne ihn dann. Jede Dosis der Fischsuppe beträgt 1½ Tassen, füge 5 Scheiben Ingwer und etwas Apfelsinenhaut hinzu. Reduziere die Flüssigkeit auf 1 Tasse und nimm die Medizin auf leeren Magen ein. Wenn das embryonale Wasser entfernt ist, braucht sie die Medizin nicht bis zum Ende nehmen. Andernfalls nimmt sie weitere Dosen davon ein.

---

[364] *Zhou Jiao* 皺腳 ist ein pathologischer Zustand in der Schwangerschaft, bei dem die Füße der Frau dick geschwollen sind und die Haut viele Falten aufweist. Normalerweise hat die Schwangere damit keine Beschwerden, und das Symptom verschwindet nach der Geburt. Hervorgerufen werden die „faltige Füße“ durch einen schrägläufigen Qi-Fluss auf Grund des wachsenden Fötus im Mutterleib.

Akupunkturpunkte:

- *Da Zhong* (Ni 4) beherrscht einen schwierigen Stuhlgang.
- *Kun Lun* (Bl 60) beherrscht die Unfähigkeit Stuhl zu lassen.
- *Shi Guan* (Ni 18) beherrscht eine Stuhlblockade und wenn kaltes Qi den Darm verknotet.
- *Zhong Zhu* (Ni 15) beherrscht Hitze im Bauch und einen behinderten Stuhlgang mit trockenen Stühlen.
- *Tai Chong* (Le 3) beherrscht kalte Füße und einen schwierigen Stuhlgang.
- *Feng Long* (Ma 40) beherrscht Harnverhaltung und einen zähen Stuhlgang.
- *Shui Dao* (Ma 28) behandelt Harnverhaltung und Obstipation bei Frauen.
- *Da Chang Shu* (B 25) behandelt eine Blockade in beiden Ausscheidungsgängen.
- *Pang Guang Shu* (Bl 28) heilt erschwertes Wasserlassen und einen schwierigen Stuhlgang.
- *Jiao Xin* (Ni 8) heilt schwieriges Wasserlassen und Verstopfung.
- *Bao Huang* (Bl 53) beherrscht tröpfelnden Urin, erschwertes Wasserlassen und einen blockierten Stuhlgang.[365]

[365] Siehe auch die Akupunkturpunkte in Frage 48.

Kommentar:

Qi Zhongfu kommt in der 59. Frage noch einmal auf die Problematik der Harnverhaltung und Verstopfung zu sprechen, hier bei der schwangeren Frau. Hitze im Dickdarm blockiert der Stuhlgang, Hitze im Dünndarm blockiert das Wasserlassen. Wenn beide Ausscheidungsorgane an Hitze gebunden sind, entstehen zudem Unruhe und Völlegefühl, und wenn die Hitze üppig aufblüht, wird das Qi der Eingeweide und des Magens gegenläufig. Wenn Kälte vorherrscht, entsteht Erbrechen.

Der Autor beschreibt dann Ödeme in der Schwangerschaft und embryonales Wasser, die den Embryo töten können. Nun könnte man meinen, die übermäßige Nässe müsse mit ableitenden Methoden entfernt werden, dabei liegt diesem Problem oft eine Milz-Qi- und eine Lungen-Qi-Schwäche zugrunde. Wenn die Milz als Grundlage für die Bildung von Blut und als Motor für den Transport der Flüssigkeiten versagt und die Lunge als Quelle der oberen Wasserzirkulation die Flüssigkeiten nicht mehr absenken kann, wird der Embryo nicht mehr genügend ernährt und erstickt schlimmstenfalls an der bedrückenden Nässe im Bauch der Mutter.

Wenn dazu noch eine Nierenschwäche vorhanden ist, kommt es zu lebensbedrohlichen Zuständen für Mutter und Kind. Die Krankheit hat den Namen *Zi Xian* 子癇 = „kindliche Krämpfe“. In der westlichen Medizin spricht man von Eklampsie. Der Fötus verliert die Grundlage seiner Nahrungsquelle, überschüssige Nässe verweilt im ganzen Körper und die Hitzeblockaden verhindern die Ausscheidung von Toxinen. Ernährungsfehler können zusätzlich zu einer Albuminurie führen, sodass der Embryo zunehmend vergiftet wird und schließlich abstirbt.

Qi Zhongfu zitiert noch ein traditionelles Hausmittel zum Ableiten des embryonalen Wassers, die Karpfensuppe. Auch hier ist der Fisch nicht die Hauptsache wie auch das Fleisch in den lange köchelnden Meistersuppen nicht zum Verzehr gedacht ist. Die extrem ausleitende Wirkung der Karpfensuppe hinsichtlich der Flüssigkeiten ist bereits in alten Arzneimittelbüchern beschrieben.[366]

皺腳

Zhou Jiao – faltige Füße

[366] In der Geschichte der chinesischen Medizin taucht die Karpfensuppe erstmalig bei *Sun Simiao* auf in seinen Notfallrezepten, die wertvoller als 1000 Goldstücke sind (752).

Frage 60

第六十問 妊娠傷寒與常人治法同異?

答曰：四時有不正之氣，如春夏亦有寒溫時。秋冬亦有暄暑時。是故一歲之中。病無長幼。率相似者，此則時行之氣。俗謂之天行。若春溫暖而清氣折之，則責邪在肝。夏應暑而寒氣折之，則責邪在心。秋應涼而反大熱折之，則責邪在肺。冬應寒而反大溫折之，則責邪在腎。仲景云：冬溫之毒。與傷寒大異。蓋傷寒者，因冒寒而作也，其候發熱惡寒。頭疼腰脊痛，其脈浮緊。無汗者可發汗。宜服麻黃湯。脈浮緩而有汗者，可解肌。宜服桂枝湯。切詳麻黃桂枝皆能墮胎。以此言之，則妊娠傷寒。常人之治法大不相侔也。**十全散，**即敗毒散。又名人參羌活散。治傷寒瘟疫。人參 白茯苓 羌活 獨活 甘草(炙) 川芎 枳殼 柴胡 白朮 桔梗(各等分)上 咀，每服三錢，水盞半。姜五片。薄荷七葉。煎七分。熱服，如頭疼發熱連二服。汗出即愈。**阿膠散，**治妊娠婦傷寒安胎。阿膠 桑寄生 吳白朮 人參(各等分) 上為細末，每服二錢。煎糯米飲調下。不拘時。**罩胎散** 卷荷葉 (一兩焙乾) 蚌粉花 上為細末，每服二錢。入蜜少許。新汲水調下。食前服。嚴氏第十問：妊娠婦外感風寒。渾身壯熱。眼暈頭眩者何？曰：蓋因風寒客於皮膚。傷於營衛，或洗項背，或當風取涼。致令頭目昏痛。憎寒發熱。甚致心胸煩悶。大抵產前二命。所以不可輕易妄投湯劑。感冒之初。止宜進芎蘇飲以發散表邪，其病自愈。**芎蘇飲，**川芎 紫蘇葉 白芍藥 白朮 麥門冬 陳皮 干姜(各一兩) 甘草(炙半兩)上 咀，每服四錢，水盞半，姜三片。蔥白一寸。煎八分。溫服不拘時。

Sind bei schädigender Kälte in der Schwangerschaft die Heilmethoden ähnlich oder verschieden im Vergleich zu denen der gewöhnlichen Menschen?

Die Antwort lautet: Im Qi der vier Jahreszeiten gibt es Unregelmäßigkeiten (*Bu Zhong* 不正). Zum Beispiel gibt es im Frühling und im Sommer auch Kälte in den eigentlich warmen Jahreszeiten, und im Herbst und Winter gibt es auch warme und heiße Tage. Deshalb entstehen innerhalb eines Jahres Krankheiten, die nicht nur Erwachsene und Kinder haben.

Allgemein gesprochen scheint es so, als ob das Qi der Menschen den Bewegungen der Jahreszeiten folgt. Im Volksmund spricht man von „himmlischen Bewegungen“ (*Tian Xing* 天行).

Wenn im Frühling die Wärme in kühles Qi umschlägt, dann befindet sich das verantwortliche Übel (*Ze Xie* 責邪) in der Leber. Der Sommer entspricht dem heißen Wetter. Wenn das Wetter hier in Kälte umschlägt, dann liegt das verantwortliche Übel im Herzen. Der Herbst entspricht der Kühle. Wenn das Wetter hier im Gegenteil in große Hitze umschlägt, dann befindet sich das verantwortliche Übel in der Lunge. Der Winter entspricht der Kälte. Wenn das Wetter im Gegenteil in große Wärme umschlägt, dann befindet sich das verantwortliche Übel in der Niere.

Zhang Zhongjing sagt: Das Gift der winterlichen Wärme (*Dong Wen Zhi Du* 冬溫之毒) zusammen mit schädigender Kälte ist sehr ungewöhnlich. Denn was die schädigende Kälte betrifft, selbst wenn man der Kälte trotzt, erwartet man einen Schweißausbruch und Abneigung gegen Kälte. Sie sollte Kopfschmerzen haben und Schmerzen im unteren Rücken und in der Wirbelsäule. Die Pulse sind hier oberflächlich (*Fu* 浮) und wie ein Drahtseil gespannt (*Jin* 緊). Wenn die Patientin nicht schwitzt, sollte man einen Schweißausbruch herbeiführen. Passend wäre hier die Rezeptur *Ma Huang Tang* 麻黄湯.

Wenn der Puls oberflächlich und behäbig ist (*Huan* 緩) und es keinen Schweiß gibt, kann das Übel über das Fleisch gelöst werden.[367] Hier ist die Rezeptur *Gui Zhi Tang* 桂枝湯 passend. Sei sicher in der Auswahl von *Ma Huang* und *Gui Zhi*, denn beide können einen Abort auslösen. Deshalb wird gesagt, dass bei schädigender Kälte in der Schwangerschaft die Heilmethoden im Gegensatz zu den gewöhnlichen Menschen völlig verschieden sind.

Erkrankungen und Rezepturen:

1). *Shi Quan San* 十全散 oder *Ji Bai Du San* 即敗毒散. Es ist auch bekannt als *Ren Shen Qiang Huo San* 人參羌活散. Es heilt schädigende Kälte und Pestilenz.[368]

---

[367] *Jie Ji* 解肌 ist eine Behandlungsmethode, um das Übel aus dem Muskelfleisch zu entfernen.

[368] Pestilenz (*Wen Yi* 瘟疫) bezeichnet jede Art von hochvirulenten Infektionskrankheiten durch ein Hitze-Übel. Es handelt sich um epidemische Erkrankungen wie früher zum Beispiel die Pest oder heute Covid 19.

- *Ren Shen*
- *Bai Fu Ling*
- *Qiang Huo*
- *Du Huo*
- *Gan Cao (geröstet)*
- *Chuan Xiong*
- *Zhi Qiao*
- *Chai Hu*
- *Bai Zhu*
- *Jie Geng* (von jedem gleiche Teile)

Zubereitung: Zerkleinere alles, jede Dosis beträgt 3 Qian. Nimm dazu ½ Tasse Wasser, 5 Scheiben Ingwer und 7 Blätter Pfefferminze. Reduziere die Flüssigkeit auf 70% und trinke die Medizin heiß. Wenn Kopfschmerzen und Fieber dabei sind, wiederhole die Dosis zweimal. Bei einem Schweißausbruch tritt sofort eine Besserung ein.,

2). *E Jiao San* 阿膠散 heilt schädigende Kälte bei einer schwangeren Frau und beruhigt den Embryo.

- *E Jiao*
- *Sang Ji Sheng*
- *Wu Bai Zhu*
- *Ren Shen* (von jedem gleiche Teile)

Zubereitung: Zermahle alles zu einem feinen Pulver, jede Dosis beträgt 2 Qian. Vermische es mit gekochtem Reiswasser (*Nuo Mi Yin* 糯米飲) und schlucke es hinunter ohne feste Zeiten einzuhalten.

3). *Zhao Tai San* 罩胎散:

- *Juan He Ye* (1 Liang, geröstet)
- *Bang Fen Hua*

Zubereitung: Zermahle beides zu einem feinen Pulver, jede Dosis beträgt 2 Qian. Füge etwas Honig hinzu und vermische es mit frischem Quellwasser (*Ji Shui* 汲水). Nimm die Medizin vor dem Essen.

4). *Xiong Su Yin* 芎蘇飲: *Yan Shi* fragt im 10. Kapitel: In der Schwangerschaft der verheirateten Frau können Krankheiten durch äußere Faktoren wie Wind und Kälte entstehen. Von Kopf bis Fuß hat sie eine starke Hitze, ihr ist schwindelig und im Kopf taumelig. Wie kommt das?

Die Antwort lautet: Tatsächlich liegt die Ursache darin, dass Wind und Kälte sich in der Haut ansiedeln. Dies führt zu einer Verletzung des Ying- und des Wei-Qi. Vielleicht ist es beim Waschen des Rückens passiert oder sie hat einen passenden Wind zur Abkühlung genommen. Dies bewirkt Kopfschwindel, Taumeligkeit und Schmerzen. Die Schwangere verabscheut die Kälte und hat hohes Fieber. im Extremfall bewirkt es sogar, dass sie unglücklich und bedrückt (*Fan Men* 煩悶) im Herzen ist.

Allgemein gesprochen hat sie vor der Geburt die Verantwortung für zwei Leben. Deshalb sollte sie nicht vorschnell Zuflucht in unsinnige Rezepte nehmen. Zu Beginn einer gewöhnlichen Erkältung braucht sie nur *Xiong Su Yin* zu nehmen,[369] um das Übel von der Oberfläche zu vertreiben. Ihre Krankheit wird dann von selbst heilen.

- *Chuan Xiong*
- *Zi Su Ye*
- *Bai Shao Yao*
- *Bai Zhu*
- *Mai Men Dong*
- *Chen Pi*
- *Gan Jiang* (von jedem 1 Liang)
- *Gan Cao* (geröstet, ½ Liang)

Zubereitung: Zerkleinere die Arzneien, jede Dosis beträgt 4 Qian. Nimm ½ Tasse Wasser, 3 Scheiben Ingwer und eine weiße Zwiebel von einem Cun Durchmesser.[370] Reduziere die Flüssigkeit auf 80% und nimm die Medizin warm ohne Einhaltung von festen Zeiten.

---

[369] Hauptbestandteil dieser Rezeptur ist *Chuan Xiong* 川芎 (Rhizoma Ligusticum striatum), die chinesische Liebstöckelwurzel, oder auch Sichuan-Liebstöckel. Die Arznei ist warm und scharf, leitet Wind-Kälte aus und lindert Schmerzen. Trotz *Qi Zhongfu's* Empfehlung ist die Liebstöckelwurzel in der Schwangerschaft mit Vorsicht anzuwenden, da sie auch Qi und Blut bewegt.

[370] Ein *Cun* 寸 ist ein Längenmaß und beträgt ein Zehntel eines Fußes (*Chi* 尺). Wenn ein Fuß ca. 33 cm sind, beschreibt ein Cun eine Länge von ca. 3,3 cm. Der Durchmesser der verlangten Zwiebel beträgt also 3-4 cm.

Akupunkturpunkte:

- *Tong Li* (He 5) behandelt Hitzeerkrankungen mit Ängstlichkeit im Herzen, häufiges Gähnen, Sorgen und Furcht, verschwommenes Sehen, Kopfschmerzen, Kurzatmigkeit und tröpfelndes Wasserlassen.
- *Qi Men* (Le 14) behandelt eine Kälteschädigung bei Frauen.
- *Zhong Guan* (Ren 12) heilt eine epidemische Kälteschädigung.
- *Qu Ze* (P 3) heilt eine Kälteschädigung mit warmer Nässe, allgemeiner Hitze und einem trockenen Mund.
- *Ge Shu* (Bl 17) beherrscht eine Kälteschädigung mit Schlafsucht, Erschöpfung, die Patientin hat kein Verlangen sich zu bewegen, sie mag nicht essen.
- *Shao Chong* (He 9) behandelt Hitzeerkrankungen mit Verdruss und Völlegefühl, die Patientin hat Herzschmerzen, kalten Schleim, Kurzatmigkeit und ist äußerst schreckhaft.
- *Qu Chi* (Di 11) behandelt eine Kälteschädigung mit trockener Haut.
- *Yu Ji* (Lu 10) beherrscht eine Hitzeerkrankung mit Schüttelfrost, Völlegefühl im Bauch und Zähneklappern.
- *Chi Ze* (Lu 5) beherrscht Schluckbeschwerden, häufiges Rülpsen und Schweißlosigkeit bei einer Hitzeerkrankung.
- *Jian Shi* (P 5) beherrscht Hitzeerkrankungen mit Unruhe im Herzen.
- *Ju Que* (Ren 14) beherrscht Unruhe und Verdruss bei Hitzeerkrankungen.
- *Tian Jing* (SJ 10) beherrscht Schüttelfrost und Nackenschmerzen bei einer Kälteschädigung.
- *Wei Zhong* (Bl 40) beherrscht Hitzeerkrankungen mit Schmerzen entlang der Wirbelsäule.

Kommentar:

Natürlich können sich auch Schwangere erkälten, ihre Behandlung ist aber nicht die gleiche wie bei anderen Patienten. Meist ist auch ein Wind dabei, der als Vehikel die Kälte an die Frau heranträgt. Tatsächlich kommt es dazu, dass Wind und Kälte sich in der Haut ansiedeln und das Ying- und Wei-Qi schädigen. Beide Qi-Formen dienen auch dem Schutz und der Ernährung des Embryos, sodass normale Aktivitäten wie das Waschen des Rückens oder eine Abkühlung durch Wind nach einer körperlichen Anstrengung Schaden anrichten können.

Dass die Schwangere vor der Geburt die Verantwortung für zwei Leben hat, ist eine Aussage, die so banal wie bedeutsam ist. Für die schwangere Frau bedeutet dies eine besondere Aufmerksamkeit und Vorsicht bei ihren Aktivitäten. *Qi Zhongfu* weist darauf hin, dass die üblichen Rezepturen bei schädigender Kälte, wie *Zhang Zhongjing* sie 1000 Jahre vorher verordnet hat, hier mit Umsicht zu gebrauchen sind. Denn Zimtrinde (*Gui Zhi* 桂枝) und Herba Ephedrae (*Ma Huang* 麻黃) sind gefährlich für den Embryo, obwohl beide Arzneien die übliche Wahl bei Erkältungskrankheiten sind.

Deshalb sollte die Schwangere nicht voreilig Zuflucht in unpassende Rezepte nehmen, sondern lieber *Xiong Su Yin* 芎蘇飲 anwenden, um das Übel von der Oberfläche zu vertreiben. Ihre Erkrankung wird dann von selbst eine Besserung erfahren.

傷寒

Shang Han – schädigende Kälte

Frage 61

第六十一問 妊娠傷寒瘥後復發熱?

答曰。傷寒瘥後發熱者何。此名勞食復也。內經云。多食則復，食肉則復。緣病瘥後。氣尚虛。津液未復。因勞動生熱。氣既還復入經絡。名曰勞復。仲景云。傷寒。瘥後更發熱者。小柴胡湯主之。脈浮者。以汗解。脈沉者。以下解。又傷寒瘥後勞復者。枳實梔子湯主之。千金方勞復起死。人參麥門冬湯。又有食復者。大病新瘥。脾胃尚弱。穀氣未復。（谷王宇泰本作谷）強食過多。停積不化。因爾發熱。名曰食復。仲景於枳實梔子湯證云。若有宿食。內加大黃如博棋子大五六枚。服之愈。**枳實梔子湯**。枳實（一枚去穰麩炒）梔子（三枚半肥者）豉（一兩半）上以清漿水二盞半。煎九分。下豉再煎五六沸。去滓溫服。覆令汗出。若有宿食。加內大黃如博棋子大五六枚服之。日煎服之。

Schädigende Kälte in der Schwangerschaft: Zuerst erholt sie sich, dann erleidet sie einen Rückfall mit Fieber - wieso?

Die Antwort lautet: Wieso sie nach einer Erholung von schädigender Kälte Fieber hat? Dies ist bekannt als *Lao Shi Fu* 勞食複 = „Rückfall durch Überanstrengung oder durch Essen."

Im inneren Klassiker heißt es: Nach zu viel Essen erfolgt ein Rückfall. Auch wenn Fleisch gegessen wird, erfolgt ein Rückfall. Der Grund ist: Wenn man sich gerade von einer Krankheit erholt hat, ist das Qi noch schwach und die Körpersäfte sind noch nicht wiederhergestellt. Auf dieser Grundlage erzeugt körperliche Arbeit Hitze, auch wenn das Qi bereits in das Leitbahnsystem zurückgekehrt und wiederhergestellt ist. Der Name dafür ist *Lao Fu* 勞複 = „Rückfall durch Überanstrengung."

Zhang Zhongjing sagt: Wenn man sich von einer schädigenden Kälte erholt hat, danach aber wieder Fieber bekommt, dann beherrscht *Xiao Chai Hu Tang* 小柴胡湯 dies. Ist der Puls oberflächlich (*Fu* 浮), nimmt man schweißtreibende Rezepturen, ist der Puls tief (*Chen* 沉), nimmt man purgierende Arzneimittel. Und wenn die Schwangere sich nach einer Erkältung erholt hat aber durch Überanstrengung einen Rückfall erleidet, dann beherrscht *Zhi Shi Zhi Zi Tang* 枳實梔子湯 dies.

Nach dem *Qian Jin Fang* führt ein Rückfall durch Überanstrengung zum Tode. *Ren Shen Mai Men Dong Tang* 人參麥門冬湯 wäre hier angebracht. Auch gibt es Rückfälle durch Essen. Wenn man sich nach einer schweren Krankheit gerade erst erholt hat, sind Milz und Magen noch schwach und das Getreide-Qi (*Gu Qi* 穀氣) hat sich noch nicht erholt. Wenn man nun hartnäckig und exzessiv Speisen zu sich nimmt, stockt es und bildet Massen (*Ting Ji* 停積) und das Essen wird nicht umgewandelt. Das Ergebnis ist ebenfalls Fieber. Die Bezeichnung dafür ist *Shi Fu* 食複 = „ein Rückfall durch Essen".

Zhang Zhongjing beweist dies in seiner Rezeptur *Zhi Shi Zhi Zi Tang*, indem er sagt: Wenn das Essen zu lange im Magen bleibt, füge man Rhabarber (*Da Huang* 大黃) von der Größe eines Go-Spielsteins hinzu. Dann wird diese Medizin eine Heilung erbringen.[371]

Erkrankungen und Rezepturen:

1). *Zhi Shi Zhi Zi Tang* 枳實梔子湯:

- *Zhi Shi* (Von einer Frucht die Stängel und Kleie, geröstet)
- *Zhi Zi* (nimm von 3½ Stücke das Fruchtfleisch)
- *Chi* (1½ Liang)

Zubereitung: Nimm den reinen dicken Saft von einer Pomeranzenfrucht (*Zhi Shi* 枳實)[372] zusammen mit 2½Tassen Wasser und reduziere die Flüssigkeit auf 90%. Mische die fermentierten Sojabohnen (*Chi* 豉) darunter und lasse es 5-6 mal aufkochen. Entferne die Reste und verabreiche die Medizin warm. Decke die Patientin zu, bis sie schwitzt. Wenn es eine Nahrungsblockade (*Su Shi* 宿食) gibt, füge fünf bis sechs Stücke Rhabarber von der Größe eines Go-Spielsteins hinzu. Nach der Einnahme tritt eine Besserung ein. Koche täglich eine Dosis.

---

[371] Siehe **Zhang Zhongjing**: *Shang Han Lun*, Translation & Commentaries from *Craig Mitchell/Feng Ye* and *Nigel Wiseman*, Paradigm Publications 1999, S. 598f.

[372] *Zhi Shi* 枳實 = „Bitterorange" ist kühl, vom Geschmack her bitter und scharf und ihr Qi betritt den Dickdarm, Milz und Magen. Ihre Wirkung ist Schleim- und Nahrungsblockaden auflösend. Sie wirkt einem Prolaps entgegen und tonisiert das Yang. Sie ist mit Vorsicht während einer Schwangerschaft zu verwenden.

Akupunkturpunkte:

- *Hun Men* (Bl 47) behandelt Schwierigkeiten, Essen und Trinken hinunterzubekommen.
- *San Jiao Shu* (Bl 22) behandelt Erbrechen durch gegenläufiges Magen-Qi und wenn Essen und Trinken nicht hinuntergeht.
- *Wei Shu* (Bl 21) behandelt Erbrechen und wenn Essen und Trinken nicht hinuntergeht.
- *Lao Gong* (P 8) beherrscht die Schwierigkeit, Essen und Trinken hinunterzubekommen.
- *Zhong Fu* (Lu 1) beherrscht Kälte im Zwerchfell und die Schwierigkeit, das Essen hinunterzubekommen.
- *Xin Shu* (Bl 15) beherrscht einen schwachen Magen und die Schwierigkeit, Essen hinunterzubekommen.
- *Ge Shu* (Bl 17) beherrscht Kälte im Zwerchfell, die Schwierigkeit, Essen und Trinken hinunterzubekommen, Völlegefühl im Bauch, der Magen ist schwach, Drumseligkeit mit Erschöpfung, die Patientin hat keine Lust sich zu bewegen, und sie mag nicht essen.
- *Zu San Li* (Ma 36) behandelt das Nicht-Umwandeln von Getreide, Völlegefühl im Bauch, Unfähigkeit zu essen, Ansammlungen und Massenbildungen im Inneren und wenn Essen und Trinken nicht umgewandelt und nach unten bewegt werden können.
- *Tian Shu* (Ma 25) behandelt das Nicht-Umwandeln der Speisen.
- *Fu Ai* (Mi 16) behandelt eine Kälteinvasion, die zu einer Nicht-Umwandlung der Speisen führt.
- *Zhang Men* (Le 13 beherrscht das Nicht-Umwandeln von Essen.
- *Shang Guan* (Ren 13) und *Zhong Guan* (Ren 12) behandeln Kälte im Zentrum (*Han Zhong* 寒中), Schäden durch übermäßiges Essen (*Shang Bao* 傷飽) und das Nicht-Umwandeln der Speisen.

Kommentar:

In der 61. Frage diskutiert *Qi Zhongfu* das Problem eines Rückfalls nach der Genesung von einer Kälteerkrankung. Der chinesische Begriff für „Rückfall" ist *Fu* 復. Fu steht für das Wiederkehren einer Krankheit, die eigentlich schon überwunden sein sollte. Woran liegt das? Als Ursachen werden im Text Überanstrengung und Völlerei genannt. Dass eine Überanstrengung (*Lao* 勞) zu einem Rückfall führt liegt nahe, denn Qi und Blut sind nach einer fieberhaften Erkrankung noch nicht wieder vollkommen hergestellt. Wir sagen: Man soll es langsam angehen lassen! Dass aber auch zu viel Essen zu dem gleichen Resultat führt, ist nicht jedem geläufig. Aber wenn man sich überisst, stocken die überflüssigen Speisen im Verdauungskanal und bilden Massen. Das Essen geht nicht hinunter und wird nicht umgewandelt. Man fühlt sich angespeist, hat ein Völlegefühl und ist beunruhigt. Die Grundlagen für das erworbene Vermögen sind hier blockiert. Weder Ying- noch Wei-Qi können ausreichend produziert werden, und so kann es ebenfalls wieder Fieber geben. Die Bezeichnung dafür ist *Shi Fu* 食復 = „Rückfall durch Essen." Nicht umsonst gibt es in allen Kulturen zu allen Zeiten Diätempfehlungen in der Rekonvaleszenz.

Qi Zhongfu verwendet hier nur ein einziges Rezept, und das ist nicht nur für die verheiratete Frau gedacht sondern für alle Patienten. Die Zutaten sind grüne Pomeranzen (*Zhi Shi* 枳實), die Schleim-Kälte auflösen und das Yang tonisieren, Gelbbeeren (*Zhi Zi* 梔子), die Hitze ausleiten und das Blut bewegen und fermentierte Bohnen (*Dan Dou Chi* 淡豆豉), die Wind-Kälte eliminieren und Nahrungsretentionen auflösen. Rhabarber (*Da Huang* 大黃) schließlich kann den Stuhlgang regulieren und ebenfalls Nahrungsblockaden lösen.

Dass hier das Volumen eines antiken Go-Spielsteins als Messgröße für eine Zutat genommen wurde, zeigt, wie sehr das Go-Spiel in der chinesischen Kultur verankert war und ist.[373]

---

373 *Wei Qi* 圍棋 = „Umzingeln-Schach:" Zwei Spieler versuchen durch abwechselndes Legen von schwarzen und weißen Spielsteinen auf einem Spielbrett die Schnittpunkte der Spielfeldlinien zu belegen und Gebiete abzugrenzen, diese zu sichern und dabei nach Möglichkeit auch Spielsteine des Gegners „gefangen" zu nehmen. Durch das Legen von geeigneten Formationen können nach und nach gesicherte Stellungen geschaffen werden. Nach Spielende wird die Größe der Gebiete verglichen und die Anzahl der gefangenen Spielsteine hinzugezählt. Das Ziel ist also nicht, den Gegner vollständig zu vernichten, sondern mehr Punkte als dieser zu erzielen. Go ist ein sehr komplexes und tiefgründiges Spiel, bei dem ein Spieler sein Leben lang an der Verfeinerung seines Stils und seiner Spielstärke arbeiten kann. Die Zahl der spielbaren Varianten übersteigt die des Schachspiels um ein Vielfaches. (WIKIPEDIA)

Frage 62

第六十二問 時氣溫病皆能損胎?

答曰：陰陽大論云：春氣溫和。夏氣暑熱。秋氣清涼。冬氣凜冽，此則四時正氣之序也。冬時嚴寒。萬類深藏。君子固密，則不傷於寒。若傷於寒者，凡名傷寒耳，其一歲之中。長幼之病多相似者，故名時行之氣也，其傷於四時之氣。皆能為病。以傷寒為毒者，以其最盛殺厲之氣。中而即病者，名曰傷寒不即病。寒毒藏於肌膚。至春變而為溫病。至夏變而為暑病。暑病者，熱極重於溫也。詳此三証。皆因寒氣而受邪。寒極生熱。熱氣熏煮其胎，故損也。罩胎散(見六十問中) 。**人參羌活湯**。治妊娠感冒。發熱頭疼。身體痛。 白茯苓 羌活 獨活 前胡 芎藭 枳殼(炒) 桔梗 人參(各一兩) 甘草(炙半兩) 干葛 陳皮(各一兩) 上為細末，每服三錢，水一盞。姜五片，棗一枚。煎七分，去滓溫服。**黃龍湯**，治妊娠瘟疾。寒熱頭痛。嘿嘿不欲飲食。脅下痛。嘔逆痰氣。及產後傷風。熱入胞宮。寒熱如瘧。柴胡 黃芩 甘草 人參(各一兩)上銼如麻豆大，每服五錢，水盞半。煎八分，去滓溫服。不拘時。 治妊娠患時疾。黃芩尖者，出錐郁金。上為細末，每服一錢。板藍根地黃水調下。汗出效。未愈。再服即愈。治妊娠患時疾。**雞子** (墜井底泥上隔宿取出吞之必無虞矣)

Die Wärmekrankheiten, die durch jahreszeitlich bedingte Veränderungen des Qi entstehen - können sie alle den Embryo schädigen?

Die Antwort lautet: In der großen Abhandlung über Yin und Yang heißt es: Das Frühlings-Qi ist warm und mild (*Wen He* 溫和), das Sommer-Qi ist äußerst heiß (*Shu Re* 暑熱), das Herbst-Qi ist kühl und erfrischend (*Qing Liang* 清涼) und das Winter-Qi ist schneidend kalt (*Lin Lie* 凜冽). Diese Standards entsprechen dem korrekten Qi der vier Jahreszeiten in dieser Reihenfolge. Wenn in der Winterzeit bittere Kälte herrscht, dann sind die 10.000 Arten tief verborgen.

Der Edle hält sich strikt daran, deshalb wird er bei Kälte keinen Schaden nehmen. Wenn man durch Kälte geschädigt wird, bezeichnet man dies für gewöhnlich mit *Shang Han* 傷寒 = „schädigende Kälte". Man leidet darunter in einer der vorgegebenen Jahreszeiten.

Ob alt oder jung, diese Krankheiten haben meistens einen ähnlichen Verlauf, deshalb bezeichnet man sie als „Qi der jahreszeitlichen Bewegungen“ (*Shi Xing Zhi Qi* 時行之氣). Die Schädigung liegt also im Qi der vier Jahreszeiten. Sie alle können Krankheiten hervorbringen.

Aber wenn die schädigende Kälte toxisch wird, kann auch das Qi des Stärksten (*Zui Sheng* 最盛) ernsthaft Schaden nehmen. Wenn man vom Kältegift (*Han Du* 寒毒) getroffen ist, wird man sofort krank. Die Bezeichnung dafür ist *Shang Han Bu Ji Bing* 傷寒不即病. Das Kältegift ist in den Muskeln und der Haut verborgen. Erreicht man den Frühling, wandelt es sich um und bildet eine Wärmekrankheit (*Wen Bing* 溫病). Erreicht man den Sommer, wandelt es sich um und bildet eine Hitzekrankheit (*Shu Bing* 暑病). Was die Sommerhitze betrifft, wenn die Hitze ihren Höhepunkt erreicht, verdoppelt sie sich in ihrer Wärme. Damit ist klar, dass bei all diesen drei Krankheiten die Ursache im Kälte-Qi liegt und sie das Übel empfangen haben. Wenn Kälte ihren Höhepunkt erreicht, bringt sie Hitze hervor. Das heiße Qi räuchert und kocht (*Xun Zhu* 熏煮) den Embryo, deshalb schadet es ihm. Über den Schutz des Embryos vor dem Herausfallen wurde bereits in der 60. Frage gesprochen.

Erkrankungen und Rezepturen:

1). *Ren Shen Qiang Huo Tang* 人參羌活湯 heilt Erkältungen während der Schwangerschaft. Sie hat Fieber und Kopfschmerzen und der ganze Körper tut ihr weh.

- *Bai Fu Ling*
- *Qiang Huo*
- *Du Huo*
- Qian *Hu*
- *Qiong Xiong*
- *Zhi Qiao* (geröstet)
- *Jie Geng*
- *Ren Shen* (von jedem1 Liang)
- *Gan Cao* (geröstet, ½ Liang)
- *Gan Ge*
- *Chen Pi* (von jedem 1 Liang)

Zubereitung: Zermahle alles zu einem feinen Pulver, jede Dosis beträgt 3 Qian. Nimm 1 Tasse Wasser, 5 Ingwerscheiben und eine Dattel, reduziere die Flüssigkeit auf 70%, entferne die Reste und serviere die Medizin warm.

2). *Huang Long Tang* 黃龍湯 heilt akute Wärmekrankheiten während der Schwangerschaft mit Fieber, Schüttelfrost und Kopfschmerzen. Die Schwangere ist sehr still (*Hei Hei* 嘿嘿) und mag nichts essen und trinken. Sie hat Schmerzen am seitlichen Oberkörper, die nach unten ziehen und sie erbricht gegenläufiges Schleim-Qi (*Tan Qi* 痰氣). Wenn sie nach der Geburt durch Wind geschädigt wird, tritt Hitze in den Uterus ein, und sie hat dann Schüttelfrost und Fieber so ähnlich wie bei der Malaria (*Nue* 瘧).

- *Chai Hu*
- *Huang Qin*
- *Gan Cao*
- *Ren Shen* (von jedem 1 Liang)

Zubereitung: Feile (*Cuo* 銼) die Bestandteile glatt, bis sie so groß wie eine Bohne sind. Jede Dosis beträgt 5 Qian. Nimm dazu ½ Tasse Wasser und reduziere die Flüssigkeit auf 80%. Entferne die Reste und serviere die Medizin warm, ohne feste Zeiten einzuhalten.

3). Zur Behandlung von Schwangeren, die an jahreszeitlich bedingten Krankheiten leiden:

- *Huang Qin*[374] ist das Beste, es übertrifft hier *Yu Jin*.[375]

Zubereitung: Zermahle es zu einem feinen Pulver, jede Dosis beträgt 1 Qian. Nimm *Ban Lan Gen* 板藍根 (Isatidis Radix) und *Di Huang* 地黃 und mische es mit Wasser darunter. Wenn die Patientin schwitzt, ist es wirksam. Wenn keine Besserung auftritt, nimm eine weitere Dosis und dann tritt eine Besserung auf.

4) Zur Behandlung von Schwangeren die an jahreszeitlichen Krankheiten leiden:

- Nimm ein Hühnerei (*Ji Zi* 雞子) und lege es auf den Grund einer Quelle in den Schlamm. Lasse es über Nacht liegen und nimm es dann heraus. Wenn die Schwangere den Inhalt des Eies hinunterschluckt, braucht sie sich keine Sorgen mehr zu machen.

---

[374] *Huang Qin* 黃芩 (Scuttelariae Radix) eliminiert Hitze und leitet Toxine aus. Bei einer instabilen Schwangerschaft und bei einem Blutmangel ist diese Wurzel kontraindiziert.

[375] Die Knollen des Gelbwurz (*Yu Jin* (郁金) = Curcumae radix werden in der TCM als ein blutregulierendes Arzneimittel eingesetzt, um das Blut zu bewegen und Blockaden zu lösen. Während einer Schwangerschaft ist es mit Vorsicht anzuwenden. *Qi Zhongfu* bevorzugt in jedem Fall *Huang Qin*.

Akupunkturpunkte:

Liu Wansu 劉完素 war einer der Ersten, der den sechs Leitbahnen, die durch Wind-Hitze geschädigt sind, Akupunkturpunkte zur Behandlung zuordnete. War die Erkrankung Im Tai Yang, wählte er die Punkte *Zhi Yin* (Bl 67) und *Kun Lun* (Bl 60), im Yang Ming wählte er *Xian Gu* (Ma 43) und *Li Dui* (Ma 45), im Shao Yang nadelte er *Jue Gu* (Gbl 39), im Tai Yin den Punkt *Yin Bai* (Mi 1), im Shao Yin wählte er *Tai Xi* (Ni 3) und im Jue Yin nahm er den Punkt *Da Dun* (Le 1).[376]

Die Feuer-Hitze-Theorie von *Liu Wansu*[377] hatte als therapeutisches Ziel, durch kühlende Methoden die Hitze auszuleiten, u.a. durch das Bluten lassen bestimmter Akupunkturpunkte. Die *Ba Guan* 八關 = die 8 Schranken, also die Schwimmfaltenpunkte zwischen den Fingern, waren seiner Meinung nach dafür besonders geeignet. Im Falle eines Windschlages (*Zhong Feng* 中風) mit Schweißlosigkeit und Abneigung gegen Kälte empfahl *Liu Wansu* die Nadelung von *Tai Yang* (Extrapunkt) und *Zhi Yin* (Bl 67) und bei heftigen Rückenschmerzen empfahl er die Punkte *Wei Zhong* (Bl 40) und *Kun Lun* (Bl 60).[378]

Auch im Klassiker der Schwierigkeiten (*Nan Jing* 難經) gibt es Empfehlungen zur Beseitigung von Hitze durch Akupunktur. Die Autoren empfehlen besonders die antiken Punkte (*Wu Shu Xue* 五輸穴) dafür. Z.B.

NAN JING, Kap. 68: „Über die *Ying* 滎 -Punkte beherrscht man die Körperhitze bei Hitzeerkrankungen."

NAN JING, Kap. 74: „Im Sommer nadelt man die Ying-Punkte, wenn die Erkrankung im Herzen sitzt."

Wasserpunkte kühlen, Feuerpunkte erwärmen, Windpunkte leiten Wind aus, Erdpunkte befeuchten, Metallpunkte trocknen aus, so ist das!

---

376 Siehe **Cai Jingfeng** u.a.: The General History of Traditional Chinese Medicine, 4 Bände, Beijing 2016, Vol 2, S. 742 f.

377 *Liu Wansu* 劉完素 (1110-1200) wurde in der Provinz *He Jian* 河間 geboren. Schon als Kind liebte er es, medizinische Bücher zu lesen. Als seine Mutter früh starb, weil sie nicht rechtzeitig eine medizinische Behandlung bekam, legte er all seine Kraft in das Studium der alten Klassiker. Besonders das *Nei Jing Su Wen* studierte er Tag und Nacht, daneben auch das *Shang Han Lun*. Nach über 30 Jahren intensiven Studiums baute *Liu Wansu* mit 60 Jahren sein medizinisches Lehrgebäude darauf auf. Der Leitgedanke seiner Lehre ist, dass die meisten Krankheiten durch Hitze und Feuer entstehen. Die logische Konsequenz daraus ist, dass die Behandlung mit kalten oder kühlenden Mitteln zu erfolgen hat. Siehe ausführlich bei **Udo Lorenzen**: Die Heilkunst des *Zhang Jiebin*, a.a.O. S. 115 ff.

378 Siehe **Gao Xi-yan**: Theories and Clinical Practices of Historical Schools of Acupuncture and Moxibustion, Bejing 2017, S. 68-70.

Kommentar:

Qi Zhongfu geht in dieser Frage auf die jahreszeitlichen Veränderungen des Klimas ein, die eine schädigende Kälte hervorrufen können. Ein gesunder Körper kann dies abwehren, weil er die typischen Klimas der Jahreszeiten kennt und sich entsprechend verhält. Aber wenn die schädigende Kälte toxisch wird, also nicht seiner Jahreszeit entspricht und übermächtig ist, kann auch das Qi des Stärksten ernsthaft Schaden nehmen.

Wenn man vom Kältegift (*Han Du* 寒毒) getroffen ist, wird man sofort krank. Das Kältegift ist in den Muskeln und der Haut verborgen. Erreicht man den Frühling, wandelt es sich um und bildet eine Wärmekrankheit. Erreicht man den Sommer, wandelt es sich um und bildet eine Hitzekrankheit. Erreicht die Hitze ihren Höhepunkt, verdoppelt sie sich. Wenn also Kälte ihren Höhepunkt erreicht, bringt sie Hitze hervor und das heiße Qi räuchert und kocht den Embryo und schadet ihm.

Qi Zhongfu greift hier die Ideen von *Liu Wansu* auf, der bei den meisten Erkrankungen Hitze und Feuer als Ursache ansieht. Beide Ärzte lebten etwa zeitgleich, und als *Qi Zhongfu* sein Handbuch für Frauenheilkunde schrieb (1220), hatte Liu Wansu bereits seine Hitze-kühlenden Theorien veröffentlicht (1186). Es liegt nahe, dass *Qi Zhongfu* die Schriften des anderen kannte.

Der Leitgedanke in der Lehre von *Liu Wansu* ist, dass die meisten Krankheiten durch Hitze und Feuer entstehen. Seine logische Konsequenz daraus war, dass die Behandlung mit kalten oder kühlenden Mitteln zu erfolgen hatte. Woher kommt die Hitze?

Nach dem gründlichen Studium des *Su Wen* und hier besonders des 74. Kapitels über die Krankheiten, die sich aus der Dynamik der fünf Bewegungen und sechs Energien[379] ergeben, gab es für *Liu Wansu* verschiedene Pathomechanismen:

---

[379] Die *Wu Yun Liu Qi* 五運六氣 (abgekürzt *Yun Qi* 運氣) beschreiben die Gesamtheit der klimatischen Einflüsse, die vom Makrokosmos auf den Menschen einwirken. Die fünf Bewegungen (*Wu Yun* 五運) sind Veränderungen am Himmel, bei denen sich jährlich die Einflüsse der fünf Wandlungsphasen hervorbringen und beschränken. Die damit verbundenen Klimas bezeichnet man als die sechs Energien (*Liu Qi* 六氣), das sind Wind, Hitze, Feuer, Nässe, Trockenheit und Kälte. Sie entsprechen den Witterungsverhältnissen bzw. dem tatsächlichen Wetter auf der Erde. Siehe **Paul Unschuld**: Medizin in China – Eine Ideengeschichte, München 1980, S. 132.

1). Eine gestörte Wandlungsphasenbeziehung:[380] Als Beispiel führt er an: „Die große Bewegung Holz am Himmel bringt übermäßigen Wind hervor, der zum pathogenen Faktor wird. Die Wandlungsphase Holz gerät in Fülle und die kontrollierende Wandlungsphase Metall ist schwach. Daraus entwickelt sich ein Missachtungszyklus (*Wu Xiang* 侮相) und bringt Holz-Symptome hervor. Wenn dann noch das Kind (Feuer) die Fülle der Mutter (Holz) im Sheng-Zyklus übernimmt, entsteht eine doppelte Fülle und die Erkrankung bekommt zusätzlich noch Hitzezeichen. Dies passiert auch bei den anderen großen Bewegungen am Himmel" oder wenn eines der sechs Klimas einen Überschuss hat.[381]

2. *Liu Wansu* legt mit dem Begriff „extrem" (*Shen* 甚) einen weiteren Pathomechanismus fest. *Shen* 甚 bedeutet sehr, extrem, seinen Höhepunkt erreichen und steht in der chinesischen Medizin für einen extremen Zustand, der ernste Folgen hat. Jede der sechs klimatischen Faktoren kann extrem werden und Hitze-Fülle oder Feuer im Menschen entfachen.[382]

3. *Fu Re* 怫熱 = „angestaute Hitze" ist ebenfalls ein Pathomechanismus, den *Liu Wansu* immer wieder verwendet. *Fu* 怫 bedeutet: 1) Bedrücktheit und Unwohlsein, 2) Stagnation; 3) Schwellung; 4) Stockung; 5) verärgert sein. In Verbindung mit Hitze steht es für stagnierende Hitze oder angestaute Hitze. Es tauchen auch andere Begriffe für Stagnation und Blockaden in seinen Texten auf (z.B. *Yu* 鬱 und *Jie* 結), die er im Wechsel mit Hitze kombiniert. *Liu Wansu* unterlegt damit seine grundlegende Idee, dass durch eine Stagnation oder Blockade Hitze entsteht, die dann zu einer Erkrankung führt. Diese Theorie erklärt er ausführlich an vielen praktischen Beispielen.[383]

4. Eine weitere Ursache für Hitze-Feuer sind extreme Emotionen. Nach *Liu Wansu* kann jedes Gefühl, das im Übermaß hervortritt, zu einer Hitze-Fülle führen. Besonders aber Zorn und Freude neigen als Yang-Emotionen dazu, exzessiv zu werden und Feuer hervorzubringen.

---

380 Siehe **Udo Lorenzen**: Übersetzung des *Su Wen Xuan Ji Yuan Bing Shi* 素問玄機原病式 („Die geheimnisvollen Prinzipien von den Ursprüngen der Krankheitsmuster im *Su Wen*") von *Liu Wansu*, 1186, unveröffentlichtes Manuskript.

381 *Zhang Jiebin* kritisiert besonders diesen Aspekt von *Liu Wansu's* Theorie, weil eben nicht alle klimatischen Bedingungen Hitze und Feuer hervorbringen.

382 Siehe dazu im *Huang Di Nei Jing Ci Dian* 黃帝內經詞典 = „A Concise Chinese-English Dictionary of Yellow's Emperor's Canon of Medicine", Beijing 2011, S. 381.

383 Siehe **Udo Lorenzen**: Übersetzung des *Su Wen Xuan Ji Yuan Bing Shi* von *Liu Wansu*„ unveröffentlichtes Manuskript, a.a.O.

Die TCM sagt heute dazu: Das Leber-Feuer bzw. exzessives Herz-Feuer flammt empor. Aufflammendes Leber-Feuer ist die Ursache für viele Gewalttaten im Affekt. Exzessives Herz-Feuer ist oft der Zustand einer großen Verliebtheit, die den Geist (*Shen* 神) verwirren kann.[384]

5. Schließlich kann auch eine einseitige Ernährung zu einer Hitze-Fülle führen. Zuviel Fettes, zu Scharfes und zu viel Alkohol schüren sicherlich auch Hitze und Feuer im Körper.

Liu Wansu nimmt aus dem 74. Kapitel des *Su Wen* den Abschnitt über die 19 Krankheitsmechanismen, um seine Theorie zu belegen. Er bezieht alle Krankheiten auf die fünf Bewegungen und sechs Energien und betont bei ihrer Krankheitsentwicklung besonders Hitze und Feuer.

Diese Zusammenführung bildet die Grundlage seiner Kälte-Kühlende-Schule (*Han Liang Pai* 寒凉派): Hitze ist immer zu viel, deshalb müssen kalte und kühlende Arzneien verabreicht werden! Die folgerichtige Therapie ist seiner Meinung nach das Ausleiten von Hitze und Feuer.

Dazu empfiehlt er drei therapeutische Maßnahmen: Schwitzen lassen, Erbrechen und Abführen. Obwohl *Liu Wansu* oft mit der Behandlung von Hitze-Feuer in Verbindung gebracht wird, empfiehlt er in seinen Werken auch wärmende und stärkende Rezepturen. „Diagnose und Behandlung sollten eine gründliche Untersuchung des Patienten als Grundlage haben, die Behandlung sollte sich immer an der Wurzel orientieren."[385]

Neben dem *Su Wen* beschäftigte sich *Liu Wansu* ebenso ausgiebig mit dem *Shang Han Lun*. „So habe ich aus dem Buch *Shang Han Za Bing Lun* („Diskussion über schädigende Kälte und andere Erkrankungen") die Beiträge über Krankheiten, Pulse und Rezepte gesammelt, und ein weiteres Buch verfasst, das ebenfalls drei Volumen und mehr als 100.000 Zeichen enthält. Sein Titel lautet *Yi Fang Jing Yao Xuan Ming Lun* 醫方精要宣明論 = „Abhandlung zum Wesentlichen der ärztlichen Verschreibungen, klar und deutlich dargestellt."[386]

---

[384] Sich wie im „siebten Himmel" zu fühlen oder „seine große Liebe" gefunden zu haben, erweist sich oft als Illusion. Dass dieser Zustand mit einer idealisierten Wahrnehmung der Welt und der/des Geliebten einhergeht, kennt sicher jeder. Zum Glück (oder leider) hört dieser Zustand nach einiger Zeit auf – Die große Liebe wird kleiner, ein entspannter Alltag tritt ein, der die Freuden einer nachhaltigen Freundschaft gewährt.

[385] Siehe **Li Zhaoguo**: Masters of Traditional Chinese Medicine, *Nanjing* 2018, S. 52.

[386] Ebenfalls übersetzt von **Udo Lorenzen**, unveröffentliches Manuskript; Ein anderer Titel dieses Buches lautet *Xuan Ming Lun Fang* 宣明論方 = „Die Verbreitung erhellender Ideen und Rezepte." *Liu Wansu* weist hier auf ein anderes seiner Bücher hin, dass er bereits 1172 geschrieben hatte.

Liu Wansu war ein echter Volksarzt ohne akademische Vorbildung. Er hatte keine Ambitionen, ein Gelehrter zu werden. Er wurde nie müde zu studieren und kranken Menschen zu helfen. Er hatte auch kein Interesse an Ruhm und Reichtum, häufig behandelte er die einfachen Leute ohne Bezahlung.

Seine Reputation erreichte schließlich auch den Kaiserhof, und der Kaiser wollte ihn an die kaiserliche Medizinakademie berufen. *Liu Wansu* aber lehnte ab.

Danach wurde er vom Kaiser als einen „wertvollen und edlen Menschen" (*Gao Shang Xian Sheng* 高尚先生) bezeichnet und geehrt.

Liu Wansu erreichte ein hohes Alter von 90 Jahren, auch weil er die Praxis der Lebenspflege ausübte.

温病

Wen Bing – Wärmekrankheiten

Frage 63

第六十三問 妊娠寒熱或因暑氣有不因傷暑而得之?

答曰：瘧者，寒熱之疾。皆繇風寒入中也。夫風為陽邪。陽化氣而為熱。寒為陰邪。陰化氣而為寒。陰陽上下交爭。虛實邪正更作，或陰並於陽，則陰實而陽虛。若陽並於陰，則陽實而陰虛，或先傷於寒而後傷於風，其為候也，則先寒而後熱，或先傷於風而後傷於寒，其為証也，則先熱而後寒。休作有時。與傷寒頗異者，故名為瘧也。經曰：夏傷於暑。秋必病瘧者，此因暑氣之所傷也。若妊娠寒熱者，皆繇血氣虛損。風邪乘之。致陰陽關隔。寒熱互見也。經云：陽微惡寒。陰弱發熱。若此之類。皆繇虛之所致，此不因暑氣之作也。若熱極不已，則傷胎。**大安散**，治脾寒如瘧。發熱無時。草豆蔻(七個和皮細切) 濃朴(半兩) 烏梅 (十個去核仁) 甘草 人參(各一分) 大棗(十枚) 肥姜(一分連皮) 陳皮(七個全者洗淨切) 良姜(一分)下共銼拌勻。分作五裹。先以鹽水蘸紙濕。裹煨香熟。第一服一裹。水一碗。煎一碗。溫服。第二服用二裹。並煎滓。以水二碗。煎一碗。溫服。第三服用三裹。並煎滓。以水三碗。 煎一碗。作兩服。並空心食前溫服。妊娠患瘧熱者可服。常山 竹葉(各半兩) 人參 石膏(各一兩研) 糯米 (一百粒) 上為 咀，每服三錢，水盞半。煎八分，去滓通口服。不拘時。**地黃丸**，治寒熱類瘧。久之為勞。 生地(二兩) 柴胡(洗) 秦艽 黃芩(各半兩) 赤芍 上為細末，蜜丸梧子大，每服三十丸。烏梅湯下。不拘時。**清肌湯**，治頭目昏重不悅。頰赤口燥咽乾。發熱盜汗。飲食減少。甘草(炙半兩) 草果仁(五錢) 當歸(微炒) 白朮(一兩) 白茯苓 芍藥 柴胡(各一兩) 川芎(半兩)上咀，每服三錢，水一盞半。煨姜一塊切碎。薄荷少許。煎七分，去滓熱服。不拘時。

Wenn in der Schwangerschaft Schüttelfrost und Fieber auftreten, vielleicht liegt die Ursache dafür im Qi der Sommerhitze, vielleicht gibt es aber keine ursächliche Schädigung durch Sommerhitze und doch bekommt sie diese Beschwerden - wieso?

Die Antwort lautet: Malaria (*Nue* 瘧) ist eine Erkrankung mit Schüttelfrost und Fieber.

Immer liegt die Ursache in Wind und Kälte, die ins Zentrum eingedrungen sind. Wind ist ein Yang-Übel. Yang wandelt das Qi um und bildet Hitze. Kälte ist ein Yin-Übel. Yin wandelt das Qi um und bildet Kälte. Yin und Yang liegen oben und unten miteinander im Streit. Leere- und Fülle vom üblen und vom korrekten Qi (*Xie Zheng* 邪正) wechseln sich in ihrer Entstehung ab, oder das Yin sammelt sich im Yang an (*Bing* 並), was zur Folge hat, dass das Yin in Fülle und das Yang in Leere ist.

Wenn das Yang sich im Yin ansammelt, ist das Yang in Fülle und das Yin in Leere. Vielleicht ist zuerst eine Schädigung durch Kälte und danach eine Schädigung durch Wind aufgetreten, danach ist zu fragen, dann folgt zuerst Kälte und danach Hitze. Oder es hat zuerst eine Schädigung durch Wind und danach eine Schädigung durch Kälte stattgefunden, was zu prüfen ist, dann folgt zuerst Hitze und danach Kälte.

Es ist günstig, wenn sie in ihrer Jahreszeit auftritt, aber es gibt auch schädigende Kälte, die ziemlich ungewöhnlich ist. In diesem Fall nennt man es Malaria (*Nue* 瘧).

Im Klassiker heißt es: Wer im Sommer durch Sommerhitze geschädigt wird, wird im Herbst sicher die Malaria-Krankheit bekommen. Hier liegt der Schaden ursächlich in der Sommerhitze. Wenn in der Schwangerschaft Fieber und Schüttelfrost auftreten, liegt der Schaden immer ursächlich in einer Leere von Blut und Qi. Wenn das Wind-Übel daraus seinen Vorteil zieht, führt das dazu, dass Yin und Yang sich verschließen und getrennt sind. Fieber und Schüttelfrost erscheinen nun abwechselnd.

Im Klassiker heißt es weiter: Wenn das Yang winzig klein ist (*Wei* 微), verabscheut man die Kälte, wenn das Yin schwächlich ist (*Ruo* 弱), gibt es Hitzeausstrahlungen. Vergleicht man diese Fälle, liegt die Ursache immer in einer Leere. Dies ist nicht der Fall, wenn sich das Klima der Sommerhitze erhebt. Wenn die Hitze ihren Höhepunkt erreicht und nicht aufhört, folgt eine Schädigung des Embryos.

Erkrankungen und Rezepturen:

1). *Da An San* 大安散 heilt Kälte in der Milz wie bei Malaria und Fieberschübe, die unregelmäßig erscheinen.

- *Cao Dou Kou* (7 Stück, mit der Haut in feine Streifen geschnitten)
- *Nong Po* (½ Liang)
- *Wu Mei* (10 Stück, entferne die Kerne)

- *Gan Cao*
- *Ren Shen* (von jedem 1 Fen)
- *Da Zao* (10 Stück)
- *Fei Jiang* (1 Fen, zusammen mit der Haut)
- *Chen Pi* (7 Stücke im Ganzen gewaschen und zerschnitten)
- *Liang Jiang* (1 Fen)

Zubereitung: Für gewöhnlich werden die Arzneien glatt gehobelt und gleichmäßig vermischt. Teile alles in 5 Bündel (*Guo* 裹). Nimm dann Salzwasser und tauche ein feuchtes Papier hinein, bündele die Arzneien und koche sie auf einem kleinen Feuer, bis sie wohlriechend und reif sind. Zuerst nimm ein Bündel als eine Dosis, gieße Wasser in eine Schüssel und lasse es darin kurz aufkochen. Nimm die Medizin warm. Zweitens nimm das zweite Bündel als Medizin und koche es zusammen mit den Resten des ersten Bündels. Schütte ebenfalls Wasser in eine zweite Schüssel, koche es auf und nimm die Medizin warm. Mit dem dritten Bündel als dritte Dosis mache es ebenso. Koche dann die beiden letzten Bündel auf die gleiche Weise und nimm die Medizin auf leeren Magen vor dem Essen ein. Wenn in der Schwangerschaft auch das Leiden einer Malaria mit Hitze (*Nue Re* 瘧熱) auftritt, kann die folgende Medizin genommen werden.

- *Chang Shan*
- *Zhu Ye* (von jedem ½ Liang)
- *Ren Shen*
- *Shi Gao* (von jedem 1 Liang, zerstoßen)
- *Nuo Mi* (100 Stück)

Zubereitung: Zerkleinere alles, jede Dosis beträgt 3 Qian. Nimm ½ Tasse Wasser dazu und reduziere die Flüssigkeit auf 80%. Entferne die Reste und nimm die Medizin oral ohne feste Zeiten einzuhalten.

2). *Di Huang Wan* 地黄丸 heilt Schüttelfrost und Fieber von der Art einer Malaria und eine lang anhaltende Erschöpfung.

- *Sheng Di* (2 Liang)
- *Chai Hu* (gewaschen)
- *Qin Jiao*
- *Huang Qin* (von jedem ½ Liang)
- *Chi Shao*

Zubereitung: Zermahle alles zu einem feinen Pulver, vermische es mit Honig und forme Pillen von der Größe eines Wu Tong-Samens. Jede Dosis beträgt 30 Pillen.

Koche eine Suppe mit dunklen salzigen Pflaumen (*Wu Mei* 烏梅), um sie hinunterzuschlucken. Es braucht keine festen Zeiten für die Einnahme.

3). *Qing Ji Tang* 清肌湯 heilt Kopfschwindel und Verwirrtheit (*Tou Mu Hun* 頭目昏), die so schwer sind, dass sie unglücklich ist (*Bu Yue* 不悦); Die Wangen sind gerötet und Mund und Kehle sind trocken, sie hat Fieberschübe und nächtliches Schwitzen und das Verlangen zu essen und zu trinken nimmt ab.

- *Gan Cao* (geröstet, ½ Liang)
- *Cao Guo* Ren (5 Qian)
- *Dang Gui* (etwas angeröstet)
- *Bai Zhu* (1 Liang)
- *Bai Fu Ling*
- *Shao Yao*
- *Chai Hu* (von jedem 1 Liang)
- *Chuan Xiong* (½ Liang)

Zubereitung: Zerkleinere alle Arzneien, jede Dosis beträgt 3 Qian. Nimm 1½ Tassen Wasser, köchele es mit einem Stück Ingwer, das in Scheiben geschnitten ist und füge ein wenig Pfefferminze hinzu. Reduziere die Flüssigkeit auf 70%, entferne die Reste und trinke die Medizin heiß, ohne feste Zeiten einzuhalten.

Akupunkturpunkte:

- *Yi Xi* (Bl 45) behandelt eine Wärme-Malaria (*Wen Nue* 溫瘧) und eine Kälte-Malaria (*Han Nue* 寒瘧). Dieser Punkt heilt auch eine chronische Malariaerkrankung, die nicht heilen will.

- *Yao Shu* (Du 2) behandelt Wärme-Malaria und chronische Malaria.

- *Ming Men* (Du 4), *Ge Shu* (Bl 17) und *Tai Xi* (Ni 3) behandeln eine chronische Malaria.

- *Yin Qiao* (Ni 6) behandelt eine heftige Malaria.

- *Shang Lian* (Ma 37) behandelt eine Kälte-Malaria.

- *San Jian* (Di 3) behandelt Malaria mit Fieber und Schüttelfrost, einen trockenen Mund und trockene Lippen, einen heißen Körper, Atemnot und akute Augenschmerzen.

- *Zhi Yin* (Bl 67) behandelt Malaria mit Schüttelfrost und Fieber, Kopfschwere und Unruhe im Herzen.

- *Ye Men* (SJ 2) behandelt eine Kälte-Malaria und eine chronische Malaria.

- *Da Zhui* (Du 14) behandelt eine anhaltende Malaria, von der sich der Patient nicht erholt.

- *Pian Li* (Di 6) behandelt Malaria mit Fieber und Schüttelfrost, eine chronische Malaria, die nicht heilen will, dabei ist ein verschwommenes Sehen.

- *Shao Fu* (He 8) behandelt eine langanhaltende Malaria, die nicht heilen will; sie hat Verdruss und Völlegefühl (*Fan Man* 煩滿), Kurzatmigkeit, Kummer und Furcht vor Menschen, wunde Arme, heiße Handflächen und verkrampfte Hände, die sie nicht ausstrecken kann.

- *Tao Dao* (Du 13) behandelt alte Malariafälle mit Fieber und Schüttelfrost und das Gefühl, so nass zu sein wie nach einem Regenguss.

- *Zu Lin Qi* (Gbl 41) heilt Malaria, die in der Abenddämmerung auftritt.

- *Qiu Xu* (Gbl 40) behandelt andauernde Malaria mit Zittern vor Kälte.

- *Xian Gu* (Ma 43) behandelt Malaria.

- *Zhong Feng* (Le 4) behandelt Malaria, ein blasses Gesicht, Zittern vor Kälte, Schwellungen am Unterbauch, die Patientin mag nicht essen, Schmerzen um den Bauchnabel herum, kalte Füße und Taubheit des Körpers.

- *Wan Gu* (Gbl 12) behandelt Malaria mit Kopfschmerzen, Verdruss und Bedrücktheit (*Fan Men* 煩悶).

Kommentar:

Qi Zhongfu behandelt in der 63. Frage den Unterschied zwischen normalen Erkrankungen durch schädigende Kälte und der Malariakrankheit, die durch üble Sommerhitze entsteht. Diese verbleibt im Körper und zeigt sich im Herbst als Malaria. Dem gegenüber sind Fieber und Schüttelfrost in der Schwangerschaft, selbst wenn die Symptome einer Malaria ähneln, Zeichen einer Leere von Qi und Blut, während der echten Malaria eine Fülle (die Sommerhitze!) zugrunde liegt. Malaria (*Nue* 瘧) ist eine bekannte Krankheit in der altchinesischen Medizin, die bereits im *Nei Jing* ausführlich behandelt wird. Die Schwere dieser Erkrankung ist schon in der Etymologie des Schriftzeichens zu erkennen:

Ni 疒 = Krankheit: Ein Mensch liegt krank im Bett;
Hu 虎 = Tiger: Es sind nur die Streifen eines Tigers dargestellt;
Zhua 爪 = Krallen: Die Krallen eines Tigers.

Ohne das Krankheitsradikal ergibt sich *Nue* 虐 = grausam, tyrannisch.

Die Malaria ist also eine Erkrankung, die grausam ist und den Patienten fest im Griff hat, wie ein Tiger seine Beute.

Es erstaunt, dass für eine so alte Krankheit, die von einer Stechmücke übertragen wird, nicht schon längst ein wirksames Gegenmittel entwickelt wurde. Aber da Malaria eine Arme-Leute-Krankheit ist, hat es bisher wenig Fortschritte in der Forschung dazu gegeben:

„Die Pharmaindustrie gibt weltweit doppelt so viel Forschungsmittel im Kampf gegen Haarausfall und Erektionsschwäche aus wie gegen Malaria, Gelbfieber und Bilharziose. Das ist marktwirtschaftlich konsequent, denn die Kunden mit Erektionsschwächen und Haarausfall haben in der Regel mehr Kaufkraft als die Malaria- und Gelbfieberkranken."[387]

Tatsächlich wird Malaria ausführlich im *Su Wen* 素問 behandelt: Das 35. Kapitel beschreibt die verschiedenen Erscheinungsformen der Malaria und das 36. Kapitel benennt die entsprechenden Akupunkturpunkte. Die oben aufgelisteten Punkte lassen vermuten, dass die klassische Akupunktur in der Behandlung von Malaria erfolgreich war.

In Deutschland ist die Malaria-Krankheit eine meldepflichtige Erkrankung und darf nur von Ärzten behandelt werden.

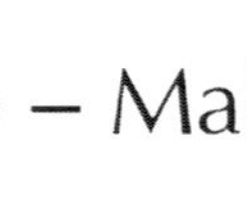

Nue – Malaria

[387] **Norbert Blüm**: Ich stelle mir die CDU anders vor. In: Süddeutsche Zeitung. 7. 11. 2003.

Frage 64

第六十四問 下利與滯利何以別之?

答曰：春傷於風。邪氣運留。遇腸胃虛弱。風邪因時傷之。腸虛則泄，故為水穀之痢也，或腸虛受熱氣者，下痢則赤。受冷氣者，下痢則白。冷熱相交，其痢如魚腦鼻涕。相雜連滯不已者，謂之滯痢也。**香連丸**。治泄痢不止。木香 黃連 吳茱萸 白芍(各等分) 上為細末，麵糊丸。桐子大，每服二十丸。濃煎米飲湯下。空心日三服。妊娠下痢不止。黃柏 乾薑 赤石脂(各二兩) 酸榴皮(一具) 上為粗末，每服五錢，水盞半。煎六分，去滓食前溫服。**赤石脂散**。治腸胃虛弱。水穀不化。冷熱不調。下痢赤白。腸滑腹痛。肢體困倦。飲食減少。 赤石脂 甘草(各二兩) 肉豆蔻仁(十兩) 砂仁(五兩) 上為細末，每服二錢。溫粟米飲湯下。食前。**歸連丸**。治一切下痢。無以新久。及冷熱膿血。腸滑裡急。日夜無度。臍腹絞痛不可忍。 阿膠(搗碎炒如珠三兩以醋四升煮成膏) 黃連 當歸(各三兩) 乾薑(二兩) 木香(一兩五錢)上共為末。用阿膠膏丸。桐子大，每服三十丸食前米飲下。**當歸芍藥散**。治妊娠腹中絞痛。心下急脹。及產血暈。內虛氣乏。崩中久痢。常服通暢血脈。不生癰瘍。消痰。養胃。明目。益津。白芍(八兩) 當歸 白茯苓 白朮(各二兩) 澤瀉 川芎(各四兩) 上為細末，每服二錢。溫酒調下。食前。元和紀用。經雲：本六氣經緯。能補虛勞。養真陽。退邪熱。緩中。和神志。潤澤顏色。散邪寒溫瘴時疫。安期先生賜君少久餌之藥。後仲景增減為婦人懷妊腹痛本方。用芍藥四兩。澤瀉茯苓川芎一兩。當歸白朮二兩，亦可以蜜丸服。又方等分，每服三錢。溫酒米飲任下。**雞黃散**。治懷妊下痢。赤白絞刺疼痛。雞子(一個烏者為妙就頭作一竅，傾出清留黃，以黃丹一錢入前雞子內，打令黃勻，以濃紙裹鹽泥固濟，煨取出焙乾) 上為末，每服二錢。米飲調下。一服愈者是男。二服愈者是女。嚴氏第九問：妊娠下痢赤白者何？曰：蓋因冷物停脾。辛酸損胃。冷熱不調。胎氣不安。凝滯下痢頻頻。時有時無，或赤或白。腸鳴後重。穀道疼痛。急服黃連丸。不問冷熱二証。皆可服之。**蒙薑黃連丸**。乾薑(炮) 黃連 川芎 砂仁(微炒) 阿膠(蛤粉炒各一兩) 白朮(一兩) 乳香 (三錢另研)枳殼(半兩) 上為細末，同鹽梅三個取肉。入少醋糊用杵勻。

丸如桐子大，每服四十丸。白痢乾薑湯下。赤痢甘草湯，赤白痢乾薑甘草湯下。

Mal gibt es Durchfälle und mal stagnieren die Ausscheidungen - wie kann man sie unterscheiden?

Die Antwort lautet: Im Frühling erfährt die Patientin eine Schädigung durch Wind. Das Übel ist beweglich oder steht still. Wenn es in den Eingeweiden und im Magen auf eine große Schwäche trifft, dann ist manchmal das Windübel die Ursache des Schadens. Bei einer Schwäche in den Eingeweiden leckt es heraus (*Xie* 泄), deshalb verursachen Wasser und Getreide Durchfälle (*Li* 痢). Oder eine Schwäche in den Eingeweiden empfängt ein Hitze-Qi, dann sind die Durchfälle rötlich. Wenn sie ein Kälte-Übel empfängt, ist der Durchfall klar. Wenn sich Kälte und Hitze miteinander verbinden, ist der Durchfall wie Fischhirn oder Nasenschleim. So miteinander vermischt entsteht eine Stagnation, die nicht aufhört. Dies nennt man *Zhi Li* 滯痢 = stagnierende Durchfälle.

Erkrankungen und Rezepturen:

1). *Xiang Lian Wan* 香連丸 heilt Durchfälle, die nicht aufhören.

- *Mu Xiang*
- *Huang Lian*
- *Wu Zhu Yu*
- *Bai Shao* (von jedem gleiche Teile)

Zubereitung: Zermahle alles zu einem feinen Pulver, bilde eine Paste und forme Pillen von der Größe eines Wu Tong-Samens. Jede Dosis beträgt 20 Pillen. Koche mit Reiswasser eine Suppe und schlucke die Pillen damit hinunter. Auf leeren Magen dreimal täglich einzunehmen. Wenn in der Schwangerschaft Durchfälle auftreten, die nicht aufhören nimm zusätzlich:

- *Huang Bai*
- *Gan Jiang*
- *Chi Shi Zhi* (von jedem 2 Liang)
- *Suan Liu Pi* (1 Stück)

Zubereitung: Zermahle alles zu einem groben Pulver, jede Dosis beträgt 5 Qian. Füge ½ Tasse Wasser hinzu und reduziere die Flüssigkeit auf 60%. Entferne die Reste und nimm die Medizin warm vor dem Essen.

2). *Chi Shi Zhi San* 赤石脂散 heilt Leere und Schwäche im Magen und in den Eingeweiden; Wasser und Getreide werden nicht umgewandelt, Kälte und Hitze sind nicht ausgeglichen. Der Durchfall ist rot oder weiß, die Eingeweide sind schlüpfrig (*Hua* 滑) und sie hat Bauchschmerzen. Der Rumpf und die Gliedmaßen sind müde und träge, die Aufnahme von Essen und Trinken ist vermindert.

- *Chi Shi Zhi*
- *Gan Cao* (von jedem 2 Liang)
- *Rou Dou*
- *Kou Ren* (10 Liang)
- *Sha Ren* (5 Liang)

Zubereitung: Zermahle alles zu einem feinen Pulver, jede Dosis beträgt 2 Qian. Trinke dazu eine warme Reissuppe, um die Medizin hinunterzuschlucken. Sie ist vor dem Essen zu nehmen.

3). *Gui Lian Wan* 歸連丸 heilt alle Durchfallerkrankungen, egal ob akut oder chronisch oder mit Kälte, Hitze, Eiter oder Blut. Die Eingeweide im Inneren sind schlüpfrig und gereizt, sie sind Tag und Nacht ohne Regelmäßigkeit. Um den Bauchnabel herum und im Bauch sind Schmerzen, die nicht auszuhalten sind.

- *E Jiao* (Zerstoße sie in kleine Stücke und röste sie so glatt wie eine Perle, nimm 3 Liang davon und 4 Sheng Essig und koche es, bis sich eine fettige Paste (*Gao* 膏) gebildet hat).
- *Huang Lian*
- *Dang Gui* (von jedem 3 Liang)
- *Gan Jiang* (2 Liang)
- *Mu Xiang* (1 Liang und 5 Qian)

Zubereitung: Zerstoße alles zu einem Pulver, nimm die Paste aus *E Jiao* und forme Pillen daraus von der Größe eines Wu Tong-Samens. Jede Dosis beträgt 30 Pillen, Nimm sie vor dem Essen mit Reiswasser.

4). *Dang Gui Shao Yao San* 當歸芍藥散 heilt Bauchschmerzen in der Schwangerschaft. Unter dem Herzen gibt es eine drängende Schwellung (*Ji Zhang* 急脹), bei der Geburt hat sie Schwindel durch einen Blutverlust (*Xue Yun* 血暈). Das Qi in ihrem Inneren ist in Leere und völlig erschöpft, so dass das Innere kollabiert und ein chronischer Durchfall entsteht.

Für gewöhnlich dringt die Medizin direkt in die Blutgefäße ein, sodass sich keine Entzündungen und Geschwüre bilden. Der Schleim löst sich auf, der Magen wird unterstützt, die Augen werden geschärft und die Körperflüssigkeiten begünstigt.

- *Bai Shao*
- *Dang Gui*
- *Bai Fu Ling*
- *Bai Zhu* (von jedem 2 Liang)
- *Ze Xie*
- *Chuan Xiong* (von jedem 4 Liang)

Zubereitung: Zermahle alles zu einem feinen Pulver, jede Dosis beträgt 2 Qian. Vermische es mit warmen Essig und schlucke es hinunter. Nimm die Medizin vor den Mahlzeiten. Den Aufzeichnungen nach ist es hauptsächlich mit Wasser zu vermischen.

Im Klassiker heißt es: Der Ursprung der sechs Qi liegt in der Vernetzung der Leitbahnen (*Jing Wei* 經緯). So kann eine Leere durch Erschöpfung aufgefüllt und das echte Yang (*Zhen Yang* 真陽) unterstützt werden. Hitzeübel werden entfernt, die Mitte wird stabilisiert, der Geist und die Willenskraft (*Shen Zhi* 神志) werden harmonisiert und der Teint wird geglättet. So werden Kälteübel und epidemische Wärmeerkrankungen (*Wen Zhang Shi Yi* 溫瘴時疫) zerstreut und die Periode des Älterwerdens erleichtert.

Es verleiht dem Edlen etwas Beständigkeit, wenn die Arzneien als Gebäck verabreicht werden (*Jiu Er* 久餌).[388]

Die Nachfahren von *Zhang Zhongjing* fügten Rezepte für verheiratete Frauen in der Schwangerschaft hinzu auf der Grundlage von Schmerzen.

Sie verwendeten:

- *Shao Yao* (4 Liang)
- *Ze Xie*
- *Fu Ling*
- *Chuan Xiong* (von jedem 1 Liang)
- *Dang Gui*
- *Bai Zhu* (von jedem 2 Liang)

[388] Solange das Qi durch das Netz der Leitbahnen frei zirkuliert, bleibt die Lebenskraft auf allen Ebenen erhalten und man ist in der Lage, seine Mitte zu finden und zu stabilisieren. So lässt sich die edle Gesinnung eines konfuzianischen Beamten ohne Mühe aufrechterhalten.

Man kann auch mit Honig Pillen formen und als Medizin nehmen. Auch gibt es Rezepte, in denen alle Anteile gleich sind. Jede Dosis beträgt 3 Qian. Warmer Wein oder Reiswasser erleichtern die Einnahme.

5). *Ji Huang San* 雞黃散 heilt Durchfälle bei Schwangeren, die rötlich-weiß vermischt sind mit stechenden Schmerzen.

- *Ji Zi* 雞子 (Das Ei eines schwarzen Huhns ist hier wunderbar! Man stellt es auf den Kopf, bohrt ein Loch hinein und legt es dann auf die Seite, damit das Eiweiß herauskommt und das Eigelb bleibt. Man nimmt vom gelben Elixier (*Huang Dan* 黄丹) ein Qian und betritt erst dann das Innere des Hühnereies, indem man es aufbricht, um das Gelbe als Ganzes herauszubekommen. Dann nimmt man ein dickes Stück Papier und umwickelt das Eigelb auf einer Lage Salz, um es zu stabilisieren. Koche es dann auf einem kleinen Feuer und nimm es heraus, wenn es geröstet und getrocknet ist.)

Zubereitung: Zermahle es zu einem feinen Pulver, jede Dosis beträgt 2 Qian. Vermische es mit Reiswasser, um es hinunterzuschlucken. Wenn eine Dosis eine Besserung bringt, ist es ein Junge, wenn zwei Dosen eine Besserung bringen, ist es ein Mädchen.

6). *Meng Jiang Huang Lian Wan* 蒙姜黄連丸:

- *Gan Jiang* (geröstet)
- *Huang Lian*
- *Chuan Xiong*
- *Sha Ren* (etwas geröstet)
- *E Jiao* (mit Muschelpulver geröstet, von jedem 1 Liang)
- *Bai Zhu* (1 Liang)
- *Ru Xiang* (3 Qian, separat zerstoßen)
- *Zhi Qiao* (½ Liang)

Zubereitung: Zermahle alles zu einem feinen Pulver so ähnlich wie Salz, und nimm dazu das Fleisch von 3 Pflaumen. Tauche alles in etwas Essig und mache unter gleichmäßigem Stampfen eine Paste daraus. Forme Pillen so groß wie ein Wu Tong-Samen, jede Dosis beträgt 40 Pillen.

Bei weißem Durchfall mische getrockneten Ingwer in die Suppe, bei rotem Durchfall lege Süßholz in die Suppe. Bei Durchfällen, die rot-weiß gemischt sind, nimm beides, getrockneten Ingwer und Süßholz, in die Suppe und schlucke es hinunter.

Yan Shi fragt im 9. Kapitel: Wie kommt es, dass eine Schwangere rötlich-weiße Durchfälle hat? Die Antwort lautet: Die Ursache liegt darin, dass kalte Dinge die Milz blockieren. Wenn nun Scharfes und Saures den Magen schädigen, sind Kälte und Hitze nicht ausgeglichen.

Das Qi des Embryos wird unruhig, der untere Bereich der Schwangeren stagniert, und so entstehen immer wieder Durchfälle. Es gibt dabei keine Regelmäßigkeit, mal sind die Durchfälle rot, mal sind sie weiß. Sie hat Geräusche In den Eingeweiden und danach ein Gefühl der Schwere (*Zhong* 重). Wenn die Wege der Nahrung schmerzhaft sind, verabreiche eiligst *Meng Jiang Huang Lian Wan*. Egal, ob bei den zwei Krankheiten Kälte oder Hitze vorherrschen, beide können mit dieser Medizin behandelt werden!

Akupunkturpunkte:

- *Qu Quan* (Le 8) behandelt Durchfall und das Unvermögen, die vier Gliedmaßen anzuheben.
- *Fu Jie* (Mi 14) behandelt Kälte im Abdomen und Durchfälle.
- *Shen Que* (Ren 8) behandelt unaufhörliche Durchfälle, auch bei Kindern, wenn sie Milch getrunken haben, sich der Bauch aufbläht und sie Schmerzen um den Bauchnabel herum haben.
- *Qi Xue* (Ni 13) behandelt unaufhörliche Durchfälle bei Frauen.
- *Yang Gang* (Bl 48) behandelt Durchfall.
- *Yi She* (Bl 49) behandelt schlüpfrige Durchfälle (*Hua Xie* 滑泄).
- *Liang Men* (Ma 21) behandelt schlüpfrige Durchfälle und wenn das Getreide nicht umgewandelt wird.
- *Guan Men* (Ma 22) behandelt Durchfälle, bei denen man kein Verlangen zu essen hat.
- *Fu Liu* (Ni 7) beherrscht Durchfälle, die Eiter und Blut enthalten.
- *Tian Shu* (Ma 25) behandelt Durchfall mit Speiseresten, Durchfälle durch einen Kälteangriff im Winter mit schneidenden Schmerzen im Magen und in den Eingeweiden.

- *Pi Shu* (Bl 20) behandelt alle möglichen Durchfälle.
- *Hui Yang* (Bl 35) behandelt Kälte-Qi mit Durchfällen, die nicht aufhören.
- *Yin Ling Quan* (Mi 9) behandelt Hitze in der Brust und heftige Durchfälle sowie suppenartige Durchfälle bei Frauen.
- *Da Chang Shu* (Bl 25) beherrscht Darmgeräusche, Schwellungen im Bauch und heftige Durchfälle.
- *Xia Lian* (Ma 39) behandelt Schmerzen im Unterbauch mit suppenartigen Durchfällen (*Sun Xie* 飧泄).
- *San Yin Jiao* (Mi 6) behandelt einen zähen Durchfall mit unverdauten Speiseresten (Moxa!).
- *Di Ji* (Mi 8) behandelt einen zähen Durchfall (*Tang Xie* 溏泄).
- *Jiao Xin* (Ni 8) beherrscht Durchfall, bei dem der Stuhl rot und weiß gemischt ist.
- *Guan Yuan* (Ren 4) beherrscht Durchfälle, die nicht aufhören.
- *Wu Shu* (Gbl 27) beherrscht gemischten rot-weißen Stuhl bei Frauen.
- *Zhong Lu Shu* (Bl 29) behandelt Kälte in den Eingeweiden und rote und weiße Durchfälle.
- Bei Durchfällen mit wässrigen Stühlen bei Frauen: Brenne 100 Moxakegel am Punkt *Qi Hai* (Ren 6) ab.
- Rote und weiße Durchfälle behandelt *Qiong Gu* (Du 1). Brenne hier viele Moxa ab!
- Wenn man unfähig ist, die Glieder anzuheben, dabei stark schwitzt und Durchfall hat, brenne so viele Moxa wie das Alter der Patientin am Punkt *Da Heng* (Mi 15) ab.
- *Tai Bai* (Mi 3) behandelt Erbrechen und Durchfall mit Eiter und Blut.
- *Lao Gong* (P 8) behandelt blutige Stühle.

Kommentar:

In der 64. Frage behandelt *Qi Zhongfu* verschiedene Formen von Durchfallerkrankungen. Auch hier liegt eine Schwäche zugrunde, die besonders den Magen und die Eingeweide betrifft, aber auch von einem Wind-Übel verursacht werden kann. Kommen dazu noch andere pathogene Faktoren, werden die Stühle weißlich-klar bei Kälte und rötlich bei Hitze. Wie kommen Wind, Kälte und Hitze in den Magen und in die Eingeweide? Da auch in dieser Frage die schwangere Frau im Mittelpunkt steht, wird sie sich wahrscheinlich nicht an die Ernährungsregeln in der Schwangerschaft gehalten haben, sondern ihren spontanen Gelüsten nachgegangen sein. Zu viel kalte Speisen und Getränke schwächen den Magen, der die Kälte zu den Eingeweiden weiterleitet. Zu viel heiße Speisen und Getränke schüren das Magen-Feuer, und der Magen gibt auch die Hitze durch den Verdauungsschlauch nach unten weiter.

Interessant ist der Hinweis von *Qi Zhongfu*, dass mit Hühnereipulver und Reiswasser das Geschlecht bestimmt werden kann. Leider erklärt es dieses Verfahren nicht weiter.

Exkurs über Durchfallerkrankungen:

In jeder Kultur zu jeder Zeit wurde ein besonderer Fokus auf die Stuhlentleerung gelegt. Zu wenig, zu häufig, zu fest, zu lose, blockiert – Alle Stuhlformen bieten ein reichhaltiges Angebot für Krankheitszeichen der Eingeweide. Denn dass ein regelmäßiger und geformter Stuhlgang den Abfall aus dem Körper entsorgt, ist ebenso wichtig für die Gesundheit wie ein regelmäßig und normal gefärbter Abgang des Urins. Durchfälle haben die Besonderheit, dass zu viele Körperflüssigkeiten verloren gehen, anderseits dienen sie aber auch der Entsorgung von üblen Einflüssen wie Wind, Kälte, Hitze und toxischen Belastungen. In Grunde ist auch der Durchfall ein Versuch des Körpers zur Reinigung und zur Selbstheilung.

In der chinesischen Medizin kommen Durchfallerkrankungen sehr häufig vor, deshalb gibt es dafür auch verschiedene Schriftzeichen:

a) *Li* 痢: Durchfall, Ruhr; das Schriftzeichen zeigt den Krankheitsradikal (*Ni* 疒), darunter *Li* 利 = die Getreideernte mit einer Sense. Auch wenn das Lautzeichen profitabel bzw. günstig bedeutet, wird hier eine Krankheit beschrieben, die mit falscher Ernährung zusammenhängt. Man könnte das Zeichen auch so interpretieren: Der Nutzen der Krankheit! In der TCM steht *Li* 痢 ganz allgemein für eine Durchfallerkrankung.

b) *Xie* 泄: Durchsickern, entweichen, abfließen, Durchfall, abführen; das Schriftzeichen hat den Wasserradikal (*Shui* 氵) und das Lautzeichen ist *Shi* 世 = ein Leben lang, die ganze Welt; es handelt sich also um einen Vorgang, der das ganze Leben passiert und überall auf der Welt bekannt ist. In der TCM steht *Xie* 泄 ebenfalls für eine Durchfallerkrankung.

c) *Xie* 瀉: Entfernen, abfließen, abführen, Durchfall, dünnflüssiger Stuhl; als Behandlungsmethode ein Verfahren, bei dem eine Fülle abgeleitet wird. Das Schriftzeichen hat wieder den Wasserradikal, daneben als Lautzeichen *Shi* 寫 = ein Dach und Sandalen darunter. Sollte hier eine alte chinesische Toilette beschrieben sein, die man nicht ohne Sandalen betreten sollte?[389] *Xie* 瀉 steht ebenfalls für eine Durchfallerkrankung.

Die TCM kennt bei Durchfällen sechs Varianten einer Pathogenese:

1) Kälte-Durchfall (*Han Xie* 寒泄): Schädliche Kälte dringt ins Innere ein, erreicht Milz und Magen und die Eingeweide und beeinträchtigt die Verdauungsfunktionen. Als Symptome erscheinen Bauchschmerzen, weiche Stühle wie Entenkot oder wässrige Durchfälle; dabei sind Durstlosigkeit, heller, klarer Urin, ein langsamer Puls, der tief und fadenförmig ist und ein weißer Zungenbelag. Behandlungsprinzip: Die Mitte wärmen und die Kälte zerstreuen; Akupunkturpunkte: *Tian Shu* (Ma 25), *Qi Hai* (Ren 6), *Zhong Wan* (Ren 12) und *Da Chang Shu* (Bl 25). Um die Kälte zu zerstreuen und Milz und Magen zu erwärmen setze auf diese Punkte Moxakegel.

2) Hitze-Durchfall (*Re Xie* 熱瀉): Schädliche Hitze dringt ins Innere ein, oder das Magen-, Herz- und Leber-Feuer lodern nach unten. Die Hitze ergießt sich nach unten in den unteren Erwärmer, und es entsteht ein Hitze-Durchfall: Als Symptome erscheinen rot-gelber, heißer und übelriechender Durchfall, Hitze und Brennen am After, Darmgrollen und Bauchschmerzen. Der ganze Körper ist heiß, die Patientin hat viel Durst auf kalte Getränke, sie hat Herzbeschwerden, Atemnot und starke Unruhe und es gibt einen dicken, gelben Zungenbelag und einen schnellen Puls. Das Behandlungsprinzip ist, die Hitze zu klären (*Qing Re* 清熱). Als Akupunkturpunkte kommen hier in Frage: *Xia Wan* (Ren 10), *He Gu* (Di 4), *Nei Ting* (Ma 44) und die Feuerpunkte der entsprechenden Leitbahnen. Es wird eine ableitende Nadeltechnik (auch Bluten lassen) empfohlen.

---

[389] Wer einmal in China jenseits der westlichen Hoteltoiletten auf das Örtchen musste, weiß wovon ich rede.

3) Nässe-Durchfall (*Shi Xie* 濕瀉): Beim Aufenthalt in feuchten Gebieten oder bei langandauernden Regenperioden dringt schädliche Feuchtigkeit in den Körper ein und verletzt Milz und Magen. Wenn Nässe siegreich ist, entstehen feuchte Durchfälle. Als Symptome erscheinen wässrige Durchfälle ohne Bauchschmerzen, Druckgefühl im Oberbauch, Atembeklemmungen, auch breiige Stühle, Durstlosigkeit, wenig Urin bis Harnverhaltung; die Zunge hat einen schmierigen, feuchten Belag und der Puls ist weich, fadenförmig oder schlüpfrig. Das Behandlungsprinzip ist, die Nässe umzuwandeln und die Diurese zu fördern. Wähle als Akupunkturpunkte: *Pi Shu* (Bl 20), *Shui Fen* (Ren 9), *Yin Ling Quan* (Mi 9), *Gong Sun* (Mi 4). Wichtig ist hier, die Milz zu stärken, denn die Milz ist für den Transport und die Umwandlung der Flüssigkeiten zuständig.

4) Durchfall durch zu viel Essen (*Shang Shi Xie* 傷食瀉): Durch übermäßiges Essen und Trinken werden Milz und Magen geschädigt und es kommt zu Nahrungsblockaden im Inneren. Als Symptome erscheinen Schmerzen im Unterbauch mit Stuhldrang, Verbesserung der Beschwerden nach Stuhlentleerung, übelriechendes Aufstoßen, stinkender Durchfall, Beklemmungsgefühl im Oberbauch, der Zungenbelag ist dick und schmierig, der Puls ist gespannt und/oder schlüpfrig. Das Behandlungsprinzip ist, die Nahrungsblockaden aufzubrechen und zu beseitigen. Zu nadeln sind hier: *Xuan Ju* (Ren 21), *Zu San Li* (Ma 36), *Wei Shu* (Bl 21), *Da Chang Shu* (Bl 25), *Zhong Wan* (Ren 12) und *Pi Shu* (Bl 20). Die Nadeltechnik besteht aus einem gleichzeitigen Auffüllen und Ableiten.

5) Das Leber-Qi überwältigt die Milz (*Gan Qi Cheng Pi* 肝氣乘脾): Hier gibt es verschiedene Ansätze. Wenn Milz-Erde schwach ist, kann Leber-Holz die Milz überwinden. Da die Leber mit dem Wind in Verbindung steht, können auch Windeinflüsse leichter in die Erde eindringen. Was schwächt die Milz? Zu viel nachdenken, grübeln, studieren und besorgt sein – Also alles, was unsere Kultur und Zivilisation als Input hervorbringt. Auch wenn das Leber-Qi durch zu viel Stress und unterdrücktem Ärger stagniert und seine freie Entfaltung blockiert ist (*Gan Qi Yu* 肝氣鬱), entsteht eine Fülle-Situation im Holz, welche die Milz-Erde bedrängt und unterdrückt.

Als Symptome erscheinen heftiger Durchfall, Schmerzen in der Rippengegend, Blähbauch und eine unregelmäßige Periode. Die Stimmung ist bedrückt bis depressiv, die Zunge ist an den Rändern aufgerollt („Löffelzunge") und der Puls ist saitenförmig. Das Behandlungsprinzip ist, das übergriffige Holz abzuwehren und die Erde zu stützen. Akupunkturpunkte: *Pi Shu* (Bl 20), *Wei Shu* (Bl 21), *Zu San Li* (Ma 36), *Tai Chong* (Le 3) und *Xing Jian* (Le 2). Die Nadeltechnik ist harmonisierend (*Ping* 平).

6) Nieren-Durchfall (*Shen Xie* 腎瀉): Im *Yi Zong Jin Jian* 醫宗金鑑 (1742) heißt es: „Wenn das Ursprungs-Yin (*Yuan Yin* 元陰) nicht ausreichend ist, und Durchfall entsteht, nennt man das Nieren-Durchfall. Wenn dieser Zustand eintritt, werden Wasser und Getreide nicht mehr getrennt, und erreicht die Krankheit ihren Höhepunkt, hat die Patientin kalte Schienbeine, der Unterbauch ist aufgebläht, der Stuhlgang ist unregelmäßig und kommt alle 1-2 Tage. Er ist immer verschieden. Weil das Qi des ursprünglichen Yin schwach und verkümmert ist, kann es nicht mehr die Gesundheit aufrechterhalten und die Speisen nicht mehr bewegen."

Im *Jing Yue Quan Shu* sagt *Zhang Jiebin* (1640): „Die Ursache dieser Krankheit liegt darin, dass das Nieren-Yang (*Shen Yang* 腎陽) nicht ausreichend ist. Das Ming Men-Feuer ist verkümmert, weil Yin-Kälte im Inneren üppig vorhanden ist."[390]

Die traditionellen Ärzte betrachteten diese Krankheit also hauptsächlich als eine Schwäche des Milz- und Nieren-Yang. Man könnte auch sagen: Das Nieren-Yang ist verfallen, und das Ming Men-Feuer erzeugt keine Wärme mehr für das Milz-Yang. Als Symptome erscheinen vor Tagesanbruch ein Schmerz um den Bauchnabel herum, gleichzeitig besteht heftiger Stuhldrang.[391] Nach einer durchfallartigen Stuhlentleerung vermindern sich die Schmerzen. Der Bauch ist kälteempfindlich, der ganze Körper ist kühl, es gibt ziehende Schmerzen im unteren Rücken, Kälte in den vier Gliedmaßen, Kraftlosigkeit, viel klarer Urin und nächtliches Bettnässen.

Das sexuelle Verlangen ist erloschen, der Uterus ist ein Kühlschrank, in dem sich kein Baby wohlfühlt. Die Zunge ist blass und geschwollen und der Puls ist fadenförmig, tief und ohne Kraft. Das Behandlungsprinzip ist, Milz- und Nieren-Yang zu wärmen und zu kräftigen. Akupunkturpunkte: *Ming Men* (Du 4), *Guan Yuan* (Ren 4), *Bai Hui* (Du 20), *Shen Shu* (Bl 23) und *Pi Shu* (Bl 20). Bei allen Punkten ist die Moxibustion zu bevorzugen!

滞痢

Zhi Li – stockende Durchfälle

---

[390] *Zhang Jiebin* vertritt hier konsequent seine Position, das Yang sei häufig zu schwach und das Yin habe oft einen Überschuss. Siehe **Udo Lorenzen**: Die Heilkunst des *Zhang Jiebin* – Das Herz als Mittelpunkt therapeutischen Handelns, a.a.O.

[391] Hier beginnt die Maximalzeit des Dickdarms und die Minimalzeit der Niere. Der Dickdarm windet sich auf Bauchnabelhöhe, und das Qi in der Leitbahn ist blockiert.

Frage 65

第六十五問 喘病何以得之?

答曰：喘急之病。皆繇營衛之氣。流行失度。氣經於臟而臟不能受。諸氣上並於肺。肺管隘而氣爭，故令喘急，其始得之，或因墜墮恐懼，則精神怯怯。上焦閉而氣不行。氣不行則流於肝。肝氣乘肺，此喘出於肝，或因驚恐。驚則心無所倚。神無所歸。氣亂於中。心乘於肺，此喘出於心，或因渡水跌僕。腎氣暴傷而不通行。氣流於腎。腎氣上乘於脾，此喘出於脾，或因飲食過傷。動作用力。穀氣不行。脾氣逆而凝肺，此喘出於肺。凡諸臟相乘而喘，其証各不同也。**神秘湯**，治夜不得臥。臥則喘，此繇水氣逆行。上乘於肺。肺得水則浮而開。使氣不得通流，其脈沉大。陳橘皮(湯洗焙) 生薑 紫蘇葉 人參 桑白皮(各半兩) 上為 咀，每服三錢，水盞半。煎八分，去滓溫服。**平肺湯**，治喘急。天門冬(去心一兩) 馬兜鈴 百部(各半兩) 上為粗末，每服五錢，水盞半。煎八分，去滓溫服。

Erkrankungen mit Atemnot - wie bekommt man sie?

Die Antwort lautet: Krankheiten mit schneller, keuchender Atmung haben alle ihre Ursache im Ying- und Wei-Qi. Denn wenn ihr Fließen und Zirkulieren ihre Regelmäßigkeit verlieren, kann das umlaufende Qi nicht von den Zang-Organen empfangen werden. Alles Qi verbindet sich oben in der Lunge. Die Lungenröhre verengt sich und das Qi kämpft dagegen an, deshalb wird die Atmung keuchend und schnell (*Chuan Ji* 喘急).

Oder es beginnt so, dass die Ursache für diesen Anfall Angst und Furchtsamkeit (*Kong Ju* 恐懼) sind, sodass Essenz und Geist (*Jing Shen* 精神) furchtsam und ängstlich (*Qie Qie* 怯怯) werden. Der obere Erwärmer verschließt sich und das Qi zirkuliert nicht. Wenn das Qi nicht zirkuliert, dann fließt es in die Leber. Das Leber-Qi überwältigt (*Cheng* 乘) dann die Lunge. Diese Form der Atemnot beginnt in der Leber. Oder die Ursache ist Schrecken und Furcht (*Jing Kong* 驚恐). Schrecken führt dazu, dass das Herz keinen Platz mehr hat, auf den es sich verlassen kann. Für den Shen gibt es keinen Ort mehr, an dem er zurückkehren kann und das Qi in der Mitte ist völlig in Aufruhr (*Luan* 亂).

Das Herz überwältigt hier die Lunge, diese Form der Atemnot beginnt im Herzen. Oder die Ursache liegt in einer Überschwemmung durch Wasser (*Du Shui* 渡水), die einen erschöpft dahinsinken lässt. Das Nieren-Qi ist plötzlich geschädigt und ist blockiert auf seinen Wegen. Das Qi fließt in die Niere, das Nieren-Qi steigt auf und überwältigt die Milz. Diese Form der Atemnot beginnt in der Milz. Oder die Ursache ist eine Schädigung durch übermäßiges Essen und Trinken. Alle Bewegungen verbrauchen viel Kraft und das Getreide-Qi wandert nicht. Das Milz-Qi wird gegenläufig und verklumpt die Lunge. Diese Form der Atemnot beginnt in der Lunge. Im Allgemeinen überwältigen sich die Zang-Organe gegenseitig und so entsteht Atemnot.[392] Diese Erkrankungen sind alle unterschiedlich!

Erkrankungen und Rezepturen:

1). *Shen Mi Tang* 神秘湯 heilt, wenn man nachts nicht liegen kann, weil das Liegen Atemnot erzeugt. Der Grund dafür ist, dass das Wasser-Qi gegenläufig ist und die Lunge überwältigt. Wenn diese das Wasser empfängt, dann überflutet und erweitert es die Lunge. Deshalb kann das Qi nicht ungehindert fließen. Der Puls ist tief (*Chen* 沉) und groß (*Da* 大).

- *Chen Ju Pi* (in heißem Wasser abgewaschen und über einem kleinen Feuer gebacken)
- *Sheng Jiang*
- *Zi Su Ye*
- *Ren Shen*
- *Sang Bai Pi* (von jedem ½ Liang)

Zubereitung: Zerkleinere alles, jede Dosis beträgt 3 Qian. Nimm ½ Tasse Wasser dazu und reduziere die Flüssigkeit auf 80 %. Entferne die Reste und trinke die Medizin warm.

2). *Ping Fei Tang* 平肺湯 heilt eine schnelle und keuchende Atmung

- *Tian Men Dong* (entkernt, 1 Liang)
- *Ma Dou Ling*
- *Bai Bu* (von jedem ½ Liang)

Zubereitung: Zermahle alles zu einem groben Pulver, jede Dosis beträgt 5 Qian. Nimm ½ Tasse Wasser dazu und reduziere die Flüssigkeit auf 80%. Entferne die Reste und trinke die Medizin warm.

[392] Jede Form von Atemnot (*Chuan* 喘) entsteht aus *Qi Zhongfu's* Sicht durch eine Pathologie im Missachtungs (*Wu* 侮) -Zyklus oder im pathologischen Hervorbringung (*Sheng* 生) -Zyklus.

Akupunkturpunkte:

- *Kun Lun* (Bl 60) behandelt Bauchschmerzen, Atemnot und ein plötzliches Völlegefühl.
- *San Jian* (Di 3) behandelt Atemnot (*Qi Chuan* 氣喘).
- *Shen Men* (He 7) behandelt keuchende Atmung durch Gegenläufigkeit (*Chuan Ni* 喘逆).
- *Bu Rong* (Ma 19) behandelt Husten und Atemnot.
- *Da Zhong* (Ni 4) behandelt Beklemmung in der Brust und Atemnot.
- *Qi Men* (Le 14) behandelt schwere Luftnot mit der Unfähigkeit sich hinzulegen.
- *Shu Fu* (Ni 27) behandelt Husten durch Gegenläufigkeit sowie Atemnot.
- *Yu Zhong* (Ni 26) behandelt Husten durch Gegenläufigkeit, Atemnot und Unfähigkeit zu essen.
- *Tian Fu* (Lu 3) behandelt gegenläufiges Qi und Luftnot, sodass man nicht atmen kann.
- *Yun Men* (Lu 2) behandelt gegenläufiges Qi und Luftnot, sodass man nicht atmen kann.
- *Qi Hu* (Ma 13) behandelt keuchende Atmung durch gegenläufig nach oben steigendes Qi.
- *Bu Lang* (Ni 22) behandelt Atemnot mit der Unfähigkeit, die Arme zu heben.
- *Zu Lin Qi* (Gbl 41) behandelt Atemnot.
- *Po Hu* (Bl 42) und *Zhong Fu* (Lu 1) beherrschen keuchende Atmung und akute Atemnot.
- *Tian Tu* (Ren 22) und *Hua Gai* (Ren 20) beherrschen ein heftiges nach Luft schnappen.

- *Tian Rong* (Dü 17) beherrscht keuchende Atmung und Hochwürgen von Schaum.
- *Shen Cang* (Ni 25) beherrscht keuchende Atmung, die Patientin bekommt keine Luft.
- *Qu Ze* (P 3) beherrscht Husten und Atemnot.
- *Fu Bai* (Gbl 10) beherrscht die Unfähigkeit frei zu atmen.
- *Jing Qu* (Lu 8) beherrscht Husten durch gegenläufiges Qi, ein heftiges nach Luft schnappen, akute und chronische Hitzeerkrankungen, die die Lunge befallen und die Atmung behindern.
- *Fei Shu* (Bl 13) heilt Lungen-Asthma (*Fei Chuan* 肺喘)
- *Jie Xi* (Ma 41) heilt hastiges Atmen.
- *Yu Ji* (Lu 10) heilt Husten und Atemnot
- *Tou Wei* (Ma 8) heilt Atemnot durch Gegenläufigkeit, Unruhe, Hochwürgen von Schaum und Schweißausbrüche.
- *Tai Yuan* (Lu 9) beherrscht Husten durch Gegenläufigkeit, Völlegefühl in der Brust und Atemnot.
- *Da Ling* (P 7) beherrscht Atemnot.
- *Lian Quan* (Ren 23) behandelt keuchende Atmung.
- Ein edler Herr litt seit langer Zeit an Atemnot. Nachts konnte er nicht liegen und er musste aufstehen und sich bewegen. Trotz der Sommerhitze brauchte er zusätzlich eine Weste, weil ihm zu kalt war. Ich wusste, dies war eine Krankheit in der Gao Huang-Region. Nach einer Reihe von Moxakegeln auf dem Punkt *Gao Huang* (Bl 43) wurde er geheilt.[393]

[393] **Wang Zhizhong**: *Zhen Jiu Zi Sheng Jing* (1220), a.a.O., S. 410.

Kommentar:

Qi Zhongfu behandelt in dieser Frage Krankheiten mit Atemnot und gibt als Ursache nicht, wie man erwarten würde, pathogene Faktoren von außen an, sondern eine Blockade in der Ying- und Wei-Qi-Zirkulation. Auch Faktoren wie Angst und Schrecken und übermäßiges Essen und Trinken werden von ihm als Ursachen genannt. In der Pathogenese von Atemnot folgt er dem traditionellen System der Wandlungsphasenbeziehungen. Je nachdem, welches Zang-Organ die Lunge schwächt, ist das Asthma in der Leber, im Herzen, in der Milz, in der Niere oder in der Lunge begründet. Im Allgemeinen überwältigen sich die Zang-Organe gegenseitig und so entsteht Atemnot. Und keine der Krankheiten ist gleich!

Schauen wir zur „modernen" TCM finden wir noch andere Mechanismen und Krankheitsursachen.

Asthma (*Xiao Chuan* 哮喘) hat eine Beziehung zu den Zang-Organen Lunge, Milz und Niere. *Xiao* 哮 = „schweres, geräuschvolles Atmen" und *Chuan* 喘 = „keuchende Atmung" ergeben zusammen das Krankheitsbild von Asthma. Die Lunge beherrscht das Qi[394] und befördert es rhythmisch durch die Leitbahnen bis hin zu den Zang Fu-Organen. Ist das Lungen-Qi blockiert, entsteht Atemnot. Weiter ist die Lunge zuständig für die Ausatmung, alle unbrauchbaren Feinstoffe werden dabei ausgeschieden.

Die Milz ist verantwortlich für die Umwandlung und den Transport von Wasser und Getreide, außerdem bewegt sie die Flüssigkeiten nach oben zur Lunge. Eine schwache Milz führt zu einer schwachen Lunge im Mutter-Kind-Zyklus, sodass sich Feuchtigkeit im oberen Erwärmer ansammelt und nicht abgesenkt wird. Ein stehendes Gewässer wird im Makrokosmos zu einem Sumpf und im Mikrokosmos zu Schleim (*Tan* 痰). Wenn Schleim die Atemwege blockiert, entsteht Atemnot.

Die Niere ist die Wurzel des Qi. Sie ist verantwortlich für die Einatmung. Die Niere beherrscht auch die Flüssigkeiten und soll für ihren reibungslosen Verlauf in den Wasserwegen sorgen. Was schwächt die Niere: Überanstrengung, sexuelle Exzesse, Angst und Schrecken, das Leben in kalten Regionen und – das Alter. So werden wir im Alter immer kurzatmiger, auch regelmäßiges körperliches Training kann diesen natürlichen Prozess nicht vollkommen kompensieren.

---

[394] *Qi* 氣 selbst bedeutet auch Luft und Atem (Odem) und seine verschiedenen Facetten werden durch unterschiedliche Bezeichnungen ausgedrückt. *Ying* und *Wei* (營衛) sind nur zwei davon. Siehe **Manfred Kubny**: Qi-Lebenskraftkonzepte in China, Heidelberg 1995. Es ist das ausführlichste Buch über Qi, dass ich kenne.

Exkurs Asthma in der TCM:

1) Kälte-Atemnot (*Han Xiao* 寒哮): Äußere Wind-Kälte dringt in die Lunge ein, die Kälte sammelt sich im Inneren an, und wenn zusätzlich die Flüssigkeiten zu trübem Schleim stocken, werden die Atemwege verlegt und Atemnot entsteht. Als Symptome erscheinen ein kalter Körper und kalte Gliedmaßen, dünner weißer Auswurf, Atemgeräusche in der Kehle, Durstlosigkeit, viel klarer Urin und breiige Stühle. Die Zunge hat einen weißen Belag und der Puls ist gedrillt (*Jin Mai* 緊脈). Es besteht eine allgemeine Abneigung gegen Kälte und eine Vorliebe für Wärme. Das Behandlungsprinzip ist, die Kälte zu zerstreuen und den Schleim umzuwandeln. Akupunkturpunkte zur Behandlung sind: *Fei Shu* (Bl 13), *Zhong Wan* (Ren 12), *Gao Huang Shu* (Bl 43), *Dan Zhong* (Ren 17) und *Lie Que* (Lu 7). Eine Moxibustion ist hier zu bevorzugen. Ernährung: Vermeide kalte und kühlende Speisen, nimm lieber warmes und heißes Essen und Trinken.

2) Hitze-Atemnot (*Re Xiao* 熱哮): Wenn Kälte seinen Höhepunkt erreicht wandelt sie sich in Hitze um. Hitze-Schleim verklebt die Lunge und führt zu Atemnot. Als Symptome erscheinen ein heißer Körper, starke, drängende Atemnot mit Pfeifen und Giemen in der Kehle, gelber und zähflüssiger Auswurf, viel Durst mit Verlangen nach kalten Getränken, Stuhlverstopfung, wenig dunkelgelber Urin, der Zungenbelag ist gelb, der Puls ist schlüpfrig und schnell. Es besteht eine allgemeine Abneigung gegen Hitze und eine Vorliebe für Kühles. Das Behandlungsprinzip ist, die Hitze zu klären und den Schleim aufzulösen. Akupunkturpunkte: *Fei Shu* (Bl 13), *Lie Que* (Lu 7), *Tian Tu* (Ren 22), *Feng Long* (Ma 40) und *Shao Shang* (Lu 11). Eine ableitende Akupunktur ist zu bevorzugen. Ernährung: Vermeide warme, heiße und scharfe Speisen, bevorzuge kühles und salziges Essen und Trinken.

3) Fülle-Atemnot (*Shi Chuan* 實喘): Dieses Asthma entsteht ganz allgemein durch eine Fülle von einem der sechs äußeren pathogenen Faktoren, durch eine Nässeinvasion im oberen Erwärmer oder einer Nahrungsblockade im mittleren Erwärmer. Das Lungen-Qi stockt und kann nicht absteigen, die Atemwege sind blockiert und es entsteht Atemnot. Als Symptome erscheinen ein aufgeblähter Thorax mit einer rauen Atmung, Geräusche bei der Atmung, die Atemhilfsmuskulatur des Schultergürtels wird beansprucht, die Patientin kann nicht flach liegen, der Zungenbelag ist dick und klebrig, der Puls ist voll und schlüpfrig. Das Behandlungsprinzip ist, Stockungen jeglicher Art zu lösen, das stagnierende Lungen-Qi zu bewegen und und einen regulären Atemrhythmus wiederherstellen. Akupunkturpunkte: *Fei Shu* (Bl 13), *Feng Men* (Bl 12), *Chi Ze* (Lu 5), *Feng Long* (Ma 40), *Kong Zui* (Lu 6), *Tai Xi* (Ni 3) und *Dan Zhong* (Ren 17).

4) Leere-Atemnot (*Xu Chuan* 虛喘): Wie kommt es zu einer Leere? Chronische Erkrankungen, Folgen einer infektiösen Krankheit (Long Covid, Grippe, TBC etc.), Stress, übermäßige Anstrengungen, Traumata (körperlich und emotional), Völlerei, Suchterkrankungen, Sex, Drugs and Rock'n Roll, Alter – Eines oder mehrere Zang-Organe erleiden eine Schwächung, das Qi der Organe verfällt und das Lungen-Qi verliert seine Kraft, die Atmung als lebensspendende Aktivität aufrecht zu erhalten. Jede Qi-Form kann betroffen sein: Blut (Leber), Essenz (Niere), Nährendes (Milz) oder Schutz (Lunge/Blase) – Die Krankheitsursachen bestimmen, welches Organ erkrankt. Als Symptome erscheinen Kurzatmigkeit, Ängstlichkeit, Unruhe, Schlafprobleme, die Psyche ist erschöpft, Abmagerung, Kraftlosigkeit, Schwitzen bei geringer Anstrengung und Antriebslosigkeit. Die Zunge ist blass, hat viele Risse oder ist spiegelblank. Der Puls ist an der jeweiligen Stelle fadenförmig (*Xi* 細), schwächlich (*Ruo* 弱) oder kaum wahrnehmbar (*Wei* 微). Das Behandlungsprinzip ist, endlich die Lebenspflege ernst zu nehmen und nichts mehr zu tun, was zu einer weiteren Schwächung führt.

Die Milz und die Niere sind aufzufüllen, um das erworbene und angeborene Vermögen zu konsolidieren. Mögliche Akupunkturpunkte sind: *Shen Shu* (Bl 23), *Fei Shu* (Bl 13) *Pi Shu* (Bl 20), *Guan Yuan* (Ren 4), *Ming Men* (Du 4), *Zu San Li* (Ma 36), *San Yin Jiao* (Mi 6) und *Qi Hai* (Ren 6). Es ist auch zu überlegen, welches der acht Wundergefäße hier angebracht wäre. Besonders die Ernährung ist zu verändern, Kräuterrezepturen können hilfreich sein und vor allem: Mehr Achtsamkeit auf die eigene Gesundheit, weniger Dinge tun, die einem schaden, alles lassen, was mit Druck und Zwang durchgeführt wird, denn: Mühelos ist richtig![395]

5) Chronisches Asthma (*Jiu Xiao* 久痚): Als Akupunkturpunkte wären hier zu nennen: *Da Zhui* (Du 14), *Guan Yuan* (Ren 4), *Gao Huang Shu* (Bl 43) und *Zu San Li* (Ma 36). Die alten Schriften empfehlen eine Unmenge an Moxakegel auf diese Punkte, zumindest aber so viele wie das Alter der Patientin ist.

---

[395] Es scheint, als ob die eigene Gesundheit eng mit Einstellungen, Glaubenssätzen und Werten verbunden ist. Ich empfehle zum Beispiel auch daoistische Literatur wie das *Dao De Jing* oder das Buch *Zhuang Zi*, um auf andere Gedanken zu kommen. Wenn man in die Buchläden hineinschaut, gibt es tausende Bücher, die sich als Lebensberater verkaufen. Meiner Ansicht nach werden hier nur neue Illusionen und Ideale aufgestellt, die mehr auf Optimierung des eigenen Lebens (ICH) ausgerichtet sind als auf notwendige Beschränkungen und Anpassung (DU und WIR). So musste erst die Corona-Pandemie kommen, um diesen Widerspruch aufzudecken und heute (März 2022) der Ukraine-Krieg und seine Folgen, die unsere Endlichkeit und Abhängigkeit deutlich machen.

Frage 66

第六十六問 妊娠多痰者緣何而生?

答曰：痰因飲生也。氣道壅滯。津液不通。水飲氣滯。停在胸腑。結而成痰。人皆有之。少則不能為害。多則成病。乃至嘔吐。妊娠嘔吐甚者，多傷胎也。**細辛五味子湯**，治痰飲壅滯。細辛(一兩) 五味子(三兩) 白茯苓 人參 白朮 甘草(炙各一兩) 干姜(一兩炮) 上為飲子，每服三錢，水盞半。煎八分，去滓溫服。食後。**赤茯苓湯**，治妊娠嘔噦。心下滿。胸膈間宿有停水。停水心悸。赤茯苓 人參 陳皮(各一兩) 芎藭 白朮 半夏(各半兩)上為飲子，每服四錢，水盞半。姜五片。煎七分，去滓溫服。不拘時。

Was verursacht zu viel Schleim in der Schwangerschaft und wie entsteht er?

Die Antwort lautet: Schleim (*Tan* 痰) entsteht auf der Grundlage von Mukus (*Yin* 飲). Wenn die natürlichen Wege des Qi blockiert sind und stocken (*Yong Zhi* 壅滯), gehen die Körperflüssigkeiten nicht hindurch und der flüssige Mukus bewirkt, dass die Qi-Zirkulation stagniert. Wenn er (der Mukus) in der Brust und in den Fu-Organen stehenbleibt, verknotet er sich und wird zu Schleim. Das kommt bei allen Menschen vor. Gibt es nur wenig Schleim, sollte es keinen Schaden anrichten, gibt es viel Schleim, dann entwickeln sich Krankheiten. Dann kommt es oft zu heftigem Erbrechen (*Ou Tu* 嘔吐). Wenn in der Schwangerschaft das Erbrechen übermäßig ist, schadet es häufig dem Embryo.

Erkrankungen und Rezepturen:

1). *Xi Xin Wu Wei Zi Tang* 細辛五味子湯 heilt Schleim- und Mukusblockaden.

- *Xi Xin* (1 Liang)
- *Wu Wei Zi* (3 Liang)
- *Bai Fu Ling*
- *Ren Shen*
- *Bai Zhu*
- *Gan Cao* (geröstet, von jedem 1 Liang)
- *Gan Jiang* (geröstet, 1 Liang)

Zubereitung: Setze ein Dekokt mit Wasser auf, jede Dosis beträgt 3 Qian. Nimm eine halbe Tasse Wasser dafür und reduziere die Flüssigkeit auf 80%. Entferne die Reste und trinke die Medizin warm nach dem Essen.

2). *Chi Fu Ling Tang* 赤茯苓湯 heilt Schwangerschaftserbrechen und Übelkeit. Unter dem Herzen ist eine Völle und zwischen Brust und Zwerchfell gibt es stehendes Wasser (*Ting Shui* 停水). Das angesammelte Wasser führt zu Herzklopfen.

- *Chi Fu Ling*
- *Ren Shen*
- *Chen Pi* (von jedem 1 Liang)
- *Qiong Xiong*
- *Bai Zhu*
- *Ban Xia* (von jedem ½ Liang)

Zubereitung: Setze ein Dekokt mit Wasser auf, jede Dosis beträgt 4 Qian. Nimm ½ Tasse Wasser mit 5 Scheiben Ingwer dazu und reduziere die Flüssigkeit auf 70%. Entferne die Reste und trinke die Medizin warm ohne feste Zeiten einzuhalten.

Akupunkturpunkte:

- *Ju Que* (Ren 14) behandelt Hitzeerkrankungen mit Schleim-Mukus (*Tan Yin* 痰飲) in der Brust.

- *Tong Gu* (Ni 20) behandelt Ansammlungen und Massenbildungen, Völle in der Brust durch Schleim-Mukus und nicht umgewandeltes Essen.

- *Bu Rong* (Ma 19) behandelt Schleimansammlungen.

- *Shao Chong* (He 9) behandelt kalten Schleim (*Tan Leng* 痰冷).

- *Shuai Gu* (Gbl 8) behandelt kalten Schleim im Zwerchfell und im Magen, einen Windangriff nach zu viel Alkohol, Steifheit und Schmerzen in den Schläfen, Unfähigkeit zu essen und zu trinken, Unruhe mit einem Völlegefühl sowie unaufhörliches Erbrechen.

- *Fu Bai* (Gbl 10) behandelt schaumigen Schleim, Völle in der Brust und nach Luft schnappen, ohne atmen zu können.

- *Ben Shen* (Gbl 13) behandelt Epilepsie und Erbrechen von Mukus und Schleim.
- *Ran Gu* (Ni 2) behandelt Mukus.
- *Yin Gu* (Ni 10) behandelt Mukus.
- *Ge Shu* (Bl 17) heilt Schleim-Mukus und Ausspucken durch gegenläufiges Qi, Schwitzen, Fieber und Schüttelfrost mit Schmerzen in den Knochen.
- *Dan Shu* (Bl 19) heilt Bedrücktheit, die durch Schleim verursacht ist.
- *Shang Guan* (Ren 13) heilt üppigen Schleim und Erbrechen von Mukus.
- *Xia Lian* (M 39) heilt unkontrollierbares Sabbern von Mukus.
- *Shao Hai* (He 3) behandelt Ausspucken von Schaum.
- *Wen Liu* (Di 7) behandelt Erbrechen von Mukus.
- *Yun Men* (Lu 2) beherrscht Mukus, der ständig ausgespuckt wird.
- *Ku Fang* (Ma 14) beherrscht häufiges Ausspucken von trüben Schaum.
- *Lian Quan* (Ren 23) beherrscht Hochwürgen von Schaum.
- Bei Menschen, die an einem Wasserangriff (*Shui Zhu* 水疰)[396] leiden und bei denen das Wasser ständig aus dem Mund läuft, heißt es in den klassischen Texten: Wenn das Wasser die Lunge erreicht, überwältigt es die Niere (*Fei Lai Cheng Shen* 肺來乘腎). Das Ausspucken des Wassers erscheint nach dem Essen. Wende Moxa an den Punkten *Fei Shu* (Bl 13), *San Yin Jiao* (Mi 6) und *Qi Men* (Le 14) an. Diese leiten das Wasser aus der Lunge ab und stärken die Niere. Brenne entsprechend des Alters der Patientin Moxakegel ab.

[396] *Zhu* 疰 steht in der Regel für eine chronische Erkrankung, in diesem Fall durch eine Wasserüberschwemmung in der Lunge.

Exkurs über Schleim und Mukus:

Oder: Das Schleim Mukus-Syndrom (*Tan Yin Zheng* 痰飲證)

Die chinesische Medizin kennt zwei Kategorien pathologischer und verdichteter Flüssigkeiten:

1. **Schleim** (*Tan* 痰): Ist eine sichtbare Substanz, die abgehustet, ausgespukt oder erbrochen wird. Dieser Schleim wird deshalb auch als „sichtbarer Schleim“ bezeichnet, weil er einen Weg nach außen findet. Das Schriftzeichen von *Tan* 痰 zeigt den Krankheitsradikal und zweimal Feuer (*Yan* 炎) = brennend heiß. Wenn Wasser sehr stark erhitzt wird, verdichtet es sich und ein zäher Schleim entsteht. Man unterscheidet hier noch:

a) Äußeren Schleim (*Wai Tan* 外痰): Dies ist eine sichtbare Substanz, die abgehustet, ausgespukt oder erbrochen wird. Dieser Schleim wird auch „sichtbarer Schleim“ genannt, weil er einen Weg nach außen findet.

b) Inneren Schleim (*Nei Tan* 内痰): Dies ist eine unsichtbare Substanz, die aus einem gestörten Metabolismus der Flüssigkeiten im Inneren entsteht. Dieser Schleim ist optisch zwar nicht sichtbar, kann aber auch Substanz haben und Knoten, Lipome oder Tumore bilden. Substanzlos ist der innere Schleim dort, wo das Herz und das Gehirn „umnebelt“ werden. Zum Beispiel *Tan Mi Xin Qiao* 痰迷心竅 = Schleim umnebelt die Herzöffnungen!

Beide Schleimkategorien sind in der Regel abhängig voneinander. Äußerer Schleim kann oft ein Hinweis auf inneren Schleim sein.

2. **Mukus** (*Yin* 飲): bedeutet auch Getränk, trinken, verschlucken, tränken, ein Dekokt, das kalt eingenommen wird; Das Schriftzeichen hat Essen (*Shi* 食) und einen Mangel (*Qian* 欠); Wenn es an Essen mangelt, wird der Hunger mit Wassertrinken kompensiert. Der Körper versucht dann das überflüssige Wasser aus allen Öffnungen loszuwerden.

Der normale Flüssigkeitsmetabolismus hängt von vier Funktionen ab:

- Transport- und Umwandlungsfunktion der Milz
- Absenken der Flüssigkeiten durch die Lunge
- Verdampfungsfunktion der Yang-Niere resp. des Ming Men
- Durchgängigkeit der Flüssigkeiten mit Hilfe des San Jiao als „Schleusenwärter“.

Besonders der *San Jiao* 三焦 als „Wegbegleiter" der Flüssigkeiten bringt die Flüssigkeiten überall im Körper hin. Wenn Milz, Lunge oder Niere geschwächt sind und Schleim entsteht, ist es ebenfalls der San Jiao, der diesen Schleim überall hin transportiert und am Ort des geringsten Widerstandes ablegt. Der San Jiao ist das große Netzwerk für:

- Alle Qi-Formen (besonders für das *Yuan Qi* 元氣)
- Verteilung von Flüssigkeiten
- Verbreitung von Schleim

Krankheiten, die mit Schleim einhergehen, gehören zu den kompliziertesten in der chinesischen Medizin. Viele Krankheitssymptome haben als Ursache den Schleim. Man kann heute sagen:

Der Schleim ist die Speerspitze der 100 Krankheiten! (Im *Nei Jing* war der Wind noch die Speerspitze der 100 Krankheiten!)

Heutzutage bestehen viele hartnäckige und chronische Krankheiten entweder aus einer Schleimblockade oder einer Blutstagnation! Gab es im Altertum viel häufiger Krankheiten durch äußere pathogen Faktoren, welche die Außenseite angriffen, entstehen heute im 21. Jahrhundert Krankheiten eher durch Ernährungsfehler (Schleim bildet sich) und/oder durch emotionale Probleme oder Stress (Qi und Blut stagnieren)![397]

Interessanterweise gibt es im inneren Klassiker noch nicht den Schleim als Krankheitskonzept. Das Tan Yin-Syndrom erscheint erstmalig in den „Verschreibungen aus der goldenen Kammer" (*Jin Gui Yao Lue*) von *Zhang Zhongjing* aus dem 3. Jahrhundert. Die Ursache ist hier eine Schwäche des Milz-Yang und des Nieren-Yang. Die durch die Nahrung zugeführten Flüssigkeiten können nicht umgewandelt werden und verbleiben im Magen und in den Eingeweiden und man hört Wasser im Darm plätschern. Zusätzlich können Symptome wie Völle in der Brust, Herzklopfen und Kurzatmigkeit entstehen, weiter Übelkeit, Erbrechen schaumiger Flüssigkeit, Benommenheit und Drehschwindel. Die Patientin hat einen trockenen Mund aber kein Verlangen zu trinken. Der Zungenbelag ist weiß (= innere Kälte) auf Grund eines Yang-Mangels, der Puls ist saitenförmig, denn der Mukus blockiert den Qi-Fluss. Ausgefeilte Differenzierungen von Schleim-Pathologien erfolgen erst viel später zum Ende der Ming-Dynastie und besonders in der Qing-Dynastie, also im 17-19. Jahrhundert.

---

[397] Virale Erkrankungen (Deutschland ist durchseucht mit Epstein-Barr-Virus, Noro- oder Herpesviren) sowie viele bakterielle Erkrankungen entsprechen heute auch äußeren pathogenen Faktoren, die infolge Schleim oder Stase verursachen.

Leitsätze für die Behandlung von Schleim:

Schleim bewegt sich im Körper nicht von selbst nach oben, genauso wenig wie Wasser einen Hügel hinauffließen kann. Wenn Du also Schleim behandeln willst, dann vergiss den Schleim und behandle das Qi. Wenn das Qi geschmeidig fließt, folgen ihm alle Flüssigkeiten des Körpers und bewegen sich ebenso geschmeidig!

Das Wesen von Schleim ist es, ohne Regel zu fließen. Daher können sich Schäden durch Schleim vom Scheitel (Du 20) bis zur Sohle (Ni 1) erstrecken. So kann der Schleim durch die Aktivität des San Jiao alle Orte des Körpers erreichen und alle Zang-Fu-Organe belasten.

Seltsame Krankheiten sind meist durch Schleim bedingt! Sie sehen aus wie das Werk von bösen Geistern. Erst wenn man den blockierten Schleim heraustreibt, wird die Erkrankung gelindert.

Flüssigkeiten (*Shui* 水) werden über die Nahrung aufgenommen und bilden im Menschen die Gesamtheit der Körpersäfte (*Jin Ye* 津液).

Dünner Mukus (*Yin* 飲) entsteht durch Flüssigkeitsstagnation im Körper, dicker Schleim (*Tan* 痰) entsteht durch Hitzeeinfluss, der die stagnierenden Körperflüssigkeiten eindickt.

- Schleim wird durch eine Schwäche von Milz und Magen gebildet!
- Die Lunge ist der Speicher des Schleims!
- Eine schwache Feuer-Niere lässt den gesamten Flüssigkeitsstoffwechsel zusammenbrechen!
- Ein gestörter San Jiao bringt den Schleim überall hin!

Behandlung von Schleim-Mukus:

1) **Dünner Mukus** (*Yin* 飲): Behandlungspunkte sind hier *Zhong Wan* (Ren 12), *Zu San Li* (Ma 36), *Yin Ling Quan* (Mi 9), *Tian Shu* (Ma 25) und *Gong Sun* (Mi 4). Dünner Schleim entspricht einem Nässe-Stau. Die Zunge ist geschwollen und hat Zahnabdrücke, der Puls ist weich (*Ru* 濡) und behäbig (*Huan* 緩). Überall dort, wo sich Mukus festsetzt, wird das Qi in den zugehörigen Leitbahnen abgebremst und blockiert wichtige vitale Prozesse. Einige Beispiele sind:

a) Dünner Mukus im Hypochondrium blockiert den Qi-Mechanismus der Leitbahnen am Ort. Es gibt Schmerzen beim Drehen des Körpers, Husten und Kurzatmigkeit. Behandlungspunkte sind: *Zhong Wan* (Ren 12), *Zhang Men* (Le 13), *Pi Shu* (Bl 20), *Wei Shu* (Bl 21), *Yin Ling Quan* (Mi 9) und *Tai Yuan* (Lu 9).

b) Dünner Mukus in den Gliedmaßen: Die Flüssigkeiten ergießen sich in Arme und Beine, stagnieren dort und führen zu Ödemen; kalte Extremitäten, generalisierte diffuse Schmerzen, Antriebslosigkeit und Müdigkeit, weißer schaumiger Auswurf. Die Behandlung erfolgt durch folgende Punkte: *Qu Chi* (Di 11), *Lie Que* (Lu 7), *Da Zhui* (Du 14), *Fei Shu* (Bl 13), *Pi Shu* (Bl 20) und *Yin Ling Quan* (Mi 9).

c) Dünner Mukus oberhalb des Zwerchfells: Dies passt oft zur westlichen Beschreibung von Asthma! Sie hat Husten und rebellierendes Qi, Atemnot beim Hinlegen, die Patientin muss aufrecht schlafen, das Gesicht ist aufgedunsen, Auswurf von profusen weißen Sputum, ein weißer Zungenbelag und ein schlüpfriger Puls. Wird der dünne Schleim nicht entfernt, wird zunehmend das Yang von Lunge, Milz und Niere geschwächt und ein kalter Schleim (*Tan Leng* 痰冷) entsteht. Akupunkturpunkte zur Behandlung sind: *Feng Men* (Bl 12), *Fei Shu* (Bl 13), *Ding Chuan* (Extra-Punkt), *Dan Zhong* (Ren 17*), Lie Que* (Lu 7) und *Zu San Li* (Ma 36). Bei einer chronisch gewordenen Erkrankung nimm zur Stärkung des *Zheng-Qi* 正氣: *Qi Hai* (Ren 6), *Shen Shu* (Bl 23), *Gao Huang Shu* (Bl 43) und *Pi Shu* (Bl 20).

2) **Dicker Schleim** (*Tan* 痰): Die Behandlungsstrategie ist hier immer, den Qi-Fluss zu fördern! Ein altchinesisches Sprichwort lautet: „Derjenige, der Schleim am wirksamsten behandelt, ignoriert den Schleim und bewegt das Qi!“

Auch Moxibustion ist sehr wichtig beim dicken Schleim. Denn Schleim ist ein Yin-Pathogen, weshalb er sich bei Wärme bewegt und bei Kälte stagniert. Bei kaltem Schleim muss das Yang erwärmt werden, bei heißem Schleim muss die Hitze beseitigt werden, damit der Schleim sich umwandeln kann. Überwältigt Nässe die Milz, müssen wir das Milz-Qi unterstützen, um die Nässe auszuleiten. Entstammt der Schleim einer Nahrungsstagnation, muss zuerst die Stagnation im Magen beseitigt werden, bevor das Magen-Feuer gestärkt wird. Entsteht Schleim durch eine Qi-Stagnation, muss das Leber-Qi entspannt werden, damit es wieder frei fließen kann. Wie immer in der chinesischen Medizin gilt: „Erkenne die Wurzel und die Zweige (*Biao Ben* 標本), bevor Du behandelst!“

Beispiele für dicken/trüben Schleim sind:

a) Trüber Schleim blockiert die Lunge: *Fei Shu* (Bl 13), *Lie Que* (Lu 7), *Tian Tu* (Ren 22), *Feng Long* (Ma 40) und *Chi Ze* (Lu 5).

b) Schleim blockiert den mittleren Erwärmer: *Pi Shu* (Bl 20), *Wei Shu* (Bl 21), *Zhong Wan* (Ren 12), *Feng Long* (Ma 40), *Zu San Li* (Ma 36), *Gong Sun* (Mi 4), *Nei Guan* (P 6) und *Tian Shu* (Ma 25).

c) Trüber Schleim blockiert das Herz: *Gong Sun* (Mi 4), *Jian Shi* (P 5), *Feng Long* (Ma 40), *Tai Chong* (Le 3) und *Shen Men* (He 7),

d) Wind-Schleim drängt nach oben (z.B. beim Schlaganfall): *Tai Yang* (Extrapunkt), *Di Cang* (Ma 4), *Jia Che* (Ma 6), *Feng Chi* (Gbl 20), *Zan Zhu* (B 2), *He Gu* (Di 4) und *Feng Long* (Ma 40).

e) Schleim-Feuer führt zu Manie (*Kuang* 狂): *Shen Men* (He 7), *Yang Xi* (Di 5), *Zhong Chong* (P 9), *Qu Chi* (Di 11), *Feng Long* (Ma 40), *Dan Zhong* (Ren 17), *Tian Tu* (Ren 22) und *Shao Shang* (Lu 11).

3) **Leere-Schleim**: Entspricht einer chronischen Erkrankung mit einer großen Schwäche der Zang Fu-Organe. Fülle-Schleim erscheint zwar schwerwiegender zu sein, ist aber schneller zu beseitigen. Ein Leere-Schleim entsteht nach und nach und geht nur langsam weg. Hier dürfen keine angreifenden Methoden (Abführen, Erbrechen, Schwitzen lassen) benutzt werden, diese würden das Ursprungs-Qi nur schädigen und den Zustand des Patienten verschlimmern. So empfiehlt *Zhang Jiebin*, die normale Aktivität des Qi wiederherzustellen und eine Schleimbildung gar nicht erst aufkommen zu lassen.

Über Schleim-Mukus in der späten Ming-Dynastie:

Zhang Jiebin 張介賓 (1563-1640) war ein ehemaliger Militäroffizier, ein berühmter Arzt und ein konfuzianischer Gelehrter. Er unterstützte die Schule „Das Yang ist oft zu wenig und das Yin ist häufig zu viel", und stellte wärmende und stärkende (*Wen Bu* 溫補) Arzneien in den Vordergrund seiner Behandlungen. Sein Hauptwerk, das *Jing Yue Quan Shu* (1640), umfasst 64 Kapitel und stellt das gesamte Wissen von *Zhang Jiebin* nach 50 Jahren Studium und Arbeit mit Patienten dar. Er entwickelte viele neue Rezepturen und schrieb in einem gelehrten, sehr literarischen Stil, der seine weitreichende Bildung widerspiegelte.[398]

[398] Siehe ausführlich bei **Udo Lorenzen**: Die Heilkunst des *Zhang Jiebin* – Das Herz als Mittelpunkt therapeutischen Handelns, Düren 2021. Dieses Buch beinhaltet eine ausführliche Biografie von *Zhang Jiebin* sowie viele Übersetzungen aus dem oben genannten Werk.

Zhang Jiebin schreibt hier im 31. Kapitel über Schleimsyndrome:

„Das Krankheitsbild Schleim-Mukus (*Tan Yin Zheng* 痰飲證) wird im *Nei Jing* nur als „angesammelter Mukus" (*Ji Yin* 積飲) erwähnt, der Begriff „Schleim" kommt hier noch nicht vor. Erst 500 Jahre später wurde *Tan* 痰 als „Schleim" von *Zhang Zhongjing* geprägt und ist bis heute überliefert.[399]

Egal ob es nun Schleim ist oder nicht, Aussprüche wie „Schleim-Feuer" (*Tan Huo* 痰火) sind in aller Munde, und „seltsame Krankheiten entspringen dem Schleim" oder „Schleim ist die Mutter aller Krankheiten" scheinen anzudeuten, dass man den Schleim heute unbedingt ernst nehmen muss. Weshalb taten dies aber die Verfasser des *Nei Jing* nicht?

Es ist wohl nicht bekannt, dass die Krankheit, die der Schleim erzeugt, ebenfalls eine Ursache haben muss, wie z.B. durch Wind oder durch Feuer entstandener Schleim. Wenn man den Wind oder das Feuer behandelt, dann klärt sich der Schleim von selbst. Bei Schleim durch Fülle oder Leere geht auch der Schleim weg, nachdem man die Fülle oder Leere behandelt hat.

Dagegen habe ich noch nicht gehört, dass sich Wind oder Feuer von selbst zerstreuen, wenn der Schleim beseitigt wurde, oder dass sich danach die Fülle oder Leere selbst regulieren würden. Der Grund dafür liegt darin, dass der Schleim als Folge einer Krankheit entstand, nicht die Krankheit als Folge des Schleims. Daher also spricht das *Nei Jing* nicht über Schleim: Weil der Schleim nicht die Wurzel der Erkrankung ist, sondern die Manifestation der Krankheit.

Das heutige medizinische Wissen kennt hunderte von Methoden, um den Schleim anzugreifen, um die Krankheit zu behandeln, doch erklärt es seltsamerweise nicht, was zum Schleim geführt hat, oder warum der Schleim überhaupt entstand. Das ist, als ob der Finger den Arm bewegt, oder als wolle man die Blätter begießen, um die Wurzel zu bewässern. Wenn man Ursache und Wirkung verwechselt oder falsch beurteilt, und dann aber Krankheiten behandeln will, das ist in der Tat sehr problematisch.

Schleim und Mukus sind wahrhaftig unterschiedlich, dennoch heißt es, dass sie verwandt sind. Der dünne Mukus (*Yin* 飲) ist eine wässrige Flüssigkeit.

[399] *Zhang Zhongjing* schreibt im *Jin Gui Yao Lue* über Schleim und Mukus (*Tan Yin* 痰飲) im 12. Kapitel.

Das Erbrechen klarer Flüssigkeit, Völlegefühl und Schwellung von Bauch und Brust, Sodbrennen oder fauliges Aufstoßen, sowie gluckernde Darmgeräusche entstehen alle aus der Nahrung, die sich ansammelt, stagniert, und nicht transportiert wird. Genau dies ist der so genannte Mukus.

Schleim (*Tan* 痰) wiederum ist nicht das Gleiche wie Mukus, denn letzterer ist klar und dünnflüssig, während Schleim trübe und zähflüssig ist. Mukus staut sich nur in den Eingeweiden und im Magen, während es keinen Ort gibt, an den Schleim nicht hingehen könnte. Speisen und Getränke, die sich nicht umwandeln und stagnieren, bilden Mukus, sie resultieren also nur aus Milz und Magen. Hingegen kann der nicht ortsgebundene Schleim Schäden in allen fünf Zang-Organen verursachen.

Wenn man dies also behandeln will, muss man die Unterschiede kennen, und darf keinesfalls vergessen, die Wurzel herauszufinden.

Schleim ist ein Produkt der Körperflüssigkeiten (*Jin Ye* 津液), die wiederum aus den Speisen und Getränken gebildet werden. Da Schleim ebenfalls durch Umwandlung entsteht, kann es ebenso als eine umgewandelte Substanz bezeichnet werden. Normale Transformation kräftigt den Körper und bildet genügend Wei-Qi und Ying-Qi. Doch auch die Grundlagen zur Bildung von schleimigen Substanzen sind Qi und Blut. Wenn aber die Umwandlung abnormal wird, und die Zang Fu-Organe erkranken, dann sind die Körperflüssigkeiten gestört und aus Qi und Blut entstehen Schleim und dickflüssige Substanzen.

So ist es auch mit Räubern und Dieben zu Zeiten der Unruhe. Sie sind zu friedlichen, wohl regierten Zeiten gute Bürger, die ihre Verwandlung in Räuber und Diebe der abnormalen Situation des Landes verdanken. Ebenso ist es mit der Entstehung von Schleim, die von der Erkrankung des *Yuan-Qi* 元氣 herrühren muss.

Ich hatte einst die Gelegenheit, Herrn *Li Zhai* 立齋 sagen zu hören: „Wenn Qi und Blut üppig vorhanden sind, wie kann es dann noch Schleim geben?" Als ich noch jünger war, bezweifelte ich diesen Ausspruch und sagte „Wie kann es sein, dass es ohne einen Fülle-Zustand Schleim gibt?" Doch heute weiß ich weit mehr und glaube, dass es tatsächlich so ist. Weshalb ich das so sehe? Die Entstehung von Schleim beruht auf Speisen und Getränken, und wenn die Milz kräftig und der Magen gesund ist, wie bei jungen, kräftigen Leuten, dann wird alles transformiert, was auch gegessen wird, und wandelt sich zu Qi und Blut um. Wie könnte da noch etwas stagnieren, das zu Schleim wird?

Nur bei ungenügender Umwandlung von Speisen und Getränken oder wenn einige Anteile gar nicht umgewandelt werden entsteht Schleim. Wenn von zehn Anteilen der Speisen und Getränke ein Anteil nicht umgewandelt wird, wird dieser eine Anteil zu Schleim. So ähnlich ist es auch, wenn 2-3 oder 3-4 Anteile nicht umgewandelt werden, ebenso viel Schleim bildet sich dann. Im schlimmsten Falle erreicht der Rückstand 70-80%, so dass Blut und Qi täglich schwächer werden.

Die Regel ist also folgende: Je schwächer das *Yuan Qi* 元氣 für den Transport und die Umwandlung von Speisen und Getränken ist, desto mehr Schleim bildet sich. Folgt man nun den Worten des Herrn *Li Zhai*, so kann es sein, dass es daraus bereits ersichtlich ist.

Heutzutage gibt es Stimmen die behaupten, dass ein Schleim-Übel ohne anzugreifen (*Gong* 攻) nicht behandelt werden kann, um es zu entfernen. Doch diese wissen nicht, wenn das *Zheng Qi* 正氣 sich nicht bewegt, dann sammelt sich unweigerlich Leere-Schleim (*Xu Tan* 虛痰) an. Auch wenn man nun bis zum Äußersten angreift, so ist diese Methode nicht nur wirkungslos, um den Schleim zu beseitigen, sondern es entsteht noch eine größere Schwäche. Das Ergebnis wird also entweder ein völlig erschöpfter Patient sein oder eine vorübergehende Besserung mit einer darauf folgenden noch schlimmeren Leere. Beides resultiert aus der falschen Anwendung von angreifenden Behandlungsmethoden. Was kaum bekannt ist, ist die Tatsache, dass die Form des Schleims, die man angreifen kann, seltener auftritt, während die nicht angreifbare Form häufiger vorkommt. Wer also Schleim behandeln will, muss zunächst einmal bestimmen, ob es sich um Fülle oder Leere handelt.

Bei Schleim gibt es Fülle (*Shi* 實) und Leere (*Xu* 虛), das muss klar unterschieden werden. Nun kann man sagen, wenn es bei Schleim immer einen Überschuss gibt, wie kann man da noch zwischen Fülle und Leere unterscheiden? Auch wenn Fülle und Leere zwei unterschiedliche Begriffe sind, kommt es gänzlich nur auf die Menge des Yuan-Qi an. Normalerweise kann man bei einem Fülle-Schleim (*Shi Tan* 實痰) angreifen, während der Leere-Schleim (*Xu Tan* 虛痰) nicht mit angreifenden Methoden behandelt werden darf.

Woher wissen wir, dass wir angreifen können? Nimm die Kraft eines Jahres, in dem ein Überfluss herrscht und Blut und Qi nicht geschädigt sind, oder ein fetter Mensch hat exzessiv in süßen Speisen geschwelgt, oder nimm Nässe-Hitze, die übermäßig vorhanden ist, oder Wind-Kälte, welche außen die Hautporen verschließen, oder gegenläufiges Qi verbindet sich im Inneren mit der Leber und dem Zwerchfell – all dies kann plötzlich

Schleim oder Mukus hervorbringen. Man muss hier die Kraft des Körpers (*Xing Qi* 形氣) und die der Krankheit untersuchen. Wenn beide einen Überschuss haben, ist es ein Fülle-Schleim. Und weshalb sagt man Fülle-Schleim? Weil das Yuan-Qi noch in Fülle ist! In einem solchen Fall sollte man einen Angriff beginnen, nur so wird der Schleim entfernt, und dass ohne Ausnahme.

Und woher wissen wir, ob es sich um Schleim handelt, der nicht angegriffen werden darf ? Dies zeigt sich an der geschwächten Gestalt und dem Mangel an Kraft und wenn das Alter bereits fortgeschritten ist - Hier wird ein Leere-Schleim auftreten. Nach einer langen Krankheit, Überarbeitung, Grübeln, Alkohol oder exzessivem Geschlechtsverkehr, alles kann ebenfalls eine Art Schwäche auslösen, die nicht durch Wind oder einen Zusammenbruch verursacht ist. Auch hier ist Leere-Schleim vorhanden. Der Puls ist gespannt und beschleunigt ohne Zeichen von pathogenem Yang im Inneren. Die Symptome sind gelegentliche Übelkeit, Durchfall, Kurzatmigkeit, Schwäche und ein rauer Hals.

Man muss also die Kraft des Körpers und die der Krankheit überprüfen: Wenn bei Schleim keine Zeichen einer Fülle vorhanden sind, dann muss es ein Leere-Schleim geben. Weshalb sagt man dazu Leere-Schleim? Weil das Yuan-Qi bereits zu schwach ist. In diesem Falle muss man ausgleichen und auffüllen (*Tiao Bu* 調補), eine angreifende Therapie würde nur noch größeren Schaden anrichten. Hinzu kommt, dass Fülle-Schleim seltener auftritt, und obwohl er plötzlich entstehen kann, vergeht er auch wieder schnell, so dass diese Art Krankheit auch leichter zu behandeln ist. Warum ist das so? Weil die Wurzel der Krankheit nicht so tief reicht!

Man muss also weniger besorgt sein über Fülle-Schleim als über Leere-Schleim. Kurz gesagt, die Behandlung von Leere-Schleim besteht einfach darin, dass *Yuan-Qi* 元氣 immer mehr zu stärken, so dass der Schleim täglich weniger wird, bis nur noch ein bisschen übrig ist.

Eine kleine Menge an Mukus oder Schleim ist unproblematisch, im Gegenteil: Es kann sogar das Magen-Qi unterstützen. Wenn jedoch das Yuan-Qi täglich schwächer wird, dann werden sich alle Speisen, Getränke und auch die Körperflüssigkeiten in Schleim umwandeln.

Nach dessen Austreibung entsteht immer wieder neuer Schleim. Ich glaube kaum, dass es eine Therapie gibt, bei welcher Schleim ausgetrieben wird, ohne dass das Yuan-Qi Schaden nimmt. Die beste Methode der Schleimbehandlung ist also die Verhinderung seiner ursprünglichen Entstehung. Rezepte, die auffüllen, sind hier eine gute Wahl!

Doch heutzutage kümmert sich kaum jemand um die Differenzierung zwischen Fülle und Leere und man behandelt Schleim ohne Ausnahme mit einem Angriff! So zum Beispiel *Wang Yinjun* 王隱君, mit seiner Theorie: „Egal ob Innen oder Außen, alle Krankheit entstehen aus dem Schleim", und seiner Universalanwendung von *Gun Tan Wan* 滚痰丸 = „Pillen, die den Schleim austreiben" und ähnlichen Rezepturen.[400] Menschen wie er denken nur an die gegenwärtige Situation und denken nicht an die Schäden, die sie in der Zukunft anrichten.

Bei den Krankheiten der fünf Zang-Organe, selbst wenn sie alle Schleim hervorbringen können, ist es ebenso richtig, dass dieser ursächlich in der Milz und der Niere entsteht. Das liegt daran, dass die Milz die Nässe beherrscht, und wenn die Nässe sich verändert, bildet sich Schleim. Die Niere beherrscht die Flüssigkeiten, und wenn der Körper mit Wasser überschwemmt wird, bildet sich ebenfalls Schleim. Deshalb gehört die Umwandlung zu Schleim ohne Ausnahme zur Milz, aber der Ursprung des Schleims liegt ohne Ausnahme in der Niere.

Wenn also irgendwo Schleim entsteht, dann ist immer entweder das eine oder das andere der beiden Zang-Organe beteiligt. Jedoch kann Schleim, der aus der Milz hervorgeht, sowohl Fülle als auch Leere haben. Wenn sich Nässe übermäßig angestaut hat, so ist eine Fülle in der Milz vorhanden. Ist aber die Milz-Erde zu schwach, um das Nieren-Wasser zu kontrollieren, so ist eine Leere vorhanden.

Bei Schleimbildung durch die Niere ist immer ein Leere-Zustand vorhanden. Weil Feuer nicht die Erde hervorbringen kann, und wenn Feuer nicht vom Wasser kontrolliert wird, kann das Yang das Yin nicht besiegen. Die Folge ist, dass das Wasser im Gegenteil in die Milz eindringt.

---

[400] Die Theorie, dass „exzentrische Krankheiten im Allgemeinen auf Schleim zurückzuführen sind (*Guai Bing Duo Shu Tan* 怪病多屬痰)" bedeutet, dass Schleim eine Hauptursache für hartnäckige Krankheiten ist, einschließlich Schlaganfall, Depression, Wahnsinn und Schrecken und das Sehen von seltsamen Dingen oder bösen Geistern. Der Ursprung dieser Theorie ist jedoch umstritten. *Wang Yinjun* 王隱君 alias *Wang Gui* 王桂 (1264-1354) behauptet in seiner Abhandlung *Tai Ding Yang Sheng Zhu Lun* 泰定養生主論, dass exzentrische Krankheiten (*Guai Bing* 怪病) für gewöhnlich auf Schleim zurückzuführen seien. In der Ming-Dynastie neigten schlecht ausgebildete Ärzte dazu, jeden schwierigen Fall als Schleim-Syndrom zu diagnostizieren und *Gun Tan Wan* 滚痰丸 als Standardrezept zur Behandlung zu nehmen. Die Tendenz, außergewöhnliche Fälle sofort dem Schleimsyndrom zuzuordnen, hat sich jedoch später relativiert. Außerdem kann *Gun Tan Wan* als Grundrezept für ein Schleimsyndrom verschiedene und schwerwiegende Nebenwirkungen hervorrufen. Diese Rezeptur ist deshalb auch verboten bei einer schwachen Konstitution und bei Schwangerschaft.

Dies alles ist das Ergebnis eines Leere-Feuers im Yin. Wenn das Feuer jedoch üppig vorhanden ist, glänzt (*Shuo* 爍) das Metall. Die Folge ist, dass die Essenz (*Jing* 精) nicht bewahrt und behütet wird und die Körperflüssigkeiten austrocknen. Hier schaden sich Metall und Wasser gegenseitig. Dies ist dann das Resultat eines schwachen Wassers im Yin.

Dies sind also die Unterschiede zwischen Fülle und Leere in Milz und Niere, die man kennen sollte.

Obwohl in den Klassikern von Nässe-Schleim, Stauungs-Schleim, Kälte-Schleim, Hitze-Schleim und von unterschiedlichem Auftreten oben oder unten gesprochen wird, obwohl mal von Kälte, mal von Hitze die Rede ist, also alle Krankheiten unterschiedlich sind, wie können diese Arten von Schleim in ihrer Unterscheidung nach Ursprung und Symptomatik anders als durch diese beiden Zang-Organe entstehen?

Zum Beispiel treten Kälte-Schleim und Nässe-Schleim bei Patienten mit Milz-Problemen auf, doch entsteht Kälte-Schleim nicht auch durch ein verkümmertes Feuer?

Eine Leber-Stauung erzeugt inneren Wind, doch ist der Schleim bei Patienten mit einer Leberstörung, bei denen ein übermächtiges Holz-Qi die Erde attackiert, nicht ebenfalls mit der Milz verbunden?

Übermächtiges Feuer schädigt das Metall und der Schleim zeigt sich in der Lunge. Doch woher sollte das innere schädigende Feuer denn sonst stammen, wenn nicht aus dem mittleren und unteren Erwärmer, also von der Milz und der Niere?

Grundsätzlich ist es also so, wer diese Ursprünge nicht erkennt und dabei Schleim behandeln will, der wird immer nur herumrätseln und im Dunkeln tappen.“[401]

[401] *Zhang Jiebin* betont in seinem Essay über den Schleim die Bedeutung des *Yuan-Qi* 元氣 als körpereigenes Yang der Niere. Wieder belegt er damit seine Theorie: „Das Yin ist häufig zu viel und das Yang ist oft zu wenig!“ Die Unterscheidung zwischen Fülle- und Leere-Schleim und die Festlegung seines Herkunftsortes ist eine gute Grundlage für eine erfolgreiche Therapie des Schleims!

Kommentar:

Qi Zhongfu beschäftigt sich in der 66. Frage mit Schleim und Mukus. Beide sind schon bei männlichen Patienten ein Übel, dem nur schwer beizukommen ist. Die Schwangere jedoch hat einen Abort zu befürchten, wenn zu viel Schleim-Mukus bei ihr Erbrechen ohne Ende hervorruft.

Das Konzept „Schleim" hat in der Geschichte der chinesischen Medizin erst relativ spät eine größere Bedeutung bekommen. Es wurde im *Nei Jing* noch nicht erwähnt, war aber 2000 Jahre später in der Ming-Dynastie (1368-1644) eine der vorherrschenden Krankheitsursachen. In seinem Exkurs über den Schleim hat *Zhang Jiebin* die grundlegenden Prinzipien dazu herausgearbeitet und therapeutisch umgesetzt. Dabei spielt der Zustand des ursprünglichen Qi (*Yuan Qi* 元氣) eine herausragende Rolle.

Es erscheint seltsam, dass Schleim als Pathomechanismus ebenso wie eine Blutstagnation so spät in die chinesische Medizin Einkehr hielt. Hat es mit einer veränderten Lebensweise des Bürgertums zu tun? Schon immer war die Gelehrtenmedizin eine Medizin der Wohlhabenden und Reichen, sodass Rezeptbücher sich hauptsächlich an diese wendeten.

Wurde das *Nei Jing* verfasst, um einen Paradigmenwechsel in den medizinischen Ansichten über Krankheit und Gesundheit einzuleiten, schrieb *Zhang Zhongjing* seine Bücher aus der Not heraus, dass zwei Drittel der Bewohner seines Heimatdorfes an Typhus starben. Sein sechs Schichtenmodell trug dem Rechnung – Das *Shang Han Lun* wurde so das erste Buch, in dem Rezepte gegen hochfieberhafte Krankheiten beschrieben wurden, und sein *Jin Gui Yao Lue* war das erste Buch, in dem der Begriff „Schleim" erwähnt wurde!

痰

Tan – Schleim

Frage 67

第六十七問 妊娠霍亂?

答曰：陰陽不順。清濁相干。氣射中焦。名曰霍亂。本因飽食豚膾。複啖生冷，或飲寒漿。眠臥冷席。風冷之氣。傷於脾胃。諸食結而不消。陰陽二氣壅而不散。交錯於中。變成吐痢。邪在於上者，先心痛而吐。邪在於下者，先腹痛而痢。心腹俱痛。吐痢並發。挾風者身熱頭痛。冒暑者吐痢冷凍飲料。若不已，則百脈昏亂。營衛俱虛。冷搏於筋。令人轉筋。邪幹於胎，其胎必損。揮霍之間。便成撩亂，故名霍亂也。**白朮散**。治產後霍亂。吐痢腹痛煩渴。手足逆冷。白朮 麥門冬 陳皮 乾薑(炮) 人參(各一兩) 甘草(炙半兩) 上為粗散，每服四錢，水盞半。薑五片。煎六分，去滓溫服。不拘時。寒者，**理中湯**。治裡寒外熱。霍亂吐痢。手足厥冷。胸脾心痛。逆氣結氣。丁香(一兩) 人參 甘草 白朮 乾薑(炮各三兩)上為飲子，每服三錢，水盞半。煎八分，去滓。空心稍熱服。**丁香散**。治霍亂吐痢不止。丁香 桂心 白朮(各半兩) 訶梨勒 濃樸 高良薑 附子(各三分) 木瓜(乾者) 陳皮(各一兩) 上為細末，每服二錢。米飲調下。不拘時。渴者，**五苓散**。治霍亂吐痢。躁渴引飲。澤瀉(五兩) 白朮 豬苓(各三兩) 肉桂(二兩) 赤茯苓(三兩) 上為細末，每服二錢。熱湯調下。不拘時。服訖多飲熱湯。有汗即愈。**參苓白朮散**。治胃氣不順。吐痢止後。躁渴不解。乾薑(二兩) 人參 白茯苓(各一兩) 木香(一分) 甘草(炙一分) 藿香葉 上為粗末，每服二錢，水盞半。煎七分，去滓溫服。不拘時。**香薷飲**。治清濁相干。霍亂吐痢。香薷(一兩半) 濃樸 黃連(各二兩)上為飲子，每服三錢，水盞半。煎七分，去滓。用新汲水頻頻頓極冷服之。藥冷則效速也。

Wie kommt es zu akuten Brechdurchfällen in der Schwangerschaft?

Die Antwort lautet: Wenn Yin und Yang nicht entlang ihrer natürlichen Richtung gehen und Klares und Trübes gegeneinander kämpfen, dann schießt (*She* 射) das Qi in den mittleren Erwärmer hinein. Man nennt dies *Huo Luan* 霍亂 = „akuter Brechdurchfall". Die Hauptursache dafür ist übermäßiges Essen von Schweinfleisch.

Aber auch das Essen von rohen und kalten Nahrungsmitteln oder das Trinken von kalten Flüssigkeiten können dazu führen. Auch das Schlafen und Liegen auf einer kalten Matte oder das Qi von Wind und Kälte können Milz und Magen schädigen. Bei all dem verknotet sich das Qi und löst sich nicht auf. Die beiden Qi von Yin und Yang sind blockiert und können sich nicht mehr verbreiten. Kreuz und quer verbinden sie sich in der Mitte und so entsteht Erbrechen und Durchfall (*Tu Li* 吐痢). Wenn sich das Übel im oberen Bereich des Körpers befindet, entstehen zuerst Herzschmerzen und dann Erbrechen. Wenn sich das Übel im unteren Bereich des Körpers befindet, entstehen zuerst Bauchschmerzen und dann Durchfälle. Bei Schmerzen in Brust und Bauch kommt es gleichzeitig zu Erbrechen und Durchfällen.

Von Wind umklammert (*Jia Feng* 挾風) ist der Körper heiß und sie hat Kopfschmerzen. Trinkt sie bei Sommerhitze achtlos kalte Getränke, kommt es ebenfalls zu Erbrechen und Durchfällen. Wenn diese nicht aufhören wollen, geraten alle 100 Gefäße in Unordnung. Wenn Ying- und Wei-Qi beide in Leere sind, dann kämpft die Kälte in den Muskeln und Sehnen (*Leng Bo Yu Jin* 冷搏於筋). Dann kommt es gewöhnlich zu Muskelkrämpfen. Wenn das Übel im Embryo kämpft, dann wird der Embryo sicher Schaden nehmen. Wenn in dieser Zeit die Kräfte verschwendet werden, treten Urin und Stuhl in großen Mengen wahllos heraus. Deshalb nennt man sie *Huo Luan* 霍亂 = „akute Brechdurchfälle“.

Erkrankungen und Rezepturen:

1). *Bai Zhu San* 白朮散 behandelt akute Brechdurchfälle nach der Geburt. Die Patientin hat Erbrechen und Durchfälle mit Bauchschmerzen, Reizbarkeit und Durst sowie gegenläufige Kälte in Armen und Beinen.

- *Bai Zhu*
- *Mai Men Dong*
- *Chen Pi*
- *Gan Jiang* (in der Pfanne geröstet)
- *Ren Shen* (von jedem 1 Liang)
- *Gan Cao* (geröstet, ½ Liang)

Zubereitung: Zermahle alles zu einem groben Pulver, jede Dosis beträgt 4 Qian. Nimm ½ Tasse Wasser und 5 Scheiben Ingwer dazu und reduziere die Flüssigkeit auf 60%. Entferne die Reste und trinke die Medizin warm ohne feste Zeiten.

Wenn Kälte im Spiel ist:

2). *Li Zhong Tang* 理中湯 heilt Kälte im Inneren und Hitze im Äußeren, und akute Magen-Darmbeschwerden mit Erbrechen und Durchfällen. Die Arme und Beine sind äußerst schwach und kalt (*Jue Leng* 厥冷), die Patientin hat Schmerzen in der Brust, in der Milz und im Herzen, weil gegenläufiges Qi das gesunde Qi verknotet.

- *Ding Xiang* (1 Liang)
- *Ren Shen*
- *Gan Cao*
- *Bai Zhu*
- *Gan Jiang* (geröstet, von jedem 3 Liang)

Zubereitung: Stelle ein Dekokt her, jede Dosis beträgt 3 Qian. Nimm dazu ½ Tasse Wasser und reduziere die Flüssigkeit auf 80%. Entferne die Reste und nimm die Medizin auf leeren Magen etwas heiß ein.

3) *Ding Xiang San* 丁香散 heilt akute Magen-Darmstörungen und Erbrechen und Durchfälle, die nicht aufhören.

- *Ding Xiang*
- *Gui Xin*
- *Bai Zhu* (½ Liang)
- *He Li Lei*
- *Hou Pu*
- *Gao Liang Jiang*
- *Zu Zi* (von jedem 2 Fen)
- *Mu Gua* (getrocknet)
- *Chen Pi* (von jedem ½ Liang)

Zubereitung: Zermahle alles zu einem feinen Pulver, jede Dosis beträgt 2 Qian. Schlucke die Medizin mit Reiswasser gemischt hinunter, ohne feste Zeiten einzuhalten.

4). *Wu Ling San* 五苓散 heilt akute Magen-Darmstörungen, Erbrechen und Durchfälle. Heftiger Durst verleitet zum Trinken.

- *Ze Xie* (5 Liang)
- *Bai Zhu*
- *Zhu Ling* (von jedem 3 Liang)
- *Rou Gui* (2 Liang)
- *Chi Fu Ling* (3 Liang)

Zubereitung: Zermahle alles zu einem feinen Pulver, jede Dosis beträgt 2 Qian. Schlucke die Medizin mit heißem Wasser hinunter, ohne feste Zeiten einzuhalten. Die Einnahme endet mit viel Trinken von heißem Wasser. Wenn die Patientin schwitzt, tritt eine Besserung ein.

5) *Shen Ling Bai Zhu San* 參苓白朮散 heilt, wenn das Magen-Qi nicht seiner natürlichen Richtung folgt (*Bu Shun* 不順). Es gibt Erbrechen und Durchfälle, die spät aufhören.

- *Gan Jiang* (2 Liang)
- *Ren Shen*
- *Bai Fu Ling* (von jedem 1 Liang)
- *Mu Xiang* (1 Fen)
- *Gan Cao* (geröstet, 1 Fen)
- *Huo Xiang Ye*

Zubereitung: Zermahle alles zu einem groben Pulver, jede Dosis beträgt 2 Qian. Nimm ½ Tasse Wasser dazu und reduziere die Flüssigkeit durch Köcheln auf 80%, Entferne die Reste und trinke die Medizin warm, ohne feste Zeiten einzuhalten.

6). *Xiang Ru Yin* 香薷飲 heilt, wenn Klares und Trübes gegeneinander kämpfen mit akuten Magen-Darmstörungen, Erbrechen und Durchfällen.

- *Xiang Ru* (1½ Liang)
- *Nong Po*
- *Huang Lian* (von jedem 2 Liang)

Zubereitung: Mache ein Dekokt daraus, jede Dosis beträgt 3 Qian. Nimm ½ Tasse Wasser dazu und reduziere die Flüssigkeit auf 70%. Entferne die Reste, verwende wiederholt frisch geschöpftes Wasser (*Ji Shui* 汲水), bis die Medizin sehr kalt ist. Wenn die Arzneien kalt sind, wirken sie schneller.

Akupunkturpunkte:

- Plötzliche Magen-Darm-Erkrankungen (*Huo Luan* 霍亂) mit unkontrollierbaren Durchfällen behandeln *Tai Xi* (Ni 3) als ersten Punkt und danach *Tai Cang* (Ren 12).

- *Zu San Li* (Ma 36) beherrscht Huo Luan, Stuhlinkontinenz und unkontrollierten Flatus.

- *Qi Men* (Le 14) beherrscht Huo Luan und spritzende Durchfälle (*Xie Zhu* 泄注)

- *Chi Ze* (Lu 5) beherrscht Erbrechen, Durchfall und Schmerzen unter dem Rippenbogen.

- *Tai Bai* (Mi 3) behandelt einen aufgeblähten Bauch, unverdaute Speisereste, häufiges Rülpsen und Durchfälle mit Blut und Eiter.

- *Yin Bai* (Mi 1) behandelt Erbrechen und Durchfall.

- *Guan Zhong* (SJ 1) beherrscht Huo Luan, Qi-Blockaden in der Brust, kein Bedürfnis zu essen und Schmerzen in den Armen und Ellbogen mit der Unfähigkeit sie zu heben.

- *Ren Ying* (Ma 9) behandelt Erbrechen durch Gegenläufigkeit, Huo Luan und Völle in der Brust mit Atemnot.

- *Shang Wan* (Ren 13) behandelt Huo Luan, Erbrechen und Durchfall und generelle Hitze ohne zu schwitzen.

- *Zhi Gou* (SJ 6) und *Tian Shu* (Ma 25) behandeln Erbrechen und Huo Luan.

- *Yin Xi* (He 6) behandelt Herzschmerzen, Huo Luan und Völle in der Brust.

- Bei *Huo Luan* 霍亂 mit anfänglichen Herzschmerzen und Erbrechen nimm *Ju Que* (Ren 14). Wenn es zuerst Bauchschmerzen gibt, brenne 2 x 7 Moxakegel auf den Punkt *Tai Cang* (Ren 12) ab. Wenn zuerst Durchfall kommt, setze Moxa auf den Punkt *Tian Shu* (Ma 25), bei Männern auf der linken Seite und bei Frauen auf der rechten Seite. Wenn der Durchfall nicht aufhören will, setze 7 Moxakegel auf *Da Du* (Mi 2).

Exkurs über die Cholera:

In der 67. Frage geht es um die Behandlung von *Huo Luan* 霍亂 = „akute Magen-Darm Erkrankungen mit Erbrechen und Durchfall". Im engeren Sinne ist es eine Bezeichnung für die Cholera oder die Brechruhr, im weiteren Sinne sind damit alle akuten Magen-Darm-Beschwerden gemeint, die plötzlich und heftig, meist mit Fieber, Erbrechen und Durchfall auftreten. Dieses Krankheitsbild wird bereits im *Nei Jing Ling Shu* im 34. Kapitel (*Wu Luan* 五亂) erwähnt und im *Shang Han Lun* im 7. Kapitel über Pulse, Symptome und die Behandlung von Huo Luan. Hier ist zu lesen:

„Was bedeutet die Erkrankung *Huo Luan* 霍亂? Die Antwort lautet: Das gleichzeitige Auftreten von Würgen, Erbrechen und Durchfall nennt man Huo Luan."

Huo Luan ist gekennzeichnet durch gleichzeitiges oder abwechselndes Auftreten von Erbrechen und Durchfall. Es beginnt plötzlich und verändert sich schnell, es ist eine akute und schwerwiegende Erkrankung. Ihre Dynamik ist akut und unkontrolliert (*Huo* 霍) und chaotisch (*Luan* 亂). Die Zeichen beschreiben eine plötzliche und sich rasch ausbreitende Krankheit, die chaotisch ist, weil sie im Patienten ein existenzielles Krankheitsgefühl in allen vitalen Bereichen des Körpers hervorruft. Der Pathomechanismus ist, dass das klare und das trübe Qi miteinander kämpfen, und dieser Kampf spielt sich in den Eingeweiden und im Magen ab und richtet dort ein Chaos an. Die Milz kann nicht mehr das klare Qi aufsteigen lassen, sodass Durchfall entsteht. Der Magen kann das trübe Qi nicht mehr nach unten führen, sodass Erbrechen entsteht.

Die Cholera (*Huo Luan* 霍亂) ist eine Krankheit, die bereits im Altertum bekannt war. Schon im 4. Jahrhundert vor Christus gibt es Aufzeichnungen in Sanskrit-Schriften über die Cholera, die in Hinterindien grassierte. Aber erst Im 18. Jahrhundert gab es verschiedene epidemische Ausbrüche in Indien und China und danach auch in Europa. Die ersten Pandemien wurden begünstigt durch Kolonisierung, Truppenbewegungen und neuen Transportmitteln (Eisenbahn, Schiffe) und drangen von Asien nach Russland ein (1817). Im Jahr 1829 brach die zweite Cholerapandemie in Europa aus, wo wachsende Slums der „morgenländischen Brechruhr" den Boden bereiteten. Die Menschen fürchteten das „asiatische Ungeheuer" ebenso wie früher die Pest. Die dritte bis sechste Pandemie (1840-1923) überfuhr Europa mit rasender Geschwindigkeit. Durch die Zentralisierung der Menschen in Städten und die zunehmende Verarmung breiter Teile der Bevölkerung konnte sich die Cholera schnell und tödlich ausbreiten!

Es sollen fast ebenso viele Millionen Menschen an der Cholera gestorben sein wie an der Pest! Im Krimkrieg (1853-1856) starben mehr Soldaten an der Cholera als durch Waffengewalt.[402] In der Völkerschlacht bei Leipzig (1813) wurde Napoleons Canossa nicht durch eine zu starke gegnerische Armee der Alliierten herbeigeführt, sondern durch verunreinigtes Trinkwasser aus den umliegenden Bächen und Flüssen. Der letzte große Choleraausbruch auf deutschem Boden war 1892 in Hamburg, ausgelöst durch verunreinigtes Elbwasser in den Leitungsrohren.[403]

Wir haben es *Robert Koch* zu verdanken, der 1883 den Krankheitserreger, das Bakterium *Vibrio Cholerae*, entdeckte und als Belohnung dafür einen Orden, 100.000 Mark und den Nobelpreis erhielt.

In Deutschland und Österreich ist die echte Cholera meldepflichtig und darf nur von Ärzten behandelt werden.

Noch heute gehören die zwei Begriffe „Pest und Cholera" zu den angsteinflößenden Worten im Sprachgebrauch. Die Wahl zwischen Pest und Cholera ist eine Wahl zwischen zwei gleich großen Übeln. Man hat keine wirklich positive Wahlmöglichkeit. Diese Metapher wird häufig in der Politik verwendet, wenn kein Wahlkandidat etwas Positives für seine Wähler darstellt.

Kehren wir zurück zur altchinesischen Medizin, stellen wir fest, dass die Cholera (*Huo Luan* 霍亂) erst relativ spät exklusiv in den Textbüchern behandelt wird, so im *Huo Luan Lun* 霍亂論 (1838) und im *Huo Luan Shen Zheng Ju Yao* 霍亂審證舉要 (1899). Es war die Zeit der Choleraepidemien in China und es bestand eine Dringlichkeit, sich ausführlicher damit zu beschäftigen.

Aber bereits 200 Jahre früher hatte der berühmte Arzt *Zhang Jiebin* in seinem Lebenswerk *Jing Yue Quan Shu* (1640) schon ausführlich über die Cholera berichtet.

Wir lesen hier im 20. Kapitel:

---

[402] Ein Umstand, der im gegenwärtigen Ukraine-Krieg (März 2022) auch wieder Ängste schürt, was biologische und chemische Waffen angeht.

[403] Siehe ausführlich in **Werner E. Gerabek u.a.**: Enzyklopädie der Medizingeschichte, a.a.O. S. 257 ff.

„Wenn in der Fuß Tai Yin (Milz) -Leitbahn das Qi in Unordnung ist und gegenläufig nach oben steigt, entsteht *Huo Luan* 霍霍. Wenn ein Erde-Jahr unzureichend ist (*Bu Ji* 不及),[404] erkrankt die Bevölkerung an suppenartigen Durchfällen (*Sun Xie* 飧泄) und an Huo Luan. Wenn Hitze zu nahe ist und die Hitze extrem wird, wird der ganze Körper heiß, die Patientin erbricht, hat Durchfall und Huo Luan. Wenn das Übel im Tai Yin extrem ist (*Zhi* 至), entstehen eine zentrale Fülle (*Zhong Man* 中滿), Huo Luan und Erbrechen und Durchfall. Wenn etwas die Erde bedrückt (*Yu* 鬱), entstehen ebenfalls Erbrechen, Durchfall und Huo Luan.

Huo Luan ist eine Krankheit, die mit Erbrechen und Durchfall einhergeht. Dies geschieht immer wieder und ohne Pause, in Wellen und plötzlich, wahllos und chaotisch, deshalb die Bezeichnung *Huo Luan* 霍亂 = „plötzliche Aufruhr". Es ist eine Erkrankung, bei der ein Kälteübel die Zang-Organe schädigt. Wenn Wind-Kälte von außen empfangen wird, dringt das Kälte-Qi in die Zang-Organe ein und man erkrankt. Es gibt auch übermäßiges Essen, hier wird das Innere durch zu viel Essen und Trinken geschädigt und man erkrankt. Es gibt auch eine Schädigung durch übermäßiges Trinken. Auch wenn man sehr hungrig ist, geschieht es manchmal, dass das Magen-Qi geschädigt wird, oder nach einer Völlerei kann das Essen nicht umgewandelt werden und man erkrankt. Es kommt vor, dass die Qi der Wandlungsphasen Wasser und Erde mit ihrer Kälte und Nässe die Milz schädigen und man erkrankt. Dann gibt es noch Dürre, Überflutungen und heftige Regenfälle (*Bao Yu* 暴雨), sodass sich das Klare und das Trübe vermischen, irrtümlicherweise im Zentrum versanden (*Sha* 沙) und das Qi und das Yin vergiften (*Du* 毒), sodass man erkrankt.

Kurzgesagt, es sind alles Krankheiten, bei denen die Milz durch Kälte und Nässe geschädigt wird. Wenn das Übel sich in Milz und Magen befindet, kann der mittlere Erwärmer ihren Empfang nicht tolerieren, deshalb folgt es dem Verlauf der Leitbahn im oberen Teil des Körpers und tritt durch Erbrechen heraus. Und es folgt auch dem Verlauf der Leitbahn im unteren Teil des Körpers und tritt durch Durchfall heraus.[405]

---

[404] Mit *Bu Ji* 不及 wird ein Jahr bezeichnet, in dem eine der fünf großen Bewegungen am Himmel einen Mangel hat. Die himmlischen Kräfte unterschreiten dann ihren natürlichen Zeitrahmen und sind zu schwach. Am Beispiel der Erde: Wenn in einem Jahr, das durch die Wandlungsphase Erde geprägt ist, der Bu Ji-Modus herrscht, dann sind der Spätsommer und die Übergangsphasen zwischen den Jahreszeiten in diesem Jahr zu kurz und es ist zu wenig kosmische Kraft (Nässe) für einen harmonischen Ausgleich und für das Milz-Qi vorhanden. Erde-Nässe ist zu schwach und wird von Wasser-Niere überschwemmt, sodass Milz und Magen in ihrer ausgleichenden Funktion gestört sind.

[405] Erbrechen und Durchfall sind im Grunde Versuche des Körpers, sich von dem Kälteübel zu befreien. Auch hier ist das Symptom gleichzeitig auch ein Versuch der Selbstheilung.

Auch wenn das Übel für gewöhnlich leicht empfangen wird, muss doch das Milz-Qi grundsätzlich sehr nachgiebig sein, damit sowohl Erbrechen als auch Durchfall auftreten können. In diesem Fall hat das Milz-Qi zusätzlich noch eine Leere (*Xu* 虛). Deshalb, bei jeder Behandlung von Huo Luan muss die Harmonisierung des Magens (*He Wei* 和胃) und die Stärkung der Milz (*Jian Pi* 健脾) an erster Stelle stehen. Stärkung (*Jian* 健) bedeutet, die Erde aufzuschütten und zu kräftigen (*Pei Bu* 培補), auf dieser Grundlage wird das üble Qi danach entfernt.

Aber wenn das Magen-Qi geschädigt ist, sollte man auf keinen Fall die Erde aufschütten und kräftigen. Was das Harmonisieren (*He* 和) betrifft, es bedeutet, das Magen-Qi in Einklang zu bringen. Wenn das Magen-Qi geschädigt und das Übel aber noch nicht erschöpft ist, ist es falsch, das Übel direkt anzugehen. Eher sollte man in Betracht ziehen, dass das Übel nicht so leicht zu beseitigen ist.

Wenn die Kälte mehr oder weniger zu einer Stagnation geführt hat, braucht man nur wärmende und ausgleichende Arzneien zu nehmen. Wenn die Stagnation jedoch ursächlich zu einer Kälte führt, dann ist es ein Fehler, wärmende und ausgleichende Arzneien zu nehmen. Man sollte hier nicht ausgleichen. Und alle Experten sagen, man muss mit Feuer unterstützen. Sie sagen, viele von den Huo Luan-Erkrankungen entstehen zwischen Sommer und Herbst.

Wie kann es sein, dass man hier schädigende Kälte bekommt? Oh je! Diese Einstellung ist so absurd wie extrem. Wie kann man nicht wissen, dass die Verbindung von Sommer und Herbst gerade viele Erkrankungen mit Kälte hervorbringen? In der Tat, einer nimmt die schwüle Sommerhitze, die zu einer Schwäche führt, denn die frische Kühle erhebt sich hier zum ersten Mal. Himmel und Mensch verändern ihr Qi, und die Kälte folgt dem.

Ein anderer spricht von der intensiven Hitze in dieser Jahreszeit. Wenn nun unzeitgemäß Kälte aufkommt, entwickeln sich manchmal Krankheiten, die der Kälte folgen. Es gibt Menschen, die im Sommer und Herbst nur Hitzeveränderungen im Äußeren bemerken, aber die Kälte im Inneren der Zang Fu-Organe nur schwer erkennen. Deshalb kennen sie nur die Anwendung von Hitze und heißen Arzneien, und sie kennen nicht die Anwendung von Kälte und kalten Arzneien. Das ist eine oberflächliche und zu einfache Sichtweise, aber die gibt es häufig, und es führt ebenso häufig zu Irrtümern. Einer, der in diesen Dingen ein Gelehrter ist, sollte bei dieser Überprüfung geschickter sein!

Muskelkrämpfe (*Zhuan Jin* 轉筋) ist ein Symptom von Huo Luan. Die Muskeln und Sehnen an den Beinen und im Bauch verkrampfen und führen zu heftigen Schmerzen. Das geht so weit, dass die Hoden (*Yin Wan* 陰丸) schrumpfen und die Schmerzen bis in den Unterbauch ziehen. Meistens ist das ein Notfall. In diesem Zustand sind Qi und Blut der Fuß Yang Ming (Magen) -Leitbahn und Jue Yin (Leber) -Leitbahn beide geschädigt.

Schaut man auf *He Jian* 河間,[406] dann sagt der:

„Muskelkrämpfe sind das Gegenteil von dem, was die Klassiker sagen. Hitze-Qi führt zur Austrocknung und Auszehrung (*Zao Shuo* 燥爍) der Muskeln und Sehnen, deshalb ziehen sie sich zusammen, und es gibt Krämpfe und Schmerzen. Wenn Feuer vorherrscht, verbrennen sie und so entsteht Trockenheit. Wenn man in Betracht zieht, dass Kälte zu Gast in den Muskeln und Sehnen ist, ist das ein Irrtum. Denn das Kälteübel, selbst wenn es hier angesammelt ist, führt ohne Zweifel zur Erschöpfung und Gegenläufigkeit (*Jue Ni* 厥逆). Beugen und Strecken sind unangenehm, und wie kann man in einer Ruheposition Muskelkrämpfe bekommen? Dass, was man Krämpfe nennt, entsteht durch Bewegungen (*Dong* 動). Das Yang ist bewegt, das Yin ist ruhig, somit sind die Hitze-Syndrome verständlich."

Zhu Danxi[407] sagt auch: „Muskelkrämpfe gehören zur Kategorie der Blut-Hitze (*Xue Re* 血熱)."

Ich sage, die Worte dieser zwei Herren gehören zusammen, aber sie erscheinen einseitig. Ich kann dem nicht folgen. Wenn ich sie nehme und ihre Aussagen mit dem *Nei Jing* vergleiche, finde ich diese Worte dort nicht.

---

[406] Gemeint ist *Liu Wansu*, 劉完素 (1110-1200), „der Mann aus *He Jian*". *Liu Wansu* wurde in der Provinz *He Jian* 河間 geboren, deshalb der persönliche Name. Siehe auch die Fußnote 377.

[407] *Zhu Danxi* 朱丹溪 (1280-1358) war ein berühmter Arzt in der Yuan-Dynastie. Seine Theorie war, Yang hat häufig einen Überschuss, Yin hat oft einen Mangel. Als Konsequenz legte er besonderen Wert auf die Stärkung des Yin, sodass seine Lehre als „Schule zum Nähren des Yin (*Zi Yin Pai* 滋陰派) in die Geschichte der chinesischen Medizin einging. *Zhang Jiebin* kritisiert im *Jing Yue Quan Shu* diese beiden Ärzte oft als zu einseitig und borniert. Natürlich wollte er damit auch seine eigene Theorie – „Yang hat häufig einen Mangel und Yin ist oft zu viel" - in den Vordergrund stellen, indem er frühere Ideen anderer Ärzte kritisierte.

Der Klassiker sagt über Erkrankungen der Muskeln und Sehnen (*Jin* 筋), bei Kälte sind die Muskeln im Gegenteil zusammengezogen und gespannt, bei Hitze sind die Muskeln und Sehnen entspannt, locker und nicht zusammengezogen.

Was die Muskelkrämpfe angeht, ist es nicht im Gegenteil eine Erkrankung, bei der Muskeln und Sehnen angespannt und zusammengezogen sind? Und warum wird hier die Hitze genannt? Dass, was man Krämpfe (*Zhuan* 轉) nennt, ist doch eine hartnäckige und dringliche Erkrankung. Es ist so ähnlich wie das Drehen eines Moxakegels, das nennt man Muskelkrämpfe (*Zhuan Jin* 轉筋). Heutzutage nimmt man in der westlichen und nördlichen Region das Zeichen für *Zhuan* 轉 im vierten Ton und schon hat es eine andere Bedeutung."

Zur Behandlung von *Huo Luan* 霍亂 mit Akupunktur und Moxibustion:

„Stich den Punkt *Wei Zhong* (Bl 40) und lasse Blut heraus, oder stich in die 10 Fingerspitzen und lasse Blut heraus, alles sind gute Verfahren. Heute bekommen die Menschen im Westen und Norden viele Krankheiten durch schädigende Kälte (*Shang Han* 傷寒). Das Hitze in die Blutschicht eindringt, ist kaum zu verstehen, wenn man gelernt hat, in diese beiden Stellen einzustechen. Wenn man aus der Kniekehle Blut herauslässt, bedeutet es ebenfalls, die Kälte anzugreifen. In der Tat, Kälte folgt dem Blut, wenn man es entfernt, dass gehört auch zur Kategorie roter Schweiß (*Hong Han* 紅汗). Deshalb, bei allen Krankheiten, bei denen Kälte empfangen wurde und auch, was Huo Luan betrifft, sind diese Behandlungsmethoden geeignet.

Heute (1640) haben die Menschen im Osten und Süden die Behandlungsmethode *Gua Sha* 刮沙 und heilen damit akute Schmerzen in der Brust und im Bauch. In der Tat, wenn Kälte dem angesammelten Blut folgt, wird das Übel auch zur Außenseite hindurchdringen und das Qi der Zang-Organe beruhigt sich. Dies ist auch eine Idee des Blutenlassens.

Bei Huo Luan mit Erbrechen und Durchfällen die nicht aufhören, setze Moxa auf *Tian Shu* (Ma 25), *Qi Hai* (Ren 6) und *Zhong Wan* (Ren 12), diese 4 Punkte bringen sofort eine Linderung. Bei einer Huo Luan-Erkrankung, die kritisch verläuft und das Leben bedroht, nimm Salz, fülle damit den Bauchnabel und brenne dort 2 x 7 Moxakegel ab. Sofort tritt eine Besserung ein. Bei Muskelkrämpfen, bei denen alle Finger verkrampfen, sodass man sie nicht beugen und strecken kann, setze Moxa auf die Spitze des äußeren Fußknöchels, bis zu 7 Kegel."

„Die Zusammentreffen einer frischen Kühle mit dem Sommer und dem Herbst, oder ein starker Wind und heftiger Regen, oder Zeiten mit plötzlicher Kälte und plötzlicher Wärme, dies alles steht im Widerspruch zu einer günstigen Vereinigung von Yin und Yang. Gut ist hier die Lebenspflege (*Yang Sheng* 養生), sie sollte in diesen Zeiten besonders sorgfältig ausführt werden. Für gewöhnlich ist die Außenseite oder die Innenseite betroffen. Wenn es im Inneren vom Mund in den Magen geht, sollte man stärken (*Zeng* 增), um aufzufüllen und regulieren (*Jie* 節), um auszugleichen. Wenn man nur ein wenig davon mit besonderer Sorgfalt ausübt, stellt man sich der Krankheit entgegen und auch für einen selbst gibt es kein Unglück." (*Zhang Jiebin*)

Kommentar:

Qi Zhongfu beschreibt im 67. Kapitel die Ursachen und Folgen der Huo Luan-Erkrankung. In diesem Kapitel, in dem auch Beschwerden in der Schwangerschaft beschrieben werden, führen choleraartige Durchfälle und Erbrechen zu Schäden des Embryos. Er sagt: „Wenn das Übel im Embryo kämpft, dann wird der Embryo sicher Schaden nehmen." Aber auch jede andere Form von Brechdurchfällen kann den Schwangerschaftsverlauf beeinträchtigen und ist eine Qual nicht nur für die Schwangere. Der Punkt *Shen Que* (Ren 8), den *Zhang Jiebin* mit Moxa auf einem Salzunterlage empfiehlt, ist in der Tat der wichtigste Punkt bei schwerverlaufenden Brechdurchfällen.

Soulie de Morant sagt über den Punkt *Shen Que* (Ren 8): Ein wichtiger Tonisierungspunkt, besonders für die inneren Organe und für das Abdomen; Leere, Abwesenheit, plötzliche todesähnliche Zustände, sie döst vor sich hin, kann aber nicht schlafen; sie träumt von schwarzen Figuren; Anämie des Gehirns, Gehirnblutungen, Apoplexie mit Halbseitenlähmung; Impotenz bei Männern, alle Formen von Durchfall, unaufhörlicher Durchfall bei Babys, Durchfall im Alter durch große Schwäche, Darmpolypen, Leere und Kälte im Darm. Längere Einwirkung von Kälte bringt Yin und Yang durcheinander.[408]

霍亂

Huo Luan – Cholera

---

[408] Siehe bei **Udo Lorenzen**: Mikrokosmische Landschaften, Band 1, a.a.O, S. 464.

Frage 68

第六十八問 何謂子煩?

答曰：煩有四証。有心中煩。有胸中煩。有虛煩。有子煩。諸如此者，皆熱也。若臟虛而熱氣乘心，則令心煩。但煩熱而已。別無他証者，名曰虛煩。若積痰飲而嘔吐涎沫者，謂之胸中煩，或血飲停積。虛熱相搏。以其妊娠而煩，故謂之子煩也。**犀角散**。治妊娠心煩熱悶。犀角屑 地骨皮 黃芩 麥門冬 赤茯苓(各一兩) 甘草(炙半兩)上為飲子，每服四錢，水盞半。煎八分，去滓。入竹瀝一合。更煎數沸。溫服不拘時。**當歸飲子**。治妊娠胎動。心煩熱悶。當歸 芎 阿膠 豆豉 桑寄生(各半兩) 蔥白(七莖)上為飲子，每服三錢。水二盞。煎八分，去滓溫服。不拘時。**竹瀝湯**。療妊娠常苦煩悶，此子煩也。竹瀝(二合) 防風(三兩) 黃芩(三兩) 茯苓(四兩) 麥門冬(三兩) 上為飲子。水四升。合竹瀝煮取二升半。分三服。不瘥重作。

Was bedeutet eine kindliche Unruhe?

Die Antwort lautet: Es gibt 4 Formen der Unruhe (*Fan* 煩): Es gibt Unruhe im Herzen, Unruhe in der Brust, Unruhe durch eine Leere und eine kindliche Unruhe. Alle diese Formen gehen mit Hitze einher. Wenn das Zang-Organ in Leere ist und das Hitze-Qi auf das Herz übergreift, dann verursacht das eine Unruhe im Herzen (*Xin Zhong Fan* 心中煩). Es gibt nur Unruhe und Hitze, nicht mehr! Wenn es keine anderen Zeichen als diese gibt, sagt man dazu Leere-Unruhe (*Xu Fan* 虛煩).

Bei Ansammlungen von Schleim und Mukus (*Tan Yin* 痰飲) gibt es Erbrechen von Schleim und Schaum, man nennt dies Unruhe in der Brust (*Xiong Zhong Fan* 胸中煩). Vielleicht hören Blut und Wasser auf zu zirkulieren und sammeln sich an, dann kämpfen sie mit der Leere-Hitze. Ebenso kann es während der Schwangerschaft eine Unruhe geben, dann nennt man es kindliche Unruhe (*Zi Fan* 子煩).

Erkrankungen und Rezepturen:

1). *Xi Jiao San* 犀角散 heilt Herz-Unruhe in der Schwangerschaft mit Hitze und Niedergeschlagenheit (*Men* 悶).

- *Xi Jiao Xie*
- *Di Gu Pi*
- *Huang Qin*
- *Mai Men Dong*
- *Chi Fu Ling* (von jedem 1 Liang)
- *Gan Cao* (geröstet. ½ Liang)

Zubereitung: Bereite ein Dekokt, jede Dosis beträgt 4 Qian. Nimm ½ Tasse Wasser dazu und reduziere die Flüssigkeit auf 80%. Entferne die Reste und träufele Bambussaft hinein, ca. 1 *Ge* 合.[409] Koche dann alles zusammen mehrfach auf und trinke die Medizin warm, ohne feste Zeiten einzuhalten.

2). *Dang Gui San Zi* 當歸飲子 heilt Bewegungen des Embryos in der Schwangerschaft und Herz-Unruhe mit Hitze und Niedergeschlagenheit.

- *Dang Gui*
- *Qiong Xiong*
- *E Jiao*
- *Dou Chi*
- *Sang Ji Sheng* (von jedem ½ Liang)
- *Cong Bai* (7 Stängel)

Zubereitung: Bereite ein Dekokt, jede Dosis beträgt 3 Qian. Nimm 2 Tassen Wasser dazu und reduziere die Flüssigkeit auf 80%. Entferne die Reste und trinke die Medizin warm ohne feste Zeiten einzuhalten.

3). *Zhu Li Tang* 竹瀝湯 behandelt die häufige Bitternis der Unruhe und Niedergeschlagenheit in der Schwangerschaft und diese kindliche Unruhe.

- *Zhu Li* (2 He)
- *Fang Feng* (3 Liang)
- *Huang Qin* (3 Liang)
- *Fu Ling* (4 Liang)
- *Mai Men Dong* (3 Liang)

---

[409] 1 *Ge* 合 entsprechen 1/10 *Sheng* 升, also ungefähr 1 Deziliter.

Zubereitung: Bereite ein Dekokt mit 4 Sheng Wasser. Vermische es mit dem Bambussaft und koche es herunter auf 2½ Sheng. Teile es in drei Dosen auf, wenn keine Besserung auftritt, wiederhole es.

Akupunkturpunkte:

- *Shen Men* (He 7) beherrscht eine extreme Bedrücktheit im Herzen (*Xin Fan* 心煩), eine Abneigung gegen Kälte, Verlangen nach kalten Getränken und dem Bedürfnis im Warmen zu sein.
- *Shang Guan* (Ren 13) beherrscht Bedrücktheit im Herzen.
- *Yin Du* (Ni 19) beherrscht Bedrücktheit und Völle im Herzen.
- *Yu Tang* (Ren 18) behandelt Bedrücktheit im Herzen.
- *Yu Ji* (Lu 10) behandelt Bedrücktheit im Herzen.
- *Yang Xi* (Di 5) behandelt Bedrücktheit im Herzen.
- *Bai Hui* (Du 20) behandelt Bedrücktheit im Herzen.
- *Wan Gu* (Gbl 12) beherrscht Bedrücktheit im Herzen.
- *Gong Sun* (Mi 4) behandelt Bedrücktheit im Herzen.
- *Chi Zi* (Lu 5) beherrscht Bedrücktheit im Herzen.
- *Nei Guan* (P 6) beherrscht Bedrücktheit im Herzen nach einer Herz-Leere (*Xin Xu* 心虛).
- *Tong Li* (He 5) beherrscht eine Bedrücktheit im Herzen.
- *Ju Que* (Ren 14) heilt Bedrücktheit im Herzen.
- *Xin Shu* (Bl 15) heilt Bedrücktheit im Herzen.
- *Tai Yi* (Ma 23) behandelt Bedrücktheit im Herzen.
- *Zhong Wan* (Ren 12) heilt Betrübtheit im Herzen (*Xin Men* 心悶).

Kommentar:

Die 68. Frage behandelt Verdruss-Erkrankungen (*Xin Fan* 心煩). Viele haben ihre Ursache im Herzen. *Fan* 煩 ist ein wichtiges Konzept in der chinesischen Medizin, weil es nämlich dass umfasst, was wir in der westlichen Medizin als Psychosomatik, Neurasthenie oder Hypochondrie bezeichnen. Der Terminus *Fan* 煩 bedeutet ganz allgemein Verdruss, Verärgerung Reizbarkeit, sich gestört fühlen, überdrüssig sein; Fan kann im Kontext unterschiedlich interpretiert werden. Im *Shang Han Lun* verwendet *Zhang Zhongjing* den Begriff viele Male: *Xin Fan* 心煩 = Verdruss im Herzen, *Nei Fan* 内煩 = innerer Verdruss, *Fan Zao* 煩躁 = Verdruss und Unruhe, *Fan Ke* 煩渴 = Verdruss mit Durst, *Teng Fan* 疼煩 = Verdruss durch Schmerzen u.v.m. Die TCM hat diese unterschiedlichen Erkrankungen mit dem Begriff „Leere-Feuer“ (*Xu Huo* 虛火) zusammengefasst.

Etymologie: *Fan* 煩 hat den Feuerradikal, daneben das Zeichen *Ye* 頁 = Haupt oder Kopf. Du würdest auch gereizt sein, wenn Dein Kopf brennt!

Chen Ziming schreibt in seinen kostbaren Rezepten für Frauen (1237):

„Was die Bitternis des Unglücklichseins (*Fan Men* 煩悶) in der Schwangerschaft betrifft: Im 4 Monat empfängt die Schwangere das Qi des Shao Yin-Herrscher-Feuers (*Shao Yin Jun Huo* 少陰君火), dass die Essenz des Embryos ernährt.[410] Im 6. Monat empfängt die Schwangere das Qi des Shao Yang-Minister-Feuers (*Shao Yang Xiang Huo* 少陽相火), dass den Embryo ernährt. Wenn sich das Herz der Mutter erschrickt und sie vor Furcht erzittert (*Dan Han* 膽寒), dann entsteht häufig ein Gefühl des Unglücklichseins. Dies nennt man auch kindliche Unruhe (*Zi Fan* 子煩).

Im *Chan Bao* 產寶 (897) heißt es: Wenn in der Schwangerschaft eine kindliche Unruhe entsteht, ist das Lungen-Zang in Leere und wenn Hitze das Herz überwältigt, verursacht das ein bedrücktes Herz (*Xin Fan* 心煩). Wenn Schleim stockt und Mukus sich zwischen Herz und Brust ansammelt, vielleicht stürmen sie auch zum Herzen, auch das bewirkt Verdruss (*Fan* 煩). Nimm Hitze und Verdruss zusammen, dann ist es nur Hitze, mehr nicht. Nimm Schleim, Mukus und Verdruss zusammen, dann gibt es Erbrechen und schaumiges Sputum. Die Patientin verabscheut den Geruch von Essen, sie ist verärgert, aufgeregt (*Fan Zao* 煩躁) und rastlos.

[410] Im Gegensatz zu seinen Vorgängern erklärt *Chen Ziming* die Herz-Leitbahn als die ernährende Leitbahn im 4. Monat der Schwangerschaft und die Perikard-Leitbahn im 6. Monat.

Allgemein gesprochen ist die Schwangere ein Mensch, bei dem Schleim stockt und sich Mukus ansammelt. Auch kämpfen Leere und Hitze gegeneinander, das Qi ist bedrückt und kann sich nicht entfalten. Oder die Patientin ist unruhig und aufgeregt, oder sie erbricht schaumiges Sputum. Wenn es sehr ernst ist bedeutet es, dass der Embryo sich bewegt und keine Ruhe findet.[411] Dies alles bezeichnet man als kindliche Unruhe."

Und Im Eintrittstor zur medizinischen Lehre (*Yi Xue Ru Men* 醫學入門) (1597) heißt es:

„Kindliche Unruhe, Rastlosigkeit (*Zao* 躁) und Bedrücktheit sind Ausdruck eines verwirrten Shen im Herzen. Wenn Feuer üppig erblüht, überwältigt es die Lunge und die Patientin liebt es, verärgert und unzufrieden zu sein (*Chen* 嗔). Wenn die Schwangere Verdruss im Herzen hat und aufgeregt und bedrückt ist (*Fan Zao Men* 煩躁悶), nennt man es kindliche Unruhe (*Zi Fan* 子煩). Häufig leidet der Embryo zwischen dem 4. und 5. Monat daran, wenn das Minister-Feuer die Verantwortung hat. Oder es gehört zu den himmlischen Einflüssen, welche die Krankheit zwischen dem 5. und 6. Monat verursachen. Denn wenn das Herrscher-Feuer eine große Bewegung am Himmel macht, dies alles kann die Lunge überwältigen, so dass die Schwangere unruhig und rastlos wird, und der Embryo ebenfalls keine Ruhe findet.

Kurz gesagt, wenn das Minister-Feuer üppig ist, dann ist nur *Zhi Mu* 知母 - Pulver nötig, oder Pillen mit Honig und einer große Gorgonfrucht (*Qian Shi* 芡實), jeweils 3 Pillen mit Wein hinuntergeschluckt. Wenn dass, täglich eingenommen, nicht ausreicht, oder die Schwangere gebären möchte, hat diese Medizin ebenfalls einen guten Effekt. Wenn das Herrscher-Feuer üppig ist, nimm nur *Huang Lian Wan* 黃連丸. Wenn der Geist unruhig und instabil ist, nimm *Zhu Sha An Shen Wan* 朱砂安神丸. Wenn Verdruss und große Furcht den Embryo schädigt, ist das Pulver *Zhao Tai San* 罩胎散 hilfreich. Aber wenn die Situation ernst und dringlich ist, sollte man auf keinen Fall bei einem Leere-Verdruss (*Xu Fan* 虛煩) diese Arzneien zur Behandlung nehmen."

Qi Zhongfu weist in dieser Frage auf die vielfältigen Möglichkeiten hin, warum Frauen in der Schwangerschaft unglücklich sind und Verdruss empfinden. Zum Glück lassen sich auch diese Beschwerden mit chinesische Medizin behandeln und möglicherweise auch heilen.

---

[411] Im medizinischen Sprachgebrauch wird damit auch ein drohender Abort beschrieben (*Tai Dong Bu An* 胎動不安).

Frage 69

第六十九問 何謂子嗽?

答曰：肺主氣。外合皮毛。風寒外感入射於肺，故為咳也。有涎者謂之嗽。無痰者名曰咳。夫五臟六腑。俱受氣於肺。各以其時。感於寒而為病也。秋則肺受之。冬則腎受之。春則肝受之。夏則心受之。長夏則脾受之。長夏者，夏末秋初也。諸藏不已。各傳於腑也。妊娠而嗽者，謂之子嗽。久而不已，則傷胎。**天門冬湯**。治惡熱咽燥。脈數咳嗽。甚則咯血。天門冬(半兩) 紫菀 知母(各一兩) 桑白皮 五味子 桔梗上為飲子，每服五錢。水二盞。煎一盞，去滓溫服。有血者，加阿膠半兩。大便澀而喘者，加葶藶半兩。**百合散**。治妊娠咳嗽。心胸不利。煩悶不欲飲食。百合 紫菀 麥門冬 桔梗 桑白皮(各一兩) 甘草(炙半兩) 上為 咀，每服四錢，水盞半。入竹茹一分。煎八分，去滓。入蜜半匙。更煎三四沸方可。不拘時候溫服。**緩息丹**。治肺氣不調。痰壅咳嗽。上氣喘滿。咳嗽唾痰沫。日夕不安止。半夏曲(二兩半夏，湯洗七次，研成末，薑汁和，候乾再為末，薑汁再和，共七八次，取吃之不辣為度) 橘紅(五錢) 天門冬(半兩) 杏仁(一兩去皮尖，別研成霜) 上三味為末。次拌研細杏仁霜。煉蜜和。每兩分十五丸，每服一丸。隨津調之。食後服。

Was bedeutet kindlicher Husten?

Die Antwort lautet: Die Lunge beherrscht das Qi. Außen vereinigt sie sich mit der Haut und den Körperhaaren. Wind-Kälte als äußerer Krankheitsfaktor dringt in die Lunge ein, deshalb bildet sich Husten (*Ke* 咳). Mit Sputum nennt man es Husten mit Schleim (*Sou* 嗽), ohne Schleim nennt man es (nur) Husten (*Ke* 咳).

Die 5 Zang- und die 6 Fu-Organe, sie alle empfangen das Qi aus der Lunge. Jedes Organ nimmt sein Qi zu einer bestimmten Zeit auf. Wird dabei Kälte aufgenommen, entstehen Krankheiten. Im Herbst empfängt die Lunge die Kälte, im Winter die Niere, im Frühling die Leber, im Sommer das Herz und im Spätsommer die Milz. Der Spätsommer ist die letzte Phase des Sommers bis zum Beginn des Herbstes.

Alle Zang-Organe ohne Ausnahme leiten es an die Fu-Organe weiter. Husten während der Schwangerschaft bezeichnet man als kindlicher Husten (*Zi Sou* 子嗽). Wenn er chronisch wird und nicht aufhört, schädigt er den Embryo.

Erkrankungen und Rezepturen:

1). *Tian Men Dong Tang* 天門冬湯 heilt Abneigung gegen Hitze mit trockener Kehle. Der Puls ist schnell (*Shuo* 數) und es tritt Husten mit Schleim auf. In extremen Fällen kann auch Blut ausgehustet werden.

- *Tian Men Dong* (½ Liang)
- *Zi Wan*
- *Zhi Mu* (von jedem 1 Liang)
- *Sang Bai Pi*
- *Wu Wei Zi*
- *Jie Geng*

Zubereitung: Bereite daraus ein Dekokt, jede Dosis beträgt 5 Qian. Nimm 2 Tassen Wasser dazu und reduziere die Flüssigkeit auf 1 Tasse. Entferne die Reste und trinke die Medizin warm. Wenn beim Husten Blut kommt, füge ½ Liang von *E Jiao* 阿膠 hinzu. Wenn der Stuhlgang zögerlich ist und die Patientin Atemnot hat, füge ½ Liang von *Ting Li* 葶藶 hinzu.

2). *Bai He San* 百合散 heilt Husten während der Schwangerschaft. In ihrem Herzen und in der Brust spürt sie ein Unwohlsein (*Bu Li* 不利), die Schwangere ist unglücklich und niedergeschlagen (*Fan Men* 煩悶) und mag nicht essen und trinken.

- *Bai He*
- *Zi Wan*
- *Mai Men Dong*
- *Jie Geng*
- *Sang Bai Pi* (von jedem 1 Liang)
- *Gan Cao* (geröstet, ½ Liang)

Zubereitung: Zerkleinere alles in kleine Stücke, jede Dosis beträgt 4 Qian. Nimm ½ Tasse Wasser, füge 1 Fen Bambuswurzeln hinzu und reduziere die Flüssigkeit auf 80%. Entferne die Reste und füge noch einen halben Löffel Honig hinzu. Koche die Flüssigkeit weiter auf 3-4 Portionen herunter. Nimm die Medizin sofort, ohne eine feste Zeit, warm ein.

3). *Huan Xi Dan* 緩息丹 heilt, wenn das Lungen-Qi nicht ausgeglichen ist. Bei Schleimblockaden mit Husten und bei aufsteigendem Qi mit Atemnot und Völlegefühl. Die Patientin hustet Speichel, Schleim und Schaum, und jeden Tag findet sie am Abend keine Ruhe.

- *Ban Xia Qu* (2½ Liang, im Sommer geerntet und siebenmal in heißem Wasser gewaschen. Zerstoße es zu einem Pulver und vermische es mit Ingwersaft. Danach trockne es, bis wieder ein Pulver entsteht, Trenne davon 7-8 Portionen ab und nimm sie zum Essen ohne weitere heiße Gewürze ein.
- *Ju Hong* (5 Qian)
- *Tian Men Dong* (½ Liang)
- *Xing Ren Shuang* (1 Liang, entferne die Haut und zerstoße es getrennt).

Zubereitung: Zermahle die ersten drei Arzneien zu einem Pulver, dann vermische sie, feingemahlen, mit dem Aprikosenpulver (*Xin Ren Shuang* 杏仁霜) und reduziere alles auf einem kleinen Feuer mit Honig vermischt. Forme aus jedem der zwei Anteile 15 Pillen, jede Dosis beträgt 1 Pille. Zum Schlucken vermische sie mit Deinem Speichel und iss etwas nach der Einnahme der Medizin.

Akupunkturpunkte:

Punkte gegen Husten wurden bereits in früheren Kapiteln zusammengestellt. Siehe oben die Fragen 23 und 24.

Kommentar:

Qi Zhongfu erklärt in dieser Frage den kindlichen Husten (*Zi Sou* 子嗽), der auch als Schwangerschaftshusten (*Ren Shen Ke Sou* 妊娠咳嗽) bezeichnet wird. Jeder dieser Husten beginnt mit Kälte, die von den einzelnen Zang-Organen, jahreszeitlich entsprechend, empfangen und an die Fu-Organe weitergeleitet wird. Ein langanhaltender Husten in der Schwangerschaft kann zu einer Fehlgeburt führen.

Die TCM führt zwei Pathomechanismen an: Häufig liegt die Ursache in einer Yin-Leere mit üppigem Feuer oder in Schleim-Feuer, das nach oben steigt und Probleme macht. Das Ergebnis ist, dass die Lunge ihre klare Kühle verliert und Schaden erleidet. Eine Yin-Leere führt zur Trockenheit in der Lunge und ganz allgemein zu einer Yin-Schwäche.

1). Das Lungen-Yin ist nicht genug, und wenn sich während einer Schwangerschaft das Blut ansammelt, um den Embryo zu nähren, können sich Yin und Blut nicht erholen, und im Embryo steigt das Feuer nach oben und macht Probleme. Die Hitze verbrennt die Flüssigkeiten in der Lunge und die Lunge verliert ihre befeuchtende und benetzende Funktion. Das Ergebnis ist ein kindlicher Husten.

2) Schleim-Feuer verletzt die Lunge und der ganze Körper gerät in einen Yang-Überschuss. Das embryonale Qi der Schwangeren ist ebenfalls in Fülle, und wenn diese zwei Faktoren zusammenkommen, dann überwindet das Feuer die Lunge und blockiert die Lungenfunktion. Auch daraus entsteht ein kindlicher Husten.

Als Ernährungsrichtlinien wären zu nennen: Bevorzuge kalte, kühlende, süße, saure und fade Speisen und Dinge, die befeuchten. Vermeide heiße, scharfe und trocknende Speisen. Vermeide also alles, was das Lungen-Yin noch weiter schädigen könnte. Auch Rauchen und Alkohol gehören dazu!

子嗽

Zi Sou – kindlicher Husten

Frage 70

第七十問 何謂胸痺?

答曰：胸痺者，繇寒氣客於臟腑。氣上沖心。胸下愊愊如滿。噎塞習習痺痛。飲食不下。謂之胸痺也。脾胃漸弱。乃至斃人。妊婦為患，亦損傷胎也。**枳實理中湯丸，**治結胸欲絕。心膈高起。手不可近。白茯苓 人參(各二兩) 枳實(十六片) 乾薑(炮) 白朮(各二兩) 甘草(炙二兩) 上為細末，蜜丸如雞子黃大，每服一丸。熱湯化下。連進二三服。胸中豁然而開。渴者加栝蔞根二兩。下痢者加牡蠣二兩。**桔梗枳殼湯，**治痞氣胸滿欲絕。 枳殼 桔梗(湯洗去穰各一兩)上銼麻豆大。分二服。水二盞。煎一盞，去滓溫服。不拘時。**沉香理氣湯，**治氣滯不和。胸膈虛痞。丁香 檀香 木香(各半兩) 藿香(二兩) 甘草(二兩) 砂仁(半兩) 白豆蔻(一兩用仁) 沉香 烏藥 人參(各一兩) 上為末，每服一錢。入鹽一字。沸湯點服。不拘時。**調氣丸，**治氣道不順。胸膈壅塞。 青皮(炒) 陳皮(炒) 木香(各一兩不見火)上各銼碎。用牽牛末四兩炒。牽牛末焦黃。篩去不用。以三味為細末，蜜丸桐子大，每服五十丸。空心薑湯送下。

Was bedeutet eine Brust-Bi-Erkrankung?

Die Antwort lautet: Brust-Bi (*Xiong Bi* 胸痺) wird verursacht durch ein Kälte-Qi, das zu Gast in den Zang-Fu-Organen ist. Wenn das Qi nach oben steigt, bestürmt es das Herz. Gleichzeitig entsteht ein sehr bedrückendes (*Bi Bi* 愊愊) Gefühl unterhalb der Brust wie bei einer Völle, sodass man nicht wie gewohnt schlucken kann und Taubheit und Schmerzen entstehen. Essen und Trinken gehen nicht hinunter, man nennt dies eine Brust-Bi-Erkrankung. Milz und Magen werden allmählich schwächer, es kann sogar einen Menschen töten. Leidet eine Schwangere unter dieser Krankheit, schadet dies auch dem Embryo.

Erkrankungen und Rezepturen:

1). *Zhi Shi Li Zhong Tang Wan* 枳實理中湯丸 heilt Verknotungen in der Brust, die zur Verzweiflung treiben (*Yu Jie* 欲絕). Herz und Zwerchfell sind angehoben und die Hände können nicht geschlossen werden.

- *Bai Fu Ling*
- *Ren Shen* (von jedem 2 Liang)
- *Zhi Shi* (16 Scheiben)
- *Gan Jiang* (geröstet)
- *Bai Zhu* (von jedem 2 Liang)
- *Gan Cao* (geröstet, 2 Liang)

Zubereitung: Zermahle alles zu einem feinen Pulver, vermische es mit Honig und forme Pillen daraus so groß wie das Gelbe eines Hühnereis. Jede Dosis beträgt eine Pille. Erhitze sie in heißem Wasser, und wenn sie aufgelöst ist, schlucke sie hinunter. Wiederhole diese Dosierung 2-3 mal. Wenn in der Brust Hitze entsteht und sie sich öffnet, und die Patientin Durst bekommt, füge 2 Liang *Gua Lou Gen* 栝蔞根 hinzu. Wenn Durchfall entsteht, füge 2 Liang *Mu Li* 牡蠣 hinzu.

2). Jie Geng Zhi Qiao Tang 桔梗枳殼湯 heilt verklumptes Qi mit Völle in der Brust, die zur Verzweiflung treibt.

- *Zhi Qiao*
- *Jie Geng* (in heißem Wasser gewaschen, entferne die Stängel, von jedem 1 Liang)

Zubereitung: Glätte die Bitterorange (*Zhi Qiao* 枳殼) mit eine Feile bis zur Größe von einer Bohne und teile sie in 2 Portionen. Nimm 2 Tassen Wasser dazu und reduziere die Flüssigkeit auf eine Tasse. Entferne die Reste und nimm die Medizin warm, ohne feste Zeiten einzuhalten.

3). *Chen Xiang Li Qi Tang* 沉香理氣湯 heilt, wenn das Qi stagniert und nicht ausgewogen ist (*Bu He* 不和), Brust und Zwerchfell sind leer und verklumpt.

- *Ding Xiang*
- *Tan Xiang*
- *Mu Xiang* (von jedem ½ Liang)
- *Hu Xiang* (2 Liang)
- *Gan Cao* (2 Liang)
- *Sha Ren* (½ Liang)
- *Bai Dou Kou* (1 Liang, verwende den Kern)
- *Chen Xiang*
- *Wu Yao*
- *Ren Shen* (von jedem 1 Liang)

Zubereitung: Zermahle alles zu einem Pulver, jede Dosis beträgt 1 Qian. Füge eine Linie Salz hinzu und koche alles in heißem Wasser. Nimm die Medizin als Tropfen (*Dian* 點) ohne feste Zeiten.

4). *Tiao Qi Wan* 調氣丸 heilt, wenn die natürlichen Wege des Qi nicht günstig (*Bu Shun* 不順) verlaufen, weil es Blockaden und Stauungen in der Brust und im Zwerchfell gibt.

- *Qing Pi* (geröstet)
- *Chen Pi* (geröstet)
- *Mu Xiang* (von jedem 1 Liang, setze sie nicht dem Feuer aus)

Zubereitung: Feile jede Arznei glatt und brich sie in Stücke. Verwende *Qian Niu* 牽牛[412] - Pulver, 4 Liang, und röste es so lange, bis es gelb wird. Seihe es durch ein Sieb, die Überreste werden nicht gebraucht. Nimm dann die anderen drei Arzneien dazu und mache ein feines Pulver daraus, vermische es mit Honig und drehe Pillen von der Größe eines Wu Tong-Samens. Jede Dosis beträgt 50 Pillen. Nimm sie auf leeren Magen mit heißem Ingwerwasser, das erleichtert das Hinunterschlucken.

Akupunkturpunkte:

- *Tai Yuan* (Lu 9) behandelt Blockaden in der Brust (*Xiong Bi* 胸痺), gegenläufiges Qi, Aufstoßen von Gasen, Husten, Erbrechen und Aufstoßen, Husten von Blut, Herzschmerzen, die Kehle ist trocken, die Patientin ist gereizt und beunruhigt und kann nicht liegen.

- Bei Völle in der Brust und Herzschmerzen setze so viel Moxakegel auf *Qi Men* (Le 14) wie das Alter der Patientin.

- *Ru Gen* (Ma 18) beherrscht Völle und Schmerzen in der Brust.

- *Da Bao* (Mi 21) beherrscht Schmerzen in der Brust.

- *Feng Long* (Ma 40) beherrscht stechende Schmerzen in der Brust.

---

[412] *Qian Niu Zi* 牽牛子 (Semen Pharbitidis), auf Deutsch „Trichterwindensamen"; Diese Arznei ist bitter und kalt und wirkt auf die Niere, Lunge, Dünn- und Dickdarm. Sie wird u.a. eingesetzt bei Schleim in der Lunge und bei Stagnation in der Brust. Es wird den Samen der Trichterwinde eine halluzinogene Wirkung nachgesagt, die ähnlich wie LSD einen rauschartigen Zustand hervorruft. Im oben genannten Rezept werden sie zu Pulver zermahlen, um Blockaden und Stauungen in der Brust zu lösen.

- *Dan Zhong* (Ren 17) beherrscht Brust-Bi. Setze 100 Moxakegel.
- *Tian Jing* (SJ 10) beherrscht Brust-Bi und Herzschmerzen.
- *Shao Chong* (He 9) beherrscht Schmerzen in der Brust und Hitze im Mund.
- *Jing Qu* (Lu 8) beherrscht Verspannungen in der Brust und im Rücken und ein Gefühl, als ob die Brust aufgebläht ist.
- *Tian Xi* (Mi 18) behandelt eine Brustfülle mit Schmerzen, geschwollene Brüste und nach oben steigendes Qi, welches Husten verursacht und Geräusche in der Kehle.
- *Gan Shu* (Bl 18) behandelt Schmerzen in der Brust durch zu viel Husten.
- *Zhong Fu* (Lu 1) behandelt Schmerzen in der Brust.
- *Yu Tang* (Ren 18) behandelt eine Völle in der Brust mit Atemnot, Knochenschmerzen auf der vorderen Brust, Erbrechen von kaltem Schleim und Unruhe im Herzen.
- *You Men* (Ni 21) behandelt ausstrahlende Schmerzen in der Brust, Unruhe und Druckgefühl unter dem Herzen, gegenläufiges Qi mit Atemnot und häufigen Husten.
- *Jian Shi* (P 5) beherrscht Blockaden in der Brust.
- *Lin Qi* (Gbl 41) beherrscht Brust-Bi mit der Unfähigkeit zu atmen.
- *Yu Ji* (Lu 10) beherrscht Brust-Bi mit der Unfähigkeit zu atmen.
- *Shu Fu* (Ni 27) heilt Brustschmerzen.
- *Qiu Xu* (Gbl 40) behandelt Völle und Schmerzen in der Brust.
- *Shen Shu* (Bl 23) behandelt Schmerzen in der Brust, die zu den Rippen ausstrahlen.
- *Zhi Gou* (SJ 6) beherrscht akute Schmerzen in der Rippenregion.
- *Xia Lian* (Di 8) beherrscht Schmerzen in der Brust.

Kommentar:

Qi Zhongfu behandelt in der 70. Frage eine Reihe von Unannehmlichkeiten in der Brust, die wir in der westlichen Medizin ohne Not auch mit Angina Pectoris, Mukoviszidose oder Roemheld-Syndrom benennen könnten. Die Ernsthaftigkeit der Brust-Bi-Erkrankungen wird auch dadurch vermittelt, dass sie durchaus tödlich verlaufen können. Dies kann sowohl bei einem Erwachsenen als auch bei einem Embryo im Mutterleib geschehen.

Brustblockaden (*Xiong Bi* 胸痹) erscheinen als Krankheitsbild erstmalig bei *Zhang Zhongjing* im 9. Kapitel des *Jin Gui Yao Lue*:

„Brust-Bi und Herzschmerzen manifestieren sich durch einen schwächlichen Puls (*Ruo Mai* 弱脈) an der Daumentaststelle und einem gedrillten Puls (*Jin Mai* 緊脈) an der Fußtaststelle. ... Eine Brust-Bi-Erkrankung hat als Symptome Atemnot, keuchende Atmung, Husten, viel Schleim, der ausgespuckt wird und Schmerzen in der Brust und im Rücken. ... Bei Brustblockaden leidet der Patient an akuten Schmerzen in der Brust, die bis in den Rücken ausstrahlen. Der Schmerz erscheint plötzlich und der Patient ist unfähig, ruhig im Bett zu liegen. ... Das Brust-Bi-Syndrom kann begleitet sein von einer Qi-Stagnation mit einem Völlegefühl in der Brust und der Angst zu ersticken, und einem Gas, dass zum Herzen aufsteigt. ... Es gibt milde und schwere Verläufe der Brust-Bi-Erkrankung!"

Ausführlicher werden Brustblockaden im vielfach erwähnten *Zhu Bing Yuan Hou Lun* von *Chao Yuanfang* beschrieben. Im 30. Kapitel heißt es:

„Wenn Kälte-Qi zu Gast in den 5 Zang- und 6 Fu-Organen ist, kommt es zu einer Leere und eine Krankheit entwickelt sich. Das Übel stürmt nach oben in den Bereich der Brust, die Folge ist eine Blockade in der Brust (*Xiong Bi* 胸痹). Die Krankheit zeigt sich in einem deutlichen Unwohlsein (*Bi Bi* 愊愊) wie bei einer Völle (*Man* 滿). Die Patientin hat ein Erstickungsgefühl, weil die Kehle blockiert ist, und es tritt wiederholt ein Juckreiz in der Kehle auf. Das Schlucken ist behindert, weil der Speichel ausgetrocknet ist. In extremen Fällen gibt es am Herzen einen hartnäckigen Klumpen (*Jiang Pi* 強痞) und akute Schmerzen. Die Muskeln in der Brust sind taub (*Bi* 痹) und verdreht (*Jiao* 絞) und die Schmerzen sind wie Nadelstiche. Man kann den Kopf nicht heben und senken und auf der Brust ist die Haut überall schmerzhaft. Die Hände können nicht ausgestreckt werden, es besteht eine Völle in der Brust mit Kurzatmigkeit, Husten von Sputum und ziehenden Schmerzen.

Die Patientin hat einen quälenden Klumpen im Bauch (*Fan Pi* 煩癖), klarer Schweiß tritt heraus, und manchmal ziehen die Schmerzen bis in den Rücken. Der Puls ist oberflächlich und oft kaum wahrnehmbar (*Wei* 微). Dieser Zustand ist schwer zu heilen, häufig sterben Menschen daran.

Ob mit Suppen, warmen Eisen (*Yun* 熨) oder Nadeln aus Stein, jede Erkrankung muss unterschiedlich behandelt werden. Auffüllen, Kultivieren, Ausleiten oder Führen (*Bu Yang Xuan Dao* 補養宣導),[413] auch das wird heute dafür verwendet.

In den Rezepten zur Lebenspflege (*Yang Sheng Fang* 養生方)[414] heißt es: Nimm den rechten Fuß und tritt auf den linken Fuß, das entfernt das Brust-Bi, und Speisen, deren Qi heiß ist, führen zum Erbrechen."

胸痺

Xiong Bi – Brustblockaden

[413] Dies ist eine Kurzform von vier therapeutischen Methoden, nämlich Auffüllen des Qi, Nähren des Blutes, Ausleiten des Übels und gymnastische Übungen (*Dao Yin* 導引).

[414] Dass die Lebenspflege bereits vor Christi Geburt eine wichtige Rolle in der chinesischen Medizin gespielt hat, zeigen auch Funde aus den Ma Wang Dui-Gräbern bei *Changsha* (1973), in denen Dao Yin-Übungen bebildert und beschrieben werden. Die dort ausgegrabenen Bambusrollen und -stäbe werden auf ca. 186 v. Chr. datiert. Ob *Chao Yuanfang* auf diese Inhalte Zugriff hatte oder eine andere Quelle zitiert, kann hier nicht belegt werden.

Frage 71

第七十一問 何謂子癇?

答曰：風是四時八方之氣。常以冬至日候之。風從其方來者，長養萬物。不從其方來者，乃名虛邪賊風。體虛之人中之者，隨其虛而為病也。夫五臟六腑之俞。皆在於背。臟腑既虛，則邪乘虛而入傷。隨其臟腑所感而發。時能言者可治。不能言者難治。若傷太陽之經。複遇寒濕相搏。口噤背強。名之曰：故妊娠而發者，悶冒不識人。須臾則醒。醒而複發。名曰子癇。又名子冒。久則變成。妊娠忽悶。眼直不識人。須臾醒。醒複發似不醒者，名曰病，亦號子癇，亦號子冒。以**葛根湯**。若有竹近可速辦。**當先作竹瀝湯**，其竹遠不可即辦者，當先辦葛湯，此二物偏療諸。絕可以起死也。小兒忽癇。與金瘡療之亦驗。作竹瀝法於後。取新伐青淡竹斷之。除兩頭節。作片。以磚並側。令竹兩頭虛。布列其上。燒中央兩頭汁出。以器盛之取服。葛根湯，療妊娠臨月。因發風。忽悶憒不識人。吐逆睡少醒複發。名為子癇。 貝母 葛根 牡丹皮(去心) 防己 防風 當歸 芎 肉桂(取肉) 白茯苓 澤瀉 甘草(炙各二兩) 獨活 石膏 人參 上件以水六升。煮取三升。分三服，其貝母令人易產。若未臨月者，以升麻代之。忌海藻菘菜。

Was ist mit kindlicher Fallsucht gemeint?

Die Antwort lautet: Windeinflüsse (*Feng Qi* 風氣) gibt es in den vier Jahreszeiten und aus den 8 Himmelsrichtungen (*Ba Fang* 八方). Gewöhnlich nimmt man den Zeitpunkt der Wintersonnenwende (*Dong Zhi* 冬至) zur Beurteilung. Kommt der Wind aus dieser Richtung, versorgen sich die Alten mit allen möglichen Dingen (*Wan Wu* 萬物). Wenn der Wind nicht aus dieser Richtung kommt, nur dann spricht man von einem leeren (*Xu* 虛), einem üblen (*Xie* 邪) oder einem räuberischen (*Zei* 賊) Wind. Wenn der Mensch in seinem Allgemeinzustand (*Ti* 體) geschwächt ist, folgt eine Leere und er wird krank. Die Shu-Punkte der 5 Zang- und 6 Fu-Organe liegen alle auf dem Rücken. Wenn die Zang Fu nun leer sind, zieht das Übel seinen Vorteil aus der Leere, dringt in den Körper ein und richtet dort Schaden an. Folgt man seinem Einfluss in den Zang Fu-Organen und den pathologischen Veränderungen, kann man sagen, manchmal ist die Krankheit zu heilen. Aber man sollte nicht sagen, sie ist schwer zu heilen.

Wenn die Leitbahn Tai Yang geschädigt ist, verdoppelt sich der Schaden, denn Kälte und Nässe begegnen sich und kämpfen zusammen. Der Mund kann nicht bewegt werden und der Rücken ist verspannt. Die Beschreibung dazu ist: Wenn sich in der Schwangerschaft bei der Schwangeren Bedrücktheit und Benommenheit (*Men Mao* 悶冒) entwickelt, gibt die Patientin vor, die Menschen nicht zu erkennen. Nach einer Weile kommt sie ins Bewusstsein zurück, aber nachdem sie wieder zu sich kommt, erscheinen die Symptome wieder. Die Bezeichnung dafür ist kindliche Fallsucht (*Zi Xian* 子癎), man nennt es auch kindlicher Schwindel (*Zi Mao* 子冒).

Nach längerer Zeit ist die Erkrankung voll entwickelt. Wenn in der Schwangerschaft ihre Schwermut (*Men* 悶) ignoriert wird, starren die Augen der Schwangeren vor sich hin und sie erkennt keinen Menschen mehr. In einem Moment wacht sie auf, dann wiederholen sich die Krankheitszeichen, als ob sie wieder bewusstlos ist. Man nennt diese Krankheit auch heulende Fallsucht (*Hao Zi Dian* 號子癲) oder auch heulender Kinder-Schwindel (*Hao Zi Mao* 號子冒).

Zur Behandlung nimmt man dann *Ge Gen Tang* 葛根湯. Wenn man Bambus in Griffweite hat, kann man schnell darauf reagieren. Man sollte dann zuerst aus dem Bambussaft eine Suppe kochen. Wenn kein Bambus in der Nähe ist, kann man nichts machen.

Erkrankungen und Rezepturen:

1). *Dang Xian Ban Ge Tang* 當先辦葛湯: Besonders diese zwei Rezepte[415] heilen alle Erkrankungen. Wenn die Patientin am Ende ist (*Jue* 絕), können sich nach ihrer Einnahme Tote wieder erheben. Auch wenn Kinder plötzlich einen epileptischen Anfall bekommen oder zur Heilung von Schnittwunden (*Jin Chuang* 金瘡) ist das Rezept ebenfalls erprobt. Die Methode, Bambussaft zu nehmen ist sehr alt. Nimm frisch gefällten grünen Bambus (*Dan Zhu* 淡竹) und zerbrich ihn. Dann entferne die beiden Endstücke und die Knoten und schneide den Rest in Scheiben. Lege an die Seiten Ziegelsteine (*Zhuan* 磚), dass bewirkt, das der Bambus an beiden Seiten hohl wird (Xu 虛). Bedecke ihn von außen und koche das Zentrum der beiden Enden so lange, bis Saft heraustritt. Dass, was das Gefäß enthält, nimm als Medizin.

---

[415] Gemeint sind *Ge Gen Tang* 葛根湯 und *Dang Xian Ban Ge Tang* 當先辦葛湯.

2). *Ge Gen Tang* 葛根湯 heilt Beschwerden in der Schwangerschaft, wenn die Geburt sich nähert (*Lin Yue* 臨月). Wenn die Ursache ein aufgetretener Wind ist, wird die Schwangere plötzlich schwermütig und verwirrt und erkennt keine Menschen mehr. Sie erbricht durch gegenläufiges Qi, und nach etwas Schlaf erhält sie das Bewusstsein wieder und die Symptome wiederholen sich. Das nennt man kindliche Fallsucht (*Zi Xian* 子癇).[416]

- *Bei Mu*
- *Ge Gen*
- *Mu Dan Pi* (entkernt)
- *Fang Ji*
- *Fang Feng*
- *Dang Gui*
- *Qiong Xiong*
- *Rou Gui* (nimm das Fleisch)
- *Bai Fu Ling*
- *Ze Xie*
- *Gan Cao* (geröstet, von jedem 2 Liang)
- *Du Huo*
- *Shi Gao*
- *Ren Shen*

Zubereitung: Nimm 6 Sheng Wasser dazu, koche alles auf 3 Sheng herunter und teile es in drei Portionen. *Bei Mu* 貝母 (Sichuan-Schachblumenzwiebel)[417] bewirkt, dass die Geburt leichter wird. Wenn der Geburtstermin noch nicht erreicht ist, soll sich die Schwangere von der Geburtsmatte erheben und Meeralgen, Sellerie, Kohl und anderes rohes Gemüse meiden.

---

[416] *Zi Dian* 子癇 = wörtlich „kindliche Fallsucht". Das Pendent zur westlichen Medizin ist die Eklampsie, auf Deutsch „hervorleuchten", „hervorstrahlen", hier im Sinne von „plötzlich auftreten"; Dies ist ein im Rahmen einer Schwangerschaft, vor allem in deren letztem Drittel, vorkommender Symptomenkomplex. Es handelt sich um eine plötzlich auftretende, schwere Erkrankung, die mit Krampfanfällen einhergeht. Weitere Symptome dieser Gestose (früher „Schwangerschaftsvergiftung" genannt) sind ein hoher Blutdruck, Schwellungen (Ödeme), Nierenschädigung und Eiweißverlust. Die Eklampsie kann auch kurz nach der Geburt oder im Wochenbett auftreten. Die Vorstufe wird als Präeklampsie bezeichnet. (WIKIPEDIA)

[417] *Bei Mu* 貝母 ist bitter im Geschmack und etwas kalt im Temperaturverhalten. Es kann die Lunge reinigen, Hitze beseitigen und Schleim auflösen. Darüber hinaus kann es trockenen Schleim aufgrund seines süßen Geschmacks und seiner feuchten Natur befeuchten und auflösen. Es kann auch Husten stoppen. Daher ist es bei heißem Schleim und trockenem Schleim angezeigt, insbesondere bei chronischem Husten aufgrund innerer Verletzungen und Trockenheit in der Lunge.

Akupunkturpunkte.

In der alten Literatur werden keine Punkte für diese Krankheit genannt. Erst in der modernen TCM-Literatur[418] finden wir Hinweise zur Behandlung einer Eklampsie. Als Behandlungsprinzipien werden genannt: Die Niere kräftigen, die Leber glätten und den Wind löschen.

Die Hauptpunkte sind: *Bai Hui* (Du 20), *Yin Tang* (Extra-Punkt), *Nei Guan* (P 6), *Feng Chi* (Gbl 20), *Xing Jian* (Le 2), *Tai Chong* (Le 3), *Tai Xi* (Ni 3) und *San Yin Jiao* (Mi 6). Bei Bluthochdruck nimm *Nei Guan* (P 6), *Shen Men* (He 7), *Zu San Li* (Ma 36), *Qu Chi* (Di 11) und *Feng Long* (Ma 40). Bei Ohnmacht mit Kiefersperre und zum Erwecken des Shen braucht es *Ren Zhong* (Du 26) und bei epileptischen Zuckungen *He Gu* (Di 4) sowie *Hou Xi* (Dü 3) und *Shen Mai* (Bl 62). Als Hauptpunkt bei Eklampsie wird oft der Punkt *Jian Shi* (P 5) angegeben.

Kommentar:

Qi Zhongfu behandelt in der 71. Frage Zustände kurz vor der Geburt, die er mit *Zi Xian* 子癇 bezeichnet. Wörtlich übersetzt bedeutet *Zi Xian* „kindliche Krampfanfälle“. *Xian* hat den Krankheitsradikal *Na* 疒, daneben steht das Zeichen *Xian* 閒 = Muße, Freizeit, unbeschäftigt sein. Der Mond scheint durch ein Tor, es ist also Nacht und die Krankheit zeigt Symptome wie bei einer Umnachtung. Dass hier im Schriftzeichen eine Schwangerschaftsvergiftung beschrieben wird, ist nicht leicht zu erkennen.

Als Ursache werden wieder pathogener Wind, Nässe und Kälte angegeben, die bei der Schwangeren auch eine Bewusstseinstrübung hervorbringen können. Besonders ein gefährlicher Leere-Wind (*Xu Feng* 虛風), also ein Wind, der nicht seiner Jahreszeit entspricht und auf einen geschwächten Menschen trifft, ist hier gefährlich.

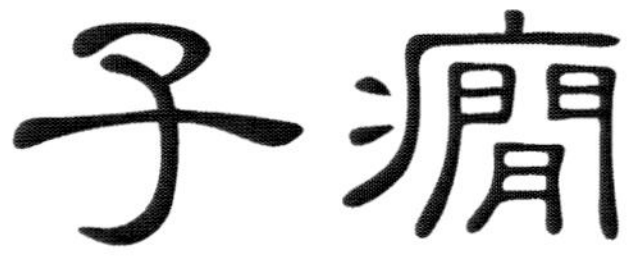

Zi Xian – kindliche Fallsucht

---

[418] Zum Beispiel im *Zhen Jiu Xue Jian Bian* 針灸學簡編 (1976).

Frage 72

第七十二問 胎痿過年不產又兩胎一死一生?

答曰。陽施陰化。精盛有餘者。則成二胎。脈經云。左右脈俱疾為二子。又云。俱沉實。猥生二男。俱浮大。猥生二女。且胎之在胞。以氣血滋養。若寒溫節適。血氣強盛。則無傷。若冷熱失宜。氣血損弱。則胎痿燥而不育。或過年久而不產。若雙胎遇寒。經養不周。故偏夭傷。候其胎上冷。是胎已死如雞乳子。熱者為祿。寒者多渴。正謂此也。**乾地黃丸**。治妊娠氣血虛弱。胎氣不長。熟地黃（一兩）芎藭　白茯苓 人參 當歸（各五分）柴胡（半兩）刺薊 桑寄生（各半兩）厚朴（一兩）龍骨　阿膠（各三分）白石脂（三分）黃耆（半兩）甘草（一分炙）上為細末。蜜和搗二三百杵。丸如桐子大。每服三十丸。清粥飲湯送下。不拘時。**雄黃丸**。治妊娠是鬼胎。致腹中黑血數下。腹痛。雄黃（細研）累臼（去毛一本鬼臼去心）莽草　丹砂（細研）巴豆（去皮心細）獺肝（炙黃各半兩）蜈蚣（一枚炙黃）蜥蜴（一枚炙黃）上為細末。煉蜜和搗三百杵。丸如桐子大。空腹溫酒下二丸。日進二服。服後當下痢。如不痢加至三丸。初下清水。次下蟲如馬尾狀無數。病極者下蛇蟲。或如蝦卵雞子。或如白膏。或如豆汁。其病悉愈。**白朮散**。調補衝任。扶養胎氣。治妊娠宿有風冷。胎痿不長。或失於將理。動傷胎氣。多致損墮。懷妊常服。壯氣益血。保和胎臟。牡蠣（三分）白朮（四分）芎藭（四分）川椒（去目炒三分）療妊娠兩兒。腹中一死一活。令死者出。生者安。此方神驗萬不失一。蟹爪（一升）甘草（二尺炙）阿膠（三兩）上以東流水一斗。先煮二味。取三升。內納膠令烊。頓服。不能頓服分再服。若人困。拗開口下。藥入即活。煎藥宜向東。以茅葦薪煮之。

Ein Embryo ist verkümmert, der andere ist übermäßig groß für sein Alter. Wenn keine Geburt stattfindet, wird der eine Embryo sterben und der andere am Leben bleiben - wieso?

Die Antwort lautet: Das Yang verbreitet sich, das Yin wandelt um. Wenn die Essenz (*Jing* 精) üppig vorhanden ist, gibt es einen Überschuss, dann entwickeln sich zwei Embryos. Im Pulsklassiker heißt es: Wenn der linke und der rechte Puls beide schnell sind (*Ji* 疾), sind es zwei Kinder. Auch heißt es: Wenn alle Pulse tief und voll sind, kommt es häufig vor, dass zwei Jungen geboren werden. Wenn alle Puls oberflächlich und groß sind, werden häufig zwei Mädchen geboren. In der Zeit, in der sich der Embryo im Mutterleib befindet, nähren ihn Qi und Blut und lassen ihn heranwachsen. Wenn Kälte und Wärme in diesem Zeitraum übereinstimmen, sind Blut und Qi robust und im Überfluss vorhanden. Dann gibt es keinen Schaden. Wenn Kälte und Hitze nicht zusammenpassen, nehmen Qi und Blut ab und verkümmern. Dann verkümmert auch der Embryo und trocknet aus, und es gibt keinen Nachwuchs. Manchmal ist der Zeitpunkt der Geburt verlängert. Wenn dann zwei Embryos Kälte empfangen, ist die Ernährung der mütterlichen Leitbahn unzureichend (*Bu Zhou* 不周). Deshalb stirbt eines der beiden jung oder wird krank. Danach ist der Embryo sehr kalt und stirbt in Folge dessen, wie ein Küken, dass neugeboren aus dem Ei schlüpft. Was die Hitze betrifft, ist sie ein Segen (*Lu* 祿) für den Embryo, was die Kälte betrifft, verdurstet (*Ke* 渴) er häufig, das ist so.[419]

Erkrankungen und Rezepturen:

1). *Qian Di Huang Wan* 乾地黄丸 heilt, wenn in der Schwangerschaft Qi und Blut in einem schlechten Zustand sind (*Xu Ruo* 虛弱) und der Embryo nicht wächst.

- *Shu Di Huang* (1 Liang)
- *Qiong Xiong*
- *Bai Fu Ling*
- *Ren Shen*
- *Dang Gui* (von jedem 5 Fen)
- *Chai Hu* (½ Liang)
- *Ci Ji*
- *San Ji Sheng* (von jedem ½ Liang)
- *Hou Po* (1 Liang)
- *Long Gu*
- *E Jiao* (von jedem 3 Fen)
- *Bai Shi Zhi* (3 Fen)
- *Huang Qi* (½ Liang)
- *Gan Cao* (1 Fen, geröstet)

[419] Dieser Absatz entstammt dem Pulsklassiker (*Mai Jing* 脈經) aus dem 9. Kapitel.

Zubereitung: Zermahle alles zu einem feinen Pulver, vermische es mit Honig und zerstoße es mit einem Mörser 200-300 mal. Forme Pillen von der Größe eines Wu Tong-Samens, jede Dosis beträgt 30 Pillen. Oder schütte das Pulver ungemischt mit Honig in eine Reiswassersuppe und schlucke es damit hinunter. Es sind keine feste Zeiten einzuhalten.

2). *Xiong Huang Wan* 雄黃丸 heilt in der Schwangerschaft einen Geisterembryo (*Gui Tai* 鬼胎).[420] Dabei fließt aus dem Bauch der Schwangeren häufiger schwarzes Blut und sie hat Bauchschmerzen.

- *Xiong Huang* (klein gestoßen)
- *Lei Jiu* (entferne die Haare, nimm eine Wurzel von *Gui Jiu* 鬼臼, entkernt)
- *Mang Cao*
- *Dan Sha* (kleine zerstoßen)
- *Ba Dou* (entferne sorgfältig die Haut)
- *Ta Gan* (gelb geröstet, von jedem ½ Liang)
- *Wu Gong* (ein Tier, gelb geröstet)
- *Xi Yi* (ein Tier, gelb geröstet)

Zubereitung: Zermahle alles zu einem feinen Pulver, vermische es mit Honig und zerstampfe es mit einem Mörser 300 mal. Forme dann Pillen von der Größe eines Wu Tong-Samens. Jeweils sind 2 Pillen auf leeren Magen warm mit Wein einzunehmen. Nimm täglich zwei Dosen. Nach der Einnahme erfolgt sofort ein Durchfall (*Li* 痢). Wenn kein Durchfall auftritt vermehre die Dosis auf höchsten 3 Pillen. Am Anfang kommt es wie klares Wasser heraus, danach kommen unzählige Würmer (*Chong* 蟲), die die Form von Pferdeschweifhaare haben.

Wenn die Krankheit ihren Höhepunkt erreicht, kommen unten Schlangen und Würmer heraus. Vielleicht sieht es auch aus wie Krabben oder das Eiweiß eines Hühnereis, oder es sieht aus wie weißes Fett oder wie Bohnensaft. Die Krankheit wird auf jeden Fall eine Besserung erfahren.[421]

---

[420] *Gui Tai* 鬼胎 ist auch die Bezeichnung für eine Scheinschwangerschaft. Im Kommentar zu dieser Frage wird darauf näher eingegangen.

[421] Dieses Rezept enthält eine Reihe tierischer Produkte wie Otterleber, Tausendfüßler und Eidechse. Dass eine erfolgreiche Therapie darin besteht, dass die Patientin ebenso Würmer und tierische Substanzen ausscheidet, erscheint merkwürdig, ist aber dem Analogieprinzip geschuldet..

3). *Bai Zhu San* 白朮散[422] harmonisiert und unterstützt den Ren Mai und Chong Mai. Es stärkt und nährt das Qi des Embryos und heilt, wenn in der Schwangerschaft Wind und Kälte zu Gast sind. Wenn der Embryo verkümmert ist und nicht wächst, oder wenn die Struktur im Inneren vom Normalen (*Jiang Li* 將理) abweicht, wenn Aufruhr das embryonale Qi schädigt, all das bewirkt häufig einen Schaden und Verfall des Embryos.

Wenn in der Schwangerschaft regelmäßig eine Dosis *Bai Zhu San* verabreicht wird, wird das Qi der Schwangeren gestärkt und das Blut genährt. Außerdem schützt und harmonisiert es die Organe des Embryos.

- *Mu Li* (3 Fen)
- *Bai Zhu* (4 Fen)
- *Qiong Xiong* (4 Fen)
- *Chuan Jiao* (entferne die Augen, geröstet, 3 Fen)

Es heilt, wenn es in der Schwangerschaft zwei Kinder gibt und im Bauch der Frau eines davon tot und das andere am Leben ist. Es bewirkt, dass das tote Kind herauskommt und das Lebende ruhig bleibt. Dieses Rezept ist magisch und 10.000 mal erprobt und hat nicht einmal versagt.

- *Xie Zhao* (1 Sheng)
- *Gan Cao* (2 Chi, geröstet)
- *E Jiao* (3 Liang)

Zubereitung: Nimm ein *Dou* 斗 fließendes Wasser aus dem Osten und koche zuerst die beiden ersten Arzneien. Nimm davon 3 Sheng, und wenn es darin die Eselshaut (*E Jiao* 阿膠) empfängt, löst diese sich auf. Lass die Medizin eine Weile stehen, aber man sollte die Medizin nicht stehenlassen, wenn eine zusätzliche Dosis nötig ist. Jeder Mensch kann in Not geraten (*Kun* 困).[423] Auch wenn es schwierig ist, den Mund zu öffnen, um die Medizin einzunehmen, sobald die Arzneien in den Magen eintreten, sind sie sofort belebend. Koche das Dekokt passenderweise nach Osten gerichtet und nimm als Feuerholz Schilfstroh (*Mao Wei* 茅葦) dafür.

---

[422] *Bai Zhu San* 白朮散 ist eine Rezeptur, die bereits in der 53. Frage erörtert wurde. Dort geht es um eine ausbleibende Periode. Die Beschreibung seiner Wirkung ist identisch: Das Rezept wirkt ausgleichend und kräftigend auf den Chong Mai und Ren Mai, es festigt das Qi des Embryos (*Tai Qi* 胎氣) und heilt Beschwerden in der Schwangerschaft, wenn Wind und Kälte zu Gast sind.

[423] *Zhang Jiebin* hat sich sehr ausführlich über die Not von Gestrandeten (*Kun* 困) ausgelassen. Siehe dazu **Udo Lorenzen**: Die Heilkunst des *Zhang Jiebin*, a.a.O. S. 670 ff.

Akupunkturpunkte:

Die Austreibung von Zwillingen wurde bereits weiter oben in der Geschichte des Arztes *Xu Wenbo* (Frage 53) beschrieben. Ansonsten gibt es keine mir bekannten Aufzeichnungen für die Akupunktur von verkümmerten Embryonen. Punkte, welche die Geburt einleiten oder einen Schwangerschaftsabbruch induzieren, wurden bereits oben in der 53. Frage behandelt.

Punkte, die einen toten Embryo heraustreiben (*Chu* 出):

- *San Yin Jiao* (Mi 6) ableiten
- *He Gu* (Di 4) auffüllen
- *Zhong Ji* (Ren 3) ableiten
- *Kun Lun* (Bl 60) auffüllen
- *Tai Chong* (Le 3) ableiten
- *Qu Chi* (Di 11) auffüllen
- *Jian Jing* (Gbl 21) ableiten
- *Bao Men* (Ni 13) ableiten
- *Guan Yuan* (Ren 4) ableiten
- *Du Yin* (Extrapunkt)[424]
- *Zhi Yin* (Bl 67), Moxa
- *Nei Guan* (P 6) ableiten
- *Zhao Hai* (Ni 6) ableiten.[425]

---

424 *Du Yin* 獨陰 = „Das Yin ist ohne Nachkommen"; Das *Zhen Jiu Da Cheng* (1601) beschreibt diesen Extrapunkt als sehr wirksam bei Totgeburten und Plazentaretention nach der Geburt. Der Punkt befindet sich unterhalb des 2. Zehs in der Mitte des distalen Gelenks in der Hautfalte.

425 **Zhang Chun** 張淳: *Fu Ren Zhen Jiu Gu Fa Bi Yao* 婦人鍼灸古法秘要, Beijing 1991, a.a.O. S. 200 ff. Auffüllen und Ableiten beziehen sich auf die Nadelstimulation.

Kommentar:

Qi Zhongfu diskutiert in der 72. Frage Zwillingsgeburten, bei denen einer verkümmert und der andere gut entwickelt ist. Die Ursachen dafür sind innerlich eine Schwäche von Qi und Blut der Mutter und äußerlich Wind und Kälte, die die Embryonen schädigen. Dabei ist Hitze sicher von Vorteil, denn zum Ausbrüten eines Hühnereies braucht es ja auch eher Wärme als Kälte. Er zitiert dann ausführlich aus dem Pulsklassiker, nach dem Zwillingsgeburten an den Handgelenkspulsen erkennbar sind.

Exkurs über den Geisterembryo:

Dann wird hier das Konzept eines Geisterembryos (*Gui Tai* 鬼胎) erwähnt. Es hat in der Geschichte der chinesischen Medizin drei mögliche Interpretationen dafür gegeben:

1) *Im Zhu Bing Yuan Hou Lun* (610) wird gesagt:

„Wenn die Zang Fu-Organe eines Menschen harmonisch gemischt sind, dann sind Qi und Blut genügend angefüllt. Windübel, Geister und Dämonen können nicht in den Körper eindringen. Wenn aber Ying- und Wei-Qi schwach sind, dann ist auch die ursprüngliche Vitalität (*Jing Shen* 精神) schwach und verkümmert. Abscheuliche Geister und andere dämonische Einflüsse (*Gui Jing* 鬼精) können dann in die Organe eindringen und eine Schwangerschaft vortäuschen. Deshalb spricht man auch von einem Geisterembryo (*Gui Tai* 鬼胎)."

2) Im Qing-zeitlichen *Fu Qing Zhu Nu Ke* 傅青主女科 (1827) von *Fu Shan* 傅山 heißt es dazu:

„Wenn im Bauch einer verheirateten Frau etwas wie eine Schwangerschaft erscheint, auch wenn im ganzen Jahr keiner dafür verantwortlich ist,[426] und sie sogar seit 2-3 Jahren kein Kind geboren hat, ist dies ein Geisterembryo (*Gui Tai* 鬼胎). Das Gesicht der Patientin muss gelblich und ausgezehrt sein, die Muskeln und die Haut schwinden und verwittern, und ihr Bauch ist so groß wie ein *Dou* 斗.[427] Sie ist erschöpft, sobald sie ankommt, und es wird für gewöhnlich behauptet, dass sie an einem Geschlechtsverkehr mit Dämonen teilgenommen hat.

---

426 Dass sie also keinen regulären Geschlechtsverkehr hatte.

427 Ein *Dou* ist ein Hohlmaß und entspricht ca. 10 Liter. Der Bauch der vermeintlich Schwangeren ist so groß wie ein nach außen gewölbtes rundes Gefäß, dass etwa 10 Liter fasst.

Vielleicht ist auch ihr Geist (*Shen* 神) in einen Ahnentempel (*Miao* 廟) eingetreten und ihre Gedanken richteten sich dort auf sexuelle Aktivitäten (*Yun Yu* 雲雨), oder sie ist auf einen Berg hinauf zu einem Wald gewandert und hat auch dort über ihre sexuellen Empfindungen nachgedacht. Dies alles kann üble Geister herbeilocken (*Zhao Sui* 召祟), die einen Embryo entstehen lassen.

Glücklicherweise lebt der Mensch nicht nur ausschweifend und liederlich (*Yin Dang* 淫蕩), und wenn ihm ein übler Geist erscheint, erschrickt er sich und hat Angst. Auch wenn eine verheiratete Frau ihn empfängt und sich mit ihm verbindet, hat sie doch bei der Geburt Gewissensbisse und verabscheut ihn. Denn der Dämon ist ein übler Geist (*Sui* 祟) und man kann ihn nicht auf Dauer liebhaben. Eine sexuelle Vereinigung, und sofort sucht er das Weite und entfernt sich.

Auch wenn der Einfluss des unzüchtigen Dämons aufhört, verknotet sich etwas im Bauch der Frau und schon entwickelt sich ein Geisterembryo. Zuerst ist er noch nicht aufgewacht, dann aber wird der Bauch der Frau allmählich groß, ihr Monatswasser zirkuliert nicht mehr und das Innere und Äußere verändern ihre Form. Der Zustand ist gerade so wie bei einer Schwangerschaft.

Ebenso gibt es Erscheinungen wie Blutschwellungen (*Xue Gu* 血臌) und tatsächlich ist es der Geisterembryo, der fälschlicherweise die Schwellungen hervorruft.

Das Behandlungsverfahren muss unbedingt und an erster Stelle das Böse austreiben (*Zhu Hui* 逐穢). Wenn nun eine Frau nach vielen Jahren schwanger ist und niemand dafür verantwortlich ist, ist es sofort ein Geisterembryo. Auch müssen Qi und Blut abgenommen haben und verschwindend gering sein. Wenn es in einer Situation wie dieser keine echte Schwangerschaft ist, muss das üble Qi blühend sein (*Wang* 旺). Wenn man nicht geradewegs das feindliche Übel besiegen kann, und dieser Zustand mit einer Leere und Schwäche verbunden ist, muss es dennoch möglich sein, das Übel mit beiden Händen zu ergreifen.

Ach, könnte man nur geschwind ein Mittel finden, um das Zügellose zu entfernen! Man muss die Mitte stärken und dann Schritt für Schritt das Übel austreiben. Das Rezept dafür ist *Dang Gui Tang* 蕩鬼湯 = Dekokt gegen einen lüsternen Dämon."

3) *Zhang Jiebin* 張介賓 schließlich glaubt nicht an Geister und Dämonen. Er weist auf innere geistig-emotionale Störungen der verheirateten Frau hin, die eine Schwangerschaft verhindern können. So sagt der Autor in seinem Lebenswerk *Jing Yue Quan Shu* (1640):

„Was die verheiratete Frau betrifft, so gibt es die Theorie eines Geisterembryos (*Gui Tai* 鬼胎). Aber wie kann es sein, dass das leere Nichts (*Xu Wu* 虛無) eines Dämoneneinflusses tatsächlich den Uterus einer Frau überraschend angreifen und infolgedessen eine Form annehmen kann? Dies wird im Wesentlichen durch die geistige Verfassung (*Qi Zhi* 氣質) der verheirateten Frau verursacht.

Vielleicht ist sie absorbiert in schlechten Gedanken (*Xie Si* 邪思) und fixiert sich darauf. Oder das Blut folgt dem Qi, verknotet sich und löst sich nicht mehr auf. Oder Qi und Blut im Chong Mai und Ren Mai stagnieren und sind gegenläufig, sodass die natürlichen Bahnen der Gefäße blockiert sind und das Blut nicht mehr zirkuliert. Dies alles sind innere Ursachen für die Erkrankung.

Aber bestimmt wird das Übel nicht von außen kommen, selbst wenn das Blut blockiert und das Qi verklumpt ist. Andererseits ist die Behandlungsmethode aber wie bei einer Blockade oder einer Verklumpung. Wenn sie zusätzlich außergewöhnliche Wesen wie Fuchsgeister (*Hu Mei* 狐魅) trifft, was auch immer sie dann empfängt, hat sicher nicht die Bedeutung "Geisterembryo". Auch hier ist es passend für die Behandlung, nach Methoden aus der Kategorie Blockaden und Verklumpungen (*Zheng Jia* 癥瘕) zu suchen. Auch ist es bei allen Erkrankungen mit einem Geisterembryo sicherlich so, dass Blut und Qi nicht ausreichend sind, aber es gleichzeitig nicht selten Stagnationen gibt.

Nur zu erkennen, dass die verheiratete Frau auf ihre Periode wartet und sie nicht ausgeglichen ist, und dann von vornherein Methoden anwenden, die ausgleichen und auffüllen (*Tiao Bu* 調補), so wird man sicher nicht die Krankheit heilen. Wenn die Frau bereits erkrankt ist, sollte man eher an erster Stelle das *Yuan Qi* 元氣 ausgleichen und auffüllen, und danach erst kann man Arzneien wählen, welche die Ansammlungen (*Ji* 積) auflösen.

... Wenn man nun ausgleichen und auffüllen und gleichzeitig die Krankheit direkt angreifen möchte, nimmt man vielleicht *Dang Gui* 當歸 und *Hong Hua* 紅花 (Saflorblüten) und kocht sie zu einer dicken Suppe. Auch das Geben von *Jin Dou* 金豆 (Berg-Kumquat-Frucht) ist sehr wirksam."

Frage 73

第七十三問 妊娠墮胎或血出不止或血不出?

答曰。血寒則凝。溫則散。墮胎損經。血出不止有二。一則因熱而流散。二則血氣虛而不斂。瀉血多者。必煩悶而死。或因風冷墮胎者。血冷相搏。氣虛逆上。則血結不出。搶上攻心。則煩悶。亦多致死。當溫經逐寒。其血自行也。**膠艾湯**。治勞傷血氣。衝任虛損。月水過多。淋瀝漏下。連日不斷。臍腹疼痛。及妊娠將攝失宜。胎動不安。腹痛下墜。或勞傷胞絡。胞阻漏血。腰痛悶亂。或因損動。胎上搶心。奔沖短氣。及因產乳。衝任氣虛。不能約制經血。淋瀝不斷。延引日月。漸成羸瘦。阿膠 芎藭 甘草（各二兩炙）當歸 艾葉（微炒各三兩）熟地 白芍（各四兩）上㕮咀。每服三錢。水一盞。酒六分。煎八分。去滓稍熱服。空心日服三次。甚者連夜並服。**伏龍肝散**。治血氣勞傷。衝任脈虛。經血非時忽然崩下。或成豆汁。或成片。或五色相雜。或赤白相兼。臍腹冷痛。經久未止。令人黃瘦口乾。飲食減少。四肢無力。虛煩驚悸。伏龍肝（一兩竈口土）熟地（二兩）甘草（炙半兩）芎藭（二兩）肉桂（半兩）當歸（炒三分）乾薑（炮三分）艾葉（微炒二兩）赤石脂（一兩）麥門冬（一兩）上為粗散。每服四錢。水盞半。棗三枚。煎八分。去渣溫服。食前。**當歸散**。治妊娠猝驚奔走。或從高墜下。腹痛下血不止。當歸（一兩半炒）阿膠（二兩搗碎令黃色）艾葉（炒一兩）芎藭（一兩）上為飲子每服四錢。水盞半。煎至六分。次入生薑汁一匙。地黃汁半合。馬通汁半合。更煎三兩沸。去渣溫服。不拘時。

Wenn in der Schwangerschaft ein Abbruch eingeleitet wird, mal kommt viel Blut heraus und die Blutungen hören nicht auf, mal treten keine Blutungen auf - wieso?

Die Antwort lautet: Wenn Blut kalt ist, dann gerinnt es, wenn es warm ist, dann verteilt es sich. Wenn ein Abort eingeleitet wird, nehmen die Leitbahnen (*Jing* 經) Schaden. Wenn Blut austritt und die Blutungen nicht aufhören, gibt es zwei Schäden.

Der eine Schaden hat Hitze als Ursache und das Blut fließt und zerstreut sich. Beim zweiten Schaden sind Blut und Qi in Leere, das Blut kann nicht zurückgehalten werden und es ergießt sich in großen Mengen. Die Schwangere ist sicherlich beunruhigt und bedrückt (*Fan Men* 煩悶) und kann daran sterben. Vielleicht liegt die Ursache auch in Wind und Kälte, die zu einem Schwangerschaftsabbruch führen. Blut und Kälte kämpfen miteinander und das Qi ist in Leere und steigt gegenläufig nach oben. Dann verknotet sich das Blut und kommt nicht heraus, es rauscht nach oben und attackiert das Herz. So entstehen Unruhe und Bedrücktheit, häufig endet es mit dem Tod. Für gewöhnlich werden die Leitbahnen erwärmt, um die Kälte zu zerstreuen, dann beginnt das Blut von selbst zu zirkulieren.

Erkrankungen und Rezepturen:

1). *Jiao Ai Tang* 膠艾湯 heilt, wenn Überanstrengungen Blut und Qi geschädigt haben. Chong Mai und Ren Mai sind in Leere und verletzt, das Monatswasser ist im Übermaß und tröpfelt unten heraus, Tag für Tag und unaufhörlich. Die Schwangere hat Schmerzen im Bauch und um den Bauchnabel herum, und die Unterstützung des Embryos ist mangelhaft. Dies alles sind Zeichen dafür, das eine Fehlgeburt droht (*Tai Dong Bu An* 胎動不安). Die Bauchschmerzen gehen zusammen mit einem Stuhldrang, vielleicht hat die Überanstrengung auch das Netzwerk des Uterus (*Bao Luo* 胞絡) geschädigt. Wenn die Gebärmutter blockiert ist und Blut heraustropft, entstehen Schmerzen im unteren Rücken, Bedrücktheit und Verwirrung.

Vielleicht liegt die Ursache auch in einem Schaden durch heftige Bewegungen des Embryos. Der Embryo steigt nach oben und klopft gegen das Herz, und das schnelle Anstürmen bewirkt Kurzatmigkeit bei der Frau. Das Ergebnis ist, dass bei der Geburt die Milch fehlt, weil das Qi von Chong Mai und Ren Mai in Leere ist. Die verheiratete Frau kann das Menstruationsblut nicht binden, deshalb tropft es unaufhörlich unten heraus. Geschieht das für eine längere Zeit, sogar über Tage und Monate, entwickeln sich allmählich eine Auszehrung und Unfruchtbarkeit (*Lei Shou* 羸瘦).

- *E Jiao*
- *Qiong Xiong*
- *Gan Cao* (geröstet, von jedem 2 Liang)
- *Dang Gui*
- *Ai Ye* (etwas geröstet, von jedem 3 Liang)
- *Shu Di*
- *Bai Shao* (von jedem 4 Liang)

Zubereitung: Zerkleinere alles, jede Dosis beträgt 3 Qian. Nimm dazu eine Tasse Wasser und 6 Fen Wein und reduziere die Flüssigkeit auf 80%. Entferne die Reste und nimm die Medizin etwas heiß ein. Nimm sie auf leeren Magen, täglich dreimal. Im Extremfall kann die Medizin gleichzeitig auch nachts eingenommen werden.

2). *Fu Long Gan San* 伏龍肝散 heilt, wenn Blut und Qi durch Überanstrengung geschädigt werden. Oder, wenn Ren Mai und Chong Mai in Leere sind, ist die Regelblutung (*Jing Xue* 經血) nicht gefestigt und plötzlich kommt es zu Sturzblutungen (*Beng* 崩). Vielleicht sehen die Blutungen wie Bohnensaft (*Dou Zhi* 豆汁) aus, oder es sind Stücke darin enthalten oder die 5 Farben mischen sich zusammen. Vielleicht erscheint auch gleichzeitig eine rot-weiße Verfärbung. Der Bauchnabel und der Bauch sind kalt und schmerzhaft, und die Periode ist verlängert und hört nicht auf. Das bewirkt, dass das Gesicht der Frau gelb und eingefallen ist und ihr Mund trocken wird. Essen und Trinken werden immer weniger und die vier Gliedmaßen immer schwächer. Durch die Schwäche ist die Frau beunruhigt, erschrickt leicht und hat Herzklopfen (*Fan Jing Ji* 煩驚悸).

- *Fu Long Gan* (1 Liang, aus der Erde der Region *Long Kou* 竈口)
- *Shu Di* (2 Liang)
- *Gan Cao* (geröstet, ½ Liang)
- *Qiong Xiong* (2 Liang)
- *Rou Gui* (½ Liang)
- *Dang Gui* (geröstet, 3 Fen)
- Qian *Jiang* (geröstet, 3 Fen)
- *Ai Ye* (etwas geröstet, 2 Liang)
- *Chi Shi Zhi* (1 Liang)
- *Mai Men Dong* (1 Liang)

Zubereitung: Zermahle alles zu einem groben Pulver, jede Dosis beträgt 4 Qian. Nimm eine halbe Tasse Wasser mit 3 Datteln und reduziere die Flüssigkeit auf 80%. Entferne die Reste und trinke die Medizin warm vor dem Essen.

3). *Dang Gui San* 當歸散 heilt plötzliches Erschrecken und unruhiges Hin- und Herlaufen während der Schwangerschaft. Vielleicht steigt sie auf eine Höhe und fällt hinunter und sie hat daraufhin Bauchschmerzen mit unaufhörlichen Blutungen.

- *Dang Gui* (1½ Liang, geröstet)
- *E Jiao* (2 Liang, in kleine Stücke zerbrochen und gemörsert, bis eine Gelbfärbung eintritt)

- *Ai Ye* (geröstet, 1 Liang)
- *Qiong Xiong* (1 Liang)

Zubereitung: Bereite ein Dekokt vor, jede Dosis beträgt 4 Qian. Nimm eine halbe Tasse Wasser und reduziere die Flüssigkeit auf 60%. Danach füge einen Löffel voll frischen Ingwersaft dazu und fünf Löffel Di Huang-Saft. Lasse alles ein paar Minuten bis zum Siedepunkt kochen, entferne die Reste und trinke die Medizin warm, ohne feste Zeiten einzuhalten.

Akupunkturpunkte:

Punkte, die übermäßige Monatsblutungen behandeln oder Sturzblutungen, die nicht aufhören, wurden bereits in der 42. Frage genannt.

Kommentar:

In der 73. Frage behandelt *Qi Zhongfu* exzessive Blutungen, die nach einem Schwangerschaftsabbruch entstehen können. Schäden durch Überanstrengungen in der Schwangerschaft können ebenso zu einem Abort führen wie eine große Schwäche der beiden außergewöhnlichen Gefäße *Chong Mai* 衝脈 und *Ren Mai* 任脈. Denn eine Leere des Chong Mai führt zu einer extremen Mangelernährung des Embryos und eine Schwäche im Ren Mai lockert die feste Verankerung des Embryos im Mutterleib. Plötzlich fällt etwas unten heraus – Der Fötus geht verloren.

Aber auch ohne ein Kind im Leib zu haben sind Dauerblutungen sehr schädlich für die Gesundheit der Frau. Ihr Äußeres verfällt, sie magert immer mehr ab und wird zuletzt unfruchtbar. Kein Wunder, dass die Frauenheilkunde im alten China so viel Wert auf eine geregelte Periode legte mit allen damit verbundenen Vorschriften für die verheiratete Frau.

墮胎

Duo Tai – Schwangerschaftsabbruch

Frage 74

第七十四問 何以謂之子淋?

答曰。腎者作強之官。伎巧出焉。與膀胱為合。男子以臟精。女子以系胞。啟玄子云。強於作用。故曰作強。造化形容。故曰伎巧。在女則當伎巧。在男則正當作強。天淋者。腎虛膀胱熱也。腎虛不能制水。則小便數也。客熱乘膀胱。則水行澀。澀而且數。淋瀝不宣。妊娠之人。系胞於腎。腎患虛熱成淋。故謂子淋也。治療妊娠患子淋。小便數而少。或熱痛痠疼。**地膚草**(三兩以水四升煮取二升半分三次服)療妊娠患子淋。宜**地膚湯**。地膚草 車前子(各三兩)知母 黄芩 赤茯苓 赤芍 枳實(炙)升麻 通草 甘草(炙各二兩)上㕮咀。每服四錢。水盞半。煎八分。去滓。空心溫服。或無地膚。葵根汁亦妙。**石韋散**。治產後小便淋瀝溺血。石韋(去毛)榆白皮 木通(各一兩)黄芩(三錢)赤芍 葵子(各半兩)上為粗散。每服三錢。水盞半。入生地黄一分。煎六分。去滓。日三四服。

Warum heißt es kindliches Tröpfeln?

Die Antwort lautet: Die Niere ist als Beamtin zuständig für das kraftvolle Handeln (*Zuo Qiang* 作強). Geschick und Talente (*Ji Qiao* 伎巧) stammen von ihr. Und die Blase ist mit ihr vereint. Das Männliche gebraucht die Essenz der Zang-Organe (*Zang Jing* 臟精), das Weibliche veranlasst die Verknüpfung mit dem Mutterleib. Hier beginnt das Geheimnis des Kinderkriegens (*Xuan Zi* 玄子), so heißt es. Kraft zeigt sich in der Aktion, deshalb heißt es „kraftvolles Handeln". Die Natur wandelt um und erlaubt es Form zu werden, deshalb sagt man „Geschick und Talente". Bezieht man es auf die Frau, nimmt man dafür „Geschick und Talente", bezieht man es auf den Mann, nimmt man dafür „kraftvolles Handeln".

Was das himmlische Tröpfeln (*Tian Lin* 天淋) betrifft, bei einer Nierenschwäche ist auch Hitze in der Blase. Wenn eine schwache Niere das Wasser nicht kontrollieren kann, gibt es häufiges Wasserlassen, und wenn die Hitze als Gast die Blase überwindet, ist die Wasserzirkulation rau. Wenn die raue Wasserzirkulation (*Shui Xing Se* 水行澀) länger anhält, führt das zum Abgang von tröpfelndem Urin.

Die Schwangere ist als Frau durch ihre Gebärmutter mit der Niere verknüpft. Wenn die Niere an einer Schwäche leidet, führt die Hitze in der Blase zu einem tröpfelnden Urin, deshalb heißt es „kindliches Tröpfeln“ (*Zi Lin* 子淋). Behandelt man während der Schwangerschaft dieses Leiden, umfasst es häufiges Wasserlassen mit wenig Urin, oder durch die Hitze entstehen extreme Schmerzen.

Erkrankungen und Rezepturen:

1). Das Gras der Sommerzypresse (*Di Fu Cao* 地膚草) heilt das Leiden des kindlichen Tröpfelns in der Schwangerschaft. Nimm davon 3 Liang auf 4 Sheng Wasser und koche es bis auf 2½ Sheng herunter. Teile es in drei Portionen für jeweils eine Dosis.

2). *Di Fu Tang* 地膚湯:

- *Di Fu Cao*
- *Ju* Qian *Zi* (von jedem 3 Liang)
- *Zhi Mu*
- *Huang Qin*
- *Chi Fu Ling*
- *Chi Shao*
- *Zhi Shi* (geröstet)
- *Sheng Ma*
- *Tong Cao*
- *Gan Cao* (geröstet, von jedem 2 Liang)

Zubereitung: Zerkleinere die Arzneien, jede Dosis beträgt 4 Qian. Nimm eine halbe Tasse Wasser dazu und reduziere die Flüssigkeit auf 80%. Entferne die Reste und nimm die Medizin warm auf leeren Magen. Oder nimm das Dekokt ohne die Sommerzypresse. Auch der Saft aus der Wurzel der Sonnenblume (*Kui Gen Zhi* 葵根汁) wirkt wunderbar!

3). *Shi Wei San* 石韋散 heilt, wenn nach der Geburt das Wasserlassen schwierig ist und es blutig herauströpfelt.

- *Shi Wei* (entferne die Haare)
- *Yu Bai Pi*
- *Mu Tong* (von jedem 1 Liang)
- *Huang Qin* (3 Qian)
- *Chi Shao*
- *Kui Zi* (von jedem ½ Liang)

Zubereitung: Zerstoße die Arzneien zu einem groben Pulver, jede Dosis beträgt 3 Qian. Nimm eine halbe Tasse Wasser und füge 1 Fen frischen *Di Huang* 地黄 hinzu. Reduziere die Flüssigkeit auf 80%, entferne die Reste und nimm die Medizin drei- bis viermal täglich.

Akupunkturpunkte:[428]

- *Guan Yuan* (Ren 4) beherrscht eine Blockade in der Blase mit Harnverhaltung, Leere-Hitze und einen Stein-Lin (*Shi Lin* 石淋) -Blasenkrampf.
- *Xuan Zhong* (Gbl 39) beherrscht die fünf Arten von Harnverhaltung.
- *Da Dun* (Le 1) beherrscht die fünf Arten von Harnverhaltung und die Unfähigkeit Wasser zu lassen.
- *Qi Chong* (Ma 30) beherrscht Fülle und Hitze im Abdomen und tröpfelndes Wasserlassen.
- *Jiao Xin* (Ni 8) beherrscht einen Qi-Lin-Blasenkrampf (*Qi Lin* 氣淋).
- *Fu Liu* (Ni 7) beherrscht einen Blut-Lin-Blasenkrampf (*Xue Lin* 血淋).
- *Chang Qiang* (Du 1) beherrscht tröpfelndes Wasserlassen.
- *Yin Ling Quan* (Mi 9) beherrscht Nierenerkrankungen, bei denen es unmöglich ist, sich vor und zurückzubeugen, sowie Harnverhaltung.
- *Qu Quan* (Le 8) beherrscht tröpfelndes Wasserlassen.
- *Xing Jian* (Le 2) beherrscht tröpfelndes Wasserlassen und Schmerzen im Penis.
- *Ran Gu* (Ni 2) beherrscht Harnverhaltung durch Shan-Blockaden (*Long Shan* 癃疝) im unteren Erwärmer.
- *Shi Men* (Ren 5) beherrscht Qi-Lin-Blasenkrämpfe mit Harnverhaltung.

[428] Beachte die Nadelverbote in der Schwangerschaft!

Kommentar:

In der 74. Frage behandelt *Qi Zhongfu* die Problematik der Lin-Erkrankungen (*Lin Zheng* 淋症). Im Zentrum seiner Überlegungen steht das Verhältnis zwischen Niere und Blase, deren grundlegende Funktionen auch den freien Fluss des Urins umfassen. Ausgehend von ihrem „Beruf" als Beamte im mikrokomischen Staatsapparat, wie es im 8. Kapitel des *Su Wen* beschrieben wird, wird hier das Problem der Harnverhaltung diskutiert. Eine schwache Niere (Yin) führt zu einer Überfunktion der Blase (Yang), Hitze entsteht, und das Wasserlassen wird stockend (*Se* 澀).

Dasselbe kann auch in einer Schwangerschaft passieren: Wenn die Niere an einer Schwäche leidet, führt die Hitze in der Blase zu einem tröpfelnden Urin, deshalb heißt es „kindliches Tröpfeln" (*Zi Lin* 子淋). Je größer der Embryo im Mutterleib wird, umso mehr drückt er auf die Blase. Das führt in den letzten Monaten der Schwangerschaft zu häufigem Harndrang.

Qi Zhongfu nimmt hier auch Bezug auf die 48. Frage, in der sowohl Harnverhaltung als auch Stuhlverstopfung in der Schwangerschaft behandelt werden. In meinem Kommentar zu dieser Frage habe ich die fünf Lin-Syndrome ausführlich beschrieben.

子淋

Zi Lin – kindliches Tröpfeln

Frage 75

第七十五問 小便或有利者或有不通?

答曰。小腸為盛受之府。膀胱乃州都之官。啟玄子云。位當孤府。故謂都官。居下內空。故藏津液。若得氣海之氣。則能泄注也。或受熱滲於脬。脬屈擗而系轉。故使小便不通利也。或腎胞有冷。不能溫制於水道。故小便日夜十數行。甚者至於亂夢恍惚。寒者宜大建中湯蓯蓉丸。熱者琥珀散。方見指迷方。**萆薢丸**。益腎固氣。小便頻數。萆薢(青鹽三銖水半盞煮熟秤取半兩)金毛狗脊(炮三分)益智子(捶碎鹽炒半兩)肉蓯蓉(一兩切焙)菟絲子(半兩酒浸研)巴戟(半兩)杜仲(麩炒半兩)黃耆(一錢)上為細末。酒糊丸如桐子大。每服四十丸。空心淡鹽湯米湯下。**冬葵子散**。治妊娠胎不安。小便淋瀝。小肚疼痛。冬葵子(炒)柴胡 桑白皮 赤茯苓 赤芍 當歸(各等分)上為㕮咀。每服四錢。水盞半。姜五片。蔥白七寸。煎七分。去滓溫服。**車前子散**。除下焦留熱。小便不通。淋瀝作痛。車前子 檳榔 木通 陳皮 赤芍 赤茯苓 當歸 滑石 石韋(炙去毛各一兩)上㕮咀。每服五錢。水二盞。煎一盞。溫服。以利為度。未利者再服。食前。**忘憂散**。治心經蓄熱。小便赤澀不通。淋瀝作痛。琥珀(不拘多少)上為細末。每服五分。濃煎萱草根湯調下。食前。

Beim Wasserlassen gibt es entweder ein glattes Durchlaufen oder es ist blockiert - wieso?

Die Antwort lautet: Der Dünndarm ist der Palast, der die Fülle empfängt (*Sheng Shou* 盛受), die Blase ist die Beamtin für die Bezirke und Hauptstädte (*Zhou Du* 州都). Auch das ist der Beginn des geheimnisvollen Kinderkriegens (*Xuan Zi* 玄子), so heißt es. Den Ort der Blase betrachtet man als einen isolierten Palast, deshalb sagt man auch Regierungshauptstadt. Sein Wohnsitz ist im unteren Teil des Körpers und ist ein Hohlraum, deshalb speichert sie die Körperflüssigkeiten (*Jin Ye* 津液). Wenn die Blase das Qi des Energiemeers (*Qi Hai* 氣海)[429] bekommt, können die Flüssigkeiten losgelassen oder konzentriert werden.

[429] Das Energiemeer (*Qi Hai* 氣海) entspricht hier nicht nur dem Punkt Ren 6 sondern allgemeiner der Kraft der Feuerniere, die Flüssigkeiten in der Blase zu verdampfen und in Qi umzuwandeln. Die Überreste bilden dann den Urin.

Vielleicht empfängt die Schwangere Hitze, die in die Blase (*Pao* 脬)[430] sickert, oder die Blase wird gedrückt und gestoßen (*Qu Pi* 屈擗), dann kommt das ganze System ins Rotieren (*Xi Zhuan* 系轉). Deshalb ist das Wasserlassen entweder blockiert (*Bu Tong* 不通) oder ungehindert (*Li* 利).

Vielleicht gibt es auch Kälte in der Niere und im Uterus. die nicht erwärmt werden können, um die Wasserwege zu kontrollieren. Deshalb muss die Schwangere mehr als zehnmal am Tag und in der Nacht Wasser lassen. Im Extremen geht es so weit, dass der Schlaf und das Bewusstsein in Unordnung (*Luan* 亂) geraten.

Was die Kälte betrifft, ist es ratsam, einen Monat lang (*Da Jian*)[431] das Rezept *Tang Cong Rong Wan* 湯蓯蓉丸 zu verwenden, und bei Hitze ist *Hu Po San* 琥珀散 einzunehmen. Diese Mittel scheinen auf verlorengegangene Rezepte zu beruhen.

Erkrankungen und Rezepturen:

1). *Bi Xie Wan* 萆薢丸 begünstigt die Niere, stabilisiert das Qi und hilft bei zu häufigem Wasserlassen.

- *Bi Xie* (nimm dazu 3 Zhu frisches Salz in ½ Tasse Wasser gekocht und wiege ½ Liang davon ab)
- *Jin Mao Gou Ji* (geröstet, 3 Fen)
- *Yi Zhi Zi* (zerstoße es in Salz und röste es, ½ Liang)
- *Rou Cong Rong* (1 Liang, in Scheiben geschnitten und über einem kleinen Feuer gebacken)
- *Tu Si Zi* (½ Liang, in Wein eingeweicht und zerstoßen)
- *Ba Ji* (½ Liang)
- *Du Zhong* (die Kleie geröstet, ½ Liang)
- *Huang Qi* (1 Qian)

Zubereitung: Zermahle alles zu einem feinen Pulver, vermische es mit Wein zu einer Paste und forme Pillen von der Größe eine Wu Tong-Samens. Jede Dosis beträgt 40 Pillen. Nimm sie auf leeren Magen mit Salzwasser oder in Reiswasser aufgelöst.

---

430 Das Zeichen *Pao* 脬 wird im Allgemeinen mit „Blase“ übersetzt als ein Synonym für die Harnblase (*Pang Guang* 膀胱). In der Frauenheilkunde kann es aber auch für die Gebärmutter oder die Fruchtblase stehen.

431 *Da Jian* 大建 ist ein Monat mit 30 Tagen.

2). *Dong Kui Zi San* 冬葵子散 heilt, wenn der Embryo in der Schwangerschaft unruhig ist. Das Wasserlassen der Schwangeren tröpfelt und ist mühsam und ihr Unterbauch schmerzt.

- *Dong Kui Zi* (geröstet)
- *Chai Hu*
- *Sang Bai Pi*
- *Chi Fu Ling*
- *Chi Shao*
- *Dang Gui* (jede Arznei zu gleichen Teilen)

Zubereitung: Zerkleinere die Bestandteile in grobe Stücke, jede Dosis beträgt 4 Qian. Nimm eine halbe Tasse Wasser mit 5 Stück Ingwer und 7 kleinen Zwiebeln. Reduziere die Flüssigkeit auf 70%, entferne die Reste und nimm die Medizin warm.

3). *Che Qian Zi San* 車前子散 beseitigt stehende Hitze (*Liu Re* 留熱) im unteren Erwärmer. Das Wasserlassen ist blockiert, der Urin tröpfelt nur heraus und verursacht Schmerzen.

- *Che Qian Zi*[432]
- *Bing Lang*
- *Mu Tong*
- *Chen Pi*
- *Chi Shao*
- *Chi Fu Ling*
- *Dang Gui*
- *Hua Shi*
- *Shi Wei* (geröstet, entferne die Haare, von jedem 1 Liang)

Zubereitung: Zerkleinere alles in größere Stücke, jede Dosis beträgt 5 Qian. Nimm zwei Tassen Waser dazu und koche die Flüssigkeit auf eine Tasse herunter. Die Medizin ist warm zu schlucken, bis das Wasserlassen wieder ungehindert ist. Wenn dies nicht der Fall ist, nimm eine Dosis mehr vor dem Essen.

4). *Wang You San* 忘憂散 heilt, wenn die Herz-Leitbahn Hitze speichert: Das Wasserlassen ist beschwerlich und blockiert mit rötlichem Urin, und ist sehr schmerzhaft.

---

[432] *Plantaginis Semen* = der Samen des asiatischen Wegerich

- *Hu Po* (nimm so viel wie Du willst!)[433]

Zubereitung: Zermahle es zu einem feinen Pulver, jede Dosis beträgt 5 Fen. Das Pulver wird in kochendem Wasser eingedickt und zusammen mit *Xuan Cao Gen* 萱草根 (Zitronenkraut) als Dekokt gemischt. Schlucke es vor dem Essen hinunter.

Akupunkturpunkte:

- *Shen Shu* (Bl 23) beherrscht erschwertes Wasserlassen mit rötlich-trüben Urin und Kälte- und Hitzeempfindungen in den Knochen.
- *Wei Zhong* (Bl 40) beherrscht schmerzhaftes Wasserlassen mit rötlichen Urin.
- *Shang Lian* (Ma 37) und *Xia Lian* (Ma 39) beherrschen erschwertes Wasserlassen mit dunkelgelben Urin.
- *Cheng Jiang* (Ren 24) beherrscht dunkelgelben Urin und unfreiwilliges Wasserlassen.
- *Zhong Guan* (Ren 12) beherrscht Hitze im Dünndarm mit dunkelgelben Urin.
- *Guan Yuan* (Ren 4) beherrscht Nierenerkrankungen mit blockiertem Harndrang und dunkelgelben Urin.
- *Zhao Hai* (Ni 6) beherrscht dunklen Urin und Blockaden der Wasserwege.
- *Da Ling* (P 7) behandelt Urin, der wie Blut aussieht.

---

433 *Hu Po* 琥珀 ist Bernstein! Es handelt sich hier um das versteinerte Harz einer Kiefer. Der Name stammt von der Legende, dass, wenn ein Tiger stirbt, seine Seele in die Erde eintritt und in Bernstein umgewandelt wird. *Hu Po* ist als Beruhigungsmittel nützlich, besonders bei Krämpfen oder Muskelkrämpfen. Das Pulver kann auch bei einer Blut-Stagnation im unteren Erwärmer verwendet werden. Diese Arznei wird allein in Pulverform für Nierensteine mit Hämaturie verwendet. Sowohl *Hu Po* als auch *Fu Ling* 茯苓 beruhigen den Geist, erleichtern das Wasserlassen und behandeln Störungen des Shen. *Hu Po* wandelt eine Stagnation um und öffnet die unteren Yin, um schmerzhafte Harnfunktionsstörungen zu behandeln. Diese sind häufig mit feuchter Hitze in der Blase oder einer Blutstagnation mit spärlichem, schmerzhaftem und blutigem Wasserlassen verbunden.

- *Pang Guang Shu* (Bl 28) behandelt behindertes Wasserlassen mit rotem Urin oder unfreiwilliges Wasserlassen, Atemnot und Entzündungen in der Genitalregion.

- *Tai Xi* (Ni 3) heilt dunklen Urin.

- *Yin Jiao* (Ren 7) behandelt Hitze unter dem Bauchnabel, roten Urin und stechende Schmerzen in der Blasenregion.

- *Xiao Chang Shu* (Bl 27) behandelt Harnverhaltung mit tröpfelnden roten Urin und Schmerzen im Unterbauch.

- *Hun Men* (Bl 47) behandelt dunkelgelben Urin.

- *Da Dun* (Le 1) heilt blutigen Urin. Setze 3 Moxakegel auf den Punkt!

Kommentar:

Auch in dieser Frage werden Störungen beim Wasserlassen diskutiert. Dabei hat die Schwangere häufig eine Harnverhaltung mit tröpfelndem Urin, der rötlich gefärbt ist und viel Schmerzen bereitet. Dies ist ein Zechen von Hitze, die über das Herz/Dünndarm-System in die Blase gelangt. Dünndarm und Blase bilden die Tai Yang-Schicht und verkörpern oben und unten in dieser Verbindung. Vielleicht gibt es aber auch Kälte in der Niere und im Uterus, die verhindert, dass die Wasserwege kontrolliert werden können. Deshalb muss die Schwangere mehr als zehnmal am Tag und in der Nacht Wasser lassen, sie hat also einen häufigen Harndrang.

Qi Zhongfu behandelt nun schon in mehreren Fragen Probleme beim Wasserlassen, was wohl darauf hindeutet, dass entzündliche Prozesse im unteren Erwärmer häufige Erkrankungen der verheirateten Frau resp. in der Schwangerschaft waren. Wenn wir davon ausgehen, dass das *Nuke Baiwen* auch ein Vorlesungsskript für seinen Unterricht war, sind seine Abhandlungen über Harnwegsstörungen gelehrt, differenziert und praxisorientiert.

Was *Qi Zhongfu* allerdings bisher ausgelassen hat, sind Entzündungen in den „private parts“ durch zu viel Geschlechtsverkehr und Entzündungen in den Harnwegen mit Wind-Kälte-Befall durch Barfußlaufen oder Sitzen auf der Toilette.

Frage 76

第七十六問 大便或利或秘？

答曰。大腸者傳導之官。變化出焉。獨受陰陽之濁。化其糟粕。傳不潔之道。若三焦不調。臟腑不和。受熱則津液竭燥。腸胃痞澀。大便不通。有寒則腹痛腸鳴。水穀並下。故熱則宜清而通之。寒則宜溫而固之。**建中散**。治脾胃不和。中脘氣滯。宿寒留飲。停積不消。心腹刺痛。脅肋膨脹。嘔吐痰涎。逆噫氣。吞酸。腸鳴泄痢。水穀不化。肢體倦怠。不思飲食。青皮（一本無青皮）棗子（一斤）厚朴（一斤）甘草　半夏（湯泡洗浸五兩）陳皮（八兩）乾薑（炮五兩）以上六味。用水三斗煮。令水盡焙乾。人參（去蘆一兩）藿香（一兩）訶子（炮取二兩）白朮（一兩）白茯苓（一兩）草豆蔻（去皮一兩）上為飲子。每服二錢。水二盞。姜三片。煎六分。去渣溫服。食前。**四味換腸丸**。治便下覺臟腑疼痛。泄痢飲食不美。因多思所致。或寒氣積。遂成其痢。（一名白朮止痢丸）白朮（三分）訶子（炮去核取肉三分）肉豆蔻（三分）鍾乳粉（一兩）上為細末。入鍾乳粉拌麵糊為丸。桐子大。每服五十丸。空心熟水送下。止進三兩服便效。熱者。**服四順飲子**。治大便不通。面赤身熱。大黃 白芍 甘草 當歸（各等分）上為粗散。每服五錢。水盞半。煎一盞。去滓溫服。不拘時。**麻仁丸**。治腸中受風。津液燥少。往往大便秘。麻仁（去皮研二兩）枳實（四兩麩炒）白芍（四兩）大黃（四兩炮）厚朴（二兩）杏仁（二兩）上為細末。蜜丸梧桐子大。米飲下二十丸。未通。加至三十丸。寒者。**理中湯**。治腸胃冷熱濕。泄瀉注下。水穀不分。腹中雷鳴。及傷時氣。裡寒外熱。霍亂吐痢。手足厥冷。胸脾心疼。逆氣結氣。並皆治之。人參　甘草　白朮　乾薑（炮各二兩）肉豆蔻　砂仁（各二兩）上為飲子。每服三錢。水盞半。煎一盞。去滓熱服。食前。**煮樸丸**。治臟寒泄痢。北棗（半斤）川芎（四兩）生薑（切片四兩）以上三味。水三碗煎乾。將生薑厚杵爛。入棗肉一處。再杵令細。以麻油塗手。擔如小錢。慢火焙乾。入後藥。蒼朮（米泔浸）茴香（炒）甘草（炙）官桂（去皮新者）神麯　麥糵（炒淨秤）莪朮（煨各四兩）砂仁　良薑（炒各二兩）肉豆蔻（煨二兩）丁香（一兩）川薑（二兩）上為細末。

水煮薄糊為丸。梧桐子大。每服百丸。米飲湯下。不拘時。**豆蔻橘紅散**。溫脾養胃。消穀嗜食。丁香 木香（一兩）白豆蔻（仁）人參 白朮厚朴 神麯 乾薑（炮）半夏曲（炒）陳皮（去白）藿香葉（去土）甘草（炙各半兩）上為細末。每服三錢。水一盞。姜三片。棗一個。煎七分。去滓空心溫服。

Mal geht der Stuhlgang glatt hindurch, mal wird er zurückgehalten - wieso?

Die Antwort lautet: Der Dickdarm ist der Beamte, der das Hindurchgehen leitet (*Chuan Dao* 傳導), Veränderung und Wandlung (*Bian Hua* 變化) stammen von ihm. Er allein empfängt das Trübe (*Zhuo* 濁) von Yin und Yang und sorgt für dessen Umwandlung zu Abfall. Wenn der natürliche Weg des Hindurchgehens nicht sauber ist und die San Jiao nicht ausgeglichen sind, sind die Zang Fu-Organe nicht im Einklang. Wenn der Dickdarm Hitze empfängt, erschöpfen sich die Körperflüssigkeiten und trocknen aus. Das Qi in den Eingeweiden und im Magen verklumpt und wird rau, und der Stuhlgang ist blockiert. Wenn es Kälte gibt, hat die Patientin Bauchschmerzen und Darmgeräusche, denn Wasser und Getreide gehen gleichzeitig hinunter. Deshalb ist es bei Hitze passend zu klären (*Qing* 清) und einen freien Durchgang zu schaffen (*Tong* 通), bei Kälte sollte man erwärmen (*Wen* 溫) und festigen (*Gu* 固).

Erkrankungen und Rezepturen:

1). *Jian Zhong San* 建中散 heilt, wenn Milz und Magen nicht ausgeglichen sind. Das Qi im mittleren Kanal (*Zhong Wan* 中脘)[434] stagniert, durch langanhaltende Kälte entstehen Ödeme und es bilden sich Ansammlungen (*Ji* 積), die sich nicht auflösen. In der Brust und im Bauch sind stechende Schmerzen und die seitliche Rippenregion ist geschwollen und aufgebläht. Die Patientin erbricht Schleim und Speichel, und sie rülpst auf Grund von gegenläufigem Qi. Sie hat Sodbrennen, Darmgeräusche und Durchfälle. Wasser und Getreide werden nicht umgewandelt, die Gliedmaßen und der Körper sind sehr müde und sie mag nicht an Essen und Trinken denken.

- *Qing Pi* (nur die Wurzel hat keine grüne Haut)
- *Zao Zi* (1 Jin)
- *Hou Po* (1 Jin)

[434] *Zhong Wan* 中脘 ist auch der Name des Akupunkturpunktes Ren 12.

- *Gan Cao*
- *Ban Xia* (in sprudelndem heißen Wasser abwaschen und einweichen, 5 Liang)
- *Chen Pi* (8 Liang)
- *Qian Jiang* (geröstet, 5 Liang)

Nimm die ersten 6 Arzneien und bringe sie in 3 Dou Wasser zum Kochen, bis das Wasser verkocht ist. Röste dann diese Arzneien:

- *Ren Shen* (entferne den Schilf, 1 Liang)
- *Huo Xiang* (1 Liang)
- *He Zi* (geröstet, nimm 2 Liang)
- *Bai Zhu* (1 Liang)
- *Bai Fu Ling* (1 Liang)
- *Cao Dou Kou* (entferne die Haut, 1 Liang)

Zubereitung: Setze es als Dekokt auf, jede Dosis beträgt 2 Qian. Nimm 2 Tassen Wasser und drei Scheiben Ingwer dazu und reduziere die Flüssigkeit auf 60%. Entferne die Reste und trinke die Medizin warm vor dem Essen.

2). *Si Wei Huan Chang Wan* 四味換腸丸 heilt, wenn im Schlaf Stuhl oder Urin unten abgehen und die Zang Fu-Organe schmerzen. Die Patientin hat Durchfälle mit unverdauten Speiseresten, die nicht angenehm sind. Die Ursache dafür ist zu viel Grübeln (*Duo Si* 多思). Oder kaltes Qi hat sich angesammelt, und danach entwickeln sich die Durchfälle. Ein anderer Name ist *Bai Zhu Zhi Li Wan* 白朮止痢丸 = „Pillen mit *Bai Zhu* (Atractylodes macrocephala rhizoma) um den Durchfall zu stoppen".

- *He Zi* (geröstet und entkernt, nimm das Fleisch, 3 Fen)
- *Rou Dou Kou* (3 Fen)
- *Zhong Ru Fen* (1 Liang)

Zubereitung: Zermahle alles zu einem feinen Pulver, füge *Zhong Ru Fen*[435] hinzu, mische es zu einer Paste und forme Pillen daraus von der Größe eines Wu Tong-Samens. Jede Dosis beträgt 50 Pillen. Nimm sie auf leerem Magen mit gekochtem Wasser ein.

---

[435] *Zhong Ru Fen* 鍾乳粉 (*Stalactitum Pulveratum* = pulverisierte Stalaktiten); Ein Stalaktit ist der von der Decke einer Höhle hängende Tropfstein, sein Gegenstück ist der vom Boden emporwachsende Stalagmit. Im *Shen Nong Ben Cao Jing* gehört diese Arznei zu den überragenden Drogen (*Shang Yao* 上藥), die bei allen möglichen Schwächen eingesetzt werden und ein langes Leben versprechen.

Höre mit der Einnahme nach drei oder zwei Dosen der Medizin auf. Für gewöhnlich ist die Wirkung dann erreicht, wenn der Patientin heiß wird.

3). Das Rezept *Si Shun Yin Zi* 服四順飲子 heilt, wenn der Stuhlgang blockiert ist. Das Gesicht ist rot und der Körper ist heiß.

- *Da Huang*
- *Bai Shao*
- *Gan Cao*
- *Dang Gui* (von jedem die gleiche Menge)

Zubereitung: Zermahle alles zu einem groben Pulver, jede Dosis beträgt 5 Qian. Nimm 1½ Tassen Wasser dazu und reduziere die Flüssigkeit auf eine Tasse. Entferne die Reste und trinke die Medizin warm, ohne feste Zeiten einzuhalten.

4). *Ma Ren Wan* 麻仁丸 heilt, wenn die Eingeweide Wind bekommen haben. Die Körperflüssigkeiten sind ein wenig eingetrocknet und es gibt einen häufigen Stuhldrang, der aber nicht herauskommt.

- *Ma Ren* (entferne die Haut und zerstoße den Rest, 2 Liang),
- *Zhi Shi* (4 Liang, die Kleie geröstet)
- *Bai Shao* (4 Liang)
- *Da Huang* (4 Liang, geröstet)
- *Hou Po* (2 Liang)
- *Xing Ren* (2 Liang)

Zubereitung: Zermahle alles zu einem feinen Pulver, mische es mit Honig und forme Pillen von der Größe eines Wu Tong-Samens. Schlucke 20 Pillen mit Reiswasser hinunter. Wenn der Stuhlgang nicht durchkommt, nimm bis zu 30 Pillen, bis der Patientin kalt wird.

5). *Li Zhong Tang* 理中湯 heilt Kälte, Hitze und Nässe im Magen und in den Eingeweiden. Die Patientin hat Durchfälle, die sich nach unten heraus ergießen. Wasser und Getreide können nicht getrennt werden, im Bauch gibt es donnerähnliche Geräusche (*Lei Ming* 雷鳴), und gelegentlich ist die Atmung geschädigt. Im Inneren ist Kälte, im Äußeren ist Hitze, und die Patientin hat akute Magen-Darmbeschwerden mit Erbrechen und Durchfall. Ihre Hände und Füße sind kraftlos und kalt und die Patientin hat Schmerzen in der Brust, in der Milz und im Herzen.

Das Qi verläuft gegenläufig (*Ni* 逆) oder verknotet sich (*Jie* 結) - das alles wird mit diesem Rezept geheilt![436]

- *Ren Shen*
- *Gan Cao*
- *Bai Zhu*
- *Gan Jiang* (geröstet, von jedem 2 Liang)
- *Rou Dou Kou*
- *Sha Ren* (von jedem 2 Liang)

Zubereitung: Bereite ein Dekokt vor, jede Dosis beträgt 3 Qian. Nimm 1½ Tassen Wasser dazu und reduziere die Flüssigkeit auf 1 Tasse. Entferne die Reste und nimm die Medizin warm vor dem Essen.

6). *Zhu Po Wan* 煮樸丸 heilt Kälte in den Zang-Organen und Durchfälle.

- *Bei Zao* (½ Jin)
- *Chuan Xiong* (4 Liang)
- *Sheng Jiang* (in Scheiben geschnitten, 4 Liang)

Nimm zuerst nur diese drei Arzneien. Lege sie in 3 Schalen Wasser und koche sie, bis sie getrocknet sind. Nimm dann den Ingwer und zerstoße ihn zu einer Paste, füge das Dattelfleisch hinzu und zerstoße es auch, bis es so dünn wie eine kleine Kupfermünze wird. Röste es dann über einem langsamen Feuer und füge die folgenden Arzneien hinzu:

- *Cang Zhu* (eingeweicht in Reiswasser)
- *Hui Xiang* (geröstet)
- *Gan Cao* (geröstet)
- *Guan Gui* (entferne die Haut vom Fleisch)
- *Shen Qu*
- *Mai Nie* (entferne die Schuppen, geröstet)
- *E Zhu* (gedämpft, von jedem 4 Liang)
- *Sha Ren*
- *Liang Jiang* (geröstet, von jedem 2 Liang)
- *Rou Dou Kou* (gedämpft, 2 Liang)
- *Ding Xiang* (1 Liang)
- *Chuan Jiang* (2 Liang)

---

[436] *Li Zhong Tang* 理中湯 = „Dekokt, das Milz und Magen reguliert", ist auch heute noch ein bewährtes Patentformula; es wärmt die Mitte, zerstreut Kälte und stärkt Milz und Magen

Zubereitung: Zermahle alles zu einem feinen Pulver, koche es in Wasser zu einer Art Paste und forme Pillen daraus von der Größe eines Wu Tong-Samens. Jede Dosis beträgt 100 Pillen. Schlucke sie mit Reiswasser als Suppe hinunter, ohne feste Zeiten einzuhalten.

7). *Dou Kou Ju Hong San* 豆蔻橘紅散 wärmt die Milz und unterstützt den Magen. Es beseitigt die Sucht zu essen (*Shi Shi* 嗜食).

- *Ding Xiang*
- *Mu Xiang* (1 Liang)
- *Bai Dou Kou* (den Kern)
- *Ren Shen*
- *Bai Zhu*
- *Hou Po*
- *Shen Qu*
- *Gan Jiang* (geröstet)
- *Ban Xia Qu* (geröstet)
- *Chen Pi* (entferne das Weiße)
- *Huo Xiang Ye* (entferne die Erde)
- *Gan Cao* (geröstet, von jedem ½ Liang)

Zubereitung: Zermahle alles zu einem feinen Pulver, jede Dosis beträgt 3 Qian. Nimm eine Tasse Wasser dazu, 3 Scheiben Ingwer und eine Dattel und reduziere die Flüssigkeit auf 70%. Entferne die Reste und nimm die Medizin warm auf leerem Magen.

Akupunkturpunkte:

Siehe die Punkteauswahl in den Fragen 34 und 48.

Kommentar:

Wie in den vorherigen Fragen diskutiert *Qi Zhongfu* in der 76. Frage wieder ein Fu-Organ, hier den Dickdarm. Er zitiert ebenso das 8. Kapitel aus dem *Su Wen*, in dem die Organe als Beamte im mikrokosmischen Staatsapparat beschrieben sind. Auch hier bestimmen Hitze und Kälte den Stuhlgang, ob er glatt hindurchgeht (*Li* 利) oder zurückgehalten (*Mi* 秘) wird. Auch hier erstaunt die Häufigkeit, mit der sich *Qi Zhongfu* den Ausscheidungsorganen widmet. Er weist darauf hin, dass die San Jiao ausgeglichen sein müssen, damit die Ausscheidungen glatt hindurchgehen.

Frage 77

第七十七問 妊娠至八九個月兩腳俱腫？

答曰。妊娠至八九月腿腳腫者。不可為水病治之。恐導其真氣。見此狀者。則知其易產也。蓋胞藏水血俱多。不致胎燥。故云易產也。當服順氣滑胎之藥。若初妊而腫者。是水氣過多。兒未成體恐壞胎也。**枳殼散**。養胎氣。安和子臟。治胎中一切惡疾。能令胎滑易產。枳殼（去穰炒四兩）甘草（炙一兩）上為細末。每服二錢。沸湯調服。空心。入月日進三服。**榆白皮湯**。滑胎易產。治妊娠曾因漏胎去血。臨產驚動太早。產未至。穢露先下。致胎胞乾燥。臨產艱難。冬葵子（一兩）木通（半兩）榆白皮（一兩）瞿麥（一兩）牛膝（去苗酒浸焙）大麻仁（去殼各三分）上為粗末。每服三錢水盞半。煎八分。去滓溫服。不拘時。**救生散**。安胎益氣易產。人參 訶子（濕紙裹煨熟去核）陳皮（炒）白朮（炒）大麥肉（炒）神麯（炒各半兩 上為細末。每服二錢。水一盞。煎六分。去滓。入月加一倍。用水二盞。煎一盞。空心溫服。服之能令兒緊小。乳母無患。

Wenn die Schwangere den achten oder neunten Monat erreicht, sind beide Füße geschwollen - wieso?

Die Antwort lautet: Wenn die Schwangerschaft den achten oder neunten Monat erreicht, sind die Unterschenkel und die Füße geschwollen. Man sollte dieses nicht als eine Wassererkrankung behandeln. Es ist zu bedenken, wenn das echte Qi (*Zhen Qi* 真氣) die Führung übernimmt, erscheinen diese Zustände. Daraus folgt, dass die Geburt leicht sein wird. Weil die Fruchtblase (*Bao* 胞) Wasser und Blut beides reichlich speichert, kann der Embryo nicht austrocknen, deshalb sagt man dazu „leichte Geburt“ (*Yi Chan* 易產). Passend sind hier Arzneien, welche dem Qi folgen und den Embryo schlüpfrig machen (*Hua* 滑).

Wenn zu Beginn der Schwangerschaft Schwellungen auftreten, ist das Wasser-Qi im Übermaß vorhanden. Das Kind kann dann nicht wachsen und es ist zu befürchten, dass der Embryo verdirbt (*Huai* 壞).

Erkrankungen und Rezepturen:

1). *Zhi Qiao San* 枳殼散 nährt das Qi des Embryos. Es stabilisiert und harmonisiert die Speicherung des Embryos und heilt im Embryo jede Form von üblen Krankheiten (*E Ji* 惡疾). Das Rezept kann bewirken, dass der Embryo schlüpfrig wird und die Geburt leicht ist.

- *Zhi Qiao* (entferne die Stängel, geröstet, 4 Liang)
- *Gan Cao* (geröstet, 1 Liang)

Zubereitung: Zermahle alles zu einem feinen Pulver, jede Dosis beträgt zwei Qian. Koche heißes Wasser und vermische das Pulver darin. Trinke es auf leerem Magen. Wenn der achte oder neunte Monat eintritt, nimm täglich drei Dosen davon.

2). *Yu Bai Pi Tang* 榆白皮湯 macht den Embryo schlüpfrig und die Geburt leicht. Es heilt, wenn in der Schwangerschaft vormals ein Auslecken des Embryos (*Lou Tai* 漏胎) und ein Blutverlust aufgetreten sind. Wenn die Geburt sich nähert und die Schwangere zu früh aufgeschreckt wird und der Geburtstermin noch nicht erreicht ist, tritt zuerst ein schmutziger Saft (*Hui Lu* 穢露) unten heraus. Das bewirkt, dass der Embryo im Mutterleib austrocknet. Kurz vor der Geburt werden dann Schwierigkeiten auftreten!

- *Dong Kui Zi* (1 Liang)
- *Mu Tong* (½ Liang)
- *Yu Bai Pi* (1 Liang)
- *Qu Mai* (1 Liang)
- *Niu Xi* (entferne die Triebe, weiche die Arznei in Wein ein und backe sie auf einem kleinen Feuer)
- *Da Ma Ren* (entferne die Schale, von jedem 3 Fen)

Zubereitung: Zerstoße alles zu einem groben Pulver, jede Dosis beträgt drei Qian. Nimm eine halbe Tasse mit Wasser dazu und reduziere die Flüssigkeit auf 80%. Entferne die Reste und trinke die Medizin warm, ohne feste Zeiten einzuhalten.

3). *Jiu Sheng San* 救生散 beruhigt den Embryo, nährt das Qi und erleichtert die Geburt.

- *Ren Shen*
- *He Zi* (mit einem feuchten Papier umwickeln und über einem kleinen Feuer dämpfen, entferne die Kerne)
- *Chen Pi* (geröstet)

- *Bai Zhu* (geröstet)
- *Da Mai Rou* (geröstet)
- *Shen Qu* (geröstet, von jedem ½ Liang)

Zubereitung: Zermahle alles zu einem feinen Pulver, jede Dosis beträgt zwei Qian. Nimm 1 Tasse Wasser dazu, reduziere die Flüssigkeit auf 60% und entferne die Reste. Wenn die Monatsblutung eintritt, nimm die doppelte Menge. Nimm dann 2 Tassen Wasser dazu und reduziere die Flüssigkeit auf eine Tasse. Nimm die Medizin auf leerem Magen. Die Medizin kann bewirken, dass das Kind für eine Weile angespannt ist. Die Amme (*Ru Mu* 乳母) sollte dann nicht beunruhigt sein.

Akupunkturpunkte:

- Wasser-Qi (*Shui Qi* 水氣) bei Kindern mit Schwellungen der Gliedmaßen und einem vergrößerten Abdomen, setze dann 3 Moxakegel auf den Punkt *Shui Fen* (Ren 9).

- *Feng Long* (Ma 40) beherrscht geschwollene Extremitäten und Nässe im ganzen Körper.

- *Fu Liu* (Ni 7) beherrscht Schwellungen in den Extremitäten.

- *Lie Que* (Lu 7) beherrscht übermäßiges Schwitzen und Schwellungen in den Gliedmaßen.

- Die 100 Krankheiten mit Wasserschwellungen beherrschen die Punkte *Shen Shu* (Bl 23) und *Wei Cang* (Bl 50). Setze so viele Moxakegel, wie das Alter der Patientin ist.

- Bei Ödemen nadele ausschließlich den Punkt *Ren Zhong* (Ren 26). Wenn andere Punkte genadelt werden, besteht die Gefahr, dass die Patientin stirbt! Quacksalber (*Yong Yi* 庸醫) stechen oft *Shui Fen* (Ren 9) bei Wasserschwellungen und wundern sich, dass viele Patienten sterben.

Ein modernes TCM-Buch, das *Zhong Yi Fu Ke* 中醫婦科 = „Traditionelle chinesische Frauenheilkunde“ (1978) sieht bei ödematösen Schwellungen in der Schwangerschaft zwei Syndrome im Vordergrund.

Gemäß der Bedeutung von Niere und Milz für die Bewegung der Flüssigkeiten sind es:

1) **Milz-Leere** (*Pi Xu* 脾虛): Die Symptome sind oberflächliche Schwellungen im Gesicht, um die Augen und in den Extremitäten der Schwangeren. Ihre Gesichtsfarbe ist welk und gelblich, die Gliedmaßen werden nicht warm, sie hat Beklemmungen in der Brust und einen aufgeblähten Bauch, ihr Appetit ist gering und der Stuhlgang ist breiig. Die Zunge hat einen dünnen weißen Belag und ihr Puls ist oberflächlich und kraftlos. Das Behandlungsprinzip ist, die Milz zu stärken und die Urinproduktion zu fördern. *San Yin Jiao* (Mi 6), *Fu Liu* (Ni 7), *Yin Ling Quan* (Mi 9), *Gong Sun* (Mi 4) haben diese Wirkung.

2) **Nieren-Leere** (*Shen Xu* 腎虛): Die Symptome sind oberflächliche Schwellungen im Gesicht und in den Gliedmaßen, die Gesichtsfarbe ist grau und fahl, die Schwangere hat Herzklopfen, sie ist kurzatmig und verabscheut die Kälte. Ihr Bauch ist angeschwollen, sie hat nur geringe Urinmengen und Schmerzen im unteren Rücken. Ihre Zunge ist blass und hat womöglich einen weißen Belag (Kälte!) und ihr Puls ist tief und schlüpfrig. Das Behandlungsprinzip ist, die Niere zu wärmen und die Wasserzirkulation anzuregen. Folgende Punkte sind vorsichtig mit Moxa zu behandeln: *Shen Shu* (Bl 23), *Shui Fen* (Ren 9), *Tai Xi* (Ni 3) und *Fu Liu* (Ni 7).

Kommentar:

Obwohl in der 77. Frage von ödematösen Schwellungen der Füße die Rede ist, zielen die Rezepturen eher darauf ab, die Geburt vorzubereiten, den Embryo schlüpfrig zu machen und allgemein die Geburt zu erleichtern. Wenn die Beinödeme im achten und neunten Schwangerschaftsmonat auftreten, sieht *Qi Zhongfu* darin keine Probleme, denn zum Ende der Schwangerschaft übernimmt das *Zhen Qi* 真氣 die Führung und sorgt für einen reibungslosen Ablauf. Die Fruchtblase ist prallgefüllt und der Embryo bekommt genügend Flüssigkeit. Das überflüssige Wasser wird nach unten bewegt und sammelt sich in den Unterschenkeln und in den Füßen. Wenn es allerdings in den ersten Monaten der Schwangerschaft bereits Ödeme gibt, besteht die Gefahr, dass der Embryo verdirbt, denn die Fruchtblase ist nicht in der Lage, genügend Wasser zu speichern. So trocknet der Embryo aus und geht vorzeitig zugrunde.

Die Akupunktur wird hier wohl nicht in der Lage sein, Flüssigkeiten gezielt zum Embryo zu bringen. Aber sicherlich lässt sich das embryonale Qi mit Nadeln stärken und die Diurese verbessern, um überschüssiges Wasser abzuleiten.

Frage 78

第七十八問 妊娠十月將養之法?

答曰。陰搏陽別。謂之有子。此是血氣和調。陽施陰化也。診其手少陰脈動甚者。妊子也。所謂妊者。陽既授始。陰妊之也。娠則以時而動。故曰妊娠也。妊娠一月。名始胚。飲食精熟。酸美受御。宜食大麥。無食腥辛。是謂正才。妊娠一月。足厥陰脈養。不可針灸其經。足厥陰內屬於肝。肝主於筋及血。一月之時。血行痞澀。不為力事。寢心安靜。無令恐畏。妊娠一月。陰陽新合為胎。寒多為痛。熱多猝驚。舉重腰疼。腹滿飽急。猝有所下。當預安之。宜服**烏雌雞湯**。烏雌雞（一隻炙如常法食）茯苓（二兩）吳茱萸（一升）芍藥 人參 白朮（各三兩）麥門冬（五合）阿膠（二兩）甘草（一兩） 上九味㕮咀。水一斗二升煮雞。取汁六升。去雞下藥。煎取三升。納酒三升。並膠烊盡。取三升放溫。每服一升。日三服。妊娠曾於第一個月墮胎者。入月。預服此藥治之。**補胎湯**。人參 防風 細辛 烏梅肉 白朮（各一兩）大麥（一合）熟地（一兩）吳茱萸（半兩洗七次）上為飲子。每服三錢。水盞半。姜三片。煎七分。去滓空心服。寒多者倍細辛茱萸。渴者去細辛。加栝蔞根。若有所思。去大麥。加柏子仁三合服之。妊娠二月名始膏。無食腥辛之物。居心靜處。男子勿勞。百節皆痛。是謂胎藏也。少陽者膽之脈也。主於精。二月之時。兒精成於胞里。故足少陽養之。足少陽在足小指間。本節後附骨上一寸陷中者是。妊娠二月陰陽居經。若有寒。多壞不成。有熱。則萎萃怯弱。中風寒有所動搖。心滿。臍下脹急。腰背強痛。猝有所下。乍寒乍熱。服**艾葉湯**。人參 當歸 艾葉 甘草 麻黃（去根節）丹參（各一兩）阿膠（炒二兩）上為㕮咀。每用一兩。水盞半。棗三枚。姜五片。好酒一盞。煎半盞。去滓分為二服。食前。妊娠曾於第二個月墮胎者。入月。預當養其胎藏。服**黃芩湯**。黃芩 人參 阿膠（各一兩炒碎）當歸（半兩炒乾）吳茱萸（一分洗七次焙乾微炒）上為㕮咀。每服三錢。水盞半。姜三片。煎八分。去滓。食前。如覺大段不安。加烏梅一兩。妊娠三月始胎。當此之時。血不流通。形像始化。末有定儀。見物而變。欲令見貴盛王公好人。端正莊嚴。不欲令見傴僂侏儒。醜惡形人。及猿猴之類。無食姜兔。無懷刀繩。欲得見男者操弓矢。射雄雞。乘肥馬于田野。觀虎豹及走犬。其欲得女者。則簪簪珂環。弄珠璣。欲令子美好端正者。數視白璧美玉。看孔雀。食鯉魚。欲令兒多智有力。則啖牛肉心。食大麥。欲令子賢良盛德。端心正坐。清和虛一。坐無邪席。立無偏倚。行無邪徑。目無邪視。口無邪言。心無邪念。無妄喜怒。無得思慮。食無到臠。無邪臥。無橫足。思欲瓜果。啖味酸葅。好芬芳惡見穢臭。是謂外像而變者也。手心主養之。手心主者。脈中精神。內屬於心。能混神。故手心主養之。手心主穴在掌後橫紋者是。診其妊娠脈滑疾。重以手按之散者。胎已三月也。妊娠三月為定形。有寒則大便青。有熱則小便赤。不赤則黃。若猝驚恐懼。憂愁嗔恚。傷動於筋脈。繞臍痛或腰背痛猝有所下。服**雄雞湯**。人參　麥門冬　白茯苓　當歸白朮　甘草　川芎　白芍（各一兩）阿膠（二兩）上為㕮咀。每服用一兩。入煮烏雞汁一盞半。棗二枚。好酒一盞煎至一盞半。去滓分作二服。食前。妊娠曾於第三個月墮胎者。入月宜服**茯神飲子**。茯苓 丹參 龍骨（各一兩）人參　阿膠（炒）當歸　甘草（炙各二兩）赤小豆（炒一合）上為㕮咀。每服三錢。水盞半。棗一枚。煎八分。去滓溫服。腰痛者加寄生二兩。空心服。妊娠四月之時。始受水精以成血脈。其食宜麥粳。其羹宜魚雁。是謂盛榮。以通耳目而行經絡。洗浴遠避寒暑。是手少陽者。三焦之脈也。內屬於腑。四月之時。兒六腑順成。故手少陽養之。手少陽穴在手小指間。本節後二寸是也。診其妊娠四月。欲知男女。左脈疾為男。右脈疾為女。俱疾為生二男。當此之時。慎勿瀉之。必致產後之殃。何謂也。是手少陽三焦之脈。內屬於三焦。靜形體。和心志。節飲食。妊娠四月若有寒。心中欲嘔。胸滿不食。有熱則小便頻數如淋狀。臍下若急。卒風寒。項頸強痛。寒熱驚惕。腰背及腹痛。往來不定。或胎上急迫。心頭煩悶不安。卒有所下。宜服**菊花湯**。當歸 人參 麥門冬 甘草 麻黃（去節）半夏（湯洗七次）阿膠（炒二兩）菊花（半兩）上為㕮咀。每服四錢。水盞半。姜三片。棗一枚。煎八分。去滓空心溫服。非風寒項強者。當去麻黃半夏。緣二藥能損胎。**調中湯**。白芍　白朮　柴胡甘草（炙）烏梅肉 續斷 當歸 川芎 枳實 厚朴 甘李根皮（羸人去之各等分）上為㕮咀。每服三錢。水盞半。姜四片。煎八分。去滓溫服。空心。妊娠五月。始受火精以成其氣。臥必晏起。洗浣衣服淨室。必厚其裳。朝吸天光以避寒殃。其食宜稻麥。其羹宜牛羊。和以茱萸。調以五味。是謂養氣以定五臟者也。一本云。宜食魚鱉。足太陰養之。足太陰脾之脈主四季。五月之時。兒四肢皆成。故足太陰養之。足太陰之穴。在足內踝上三寸也。診其妊娠之脈。重手按之不散。但疾不滑者。五月也。又其脈數者。以向懷。脈緊者。必胞阻。脈遲者。心腹滿喘。脈浮者。必水懷為腫。妊娠五月若有熱。頭眩心亂欲嘔者。有寒。則腹痛小便難。猝悸恐。四肢疼痛。寒熱胎動無常。或損僕腹痛。有所不安。服**旋覆花湯**。旋覆花 當歸 人參 黃耆（一本黃芩）麥門冬 赤芍 吳茱萸（洗七次各一兩）阿膠（炒二兩）甘草（炙半兩）上為㕮咀。每服四錢。水盞半。姜三片。好酒三分。煎八分。空心溫服。妊娠六月。始受金精以成其筋。身欲微勞。無得靜處。出遊於野。數觀走犬及視走馬。宜食鷙鳥猛獸之肉。是謂變腠膂筋。以養其爪。以牢其背膂。足陽明養之。足陽明胃之脈。主其口目。六月之時。兒口目皆成。故足陽明養之。足陽明穴在太衝上二寸是也。妊娠六月。猝胎動不安。寒熱往來。腹痛滿身腫。驚怖血下。腹痛狀如欲產。手足煩熱。並宜服**麥門冬湯**。麥門冬 人參 甘草（炙）黃芩（各一兩）熟地 阿膠（蛤粉炒各二兩）上為㕮咀。每服四錢。水盞半。入酒五分。姜五片。棗二枚。煎八分。去滓溫服。食前。妊娠曾於六個月損墮者。入月預服**柴胡散**。柴胡（去苗）白芍 麥門冬 熟地 蓯蓉（酒浸焙）川芎 白朮（各一兩）甘草（炙半兩）上為㕮咀。每服四錢。水盞半。棗三枚。煎八分。去滓溫服。空心。妊娠七月。始受木精以成骨。勞躬搖肢。無使身安。動作屈伸。居處必燥。飲食避寒。常宜食粳稻以密腠理。是謂養骨牢齒者也。手太陰養之。手太陰者肺。肺主皮毛。七月之時。兒皮已成。故手太陰養之。手太陰穴。在手大指本節後白肉際陷中是。診其妊娠七月脈。實大牢強者生。沉細者死。懷軀七月。暴下鬥余水。其胎必傷而墮。此非時孤漿預下故也。喘促。頸項腰背強。服**蔥白湯**。半夏（洗七次）黃耆 人參 當歸 黃芩（各一兩）阿膠（炒二兩）旋覆花 甘草（炙）麥門冬（去心各等分）上為㕮咀。每服四錢。水盞半。姜三片。蔥白二寸。好酒半盞。煎至八分。去滓溫服。空心。妊娠曾於第七個月傷墮者。宜預服**杏仁湯**。杏仁（泡去皮尖）鍾乳粉 紫菀 吳茱萸 甘草（炙）乾薑（炮）五子 麥門冬 粳米（各等分）上為㕮咀。每服四錢。水盞半。煎八分。去滓空心服。妊娠八月。始受土以成膚革。和心靜息。無使氣極。是謂密腠理而光澤顏色。手陽明養之。手陽明者。大腸之脈。大腸主九竅。八月之時。兒九竅皆成。故手陽明養之。手陽明穴在大指本節後宛宛中是。診其妊娠八月脈。實大牢強弦緊者生。沉細者死。妊娠八月。忽中風寒。有所犯觸。身體疼痛。乍寒乍熱。胎動不安。常若頭眩。繞臍疼痛。有寒。小便白濁。或復漏下。顏色無定。腰背冷痛。目視䐉䐉。悉宜服**芍藥湯**。厚朴（二兩）甘草 當歸 白朮（各三兩）人參 白芍（各一兩）上為㕮咀。每服四錢。水一盞。酒半盞。姜五片。薤白七寸。煎八分。溫服。妊娠曾於八個月傷墮胎者。宜服**葵子湯**。厚朴（二兩）甘草 當歸 白朮（各三兩）人參　白芍（各一兩）柴胡（三兩）葵子上為㕮咀。每服四錢。水盞半。姜五片。棗一枚。煎八分。空心溫服。妊娠九月。始受石精以成皮毛。六腑百節。莫不畢備。飲醴食甘。緩帶自持而待之。時為養毛髮。多才力。足少陰養之。足少陰者腎之脈。腎主續縷。九月之時。兒脈續縷皆成。故足少陰養之。足少陰穴在足內踝後。微近下前動脈是也。妊娠九月。若猝得下痢。腹滿脹急。胎上衝心。腰背不可轉側。短氣滿悶。並宜服**半夏湯**。半夏（湯洗七次）麥門冬 吳茱萸 當歸　阿膠（炒各三兩）乾薑（一兩）大棗（十二枚）上為㕮咀。每服五錢。水盞半。煎六分。去滓。入蜜少許。空心服。一方。用烏雌雞煮汁煎藥。妊娠曾於第九個月墮胎者。宜先服**茯苓豬腎湯**。白茯苓 桑寄生 熟地 白朮 川芎 麥門冬（去心）人參（各一兩）乾薑（炮半兩）上為㕮咀。先以豬腎一對。切去脂膜。用水一碗。入黑豆一合同煮。取汁一盞半。入藥八味五錢。煎至一盞。去滓食前溫服。分為二服。妊娠十月。五臟俱備。六腑齊通。納天地氣于丹田。故使關節人神咸備。然可預備滑胎方法也。妊娠十月滿足。入月。預修正順產理。滑胎易產。**甘草散**。甘草（炙）黑豆（炒）大麻仁（別研入）糯米（各一兩）乾薑（炮半兩）白茯苓（半兩）吳茱萸（半兩洗七次）上為細末。入麻仁末同拌。每服二錢。溫酒調下。未入月不可調服。

In den 10 Monaten der Schwangerschaft - welche Verfahren gibt es, um die Schwangere zu unterstützen und den Embryo zu nähren?

Die Antwort lautet: Wenn das Yin kämpft (*Bo* 搏) und das Yang sich abtrennt (*Bie* 別), sagt man, es gäbe Kinder.[437] In diesem Fall liegt eine harmonische Vermischung von Blut und Qi vor. Auch breitet sich das Yang aus und das Yin wandelt um. Prüft man den Puls an der Hand Shao Yin-Position, dann ist dieser sehr bewegt (*Dong* 動). Auch das zeigt eine Schwangerschaft an. Dass, was man schwanger sein (*Ren* 妊) nennt, bedeutet, das Männliche (Yang) hat zuerst etwas übergeben und das Weibliche (Yin) wird dann schwanger. *Shen* 娠 nimmt man als einen festen Zeitraum, in dem es Veränderungen gibt, deshalb sagt man auch *Ren Shen* 妊娠 für Schwangerschaft.[438]

1. **Der erste Monat der Schwangerschaft** hat den Namen *Shi Pei* 始胚 = „Beginn der Leibesfrucht". Essen und Trinken sind nun unverfälscht und gut gekocht (*Jing Shu* 精熟), der saure Geschmack ist angenehm und sollte ihr Leid zügeln (*Shou Yu* 受御). Als Essen ist Gerste passend, sie sollte kein rohes Fleisch oder Fisch essen und auch nichts Scharfes. Dies nennt man die richtige Befähigung (*Zheng Cai* 正才).[439]

Im ersten Monat der Schwangerschaft nährt die Fuß Jue Yin (Leber)-Leitbahn den Embryo. Nadele nicht und setze keine Moxa auf dieser Leitbahn. Fuß Jue Yin entspricht im Inneren der Leber, die Leber beherrscht die Muskeln und Sehnen (*Jin* 筋) und das Blut. In der Zeit des ersten Monats ist die Blutzirkulation rau und das Blut verklumpt (*Pi* 痞).[440]

---

[437] *Yin Bo Yang Bie* 陰搏陽別 ist die Beschreibung eines Pulsbildes. Yin bezieht sich hier auf die Chi (Fuß)-Taststelle am Handgelenk und Yang auf die Cun (Daumen)-Taststelle. Der Chi-Puls rutscht deutlich in Richtung des Cun-Pulses, das Yin schlägt also nach oben. Der Yang-Puls hingegen ist davon klar unterschieden bzw. abgetrennt. Dieses Pulsbild erscheint häufiger in der Schwangerschaft. Der Chi-Puls ist glatt und schlüpfrig, der Cun-Puls ist ausgeglichen und unterscheidet sich so vom Chi-Puls. Im *Su Wen* heißt es: „Yin schlägt nach oben und Yang trennt sich ab, das nennt man ein schwanger sein."

[438] *Shen* 娠 hat das Radikal für Frau (*Nu* 女) und daneben das Zeichen *Chen* 辰, dass für den 5. Erdenzweig steht. Die Etymologie von *Chen* ist: Eine Frau beugt sich nach vorn, um ihre Schande (die Schwangerschaft?) zu verbergen. Die Entsprechungen von *Chen* sind: Der Magen, der Drache und der Zeitraum zwischen 7-9 Uhr morgens. Chen bedeutet allgemein ein festgelegter Zeitraum. Auch die Schwangerschaft ist ja ein festumrissener Zeitraum.

[439] Gemeint ist, die richtige Befähigung für das Wachstum des Embryos. Mit dieser Ernährung wird die Entwicklung des Kindes im Mutterleib gefördert.

[440] Wenn die Leber-Leitbahn den Embryo im 1. Monat versorgt, ist das Leber-Qi nicht mehr geschmeidig und das Blut stockt. Dieser Vorgang ist kein pathologischer, sondern führt zur Ausbildung des Embryos. Alles, was Qi und Blut zu sehr bewegt, ist im 1. Monat zu vermeiden!

Die Schwangere soll sich nicht körperlich anstrengen und im Schlafzimmer (*Qin* 寢) sollte ihre Gesinnung (*Xin* 心) friedlich und still sein,[441] dass bewirkt, dass sie nichts zu befürchten hat (*Kong Wei* 恐畏). Im ersten Monat der Schwangerschaft vereinigen sich Yin und Yang wieder neu und es bildet sich ein Embryo. Bei zu viel Kälte entstehen Schmerzen, bei zu viel Hitze kommt es zu einer plötzlichen Schreckhaftigkeit (*Cu Jing* 猝驚). Wenn die Schwangere schwere Lasten hebt, gibt es Schmerzen im unteren Rücken und der Bauch ist voll, so als ob sie zu viel gegessen hätte. Plötzlich fällt etwas unten heraus. Hier sollte vorsorglich etwas unternommen werden. Passend ist eine Dosis *Wu Ci Ji Tang* 烏雌雞湯 = „Dekokt mit einem schwarzen weiblichen Hühnchen".

a) *Wu Ci Ji Tang* 烏雌雞湯:

- Ein schwarzes weibliches Hühnchen (nimm es allein für sich und röste es, wie es als Speise üblich ist); nimm dazu
- *Fu Ling* (2 Liang)
- *Wu Zhu Yu* (1 Sheng)
- *Shao Yao*
- *Ren Shen*
- *Bai Zhu* (von jedem 3 Liang)
- *Mai Men Dong* (5 Ge)
- *E Jiao* (2 Liang)
- *Gan Cao* (1 Liang)

Zubereitung: Zerkleinere die neun Arzneien in grobe Stücke. Nimm 1 Dou und 2 Sheng Wasser und koche das Hühnchen mit den anderen Kräutern, bis 6 Sheng Brühe übrigbleiben. Entferne das Hühnchen als minderwertige Arznei (*Xia Yao* 下藥). Nimm 3 Sheng von der Brühe und 3 Sheng Wein und lasse beides gänzlich zu einer Paste zusammenkochen. Nimm 3 Sheng davon, wenn die Wärme herausgegangen ist. Jede Dosis beträgt 1 Sheng. Drei Dosen davon sind täglich einzunehmen. Wenn es früher im ersten Monat der Schwangerschaft zu einer Fehlgeburt gekommen ist - Wenn sie in den ersten Monat eintritt, wird diese Arznei einem möglichen Abort vorbeugen.[442]

---

[441] Im ersten Monat der Schwangerschaft sollten sexuelle Aktivitäten vermieden werden, um das werdende Leben nicht zu gefährden. Denn jede übermäßige Aktivität löst das zusammengeklumpte Blut auf und die Gefahr eines Aborts besteht. Aber welche Frau weiß schon im ersten Monat der Schwangerschaft, dass sie ein Kind erwartet?

[442] Dies ist ein erster Hinweis auf eine vorbeugende Behandlung während der Schwangerschaft. Entsprechend werden in den folgenden Monaten jeweils zwei Rezepturen angegeben, die eine Fehlgeburt verhindern sollen.

b) *Bu Tai Tang* 補胎湯 = „Dekokt zur Kräftigung des Embryos“:

- *Ren Shen*
- *Fang Feng*
- *Xi Xin*
- *Wu Mei Rou*
- *Bai Zhu* (von jedem 1 Liang)
- *Da Zao* (1 Ge)
- *Shu Di* (1 Liang)
- *Wu Zhu Yu* (½ Liang, gewaschen, 7 Stück)

Zubereitung: Bereite ein Dekokt zu (*Yin Zi* 飲子),[443] jede Dosis beträgt drei Qian. Nimm ½ Tasse Wasser dazu und 3 Scheiben Ingwer und reduziere die Flüssigkeit auf 70%. Entferne die Reste und lasse die Medizin auf leeren Magen einnehmen. Wenn viel Kälte vorhanden ist, nimm die doppelte Menge der chinesischen Haselwurz (*Xi Xin* 細辛) und der Kornelkirsche (*Zhu Yu* 茱萸) und auch die Frucht des Schlangenkürbis (*Gua Lou* 栝蔞) dazu. Wenn die Schwangere viel grübelt, entferne die Gerste und nimm anstelle drei Ge vom Samen des Lebensbaums (*Bai Zi Ren* 柏子仁).

2. **Der zweite Monat der Schwangerschaft** wird mit *Shi Gao* 始膏 bezeichnet = „Der Beginn der fettigen Substanz“.[444] Die Schwangere sollte kein rohes Fleisch oder Fisch und auch keine Dinge mit einem scharfen Geschmack essen. Sie sollte stets bedacht darauf sein, Ruhe zu bewahren, um ein männliches Kind (*Na Zi* 男子) nicht zu belasten. Alle ihre Gelenke schmerzen, das nennt man auch das Speichern des Embryos (*Tai Cang* 胎藏). Shao Yang ist das Gefäß der Gallenblase, es beherrscht die Essenzen (*Jing* 精). In der Zeit des zweiten Monats entwickelt sich die kindliche Essenz im Innern des Mutterleibes, deshalb ernährt die Fuß Shao Yang (Gallenblasen)-Leitbahn dies.

---

[443] Der Begriff *Yin Zi* 飲子 ist oben bereits mehrfach aufgetreten. Es bedeutet eine Abkochung in der traditionellen chinesischen Medizin, die nicht für eine vorgeschriebene Zeit und Dosierung angefertigt wird.

[444] *Gao* 膏 = “fettige Substanz“ ist ein Begriff in der chinesischen Medizin, der vergleichbar mit unserem embryonalen Bindegewebe ist. Es ist die erste Teilung der embryonalen Zellen, die zu dieser Zeit noch jede Gestalt bzw. Struktur des Körpers annehmen können. In Verbindung mit *Huang* 肓 entstehen die vitalen Zentren *Gao Huang* 膏肓, die nach der Geburt das Zentrum der Lebenskraft darstellen. Die alten Chinesen waren der Ansicht, wenn eine Erkrankung in die Gao Huang-Region eintritt, gilt sie als sehr kritisch und unerreichbar für die Akupunktur- und Kräutertherapie. Der Terminus Gao Huang wurde oft als Synonym für Auszehrung und Krankheitsbilder mit extremer Erschöpfung verwendet; im heutigen Sprachgebrauch auch für Krankheiten wie TBC, AIDS, Krebs, Long Covid etc.

Fuß Shao Yang befindet sich am Fuß im Zwischenraum des kleinen Zehs, 1 Cun oberhalb und hinter dem Knochens am Grundgelenk in einer Grube.[445]

Im zweiten Monat der Schwangerschaft bleibt die Periode aus. Wenn es Kälte gibt, ist der Embryo häufig verdorben und entwickelt sich nicht. Bei Hitze verwelkt der Embryo oder die Schwangere wird furchtsam und schwach. Wenn es einen Schlaganfall in Verbindung mit Kälte gibt, schüttelt es sie. Sie hat eine Völle in der Brust (*Xin Man* 心滿) und unter dem Bauchnabel ist sie plötzlich aufgebläht. Die Lendenregion und der Rücken sind angespannt und schmerzhaft, und plötzlich fällt unten etwas heraus. Egal ob Kälte oder Hitze, *Ai Ye Tang* ist die richtige Medizin.

a) *Ai Ye Tang* 艾葉湯:

- *Ren Shen*
- *Dang Gui*
- *Ai Ye*
- *Gan Cao*
- *Ma Huang* (entferne die Wurzelsektion)
- *Dan Shen* (von jedem 1 Liang)
- *E Jiao* (geröstet, 2 Liang)

Zubereitung: Zerstoße alles in grobe Stücke, jede Dosis beträgt 1 Liang. Nimm ½ Tasse Wasser, 3 Datteln und 5 Scheiben Ingwer, dazu eine Tasse guten Wein. Reduziere alles auf eine halbe Tasse, entferne die Reste und mache zwei Rationen daraus. Die Medizin ist vor dem Essen zu nehmen. Wenn die Schwangere schon früher im zweiten Monat eine Fehlgeburt hatte - Wenn der 2. Monat eintritt, unterstützt die Medizin díe Speicherung des Embryos.

b) *Huang Qin Tang* 黃芩湯:

- *Huang Qin*
- *Ren Shen*
- *E Jiao* (von jedem 1 Liang, geröstet und in Stücke gebrochen)
- *Dang Gui* (½ Liang, geröstet und getrocknet)
- *Wu Zhu Yu* (ein Teil gewaschen und 7 Stück über einem kleinen Feuer gebacken und ein wenig geröstet)

---

[445] Eine Beschreibung für die Lage des Punktes *Xia Xi* (Gbl 43), welcher der Mutter- („Tonisierungs“) -Punkt auf der Leitbahn ist.

Zubereitung: Zerkleinere alles in grobe Stücke, jede Dosis beträgt 3 Qian. Nimm ½ Tasse Wasser mit 3 Scheiben Ingwer dazu und reduziere die Flüssigkeit auf 80%. Entferne die Reste und nimm die Medizin vor dem Essen ein. Wenn die Schwangere in ihrer Schlafphase sehr unruhig ist, füge 1 Liang dunkle Pflaumen (*Wu Mei* 烏梅) hinzu.

3. **Der dritte Monat der Schwangerschaft** trägt den Namen *Shi Tai* 始胎 = „Beginn des Embryos“. In diesem Zeitraum sollte das Blut nicht zirkulieren, denn das Erscheinungsbild des Körpers (*Xing Xiang* 形像) beginnt zu entstehen, und am Ende gibt es ein festgelegtes Aussehen. Wenn das Wesen des Embryos sichtbar wird und sich entwickelt, möchte die Schwangere bewirken, dass etwas Kostbares erblüht wie ein Prinz oder ein Graf (*Wang Gong* 王公), ein guter Mensch (*Hao Ren* 好人), der aufrecht und rechtschaffen, ernsthaft und streng ist. Sie möchte nicht bewirken, dass ihr Kind krumm geht und einen Buckel hat, ein Zwerg ist oder ein anderes hässliches Aussehen hat, wie zum Beispiel eine affenähnliche Erscheinung. Im dritten Monat der Schwangerschaft sollte die Frau deshalb kein Ingwer und kein Hasenfleisch essen, und sie sollte ihren Geist nicht auf Messer und Schwerter richten.

Wenn sie einen Sohn bekommen möchte, sollte sie mit Pfeil und Bogen üben und einen Hahn abschießen. Sie sollte auf einem wohlgenährten Pferd über die Felder reiten und Tiger, Leoparden und rennende Hunde beobachten. Wenn sie ein Mädchen bekommen möchte, sollte sie Stäbchen als Kopfschmuck tragen und Ringe aus Jade. Sie sollte auch mit Perlen spielen, so veranlasst sie, dass das Mädchen schön, liebreizend und aufrichtig wird. Sie sollte häufig weiße Jaderinge und Edelsteine anschauen und Pfaue beobachten. Als Speisen sind Karpfen hier vorteilhaft. Wenn die Schwangere bewirken möchte, dass ihr Kind sehr klug wird und viel Kraft bekommt, sollte sie Rinderherzen und Gerste essen.

Wenn sie bewirken möchte, dass ihr Kind vortrefflich und gut wird und die höchste Tugend (*Sheng De* 盛德) erlangt, sollte sie sich mit ganzem Herzen aufrecht sitzend mit der Leere des Einen (*Xu Yi* 虛一) verbinden. Beim Sitzen sollte sie keine ungesunde Matte haben, beim Stehen sollte sie sich nirgendwo anlehnen, beim Gehen sollte sie keine schlechten Wege betreten, beim Sehen sollte sie nichts Lasterhaftes betrachten, beim Sprechen sollte sie keine bösen Worte sagen, im Herzen sollte sie keine üblen Gedanken hegen und keine absurden Freuden und Ärger pflegen. Sie sollte nichts haben, über das sie grübelt (*Si Lu* 思慮), beim Essen sollte sie nicht kleine Scheiben Fleisch essen und sie sollte sich nicht in einer üblen Umgebung ausruhen.

Sie sollte nicht heftig mit den Füßen aufstampfen, und auch wenn sie ein Verlangen nach Melonen hat, sollte sie doch Saures und Salziges essen. Außerdem liebt sie Wohlgeruch und verabscheut Gestank, dies alles bezeichnet man als Beeinflussung der äußeren Erscheinung des Embryos.

Die Hand Herzmeister-Leitbahn[446] unterstützt dies. Was Hand Herzmeister (*Shou Xin Zhu* 手心主) betrifft, es ist das zentrale Gefäß für die ursprüngliche Vitalität (*Jing Shen* 精神). Im Inneren gehört es zum Herzen und da der Geist der Schwangeren sich verwirren kann (*Hun Shen* 混神), nährt das Hand Herzmeister-Gefäß den Embryo in diesem Monat. Ein Punkt der Hand Herzmeister-Leitbahn liegt im Handteller hinter der horizontalen Falte.[447] Bei der Untersuchung der Schwangerschaft ist der Puls schlüpfrig und schnell (*Hua Ji* 滑疾), mehr noch, nimmt man die Hand und drückt den Puls, zerstreut er sich (*San* 散).

Der Embryo ist nun schon im dritten Monat, und im dritten Monat der Schwangerschaft wird die Form festgelegt (*Ding Xing* 定形). Wenn es Kälte gibt, ist ihr Stuhlgang grünlich (*Qing* 青), gibt es Hitze, ist der Urin rötlich, und wenn nicht rötlich, dann ist er gelblich. Wenn die Schwangere sich plötzlich erschrickt oder sich fürchtet, oder traurig, ängstlich, wütend oder in Rage ist, gibt es schädliche Veränderungen in den Muskeln und Sehnen (*Jin* 筋) und in den Gefäßen. Sie hat Schmerzen um den Bauchnabel herum, oder Schmerzen in der Lendengegend und im Rücken, und plötzlich fällt etwas unten heraus. Das Rezept dafür ist eine Suppe mit einem Hähnchen.

a) *Xiong Ji Tang* 雄雞湯:

- *Ren Shen*
- *Mai Men Dong*
- *Bai Fu Ling*
- *Dang Gui*
- *Bai Zhu*
- *Gan Cao*
- *Chuan Xiong*
- *Bai Shao* (von jedem 1 Liang)
- *E Jiao* (2 Liang)

---

446 Gemeint ist die Perikard-Leitbahn, die im Verlauf der Geschichte der chinesischen Medizin unterschiedlich benannt wurde. Eine Bezeichnung ist auch *Xin Bao Luo* 心包絡 = "Herz-Beutel-Geflecht". Siehe dazu ausführlich bei **Udo Lorenzen**: Mikrokosmische Landschaften, Band 2, a.a.O. S. 199 ff.

447 Gemeint ist der Akupunkturpunkt *Lao Gong* (P 8).

Zubereitung: Zerkleinere alles in grobe Stücke, jede Dosis beträgt 1 Liang. Nimm von einem schwarzen gekochten Hähnchen 1½ Tassen Brühe, dazu 2 Datteln und eine Tasse guten Wein und reduziere die Flüssigkeit auf 1 ½ Tassen. Entferne die Reste und teile die Medizin in zwei Dosen ein. Trinke sie vor dem Essen. Wenn die Schwangere schon früher im dritten Monat der Schwangerschaft eine Fehlgeburt hatte, sollte sie beim Eintritt in den dritten Monat die Medizin *Fu Shen Yin Zi* nehmen.

b) *Fu Shen Yin Zi* 茯神飲子:

- *Fu Ling*
- *Dan Shen*
- *Long Gu* (von jedem 1 Liang)
- *Ren Shen*
- *E Jiao* (geröstet)
- *Dang Gui*
- *Gan Cao* (geröstet, von jedem 2 Liang)
- *Chi Xiao Dou* (geröstet, 1 Ge)

Zerstoße alles in grobe Teile, jede Dosis beträgt 3 Qian. Nimm dazu ½ Tasse Wasser und 1 Dattel und reduziere die Flüssigkeit auf 80%. Entferne die Reste und nimm die Medizin warm. Bei Schmerzen im unteren Rücken füge *Ji Shen* 寄生 (Herba Taxilli), 2 Liang, hinzu. Die Medizin ist auf leerem Magen zu nehmen!

4. **Im vierten Monat der Schwangerschaft** beginnt der „Empfang der Wasser-Essenz" (*Shui Jing* 水精) und die Entwicklung von Blut und Gefäßen (*Xue Mai* 血脈). Ihr Essen sollte aus Weizen und Reis bestehen und einer dicken Suppe aus Fisch und Gänsefleisch (*Yu Yan* 魚雁). Dies nennt man auch „im Überfluss gedeihen" (*Sheng Rong* 盛榮) und das Durchdringen der Ohren und Augen und der Leitbahnen und Nebengefäße. Die Schwangere vermeide das Baden bei kaltem und heißem Wetter.

Hand Shao Yang ist das Gefäß des Drei Erwärmers,[448] im Inneren gehört es zu den Fu-Organen. Im vierten Monat entwickeln sich im Einklang damit die sechs Fu-Organe des Kindes, deshalb unterstützt Hand Shao Yang diesen Prozess. Ein Punkt der Hand Shao Yang-Leitbahn liegt zwischen dem 4. und 5. Finger, zwei Cun hinter dem Gelenk.[449]

---

448 Hier verweise ich auf die ausführliche Darstellung des *San Jiao* 三焦 bei **Udo Lorenzen**: Mikrokosmische Landschaften, Band 2, a.a.O. S. 36 ff.

449 Gemeint ist hier der Punkt *Zhong Zhu* (SJ 3).

Wenn man bei der Untersuchung im vierten Monat der Schwangerschaft wissen möchte, ob es ein Junge oder ein Mädchen wird: Ist der Puls auf der linken Seite des Handgelenks schnell, wird es ein Junge, ist der Puls auf der rechten Seite des Handgelenks schnell, wird es ein Mädchen. Wenn auf beiden Seiten der Puls schnell ist, werden zwei Jungen geboren. Passend ist in diesem Zeitraum, sorgfältig darauf zu achten, dass keine ableitenden (*Xie* 瀉) Maßnahmen durchgeführt werden. Denn dies wird sicherlich dazu führen, dass es nach der Geburt (*Chan Hou* 產後) zu einem Desaster (*Yang* 殃) kommt. Wie ist das zu verstehen? Das Hand Shao Yang-Gefäß des Drei Erwärmers gehört im Inneren zum San Jiao. So kann sich die körperliche Form in Ruhe entwickeln, Geist und Wille (*Xin Zhi* 心志) können sich harmonisch vermischen, und Essen und Trinken sind regelmäßig. Wenn es aber im vierten Monat der Schwangerschaft Kälte gibt, möchte sie erbrechen. Ihre Brust ist in Völle (*Man* 滿) und sie mag nicht essen. Wenn es Hitze gibt, muss sie häufig Wasserlassen wie bei einem Lin-Zustand (*Lin Zhuang* 淋狀), und im Unterleib ist ein Drängen. Wenn die Schwangere schließlich Wind-Kälte empfangen hat, sind Kopf und Nacken verspannt und schmerzhaft.

Bei Kälte und Hitze erschrickt sie und hat Angst. Sie hat Rücken- und Bauchschmerzen, die kommen und gehen und sie nicht zur Ruhe kommen lassen. Oder der Embryo drückt nach oben und ihr Geist ist beunruhigt und ruhelos. Plötzlich fällt etwas unten heraus. Passend ist hier eine medizinische Suppe mit Chrysanthemen.

a) *Ju Hua Tang* 菊花湯 = „Dekokt mit Chrysanthemenblüten“

- *Dang Gui*
- *Ren Shen*
- *Mai Men Dong*
- *Gan Cao*
- *Ma Huang* (entferne die Gelenke)
- *Ban Xia* (in heißem Wasser gewaschen, 7 Stück)
- *E Jiao* (geröstet, 2 Liang)
- *Ju Hua* (½ Liang)

Zubereitung: Zerstoße alles in grobe Stücke, jede Dosis beträgt 4 Qian. Nimm ½ Tasse Wasser dazu sowie 3 Scheiben Ingwer und 1 Dattel. Reduziere die Flüssigkeit auf 80%, entferne die Reste und nimm die Medizin auf leerem Magen warm ein. Wenn keine Wind-Kälte mit einem verspannten Nacken vorliegt, sollte man *Ma Huang* und *Ban Xia* aus der Rezeptur nehmen, denn diese zwei Kräuter können den Embryo schädigen.

b) *Tiao Zhong Tang* 調中湯 = „Dekokt zum Ausgleichen der Mitte“

- *Bai Shao*
- *Bai Zhu*
- *Chai Hu*
- *Gan Cao* (geröstet)
- *Wu Mei Rou*
- *Xu Duan*
- *Dang Gui*
- *Chuan Xiong*
- *Zhi Shi*
- *Hou Po*
- *Gan Li*
- *Gen Pi* (bei dünnen Menschen zu entfernen)

Von jedem die gleiche Menge!

Zubereitung: Zerstoße alles in grobe Teile, jede Dosis beträgt 3 Qian. Nimm ½ Tasse Wasser, dazu 4 Scheiben Ingwer und reduziere die Flüssigkeit auf 80%. Entferne die Reste und trinke die Medizin warm auf leerem Magen.

5. **Im fünften Monat der Schwangerschaft** beginnt der „Empfang der Feuer-Essenz“ (*Huo Jing* 火精) und die Entwicklung des Qi. Vom Schlafen muss sie nun spät aufstehen, Baden oder Wäschewaschen sollte sie nur im Haus ausführen und sie sollte dick angezogen sein. Am frühen Morgen sollte sie das Tageslicht einatmen und Kälte meiden, um Unheil vorzubeugen. Ihr Essen sollte aus Reis und Weizen bestehen, ihre Suppe sollte Rind- und Schaffleisch enthalten mit sauren Bergdatteln (*Zhu Yu* 茱萸) gemischt und alle 5 Geschmäcker (*Wu Wei* 五味). Dies nennt man auch das Nähren des Qi und auch die Festigung (*Ding* 定) der 5 Zang-Organe. So wird es überall gesagt. Sie sollte auch Fisch und Goldfasan essen.

Fuß Tai Yin nährt den Embryo in diesem Monat. Fuß Tai Yin ist das Gefäß der Milz und beherrscht die 4 Jahreszeiten, so entwickeln sich im fünften Monat der Schwangerschaft alle Gliedmaßen des Kindes, und so unterstützt Fuß Tai Yin diesen Prozess. Ein Punkt der Fuß Tai Yin-Leitbahn liegt 3 Cun oberhalb des inneren Fußknöchels.[450]

[450] Gemeint ist der Punkt *San Yin Jiao* (Mi 6).

Bei der Untersuchung der Pulse während der Schwangerschaft ist der Puls an der Hand schwer wegdrückbar und er zerstreut sich nicht. Aber er ist im fünften Monat auch schnell (*Ji* 疾) und nicht schlüpfrig, andererseits ist der Puls nur schnell (*Shuo* 數). Dem gegenüber kann der Puls auch gespannt (*Jin* 緊) sein. Gewiss ist der Mutterleib (*Bao* 胞) blockiert, wenn der Puls langsam ist (*Chi* 遲). Wenn Brust und Bauch in Völle sind und sie Atemnot bekommt, ist der Puls oberflächlich (*Fu* 浮), und man muss an Wasser denken, wenn sich Schwellungen bilden.

Wenn es im fünften Monat der Schwangerschaft Hitze gibt, dann herrscht im Kopf der Schwangeren Schwindel, ihr Herz ist in Verwirrung und sie möchte erbrechen. Wenn es Kälte gibt, entstehen Bauchschmerzen und das Wasserlassen ist schwierig; Plötzlich entsteht Herzklopfen mit Panikanfällen und die vier Gliedmaßen sind schmerzhaft. Kälte und Hitze bewegen den Embryo auf unterschiedliche Weise. Oder er wird verletzt, wenn sie erschöpft zu Boden fällt (*Pu* 僕) und der Bauch schmerzt. Der Embryo findet keine Ruhe! Nimm hier eine Rezeptur mit Alantblüten:

a) *Xuan Fu Hua Tang* 旋覆花湯:

- *Xuan Fu Hua*
- *Dang Gui*
- *Ren Shen*
- *Huang Qi* (nur die Wurzel von *Huang Qin*)
- *Mai Men Dong*
- *Chi Shao*
- *Wu Zhu Yu* (gewaschen, 7 Stück, von jedem 1 Liang)
- *E Jiao* (geröstet, 2 Liang)
- *Gan Cao* (geröstet, ½ Liang)

Zubereitung: Zerstoße alles in grobe Teile, jede Dosis beträgt 4 Qian. Nimm ½ Tasse Wasser, 3 Scheiben Ingwer und 3 Fen guten Wein. Reduziere die Flüssigkeit auf 80%. Nimm die Medizin warm auf leerem Magen.

6. **Im sechsten Monat der Schwangerschaft** beginnt der „Empfang der Metall-Essenz“ (*Jin Jing* 金精) und die Entwicklung der Muskeln und Sehnen (*Jin* 筋). Der Körper der Schwangeren möchte ein wenig arbeiten und sich nicht an ruhigen Orten aufhalten. Sie möchte im offenen Gelände umherstreifen und häufiger das Laufen von Hunden beobachten und Pferderennen anschauen. Die passenden Speisen sind nun das Fleisch von Raubvögeln und Raubtieren.

Dies nennt man auch die Regulierung der Hautmaserungen (*Cou* 腠) und der Muskeln des Rückgrats (*Lu* 膂), das Nähren der Nägel und die Befestigung des Rückens und der Wirbelsäule. Fuß Yang Ming unterstützt dies. Fuß Yang Ming ist das Gefäß des Magens und beherrscht den Mund und die Augen. Im sechsten Monat der Schwangerschaft entwickeln sich Mund und Augen des Embryos, deshalb ernährt Fuß Yang Ming diesen Prozess. Ein Punkt der Fuß Yang Ming-Leitbahn befindet sich 2 Cun oberhalb von *Tai Chong* 太衝 (Le 3).[451]

Im sechsten Monat der Schwangerschaft kann es plötzlich zu einer Fehlgeburt kommen. Wenn Kälte und Hitze kommen und gehen, hat sie Bauchschmerzen und ein Völlegefühl und der Körper ist angeschwollen. Unerwartet tritt unten Blut heraus. Die Art der Bauchschmerzen ist wie bei einer Geburt. Hände und Füße sind müde und heiß. An dieser Stelle ist ein Rezept mit der Schlangenbartwurzel passend.

a) *Mai Men Dong Tang* 麥門冬湯:

- *Mai Men Dong*
- *Ren Shen*
- *Gan Cao* (geröstet)
- *Huang Qin* (von jedem 1 Liang)
- *Shu Di*
- *E Jiao* (mit Muschelpulver geröstet, von jedem 2 Liang)

Zubereitung: Zerstoße alles in grobe Stücke, jede Dosis beträgt 4 Qian. Nimm ½ Tasse Wasser und verbinde es mit 5 Fen Wein, 5 Scheiben Ingwer und 2 Datteln. Reduziere die Flüssigkeit auf 80%, entferne die Reste und trinke die Medizin warm vor dem Essen.

Wenn es früher schon im sechsten Monat der Schwangerschaft einen Schaden oder ein Herausfallen des Embryos gegeben hat, sollte sie vorsorglich beim Eintreten des sechsten Monats diese Medizin nehmen:

b) *Chai Hu San* 柴胡散 = „Chinesische Hasenohrwurzel-Pulver“

- *Chai Hu* (entferne die Triebe)
- *Bai Shao*
- *Mai Men Dong*
- *Shu Di*
- *Cong Rong* (in Wein eingeweicht und gebacken)

[451] Gemeint ist der Punkt *Chong Yang* (Ma 42).

- *Chuan Xiong*
- *Bai Zhu* (von jedem 1 Liang)
- *Gan Cao* (geröstet, ½ Liang)

Zubereitung: Zubereitung: Zerstoße alles in grobe Teile, jede Dosis beträgt 4 Qian. Nimm ½ Tasse Wasser und 2 Datteln und reduziere die Flüssigkeit auf 80%. Entferne die Reste und trinke die Medizin warm auf leeren Magen.

7. **Im siebten Monat der Schwangerschaft** beginnt der „Empfang der Holz-Essenz“ (*Mu Jing* 木精) und die Entwicklung der Knochen (*Gu* 骨). Die Schwangere sollte sich körperlich belasten, sich bücken und die Glieder schütteln. Sie sollte nicht veranlassen, dass der Körper sich ausruht. Bewegungen wie beugen und strecken sind nun angenehm, und ihre Wohnung sollte trocken sein. Beim Essen und Trinken sollte sie Kaltes vermeiden und ihr Essen sollte aus nichtklebrigen Reis (*Jing Dao* 粳稻) bestehen, um die Maserungen der Haut (*Cou Li* 腠理) zu verdichten. Dies nennt man auch das Nähren der Knochen und die Festigung der Zähne. Hand Tai Yin unterstützt diesen Prozess. Hand Tai Yin, dass ist die Lunge, und die Lunge beherrscht die Haut. Im siebten Monat der Schwangerschaft ist die Haut bereits voll entwickelt, deshalb nährt Hand Tai Yin dies. Ein Punkt der Hand Tai Yin-Leitbahn liegt am Daumen hinter dem Grundgelenk an der Grenze zum weißen Fleisch in einer Vertiefung.[452]

Prüft man den Puls der Schwangeren im siebten Monat, wenn er voll, groß, fest und stark ist (*Shi Da Lao Qiang* 實大牢強), bedeutet es das Leben, wenn er tief und fadenförmig ist (*Chen Xi* 沉細), bedeutet das den Tod des Embryos. Im siebten Monat fühlt sie den Körper des Embryos, aber wenn dieser plötzlich mit einem Überfluss an Wasser zu kämpfen hat, wandert er nach unten.[453]

Der Embryo wird sicherlich verletzt und fällt heraus. Es wäre falsch, zu diesem Zeitpunkt nur eine dicke Suppe zu sich zu nehmen, mit der Absicht, den Embryo vorsorglich nach unten zu führen. Wenn die Atemnot drängend wird, und sie Nacken- und Rückenschmerzen bekommt, ist die passende Medizin eine Zwiebelsuppe.

---

[452] Gemeint ist der Punkt *Tai Yuan* (Lu 9).

[453] Im siebten Monat der Schwangerschaft führt die Lunge das Regiment in der Schwangerschaft. Sie nährt den Embryo und unterstützt alle Vorgänge, die in diesem Monat für das Kind notwendig sind. Nun kann es passieren, dass die Lunge ihrer absenkenden Funktion nicht mehr gerecht wird und sich übermäßig Flüssigkeiten im oberen Erwärmer ansammeln. Die Schwangere bekommt Atemnot und das Wasser bedrängt den Embryo, so kann es ebenfalls zu einem Abort kommen. Das folgende Rezept senkt die Flüssigkeiten ab.

a) *Cong Bai Tang* 蔥白湯 (Zwiebelsuppe):

- *Ban Xia* (gewaschen, 7 Stück)
- *Huang Qi*
- *Ren Shen*
- *Dang Gui*
- *Huang Qin* (von jedem 1 Liang)
- *E Jiao* (geröstet, 2 Liang)
- *Xuan Fu Hua*
- *Gan Cao* (geröstet)
- *Mai Men Dong* (entkernt, von jedem gleiche Teile)

Zubereitung: Zerstoße alles in grobe Teile, jede Dosis beträgt 4 Qian. Nimm ½ Tasse Wasser, 3 Scheiben Ingwer, 2 Cun Zwiebeln und ½ Tasse guten Wein dazu. Reduziere die Flüssigkeit auf 80%, entferne die Reste und trinke die Medizin warm auf leeren Magen.

Wenn es in früheren Schwangerschaften im siebten Monat eine Schädigung des Embryos oder eine Fehlgeburt gegeben hat, sollte vorsorglich ein Rezept mit Aprikosenkernen verabreicht werden.

b) *Xing Ren Tang* 杏仁湯 (Aprikosenkernsuppe):

- *Xing Ren* (eingeweicht, entferne die Haut und die Spitze)
- Eine Tasse Milchpulver (*Ru Fen* 乳粉)
- *Zi Wan*
- *Wu Zhu Yu*
- *Gan Cao* (geröstet)
- *Gan Jiang* (geröstet)
- *Wu Wei Zi*
- *Mai Men Dong*
- *Jing Mi* (von jedem die gleiche Menge)

Zubereitung: Zerstoße alles in grobe Teile, jede Dosis beträgt 4 Qian. Nimm ½ Tasse Wasser und reduziere die Flüssigkeit auf 80%. Entferne die Reste und nimm die Medizin auf leeren Magen.

8. **Im achten Monat der Schwangerschaft** beginnt der „Empfang der Erde-Essenz“ (*Tu Jing* 土精) und die Bildung der Lederhaut (*Fu Ge* 膚革). Die Schwangere sollte den Geist harmonisieren und ruhig atmen, und ihr Qi nicht bis zum Äußersten gebrauchen. Dies nennt man Verschluss der Hautmaserungen und den strahlenden Glanz der Gesichtsfarbe.

Hand Yang Ming unterstützt diesen Prozess. Hand Yang Ming ist das Gefäß des Dickdarms, der Dickdarm beherrscht die neun Körperöffnungen. Im Zeitraum des achten Monats der Schwangerschaft entwickeln sich alle neun Körperöffnungen beim Kind, deshalb nährt Hand Yang Ming dies. Ein Punkt der Hand Yang Ming-Leitbahn liegt am Daumengrundgelenk hinter dem Handgelenk.[454]

Prüft man im achten Monat der Schwangerschaft den Puls, sollte er voll, groß, fest und stark sein (*Shi Da Lao Qiang* 實大牢強), dazu noch gespannt (*Jin* 緊), das bedeutet, dass der Embryo am Leben ist. Wenn der Puls tief und fadenförmig ist, stirbt der Embryo.

Wenn im achten Monat der Schwangerschaft die Frau plötzlich einen Schlaganfall (*Zhong Feng* 中風) und Kälte bekommt, gibt es einen heftigen Stoß (*Fan Chu* 犯觸). Der ganze Körper tut weh, und egal ob plötzlich Kälte oder Hitze auftreten, beides bewegt den Embryo und er findet keine Ruhe. Gewöhnlich treten Kopfschwindel (*Tou Xuan* 頭眩) und Schmerzen um den Bauchnabel herum auf, und sie zittert vor Kälte. Der Urin ist weißlich-trübe, vielleicht tröpfelt auch wiederholt unten etwas heraus. Ihre Gesichtsfarbe ist nicht zu bestimmen und ihre Lenden und ihr Rücken sind kalt und schmerzhaft. Ihr Sehvermögen ist stark beeinträchtigt. Bei all dem passt ein Dekokt mit Pfingstrosen.

a) *Shao Yao Tang* 芍藥湯 = „Dekokt mit Pfingstrosen":

- *Hou Po* (2 Liang)
- *Gan Cao*
- *Dang Gui*
- *Bai Zhu* (von jedem 3 Liang)
- *Ren Shen*
- *Bai Shao* (von jedem 1 Liang)

Zubereitung: Zerstoße alles in grobe Teile, jede Dosis beträgt 4 Qian. Nimm 1 Tasse Wasser und ½ Tasse Wein, dazu 5 Scheiben Ingwer und 7 Cun Lauch (*Xie Bai* 薤白). Reduziere die Flüssigkeit auf 80% und trinke die Medizin warm.

Wenn es schon früher im achten Monat der Schwangerschaft eine Schädigung oder eine Fehlgeburt des Embryos gegeben hat, ist ein Dekokt mit Sonnenblumenkernen passend.

---

[454] Gemeint ist der Punkt *He Gu* (Di 4).

b) *Kui Zi Tang* 葵子湯 = „Dekokt mit Sonnenblumenkernen“:

- *Hou Po* (2 Liang)
- *Gan Cao*
- *Dang Gui*
- *Bai Zhu* (von jedem 3 Liang)
- *Ren Shen*
- *Bai Shao* (von jedem 1 Liang)
- *Chai Hu* (3 Liang)
- *Kui Zi*

Zubereitung: Zerstoße alles in grobe Teile, jede Dosis beträgt 4 Qian. Nimm ½ Tasse Wasser, 5 Scheiben Ingwer und 1 Dattel, und reduziere die Flüssigkeit auf 80%. Nimm die Medizin warm auf leeren Magen.

9. **Im neunten Monat der Schwangerschaft** beginnt der „Empfang der Stein-Essenz“ (*Shi Jing* 石精). Die Haut und Körperbehaarung sind nun vollständig ausgebildet, ebenso die 6 Fu-Organe und die 100 Gelenke. Es gibt nichts, was nicht vollendet und fertig ist. Die Schwangere möchte nun süßen Wein trinken und süße Speisen essen. Sie lockert ihren Gürtel und hält ihren Bauch selbst und wartet auf die Geburt.

Es ist die Zeit, die Haare zu pflegen und nach ihren vielen Talenten und Fähigkeiten (*Duo Cai* 多才) zu streben. Fuß Shao Yin unterstützt diesen Prozess. Fuß Shao Yin ist das Gefäß der Niere. Die Niere beherrscht die fortlaufenden Fäden (*Xu Lu* 續縷).[455]

Im neunten Monat der Schwangerschaft entwickeln sich alle Gefäße des Kindes wie fortlaufende Fäden, deshalb nährt Fuß Shao Yin dies. Ein Punkt der Fuß Shao Yin-Leitbahn liegt hinter dem inneren Knöchel. Nicht weit davon, unterhalb und davor, schlägt ein Puls.[456]

Im neunten Monat der Schwangerschaft, wenn die Schwangere plötzlich Durchfall (*Li* 痢) bekommt, und ihr Bauch in Völle und heftig aufgebläht ist, steigt der Embryo nach oben und stürmt zum Herzen.

---

[455] *Xu Lu* 續縷 = fortlaufende Fäden ist auch eine versteckter Hinweis auf einen Vers von *Lao Zi*: „Den Shen nähren und nicht sterben, das nennt man das geheimnisvolle Weibliche. Das Tor zum geheimnisvollen Weiblichen nennt man die Wurzel von Himmel und Erde. Ununterbrochen, wie ein endloser Seidenfaden, ist es immer vorhanden. Mühelos kannst du es nutzen.“ (Vers 6) Gemeint ist hier im Vers die vorhimmlische Essenz in der Niere, zu deren Rückkehr der Weg der inneren Alchemie führt. In der embryonalen Entwicklung ist die Ausbildung aller Gefäße bis hin zu den kleinsten Kapillaren gemeint.

[456] Gemeint ist der Punkt *Tai Xi* (Ni 3).

Die Hüfte und der Rücken können nicht zur Seite gedreht werden, sie wird kurzatmig und ist äußerst betrübt (*Men* 悶). Passend ist für diese Zustände ein Dekokt mit Pinellia-Knollen.

a) *Ban Xia Tang* 半夏湯 = "Dekokt mit Pinellia-Knollen"

- *Ban Xia* (in heißem Wasser gewaschen, 7 Stück)
- *Mai Men Dong*
- *Wu Zhu Yu*
- *Dang Gui*
- *E Jiao* (geröstet, von jedem 3 Liang)
- *Gan Jiang* (1 Liang)
- *Da Zao* (12 Stück)

Zubereitung: Zerstoße alles in grobe Stücke, jede Dosis beträgt 5 Qian. Nimm ½ Tasse Wasser dazu und reduziere die Flüssigkeit auf 80%. Entferne die Reste, mische etwas Honig in die Medizin und nimm sie auf leeren Magen. Das ist ein Rezept. Ein anderes ist, ein schwarzes Hühnchen zu kochen, die Brühe zu nehmen und die Arzneien darin zu kochen.

Wenn es schon früher im neunten Monat der Schwangerschaft eine Fehlgeburt gegeben hat, sollte vorsorglich ein Dekokt mit Poria-Pilzen und Schweinenieren verabreicht werden.

b) *Fu Ling Zhu Shen* 茯苓豬腎湯 = Dekokt mit Poria und Schweinenieren:

- *Bai Fu Ling*
- *Sang Ji Sheng*
- *Shu Di*
- *Bai Zhu*
- *Chuan Xiong*
- *Mai Men Dong* (entkernt)
- *Ren Shen* (von jedem 1 Liang)
- *Gan Jiang* (geröstet, ½ Liang)

Zubereitung: Zerstoße alles in grobe Teile. Nimm zuerst ein Paar Schweinenieren, schneide sie auf und entferne die Fettmembran (*Zhi Mo* 脂膜). Nimm eine Schale (*Wan* 碗) mit Wasser, fülle 1 Ge schwarze Sojabohnen (*Bei Dou* 黑豆) hinein und lasse es köcheln. Nimm von der Brühe 1½ Tassen, füge die 8 Arzneien hinzu, von jedem 5 Qian, und reduziere die Flüssigkeit auf eine Tasse. Entferne die Reste und trinke die Medizin warm vor dem Essen. Teile es in zwei Portionen auf.

10. **Im zehnten Monat der Schwangerschaft** sind die 5 Zang-Organe alle vollständig und die 6 Fu-Organe alle durchgängig (*Tong* 通). Der Embryo empfängt das Qi von Himmel und Erde im *Dan Tian* 丹田,[457] dies ermöglicht, dass die Gelenke und der menschliche Geist (*Ren Shen* 人神) allesamt vollständig sind. Dennoch braucht es im Voraus Rezepte und Wege, um den Embryo schlüpfrig zu machen.

Im zehnten Monat der Schwangerschaft ist sie vollständig zufrieden. Beim Eintritt in den Monat sollte sie vorher darauf achten, die Regeln für eine natürliche Geburt zu überprüfen. Wenn der Embryo schlüpfrig ist, wird es eine leichte Geburt.

a) *Gan Cao Tang* 甘草散 = „Süßholz-Dekokt"

- *Gan Cao* (geröstet)
- *Hei Dou* (geröstet)
- *Da Ma Ren* (trenne es von den übrigen Arzneien ab und füge es später zerstoßen hinzu)
- *Nuo Mi* (von jedem 1 Liang)
- *Gan Jiang* (geröstet, ½ Liang)
- *Bai Fu Ling* (½ Liang)
- *Wu Zhu Yu* (½ Liang, wasche es siebenmal)

Zubereitung: Zermahle alles zu einem feinen Pulver, füge den pulverisierten Hanfsamen (*Ma Ren* 麻仁) hinzu und vermische alles. Jede Dosis beträgt 2 Qian. Löse es in warmen Wein auf und schlucke es hinunter. Wenn der zehnte Monat noch nicht erreicht ist, sollte diese Medizin nicht verabreicht werden.

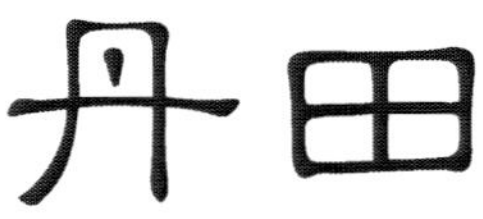

Dan Tian – Elixierfeld

[457] Das *Dan Tian* 丹田 = „Zinnoberfeld" ist die Wurzel und die Quelle des angeborenen Vermögens. Wenn der Embryo das Qi von Himmel und Erde empfängt, ist das Kind vollständig und lebensfähig. Sobald das Kind durch den Geburtskanal auf die Welt kommt, tritt es mit dem ersten Atemzug in Kontakt mit der Außenwelt. Es kann alleine atmen und über die Muttermilch auch außerhalb der Fruchtblase überleben. 3 Cun unterhalb des Nabels befindet sich die lebendige Kraft des *Yuan-Qi* 元氣, das angeborene Elixierfeld, welches den Menschen von Geburt an zwischen Himmel und Erde als dritte Größe im Kosmos verankert.

Akupunkturpunkte:

Siehe dazu meine Anmerkungen zur 52. Frage, besonders meinen Exkurs zur Pflege des Embryos.

Kommentar:

Was für ein gewaltiges Kapitel! Sowohl vom Umfang als auch vom Inhalt her ist das 78. Kapitel das längste und ausführlichste im gynäkologischen Handbuch. *Qi Zhongfu* beschreibt noch einmal alle zehn Monate der Schwangerschaft, und das viel ausführlicher als seine Vorgänger. Natürlich zitiert er aus den Werken von *Sun Simiao* (652) und *Chao Yuanfang* (610), tatsächlich erweitert er aber auch deren Inhalte mit seinen eigenen Vorstellungen und Erfahrungen.

So beschreibt *Qi Zhongfu* für jeden Monat der Schwangerschaft den Entwicklungsstand des Embryos, ein rechtes Verhalten der Mutter und pathologische Zustände, die in den jeweiligen Monaten auftreten können, wofür er Rezepte bereithält. Immer wieder kommt die Warnung: Und plötzlich fällt etwas unten heraus. Es wird also vor einer Fehlgeburt gewarnt, und *Qi Zhongfu* hat für jeden Monat eine Rezeptur, die das verhindern soll.

Dass, was weiter oben (Frage 52) bereits für die Akupunktur beschrieben wurde, nämlich die Leitbahn der Mutter zu stärken, die nicht genug Kraft hat, den Embryo zu halten, wird hier im 78. Kapitel mit Arzneimittelverschreibungen fortgesetzt. Ab dem vierten Monat erscheinen nach und nach die Qualitäten der 5 Wandlungsphasen in der Reihenfolge einer natürlichen Ordnung, wie sie bereits im großen Plan (*Hong Fan* 洪範) nach dem *Shu Jing* 書經 (400 v. Chr.) angelegt ist:

„So gab der Himmel dem Kaiser *Yu* 禹 den großen Plan in neun Abschnitten, um die natürliche Ordnung wiederherzustellen. ... Zuerst die 5 Wandlungsphasen: Die erste nennt man Wasser, die zweite Feuer, die dritte Holz, die vierte Metall und die fünfte Erde. Wasser ist befeuchtend und absinkend, Feuer ist brennend und aufsteigend, Holz ist gekrümmt oder gerade, Metall ist gehorsam und wandelbar, Erde ist säen und ernten."

Die Stein-Essenz (*Shi Jing* 石精) im neunten Monat kommt als sechstes Element hinzu und zeigt die eiserne Nierenkraft der Mutter, die in diesem Monat vorherrscht und die Schwangerschaft zu Ende bringt.[458]

[458] Umgangssprachlich bedeutet *Shi Jing* 石精 auch „stark wie Eisen". Die Alchemisten bezeichnen den Speichelfluss als ein geheimnisvolles Wasser und nennen es *Shi Jing* 石精 .

Frage 79

第七十九問 橫生逆產？

答曰。將產坐臥。須順四時方面。並避五行禁忌。若有觸犯。多令產難。或因漏胎去血臟燥。或子臟宿挾疹病。並觸禁忌。或覺腹痛。產時未到。便即驚動。穢露下早。致子道乾澀。產婦力疲。又有橫逆不順者。皆難產也。或有子上逼心者。皆繇妊娠之人。失於將養也。大抵臨產之際。腹痛而腰不痛者。未產也。若腹痛連腰甚者即產。所以然者。腎候於腰。胞系於腎。故也。診其尺脈轉大。如切繩轉珠者。謂之離經。日中覺。夜半生。若腰痛甚者。即產也。愚謂橫生逆產者。皆因少母未經生育。將產之時。不肯忍痛。務欲逼下為妙。殊不知時候未到。胎氣未至。其子未能翻身。受逼不過。只得一任離胎逕下。以至倒生。其有橫生者。其子離胎。將欲翻身投下。半中之間。被母逼緊。轉身不及。以至橫下。古人云。瓜熟蒂落。粟熟自出。自然之理。凡有橫逆。皆繇母不能忍痛也。**烏金散**。治橫生難產。及催生。（此方救子母於頃刻）百草霜　香白芷上等分為細末。每服二錢。以童便醋各少許調。更以熱湯化下。未愈再服。**乳香丸**。治難產。乳香（一兩研為細末）上用豬心血和作十丸。每服一丸。煎乳香湯化下。出衣法。治妊娠胎死腹中。衣不出。及產後猝有別病。欲至狼狽。若胎衣未下腹滿。宜水一盞半。煮豬脂一兩。煎五七沸。和脂服下之。**瘖生丸**。治難產。枳實（六兩一本枳殼）桑白皮（干六兩）以上二味。入大鐺內。以長河水煮半日許。候枳實透軟。去桑白皮不用。取枳實去穰。薄切作小片子。焙乾。再入後藥。木香（半兩）甘草（炙半兩）上四件和為細末。煉蜜丸桐子大。曬乾每日空心日午臨臥。各用溫米飲送下三十丸。加至五七十丸。日三服。懷七個月後服。

Warum gibt es eine Querlage oder eine Steißlage bei der Geburt?

Die Antwort lautet: Wenn die Schwangere im Begriff ist zu gebären, sitzt oder liegt sie. Dabei muss sie in die Richtung blicken, die den vier Jahreszeiten entspricht. Gleichzeitig meide sie die Tabus (*Jin Ji* 禁忌) der 5 Wandlungsphasen. Wird sie beleidigt oder beschimpft (*Chu Fan* 觸犯), bewirkt das häufig eine schwere Geburt.

Oder die Ursache für eine schwere Geburt ist ein Austreten des Embryos mit starken Blutungen, die die Zang-Organe austrocknen. Oder die Organe des Kindes sind verdorben oder eingeklemmt oder sie hat einen Hautausschlag (*Zhen* 疹). Wenn gleichzeitig ein Tabu übertreten wird:[459]

Vielleicht empfindet sie Schmerzen im Bauch und der Zeitpunkt der Geburt ist noch nicht gekommen. Wenn sich die Geburt nähert und sie schreckt auf, und morgens kommt eine trübe Flüssigkeit (*Hui Lu* 穢露) unten heraus, bewirkt dies, dass der Geburtsweg (*Zi Dao* 子道) trocken und rau wird. Die Kraft der Gebärenden erschöpft sich, auch kann es zu einer Querlage und anderen ungünstigen Positionen des Embryos kommen. All dies führt zu einer schwierigen Geburt.

Oder das Kind drückt oben auf das Herz - Es gibt alle möglichen Gründe für Beschwerden der verheirateten Frau in der Schwangerschaft. Auch wenn sie es versäumt, sich genügend auszuruhen und für sich zu sorgen, all dies sind Gelegenheiten für eine Unterstützung kurz vor der Geburt. Wenn die Schwangere Bauchschmerzen hat aber keine Schmerzen im unteren Rücken, ist der Zeitpunkt der Geburt noch nicht gekommen.

Wenn der Bauch schmerzt und der Rücken mehr als sonst schmerzt, ist der Zeitpunkt der Geburt gekommen. Warum ist das so? Weil sich der Zustand der Niere im unteren Rücken zeigt, und der Mutterleib (*Bao* 胞) ebenso mit der Niere verbunden ist.[461]

Prüft man den Puls an der Fußtaststelle, verändert er sich und wird groß (*Da* 大). Und wenn die Schnur abgetrennt ist, dreht sich die Perle, dass nennt man „Abtrennen von der Leitbahn" (*Li Jing* 離經).[462]

---

[459] *Jin Ji* 禁忌 bedeutet wörtlich „ängstlich meiden"; In der chinesischen Tradition gibt es für viele Gelegenheiten Tabus. Tabus während der Schwangerschaft und Geburt sind. z.B. Schwangere sollten keine Schere verwenden, um Dinge im Raum zu schneiden, da dies sonst den Fötus verletzt. Wenn die Schwangerschaftslinie über dem Nabel links oder rechts liegt, bedeutet dies, dass das Qi des Fötus während dieser Zeit unzureichend ist, und wenn die Schwangere erschöpft ist, kommt es zu einer Frühgeburt.

[461] Im 9. Monat der Schwangerschaft nährt die Nieren-Leitbahn der Mutter den Embryo. Es ist deshalb nicht mehr genug Qi in dieser Leitbahn vorhanden, um den Bauch und den Rücken zu versorgen, deshalb die Schmerzen im 10. Schwangerschaftsmonat.

[462] Kurz vor der Geburt trennt sich das Kind von der nährenden Leitbahn der Mutter und möchte herauskommen. Die Perle ist ein Symbol für die Kostbarkeit eines Kindes.

Wenn die Schwangere tagsüber schläft und um Mitternacht gebären möchte, und wenn die Bauchschmerzen extrem sind und sie sich der Geburt nähert, sage ich, dass ist eine Querlage (*Heng Sheng* 横生) oder eine Steißlage (*Ni Chan* 逆產).

All dies geschieht auf der Grundlage einer jungen Mutter, die noch nicht geboren hat. Nimmt man den Zeitpunkt der Geburt, möchte sie keine Schmerzen ertragen. Ihre Pflicht ist es aber, das Kind nach unten zu pressen und etwas Wunderbares (*Miao* 妙) zu leisten. Wenn sie wider Erwarten in diesem Moment nichts erreicht hat, ist das Qi des Embryos nicht angekommen. Das Kind kann seinen Körper nicht drehen, sondern empfängt nur das Pressen der Mutter und es gibt keine andere Möglichkeit, die es dem Embryo erlaubt, sich auf seinem Weg nach unten abzutrennen.

Möchte man es unterstützen, dass das Kind sich auf seinem Weg nach unten umdreht, gibt es nur sehr wenig Spielraum dafür. Wenn man die Mutter zudeckt und sie nötigt, heftig zu pressen, dreht sich das Kind nicht rechtzeitig und es kommt zu einer Querlage. Die Alten haben gesagt: „Wenn die Melone reif ist, oder wenn die Hirse reif ist, kommt sie von selbst heraus." Dies ist ein Grundsatz in der Natur (*Zi Ran* 自然), aber es gibt eben auch Quer- und Steißlagen bei einer Geburt. Und immer liegt es daran, dass die junge Mutter keine Schmerzen aushalten kann.

Erkrankungen und Rezepturen:

1). *Wu Jin San* 烏金散 heilt eine Querlage des Embryos und eine schwierige Geburt und leitet den Geburtsvorgang ein. Dieses Rezept rettet Mutter und Kind in kurzer Zeit (*Ke* 刻).[463]

- *Bai Cao Shuang*
- *Xiang Bai Zhi*

Zubereitung: Nimm von beiden gleiche Teile und mache ein feines Pulver daraus. Jede Dosis beträgt 2 Qian. Nimm dazu Knabenurin und Wein, von jedem eine kleine Menge und vermische es. Nimm weiter heißes Wasser und löse beides darin auf. Wenn das nicht heilt, nimm eine weitere Dosis.

2). *Ru Xiang Wan* 乳香丸 heilt eine schwierige Geburt.

- *Ru Xiang* (1 Liang, zerstoße es zu einem feinen Pulver)

---

[463] Ein *Ke* 刻 ist der Zeitraum von einer Viertelstunde.

Zubereitung: Nimm das Blut von einem Schweineherz, vermische es damit und mache 10 Pillen daraus. Jede Dosis beträgt 1 Pille. Koche eine Suppe aus Weihrauch (*Ru Xiang* 乳香) und lasse sie darin schmelzen.

3). Dies ist eine Methode zum Herauskommen der Nachgeburt (*Yi* 衣) und eine Behandlungsmethode in der Schwangerschaft, wenn der Embryo im Bauch tot ist und die Nachgeburt nicht herauskommt, und eine Methode, wenn es nach der Geburt unterschiedliche Schmerzen gibt und die Wöchnerin sich in einer kritischen Lage befindet.

Wenn die Nachgeburt nicht herauskommt und der Bauch in Völle ist, sollte man 1½ Tassen Wasser nehmen und darin 1 Liang Schweinefett kochen und es auf 50% reduzieren. Vermische das Dekokt mit dem Fett und schlucke es hinunter.

4). *Wu Shen Wan* 寤生丸 = „Pillen zum Aufwecken des Lebens":

- *Zhi Shi* (= Pomeranze, 6 Liang, und eine Wurzel *Zhi Qiao* 枳殼)
- *Sang Bai Pi* (= Maulbeerrinde, getrocknet, 6 Liang)

Bei mehr als zwei Arzneien gib alles in eine große Pfanne hinein. Nimm fließendes Flusswasser und koche die Bestandteile ungefähr einen halben Tag. Warte ab, bis die Pomeranze gründlich durchgeweicht ist. Entferne dann *Sang Bai Pi*, denn es wird nicht mehr gebraucht. Nimm die Orangen und entferne die Stängel und schneide sie in kleine dünne Stücke und röste sie über ein Feuer. Füge dann als weitere Arzneien hinzu:

- *Mu Xiang* (½ Liang)
- *Gan Cao* (geröstet, ½ Liang)

Zubereitung: Nimm diese 4 Bestandteile, vermische sie und mache ein feines Pulver daraus. Vermische es mit Honig und forme Pillen von der Größe eine Wu Tong-Samens. Trockne sie in der Sonne und gib sie der Schwangeren täglich zur Mittagszeit auf leerem Magen vor dem Hinlegen.

Verwende für jede Dosis warmes Reiswasser und lasse sie 30 Pillen hinunterschlucken. Die Dosis kann bis auf 50-70 Pillen gesteigert werden. Täglich werden drei Dosen genommen. Denke an diese Medizin ab dem siebten Monat der Schwangerschaft.

Akupunkturpunkte:

Siehe dazu meine Punkteauswahl in der Frage 53!

Die wichtigsten Punkte sind *Kun Lun* (Bl 60), *Tai Chong* (Le 3), *San Yin Jiao* (Mi 6), *Zhi Yin* (Bl 67), *Chong Men* (Mi 12), *Zhao Hai* (Ni 6), *Qi Chong* (Ma 30) und *Qian Gu* (Dü 2). Sie alle behandeln eine schwierige Geburt und eine Querlage des Embryos.

In dem modernen TCM-Buch *Zhen Jiu* 針灸 (1970) finden wir im Kapitel „Schwierige Geburt":

„Zunächst wird der Punkt *Zhi Yin* (Bl 67) zehn Minuten lang mit einer Moxarolle erwärmt. Nach 10 Minuten Pause wird der Punkt dann nochmal für 10 Minuten erwärmt. Dann stich mit einer dünnen Nadel den Punkt *He Gu* (Di 4). Nach dem De Qi wird hier kurz aufgefüllt (*Bu Fa* 補法) und die Nadel dann entfernt. Nimm dann den Punkt *San Yin Jiao* (Mi 6) und führe nach dem De Qi eine ableitende Technik (*Xie Fa* 瀉法) durch.

Die Nadel bleibt eine halbe Minute liegen. Falls das Kind noch nicht geboren wurde, stich *Tai Chong* (Le 3) und *Kun Lun* (Bl 60) und wende ebenfalls eine ableitende Technik an. Nachdem sich ein starkes De Qi eingestellt hat, lässt man die Nadel ruhen. Alle 5 Minuten werden die Nadeln stimuliert, rechts und links je zweimal, bis die Geburt eintritt.

Bl 67 und Bl 60 nutzen dem Qi der Blasenleitbahn, Le 3 löst die Stagnation und nützt dem Blut. Bei einer Qi-Stagnation und einer Blut-Stase ist die Methode, Le 3 aufzufüllen und Mi 6 abzuleiten, dadurch werden Qi und Blut nach unten bewegt."[464]

Im *Zhen Jiu Zi Shen Jing* (1220) finden wir an einer Stelle:

„*Zhang Zhongwen* 張仲問[465] behandelte einst einen Fall von Querlage bei der Geburt, bei der die Hände des Kindes zuerst herauskamen. Alle Beschwörungen und Arzneimittel waren ohne Erfolg. Daraufhin brannte er drei Moxakegel auf der Spitze des kleinen Zehs am rechten Fuß der Mutter ab von der Größe eines Weizenkorns. Sofort brachte es das Baby in die richtige Lage und die Geburt ging schnell voran."

[464] Zitiert in **Michael Eyl**: Chinesische Akupunktur, a.a.O. S. 310 f.
[465] Ein Tang-zeitlicher Arzt, der in der ersten Phase des Regimes der Kaiserin *Wu Zitian* (690-704) im kaiserlichen Medizinbüro tätig war.

Kommentar:

Fehlpositionen des Embryos waren zu allen Zeiten und in allen Kulturen ein Schreckgespenst für die Geburtshelfer, und für die Gebärende und das Kind eine lebensgefährliche Angelegenheit. Wenn hier im 79. Kapitel vier Rezepte beschrieben werden, die das Kind in die richtige Lage bringen und eine schwierige Geburt erleichtern können, scheint es für die damalige Zeit der späten Song-Dynastie nichts Ungewöhnliches gewesen zu sein.

Nun wissen wir nicht, wie hoch die Erfolgsrate war und wie viele Sterbefälle es bei Mutter und Kind gab. Aber *Qi Zhongfu* ist sehr selbstbewusst in seinen Aussagen, und wenn wir bedenken, wie wichtig ein (männliches) Kind für die Zukunft der wohlhabenden Familien war, deren Glaube im Ahnenkult verankert war, können wir uns vorstellen, dass seine Rezepte evident und reliabel sind.

Betrachten wir die Säuglingssterblichkeit durch Fehlpositionen des Embryos seit der frühen Neuzeit (18. Jahrhundert) bis heute, gibt es darüber kaum statistische Aussagen. Dass ein Großteil der Gebärenden und der Kinder durch mangelnde Hygiene bei der Geburt zu Tode kamen, wurde erst Mitte des 19. Jahrhunderts nachgewiesen. Es war *Ignaz Phillip Semmelweiß* (1818-1856), der feststellte, dass die ärztlichen Geburtshelfer sich nicht die Hände wuschen, nachdem sie aus der Anatomie kamen, und Leichengift auf die wunden Teile der Frau übertrugen.

Es kam dadurch häufig zu einer Sepsis und die Wöchnerinnen starben am Kindbettfieber. Es starben damals bis zu einem Drittel der Mütter. Interessant ist hier, dass in den Gebärkliniken, in denen Hebammen die Geburtshelfer waren, deutlich weniger Frauen starben. Die durch Kindbettfieber verursachte Sterblichkeit der Frauen konnte durch konsequente Anwendung von Hygienemaßnahmen später bis auf 2% gesenkt werden.[466]

Über die Säuglingssterblichkeit durch Fehlpositionen des Embryos gibt es aus dieser Zeit kaum Informationen. Aber natürlich waren Fehllagen bekannt und wurden in der Hebammenausbildung besprochen.

Aus einem Buch über Hebammenkunst aus dem 18. Jahrhundert erfahren wir:

[466] Siehe bei **Werner Gerabek u.a.**: Enzyklopädie Medizingeschichte, Berlin 2005, S. 1319 f.

„Wenn das Kind in der Quere in einer runden oder ovalen Gestalt liegt, sodass der Arm, die Schulter, die Seite, der Rücken oder der Leib vorstehen, ist keine Wehe imstande, es in dieser Lage vorzutreiben. ... Wenn das Kind in der Quere legt, so braucht man bloß die Hand behutsam in die Gebärmutter zu bringen, die Füße zu fassen und sie leise herauszuziehen.“[467]

Heute gibt es in der modernen Medizin die Möglichkeit, das Baby durch einen Kaiserschnitt aus einer Quer- oder Steißlage gesund zur Welt zu bringen. Die Gebärende unterzieht sich dabei einer Routineoperation, die unter Vollnarkose durchgeführt wird.

Das Risiko an einem Kaiserschnitt zu sterben war noch nie so gering wie heute. In absoluten Zahlen bedeutet das, dass die Müttersterblichkeit bei einem Kaiserschnitt in Deutschland um die 0,04 Promille (eine von 25.000 Frauen) beträgt. Heute ist es so, dass die Ärzte eher eine natürliche Geburt fürchten aufgrund möglicher Komplikationen. Auch die Tatsache, dass die Schwangeren immer älter werden, lässt eine schwierigere Geburt befürchten. Dies alles wird in der Medizinwelt kontrovers diskutiert, denn die Wissenschaft ist keine Einbahnstraße. Auch den monetären Aspekt einer Kaiserschnitt-OP sollte man nicht außer Acht lassen.[468]

Heute gibt es immer weniger Hebammen, die als selbständige Geburtshelferin im Rahmen einer Hausgeburt Kinder ohne ärztliche Hilfe zur Welt bringen. Die Versicherungskosten für eine Haftpflicht sind dermaßen hoch angesetzt, dass viele Hebammen lieber auf diesen Teil ihrer Kunst verzichten. Sie tragen als ärztliche Helferin im Krankenhaus nur eine geringe Verantwortung und sind über die Einrichtung versichert.[469]

So ist die Tätigkeit einer Hebamme in Deutschland heute vorwiegend auf die Vor- und Nachsorge von Mutter und Kind ausgerichtet.

逆産

Ni Chan – Steißlage

[467] Siehe ausführlich bei **Alexander Hamilton**: Abhandlung über die Hebammenkunst, über Frauenzimmerkrankheiten und die Behandlung des Kindes in ihren ersten Jahren, Leipzig 1782, S. 147 ff. Die Hebammenkunst, wie in diesem Buch beschrieben, bestand im Wesentlichen aus mechanischen Handgriffen während der Geburt. Ob es damals auch Dekokte oder andere Maßnahmen gegeben hat, um das Kind zu drehen, ist mir nicht bekannt.
[468] https://www.familie.de/schwangerschaft/geburt/kaiserschnitt/
[469] Aus einem persönlichen Gespräch.

Frage 80

第八十問 熱疾胎死腹中？

答曰。因母患熱疾。至六日以後。臟腑極熱。熏煮其胎。是以致死。緣兒身死冷。不能自出。但服黑神散暖其胎。須臾。胎氣溫暖。即自出。何以知其胎之已死。但看產婦舌青色者。是其驗。**黑神散**。官桂 當歸 芍藥 甘草 乾薑（炮）生地（各一兩）黑豆（炒焦去皮二兩）附子（炮半兩一本作蒲黃）上為細末每服一錢。空心溫酒調下。**烏金散**。治產後血迷血運。敗血不止。淋瀝不斷。臍腹疼痛。頭目昏眩。無力多汗。及治崩中下血。過多不止。宜服。麒麟竭 亂髮松墨（煅醋淬）百草霜 當歸頭 肉桂 赤芍 玄胡索 鯉魚鱗（燒）上等分為細末。每服二錢。溫酒調服下。**黑龍丹**。治產後一切血疾垂死者。但灌藥無有不效。五靈脂 生地 當歸 川芎 高良薑以上各等分。入沙合內。赤石脂泯縫。紙筋鹽泥固濟封合。炭火十斤煅通紅。去火候冷。開取合子看。成黑糟乃取出。細研入後藥。硫黃（研一分半）花乳石（煅一分）乳香（別研一分半）琥珀（研一分）百草霜（別研五兩）上同為細末。醋煮糊丸彈子大。每服一丸。炭火燒通紅。投生薑自然汁。與無灰好酒。各一小合。小便半盞內。研開頓服。立效。**芎藭湯**。治產後去血過多。運悶不省。及傷治去血多。崩中去血多。金瘡去血多。拔牙齒去血多。不止。緣虛心煩眩暈。頭目暗。耳聾滿塞。舉頭欲倒。並皆治之。當歸 芎藭（各等分）上為飲子。每服三錢。水盞半。煎一盞。去滓稍熱服。不拘時。

Der Embryo stirbt im Mutterleib bei Hitzekrankheiten - wieso?

Die Antwort lautet: Wenn die Mutter unter einer Hitzeerkrankung leidet, und diese nach dem sechsten Tag extrem wird, und die extreme Hitze in die Zang Fu-Organe gelangt, erwärmt und kocht (*Xun Zhu* 熏煮) sie den Embryo, sodass er abstirbt. In diesem Zusammenhang kann der kindliche Körper auch durch Kälte absterben. In diesem Fall kann er nicht von selbst herauskommen.

Aber die Medizin *Hei Shen San* erwärmt den Embryo, und in dem Moment, in dem das Qi des Embryos warm ist, kommt er von selbst heraus. Woher weiß man, dass der Embryo bereits tot ist?

Nur durch das Betrachten der Zunge der Gebärenden (*Chan Fu* 產婦), die eine bläuliche Verfärbung (*Qing Se* 青色) aufweist. Dass muss man vorher überprüfen.

Erkrankungen und Rezepturen:

1). *Hei Shen San* 黑神散:

- *Guan Gui*
- *Dang Gui*
- *Shao Yao*
- *Gan Cao*
- *Gan Jiang* (geröstet)
- *Sheng Di* (von jedem 1 Liang)
- *Hei Dou* (geröstet und gebrannt, entferne die Haut, 1 Liang)
- *Fu Zi* (in der Pfanne geröstet, ½ Liang, ein anderer Text nimmt dafür *Pu Huang* 蒲黃)

Zubereitung: Zermahle alles zu einem feinen Pulver, jede Dosis beträgt 1 Qian. Nimm es warm auf leerem Magen mit Wein gemischt.

2). *Wu Jin San* 烏金散 heilt, wenn die Schwangere nach der Geburt beim Umlauf des Blutes Blut verliert (*Xue Mi* 血迷), und wenn es einen Blutverlust gibt, der nicht aufhört und es unaufhörlich heraustropft. Ihr Bauchnabel und der Bauch schmerzen, im Kopf und in den Augen ist ihr schwindelig, sie ist ohne Kraft und schwitzt übermäßig. Auch heilt es einen plötzlichen Kollaps mit Blutungen, die exzessiv sind und nicht aufhören. Die passenden Arzneien dafür sind:

- *Qi Lin Jie*
- *Luan Fa*
- *Song Mo* (mit Essig und Öl verarbeitet)
- *Bai Cao Shuang*
- *Dang Gui Tou*
- *Rou Gui*
- *Chi Shao*
- *Xuan Hu Suo*
- *Li Yu Lin* (gebacken)

Zubereitung: nimm von allen die gleiche Menge und zermahle es zu einem feinen Pulver. Jede Dosis beträgt 2 Qian. Vermische es mit warmen Wein und schlucke die Medizin hinunter.

3). *Hei Long Dan* 黑龍丹 heilt jede Erkrankung des Blutes und lebensgefährliche Krankheiten nach der Geburt. Nur das Einflößen dieser Arzneien hat hier eine Wirkung!

- *Wu Ling Zhi*
- *Sheng Di*
- *Dang Gui*
- *Chuan Xiong*
- *Ingwer* (von der besten Qualität)

Nimm von jedem die gleiche Menge und verschließe es im Inneren von Sand. Versiegele es mit rotem Sand (*Chi Shi Zhi* 赤石脂) und befestige es mit Salzschlamm (*Yan Ni* 鹽泥), der die Arzneien mit dem Papier stabilisiert. Dass unterstützt die Versiegelung und den Verschluss der Arzneien. Mache ein Feuer aus 10 Jin Holzkohle und schmiede es, bis es durch und durch rot ist. Warte, bis das Feuer ausgegangen und die Medizin abgekühlt ist. Öffne den Verschluss und schaue es dir an. Wenn sich ein schwarzes Sediment (*Hei Zao* 黑糟) gebildet hat, nur dann nimm es heraus. Zerstoße es sehr fein und füge die folgenden Arzneien hinzu:

- *Liu Huang* (zerstoßen, 1½ Fen)
- *Hua Ru Shi* (bearbeitet, 1 Fen)
- *Ru Xiang* (getrennt zerstoßen, 1½ Fen)
- *Hu Po* (zerstoßen, 1 Fen)
- *Bai Cao Shuang* (getrennt zerstoßen, 5 Liang)

Zubereitung: Zermahle alles zusammen zu einem feinen Pulver, koche es mit Essig zu einer Paste und und forme Pillen daraus von der Größe einer Kugel (*Dan Zi* 彈子). Jede Dosis beträgt eine Pille. Wenn das Holzkohlenfeuer sehr heiß brennt, schütte frischen Ingwersaft hinein, so hat man keine Asche und gewinnt guten Wein. Nimm von jedem nur ein bisschen. In einer halben Tasse Urin zerrieben öffnet es sofort die Medizin und die Wirkung erscheint augenblicklich.

4). *Qiong Xiong Tang* 芎藭湯 heilt, wenn sich das Blut nach der Geburt exzessiv entfernt hat. Sie hat Schwindel und ist bedrückt (*Men* 悶) und merkt es nicht. In dieser Zeit ist es eine schädliche Behandlung, zu viel Blut zu entfernen. Die Frau wird plötzlich kollabieren, wenn zu viel Blut abgelassen wird. Bei Schnittwunden (*Jin Chuang* 金瘡) geht viel Blut verloren, bei einer Zahnextraktion geht viel Blut verloren, und so weiter.

Damit verbunden ist ein leeres Herz (*Xu Xin* 虛心), Verdruss (*Fan* 煩) und Schwindel (*Xuan Yun* 眩暈). Kopf und Augen sind verschwommen und die Ohren sind taub und blockiert. Beim Heben des Kopfes droht sie umzufallen. Das alles kann mit dieser Medizin geheilt werden!

- *Dang Gui*
- *Qiong Xiong* (von beiden die gleiche Menge)

Zubereitung: Mache ein Dekokt daraus, jede Dosis beträgt 3 Qian. Nimm 1½ Tasse Wasser und reduziere die Flüssigkeit auf 1 Tasse. Entferne die Reste und trinke die Medizin etwas heiß, ohne feste Zeiten einzuhalten.

Akupunkturpunkte:

- *Da Dun* (Le 1) behandelt unaufhörliche Blutungen.
- *He Yang* (Bl 55) behandelt übermäßige Blutungen.
- *Qi Hai* (Ren 6) und *Shi Men* (Ren 5) behandeln übermäßige Blutungen und Blutklumpen.
- *Zhong Du* (Le 6) behandelt übermäßige Blutungen und Lochien, die nicht aufhören wollen.
- *Jiao Xin* (Ni 8), *Yin Gu* (Ni 10), *Tai Chong* (Le 3) und *San Yin Jiao* (Mi 6) behandeln unaufhörliche Blutungen der Frau.
- *Xue Hai* (Mi 10) behandelt übermäßiges Ausstoßen von schlechtem Blut.
- *Tian Shu* (Ma 25) behandelt roten und weißen Ausfluss.
- *Guan Yuan* (Ren 4) behandelt roten und weißen Ausfluss.
- Plötzliche Blutungen in der Schwangerschaft behandeln *Bao Men*[470] und *Qi Men* (Extrapunkt).[471] Setze auf beide Punkte 50 Moxakegel.

---

[470] *Bao Men* 胞門 ist ein alternativer Name von *Qi Xue* (Ni 13).

[471] *Qi Men* 氣門 befindet sich 3 Cun seitlich von *Guan Yuan* (Ren 4).

Kommentar:

In der 80. Frage behandelt *Qi Zhongfu* die Folgen von Blutverlusten und Blutungen die nicht aufhören. Eigentlich stehen im Mittelpunkt dieser Frage Todgeburten infolge von Hitzeerkrankungen, aber der Autor gibt hier nur Rezepte bei Blutverlusten an. Zum ersten Mal erscheint im Text die Zungendiagnose, hier als ein diagnostischer Hinweis, einen toten Embryo zu erkennen. Ein zyanotischer Zungenkörper zeigt es an.

In einem modernen TCM-Buch, hier das *Zhong Yi Fu Ke* 中醫婦科 (1978), finden wir unterschiedliche Syndrome bei ungewöhnlichen Blutungen.

a) **Sturzblutungen** (*Beng Zheng* 崩證): Plötzlich einsetzende, starke und ununterbrochene Blutungen, mit Schwindel, undeutlichem Sehen, Herzklopfen und eine blasse Gesichtsfarbe. Die Zunge ist blass und der Puls ist hohl (*Kou Mai* 芤脈). Das Behandlungsprinzip ist, die Blutungen zu stoppen und die Blutbildung aufzubauen. Als Akupunkturpunkte kommen in Frage *Guan Yuan* (Ren 4), *San Yin Jiao* (Mi 6), *Yin Bai* (Mi 1), *Pi Shu* (Bl 20) und *Shen Shu* (Bl 23). Alle Punkte dienen dem Blutaufbau. Dazu *Bai Hui* (Du 20) mit Moxa, um das Blut nach oben zu bewegen.

b) **Schmierblutungen** (*Lou Xia* 漏下): Ununterbrochene, relativ schwache Blutungen, der Körper ist kraftlos und müde, Schmerzen im unteren Rücken, kraftlose Extremitäten, die Gesichtsfarbe ist stumpf und gelblich. Die Zunge ist blass und trocken und der Puls ist tief (*Chen* 沉) und fadenförmig (*Xi* 細). Das Behandlungsprinzip ist, die Milz zu stärken um das Blut aufzubauen. Als Akupunkturpunkte kommen in Frage *Qi Hai* (Ren 6), *Pi Shu* (Bl 20), *Wei Shu* (Bl 21), *San Yin Jiao* (Mi 6) und *Di Ji* (Mi 8). Alle Punkte werden auffüllend genadelt.

c) **Kälte** (*Han* 寒): Eine Milz-Schwäche und eine Qi-Leere bewirken, dass das Blut nicht genügend gehalten wird. Eine Yang-Leere mit einem schwachen Ming Men-Feuer bewirkt, das die Gebärmutter nicht erwärmt wird und der Chong Mai nicht ausgeglichen ist. Begleitsymptome sind ein blasses Menstruationsblut, Kälte und Schmerzen im Unterbauch, sie liebt die Wärme und verabscheut die Kälte und der Stuhlgang ist weich und breiig. Die Zunge ist blass und geschwollen und der Puls ist langsam und tief. Das Behandlungsprinzip ist, das Yang zu stärken und die Kälte auszuleiten. Als Akupunkturpunkte kommen in Frage *Ming Men* (Du 4), *Zhong Ji* (Ren 3), *Pi Shu* (Bl 20) und *Shen Shu* (Bl 23). Alle Punkte können gut mit der Moxazigarre erwärmt werden.

d) **Hitze** (*Re* 熱): Es liegt häufig eine Yin-Leere mit innerer Hitze vor, oder trübes Qi wandelt sich in Feuer um, oder Leber- oder Herz-Feuer lodern unkontrolliert nach oben. Leber-Hitze bewirkt, dass das Blut nicht gespeichert werden kann, und wenn die Hitze sich auf den Chong Mai überträgt, kommt es zu ungewöhnlichen Blutungen aus dem Uterus. Weitere Symptome sind profuse scharlachrote Menstruationsblutungen, übler Mundgeruch, Beklemmungen im Brustkorb und Spannungen in den Rippen sowie häufiges Aufstoßen. Die Zunge hat einen gelben Belag und der Puls ist schnell oder überflutend (*Shuo Hong* 數洪). Das Behandlungsprinzip ist, die Hitze zu klären und das Yin zu stärken. Als Akupunkturpunkte kommen in Frage *Xue Hai* (Mi 10) und *Da Dun* (Le 1), beide sind ableitend zu nadeln, und *San Yin Jiao* (Mi 6) ist auffüllend zu nadeln.

e) **Stase** (*Yu* 淤): Aus vielerlei Gründen kommt es zu einer Qi- und/oder Blutstagnation. Oft spielen dabei emotionale Gründe eine Rolle (unterdrückter Ärger!), aber auch Bewegungsmangel und Ernährungsfehler. Zuerst kommt es zu einer Qi-Stagnation, und die führt später zwangsläufig zu einer Blutstagnation. Die Symptome sind dunkle Blutungen mit Klumpen darin, Spannung, Schmerz und Unbehagen im Unterbauch, beim Abgehen der Blutklumpen verringern sich die Schmerzen. Eventuell gibt es tastbare Verhärtungen im Unterbauch. Die Zunge ist livide gefärbt, die Unterzungenvenen sind prall gefüllt und der Puls ist saitenförmig (*Xian Mai* 弦脈) oder rau und voll (*Se Mai* 澀脈). Das Behandlungsprinzip ist, die Stase zu lösen und Qi und Blut geschmeidig zu machen. Als Akupunkturpunkte kommen in Frage *Tai Chong* (Le 3), *Qi Chong* (Ma 30), *Zu Lin Qi* (Gbl 41) und der Öffner des Chong Mai, *Gong Sun* (Mi 4).

Le 3 und Gbl 41 lösen die Qi-Stagnation und bewegen das Blut, Ma 30 und Mi 4 harmonisieren das Qi des *Chong Mai* 衝脈 und lösen Blutstasen.[472]

Auch wenn die Syndromlehre der TCM suggeriert, dass Krankheiten immer bestimmten Mustern folgen, ist die Praxis doch meistens komplexer. Das „Produkt TCM“ ist auch deshalb bei uns so erfolgreich, weil es als ein System von Ideen angekommen ist, dass für unsere kausal-analytische Denkweise passend ist. So gibt es für beinahe jedes westliche Krankheitsbild eine überschaubare Differenzialdiagnose in der TCM, und auch wenn nicht jede Krankheit heilbar ist, haben wir zumindest einen weiteren Ansatz für die Behandlung. Dabei werden jedoch die Rolle des Therapeuten, sein Herz und seine Intuition gänzlich ausgeklammert.[473]

---

[472] Zitiert aus **Michael Eyl**, a.a.O. S. 294 ff.

[473] Diesen Aspekt habe ich bereits ausführlich in meinem Buch „Die Heilkunst des *Zhang Jie Bin* - Das Herz als Mittelpunkt therapeutischen Handelns“, a.a.O., behandelt.

Frage 81

第八十一問 胎衣不下?

答曰。母生子訖。血流入衣中。衣為血所脹。故不得下治之稍緩。脹滿腹中。以次上衝心胸。疼痛喘息。急者難治。但服奪命丹。以速去衣中之血。血散脹消。胎衣自下而無所患。**奪命丹**。附子（半兩）牡丹皮（一兩）乾漆（碎炒煙盡二分半）上為末。醋一升。大黃末一兩。同熬成膏。和藥丸如桐子大。溫酒送下。每服五十丸。不拘時。**牛膝湯**。治產兒已出。胞衣不下。臍腹堅滿。脹急疼痛。及子死腹中不得出者。宜服。滑石（八兩）當歸 木通（各六兩）冬葵子（五兩）牛膝（去苗酒浸焙）瞿麥（各四兩）上為㕮咀。每服三錢水二盞。煎八分。去滓稍熱服。不以時候。

Die Nachgeburt kommt nicht heraus - wieso?

Die Antwort lautet: Wenn die mütterliche Geburt beendet ist, fließt das Blut in die Nachgeburt (*Tai Yi* 胎衣) hinein. Die Nachgeburt ist der Ort, an dem sich das Blut sammelt. Deshalb sollte sie durch eine Behandlung nicht nur ein wenig oder langsam herunterkommen. Durch die Schwellung und Völle im Bauch steigt das Blut über den Chong Mai nach oben zum Herzen und zur Brust, und verursacht Schmerzen und Atemnot. Als Notfall (*Ji* 急) lässt sich das nur schwer behandeln. Nur die Medizin *Duo Ming Dan* kann das Blut aus der Nachgeburt schnell entfernen. Wenn das Blut sich verteilt, verschwindet auch die Schwellung, Die Nachgeburt fällt von selbst heraus und es gibt nichts, worüber man sich sorgen müsste.

Erkrankungen und Rezepturen:

1). *Duo Ming Dan* 奪命丹:

- *Fu Zi* (½ Liang)
- *Mu Dan Pi* (1 Liang)
- *Qian Qi* (Zerbrochen und im Rauch vollkommen geröstet, 2½ Fen)

Zubereitung: Mache ein feines Pulver daraus und vermische es mit einem Sheng Essig. Gib dazu Rharbarberpulver (*Da Huang Mo* 大黃末), 1 Liang. Koche alles zusammen, bis sich eine fettige Substanz (*Gao* 膏) gebildet hat. Forme Pillen daraus von der Größe eines Wu Tong-Samens.

Nimm warmen Wein dazu zum Hinunterschlucken. Jede Dosis beträgt 50 Pillen, die Einnahme ist ohne zeitliche Vorgaben.

2). *Niu Xi Tang* 牛膝湯 heilt, wenn das Neugeborene schon heraus ist, aber die Nachgeburt noch nicht heruntergekommen ist. Ihr Bauchnabel und der Bauch sind hart, voll und aufgebläht mit starken Schmerzen. Es kommt auch vor, dass das Kind tot im Bauch liegt und nicht herauskommen kann. Dies ist die passende Medizin dafür:

- *Hua Shi* (8 Liang)
- *Dang Gui*
- *Mu Tong* (von jedem 6 Liang)
- *Dong Kui Zi* (5 Liang)
- *Niu Xi* (entferne die jungen Triebe, tauche die Arznei in Wein ein und backe sie über einem kleinen Feuer)
- *Qu Mai* (von jedem 4 Liang)

Zubereitung: Zerstoße alles in grobe Teile, jede Dosis beträgt 3 Qian. Nimm 2 Tassen Wasser dazu und reduziere die Flüssigkeit auf 80%. Entferne die Reste und verabreiche die Medizin etwas heiß, ohne feste Zeiten einzuhalten.

Akupunkturpunkte:

- *Chong Men* (Mi 12) behandelt eine schwierige Geburt; das Qi stürmt zum Herzen, sie hat Atemnot und die Milch kommt nicht.

- *Zhong Feng* (Le 4) beherrscht eine Vergrößerung des Unterbauchs und eine schwierige Geburt, eine trockene Kehle mit Verlangen zu trinken und Verhärtungen um den Bauchnabel herum.

- *Shang Kun Lun* (Bl 60) beherrscht eine schwierige Geburt und das Festhalten der Nachgeburt.

- *Qi Chong* (Ma 30) beherrscht das Zurückhalten der Nachgeburt und wenn das Qi des Embryos nach oben zum Herzen stürmt.

- Bei Gegenläufigkeit der Gliedmaßen nach einer Fehlgeburt wird die Nadelung von *Jian Jing* (Gbl 21) dies sofort beseitigen. Moxibustion ist hier noch besser, brenne dann 7 Moxakegel auf den Punkt ab.

- *Zhong Ji* (Ren 3) behandelt das Festhalten der Nachgeburt.

- *Zhi Yin* (Bl 67) ist zu nadeln, wenn der Embryo tot ist und die Nachgeburt nicht herauskommt.

- *Bao Men* (Ni 13) ist zu nadeln, wenn die Nachgeburt nicht herauskommt und das Baby tot im Mutterleib ist.

- Wenn die Nachgeburt nicht herauskommt, nadele den Punkt *Zu Tai Yang* (Extrapunkt)[474]

- Wenn die Nachgeburt nicht herauskommt, leite an den Punkten *Zhao Hai* (Ni 6) und *Nei Guan* (P 6) ab.

- Wenn die Nachgeburt nicht herauskommen will, nimm *Qi Hai* (Ren 6), *Shi Men* (Ren 5), *Yin Jiao* (Ren 7) und *Jian Jing* (Gbl 21)

Im *Zhen Jiu Xue Jian Bian* 针灸学简编 (1978) finden wir zwei Ursachen für eine Plazentaretention:

a) Blutstagnation (*Yu Xue* 鬱血): Die Begleitsymptome sind starke körperliche Anspannung, stechende Schmerzen im Unterbauch und schwache Lochien. Die Zunge ist zyanotisch, die Unterzungenvenen sind prall gefüllt und der Puls ist rau und voll (*Se Shi* 澀實). Als Akupunkturpunkte kommen in Frage: *Jiang Jing* (Gbl 21), *Zhong Ji* (Ren 3), *Kun Lun* (Bl 60), *He Gu* (Di 4), *San Yin Jiao* (Mi 6) und *Du Yin* (Extrapunkt).[475]

Eigentlich gilt Gbl 21 als ein verbotener Punkt während der Schwangerschaft, da er eine absenkende Funktion hat. Auch darf er wegen seiner Lage an der Lungenspitze nicht tief genadelt werden. In diesem Fall ist aber seine absenkende Funktion erwünscht, da die Plazenta damit herausgebracht wird. Bl 60 bewegt das Qi und das Blut und bewegt so die Nachgeburt nach unten. Ren 3 unterstützt das Qi im Uterus und Di 4 (ton.) + Mi 6 (sed.) lösen nicht nur eine Fehlgeburt aus, sondern können auch die Plazenta herausbringen.

b) Leere Kälte (*Xu Han* 虛寒): Begleitsymptome sind Kraftlosigkeit des ganzen Körpers, der Geist und die Psyche sind angespannt, und sie hat einen tiefen fixen Schmerz im Unterbauch. Die Zunge ist blass und der Puls ist tief und fadenförmig.

---

[474] Der Punkt *Zu Tai Yang Xue* 足太陽穴 befindet sich unterhalb und hinter dem äußeren Fußknöchel an der Grenze zum weißen Fleisch. Ein anderer sagt, es ist der Punkt zum Öffnen des *Yang Qiao Mai*, also *Shen Mai* (Bl 62).

[475] *Du Yin* 獨陰 befindet sich unter dem Grundgelenk der zweiten Zehe in der Mitte der distalen Hautfalte.

Zur Behandlung wähle die Akupunkturpunkte *Guan Yuan* (Ren 4), *Qi Hai* (Ren 6), *Kun Lun* (Bl 60) und *Du Yin* (Extrapunkt). Die bevorzugte Technik ist hier die Moxibustion.

Kommentar:

Auf die Geburt des Kindes folgt die so genannte Nachgeburt: Durch die Nachgeburtswehen verkleinert sich die Gebärmutter, so dass die Plazenta sich vollständig aus der Gebärmutter lösen und ausgeschieden werden kann. Erst nach der Geburt der Plazenta ist die eigentliche Geburt abgeschlossen. Die Nachgeburtsperiode dauert im Normalfall 10 bis 30 Minuten. Während dieser Zeit bleibt die Mutter für gewöhnlich zur Überwachung im Kreißsaal. Heute wissen wir, dass in dieser nachgeburtlichen Phase vermehrt Prostaglandine ausgeschüttet werden, die dafür sorgen, dass sich die Gebärmutter zusammenzieht. Dies bewirkt eine Plazentaablösung durch die sich verkleinernde Haftfläche. Häufig löst sich die Nachgeburt zuerst zentral, seltener ist die Lösung beginnend an ihrem Rand. Überschreitet die Ablösungszeit 30 Minuten oder kommt es zu großen Blutverlusten, wird manuell oder instrumentell nachgeholfen.[476]

Qi Zhongfu beschreibt im 81. Kapitel die Probleme, die sich ergeben, wenn sich die Nachgeburt nicht ablöst. Durch die Schwellung und Völle im Bauch steigt das Blut über den Chong Mai nach oben zum Herzen und zur Brust und verursacht Schmerzen und Atemnot. Wieder finden wir die bedeutende Rolle des *Chong Mai* 衝脈 auch in diesem Aspekt der Frauenheilkunde. Dass sich die Plazenta nicht ablöst, war eine gängiges Problem in der damaligen Medizin, und die Verabreichung von Kräuterrezepturen und auch die Nadelung bestimmter Akupunkturpunkte war eine bewährte Praxis in dieser Zeit (1220).

Auch wenn wir als Therapeuten in einer ambulanten Heilpraxis kaum in die Verlegenheit kommen werden, diese Anwendungen auszuführen, haben wir dennoch eine klare Anleitung in Notfällen. Wer weiß schon, bei welchen Gelegenheiten wir eine Geburtshilfe leisten müssen – Immerhin sind wir dann nicht völlig unbedarft und vor Panik gelähmt. Klinisch arbeitende Hebammen und Ärzte können sicherlich von diesem Wissen profitieren.

---

[476] Siehe https://de.wikipedia.org/wiki/Nachgeburt.

Frage 82

第八十二問 難生？
答曰。胎側有成形塊。別呼為兒枕。子欲生時。枕破與敗血裹其子。故難生。但服勝金散。逐其敗血。即自生。逆生橫生。並皆治之。**勝金散**。麝香（一錢）鹽豉（一兩舊青衣裹燒令通紅急以乳缽研為細末）上為細末。取秤錘燒紅。以酒淬之。調藥一錢七服。**琥珀黑散**。治產婦一切疾病。產前胎死。產難逆橫生。產後胎衣不下。衣帶先斷。遍身疼痛。口乾心悶。非時不語。如血暈眼花。誤以為暗風。乍寒乍熱。誤以為瘧疾。四肢浮腫。誤以為水氣。言語顛倒。見鬼見神。誤以為邪祟。腹脅脹滿。嘔逆不定。誤以為反胃。大便秘澀。小便出血。誤以為五淋。及惡露未盡。經候未還。起居飲食。便不戒忌。血氣之疾。聚即成塊。散即上衝。氣急心痛。咳嗽多睡。四肢虛熱。睡驚盜汗崩中敗癥。繞臍刺痛或頭面赤。因變骨蒸。皆宜多服。若產後鼻衄。口鼻黑色氣起。喉中喘急。中風口噤。皆為難治。須急服之。凡產前宜進一二服。皆能安神順胎。產後雖無疾。七日內亦進一二服。能散諸疾。或因驚恐。變生他證。當連服取效。琥珀（別研）硃砂（別研）松墨 百草霜新羅白附子 白殭蠶（炒去絲）當歸（去蘆）黑衣（灶屋塵各半兩一作突煙）麝香（別研）血苗灰鯉魚鱗（各二分半）上為細末。每二錢。炒姜溫酒。和童便調下。食前。

Schwierigkeiten bei der Geburt - woran liegt es?

Die Antwort lautet: Wenn der Embryo auf der Seite liegt, gibt es eine Ausbildung von der Form eines Klumpens (*Kuai* 塊). Bei der Ausatmung trennt er sich ab und ist wie ein Kopfkissen für das Kind (*Er Zhen* 兒枕). Wenn das Kind zur rechten Zeit geboren werden möchte, zerreißt das Kissen und verdorbenes Blut (*Bai Xue* 敗血) umwickelt das Kind. Deshalb kommt es zu einer schweren Geburt (*Nan Sheng* 難生). Nur die Medizin *Sheng Jin San* kann das verdorbene Blut ausstoßen, und sofort findet die Geburt von selbst statt. Auch Steiß- und Quergeburten werden beide damit geheilt.

Erkrankungen und Rezepturen:

1). *Sheng Jin San* 勝金散:

- *She Xiang* (1 Qian)
- *Yan Chi* (1 Liang; wickele die Bohnen in ein gebrauchtes schwarzes Tuch und backe sie, bis sie knallrot sind. Nimm dann schnell einen Mörser und zerstoße sie zu einem feinen Pulver)

Zubereitung: Zerstoße alles zu einem feinen Pulver; nimm dann das Gewicht einer Handwaage (*Cheng Chui* 秤錘) und erhitze es, bis es rot ist. Nimm Alkohol und härte es und vermische es mit den Arzneien. Aus einem Qian werden sieben Dosen hergestellt.

2). *Hu Po Hei San* 琥珀黑散 heilt alle Krankheiten der Gebärenden. Auch wenn der Embryo schon vor der Geburt tot ist, wenn die Geburt schwierig ist auf Grund einer Steiß- oder Querlage des Embryos, wenn nach der Geburt die Nachgeburt nicht herauskommt oder wenn der Gürtel vorher zerreißt[477] und ihr ganzer Körper schmerzt.

Wenn ihr Mund trocken und ihr Herz betrübt ist (*Xin Men* 心悶) und sie manchmal Selbstgespräche führt, wenn sie sich wie zerschlagen fühlt und ihr Sehen verschwommen ist, sollte man nicht irrtümlicherweise denken, es sei ein versteckter Wind (*An Feng* 暗風).[478] Wenn sie einmal Schüttelfrost und einmal Fieber hat, sollte man nicht den Fehler machen zu denken, es sei die Malariakrankheit (*Nue Ji* 瘧疾). Wenn die 4 Gliedmaßen ödematöse Schwellungen aufweisen, sollte man nicht irrtümlicherweise denken, es sei Wasser-Qi (*Shui Qi* 水氣). Wenn sie verwirrt spricht und seltsame Worte gebraucht, und Dämonen und andere Geisterwesen sieht, sollte man nicht den Fehler machen und denken, sie würde das Böse anbeten (*Xie Chong* 邪祟). Wenn ihr Bauch und der seitliche Körper angeschwollen und in Völle sind und sie durch gegenläufiges Qi Erbrechen hat, dass sich nicht beruhigt, sollte man nicht irrtümlicherweise denken, es sei ein Magenproblem mit Übelkeit (*Fan Wei* 反胃).

---

[477] *Yi Dai Xian Duan* 衣帶先斷 = „Der Gürtel zerreißt vorher" bezieht sich auf die Vorschrift, dass die Schwangere im 9. Monat ihren Gürtel öffnen und ihren Bauch von jetzt an selber tragen soll. Dies nennt man: Pflege der Haare und Erlangen von Fähigkeiten und Kraft. Die Nieren-Leitbahn ist im 9. Schwangerschaftsmonat die nährende Kraft für den Embryo. Wenn die Niere zu diesem Zeitpunkt erschöpft ist, kann es zu einer Fehlgeburt kommen, bevor die Schwangere von selbst ihren Gürtel löst.

[478] *An Feng* 暗風 = „versteckter Wind" ist ein Krankheitsname, der bereits im *Su Wen* erwähnt ist. Wenn die Schwangere sich an dunklen Plätzen aufhält, bekommt sie Krämpfe und verliert ihren klaren Verstand. Häufig ist auch verborgener Schleim der Übeltäter.

Wenn ihr Stuhlgang zäh ist und zurückgehalten wird, und beim Wasserlassen Blut herauskommt, sollte man nicht fälschlicherweise denken, es handelt sich um eine der fünf Miktionsstörungen (*Wu Lin* 五淋). Wenn der Wochenfluss nicht aufhört und wenn sie auf ihre Periode wartet und diese nicht zurückkommt, wenn sie beim täglichen Leben und beim Essen und Trinken nach Belieben keine Tabus mehr meidet, dann sind dies Erkrankungen von Qi und Blut der Gebärenden.

Wenn sich durch plötzliche Ansammlungen Klumpen (*Kuai* 塊) bilden, und wenn diese aufbrechen und über den Chong Mai nach oben steigen und das drückende Qi Herzschmerzen (*Xin Tong* 心痛) verursacht, bei Husten, der vermehrt im Schlaf auftritt und bei Leere-Hitze (*Xu Re* 虛熱) in den vier Gliedmaßen. Sie schreckt im Schlaf hoch, hat nächtliche Schweiße und kollabiert durch verdorbene Massen im Abdomen (*Bai Zheng* 敗癥). Um den Bauchnabel herum hat sie stechende Schmerzen, vielleicht hat sie auch Kopfschmerzen und ihr Gesicht ist gerötet - Die Ursache von all dem liegt in der Entwicklung einer *Gu Zheng* 骨蒸-Erkrankung.[479] Und für all diese Erkrankungen passt diese Medizin.

Wenn nach der Geburt Nasenbluten erscheint, oder Mund und Nase eine schwärzliche Verfärbung aufweisen, wenn in der Kehle plötzlich Atemnot auftritt, wenn nach einem Schlaganfall (*Zhong Feng* 中風) der Mund schief hängt, alle diese Probleme können mit dieser Medizin geheilt werden. Nach jeder Geburt sollten 1-2 Dosen dieser Medizin genommen werden. Jede Dosis kann den Geist beruhigen und ist vorteilhaft für den Embryo. Nach der Geburt, selbst wenn die Frau keine Krankheit hat, kann sie dennoch innerhalb der nächsten 7 Tage 1-2 Dosen dieser Medizin nehmen. Diese Rezeptur kann jede Krankheit auflösen, auch wenn die Ursache Schrecken und Furcht sind, und bei jeder unerwarteten Veränderung zu einer Krankheit wird die Einnahme dieser Medizin eine Wirkung erzielen.

- *Hu Po* (getrennt zerstoßen)
- *Zhu Sha* (getrennt zerstoßen)
- *Song Mo*
- *Bai Cao Shuang*
- *Bai Fu Zi* (frisch gesammelt)
- *Bai Jiang Can* (geröstet, entferne die Seide)
- *Dang Gui* (entferne das Gras)
- *Hei Yi* (im Feuer des häuslichen Ofens zu Asche verbrannt, die eine Hälfte wird über den Schornstein ausgestoßen)
- *She Xiang* (getrennt zerstoßen)

---

479 Zur „dampfenden Knochenkrankheit“ (*Gu Zheng* 骨蒸) siehe die Fußnote 171.

- *Xue Miao Hui*
- *Li Yu Lin* (von jedem 2½ Fen, zu Asche verbrannt)

Zubereitung: Zerstoße alles zu einem feinen Pulver, jede Dosis beträgt zwei Qian. Röste es mit Ingwer und warmen Wein und mische Knabenurin (*Tong Bian* 童便) darunter. Nimm die Medizin vor dem Essen.

Akupunkturpunkte:

Bei der Vielfalt der Indikationen in dieser Frage ist es kaum möglich, für jedes Symptom Punkte herauszufinden. Ich verweise auf die Punkteauswahl in den vorherigen Fragen!

Kommentar:

Qi Zhongfu macht in der 82. Frage quasi einen Rundumschlag auf alle Krankheitserscheinungen um den Geburtstermin herum. Besonders das zweite Rezept erscheint wie ein Panacea für jede Gebärende. Was ist das Besondere an *Hu Po Hei San* 琥珀黑散? Seine Bestandteile sind:

a) *Hu Po* 琥珀: Ist der auch bei uns wohlbekannte Bernstein.[480] In der chinesischen Pharmakopoe ist er süß, neutral und nicht giftig. Er beruhigt die 5 Zang-Organe, stabilisiert die Po-Seele und stärkt den Mut. Er tötet alle möglichen Übel, Geister und Dämonen, löst Blutstasen und stärkt das Herz. Er klärt die Augen, löst harte Klumpen auf lindert Schmerzen nach der Geburt bedingt durch eine Blutstagnation. Bernstein ist in der Lage, die Wundheilung zu beschleunigen besonders bei Schnittwunden.

b) *Zhu Sha* 硃砂: Zinnober, einer der Grundstoffe in der daoistischen Alchemie zum Erlangen der Unsterblichkeit. Zinnober ist süß, etwas kalt und nicht giftig. Er ist gut zur Behandlung von 100 Krankheiten der 5 Zang-Organe. Er nährt den Geist und die Seele (*Xin Shen* 心神), beruhigt die Po-Seele, stärkt das Qi und verbessert das Sehvermögen. Zinnober tötet alle üblen Geister und Dämonen, beseitigt Auszehrung, und wer ihn regelmäßig nimmt, erlangt Erleuchtung und Unsterblichkeit! Zinnober ist gut bei epileptischen Krämpfen, er neutralisiert Gifte im Embryo und lindert Herzklopfen, Panik und Furcht. Wegen seiner roten Farbe gehört Zinnober zum Yin-Feuer und zum Trigramm *Li* 離 (☲).

---

[480] Heute scheint in China Bernstein mit Jade als Schmuck zu konkurrieren. Auch hier spielen sicher die magisch-medizinischen Wirkungen des Bernsteins eine Rolle.

c) *Song Mo* 松墨 = Kiefernruß/-tinte; Kiefernruß stärkt und begünstigt die 5 Zang-Organe, eine regelmäßige Einnahme macht einen glücklich und stark und ermöglicht ein langes Leben. Es stärkt die Muskeln und Sehnen und verbessert das Sehen und Hören. Sie löscht den Durst bei trockenem Mund bedingt durch Diabetes. Stehen wie eine Kiefer ist für Übungen im Taiji Quan und im Qigong unerlässlich.

d) *Bai Cao Shuang* 百草霜 (Pulvis Fumi Carbonisatus): ist sauer und warm, löst Massen auf, beseitigt Blutstasen und stoppt auch Blutungen.

e) *Bai Fu Zi* 白附子: Die Akonitwurzel ist sehr heiß, scharf und sehr giftig. Sie behandelt kindliche Krampfanfälle, beseitigt Ödeme, heilt chronische Kopfschmerzen, kräftigt den *Ming Men* 命門, unser Lebenstor, und leitet alle möglichen exogenen Pathogene aus.

f) *Bai Jiang Can* 白殭蠶: Die Larve des Seidenwurms ; Ihr Geschmack ist salzig und scharf, das Temperaturverhalten neutral und nicht giftig. Sie ist gut zur Behandlung kindlicher Epilepsie und nächtlichem Schreien. Sie erhellt die Gesichtsfarbe und ist gut zur Behandlung von Zwischenblutungen und Ausfluss, der blutig und weißlich ist, besonders nach der Geburt. Seidenwürmer sind gut zur Behandlung von Kiefernklemme nach einem Schlaganfall, grundsätzlich heilen sie alle Krankheiten durch üble Winde. Seidenwürmer fördern die Milchbildung und können Blutungen stoppen.

g) *Li Yu Lin* 鯉魚鱗: Karpfenschuppen werden zu Asche verbrannt, und die Asche wird in Rezepturen dafür verwendet, Blutungen zu stillen. Auch können sie Blutstasen lösen. Bei unaufhörlichem Nasenbluten nimm die Asche mit Wein gemischt ein.

h) *Dang Gui* 當歸: Die chinesische Angelikawurzel; ihr Geschmack ist süß, scharf und sehr warm. Sie wärmt das Innere, lindert Schmerzen und löst Blutstagnationen auf; sie behandelt einen Schlaganfall, Ohnmachtsanfälle, Panik und Furcht. Die Angelikawurzel füllt jeden Mangel auf, erwärmt bei Kälte, tonisiert die 5 Zang-Organe und hilft beim Muskelaufbau. Sie behandelt alle Krankheiten der Frau mit Schwächezuständen, schließlich heilt sie auch Erkrankungen des Chong Mai und des Dai Mai.[481]

Man erkennt, dass alle Bestandteile eine ähnliche Wirkrichtung haben. Ihr Zusammenspiel ergibt so beinahe ein Wundermittel!

---

[481] Alle Indikationen der hier dargestellten Arzneimittel stammen aus **Li Shizhen**: *Ben Cao Gang Mu*, Vol. I-VI, Beijing 2003, ins Englische übersetzt und kommentiert von *Luo Xiwen*.

Frage 83

第八十三問 產後血運?

答曰。產後氣血暴虛。未得安靜。血隨氣上。迷亂心神。故眼花。甚者令人迷絕。口噤神昏氣冷。醫者不識。呼為暗風。若作此治。病必難愈。但服**清魂散**。澤蘭葉（二分半）人參（二分半）荊芥穗（一兩）川芎（半兩）甘草（炙一分）上為細末。每服一錢。熱湯溫酒各半盞調。下咽喉即開眼氣定。人事省。**七寶散**。初產後調血和氣。補虛。壓驚悸。治虛運。硃砂（研）桂心 乾薑（炮）當歸 羚羊角 川芎 人參 茯苓（各半分）上為細末。若產婦平和。三日以前。直至滿月。每日各取一字。以羌活豆淋酒調下。空心服。若覺心胸煩熱。即減桂姜。冷即加之。腹痛加當歸。心悶加羚羊角。心胸氣短加桂。不下食或噁心加人參。虛顫加茯苓。以意斟酌。日二服。夜一服。不飲酒者。童便酒少許調下。

Nach der Geburt gibt es Blutungen - wieso?

Die Antwort lautet: Wenn nach der Geburt Qi und Blut brutal geschwächt sind, bekommt die Wöchnerin keine Ruhe und Frieden. Das Blut folgt dem Qi nach oben und bringt Geist und Seele durcheinander (*Mi Luan* 迷亂). Deshalb ist das Sehen verschwommen, und mehr noch verursacht es im Menschen eine totale Verwirrung. Der Mund zittert, der Shen ist verdunkelt und das Qi ist kalt. Wenn ein Arzt das nicht erkennt, und ruft, es ist ein versteckter Wind (*An Feng* 暗風), und wenn er daraufhin eine Behandlung beginnt, wird sich die Krankheit kaum bessern. Nur die Medizin *Qing Hun San* kann hier helfen.

Erkrankungen und Rezepturen:

1) *Qing Hun San* 清魂散 („Pulver zum Klären der Hun-Seele“):

- *Ze Lan Ye* (2½ Fen)
- *Ren Shen* (2½ Fen)
- *Jing Jie Sui* (1 Liang)
- *Chuan Xiong* (½ Liang)
- *Gan Cao* (geröstet, 1 Fen)

Zubereitung: Zermahle alles zu einem feinen Pulver, jede Dosis beträgt ein Qian. Nimm dazu eine heiße Suppe und warmen Wein, von jedem eine halbe Tasse und vermische es mit dem Pulver. Sobald die Medizin durch die Kehle rinnt, öffnen sich sofort ihre Augen und ihr Qi beruhigt sich. Zu untersuchen ist die Wirkung auch bei den persönlichen Angelegenheiten (*Ren Shi* 人事) der Frau.

2). *Qi Bao San* 七寶散:[482] Am Anfang der nachgeburtlichen Phase vermischt es harmonisch Qi und Blut, füllt eine Leere auf (*Bu Xu* 補虛), es hilft bei Herzklopfen und heilt Blutungen bedingt durch eine Leere.

- *Zhu Sha* (zerstoßen)
- *Gui Xin*
- *Gan Jiang* (geröstet)
- *Dang Gui*
- *Ling Yang Jiao*
- *Chuan Xiong*
- *Ren Shen*
- *Fu Ling* (von jedem ½ Liang)

Zubereitung: Zermahle alles zu einem feinen Pulver; Wenn die Gebärende entspannt und ruhig ist, gib ihr die Medizin drei Tage vor der Geburt, bis sie den vollen Monat erreicht hat. Täglich nimmt sie jede Arznei in der Reihenfolge und dazu *Qiang Huo* 羌活 und durchgesiebte Bohnen (*Dou Lin* 豆淋) mit Wein vermischt, um sie hinunterzubekommen. Die Medizin ist auf leeren Magen einzunehmen.

Wenn ihr Herz im Schlaf beunruhigt ist (*Fan* 煩) und ihr heiß ist, nimm sofort Zimt und Ingwer aus der Rezeptur und augenblicklich gibt es eine Abkühlung. Bei Bauchschmerzen füge *Dang Gui* hinzu und wenn das Herz betrübt ist (*Xin Men* 心悶) füge Antilopenhorn (*Ling Yang Jiao* 羚羊角) hinzu. Wenn es in der Brust zu Atemnot kommt, füge Zimt (*Gui* 桂) hinzu. Ebenso wirksam ist es, wenn beim Essen ein Brechreiz (*E Xin* 噁心) vorliegt, Ginseng hinzuzufügen.

Wenn sie vor Schwäche zittert, nimm Poria dazu und denke auch daran, ihr eine Schale Tee anzubieten. Nimm täglich 2 Dosen, in der Nacht nur eine. Es sollte kein Alkohol getrunken werden. Vermische die Arzneien mit etwas Knabenurin und Wein, um sie hinunterzubekommen.

---

[482] *Qi Bao San* 七寶散 = „Pulver der sieben Kostbarkeiten" ist ein Dekokt, welches sich den Gegebenheiten der Gebärenden anpasst. Je nach Krankheitslage werden Arzneien weggenommen oder hinzugefügt.

Akupunkturpunkte:

- *Qi Men* (Le 14) behandelt nachgeburtliche Erkrankungen. Der Punkt beherrscht alle Krankheiten bezogen auf die Geburt, wenn das Essen schwer hinuntergeht, die Ben Tun-Krankheit[483] und Nahrungsblockaden mit Völle im Abdomen.

- *Fu Tu* (Ma 32) heilt die verschiedenen Krankheiten der acht Sektionen der Frau.[484]

- *Bai Lao Xue* (Extrapunkt)[485] heilt Schmerzen am ganzen Körper der Wöchnerin nach der Geburt. Nadele die schmerzhaften Punkte und siehe zu, nicht in die Sehnen und Knochen zu stechen. Moxibustion ist kontraindiziert in den ersten 100 Tagen nach der Geburt.

Die TCM listet im *Fu Ren Zhen Jiu Gu Fa Bi Yao* (1991) eine ganze Reihe von Punkten auf, die nach der Geburt und nach einem schweren Blutverlust wirksam sind.[486]

Hauptsächlich sind hier alle großen Punkte (*Da Xue* 大穴) zu nadeln: *Bai Hui* (Du 20), *Feng Fu* (Du 16), *Feng Chi* (Gbl 20), *Tai Yang* (Extrapunkt), *Fei Shu* (Bl 13), *Gao Huang Shu* (Bl 43), *Pi Shu* (Bl 20), *Wei Shu* (Bl 21), *Gan Shu* (Bl 18), *Da Chang Shu* (Bl 24), *Xiao Chang Shu* (Bl 27), *Pang Guang Shu* (Bl 28), *Qi Men* (Le 14), *Zhong Wan* (Ren 12), *Dan Tian* (Ren 4), *Zu San Li* (Ma 36) und *San Yin Jiao* (Mi 6).

---

[483] *Ben Tun* 奔豚 = „laufendes Ferkelchen" ist ein traditioneller Begriff in der chinesischen Medizin für alle funktionellen (psychosomatischen) Magen-Darm-Beschwerden; Der Patient hat viele Blähungen und das Gefühl, als ob sich Gas vom Bauch bis zur Brust oder sogar bis zur Kehle bewegt. Der Patient kann Koliken haben, abwechselnd Hitze und Kälte, Schwäche und Kurzatmigkeit, die lange anhalten und ein schweres Krankheitsgefühl. Häufig werden die Beschwerden begleitet von erheblicher psychischer Unruhe. Die Ursache ist entweder pathogene Kälte, die in der Nieren-Leitbahn nach oben drängt (*Shen Qi Ben Tun* 腎氣奔豚) oder gegenläufig nach unten gehendes Qi in der Leber-Leitbahn (*Gan Qi Ben Tun* 肝氣奔豚). Nach dem *Nan Jing* ist die Ben Tun-Krankheit eine der fünf Stagnationen, verursacht durch eine Nierenstörung. Siehe auch im Buch Seite 301.

[484] Die acht Sektionen der verheirateten Frau (*Fu Ren Ba Bu* 婦人八部) sind Menstruation, Schwangerschaft, nach der Geburt, Massenbildungen im Abdomen, Brüste, äußere Genitalien, Blutungen und Ausfluss.

[485] Der Punkt *Bai Lao Xue* 百勞穴 befindet sich 2 Cun oberhalb von *Da Zhui* (Du 14) und ein Cun seitlich davon.

[486] *Fu Ren Zhen Jiu Gu Fa Bi Yao* 婦人鍼灸古法秘要 = "Die geheime Bedeutung der alten Methoden zur Nadel- und Moxatherapie für die verheiratete Frau", Beijing 1991, S. 264 ff.,

Frage 84

第八十四問 產後口乾痞悶？

答曰。產後宮胃太虛。血氣未定。食麵太早。胃不能消化。麵毒結聚於胃脘。上熏胸中。是以口乾煩渴。心下痞悶。醫者不識。認為胸膈壅滯。此宜服**見晛丸**。薑黃 京三稜　蓽澄茄 人參 青皮 高良薑 莪朮（各等分）上為末。用細蘿蔔慢火煮令爛。研細。將汁煮糊為丸。桐子大。蘿蔔湯下。不拘時。**木香丸**。治婦人有妊傷食。京三稜（此藥能落胎不可用前胡五分代之產後用之無礙）木香 人參 茯苓（去皮各二錢）上為細末。麵糊丸如綠豆大。每服三十丸。熟水送下。**白朮散**。治氣不調和飲食。許學士云。妊婦傷食難得藥。惟此二方穩捷。白朮（炒一兩）乾紫蘇（一兩）白芷（微炒三錢）人參（七錢半）川芎　訶子皮（一本作肉）青皮（各半兩）甘草（二錢半）上為粗末。每服二錢。水一盞。姜三片。煎七分。溫服。不拘時候。**六君子湯**。治胸膈痞塞。脾寒不嗜食。燥藥不得服。枳殼（麩炒）陳皮 人參 白朮 白茯苓 半夏（洗各等分）上為㕮咀。每服五錢。水二盞。姜五片。煎一盞。去滓溫服。無時。

Nach der Geburt ist ihr Mund trocken, sie hat Magenbeschwerden und ist betrübt - wieso?

Die Antwort lautet: Nach der Geburt ist der Uterus und der Magen sehr leer (*Tai Xu* 太虛). Blut und Qi sind nicht gefestigt, und wenn sie den ganzen Tag nur Nudeln (*Mian* 麵) isst, kann ihr Magen das nicht verdauen.

Nudeln sind schädlich (*Du* 毒), denn sie verknoten sich und sammeln sich in der Magenhöhle an, und ihre Gärungsdämpfe steigen nach oben in die Brust. Deshalb ist der Mund trocken und sie ist beunruhigt und sehr durstig. Unter dem Herzen entstehen Magenbeschwerden (*Pi* 痞) und sie ist betrübt (*Men* 悶).

Wenn der Arzt dies nicht erkennt, und er an eine Blockade oder eine Stagnation in der Brust oder im Zwerchfell denkt, dann ist nur diese Medizin passend, nämlich *Jian Xian Wan*.

Erkrankungen und Rezepturen:

1). *Jian Xian Wan* 見晛丸:

- *Jiang Huang*
- *Jing San Ling*
- *Bi Cheng Jia*
- *Ren Shen*
- *Qing Pi*
- *Gao Liang Jiang*
- *E Zhu* (von jedem die gleiche Menge)

Zubereitung: Mache ein Pulver daraus, nimm kleine Stückchen Radieschen (*Luo Bo* 蘿蔔) und koche sie auf kleiner Flamme weich. Zerstoße die Arzneien so klein wie möglich, füge Saft hinzu und koche alles, bis eine Paste entsteht. Forme davon Pillen so groß wie ein Wu Tong-Samen. Schlucke sie mit heißem Radieschenwasser hinunter, ohne feste Zeiten einzuhalten.

2). *Mu Xiang Wan* 木香丸 heilt Frauen, die in der Schwangerschaft durch übermäßiges Essen zu Schaden gekommen sind (*Shang Shi* 傷食).

- *Jing San Ling* (Diese Arznei kann eine Fehlgeburt auslösen und sollte nicht verwendet werden. Nimm anstelle 5 Fen *Qian Hu* 前胡; es nach der Geburt zu nehmen schafft keine Probleme)
- *Mu Xiang*
- *Ren Shen*
- *Fu Ling* (entferne die Haut, nimm von allen 2 Qian)

Zubereitung: Zermahle alles zu einem feinen Pulver, bereite mit Nudeln eine Paste (*Mian Hu* 麵糊) daraus und forme Pillen von der Größe einer Mung-Bohne. Jede Dosis beträgt 30 Pillen. Koche sie in Wasser, um das Hinunterschlucken zu erleichtern.

3). *Bai Zhu San* 白朮散 heilt, wenn sich das Qi von Essen und Trinken nicht harmonisch vermischt. So erlaubten sich die Gelehrten zu sagen:

„Wenn eine schwangere Frau sich durch übermäßiges Essen schädigt, ist es schwer, Arzneien dafür zu bekommen. Nur diese zwei Rezepte versprechen einen Erfolg!"

- *Bai Zhu* (geröstet, 1 Liang)
- *Gan Zi Su* (1 Liang)
- *Bai Zhi* (nur ein wenig geröstet, 3 Qian)
- *Ren Shen* (7½ Qian)
- *Chuan Xiong*
- *He Zi Pi* (nimm das Fruchtfleisch von einer Wurzel)
- *Qing Pi* (von jedem ½ Liang)
- *Gan Cao* (2½ Qian)

Zubereitung: Zerstoße alles zu einem groben Pulver, jede Dosis beträgt 2 Qian. Nimm eine Tasse Wasser und 3 Scheiben Ingwer und reduziere die Flüssigkeit auf 70%. Serviere die Medizin warm ohne feste Zeiten.

4). *Liu Jun Zi Tang* 六君子湯 heilt ein Klumpgefühl (*Pi* 痞) und Blockaden (*Se* 塞) in Brust und Zwerchfell. Bei Kälte in der Milz hat sie eine Abneigung zu essen, deshalb sollte sie jetzt keine trockenen Arzneien als Medizin bekommen.

- *Zhi Qiao* (röste die Kleie)
- *Chen Pi*
- *Ren Shen*
- *Bai Zhu*
- *Bai Fu Ling*
- *Ban Xia* (abgewaschen, von jedem die gleiche Menge)

Zubereitung: Zerdrücke alles in grobe Teile, jede Dosis beträgt 5 Qian. Nimm 2 Tassen Wasser und 5 Scheiben Ingwer und reduziere die Flüssigkeit beim Kochen auf eine Tasse. Entferne die Reste und serviere die Medizin warm, ohne feste Zeiten einzuhalten.

Akupunkturpunkte:

- Sie hat kein Verlangen zu essen: Stich den Punkt *Ran Gu* (Ni 2) und lasse Blut heraus. Dass bewirkt, das der Mensch sofort wieder hungrig wird.

- *Yin Bai* (Mi 1) und *Pi Shu* (Bl 20) beherrschen, wenn sie kein Verlangen zu essen hat.

- *Tian Shu* (Ma 25) und *Nei Ting* (Ma 44) beherrschen Nicht-Umwandlung von Speisen und kein Verlangen zu essen.

- *Zhang Men* (Le 13) beherrscht Nicht-Umwandlung von Speisen, kein Verlangen zu essen, sie fühlt keinen Hunger, auch wenn sie Essen riecht, der ganze Körper ist schmerzhaft und ausgezehrt.

- *Di Ji* (Mi 8) und *You Men* (Ni 21) beherrschen kein Verlangen zu essen.

- *Xia Wen* (Ren 10) behandelt Kälte-Qi in den sechs Fu-Organen und kein Verlangen zu essen.

- *Yin Qiao* (Ni 8) heilt, wenn sie Hunger hat, aber kein Verlangen zu essen.

- *Bian Que* sagt: Für Herz-Wind setze Moxa auf *Xin Shu* (Bl 15) und *Gan Shu* (Bl 18). Beide Punkte beherrschen Herz-Wind, Blähungen im Bauch und nicht umgewandeltes Essen; die vier Gliedmaßen sind abgemagert und sie hat kein Verlangen zu essen.

- *Pi Shu* (Bl 20) beherrscht Essen und Trinken im Übermaß, aber die Patientin wird trotzdem immer magerer.

- *Shen Shu* (Bl 23) heilt übermäßige Gier nach Essen, aber die Patientin nimmt nicht zu.

- *Wei Shu* (Bl 21) beherrscht Kälte-Ansammlungen im Magen, sie hat einen übermäßigen Appetit und magert trotzdem ab.

- *Pi Shu* (Bl 20) und *Da Chang Shu* (Bl 25) beherrschen eine übermäßige Esslust, aber die Patientin magert ab.

Kommentar:

In dieser Frage behandelt *Qi Zhongfu* ein abnormes Essverhalten in der Schwangerschaft und nach der Geburt. Wer hätte gedacht, dass zu viele Nudeln den Magen verklumpen und das Herz bedrücken, sodass sich emotionale Probleme entwickeln können? Aber was kann die Wöchnerin bei einer so großen Leere im Uterus und im Magen sonst tun? Jedes Symptom ist auch ein Versuch des Körpers zur Selbstheilung – Aber sicher sind Fleischbrühen und Süßspeisen in dieser Zeit nährender und helfen der Frau über die Schwäche nach der Geburt hinweg. Die Akupunkturklassiker empfehlen hier insbesondere die Rücken-Shu-Punkte zur Behandlung, weil sie direkt auf die Zang Fu-Organe wirken.

Frage 85

第八十五問 產後乍寒乍熱？

答曰。陰陽不和。敗血不散。皆令乍寒乍熱。產後血氣虛損。陰陽不和。陰勝則乍寒。陽勝則乍熱。陰陽相勝。則或寒或熱。若因產勞傷臟腑。血弱不得宣越。故令敗血不散。入於肺則熱。入於脾則寒。醫人誤作瘧疾治。謬矣。陰陽不和。宜增損四物湯。敗血不散。宜奪命丹。又問二者何以別之。答曰。時有刺痛者。敗血也。但寒熱無他證者。陰陽不和也。**增損四物湯**。當歸 芍藥 人參 川芎 乾薑（各一兩）甘草（炙四分）上為㕮咀。每服二錢。水一盞。姜五片。煎六分。去滓。熱服。**增損柴胡湯**。治婦人產後虛羸。發寒。飲食少。腹脹。柴胡（三錢）人參 甘草 半夏 白芍 陳皮 川芎上為㕮咀。每服四錢。水盞半。姜三片。棗一枚。煎七分。溫服。食後。日三服。**豬腎湯**。治產後日淺。久坐。視聽言語多。或運動勞力。遂覺頭項及肢節皮肉疼痛。乍寒乍熱。此是蓐勞。豬腎（一對去脂膜）當歸　芍藥　生薑（各三兩）桂心 蔥白（二合）上以水八升。緩火煮腎汁六升。澄清內入諸藥。煮取二升。分三次溫服。加**減八珍湯**。當歸（一錢半）川芎（一錢）熟地（薑汁炒五錢）白朮（一錢）白茯苓（一錢）人參（三分）益母草（一錢）陳皮（五分）砂仁（五分）上為㕮咀。水一鍾半。煎七分。食前溫服。二劑後。與益母丸間服。服益母丸用芎歸湯送下。

Mal ist ihr nach der Geburt zu kalt, mal ist ihr zu heiß - wieso?

Die Antwort lautet: Wenn Yin und Yang nicht harmonisch verbunden sind, oder wenn das verdorbene Blut nicht abfließt (*Bai Xue Bu San* 敗血不散), in beiden Fällen bewirkt dies einmal Kälte und einmal Hitze. Nach der Geburt sind Qi und Blut schwach und beschädigt (*Xu Sun* 虛損) und Yin und Yang sind nicht harmonisch eingestimmt. Wenn Yin siegreich ist, verbreitet sich Kälte, wenn Yang siegreich ist, verbreitet sich Hitze. Wenn Yin und Yang gemeinsam siegreich sind, gibt es abwechselnd Kälte oder Hitze. Wenn wegen der anstrengenden Geburt eine innere Schädigung der Zang Fu-Organe vorliegt (*Lao Shang* 勞傷), ist das Blut schwach und darf nicht übermäßig abgeleitet werden.

Aber dann verdirbt das Blut und kann sich nicht verteilen. Wenn es in die Lunge eindringt, entsteht Hitze, wenn es in die Milz eindringt, entsteht Kälte. Wenn nun ein heilkundiger Mensch (*Yi Ren* 醫人) dies fälschlicherweise als eine Malaria-Krankheit behandelt, ist das in der Tat ein Irrtum. Wenn Yin und Yang nicht übereinstimmen (*Bu He* 不和), sollte man *Zeng Sun Si Wu Tang* verordnen. Wenn das Blut verdorben ist und sich nicht verteilt, ist *Duo Ming Dan* die passende Medizin (siehe Frage 81).

Und was die zweite Frage betrifft: Warum wird hier ein Unterschied gemacht? Die Antwort lautet: Gelegentlich gibt es stechende Schmerzen, wenn das Blut verdorben ist, aber es gibt keine Zeichen von Kälte und Hitze. Nur wenn Yin und Yang nicht harmonisch zusammenwirken, sollte man *Zeng Sun Si Wu Tang* verabreichen.

Erkrankungen und Rezepturen:

1). *Zeng Sun Si Wu Tang* 增損四物湯:

- *Dang Gui*
- *Shao Yao*
- *Ren Shen*
- *Chuan Xiong*
- *Gan Jiang* (von jedem 1 Liang)
- *Gan Cao* (geröstet, 4 Fen)

Zubereitung: Zerkleinere alles in grobe Stücke, jede Dosis beträgt 2 Qian. Nimm eine Tasse Wasser und 5 Scheiben Ingwer dazu und reduziere die Flüssigkeit durch Köcheln auf 60%. Entferne die Reste und serviere die Medizin heiß.

2). *Zeng Sun Chai Hu Tang* 增損柴胡湯 heilt, wenn die verheiratete Frau nach der Geburt schwach und ausgezehrt ist. Sie zittert vor Kälte, nimmt wenig Nahrung zu sich und hat einen aufgeblähten Bauch.

- *Chai Hu* (3 Qian)
- *Ren Shen*
- *Gan Cao*
- *Ban Xia*
- *Bai Shao*
- *Chen Pi*
- *Chuan Xiong* (von jedem die gleiche Menge)

Zubereitung: Zerkleinere die Arzneien in grobe Stücke, jede Dosis beträgt 4 Qian. Nimm ½ Tasse Wasser, 3 Scheiben Ingwer und 1 Dattel dazu und reduziere die Flüssigkeit auf 70%. Schlucke die Medizin warm nach dem Essen dreimal täglich.

3). *Zhu Shen Tang* 豬腎湯 heilt, wenn sie am Tage ohne Tiefsinn ist und sich gerne für eine längere Zeit hinsetzt. Man sieht und hört, dass sie sehr viel spricht und jede Bewegung sie anstrengt. Die Folge ist, dass ihr beim Aufwachen Kopf und Nacken sowie die Gelenke der Gliedmaßen und Haut und Fleisch sehr weh tun. Mal ist ihr kalt, mal ist ihr heiß, dies kommt von den Anstrengungen auf der Strohmatte (*Ru Lao* 蓐勞).[487]

- Schweinenieren (1 Paar, entferne die Fettmembran)
- *Dang Gui*
- *Shao Yao*
- *Sheng Jiang* (von jedem 3 Liang)
- *Gui Xin*
- *Cong Bai* (2 Ge)

Zubereitung: Nimm 8 Sheng Wasser und koche die Schweinenieren auf kleiner Flamme, bis 6 Sheng Saft zurückbleibt. Wenn die Brühe klar wird, schütte die übrigen Arzneien hinein und koche alles auf 2 Sheng herunter. Teile es in drei Portionen auf und nimm die Medizin warm.

4). *Jia Jian Ba Zhen Tang* 加減八珍湯:

- *Dang Gui* (1½ Qian)
- *Chuan Xiong* (1 Qian)
- *Shu Di* (in Ingwersaft geröstet, 5 Qian)
- *Bai Zhu* (1 Qian)
- *Bai Fu Ling* (1 Qian)
- *Ren Shen* (3 Fen)
- *Yi Mu Cao* (1 Qian)
- *Chen Pi* (5 Fen)
- *Sha Ren* (5 Fen)

Zubereitung: Zermahle alles in grobe Teile, nimm 1½ Tassen Wasser dazu und reduziere die Flüssigkeit auf 70%. Nimm die Medizin warm vor dem Essen, die zweite Portion danach. Serviere auch *Yi Mu Wan* 益母丸 und nimm *Xiong Gui Tang* 芎歸湯 (Frage 25) zur Hilfe, um es hinunterzuschlucken.

[487] Mit „Anstrengungen auf der Strohmatte" sind die Bemühungen der schwangeren Frau während der Geburt gemeint.

Akupunkturpunkte.

- *Lou Gu* (Mi 7) behandelt Blutansammlungen.
- *Qu Quan* (Le 8) behandelt Blutklumpen.
- *Qu Gu* (Ren 2) beherrscht Blutblockaden.
- *Fu Liu* (Ni 7) beherrscht Blut-Lin-Erkrankungen und Kälte- und Hitzeempfindungen in den Knochen und profuse Schweiße.
- *Zhi Yang* (Du 9) behandelt Kälte- und Hitzeempfindungen, Trägheit, Schwäche und Schmerzen in den Beinen, Atemnot und Schwierigkeit zu sprechen.
- *Guang Ming* (Gbl 37) behandelt eine Trägheit des ganzen Körpers mit Kälteempfindungen, schwache, schmerzende Beine und die Unfähigkeit, länger zu stehen.
- *Zu San Li* (Ma 36) beherrscht Blutstasen in der Brust.
- *Zhong Fu* (Lu 1) beherrscht innere Blutstasen.
- *Yin Jiao* (Ren 7) beherrscht Blutklumpen mit Bauchschmerzen.
- *Si Man* (Ni 14) beherrscht Ansammlungen von Kälte im Blut.
- *Yin Xi* (He 6) behandelt Abneigung gegen Kälte nach längerem Verweilen im Regen.
- *Qu Cha* (Bl 4) behandelt Verdruss und Hitze im Körper.
- *Shen Dao* (Du 11) behandelt Kälte und Hitze.
- *Zu Lin Qi* (Gbl 41) behandelt Zittern vor Kälte, als ob man lange im Regen gestanden wäre.
- *Nao Gong* (Gbl 19) heilt allgemeine Kälte- und Hitzeempfindungen mit Steifheit und Verspannungen im Nacken.
- Bei plötzlicher Ohnmacht nach der Geburt nimm *Yin Tang* (Extrapunkt), *Bai Hui* (Du 20) und *Ren Zhong* (Du 26).

Kommentar:

Qi Zhongfu bespricht in der 85. Frage verschiedene Geburtsfolgen für die Mutter. In der Regel sind nach der Geburt Qi und Blut in einer extremen Leere (*Tai Xu* 太虛), sodass Yin und Yang im Körper der Frau nicht ausgeglichen sind. Qi und Blut repräsentieren hier Yin und Yang im Menschen, und diese Disharmonie führt zu diversen Symptomen. Die Schwangere verliert bei der Geburt häufig sehr viel Blut, sodass es sich nicht mehr ordentlich verteilen und gleichmäßig zirkulieren kann. So stockt das Blut an verschiedenen Stellen im Körper. Wenn es zum Bespiel in die Lunge eindringt, entsteht Hitze, wenn es in die Milz eindringt, entsteht Kälte.

Dieses Blut ist verdorben (*Bai* 敗), weil es nicht regulär fließt und auch nicht als Menstruationsblut herauskommen kann. *Bai* 敗 bedeutet auch zerstört, ruiniert, ungünstig, schädigend, verdorben und verwelkt. Das Schriftzeichen zeigt eine Muschel (*Bei* 貝) und klopfen (*Pu* 攴) – Wenn man mit einer Muschel auf eine harte Unterlage schlägt, geht sie kaputt. Ursprünglich zeigt *Bei* 貝 eine Kaurimuschel, die im alten China als Zahlungsmittel galt. So wird etwas Kostbares, wenn es seine natürliche Funktion verliert, zerstört. Wenn das Blut verdorben ist, wird es für Mutter und Kind unbrauchbar und richtet Schaden an.

Nach der Geburt wandelt sich ein Teil des Blutes mit Hilfe des Dünndarms und des Herzens in Muttermilch um, eine kostbare Substanz zur Ernährung des Kindes. Bei sehr starken Blutungen wird zu wenig Blut umgewandelt, dies mag einer der Gründe dafür sei, dass die stillende Mutter keine Milch hat. Wenn das Baby die Muttermilch ablehnt, kann es auch daran liegen, das sich schlechte Milch gebildet hat. Denn verdorbenes Blut wandelt sich in schlechte Milch um, wer möchte die schon trinken!

Wichtig für den behandelnden Arzt ist es, eine genaue Differenzialdiagnose zu stellen und die besondere Situation nach der Geburt zu analysieren. So kommt es zu keinen Behandlungsfehlern und Mutter und Kind bleiben wohl auf und gesund.

敗血

Bai Xue – verdorbenes Blut

Frage 86

第八十六問 產後四肢虛腫?

答曰。產後敗血乘虛。停積於五臟。不行經絡。流入於四肢。留滯日深。卻還不得。腐壞如水。故令四肢面目浮腫。醫人不識。便作水氣治。凡治水氣。多用導水藥。極虛。夫產後既虛。是謂重虛。往往因致夭枉。但服調經散。自然血行腫消。**調經散**(此方百發百中)沒藥(研)琥珀(研各一分)官桂 赤芍 當歸(各一兩)細辛 麝香(研各半分)甘草(炙二錢嚴氏方中多此一味藥)上為細末。每服五分七。生薑汁溫酒各少許調服。**正脾散**。治大病之後。脾氣虛弱。中滿腹脹。四肢虛浮。狀若水氣。此藥治之。及產後四肢浮腫。莪朮 香附 茴香(炒)甘草(炙)陳皮(各等分上為細末。每服二錢。煎燈心木瓜湯調下。

Nach der Geburt sind die Gliedmaßen der Frau kraftlos und angeschwollen - wieso?

Die Antwort lautet: Nach der Geburt ist das Blut verdorben und zieht einen Vorteil aus der Schwäche. Es stoppt und bildet Massen in den 5 Zang-Organen. Wenn es nicht in den Leitbahnen und Nebengefäßen zirkuliert, fließt es in die 4 Gliedmaßen. Dort verweilt es, stagniert und dringt täglich tiefer ein. Es ist dem Blut nicht möglich, zurückzugehen und es verfault (*Fu Huai* 腐壞) wie Wasser. So verursacht es in den vier Gliedmaßen, im Gesicht und in den Augen ödematöse Schwellungen (*Fu Zhong* 浮腫).

Wenn ein Arzt dies nicht erkennt, und es als ein gewöhnliches Wasser-Qi (*Shui Qi* 水氣) behandelt und viele Arzneien verwendet, um das Wasser auszuleiten, kommt es zu einer extremen Schwäche. Nach der Geburt ist bereits eine Schwäche vorhanden, dies nennt man dann eine doppelte Schwäche (*Zhong Xu* 重虛).

Nur die Medizin *Tiao Jing San* ist hier hilfreich. Dann zirkuliert das Blut wieder von selbst und die Schwellungen verschwinden.

Erkrankungen und Rezepturen:

1). *Tiao Jing San* 調經散: Dies Rezept ergibt bei 100 Krankheitsentwicklungen 100 Treffer!

- *Mo Yao* (zerstoßen)
- *Hu Po* (zerstoßen, von jedem 1 Fen)
- *Guan Gui*
- *Chi Shao*
- *Dang Gui* (von jedem 1 Liang)
- *Xi Xin*
- *She Xiang* (zerstoßen, von jedem ½ Fen)
- *Gan Cao* (geröstet, 2 Qian, bei den Rezepten von *Yan Shi* 嚴氏 steht häufig nur diese eine Arznei im Mittelpunkt).

Zubereitung: Zermahle alle Arzneien zu einem feinen Pulver, jede Dosis beträgt 5-7 Fen. Nimm frischen Ingwersaft dazu und vermische jede Dosis mit etwas warmen Wein vor dem Einnehmen.

2). *Zheng Pi San* 正脾散 heilt starke Schmerzen nach der Geburt, wenn das Milz-Qi sehr schwach ist, wenn die Mitte in Völle ist und der Bauch aufgebläht; die vier Extremitäten sind schwach und instabil und der Zustand ist wie bei einem Wasser-Qi. Diese Arzneien werden es heilen! Auch wenn nach der Geburt die vier Gliedmaßen ödematöse Schwellungen aufweisen.

- *E Zhu*
- *Xiang Fu*
- *Hui Xiang* (geröstet)
- *Gan Cao* (geröstet)
- *Chen Pi* (von allem die gleiche Menge)

Zubereitung: Zermahle alles zu einem feinen Pulver, jede Dosis beträgt 2 Qian. Koche Lampendochtkraut (*Deng Xin* 燈心)[488] und vermische es mit einer Suppe aus Papaya-Früchten (*Mu Gua* 木瓜),[489] um die Medizin hinunterzuschlucken.

---

[488] *Deng Xin Cao* 燈心草 = „Lampendocht" ist kühl, fördert die Diurese, löst Wasserschwellungen auf und leitet Nässe aus.

[489] Die Papaya-Frucht stärkt u. a. Milz und Magen und löst Nässeansammlungen auf. Ebenso befreit es das Leber-Qi und lindert schmerzhafte Gelenke.

Akupunkturpunkte:

- *Wei Zhong* (Bl 40) heilt schwache Beine, Wind-Nässe-Bi-Erkrankungen, Muskelverspannungen und Halbseitenlähmung.
- *Zu San Li* (Ma 36) heilt Kraftlosigkeit in den Beinen.
- *Cheng Shan* (Bl 57) heilt schwache und schwere Beine und Lähmungserscheinungen.
- Bei schwachen und ausgezehrten Beinen setze Moxa auf *Zu San Li* (Ma 36) und *Jue Gu* (Gbl 39).
- Bei schwachen Beinen und Bi-Syndromen setze 100 Moxakegel auf die Punkte *Jian Jing* (Gbl 21), *Da Zhui* (Du 14) und *Feng Shi* (Gbl 31).
- *Yang Qiao* (Bl 62) heilt Schwellungen in den Beinen.
- *Kun Lun* (Bl 60) heilt verdorbenes Blut und Schwellungen der Beine.
- *Cheng Shan* (Bl 57) behandelt Schwäche in den Beinen und Knieschwellungen.
- *Xiao Chang Shu* (Bl 27) behandelt Schwellungen der Beine, Kurzatmigkeit und kein Verlangen zu essen.
- *Ran Gu* (Ni 2) behandelt Schwellungen der Fußinnenseite und die Unfähigkeit, auf dem Boden zu stehen und vorwärts zu gehen.
- Bei Schwäche in den Beinen versuche eine Feuernadel an den Punkten *Zu San Li* (Ma 36) und *Yang Qiao* (Bl 62).
- *Nei Ting* (Ma 44) behandelt gegenläufiges Qi an den Gliedmaßen, einen Blähbauch und häufiges Gähnen.
- *Zhang Men* (Le 13) behandelt einen gegenläufigen Qi-Fluss und träge Beine.
- *Shen Shu* (Bl 23) behandelt Wundheit und Schwäche im unteren Rücken und in den Gliedmaßen.
- *Da Du* (Mi 2) behandelt Schwellungen und ein Kältegefühl in den unteren Extremitäten.

Kommentar:

Und wieder ist es verdorbenes Blut, dass hier Probleme nach der Geburt verursacht. Da es nicht zusammen mit dem Qi in den Leitbahnen und Nebengefäßen zirkulieren kann, stockt es und versackt in den Extremitäten. Die Folgen sind Schwellungen in den Beinen mit großer Schwäche und Trägheit. Entstehen die Schwellungen durch stagnierendes Blut? Sie erscheinen wie eine Wasser-Qi-Erkrankung (*Shui Qi Bing* 水氣病), sind es aber nicht. Wenn ein Arzt dies nicht erkennt, geht seine Behandlung fehl und schadet der Patientin.

Hier erkennen wir die große Wirkung von *Zu San Li* 足三里 (Ma 36) = „Drei Meilen am Fuß" auf die Extremitäten.

Zu San Li,
sitzt am Knie,
bewegt das Blut
und stärkt die Beine
wie noch nie! (U.L.)

Der Name „3 Meilen am Fuß" weist auf die außerordentliche Kräftigung der Beinmuskulatur hin, die durch Nadelung und Moxibustion an diesem Punkt geschieht. So ist es einem Wanderer, einer Sportlerin oder einem Älteren möglich, eine deutliche Leistungssteigerung zu erzielen. Wer weiß, vielleicht haben chinesische Sportler auch in ihrem Bereich diese Methode angewendet? Es wäre ein legales Doping.

Wir im ABZ Nord nennen Ma 36 den „Trottelpunkt". Jeder Trottel kann über das korrekte Nadeln des Punktes eine spürbare Wirkung erzielen. Ein ähnlicher Punkt befindet sich am Arm: *Shou San Li* (Di 10) = „3 Meilen am Arm"; Er stärkt die Arme wie *Zu San Li* (Ma 36) die Beine.

Eine andere Übersetzung von *Zu San Li* (Ma 36) ist „Heimatdorf des Qi"!

San 三: Die Drei (3) steht für das Dritte im Kosmos nach Himmel und Erde, also für den Menschen, noch konkreter, für das *Qi* 氣.

Li 里 ist ein Dorf mit 25 Familien, also ein Heimatdorf.[490]

---

[490] Über den Punkt *Zu San Li* (Ma 36) ist bereits ausführlich im Erdebuch geschrieben worden. Hier wird er als „Heimatdorf des Qi" von allen Seiten beleuchtet. Die Heimat ist ein besonderer Ort, um Kraft zu schöpfen. Siehe **Lorenzen/Noll**: Die Wandlungsphasen der traditionellen chinesischen Medizin - Band 3, Wandlungsphase Erde, München 2012, S. 37 ff.

Frage 87

第八十七問 產後乍見鬼神?

答曰。心主身之血脈。因產傷耗血脈。心氣則虛。敗血停積。上干於心。心不受觸。遂致心中煩躁。臥起不安。乍見鬼神。言語顛倒。醫人不識。呼為風邪。如此治之。必不得愈。但服調經散。加生龍齒一捻。得睡即安。**調經散**(方見八十六問)上件藥如前。每服加龍齒一捻。**柏子仁散**。治產後謊言亂語。繇內虛少血。邪氣攻心。柏子仁 遠志 人參 桑寄生 防風 琥珀(細研)當歸熟地 甘草(各半兩)上為㕮咀。每服以水二盞。入白羊心一個。切碎先煎七分。去心滓。須下藥五錢。更煎四分。去滓溫服。不拘時。**琥珀散**。治產後血邪攻心。迷悶。言語錯亂。琥珀(研)鐵粉(各一兩)人參 茯苓 乾生地 阿膠(各七分半炒令黃色)硃砂(研半兩)遠志(七錢半去心)甘草 麝香(研各二錢半)上為細末。入研了藥同和極細。每服一錢。金銀湯調下。無時。

Nach der Geburt sieht sie plötzlich Geister und Dämonen - wieso?

Die Antwortet lautet: Das Herz beherrscht das Blut und die Gefäße des menschlichen Körpers. Weil durch die Geburt das Blut und die Gefäße geschädigt werden, gerät das Herz-Qi in eine Leere. Das verdorbene Blut stockt, sammelt sich an und steigt nach oben zum Herzen. Das Herz empfängt keine freundlichen Impulse mehr mit dem Ergebnis, dass im Herz Unruhe und Verdruss (*Fan Zao* 煩躁) entstehen. Nach dem Aufstehen ist sie unruhig, und plötzlich sieht sie Geister und Dämonen (*Gui Shen* 鬼神). Man sagt dazu auch „plötzliche Verwirrung" (*Dian Dao* 顛倒).

Wenn ein Arzt das nicht erkennt und es als Wind-Übel (*Feng Xie* 風邪) behandelt, wird er sicherlich keine Heilung erzielen. Passend wäre hier die Medizin *Tiao Jing San* plus einer Fingerspitze *Sheng Long Chi* 生龍齒. So bekommt die Patientin wieder Schlaf und sofortige Ruhe.

Erkrankungen und Rezepturen:

1). *Tiao Jing San* 調經散: Dies Rezept erscheint bereits in der 86. Frage.

Zubereitung: Nimm die Arzneien wie vorher beschrieben. Füge zu jeder Dosis eine Fingerspitze *Long Chi* 龍齒 (Drachenzähne) hinzu.

2). *Bai Zi Ren San* 柏子仁散 heilt, wenn die Frau nach der Geburt Lügen verbreitet (*Huang Yan* 謊言) und verwirrt spricht. Der Grund dafür ist, dass im Inneren eine Leere und das Blut zu wenig ist. Ein übles Qi greift das Herz an.

- *Bai Zi Ren*
- *Yuan Zhi*
- *Ren Shen*
- *Sang Ji Sheng*
- *Fang Feng*
- *Hu Po* (fein zerstoßen)
- *Dang Gui*
- *Shu Di*
- *Gan Cao* (von jedem ½ Liang)

Zubereitung: Zerstoße alles in grobe Teile, nimm für jede Dosis 2 Tassen Wasser und füge jeweils ein Stück *Bai Yang Xin* 白羊心 hinzu, das vorher zerkleinert wird. Koche dann alles auf 70% herunter. Entferne die Reste, nimm dann 5 Qian der untergeordneten Arzneien (*Xia Yao* 下藥)[491] dazu und lasse es bis auf 40% herunterkochen. Entferne die Reste und serviere die Medizin warm, ohne feste Zeiten einzuhalten.

3). *Hu Po San* 琥珀散 heilt, wenn nach der Geburt ein Blut-Übel (*Xue Xie* 血邪) das Herz angreift. Die Frau ist verwirrt und bedrückt (*Mi Men* 迷悶) und ihre Sprache ist wie geistesgestört (*Cuo Luan* 錯亂).[492]

- *Hu Po* (zerstoßen)
- *Tie Fen* (von jedem 1 Liang)
- *Ren Shen*
- *Fu Ling*
- *Gan Sheng Di*
- *E Jiao* (von jedem 7,5 Fen, röste es, bis es gelb wird)

---

491 *Xia Yao* 下藥 sind Arzneien, die potenziell giftig sind und nur kurz mitgekocht werden. Beispiele sind u.a. *Fu Zi, Wu Tou, Gan Xia, Da Huang* und andere. Siehe bei **Willy Hartner**: Heilkunde im alten China, Ausschnitt aus der Zeitschrift SINICA, Frankfurt, 1941 und 1942, S. 229 und https://zhidao.baidu.com/question/201369462.html. *Qi Zhongfu* gibt hier nicht an, welche Arzneien er meint.

492 Das Rezept *Hu Po San* taucht bereits in der 8. Frage in einem anderen Zusammenhang auf. Hier ist jedoch die Zusammenstellung der Rezeptur eine andere. Wir sehen, dass gleichnamige Rezepte auch unterschiedliche Ingredienzien haben können, wenn die Kaiserdroge bleibt.

- *Zhu Sha* (zerstoßen, ½ Liang)
- *Yuan Zhi* (7½ Qian, entkernt)
- *Gan Cao*
- *She Xiang* (zerstoßen, von jedem 2½ Qian)

Zubereitung: Zermahle alles zu einem feinen Pulver und füge die zerstoßenen Arzneien hinzu und vermische alles so gut wie möglich. Jede Dosis beträgt 1 Qian. Stelle ein Gold-Silber-Dekokt her[493] und mische es darunter. Nimm die Medizin, ohne feste Zeiten einzuhalten.

Akupunkturpunkte:

Hier sind dieselben Punkte angezeigt wie in den Fragen 21 und 36.

Kommentar:

In der 87. Frage wird nun das Herz und der Shen durch das verdorbene Blut beeinträchtigt. Die Wöchnerin hat viel Blut verloren und das restliche Blut zirkuliert nicht. Im Gegenteil wendet es sich nach oben und greift das leere Herz an. So wird sie geistig verwirrt und sieht Gespenster. Im Westen wird diese Krankheit als **Wochenbett-Psychose** bezeichnet. Es ist eine schwere Erkrankung, die bei ein bis zwei von 1000 Müttern auftritt. Oft entwickelt sie sich innerhalb der ersten sechs Wochen nach der Geburt oder sehr plötzlich innerhalb der ersten zwei Wochen. Dabei verändert sich das Verhalten der Frau auffällig. Ihr Wesen ist verändert, sie ist antriebs- und teilnahmslos oder auch auffällig unruhig. Dazu kommen Konzentrationsstörungen, starke Ängste bis hin zu Panikattacken und möglicherweise Wahnvorstellungen. Frauen, die bereits eine Depression oder eine manisch-depressive Erkrankung hatten, haben ein erhöhtes Risiko, eine Wochenbett-Psychose zu entwickeln.[494]

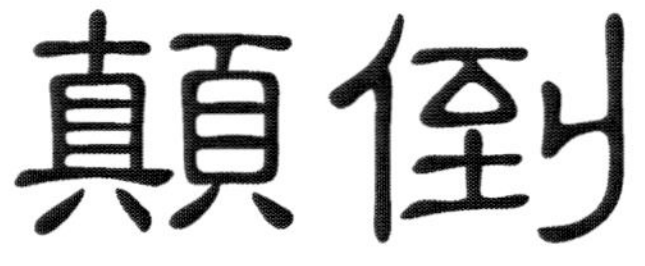

Dian Dao – plötzliche Verwirrung

---

[493] *Jin Yin Tang* 金銀湯 ist eine Suppe bestehend aus zwei Bestandteilen zu je gleichen Teilen: Weißer Ingwer (*Bai Jiang* 白姜) und gelber Goldfadenwurzelstock (*Huang Lian* 黄连).

[494] Siehe https://www.familienplanung.de/schwangerschaft/nach-der-geburt/das-wochenbett-von-a-bis-z/die-mutter-im-wochenbett/wochenbett-psychose/

Frage 88

第八十八問 產後不語?

答曰。人心有七孔三毛。產後血氣多端。致停積敗血。閉於心竅。神志不能明瞭。又心氣通於舌。心氣閉塞。則舌亦強矣。故令不語如此。但服**七珍散**。人參 石菖蒲　熟地 川芎（各一兩）細辛（一錢半）防風（半兩）硃砂（半兩研）上為細末。每服一錢。金銀薄荷湯調下。不拘時。**交感地黃丸**。治婦人產前產後。眼見黑色。或即發狂。如見鬼狀。胞衣不下。失音不語。心腹脹滿。水穀不化。生地（洗淨研以布絞汁留滓以薑汁炒地黃滓地黃汁炒生薑滓一至干為度）生薑（洗刮淨研以布絞取汁留滓各二斤）當歸（一兩）琥珀（別研一兩）玄胡索（糯米炒令赤去米）蒲黃（炒）小茴香（四兩）上為細末。蜜丸彈子大。當歸湯化下一丸。食前。

Nach der Geburt spricht sie nicht - wieso?

Die Antwort lautet: Das menschliche Herz hat 7 Öffnungen und 3 Fäden. Nach der Geburt sind Qi und Blut auf vielfältige Weise am Ende (*Duan* 端). Daraus resultieren ein Stocken, Ansammeln und Verderben des Blutes. Die Herzhöhlen verschließen sich und Geist und Wille (*Shen Zhi* 神志) können nicht mehr klar denken und deutlich verstehen (*Ming Liao* 明瞭). Ebenso durchdringt das Herz-Qi die Zunge. Wenn das Herz-Qi verschlossen und blockiert ist, ist auch die Zunge verspannt und wie gelähmt. Das bewirkt, dass die Frau nach der Geburt nicht auf normale Weise sprechen kann. Passend ist hier die Medizin *Qi Zhen San*.

Erkrankungen und Rezepturen:

1). *Qi Zhen San* 七珍散:

- *Ren Shen*
- *Shi Chang Pu*
- *Shu Di*
- *Chuan Xiong* (von jedem 1 Liang)
- *Xi Xin* (1½ Qian)
- *Fang Feng* (½ Liang)
- *Zhu Sha* (½ Liang, zerstoßen)

Zubereitung: Zermahle alles zu einem feinen Pulver, jede Dosis beträgt ein Qian. Mische *Jin Yin* 金銀 und Pfefferminze (*Bo He Tang* 薄荷湯) darunter. Nimm die Medizin, ohne feste Zeiten einzuhalten.

2). *Jiao Gan Di Huang Wan* 交感地黄丸 heilt bei der verheirateten Frau Erkrankungen vor und nach der Geburt: Sie hat beim Sehen schwarze Farben vor Augen, oder sie wird plötzlich verrückt (*Fa Kuang* 發狂) und sieht geisterhafte Figuren. Die Nachgeburt kommt nicht heraus, ihre Stimme versagt und sie kann nicht sprechen. Brust und Bauch sind angeschwollen und in Völle (*Zhang Man* 脹滿) und Wasser und Getreide werden nicht umgewandelt.

- *Sheng Di* (saubergewaschen und zerstoßen, wringe es mit einem Tuch aus, bis der Saft zurückbleibt. Nimm die Reste von dem Ingwersaft, röste auch die Reste vom Di Huang-Saft und auch die Reste von *Sheng Jiang*, bis sie trocken geworden sind.
- *Sheng Jiang* (wasche es, schabe es sauber und zerstoße es. Nimm ein Tuch und wringe es aus, um den Saft zu bekommen. Behalte die Reste, von jedem 2 Jin).
- *Dang Gui* (1 Liang)
- *Hu Po* (getrennt zerstoßen, von jedem 1 Liang)
- *Xuan Hu Suo* (Röste es mit poliertem Reis, damit es rot wird, entferne dann den Reis)
- *Pu Huang* (geröstet)
- *Xiao Hui Xiang* (4 Liang)

Zubereitung: Zermahle alles zu einem feinen Pulver, vermische es mit Honig und forme Pillen von der Größe einer Armbrustkugel. Löse jeweils eine Kugel in der Dang Gui-Suppe auf und nimm es vor dem Essen ein.

Akupunkturpunkte:

- *He Gu* (Di 4) und *Shui Gou* (Du 26) beherrschen den Verlust der Stimme.

- *Di Cang* (Ma 4) und *Tong Li* (He 5) beherrschen Stimmverlust.

- *Kong Zui* (Lu 6) und *Yin Men* (Du 15) heilen den Verlust der Stimme.

- *Yi Feng* (SJ 17) und *Tong Li* (He 5) heilen einen plötzlichen Stimmverlust und die Unfähigkeit zu sprechen.

- *Ting Gong* (Dü 19) behandelt Stimmverlust.
- *Jia Che* (Ma 6) beherrscht Stimmverlust.
- *Yin Xi* (He 6) beherrscht Stimmverlust und die Unfähigkeit zu sprechen.
- *Jian Shi* (P 5) heilt den Verlust der Stimme, Kiefernklemme und die Unfähigkeit zu sprechen.
- *Ling Dao* (He 4) behandelt plötzlichen Stimmverlust, Kiefernklemme und die Unfähigkeit zu sprechen.
- *Zhi Gou* (SJ 6) und *San Yang Luo* (SJ 8) beherrschen einen plötzlichen Stimmverlust.
- *Ri Yue* (Gbl 24) behandelt verwirrtes Sprechen.
- *Xin Shu* (Bl 15) heilt ein leeres Herz-Qi mit Sprachverlust und schlaffer Zunge.
- *Lian Quan* (Ren 23) beherrscht Schwellungen unter der Zunge, erschwertes Sprechen und eine verspannte Zunge.
- *Ya Men* (Du 15)[495] behandelt einen steifen Nacken, eine schlaffe Zunge mit Unfähigkeit zu sprechen und Steifheit der Zunge.

Kommentar:

In der 88. Frage behandelt *Qi Zhongfu* eine weitere Auswirkung des „verdorbenen Blutes“, nämlich das Unvermögen zu sprechen. Die Herzöffnungen werden von dem verdorbenen Blut verstopft, und da die Zunge für das Herz der Öffner nach außen ist, wird auch das Sprechen behindert. Was hier als eine nachgeburtliche Krankheit dargestellt wird, ist auch der Pathomechanismus vieler Sprachstörungen. Sprachverlust nach einem Schock (Aphasie), Stottern, Stammeln und unklares Sprechen gehören alle in diese Kategorie.

Denn auch der Shen ist beeinträchtigt. Er kann aus dem verschlossenen Herz nicht mehr frei ein- und ausgehen, und auch die Zunge ist entweder verspannt oder zu schlaff – Beide Zustände haben eine Behinderung beim Sprechen zur Folge.

[495] *Ya Men* 啞門 heißt übersetzt “Tor zur Stummheit“.

Frage 89

第八十九問 產後腹痛又瀉痢?

答曰。產後腸胃虛怯。寒邪易侵。若未滿月。飲冷當風。乘虛進襲。留於胸膈。散於腹肋。故腹痛作陣。如錐刀所刺。流入大腸。水穀不化。洞泄腸鳴。或下赤白。脅肋膨脹。或走痛不定。急服調中湯立愈。若醫者以為積滯取之。則禍不旋踵。**調中湯**。上高良薑 當歸 官桂 白芍 附子 川芎（各一兩）甘草（半兩）人參（半兩）上為㕮咀。每服三錢。水二盞。煎一盞。去滓熱服。空心食前。**定痛散**。治產後惡血不止。腹內熱痛不可忍。及兒未定。當歸 芍藥（各二兩）桂心（一兩）上為㕮咀。每服二錢。各盞半。生□子大拍破。煎至六分。去滓溫服。如洞泄腸鳴者。加附子乾薑下服。又方。治產後瘀血。怯痛不已。**生料五積散**。加乾薑。良薑、丁香、官桂、用煮酒童便各一盞。熱服立效。又方。獨用肉桂末調好酒服之。立效。

Nach der Geburt treten Bauchschmerzen und Durchfälle auf - wieso?

Die Antwort lautet: Nach der Geburt sind der Bauch und der Magen schwach und empfindlich (*Xu Qie* 虛怯). Ein Kälte-Übel kann nun leicht eindringen. Wenn es noch nicht Vollmond ist, wenn das Trinkwasser zu kalt ist und ein passender Wind hinzukommt, dann zieht die Kälte einen Vorteil aus der Schwäche. Sie rückt vor und dringt in die Frau ein. Sie verweilt dann in der Brust und im Zwerchfell, und verteilt sich im Bauch und in der Rippengegend. Deshalb erheben sich Bauchschmerzen wie in einer Schlacht,[496] sie sind wie mit einem Messer durchbohrt oder stechend.

Wenn die Kälte tiefer in den Dickdarm eindringt, werden Wasser und Getreide nicht mehr umgewandelt. Es entstehen drängende Durchfälle mit Darmgeräuschen oder ein rot-weißlicher Ausfluss. Die Rippenregion ist angeschwollen oder beim Gehen entstehen diffuse Schmerzen. Nimm dann eilig die Medizin *Tiao Zhong Tang* und eine Besserung tritt ein. Wenn der Arzt denkt, es sei eine Massenbildung und nimmt es als Stagnation, dann ist das Unglück nicht weit entfernt (*Huo Bu Xuan Zhong* 禍不旋踵).

[496] *Zhen* 陣 bedeutet eine Schlachtordnung, ein Heer oder eine Schlacht an der Front; Wer an vorderster Front kämpft, kann oft vor Anspannung und Angst seine Eingeweide nicht kontrollieren. Die Verbindung hier mit den Bauchschmerzen der Frau nach der Geburt soll wohl die Schwere ihres Leidens anzeigen.

Erkrankungen und Rezepturen:

1). *Tiao Zhong Tang* 調中湯 = „Dekokt zum Ausgleichen der Mitte“:

- *Guter Ingwer* (von höchster Qualität)
- *Dang Gui*
- *Guan Gui*
- *Bai Shao*
- *Fu Zi*
- *Chuan Xiong* (von jedem 1 Liang)
- *Gan Cao* (½ Liang)
- *Ren Shen* (½ Liang)

Zubereitung: Zerteile alles in grobe Stücke, jede Dosis beträgt 3 Qian. Nimm 2 Tassen Wasser dazu und koche es auf 1 Tasse herunter. Entferne die Reste und serviere die Medizin heiß. Nimm sie vor dem Essen auf leeren Magen.

2). *Ding Tong San* 定痛散 heilt üble Blutungen (*E Xue* 惡血) nach der Geburt, die nicht aufhören. Im Bauch sind Hitze und Schmerzen, die kaum auszuhalten sind. Das geht so weit, dass das Kind keine Ruhe findet.

- *Dang Gui*
- *Shao Yao* (von jedem 2 Liang)
- *Gui Xin* (1 Liang)

Zubereitung: Zerkleinere die Arzneien, jede Dosis beträgt 2 Qian. Nimm eine halbe Tasse Wasser dazu, schneide die frischen Arzneien in kleine Stücke und koche es bis auf 60% herunter. Entferne die Reste und nimm die Medizin warm. Bei extremen Durchfällen und Darmgeräuschen füge Akonit und getrockneten Ingwer hinzu, um die Medizin zu schlucken.

3). *Sheng Liao Wu Ji San* 生料五積散 ist auch ein Rezept, um Blutergüsse (*Yu Xue* 瘀血) nach der Geburt zu heilen. Die Frau fürchtet die Schmerzen (*Qie Tong* 怯痛), die nicht aufhören. Füge hinzu:

- *Gan Jiang*
- *Liang Jiang*
- *Ding Xiang*
- *Guan Gui* (von jedem die gleiche Menge)

Zubereitung: Verwende gekochten Wein und Knabenurin, von jedem eine kleine Tasse voll. Wenn man die Medizin erhitzt, hat sie eine sofortige Wirkung. Ein anderes Rezept verwendet nur Zimtrindenpulver (*Rou Gui Mo* 肉桂末). Vermische es mit gutem Wein und nimm dies als Medizin. Auch das ist sehr wirksam!

Akupunkturpunkte:

Es sind die gleichen Punkte angezeigt wie im Kapitel 64.

Kommentar:

Auch nach der Geburt kann es trotz schwerer Blutverluste zu Durchfällen kommen. Die Wöchnerin ist sehr empfindsam und schwach, sodass der geringste Ernährungsfehler schwerwiegende Folgen haben kann. Besonders pathogene Kälte kann sich einnisten und zu starken Durchfällen und Bauchgrummeln führen. Die verheiratete Frau tut in dieser Zeit gut daran, Kälte zu meiden und Wärme zu suchen. Dies lässt sich mit einer passenden Diät und einer harmonischen Umgebung (*Feng Shui* 風水!) erreichen. Auch hier muss der Arzt die besondere Situation nach der Geburt berücksichtigen. Denn diagnostiziert er Massenansammlungen anstelle von Kälte, wird seine Behandlung nicht erfolgreich sein!

Qi Zhongfu beschreibt hier die Dringlichkeit der Durchfälle mit der Situation vor einer Schlacht. Ein kleiner Exkurs in die klassische Homöopathie beschreibt etwas Ähnliches:

„Der Gelsemium-Patient hat häufig nervöse Erregungszustände, die durch Furcht, Verlegenheitsgefühl, durch Schreck oder plötzliche Überraschung hervorgerufen werden. Hierzu gehört auch unfreiwilliger Stuhlabgang, der eintritt, wenn jemand von etwas überrascht wird, das ihm unangenehm ist und dem er nicht entgehen kann.“[497]

---

[497] **James Tyler Kent**: Arzneimittelbilder, Ulm 1958, S. 396. In seinem Repertorium heißt es bei Gelsemium unter Durchfall: “On going into a battle”.

Frage 90

第九十問產後遍身疼痛?

答曰。產後百節開張。血脈流走。遇氣弱。則經絡肉分之間。血多留滯。累日不散。則骨節不利。筋脈引急。故腰背不得轉側。手足不能動搖。身熱頭痛也。若醫以傷寒治之。則汗出而筋脈傷。手足厥冷。變生他病。但服趁痛散以嘿除之。**趁痛散**。牛膝(酒浸)當歸 官桂 白朮 黃耆(各半兩)薤白(二錢半)生薑(半兩)甘草(二錢半)獨活(半兩)上為粗末。每服二錢。水一盞半。煎七分。去滓溫服。本方每服半兩。水五盞。煎二盞。分作二次溫服。**透經湯**(方見十八問中)

Nach der Geburt ist der ganze Körper schmerzhaft - wieso?

Die Antwort lautet: Nach der Geburt sind die 100 Gelenke weit geöffnet und gedehnt (*Kai Zhang* 開張). Das Blut, dass in den Gefäßen zirkuliert, weicht von seiner natürlichen Verlaufsrichtung ab (*Zou* 走), und wenn es auf ein Qi trifft, das schwach ist (*Ruo* 弱), dann bleibt das Blut oft in den Zwischenräumen der Leitbahnen und Nebengefäßen und den Abteilungen des Fleisches (*Rou Fen* 肉分), stehen und stagniert. Täglich vermehrt es sich ohne sich zu verteilen und schädigt so die Knochen und die Gelenke. Die Muskeln und die Gefäße sind angespannt und straff, deshalb können sich die Hüfte und der Rücken nicht zur Seite drehen. Arme und Beine können sich nicht mehr bewegen, der Körper ist heiß und der Kopf schmerzt. Wenn ein Arzt dies als schädigende Kälte (*Shang Han* 傷寒) annimmt und als solche behandelt, tritt übermäßig Schweiß heraus und die Muskeln und Gefäße werden geschädigt. Die Arme und Beine sind völlig erschöpft und kalt (*Jue Leng* 厥冷), und diese Veränderungen entwickeln bei ihr eine Krankheit. Man braucht nur die Medizin *Chen Tong San* zu nehmen und hey, die Beschwerden werden verschwinden!

Erkrankungen und Rezepturen:

1). *Chen Tong San* 趁痛散:

- *Niu Xi* (in Wein eingeweicht)
- *Dang Gui*
- *Guan Gui*
- *Bai Zhu*

- *Huang Qi* (von jedem ½ Liang)
- *Xie Bai* (2½ Qian)
- *Sheng Jiang* (½ Liang)
- *Gan Cao* (2½ Qian)
- *Du Huo* (½ Liang)

Zubereitung: Zermahle alles zu einem groben Pulver, jede Dosis beträgt 2 Qian. Nimm 1½ Tassen Wasser dazu und reduziere die Flüssigkeit auf 70%. Entferne die Reste und serviere die Medizin warm. Im ursprünglichen Rezept beträgt jede Dosis ½ Liang. Dabei werden 5 Tassen Wasser auf 2 Tassen reduziert. Teile es in zwei Dosen und nimm die Medizin warm. (Das Rezept *Tou Jing Tang* 透經湯 ist in der 18. Frage behandelt).

Akupunkturpunkte:

Siehe auch hier die Punkteempfehlungen in der Frage 18. Dazu kommen:

- Bei schweren Schmerzen im unteren Rücken lasse am Punkt *Wei Zhong* (Bl 40) Blut heraus. Diese Technik beseitigt auch sofort unerträglich juckende Hautausschläge.

- *Yin Shi* (Ma 33) heilt ein Gefühl wie kaltes Wasser im unteren Rücken und in den Beinen.

- *Cheng Shan* (Bl 57) behandelt Schmerzen im unteren und oberen Rücken, Schwere der Beine und der Waden mit der Unfähigkeit zu stehen und Schwellungen unterhalb des Knies.

- *Shen Mai* (Bl 62) behandelt Schmerzen im unteren Rücken, die Patientin kann den Körper nicht aufrichten. Sie hat Kälte in den Beinen, kann nicht stehen, und sie hat ein Gefühl, als ob sie in einem Boot sitzt.

- *Kun Lun* (Bl 60) behandelt Schmerzen im unteren Rücken und im Kreuzbein. Sie hat geschwollene Waden und Fersen und kann nicht laufen.

- *Feng Shi* (Gbl 31) behandelt ein Kälte-Bi-Syndrom in den Beinen, Taubheit der Füße und ein Schweregefühl im unteren Rücken und im Steißbein, sodass sie sich nur schwer vom Sitzen erheben kann.

- *Yang Fu* (Gbl 38) behandelt Schwäche im unteren Rücken mit dem Gefühl in Wasser zu sitzen. Sie hat Schmerzen in allen Gelenken und Wadenkrämpfe.

- Um ein Kälte-Bi zu behandeln mit Schmerzen in den Beinen und einem verkrampften Rücken, die Patientin kann nicht lange stehen, hat schwere Glieder und wird von Tag zu Tag immer magerer - hier ist es angebracht, den Punkt *Xuan Zhong* (Gbl 39) mit Moxa zu behandeln.

- *Yin Bao* (Le 9) behandelt Schmerzen im unteren Rücken, im Kreuzbein und im Steißbein, die zum Unterbauch ausstrahlen.

- *Ju Liao* (Gbl 29) behandelt Schmerzen im unteren Rücken, die in den Unterbauch ausstrahlen.

- *Bao Huang* (Bl 53) behandelt Schmerzen im unteren Rücken, Abneigung gegen Kälte und Verspannungen im Unterbauch. Sie hat Harnverhaltung mit einem unerträglichen Gefühl der Schwere.

- *Bai Huan Shu* (Bl 30) behandelt Schmerzen im unteren Rücken und in den Hüften und Lähmungserscheinungen in den Beinen.

- *Yin Ling Quan* (Mi 9) behandelt Schmerzen im unteren Rücken.

- *Ming Men* (Du 4) beherrscht ziehende Schmerzen zwischen dem unteren Rücken und dem Abdomen.

- *Fei Shu* (Bl 13) beherrscht Schmerzen im unteren und im oberen Rücken.

Kommentar:

In der 90. Frage werden Schmerzen im ganzen Körper behandelt. Auch hier ist die Ursache stagnierendes Blut, das nicht mit dem Qi geht, sondern sich in den Gelenken und zwischen dem Muskelfleisch ansammelt. Schließlich kann die Frau den ganzen Körper vor Schmerzen nicht mehr bewegen. Die vielen Punkte zur Behandlung von Schmerzen im Rücken und in den Extremitäten geben ein Zeugnis für die Häufigkeit dieser Beschwerden.[498] Auch hier mahnt *Qi Zhongfu*, diese Symptome nicht mit einer Kälteerkrankung (*Shan Han* 傷寒) zu verwechseln. Denn eine dafür passende Behandlung würde die Patientin noch mehr schwächen und zu einer völligen Erschöpfung führen.

[498] Schmerzen sind heute im Westen die Hauptindikation für die Akupunktur. Die Kenntnis über die verschiedenen Wirkungen der Punkte ist auch hier die Garantin für einen Erfolg! Die Schmerzakupunktur ist die einzige Indikation, die heute in der westlichen Medizin anerkannt ist, ein Jammer bei den vielfältigen Möglichkeiten einer gekonnten Nadel- und Moxatherapie!

Frage 91

第九十一問 產後大便秘澀?

答曰。產臥水血俱下。腸胃虛弱。津液不足。是以大便秘澀不通也。若五六日腹中悶脹者。有燥糞在臟腑。以其乾澀未能出耳。宜服麻仁丸以津潤之。若誤以為有熱而投之以寒藥。則陽消陰長。變動百出。性命危矣。此是小柴胡湯之證誤。不可不謹。**麻仁丸**（三因方云。去血過多。臟燥大便秘澀。則固當潤之。大黃似難輕用。候蔥涎調醋茶為丸。次以蔥茶下之。必通。愚按此言大黃不可輕用者是。）麻仁（研）枳殼（麸炒）人參 大黃（各半兩）上為細末。蜜丸桐子大。空心溫酒下。未通加丸數服。**滋腸五仁丸**。治血氣不足。大腸閉滯。傳送艱難。桃仁 杏仁（各一兩炒去皮尖）柏子仁（半兩）松子仁（一錢三字）郁李仁（麸炒）陳皮（別為末四兩）上五仁別研為膏。合橘皮同研。煉蜜為丸。桐子大。每服三十丸至五十丸。食前米飲下。更看虛實加減。

Nach der Geburt wird der Stuhlgang zurückgehalten und kommt nur schwer heraus - wieso?

Die Antwort lautet: In der Geburtslage (*Chan Wo* 產臥) gehen Wasser und Blut beide nach unten. Der Magen und die Eingeweide sind in einem schlechten Zustand und die Körperflüssigkeiten sind nicht ausreichend. Deshalb wird der Stuhlgang zurückgehalten und geht nicht glatt hindurch (*Mi Se* 秘澀). Wenn es nach 5-6 Tagen im Bauch drückt und er anschwillt, entstehen trockene Exkremente (*Zao Fen* 燥糞), die sich in den Zang Fu-Organen niederlassen. Und die Trockenheit und Rauheit verhindert, dass der Stuhl herauskommt.

Passend ist hier die Medizin *Ma Ren Wan*, um den Stuhl zu befeuchten (*Jin Run* 津潤). Wenn der Arzt fälschlicherweise glaubt, es handle sich um Hitze und er wendet kalte Arzneien an, wird das Yang sich vermindern und das Yin wird erstarken. 100 pathologische Veränderungen werden dann aufgerührt. Das Leben gerät tatsächlich in Gefahr, wenn irrtümlicherweise *Xiao Chai Hu Tang* 小柴胡湯 verordnet wird.[499] Das sollte man beachten!

[499] *Xiao Chai Hu Tang* harmonisiert und vertreibt Erkrankungen aus der Shao Yang-Ebene. *Zhang Zhongjing* hat dieses Rezept erstmalig gegen schädigende Kälte eingesetzt.

Erkrankungen und Rezepturen:

1). *Ma Ren Wan* 麻仁丸: Drei Rezepte begründen sich darauf, es entfernt das Blut über alle Maßen. Bei Trockenheit der Zang-Organe und wenn der Stuhlgang zurückgehalten wird und nur schwer herauskommt, steht an erster Stelle eine Behandlung zur Befeuchtung des Stuhls. Mit Rhabarber (*Da Huang* 大黃) ist es so ähnlich, es wird bei schweren oder leichten Formen einer Stuhlverstopfung angewendet. Dann wird Zwiebelsaft mit Essig und Tee vermischt und Pillen daraus geformt. Das zusätzliche Vermischen mit Tee und Zwiebeln wird den Stuhlgang sicher öffnen. Ich verlasse nun das Gespräch über den Rhabarber, man sollte ihn nicht leichtfertig verwenden.

- *Ma Ren* (zerstoßen)
- *Zhi Qiao* (röste die Kleie)
- *Ren Shen*
- *Da Huang* (von jedem ½ Liang)

Zubereitung: Zermahle alles zu einem feinen Pulver, vermische es mit Honig und forme Pillen von der Größe eines Wu Tong-Samens. Schlucke die Medizin auf leeren Magen mit Wein hinunter. Wenn der Stuhlgang noch nicht hindurchgeht, nimm eine weitere Dosis der Pillen.

2). *Zi Chang Wu Ren Wan* 滋腸五仁丸 heilt, wenn Blut und Qi nicht ausreichend sind und der Dickdarm verschlossen und träge ist, sodass der Stuhlgang nur schwer herauskommt.[500]

- *He Tao Ren* (Walnusskerne, 5 Stück)
- *Xing Ren* (von jedem 1 Liang, geröstet, entferne die Haut und die Spitzen)
- *Bai Zi Ren* (½ Liang)
- *Song Zi Ren* (1,3 Qian)
- *Yu Li Ren* (röste die Kleie)
- *Chen Pi* (welche nehmen 4 Liang als Pulver)

Zubereitung: Trenne die Walnusskerne und zerstoße sie, bis sich eine Paste bildet. Verbinde *Yu Li Ren* und *Chen Pi* und zerstoße sie ebenfalls. Verbinde sie mit Honig und forme Pillen daraus von der Größe eines Wu Tong-Samens. Jede Dosis beträgt 30-50 Pillen. Schlucke sie vor dem Essen mit Reiswasser hinunter. Betrachte außerdem Leere und Fülle der Patientin und vermehre oder reduziere danach die Anzahl der Pillen.

---

[500] Bei Flüssigkeitsmangel im Dickdarm, bei Verstopfung der Alten oder nach der Geburt.

Akupunkturpunkte:

- *Da Zhong* (Ni 4) beherrscht einen erschwerten Stuhlgang.
- *Kun Lun* (Bl 60) beherrscht die Unfähigkeit, seinen Stuhl zu entleeren.
- *Huang Shu* (Ni 16) beherrscht trockenen Stuhl mit stechenden Schmerzen im Bauch.
- *Shi Guan* (Ni 18) beherrscht Stuhlblockaden durch Kälte-Qi mit Verhärtungen und einem Völlegefühl unter dem Herzen.
- *Tai Xi* (Ni 3) beherrscht eine erschwerte Stuhlentleerung.
- *Zhong Zhu* (Ni 15) behandelt Hitze im Bauch mit gehemmten Stuhlgang und trockenen harten Stühlen.
- *Tai Bai* (Mi 3) behandelt Schmerzen im unteren Rücken und einen erschwerten Stuhlgang.
- *Tai Chong* (Le 3) behandelt kalte Füße und schwierigen Stuhlgang.
- Wenn der Stuhlgang blockiert ist, setze 4 Moxakegel auf den Punkt *Da Dun* (Le 1).
- Füge dem Essen Honig zu, wenn Du Verstopfung hast!
- *Pang Guang Shu* (Bl 28) heilt Bauchschmerzen mit erschwertem Stuhlgang.

Kommentar:

Ein häufiges Problem der Wöchnerin ist eine Verstopfung nach der Entbindung. *Qi Zhongfu* erörtert in der 91. Frage diese Problematik und begründet dies mit einer Qi- und Blut-Schwäche sowie einer Austrocknung der Körperflüssigkeiten. Das zweite Rezept besteht aus verschiedenen Nusskernen, wie auch bei uns Nüsse als Mittel gegen Stuhlverstopfung angewendet werden. Besonders beliebt sind Walnüsse. In der chinesischen Tradition sind Walnüsse vor allem als Nieren-Tonikum bekannt. Die stärkende, wärmende und befeuchtende Wirkung der Walnuss richtet sich vor allem auf das Qi und Yang der Niere und des Dickdarms.

Frage 92

第九十二問 產後血崩?
答曰。產臥傷耗經絡。脈未平復。勞役損動。致血暴崩。淋瀝不止。或因鹹酸不節。傷蠹營衛。亦變崩中。若小腹滿痛。肝經已壞。為難治。當急服**固經丸**。艾葉　赤石脂（煅）補骨脂（炒）木賊（各半兩）附子（一隻炮去皮臍）上為末。陳米糊和。丸桐子大。食前溫酒下三十丸。米飲亦得。**熟乾地黃散**。治崩中下血不止。心神煩悶。頭目昏重。熟地（一兩半）甘草　蒲黃（各半兩）蟹爪（微炒二合）白茯苓 伏龍肝（七錢半）桂心 白芍 當歸（微炒各三錢）阿膠（炒黃一兩）熟布（燒灰三兩一本昆布）上為粗末。每服四錢。水盞半。入竹茹一分。煎六分。去滓溫服。不拘時。

Nach der Geburt kommt es plötzlich zu Blutungen - wieso?

Die Antwort lautet: Die Geburtslage schädigt das Leitbahnsystem und die Pulse schlagen unregelmäßig. Die Anstrengungen bei der Geburt schaden den Bewegungen des Blutes in den Gefäßen, das bewirkt, dass es zu plötzlichen Blutungen kommt (*Bao Beng* 暴崩). Das Blut tröpfelt dann unaufhörlich heraus. Vielleicht kommt es daher, dass salzige und saure Speisen übermäßig gegessen wurden, oder blutsaugende Insekten (*Du* 蠹) haben das Ying- und Wei-Qi verletzt. Auch kommt es zu Blutungen im Inneren. Der Unterbauch gerät in Völle und schmerzt, und das Qi in der Leber-Leitbahn stockt und verdirbt (*Huai* 壞). Das alles macht eine Behandlung schwierig. Es sollte hier schnell die Medizin *Gu Jing Wan* verabreicht werden.

Erkrankungen und Rezepturen:

1). *Gu Jing Wan* 固經丸:

- *Ai Ye*
- *Chi Shi Zhi* (bearbeitet)
- *Bu Gu Zhi* (geröstet)
- *Mu Zei* (von jedem ½ Liang)
- *Fu Zi* (ein Stück, geröstet, entferne die Haut und den Kelch)

Zubereitung: Mache ein Pulver daraus, und vermische es mit altem Reis (*Chen Mi* 陳米) zu einer Paste. Forme daraus Pillen so groß wie ein Wu Tong-Samen. Schlucke 30 Pillen mit warmen Wein vor dem Essen hinunter. Reiswasser kann man auch dazu nehmen.

2). *Shu Gan Di Huang San* 熟乾地黃散 heilt Sturzblutungen, die nicht aufhören. Das Herz und der Shen sind unglücklich (*Fan Men* 煩悶), der Kopf ist schwer und das Sehen ist verschwommen (*Hun Zhong* 昏重).

- *Shu Di* (1½ Liang)
- *Gan Cao*
- *Pu Huang* (von jedem ½ Liang)
- *Xie Zhao* (ein wenig geröstet, 2 Ge)
- *Bai Fu Ling*
- *Fu Long Gan* (7½ Qian)
- *Gui Xin*
- *Bai Shao*
- *Dang Gui* (ein wenig geröstet, von jedem 2 Qian)
- *E Jiao* (geröstet, bis es gelb ist, 1 Liang)
- *Shu Bu* (zu Asche verbrannt, 3 Liang, nimm nur hiesigen Seetang (*Kun Bu* 昆布)

Zubereitung: Zerstoße alles zu einem groben Pulver, jede Dosis beträgt 4 Qian. Nimm ½ Tasse Wasser und füge 1 Fen Bambussprossen (*Zhu Ru* 竹茹) hinzu. Reduziere die Flüssigkeit auf 60%. Entferne die Reste und trinke die Medizin warm, ohne feste Zeiten einzuhalten.

Akupunkturpunkte:

Siehe auch hier die Punkteempfehlungen in der 42. Frage. Dazu kommen:

- *Gong Sun* (Mi 4) behandelt Zwischenblutungen.

- *Zhao Hai* (Ni 6) behandelt Sturzblutungen der verheirateten Frau.

- *Yin Tang* (Extrapunkt) behandelt Blutungen, die nicht aufhören.

- *Guan Yuan* (Ren 4) heilt eine Erschöpfung durch unaufhörliche Blutungen.

Kommentar:

Auch die 92. Frage behandelt Zwischenblutungen, also Blutungen, die unabhängig eines normalen Zyklus auftreten, hier nach der Geburt. Einer der Ursachen scheint in der Geburtslage (*Chan Wo* 產臥) während der Entbindung zu liegen. Aber auch eine einseitige Ernährung (zu viel Salziges oder zu viel Saures) kann die Bewegungen von Qi und Blut im Leitbahnsystem blockieren und das Qi in der Leber-Leitbahn stockt und verdirbt.

Qi Zhongfu beschreibt auch Insektenbefall (*Du Chong* 蠹蟲), das heißt Schmarotzer, die das Ying- und Wei-Qi verletzen. Gemeint sind wohl alle blutsaugenden Insekten wie Zecken, Stechmücken oder auch Flöhe und Wanzen.

Im *Zhu Bing Yuan Hou Lun* (610) heißt es zur Geburtslage:

„Was die Lage der Schwangeren während der Geburt betrifft, sie liegt flach auf dem Rücken auf einer Strohmatte. Ihr Körper sollte sich nicht ermüden oder eine gekrümmte Lage einnehmen, damit sich das Kind nicht verletzt auf seinem natürlichen Weg durch den Geburtskanal.

… Durch Überanstrengungen während des Geburtsvorganges gerät das Qi von Chong Mai und Ren Mai in eine Leere, und beide können das Blut in den Leitbahnen nicht mehr kontrollieren. Deshalb läuft es plötzlich sturzartig unten heraus. Im Inneren gibt es auch Hämatome, deshalb hören die Blutungen manchmal auf, aber es tröpfelt doch weiter heraus."

Es ist bekannt und kommt häufig vor, dass die Geburt für die Frau sehr anstrengend und erschöpfend ist. Der Chong Mai als Meer des Bluts kann danach das Blut nicht halten, es tröpfelt unaufhörlich heraus. Der Ren Mai als Meer des Yin ist erschöpft und kann ebenfalls die bluthaltenden Strukturen in der Frau nicht mehr stabilisieren.

Beide Wundergefäße entspringen direkt aus der Gebärmutter, es wundert nicht, dass nach den Strapazen einer Geburt dieser Kontakt gestört ist. Erst die Rückbildung des Uterus zur normalen Größe und die Revitalisierung der Wöchnerin garantiert wieder eine stabile Funktion von Chong Mai und Ren Mai!

任脈

Ren Mai – Konzeptionsgefäß

Frage 93

第九十三問 產後腹脹悶滿嘔吐不定?
答曰。敗血散於脾胃。脾受之。不能運化精微而致脹滿。胃受之。不得受納水穀不化而生嘔逆。醫者不識。若以尋常服止吐藥療之。病與藥不相干。轉更傷動正氣。疾愈難治。**匠勝湯**（三因方名抵勝湯）赤芍 半夏（泡）澤蘭葉 人參 陳皮（各一錢）甘草（一錢）生薑（半兩）上為粗末。每服三錢。水盞半。煎七分。去滓熱服。食前。**八順理中丸**。治新產血氣俱傷。五臟暴虛。肢體羸乏。少氣多汗。才產直百晬日。每日常服。壯氣補虛。止嘔吐。甘草 人參 白茯苓 神麯（炒各半兩）乾薑（炮一兩）砂仁（二兩）麥櫱（二兩）白朮（四兩）上為末蜜丸。每服三十丸。食前薑湯下。或加半夏曲一兩。入鹽點服。

Nach der Geburt ist ihr Bauch aufgebläht, verschlossen und in Völle, und sie erbricht, ohne dass es sich beruhigt - wieso?

Die Antwort lautet: Das verdorbene Blut verteilt sich in Milz und Magen. Wenn die Milz es empfängt, kann sie die feinsten Essenzen aus der Nahrung (*Jing Wei* 精微) nicht mehr umwandeln und transportieren, und es kommt zur Aufblähung und Völle. Wenn der Magen es empfängt, können Wasser und Getreide nicht mehr aufgenommen und umgewandelt werden, und es entsteht Erbrechen durch Gegenläufigkeit (*Ou Ni* 嘔逆). Wenn ein Arzt das nicht erkennt und eine gewöhnliche Rezeptur nimmt mit Arzneien, die das Erbrechen stoppen, haben die Kräuter nichts mit der Erkrankung zu tun. Im Gegenteil schädigen sie die Bewegungen des gesunden Qi (*Zheng Qi* 正氣). So wird die Krankheit nur schwer zu heilen sein. Nimm lieber anstelle:

Erkrankungen und Rezepturen:

1). *Jiang Sheng Tang* 匠勝湯: Es gibt drei entsprechende Rezepte mit Namen *Di Sheng Tang* 抵勝湯.

- *Chi Shao*
- *Ban Xia* (eingeweicht)
- *Ze Lan Ye*
- *Ren Shen*

- *Chen Pi* (von jedem 1 Qian)
- *Gan Cao* (1 Qian)
- *Sheng Jiang* (½ Liang)

Zubereitung: Zermahle alles zu einem groben Pulver, jede Dosis beträgt 3 Qian. Nimm ½ Tasse Wasser dazu und reduziere die Flüssigkeit auf 70%. Entferne die Reste und nimm die Medizin warm vor dem Essen ein.

2). *Ba Shun Li Zhong Wan* 八順理中丸 heilt, wenn direkt nach der Geburt Blut und Qi beide geschädigt sind. Die 5 Zang-Organe sind plötzlich geschwächt und die Gliedmaßen und der Rumpf sind mager und ausgelaugt (*Lei Fa* 羸乏). Sie ist kurzatmig und schwitzt viel. Wenn die Wöchnerin von der Geburt ihres Kindes an diese Medizin 100 Tage einnimmt, wird ihr Qi gestärkt, die Leere aufgefüllt und das Erbrechen gestoppt.

- *Gan Cao*
- *Ren Shen*
- *Bai Fu Ling*
- *Shen Qu* (geröstet, von jedem ½ Liang)
- *Gan Jiang* (geröstet, 1 Liang)
- *Sha Ren* (2 Liang)
- *Mai Nie* (2 Liang)
- *Bai Zhu* (4 Liang)

Zubereitung: Zermahle alles zu einem Pulver, vermische es mit Honig und forme Pillen daraus. Jede Dosis beträgt 30 Pillen. Schlucke sie vor dem Essen mit Ingwersuppe hinunter. Oder erweitere das Rezept mit ungefähr einem Liang der Pinellia-Knolle (*Ban Xia* 半夏) plus einem Quäntchen Salz.

Akupunkturpunkte:

Siehe auch hier die Punkteempfehlungen in der Frage 19. Dazu kommen:

- *Ge Shu* (Bl 17) beherrscht einen aufgeblähten, schmerzenden Bauch (*Fu Zhang* 腹脹).

- *Pi Shu* (Bl 20) beherrscht einen aufgeblähten Bauch mit Schmerzen, die zur Wirbelsäule ausstrahlen. Die Patientin wird immer dünner, obwohl sie viel isst.

- *Zhong Ji* (Ren 3) beherrscht Kälte im Zentrum mit einem aufgeblähten Bauch.

- *Shang Guan* (Ren 13) beherrscht Spannung unter dem Herzen und Massenansammlungen mit Kältestau.
- *Chi Ze* (Lu 5) beherrscht einen geschwollenen Bauch mit Atemnot und Zittern vor Kälte.
- *Tian Shu* (Ma 25) beherrscht einen aufgeblähten Bauch und ein Qi, dass gegenläufig nach oben schießt.
- *Zhong Guan* (Ren 12) beherrscht einen aufgeblähten Bauch mit Verschluss und Nahrungsblockaden. Die Patientin ist ängstlich und voller Sorgen, sie hat Ansammlungen im Bauch und Schmerzen.
- *Tai Xi* (Ni 3) beherrscht einen angeschwollenen Bauch.
- *Qi Men* (Le 14) beherrscht einen vergrößerten und aufgeblähten Bauch, die Patientin hat Atemnot und Schmerzen im Unterbauch.
- *Ju Que* (Ren 14) beherrscht Völle und Aufblähungen im Abdomen.
- *Tai Bai* (Mi 3) beherrscht einen aufgeblähten Bauch, das Essen wird nicht umgewandelt, und eine große Qi-Ansammlung im Bauch.
- *Yin Ling Quan* (Mi 9) beherrscht einen aufgeblähten Bauch, sie hat kein Verlangen zu essen und Wasseransammlungen im Bauch, sodass sie nicht liegen kann.
- *Da Zhong* (Ni 4) beherrscht Stauungen in der Brust mit Atemnot.
- *Dan Shu* (Bl 19) behandelt Aufgeblähtheit und Völle unter dem Herzen und im Abdomen. Sie erbricht, ohne das Essen herauskommt, sie hat einen bitteren Mundgeschmack, eine trockene Zunge und Schwierigkeiten damit, das Essen hinunterzubringen.

Kommentar:

Und wieder ist es verdorbenes Blut (*Bai Xue* 敗血) dass nun Milz und Magen befällt und ihre Funktionen beeinträchtigt. Ohne die volle Kraft des Milz-Qi können die feinsten Nahrungsessenzen nicht aus dem Essen und Trinken umgewandelt und verteilt werden. *Qi Zhongfu* weist hier in der 93. Frage auf die Behandlung einer gestörten Mitte hin, und wie wichtig es ist, die Mitte gleich nach der Geburt zu stärken. Dies hat auch Konsequenzen für eine ausreichende Milchbildung und für das Stillen des Babys.

Frage 94

第九十四問 產後口鼻黑氣起及鼻衄？

答曰。陽明者。經脈之海。起於鼻。交額中。入上齒。還出俠口。交人中左之右右之左。產後氣消血散。營衛不理。散亂入於諸經。卻還不得。故令口鼻黑氣起。及變鼻衄。此緣產後虛熱。變生此疾。其疾不可治。名曰胃絕肺敗。詳此一證。保慶府無方。可急服琥珀黑散。視其病人鼻黑退。衄止者。活。（方見第八十二問中）

Nach der Geburt sind Mund und Nase der Frau schwarz gefärbt, das Qi erhebt sich und es tritt Nasenbluten auf - wieso?

Die Antwort lautet: Was *Yang Ming* 陽明 angeht, es ist das Meer der Leitbahnen und Gefäße. In seinem Verlauf steigt es bis zur Nase auf und verbindet sich mit der Stirn, tritt in die oberen Zähne ein und kehrt dann zurück und umklammert den Mund. Dann verbindet sich das Yang Ming-Gefäß mit dem Punkt *Ren Zhong* (Du 26) und geht von der rechten Seite auf die linke und von der linken Seite auf die rechte nach unten.[501]

Nach der Geburt ist das Qi vermindert und das Blut ist verdorben. Ying- und Wei-Qi sind in Unordnung (*Bu Li* 不理) und zerstreuen sich wahllos in alle Leitbahnen. Es ist ihnen nicht gestattet, zurückzugehen, deshalb bewirkt es an Mund und Nase eine schwärzliche Verfärbung und das Qi erhebt sich, so dass Nasenbluten auftritt.

Dies hängt zusammen mit einer Leere-Hitze (*Xu Re* 虛熱) nach der Geburt. Diese Krankheit entsteht durch unerwartete Umstände. Die Erkrankung ist nicht heilbar, man sagt auch Magenerschöpfung (*Wei Jue* 胃絕) oder Lungenversagen (*Fei Bai* 肺敗) dazu. Detailliert ist dieses Symptom im *Bao Qing Fu*[502] beschrieben, ohne ein Rezept anzugeben. Als Notfallmedizin kann *Hu Po Hei San* 琥珀黑散 verschrieben werden. Man hat bei dieser Erkrankung beobachtet, wenn sich das Schwarze an der Nase des Menschen zurückzieht und das Nasenbluten aufhört, bleibt die Patientin am Leben. Dieses Rezept erscheint bereits in der 82. Frage.

---

[501] Hier wird auch der Verlauf der Dickdarm-Leitbahn im Gesicht beschrieben, der sich unter der Nase kreuzt und auf der Gegenseite weiterläuft.

[502] Herkunft und Alter des Buches *Bao Qing Fu* 保慶府 waren nicht zu ermitteln. Es ist auch die Bezeichnung für einen Verwaltungsbezirk in der südlichen Song-Dynastie, also zu Lebzeiten von *Qi Zhongfu*.

Erkrankungen und Rezepturen:

Es sind keine angegeben!

Akupunkturpunkte:

- *Shen Ting* (Du 24) beherrscht Nasenbluten.
- *Qu Cha* (Bl 4) beherrscht Nasenbluten und alle entzündlichen Prozesse in der Nase.
- *Jing Gu* (Bl 64) beherrscht unaufhörliches Nasenbluten und große Schwäche.
- *Xi Men* (P 4) beherrscht Nasenbluten und Bluterbrechen.
- *Yin Bai* (Mi 1) beherrscht starkes Nasenbluten, dass nicht aufhört.
- *Yong Quan* (Ni 1) beherrscht unaufhörliches Nasenbluten.
- *Tian Fu* (Lu 3) beherrscht ständiges Nasenbluten, nadele 4 Fen tief!
- *Tong Tian* (Bl 7) behandelt Nasenbluten und Schwere des Kopfes.
- *Qu Quan* (Le 8) behandelt Nasenbluten, Atemnot und Schmerzen im Unterbauch, welche die Kehle angreifen.
- *He Liao* (Di 19) heilt Schnupfen und Nasenbluten.
- *Zan Zhu* (Bl 2) heilt Schnupfen und Nasenbluten.
- *Qian Gu* Dü 2) heilt Nasenbluten.
- *Yi Xi* (Bl 45) behandelt Schmerzen in Schulter und Rücken, verschwommenes Sehen, Atemnot und Nasenbluten.
- *Feng Men* (Bl 12) behandelt eine verstopfte Nase und Nasenbluten.
- *Pian Li* (Di 6) behandelt Schnupfen und Nasenbluten.
- *Lao Gong* (P 8) heilt Nasenbluten, dass nicht aufhört.

Kommentar:

Die 94. Frage handelt von starkem Nasenbluten nach der Geburt und schwarzen Verfärbungen um Mund und Nase herum. Wie kann es dazu kommen? *Qi Zhongfu* macht eine beschädigte Yang Ming-Schicht dafür verantwortlich. Yang Ming hat viel Blut und viel Qi, und wenn nach der Geburt sich das Qi vermindert hat und das Blut verdorben ist, kann Yang Ming nicht mehr für einen Ausgleich sorgen. Die beiden Leitbahnen von Magen und Dickdarm entsprechen dem Yang Ming, ihre Verläufe sind im Gesicht, um die Nase und um den Mund herum. Diese Bereiche werden nach der Geburt nicht mehr ausreichend mit Qi und Blut versorgt, sodass sich dort eine schwärzliche Verfärbung ausbreitet.

Schwarz ist die Farbe der Niere und wir finden im *Ling Shu*, Kapitel 49, einige Hinweise auf die Schädigung des Nieren-Qi, wenn sich eine schwärzliche Verfärbung im Gesicht zeigt. Als Ursache wird im Text eine Leere-Hitze angegeben, die unerwartete Veränderungen mit sich bringt. Wir können hier von einem Versagen der Nierenkraft ausgehen, die Frau nach der Geburt zu stützen. Entweder war die Geburt zu anstrengend oder die Gebärende zu alt und zu schwach. Diese Erkrankung ist nicht heilbar, und andere Bezeichnungen wie Magenerschöpfung oder Lungenversagen bestätigen die Schwere der Krankheit.

Fast wörtlich beschreibt auch *Chen Ziming* 1237 in seiner „Vollständigen Sammlung von wirksamen Rezepten für die verheiratete Frau" diese Krankheit. Er ergänzt dazu:

„Im *Jing Yan Fang* 經驗方 heißt es: Hat man die Gelegenheit, dieser Krankheit zu begegnen, sollte man eilig einen roten Faden (*Fei Xian* 緋線) zur Hand nehmen, zwei Fäden davon an den Scheitelhaaren der gebärenden Frau befestigen und diese fest mit den Gelenken ihrer Mittelfinger verbinden. Wenn sie ihre Hände nach oben hebt, hört das Nasenbluten sofort auf. Keine Arznei kann hier heilen.

Auch wenn man den Worten eines Predigers zur Abwehr von Unheil überdrüssig wird, ist dies ein mögliches Verfahren.

Im *Hai Shang Fang* 海上方 heißt es: Zur Behandlung von Nasenbluten nach der Geburt oder eines Schlaganfalls nimm *Jing Jie* 荊芥, mache ein Pulver daraus und vermische es mit 2 Löffel voll Knabenurin."[503]

[503] Die Schwere dieser Form von Nasenbluten wird dadurch betont, dass auch ein Schlaganfall (*Zhong Feng* 中風) in die gleiche Kategorie gehört. *Jing Jie* ist Schizonepeta-Kraut.

Die beiden zitierten Bücher stammen aus der nördlichen Song-Dynastie (960-1127), die Autorenschaft ist ungewiss, die Texte selbst sind verlorengegangen. Man geht davon aus, dass die Rezepte aus der Volksmedizin stammen und auch schamanistische Wurzeln haben.[504]

Die Beschreibung der Therapie mit einem Faden ist zweifellos auch den Ideen der chinesischen Medizin entnommen. Auf dem Scheitel liegt der Punkt *Bai Hui* (Du 20), und wenn man dort Fäden befestigt und an den Fäden zieht, gerät der Punkt unter Spannung und Qi und Blut werden nach oben geführt. Eine ähnliche Wirkung wird erzielt, wenn dieser Punkt mit Moxa behandelt wird. Da dies immer mit einer Verbrennung von Teilen des Kopfhaares einhergeht, ist die Stimulierung des Punktes durch Ziehen an einem Faden gar nicht mal so dumm!

Die Arznei *Jing Jie* 荊芥 (Herba Schizonepetae) wird hier aufgeführt, um das Nasenbluten zu stoppen. Sie ist aber eher eine Pflanze, die bei äußeren pathogenen Faktoren eingesetzt wird. Ich denke bei schweren substanziellen Verlusten wird sie keinen Erfolg haben. Viel erfolgreicher scheint hier die Nadel- und Moxatherapie zu sein. Je nach Pathogenese gibt es eine Vielzahl von Akupunkturpunkten, die hier wirksam sind.

Obwohl Nadeln nur schwer eine Leere auffüllen können (Woher nehmen und nicht stehlen?), ist das Symptom „Nasenbluten“ eine gute Indikation für die *Zhen Jiu* 鍼灸 -Therapie.

鼻衄

Bi Nu – Nasenbluten

[504] Siehe **Paul Unschuld u.a.**: *Dictionary of the Ben Cao Gang Mu*, Volume III, Persons and Literary Sources, University of California Press 2018, S. 233 ff.

Frage 95

第九十五問 產後喉中氣急喘？
答曰。營者血也。衛者氣也。營行脈中。衛行脈外。相隨上下。謂之營衛。因產所下過多。營血暴竭。衛氣無主。獨聚於肺中。故令喘也。此名孤陽絕陰。難治。若產後惡露不快。敗血停凝。上熏於肺。亦令喘急。如此但服奪命丹。血去。喘急自止。（奪命丹方見八十一問）**旋覆花湯**。治產後傷風。或風寒暑濕。咳嗽喘滿。痰涎壅塞。如服奪命丹喘不定。可服此藥。前胡 麻黃 杏仁 五味子 茯苓 甘草 赤芍 旋覆花 半夏曲 人參 玄及（各等分）上為飲子。每服四錢。水盞半。姜五片。棗一枚。煎七分。溫服。食前。

Nach der Geburt ist die Atmung der Frau in der Kehle gepresst und schwer - wieso?

Die Antwort lautet: Die Antwort lautet: *Ying* 營, das ist Blut, *Wei* 衛, das ist Qi. Ying zirkuliert in den Gefäßen, Wei zirkuliert außerhalb der Gefäße. Gemeinsam verlaufen sie vom Scheitel bis zur Sohle (*Shang Xia* 上下) im Körper, man nennt es auch *Ying Wei* 營衛.

Die Geburt ist eine Zeit, in der im unteren Bereich des weiblichen Körpers eine übermäßige Aktivität herrscht.[505] Ying und Blut werden schonungslos aufgebraucht und Wei und Qi haben keine Grundlage mehr. Sie sammeln sich allein in der Lunge an, deshalb entsteht auch Atemnot. Dies bezeichnet man als Isolation (*Gu* 孤) des Yang und Ausrotten (*Jue* 絕) des Yin. Das ist schwer zu heilen!

Wenn nach der Geburt ein übler Wochenfluss auftritt, die Frau unzufrieden ist (*Bu Kuai* 不快) und sich verdorbenes Blut ansammelt und gerinnt, steigt Dampf (*Xun* 熏) nach oben in die Lunge. Auch das bewirkt eine plötzliche Atemnot. Dem zu Folge ist nur *Duo Ming Dan* 奪命丹 hilfreich. Sie entfernt das Blut und die Atemnot hört von selbst auf.

Das Rezept *Duo Ming Dan* erscheint bereits in der 81. Frage.

[505] Eine Beschreibung dafür, wie viel Kraft die Frau bei der Geburt verbraucht!

Erkrankungen und Rezepturen:

1). *Xuan Fu Hua Tang* 旋覆花湯 heilt schädigenden Wind nach der Geburt. Oder Wind, Kälte Nässe und Hitze verursachen Husten und Atemnot, und Schleim und Speichel (*Tan Xian* 痰涎) blockieren die Brust. Wenn *Duo Ming Dan* den Husten nicht beruhigt, kann man diese Arzneien nehmen:

- *Qian Hu*
- *Ma Huang*
- *Xing Ren*
- *Wu Wei Zi*
- *Fu LIng*
- *Gan Cao*
- *Chi Shao*
- *Xuan Fu Hua*
- *Ban Xia Qu*
- *Ren Shen Xuan Ji* (von jedem die gleiche Menge)

Zubereitung: Mache ein Dekokt daraus, jede Dosis beträgt 4 Qian. Nimm ½ Tasse Wasser, 5 Scheiben Ingwer und 1 Dattel dazu und reduziere die Flüssigkeit auf 70%. Verabreiche die Medizin warm vor dem Essen.

Akupunkturpunkte:

Siehe hier die Punkteempfehlungen in der Frage 65.

Kommentar:

Qi Zhongfu beschreibt in der 95. Frage Atemnot nach der Geburt. Wieder ist es das „verdorbene Blut", dass stagniert, Hitze erzeugt und als Dampf die Lunge belastet. Der Geburtsvorgang selbst wird noch einmal als eine höchst strapaziöse Angelegenheit dargestellt, welche Blut und Qi und seine Stellvertreter Ying und Wei drastisch konsumiert. Wenn Yin und Yang nicht mehr zusammenfinden, ist die Prognose schlecht!

Aus westlicher Sicht ist eine der Komplikationen nach der Geburt eine **Lungenembolie**. Ein bis zwei von 1000 Frauen erleiden im Zusammenhang mit Schwangerschaft und Geburt Thromboembolien. Klinische Symptome sind Tachypnoe, Dyspnoe und Pleuraschmerzen. Es ist daher wichtig, dass Schwangere zu den Symptomen aufgeklärt werden.[506]

---

[506] https://www.aerztezeitung.de/Medizin/Lungenembolie-oft-erst-nach-Entbindung-353209.html

Frage 96

第九十六問 產後中風？

答曰。產後五七日內。強力下床。或月內。傷於房室。或憂怒。擾蕩沖和。或灼炙。傷動臟腑。初眼澀口噤。肌肉瞤搐。以漸腰脊筋急強直者不治。此乃人作。非偶爾中風所得。本集無方。三因方評之頗詳。**八風湯**。治迷惑如醉。狂言驚悸。恍惚見鬼。天雄　當歸 人參（各五兩）附子 防風 天門冬 蜀椒 獨活（各四兩）烏頭 秦艽 細辛 白朮 乾薑（各三錢）山茱萸 五味子 桔梗 香白 芷柴胡　莽草（各半兩）上為末。每服二錢。溫酒調下。日三服。以身中覺如針刺者。藥行也。**獨活散**。治產後中風口噤。肩項強直。四肢拘急。獨活　桂心　甘草（炙）當歸（炒一本作川芎）麻黄　附子（炮）細辛（半兩）防風（八味）每服四錢。水酒各半盞。煎七分。拗開口灌之。

Nach der Geburt kommt es zu einem Schlaganfall - wieso?

Die Antwort lautet: Innerhalb von 35 Tagen nach der Geburt ist sie gezwungen, das Bett zu verlassen, oder sie ist innerhalb ihrer Periode und wird im Schlafzimmer verletzt.[507] Vielleicht ist sie besorgt oder verärgert und verletzt die Regeln, oder sie ist zügellos und stiftet Unfrieden im Haus. (*Rao Dang Chong He* 擾蕩沖和). Oder Verbranntes und Geröstetes schädigen und beeinflussen die Zang Fu-Organe. Zu Beginn ist das Sehen verdunkelt und der Mund krampfhaft verschlossen (*Kou Jin* 口噤). In den Muskeln ist ein Zucken und Ziehen und allmählich werden die Muskeln und Sehnen der Hüften und des Rückens so heftig verspannt und steif, dass es nicht mehr zu behandeln ist. Dies ist von Menschen gemacht.

Es wäre falsch, wenn die Frau nun versehentlich einen Windschlag (*Zhong Feng* 中風) bekäme. Ursprünglich wurden dazu keine Rezepte gesammelt. Dennoch gibt es drei Rezepte auf dieser Grundlage, die dies ziemlich genau erörtern.

[507] Wenn die Frau nach der Entbindung zu früh das Bett verlässt, um ihren häuslichen Pflichten nachzugehen oder wenn sie Geschlechtsverkehr während ihrer Menstruation hat.

Erkrankungen und Rezepturen:

1). *Ba Feng Tang* 八風湯 heilt eine geistige Verwirrung wie vergiftet. Die Frau spricht verrückte Worte und hat Herzklopfen und Panik. Sie ist wie in Trance und sieht Dämonen.

- *Tian Xiong*
- *Dang Gui*
- *Ren Shen* (von jedem 5 Liang)
- *Fu Zi*
- *Fang Feng*
- *Tian Men Dong*
- *Shu Jiao*
- *Du Huo* (von jedem 4 Liang)
- *Wu Tou*
- *Qin Jiao*
- *Xi Xin*
- *Bai Zhu*
- *Gan Jiang* (von jedem 3 Qian)
- *Shan Zhu Yu*
- *Wu Wei Zi*
- *Jie Geng*
- *Xiang Bai Zhi*
- *Chai Hu*
- *Mang Cao* (von jedem ½ Liang)

Zubereitung: Mache ein Pulver daraus, jede Dosis beträgt 2 Qian. Mische es mit warmen Wein, um die Medizin zu nehmen. Nimm drei Dosen täglich. Wenn es sich im Körper anfühlt wie Nadelstiche, wirken die Arzneien.

2). *Du Huo San* 獨活散 heilt, wenn nach der Geburt ein Schlaganfall und eine Kieferklemme auftreten. Schultern und Nacken sind verspannt und steif und in den vier Gliedmaßen sind heftige Krämpfe.

- *Du Huo*
- *Gui Xin*
- *Gan Cao* (geröstet)
- *Dang Gui* (geröstet, es wirkt wie eine Wurzel *Chuan Xiong*)
- *Ma Huang*
- *Fu Zi* (in der Pfanne geröstet)
- *Xi Xin* (½ Liang)
- *Fang Feng*

Zubereitung: Zerstoße die acht Arzneien, jede Dosis beträgt 4 Qian. Vermische die Arzneien mit jeweils ½ Tasse Wasser und ½ Tasse Wein und reduziere die Flüssigkeit auf 70%. Es ist schwierig, bei einem krampfhaft geschlossenen Mund die Medizin einzufüllen.

Akupunkturpunkte:

- *Feng Chi* (Gbl 20) heilt schwere Leiden durch Wind. Fülle zuerst am Punkt auf und danach sediere ihn.
- *Gan Shu* (Bl 18) heilt einen Windschlag (*Zhong Feng* 中風), eine üppige Fülle, Kurzatmigkeit und die Unfähigkeit zu essen. Das Essen wird nicht umgewandelt, sie hat Bluterbrechen, verschwommenes Sehen und Blockaden im Kopf.
- *Jiao Yin* (Ni 8) heilt eine halbseitige Lähmung, die Unfähigkeit zu gehen, Lepra (*Ma Feng* 麻風), plötzlich erkennt sie keine Menschen mehr, sie hat schreckliche Träume.
- *Lin Qi* (Gbl 41) behandelt einen plötzlichen Windschlag mit Bewusstlosigkeit.
- *Jie Xi* (Ma 41) behandelt einen plötzlichen Wind mit Schwellungen im Gesicht, einen aufgeblähten Bauch und Schwellungen und Krämpfe der unteren Extremitäten.
- *Lao Gong* (P 8) behandelt Windschlag, Neigung zu Wutausbrüchen, ständige Sorgen und Gelächter und Bi-Blockaden in den Händen.
- *Nei Guan* (P 6) behandelt Windschlag mit Überspannung der Ellbogen. Sie hat heftige Herzschmerzen bei einer Fülle, Verdruss und Herzklopfen bei einer Leere.
- *Xin Shu* (Bl 15) behandelt einen Windschlag im Herzen mit jammernder Stimme und verrücktem Hin- und Herlaufen.
- *Bai Hui* (Bl 20) behandelt Wind-Epilepsie und Windschlag mit Steifheit des Rückens, der wie ein Bogen gespannt ist. Die Patientin weint häufig und spricht ohne Sinn und Verstand, sie spuckt Schaum, ist verärgert und vergesslich.
- *Kun Lun* (Bl 60) beherrscht eine Manie (*Kuang* 狂) und eine Anfälligkeit für Wind-Erkrankungen.

Kommentar:

In der 96. Frage behandelt *Qi Zhongfu* nun einen Schlaganfall nach der Geburt. Als Ursachen betrachtet er allerlei Fehlverhalten der verheirateten Frau, die doch eigentlich noch Bettruhe in den ersten 6 Wochen nach der Entbindung haben sollte.

Das Konzept „Windschlag“ in ein zentrales Krankheitsbild in der chinesischen Medizin und soll hier im Exkurs noch weiter ausgeführt werden.

Exkurs über den Windschlag (*Zhong Feng* 中風):

Zhong Feng 中風 = „Windschlag” ist eine Winderkrankung, die sehr heftig und plötzlich auftritt und lebensbedrohlich ist. Charakteristisch sind Symptome wie Sprachverlust, Halbseitenlähmung, in schweren Fällen ein plötzliches Koma, Bewusstlosigkeit und Inkontinenz der Ausscheidungen. Die chinesische Medizin bezeichnet ein derart schweres Krankheitsbild als „vom Wind getroffen sein", eine andere Übersetzung für *Zhong Feng*.

In Analogie zur westlichen Medizin entspricht dies dem Bild der Apoplexie oder eines Schlaganfalls und beinhaltet Gehirnthrombosen, -embolien, Gehirnblutungen und krampfartige Verengungen der Hirngefäße.

Aus der Sicht der TCM kann ein Windschlag verursacht werden durch:

a) Ernährungsfehler: Vielesserei und falsche Ernährung (zu viel Süßes, Fettes, scharf Gewürztes, Alkohol- und Nikotinabusus) schwächen die Umwandlungs- und Transportfunktion der Milz und feuchte Hitze entsteht, die sich zu Schleim (*Tan* 痰) verdichtet. Hitze-Schleim erzeugt Leber-Wind der wie ein Wirbelsturm nach oben saust und das Gehirn schädigt.

b) Eine falsche Lebensführung: Überbelastung und Stress, unregelmäßige Schlaf- und Wachperioden, Nachtschichten, übermäßige sexuelle Aktivität, extreme emotionale Schwankungen und vieles mehr konsumieren das Nieren-Yin,[508] sodass das Holz-Leber bzw. das Leber-Yin nicht ausreichend ernährt wird im Sheng-Zyklus der 5 Wandlungsphasen. Wenn das Leber-Yin zu schwach ist, wird das Leber-Yang hyperaktiv. Die TCM sagt dann: Das nach oben schlagende Leber-Yang entwickelt sich zu Wind und schädigt das Gehirn. Dies ist ein langsamer Prozess!

---

[508] Es ist mitunter nicht leicht, eine Leere des Nieren-Yin von einer Nieren-Jing-Schwäche zu unterscheiden. Tatsächlich ist eine Yin-Schwäche übergeordnet und steht direkt mit dem hyperaktiven Yang in Verbindung.

c) Ein schwaches Herz-Yang: Es bewirkt eine Stagnation von Qi und Blut im Leitbahnsystem, die Folge kann ein Verschluss der Hirngefäße sein. Aus westlicher Sicht beschreibt dies eine Herzinsuffizienz.

d) Ein erschöpftes Abwehrsystem: Die Patientin wird von einem äußeren starken Wind (*Da Feng* 大風) überwältigt, der in das Leitbahnsystem eindringt und einen Windschlag provozieren kann.

e) Behandlung: Je eher der Windschlag und seine Folgeerscheinungen behandelt werden, umso größer sind die Heilungsaussichten. Wenn die Therapie innerhalb der ersten drei Monate einsetzt (am besten sofort nach Auftreten des Hirnschlags), können gute Ergebnisse erzielt werden. Nach sechs Monaten sind die Resultate eher bescheiden, nach über einem Jahr kaum noch zu erwarten. Begleitende Maßnahmen wie Krankengymnastik und eine Ernährungsumstellung fördern den Heilungsprozess.

f) Vorbeugende Maßnahmen: Ein aufflammendes Leber-Yang ist schon im Vorstadium eines Windschlags deutlich zu erkennen; Symptome wie Schwindel, Benommenheit, Herzklopfen, erschwerte Sprache, Reizbarkeit, Taubheit der Finger- und Zehenspitzen weisen schon früh auf ein geschwächtes Leber-Yin und auf ein hyperaktives Leber-Yang hin. Diätberatung und die Veränderung von krankmachenden Lebensgewohnheiten gehören besonders bei Risikopatienten zur vorbeugenden Behandlung. Eine häufige Moxibustion auf den Punkten *Zu San Li* (Ma 36) und *Jue Gu* (Gbl 39 soll einen Schlaganfall verhindern können.[509]

Die klassischen Texte geben noch eine organspezifische Differenzierung der Windschlag-Erkrankungen an.[510]

1) Innerer Lungen-Wind (*Fei Zhong Feng* 肺中風): Ein plötzliches Umfallen, Völlegefühl in der Brust, Kurzatmigkeit, Bewegungsstörungen, trockene Kehle, Sehverlust, trauriges Gemüt, übermäßiges Schwitzen, blasses Gesicht; es ist hier ratsam, den Punkt *Fei Shu* (Bl 13) mit 100 Kegeln zu moxen.

2) Innerer Milz-Wind (*Pi Zhong Feng* 脾中風): Ein plötzliches Zusammenkrümmen mit Völlegefühl im Bauch, Erbrechen von salziger Flüssigkeit, sie geht wie ein Betrunkener, der ganze Körper ist gelb; es ist hier ratsam, eilig den Punkt *Pi Shu* (Bl 20) mit 100 Kegeln zu moxen.

---

[509] Ein ausführlicher Artikel über die Zhong Feng-Erkrankungen ist bereits vor über 35 Jahren von *Dr. Sheng* erschienen, Nan Jing College of TCM, in: *The Journal of Chinese Medicine*, Sussex, England, No. 22, 1986.

[510] Wie zum Beispiel im *Zhu Bing Yuan Hou Lun* von *Chao Yuanfang* (610).

3) Innerer Herz-Wind (*Xin Zhong Feng* 心中風): Sie fällt plötzlich um, kann nicht aufrecht stehen, sie erbricht direkt nach dem Essen, kann nur auf dem Rücken liegen, hat ein starkes Schwitzen und rote Lippen; es ist hier ratsam, eilig 100 Moxakegel auf den Punkt *Xin Shu* (Bl 15) zu setzen.

4) Innerer Nieren-Wind (*Shen Zhong Feng* 腎中風): Plötzliche Schmerzen in der Lendengegend bewirken, dass sie sich zusammenkrümmt. Betrachte die rechte und linke Seite des Oberkörpers, man findet dort eine gelbliche Verfärbung in der Form eines runden Kuchens; Brenne dann eilig 100 Moxakegel auf den Punkt *Shen Shu* (Bl 23) ab. Wenn die Zähne sich gelb färben und das Gesicht einen erdigen Farbton bekommt, ist die Erkrankung nicht mehr zu heilen! Erde überwältigt hier das Wasser.

5) Innerer Leber-Wind (*Gan Zhong Feng* 肝中風): Der Patient kann nur gekrümmt sitzen, er ist steif und kann den Kopf nicht senken und er wackelt rhythmisch mit dem Kopf; Zucken der Augenlider mit leicht grünlicher Verfärbung, die Lippen sind etwas bläulich und das Gesicht kann gelblich sein. Brenne dann 100 Moxakegel auf dem Punkt *Gan Shu* (Bl 18) ab.

Die Pathogenese der organbezogenen Windschlag-Erkrankungen wird allgemein mit einem starken Windangriff beschrieben. Dieser befällt die zugehörigen Leitbahnen und blockiert die Qi- und Blutzirkulation. Als Folge wird das Zang-Organ schlagartig von der Versorgung abgeschnitten und produziert lebensbedrohliche Symptome. Weitere Therapiemöglichkeiten sind, den Wind aus der Leitbahn zu entfernen und das Zang-Organ zu stützen. Dies kann z.B. über die Yuan-Punkte geschehen und über die Holz-Punkte, die mit dem Wind korrespondieren.

Das *Zhu Bing Yuan Hou Lun* gibt auch für jedes Syndrom eine Situation an, in welcher der Patient nicht mehr zu retten ist und sterben muss. Dies erkennt man an einer Verfärbung im Gesicht, die der Wandlungsphase im zerstörerischen Cheng-Zyklus entspricht.

Auch *Liu Wansu*, ein Zeitgenosse von *Qi Zhongfu*, machte sich Gedanken über die Pathogenese eines Wind-Schlags. Da seiner Meinung nach die meisten Krankheiten durch Hitze und Feuer entstehen, schloss er daraus, dass die Behandlung mit kalten oder kühlenden Mitteln zu erfolgen hatte. Woher kommt die Hitze? Die folgende Übersetzung stammt aus seinem wohl berühmtesten Werk, dem *Su Wen Xuan Ji Yuan Bing Shi* 素問玄機原病式, dass *Liu Wansu* 1186 kompilierte.[511]

[511] Siehe dazu auch die Fußnote 377.

„Bei gewöhnlichen Menschen ist es bei Wind-Erkrankungen häufig so, dass sie auf der Grundlage von extremer Hitze entstehen. Auch wenn Wind und Trockenheit gleichzeitig umgewandelt werden, ist es doch die Hitze, die vorherrscht. Der Laie sagt, was den Wind angeht, gehört er zum Holz, aber er vergisst seine Grundlage. Deshalb, wenn ein Wind ins Zentrum geht (*Zhong Feng* 中風) und Lähmungen und Krämpfe verursacht, nennt man ihn nicht Wind des Leber-Holzes mit extremer Fülle, sondern einen Schlaganfall (*Zu Zhong* 卒中). Egal ob der Wind im Äußeren oder im Zentrum ist, wenn sich die Patientin nicht auf eine angemessene Weise erholt, resultiert daraus ein Herz-Feuer, das plötzlich extrem wird.

Das Nieren-Wasser ist in Leere und verkümmert und kann das Feuer nicht kontrollieren. Deshalb ist das Yin in Leere und das Yang in Fülle. Das Hitze-Qi staut sich an und stagniert, das Herz und der Shen sind betäubt und benommen (*Hun Mao* 昏冒), die Muskeln und Knochen sind zu nichts zu gebrauchen, und schließlich fällt man hin, ohne es zu merken.

Auf der Grundlage der fünf Emotionen Freude, Ärger, Nachdenken, Kummer und Furcht, wenn man hier den höchsten Punkt des Gefühlsausdrucks überschreitet (*Guo Ji* 過極), kann das ebenfalls zu einem Schlaganfall führen. Die Ursache dafür liegt in einer extremen Übertreibung der fünf Gefühle, sie alle erzeugen dann eine exzessive Hitze!

Sind die Überschreitungen nur gering, werden die Muskeln zwar steif und man stürzt leicht hin, aber Qi und Blut zirkulieren ungehindert, die Muskeln und Gefäße sind nicht verkrampft und die Überschreitung entwickelt sich deshalb nur allmählich wie vorher beschrieben. Oder das Hitze-Qi ist in höchster Blüte, und wenn es sich anstaut und verknotet, entsteht eine Stagnation. Qi und Blut können nun nicht mehr frei zirkulieren, plötzlich ist das Yin-Qi abgeschnitten, und wenn sich danach das Yang-Qi erschöpft, tritt der Tod tritt. Der Volksmund sagt zu diesem Leiden nicht mehr als das.

Magere Menschen werden eher vom Wind getroffen als fette Menschen. Wenn plötzlich Yang-Hitze sehr extrem wird, sich aufstaut und stagniert, bilden sich deshalb Blockaden. Der so genannte Windschlag bewirkt hier, dass der Mund zittert und die Muskeln und Gefäße sich anspannen und straffen (*Jin Ji* 緊急). Das liegt daran dass die Yang-Hitze plötzlich im Inneren extrem wird und Schaden anrichtet. Wenn man diesen Schaden empfängt, muss er beschränkt werden.[512]

---

[512] Als Therapie empfiehlt er hier u. a. das Bluten lassen der Jing (Brunnen) -Punkte.

Die Körperflüssigkeiten (*Jin Ye* 津液) wallen dann hoch, fließen über und sammeln sich in der Brust und im Zwerchfell. Die Hitze trocknet diese aus und bildet Schleim und Speichel (*Tan Xian* 痰涎). In Zeiten von *Yu* 虞, dem Großen, sprach man von Speichel (*Xian* 涎)[513] als eine Flüssigkeit, die überall im Körper, im Fett, in den Gefäßen und in den Körperflüssigkeiten vorhanden ist. Wenn aber das Yang in Fülle und das Yin in Leere ist und Wind-Hitze ihren höchsten Punkt erreichen, werden das Wasser und die Nässe besiegt mit dem Ergebnis, dass sich Trockenheit entwickelt.

Die Leber beherrscht die Muskeln und Sehnen und das Wind-Qi wird dann selbst extrem. Zur Trockenheit kommt dann Hitze hinzu und wenn die Hitze sich umdreht und sich in der Brust und im Zwerchfell sammelt, trocknen die Muskeln und Sehnen im höchsten Maße aus. Jedoch, Trockenheit-Metall beherrscht als Energie auch das Empfangen und Sammeln (*Shou Lian* 收斂), und ihre Stärke liegt in der Straffung und im Zusammenziehen (*Jin Se* 緊澀). So entstehen Krankheiten der Muskeln und Gefäße, die kräftig, dringlich und heftig sind und bei denen der Mund zittert.

Vielleicht sind die Zerstörungen und Schädigungen bei einem Windschlag (*Zhong Feng* 中風) auch ähnlich, aber nimmt man die Folgen von leicht bis extrem, dann ist keine Halbseitenlähmung (*Pian Ku* 偏枯) dabei. Folgt man den Zerstörungen und Schädigungen eines Windschlags, entstehen auf dieser Grundlage Geschwüre (*Chuang* 瘡) und eine extreme Hitze, die zur Stagnation geführt hat. Rong- und Wei-Qi ist es nicht gestattet, frei zu zirkulieren, und das Resultat der angestauten Hitze ist deshalb oft die Entwicklung eines weißen Schorfes (*Bai Jia* 白痂). Dieser bildet manchmal Geschwüre, die sich öffnen und wieder schließen. Das Qi kann hier nur schwer hindurchgehen und sich frei bewegen, deshalb passiert es leicht, dass Yang-Hitze sich anstaut und verknotet, und wenn die Hitze dann extrem wird, entsteht Wind.

Wenn das fortwährend geschieht, dringt der Wind von der Außenseite bis zur Innenseite durch, auch bis zum Gesicht und zum Kopf. Wenn man dann plötzlich von einem Kälte-Übel berührt wird und die angestaute Hitze noch stärker stagniert, dann ähnelt die Krankheit überall am Körper der Entwicklung einer schädigenden Kälte (*Shan Han* 傷寒). Wenn die Hitze die Kälte nicht auflöst, wird sie ebenfalls von der Außenseite in das Innere weitergeleitet. Aber es gibt Wind-Hitze, die leicht ist oder die extrem ist. Auch wenn beide sich gleichzeitig umwandeln, sind sie dennoch vollkommen verschieden.

---

[513] Der Begriff *Tan* 痰 = Schleim kommt im *Nei Jing* noch nicht vor. Er erscheint erstmalig im Buch *Jin Gui Yao Lue* des *Zhang Zhongjing* (3. Jahrhundert). Siehe auch weiter oben.

Die große Regel bei Zerstörungen und Schädigungen durch einen Windschlag lautet: Wenn Wind, Hitze und Trockenheit extrem sind, führt das zu einer Stagnation an der Außenseite, aber das Qi an der Innenseite ist noch ausgeglichen. Es ist dann gut, sich zu dehnen und zu strecken (*Shen* 伸) und häufig zu gähnen (Qian 欠). Die Muskeln und die Gefäße sind eingeschränkt und zu straff, vielleicht hat man gelegentlich eine Abneigung gegen Kälte, vielleicht bewegt man vorsichtig die Muskeln und Sehnen, um Krämpfe zu vermeiden. Der Puls ist oberflächlich, schnell und saitenförmig gespannt (*Xian* 弦).

Passenderweise nimmt man Arzneien, die scharf und heiß sind, um den Wind zu vertreiben. Sie öffnen mit Macht die Verknotung und die Stagnation, so dass Rong- und Wei-Qi wieder frei zirkulieren können und eine Besserung eintritt. Ebenso nimmt man bei schädigender Kälte, bei der sich an der Außenseite die Hitze anstaut und blockiert, die Rezeptur *Ma Huang Tang* 麻黄湯, die eine scharfe und heiße Ausstrahlung und eine zerstreuende Wirkung hat. Für gewöhnlich nimmt man Scharfes und Heißes zum Öffnen und wendet sie auch bei Wind-Hitze sehr erfolgreich an."[514]

中風

Zhong Feng – Windschlag

[514] **Udo Lorenzen**: Übersetzung des *Su Wen Xuan Ji Yuan Bing Shi* 素問玄機原病式 („Die geheimnisvollen Prinzipien von den Ursprüngen der Krankheitsmuster im *Su Wen*") von *Liu Wansu*, 1186, unveröffentlichtes Manuskript.

Frage 97

第九十七問 產後心痛?

答曰。心者血之主也。有伏宿寒氣。因產大虛。寒搏於血。血凝不得消散。其氣逆衝擊於心之經脈。故心痛。但以大岩蜜湯治之。寒去則血脈溫而經絡通。心痛自止。若誤以為所傷療之。則虛極寒益甚矣。心絡寒甚。傳之正經。則變真心痛。朝發夕死。夕發朝死。不可輕用藥如此。**大岩蜜湯**。熟地　當歸　獨活　吳茱萸（洗）官桂 芍藥　乾薑 甘草（各二兩）細辛 小草（遠志苗也；各一兩）上為粗末。每服五錢。水三盞。煎一盞。去滓溫服。不拘時。**四神散**。治產後留血不消。積聚作塊。急切疼痛。及心腹疼痛下痢。當歸　乾薑（炮）川芎　赤芍上為末。每服三錢。溫酒調下不拘時。

Nach der Geburt hat sie Herzschmerzen - wieso?

Die Antwort lautet: Das Herz ist der Herrscher des Blutes. Wenn es in den Nächten der Hundstage (*Fu Xiu* 伏宿) Kälteeinflüsse (*Han Qi* 寒氣) gibt, verursacht dies bei der Geburt eine große Schwäche (*Da Xu* 大虛). Die Kälte kämpft im Blut, und wenn das Blut gerinnt, kann es sich nicht mehr verteilen und zerstreuen. Das Qi stürmt dann gegenläufig nach oben und pocht gegen die Leitbahngefäße des Herzens, so entstehen die Herzschmerzen (*Xin Tong* 心痛). Nur der Gebrauch des Rezeptes *Da Yan Mi Tang* heilt dies. Wenn die Kälte entfernt ist, sind die Blutgefäße aufgewärmt und die Leitbahnen und Nebengefäße durchgängig (*Tong* 通). Die Herzschmerzen hören dann von selbst auf.

Wenn ein Arzt dies irrtümlicherweise als eine Verletzung (*Shang* 傷) betrachtet und als solche behandelt, dann erreicht die Schwäche ihren Höhepunkt und die Kälte zieht daraus einen extremen Vorteil, in der Tat!

Wenn im Herz-Luo-Gefäß (*Xin Luo* 心絡) eine extreme Kälte ist und diese auf die reguläre Leitbahn übertragen wird , dann wandelt es sich zu echten Herzschmerzen (*Zhen Xin Tong* 真心痛) um. Wenn diese sich am frühen Morgen erheben, stirbt die Patientin am Abend, wenn sich die Schmerzen am Abend erheben, stirbt sie am frühen Morgen. Man sollte die Arzneien deshalb nicht leichtfertig gebrauchen.

Erkrankungen und Rezepturen:

1). *Da Yan Mi Tang* 大岩蜜湯:

- *Shu Di*
- *Dang Gui*
- *Du Huo*
- *Wu Zhu Yu* (gewaschen)
- *Guan Gui*
- *Shao Yao*
- *Gan Jiang*
- *Gan Cao* (von jedem 2 Liang)
- *Xi Xin*
- *Xiao Cao* (*Yuan Zhi* 遠志 ist ebenso gut, von jedem 1 Liang)

Zubereitung: Zermahle alles zu einem groben Pulver, jede Dosis beträgt 5 Qian. Nimm 3 Tassen Wasser dazu und reduziere die Flüssigkeit auf eine Tasse. Entferne die Reste und trinke die Medizin warm. Man braucht keine feste Zeiten einzuhalten.

2). *Si Shen San* 四神散 heilt, wenn nach der Geburt das Blut verweilt und sich nicht verteilt. Es bildet Massen und verklumpt und verursacht heftige Schmerzen. Die Brust, der Bauch und die Gliedmaßen schmerzen, und unten treten Durchfälle hervor.

- *Dang Gui*
- *Gan Jiang* (geröstet)
- *Chuan Xiong*
- *Chi Shao*

Zubereitung: Mache ein Pulver daraus, jede Dosis beträgt 3 Qian. Vermische es mit warmen Wein, um es einzunehmen. Es braucht keine feste Zeiten.

Akupunkturpunkte:

- Bei einer Fülle im Herzen gibt es heftige Herzschmerzen, *Nei Guan* (P 6) beherrscht es.

- Bei plötzlichen Herzschmerzen und Schwitzen lasse *Da Dun* (Le 1) bluten, und sofort ist die Krankheit geheilt.

- *Chi Ze* (Lu 5) beherrscht Herzschmerzen mit Hitzeempfinden, Verdruss, Kurzatmigkeit und Druckgefühl auf der Brust.

- *Ran Gu* (Ni 2) beherrscht das Gefühl, als hinge das Herz an einem Faden, bei Kurzatmigkeit und Asthma.

- Herzschmerzen mit Druckgefühl und Atemnot, ein ziehender Schmerz strahlt bis zum Dünndarm aus. Brenne hier 2x7 Moxakegel am Punkt *Ju Que* (Ren 14) ab.

- *Jian Shi* (P 5) beherrscht ein Gefühl, als ob das Herz aufgehängt ist[515] und stechende Herzschmerzen

- *Zhi Gou* (SJ 6) beherrscht Herzschmerzen wie mit einem Messer gestochen; in schweren Fällen stirbt die Patientin.

- *Xing Jian* (Le 2) beherrscht Herzschmerzen, ein blasses Gesicht, als ob sie sterben würde, aber sie ist unfähig zu klagen.

- *Jiu Wei* (Ren 15) beherrscht Kälte und Aufgeblähtheit unter dem Herzen, Unfähigkeit zu essen und Herzschmerzen durch Gegenläufigkeit.

- *Zhong Guan* (Ren 12) beherrscht Herzschmerzen, die Patientin kann sich nicht vor- und zurückbeugen.

- *Lin Qi* (Gbl 41) beherrscht Brustblockaden mit Herzschmerzen und Atemnot.

- *Fu Jie* (Mi 14) beherrscht Herzschmerzen mit Herzklopfen.

- *Tong Li* (He 5) beherrscht plötzliche Herzschmerzen mit Verdruss, Ängstlichkeit und häufigem Gähnen.

- *Ling Dao* (He 4) beherrscht Herzschmerzen, Traurigkeit und Furcht.

- *Zhang Men* (Le 13) beherrscht Herzschmerzen und Erbrechen.

- *Shang Qiu* (Mi 5) heilt Kälte und Schmerzen unter dem Herzen.

---

[515] *Zhang Jiebin* kommentiert diesen Zustand im geordneten Klassiker (*Lei Jing* 類經): „Wenn Herz und Niere nicht miteinander kommunizieren, sind Essenz und Geist (*Jing Shen* 精神) getrennt und zerstreuen sich. Das Herz hängt wie an einem Faden, es ist, als sei es aufgehängt."

Kommentar:

In der 97. Frage werden als Geburtsfolgen Herzschmerzen diskutiert. Hier wirken zwei Faktoren zusammen: Einmal das Klima (Kälte) und dann wieder verdorbenes Blut, dass nicht zirkulieren will, sondern sich verklumpt und die Herzgefäße blockiert. Interessant ist hier, dass die schädigende Kälte nur zu einer besonderen Zeit so gefährlich für die Gebärende ist, nämlich in den Hundstagen (*Fu Xiu* 伏宿), der heißesten Zeit des Jahres. Wenn hier die Kälte extrem ist und in die Herzleitbahn eindringt, können sogar echte Herzschmerzen (*Zhen Xin Tong* 真心痛) entstehen. Diese sind oft tödlich. *Qi Zhongfu* zitiert beinahe wörtlich aus dem *Zhu Bing Yuan Hou Lun*, in dem Herzschmerzen ein ganzes Unterkapitel einnehmen. Diese Textstelle wird im Folgenden übersetzt.

„Herzschmerzen entstehen, wenn das üble Qi von Wind und Kälte das Herz überwältigt (*Cheng* 乘). Wenn die Schmerzen übermäßig werden, sind sie meist tödlich, wenn sie nicht tödlich sind, entwickeln sich chronische Hautausschläge (*Zhen* 疹). Das Herz ist der Herrscher aller Zang-Organe und speichert *Shen* 神, den Geist. Seine Hauptleitbahn darf nie verletzt werden. Wird sie doch verletzt, entstehen Schmerzen, die zu echten Herzschmerzen (*Zhen Xin Tong* 真心痛) werden können. Erheben sich die Schmerzen am Morgen, stirbt sie am Abend, erheben sie sich am Abend, stirbt sie am Morgen.

Das Herz hat ein Nebengefäß (*Luo Mai* 絡脈), dass sich von der Hauptleitbahn abzweigend unterscheidet. Es der Ort, der von Wind und Kälte überwunden wird, aber die Hauptleitbahn wird nicht geschädigt. Auch wenn die Kälte Herzschmerzen verursacht, dauert es eine ganze Weile, bis die Schmerzen extrem werden, deshalb entwickelt sich ein Hautausschlag (*Zhen* 疹), aber die Patientin stirbt nicht. Ebenso, wenn sich im Herzen Feuer bildet, und alles Yang sich vereint, geschieht das in der Herzleitbahn von Hand Shao Yin. Wenn alles Yang-Qi in Leere ist, entsteht ein gegenläufige Qi in der Shao Yin-Leitbahn, man nennt es auch Yang-Leere (*Yang Xu* 陽虛) und Yin Erschöpfung (*Yin Jue* 陰厥). Auch Herzschmerzen durch Kälte sind Schmerzen, die bis zur Kehle ziehen.

Ebenso, jede Schwäche der Zang-Organe kann zu einer Krankheit führen. Wenn das Kälte-Qi seinen Vorteil im Herzen zieht und Kälte zu Herzschmerzen führt, dann gibt es auch unter dem Herzen heftige Schmerzen. Man nennt dies Milz-Herz-Schmerzen (*Pi Xin Tong* 脾心痛).

Die Leitbahn der Milz ist Fuß Tai Yin, sie steht in Verbindung mit dem Magen. Fuß Yang Ming ist die Leitbahn des Magens. Bei einem Qi-Mangel entsteht hier eine Gegenläufigkeit (*Ni* 逆), die das Herz überwindet und Schmerzen verursacht. Der Zustand eines aufgeblähten Bauches gehört hier ebenso wie die extremen Schmerzen zum Herzen. Man nennt dies auch Magen-Herz-Schmerzen (*Wei Xin Tong* 胃心痛).

Die Leitbahn der Niere ist Fuß Shao Yin, und die Blase ist mit ihr verbunden. Die Leitbahn der Blase ist Fuß Tai Yang, und wenn diese zwei Leitbahnen beide in Leere sind und eine Gegenläufigkeit entsteht, überwindet das gegenläufige Qi (*Ni Qi* 逆氣) das Herz und verursacht Schmerzen. Der Zustand im unteren Teil des Körpers ist fatal, er kommt nicht von selbst wieder in Ordnung. Der Schmerz, der von der Kälte im Zentrum ausgeht, ist der Nieren-Herz-Schmerz (*Shen Xin Tong* 腎心痛).

Überprüft man den Herzpuls, dann ist er verschwindend (*Wei* 微) und eilig (*Ji* 急). Die Herzschmerzen strahlen aus bis in den Rücken, und das Essen geht nicht hinunter. Wenn der Fußpuls tief (*Chen* 沈) und gespannt (*Jin* 緊) ist, gibt es bei Schmerzen im unteren Bereich Kälte im Körper, die gelegentlich Schmerzen macht. Wenn der Puls oberhalb der Schranke gespannt ist, hat die Patientin Schmerzen unter dem Herzen. Wenn der Daumenpuls der linken Hand tief ist, ist das Yin abgeschnitten (*Yin Jue* 陰絕). Wenn das Yin abgeschnitten ist, gibt es keinen Herzpuls. Bei diesem Leiden sind die Schmerzen durch Vergiftung (*Du* 毒) entstanden.“

心痛

Xin Tong – Herzschmerzen

Frage 98

第九十八問 產後熱悶氣上轉為腳氣?
答曰。產臥血虛生熱。復因春秋取涼過多。地之蒸濕。因足履之所著而為腳氣。其狀熱悶掣瘲。驚悸心煩。嘔吐氣上。皆其候也。但服小續命湯。三兩劑必愈。若醫者誤用逐敗血藥攻之。則血去而疾增益劇。**小續命湯**(此藥不論胎前產後。或入風邪虛極。遍身疼痛。或疾喘不定者宜 服之。加麝香半夏入。每服水二盞。候煎熟傾藥汁後。另以麝入於內。再煎一二沸。食前服。一二服神效。)人參 黃芩 官桂 麻黃 防己(各一兩)生薑(五兩)芎藭 芍藥 甘草 白朮(各一兩)附子(一隻去皮)防風(一兩半)上為㕮咀。每服三錢。水二盞。煎八分。去滓溫服。不拘時。**大驅風散**。治猝中欲死。風攻身體及五臟。言語謇澀。神思冒昧。或履濕氣。變為腳氣。此方尤妙。麻黃(二兩)芎藭(一兩半)石膏(煨一兩半)肉桂 白芷 甘草 乾薑(炮)當歸 黃芩 杏仁(去皮尖炒各二分)上為㕮咀。每服四錢。水盞半。煎六分。去滓。不以時候稍熱服。汗出為度。一方入荊瀝五合同煎。大驗。如腳氣加白朮一兩。乾木瓜一兩。去乾薑。

Nach der Geburt hat die Frau Fieber und ist in bedrückter Stimmung; im oberen Teil des Körpers dreht sich das Qi um und entwickelt eine Jiao Qi-Erkrankung - wieso?

Die Antwort lautet: Wenn die Schwangere bei der Geburt liegt, gerät das Blut in Leere und es entwickelt sich Fieber. Wenn es sich nun wiederholt in der Frühlingszeit zu sehr abkühlt und aus dem Erdboden Feuchtigkeit aufsteigt, und wenn ihre Füße dort auftreten, bildet sich *Jiao Qi* 腳氣. Dieser Zustand führt zu Fieber, bedrückter Stimmung und Ziehen in den Muskeln. Sie erschrickt leicht, hat Herzklopfen und ist voller Unruhe und gereizt (*Xin Fan* 心煩). Sie erbricht, wenn das Qi gegenläufig nach oben steigt. Dass alles gehört zu dem Krankheitsbild.

Nur die Medizin *Xiao Xu Ming Tang*,[516] 3 x 2 Dosen, wird es mit Sicherheit heilen. Wenn ein Arzt hier irrtümlicherweise Kräuter auswählt, die angreifen (*Yao Gong* 藥攻), um verdorbenes Blut zu vertreiben, wird zwar das Blut entfernt, aber die Krankheit wird sich beträchtlich verschlimmern.

---

[516] *Xiao Xu Ming Tang* heißt „Dekokt um das Leben zu retten!"

Erkrankungen und Rezepturen:

1). *Xiao Xu Ming Tang* 小續命湯: Dieses Dekokt ist passend, egal ob vor oder nach der Geburt, ob bei einem eingedrungenen Wind-Übel oder einer extremen Leere und wenn der ganze Körper schmerzt. Oder die Erkrankung geht mit Atemnot einher, die sich nicht beruhigt. Das Dekokt ist zusammen mit *She Xiang* 麝香 und *Ban Xia* 半夏 einzunehmen, jede Dosis wird mit 2 Tassen Wasser aufgesetzt. Nachdem das Dekokt fertig ist, gieße die Flüssigkeit der Arzneien ab. Andere geben nur *She Xiang* mit hinein und lassen das Dekokt 1-2 Mal aufkochen. Vor der Einnahme sollte die Patientin etwas essen, 1-2 Dosen haben eine überragende Wirkung.

- *Ren Shen*
- *Huang Qin*
- *Guan Gui*
- *Ma Huang*
- *Fang Ji* (von jedem 1 Liang)
- *Sheng Jiang* (5 Liang)
- *Qiong Xiong*
- *Shao Yao*
- *Gan Cao*
- *Bai Zhu* (von jedem 1 Liang)
- *Fu Zi* (nur 1 Stück, entferne die Haut)
- *Fang Feng* (1½ Liang)

Zubereitung: Zerstoße alles in grobe Stücke, jede Dosis beträgt 3 Qian. Nimm 2 Tassen Wasser dazu und reduziere die Flüssigkeit auf 80%. Entferne die Reste und serviere die Medizin warm. Man braucht keine festen Zeiten einzuhalten.

2). *Da Qu Feng San* 大驅風散 heilt einen plötzlichen Windschlag, sodass sie sterben möchte. Der Wind hat alle Körperstrukturen und die 5 Zang-Organe angegriffen, die Sprache ist stammelnd und stockend, der geistige Zustand (*Shen Si* 神思) ist verwirrt und wie im Dunkeln (*Mao Mei* 冒昧). Vielleicht ist sie auf feuchtem Boden gegangen und die Krankheit hat sich in eine Jiao Qi-Erkrankung verändert. Dies Rezept ist dafür besonders geeignet.

- *Ma Huang* (2 Liang)
- *Qiong Xiong* (1½ Liang)
- *Shi Gao* (auf einem kleinen Feuer gekocht, 1½ Liang)
- *Rou Gui*
- *Bai Zhi*

- *Gan Cao*
- *Gan Jiang* (geröstet)
- *Dang Gui*
- *Huang Qin*
- *Xing Ren* (entferne die Schale und die dünne Haut, geröstet, von jedem 2 Fen)

Zubereitung: Zerstoße alles in grobe Teile, jede Dosis beträgt 4 Qian. Nimm eine halbe Tasse Wasser dazu und reduziere die Flüssigkeit auf 60%. Entferne die Reste und verabreiche die Medizin etwas heiß, ohne feste Zeiten einzuhalten, solange, bis bei der Patientin Schweiß ausbricht. Ein anderes Rezept tröpfelt 5 Ge Brombeersaft (*Jing* 荊) hinein und lässt es ebenso köcheln. Wenn es sich bestätigt, dass sich eine *Jiao Qi* 腳氣-Krankheit entwickelt hat, füge *Bai Zhu* 白朮 und *Gan Mu Gua* 乾木瓜, jeweils 1 Liang, hinzu. Entferne dann *Gan Jiang* 乾薑 aus dem Rezept.

Akupunkturpunkte:

Es kommen dieselben Punkte in Frage wie in der Frage 29!

Kommentar:

Qi Zhongfu greift in der 98. Frage noch einmal die Bein-Krankheit = *Jiao Qi* 腳氣 (Beriberi) auf. Wieder betont er die Wichtigkeit einer Ruhephase für die Frau nach der Geburt. Denn nach der Entbindung besteht bei ihr eine Qi- und Blut-Leere. Wenn es sich nun im Frühling zu sehr abkühlt und aus dem Erdboden Feuchtigkeit aufsteigt, kann der geschwächte Körper der Frau diese nicht abwehren, wenn ihre Füße barfuß darüber gehen. So bildet sich leicht eine Jiao Qi-Erkrankung.

Auch hier verweise ich auf den längeren Exkurs im Kommentar zur Frage 29. Ob die „Bein-Krankheit" besonders häufig unter der ärmeren Bevölkerung resp. unter den Reisbauern auftrat, die ja einen großen Teil ihres Lebens barfuß im Wasser standen? Dass diese Erkrankung aufgrund eines Vitamin B1-Mangels entsteht, ist eine der großen Errungenschaften der westlichen, materiell ausgerichteten, Medizin. Verschiedene Deutungsmuster als Mangelerscheinung oder Nahrungsmittelvergiftung waren jedoch lange umstritten. Das chinesische Erklärungsmodell ist an dieser Stelle ein Versuch, die Erkrankung als ein Fehlverhalten der Frau anzuprangern, die nicht den nachgeburtlichen Regeln folgt.

Frage 99

第九十九問 產後汗出多而變痓風?

答曰。產後血虛。內理不腠密。故多汗。因遇風邪。搏變痓風。痓者。口噤不開。背強而直。如風發癇狀。搖頭。馬鳴。身反折。須臾十發。氣息如絕。宜速斡口灌之小續命湯。稍緩即汗出如雨。手拭不及者。不可治。三因方云。既汗多如何更服麻黃桂等。不若大局方大聖散。亦良藥。**小續命湯**（方見九十八問）**防風湯**。治產後中。如角弓時時反張。口噤。防風（一兩）葛根（一兩）芎藭生地　藁本　杏仁（去皮尖各一兩）獨活（二兩）甘草　桂心防己　蔓荊子（各七錢半）麻黃（一兩）上為㕮咀。每服四錢。水盞半。煎六分。去滓溫服。不拘時。

Nach der Geburt treten häufig Schweißausbrüche auf, und es entwickeln sich tetanische Krampfanfälle - wieso?

Die Antwort lautet: Nach der Geburt ist eine Blutschwäche entstanden. Die Maserungen der Haut sind nicht gefestigt und verdichtet (*Cou Mi* 腠密), deshalb tritt Schweiß heraus. Wenn die Frau auf dieser Grundlage einem Wind-Übel begegnet, kämpfen beide miteinander und es entstehen unerwartet tetanische Krampfanfälle (*Zhi Feng* 痓風).[517]

Was die *Zhi* 痓 -Erkrankung betrifft, geht sie einher mit einem zitternden Mund, der sich nicht öffnet, der Rücken ist gespannt und steif, und wenn Wind hinzukommt, entsteht ein Zustand wie bei der Epilepsie (*Xian* 癇). Sie wackelt mit dem Kopf und gibt Geräusche von sich wie ein Pferd.

---

[517] *Zhi Bing* 痓病 = „Die Krampf-Krankheit" beschreibt eine Krankheit mit Steifheit und Krämpfen in Rücken und Nacken sowie Kiefernsperre und Spasmen in den Gliedmaßen, bedingt durch Qi- und Blutmangel und Schleimfülle im Inneren. Verglichen mit der westlichen Medizin ist es ein Äquivalent für Tetanus. Häufig sind exogene pathogene Faktoren wie Wind, Nässe, Hitze und Kälte Mitverursacher dieser Krankheit. Im *Su Wen* im 37. Kapitel finden wir dazu: „Wenn die Hitze aus der Lunge in die Niere gelangt, entsteht eine Erkrankung mit Krämpfen. Man nennt dies *Zhi* 痓." Das *Jin Gui Yao Lue* erklärt: „Zhi-Erkrankungen sind fieberhafte Erkrankungen mit Symptomen wie Nackensteife, Krämpfe und Kiefernsperre. Entweder klimatische oder innere Faktoren können dafür verantwortlich sein; Sie sind nur schwer zu heilen"! Im zweiten Kapitel des Buches diskutiert *Zhang Zhongjing* dann viele Variationen dieser Erkrankung nach ihren Verläufen im 6 Schichten-Modell.

Der Körper ist nach rückwärts verdreht (*Fan Zhe* 反折).[518] Nach nur einem Augenblick hat sich der Zustand voll entwickelt und die Atmung ist wie abgeschnitten. Man sollte hier schleunigst den Mund der Patientin mit *Xiao Xu Ming Tang* füllen. Etwas später kommt Schweiß heraus wie Regen. Wenn die Hand den Schweiß schon wegwischt, ist es bereits zu spät, die Krankheit kann nicht mehr geheilt werden. Es heißt, es gibt drei Rezepte auf dieser Grundlage. Wenn schon viel Schweiß herausgekommen ist, warum enthält das Rezept weiterhin *Ma Huang* 麻黃 und Arzneien aus der Klasse der Zimtartigen (*Gui Deng* 桂等)? Das ist nicht so gut für die Gesamtsituation wie *Da Sheng San* 大聖散, welches auch eine gute Medizin ist (Siehe dazu Frage 8).

Erkrankungen und Rezepturen:

1). *Xiao Xu Ming Tang* 小續命湯: Das Rezept erscheint bereits in der 98. Frage.

2). *Fang Feng Tang* 防風湯 heilt einen Schlaganfall der Frau nach der Geburt. Ihr Rücken ist verbogen und ständig überstreckt und ihr Mund zittert.

- *Fang Feng* (1 Liang)
- *Ge Gen* (1 Liang)
- *Qiong Xiong*
- *Sheng Di*
- *Gao Ben*
- *Xing Ren* (entferne die Schale und die Haut, von jedem 1 Liang)
- *Du Huo* (2 Liang)
- *Gan Cao*
- *Gui Xin*
- *Wan Jing Zi* (von jedem 7½ Qian)
- *Ma Huang* (1 Liang)

Zubereitung: Zerstoße alles in grobe Teile, jede Dosis beträgt 4 Qian. Nimm ½ Tasse Wasser dazu und koche die Flüssigkeit bis auf 60% herunter. Entferne die Reste und serviere die Medizin warm, ohne feste Zeiten einzuhalten.

---

[518] *Fan Zhe* 反折 ist das chinesische Äquivalent zum Ophistotonus. Der Opisthotonus (gr. ópisthen ‚rückwärts' und τόνος ‚Tonus', ‚Spannung') ist ein Krampf vor allem in der Streckmuskulatur des Rückens. Er führt zu einer starken Rückwärtsneigung des Kopfes und zur Überstreckung von Rumpf und Extremitäten. (WIKIPEDIA)

Akupunkturpunkte:

- *Lu Xin* (SJ 19) behandelt Wind-Krämpfe (*Feng Jing* 風痙).
- *Da Ying* (Ma 5) behandelt Wind-Krämpfe, Kiefernklemme, Zahnschmerzen, Schwellungen der Wangen, Abneigung gegen Kälte und eine steife Zunge, bei der sie nicht sprechen kann.
- *Ya Men* (Du 15) behandelt Fieber und Schüttelfrost, Wind-Krämpfe Überstreckung und Steifheit des Rückens und einen wackelnden Gang.
- *Tian Chong* (Gbl 9) behandelt Wahnsinn, Wind-Krämpfe und die Neigung, sich zu erschrecken.
- *Pi Shu* (Bl 20) beherrscht einen hin- und her wackelnden Gang, und Hitze-Krämpfe, die Knochenschmerzen verursachen.
- *Shang Guan* (Gbl 3) beherrscht Schaum vor dem Mund, Fieber und Schüttelfrost und Hitze-Krämpfe, die Knochenschmerzen verursachen.
- *Shen Shu* (Bl 23) beherrscht Kälte- und Hitze-Krämpfe mit einem überstreckten, steifen Rücken.
- *Gan Shu* (Bl 18) beherrscht kalte Muskeln und Sehnen, Hitze-Krämpfe, und Verspannungen aller Sehnen.
- *Yu Ji* (Lu 10) beherrscht Krampfanfälle, aufsteigendes Qi, Stimmverlust und die Unfähigkeit zu sprechen.
- *Yao Shu* (Du 2) beherrscht einen Rücken, der wie ein Bogen gespannt ist.
- *Bai Hui* (Du 20) beherrscht Steifheit des Rückens, der wie ein Bogen gespannt ist.
- *Shang Liao* (Bl 31) beherrscht einen Rücken, der wie ein Bogen gespannt ist.

Kommentar:

In der 99. Frage beantwortet *Qi Zhongfu* die Entwicklung von Krampfanfällen. Wieder ist die Grundlage dafür eine Blutschwäche und eine zu durchlässige Hautmaserung (*Cou Li* 腠理), die bei starken äußeren Winden das Windübel hineinlässt und tetanische Krämpfe verursacht. Es werden dann alle Symptome aufgezählt, die wir aus der westlichen Medizin bei Tetanus kennen. Diese Erkrankung spielte früher wie heute in allen Kulturen eine große Rolle im Rahmen nachgeburtlicher Folgen.

„Tetanus („Wundstarrkrampf") von Müttern und Neugeborenen gehört zu den heute gut vermeidbaren Todesursachen, ist aber in etlichen Regionen der Welt noch immer verbreitet, trotz einer Initiative der WHO zur Elimination der Infektion. Die Bemühungen hinsichtlich Impfprophylaxe, Hygiene bei den Entbindungen und Überwachungsmaßnahmen müssen fortgesetzt werden.

Neonataler Tetanus liegt vor, wenn ein Neugeborenes während der ersten zwei Lebenstage normal trinkt und schreit, hingegen zwischen dem dritten und 28. Tag nicht normal trinken kann und steif wird bzw. muskuläre Spasmen aufweist. Mütterlicher Tetanus ist ein solcher, der während der Schwangerschaft oder innerhalb von sechs Wochen nach deren Ende (durch Entbindung, Fehlgeburt oder Abort) auftritt. Ohne ärztliche Hilfe liegt die neonatale Letalität bei fast 100%, mit Krankenhausversorgung immer noch bei 50% oder mehr. Bei Müttern ist die Sterblichkeit geringer. Eine besonders hohe Mütter-Sterblichkeit hat Tetanus aber im Zusammenhang mit einer Abtreibung. Eine solche wird in Südweltländern oft mit gefährlichen Methoden oder unsterilen Instrumenten ausgeführt. In solchen Regionen wird meist auch selten gegen Tetanus geimpft.

Impfungen der Mütter haben immerhin dazu geführt, dass heute 82% der Neugeborenen auf der Welt vor Tetanus geschützt sind. In Drittwelt- und Schwellenländern finden die meisten Entbindungen außerhalb von Krankenhäusern statt. Oft sind auch keine geschulten Helfer beteiligt. Studien in Afrika und Asien zeigten, dass Interventionen in Form von Aufklärung und verbesserter Hygiene das Tetanus-Risiko reduzieren, auch ohne Impfprogramme."[519]

Die Epilepsie-Krankheit (*Xian* 癎) ist bereits in der 21. Frage detailliert behandelt worden.

---

[519] https://www.gyn-depesche.de/nachrichten/tetanus-von-mutter-und-neugeborenem/

Frage 100

第一百問 產後所下過多虛極生風?

答曰。婦人以營血為主。因產血下太多。氣無所主唇青。肉冷。汗出。目瞑。神昏。命在須臾。此但虛極生風也。如此急服**濟危上丹**良。以風藥治之。則誤矣。乳香　五靈脂　硫黄 太陰玄精石（研）桑寄生　真阿膠 卷柏（生）陳皮（各等分）上將上四味同研。石器內微火炒動。勿令焦。炒了再研極細。後入余藥末。用地黃汁和糊。丸如桐子大。溫酒下二十丸。當歸酒下尤妙。**神授散**。治產後一切疼痛。不論大小。以致危篤者皆可服。百合（水浸洗）乾薑（炮）甘草 當歸 川芎（各二兩）青皮　桂心　牡丹皮　白芍　陳皮（各五兩）神麯（炒）麥肉（一本麥冬王宇泰書作麥芽）人參（各三兩）紅花（一兩半）上為㕮咀。每服二錢。水一盞。姜三片。棗一枚。煎七分。空心去滓溫服。妊婦不可服。虛者去牡丹皮紅花。加附子三兩。

Nach der Geburt besteht im unteren Bereich der Frau eine ausgeprägte Schwäche. Wenn diese extrem ist, entwickelt sich Wind - wieso?

Die Antwort lautet: Bei der verheirateten Frau stehen Ying und Blut (*Ying Xue* 營血) an erster Stelle. Wenn nach der Geburt das Blut in großen Mengen unten herausläuft, hat das Qi nichts mehr zum Beherrschen. Ihre Lippen sind bläulich (*Qing* 青), ihr Fleisch ist kalt und Schweiß tritt heraus. Ihre Augen sind geschlossen und ihr Shen ist verwirrt (*Shen Hun* 神昏). Ihr Schicksal liegt in diesem einen Moment, der aber mit einer extremen Schwäche (*Xu Ji* 虛極) verbunden ist, und so entwickelt sich Wind. Hier ist als Notfallmedizin *Ji Wei Shang Dan* eine gute Wahl. Wenn ein Arzt jetzt Arzneien zur Behandlung nimmt, die Wind vertreiben, ist das ein Fehler, in der Tat!

Erkrankungen und Rezepturen:

1). *Ji Wei Shang Dan* 濟危上丹:

- *Ru Xiang*
- *Wu Ling Zhi*
- *Liu Huang*

- *Tai Yin Xuan Jing Shi* (zerstoßen)
- *Sang Ji Sheng*
- *Zhen E Jiao*
- *Juan Bai* (roh)
- *Chen Pi* (von jedem die gleiche Menge)

Zubereitung: Nimm die ersten 4 Arzneien und zerstoße sie auf die gleiche Weise. Zünde im Inneren eines Steingefäßes ein kleines Feuer an und röste sie, um ihren Zustand zu verändern. Sie sollten nicht verbrennen. Nach dem Ende des Röstens zerstoße alles zu einem feinen Pulver. Danach füge die übrigen Arzneien hinzu. Nimm Di Huang-Saft und vermische alles zu einer Paste und forme Pillen von der Größe eines Wu Tong-Samens. Schlucke 20 Pillen mit warmen Wein hinunter. Wein aus der Angelikawurzel (*Dang Gui Jiu* 當歸酒) ist hier besonders wertvoll.

2). *Shen Shou San* 神授散 heilt jeden Schmerz der Frau nach der Geburt, egal ob schwer oder leicht. Auch wenn sie in einem kritischen Zustand ist (*Wei Du* 危篤), kann diese Medizin angewendet werden.

- *Bai He* (eingeweicht in Wasser)
- *Gan Jiang* (geröstet)
- *Gan Cao*
- *Dang Gui*
- *Chuan Xiong* (von jedem 2 Liang)
- *Qing Pi*
- *Gui Xin*
- *Mu Dan Pi*
- *Bai Shao*
- *Chen Pi* (von jedem 5 Liang)
- *Shen Qu* (geröstet)
- *Mai Rou* (nur die Wurzel von *Mai Dong* 麥冬, ist der König unter dem Himmelszelt, in den Büchern entsteht daraus Malz (*Mai Ya* 麥芽).
- *Ren Shen* (von jedem 3 Liang)
- *Hong Hua* (1½ Liang)

Zubereitung: Zerstoße alles in grobe Teile, jede Dosis beträgt 2 Qian. Nimm 1 Tasse Wasser, 3 Scheiben Ingwer und eine Dattel dazu und koche es auf 70% herunter. Entferne die Reste und nimm die Medizin warm auf leeren Magen. Wenn die verheiratete Frau aufgrund ihrer Schwäche die Medizin nicht nehmen kann, entferne die zwei Arzneien *Mu Dan Pi* 牡丹皮 und *Hong Hua* 紅花 aus der Rezeptur und füge anstelle *Fu Zi* 附子 (3 Liang) hinzu.

Akupunkturpunkte:

- *Da Zhu* (Bl 11) behandelt Wind-Erschöpfung (*Feng Lao* 風勞), Atemnot, Brustblockaden, Hitze und verschwommenes Sehen.

- *Da Zhui* (Du 14) behandelt Wind-Erschöpfung nach übermäßigem Qi-Verbrauch.

- *Feng Men* (Bl 12) behandelt Wind-Erschöpfung, gegenläufiges Qi mit Hochwürgen von Essen, Schmerzen in Brust und Rücken, keuchende Atmung und einen unruhigen Schlaf.

- *Pang Guang Shu* (Bl 28) behandelt Wind-Erschöpfung mit Schmerzen im unteren Rücken.

- *Fu Fen* (Bl 41) behandelt Wind-Erschöpfung und Taubheit der Arme.

- *Wu Li* (Di 13) behandelt Wind-Erschöpfung, Schrecken und Furcht, Bluterbrechen, Ellbogen- und Armschmerzen und die Unfähigkeit, die 4 Gliedmaßen zu bewegen.

- *Qu Quan* (Le 8) behandelt Wind-Erschöpfung, Samenverlust und extreme Schmerzen im ganzen Körper. Die Patientin hat Durchfälle mit Wasser, Blut und Eiter, Schwellungen der Genitalien und Beinschmerzen.

- *Guan Yuan Shu* (Bl 26) heilt Wind-Erschöpfung mit Schmerzen im unteren Rücken.

- *Fu Tu* (Ma 32) heilt Wind-Erschöpfung, manische Übel, kalte Knie, Verkrampfungen der Fingergelenke, versteckte Hautauschläge (*Pao Zhen* 炮疹),[520] einen aufgeblähten Bauch und Kurzatmigkeit.

- *Nao Hu* (Du 17) heilt Schwere im Kopf und Wind-Erschöpfung. Setze 5 Moxakegel und stich danach 3 Fen tief mit auffüllender Technik.

[520] *Pao Zhen* 炮疹 ist der chinesische Begriff für Gürtelrose. Eine Gürtelrose (Herpes Zoster) wird wie Windpocken durch Varizella-Zoster-Viren verursacht. Die meisten Erwachsenen ab einem Alter von 50 Jahren haben in ihrem Leben die Windpocken durchgemacht. Dabei nisten sich Viren im Körper in den Nervenzellen ein. Das Herpes-Virus ist wie eine „schlafende Zeitbombe", die in Extremfällen bei großer Erschöpfung oder anderen Qi-konsumierenden Erkrankungen explodiert. Wir sehen das heute oft als Folge einer Covid 19-Erkrankung (auch nach einer Impfung dagegen!) oder nach einem schweren geistig-seelischen Schock.

Kommentar:

Nun ist endlich die letzte Frage gestellt und beantwortet, und *Qi Zhongfu* kommt zum Ende seiner 100 Fragen zur Frauenheilkunde. Eine Geburt ist schon eine gehörige Strapaze für die verheiratete Frau! Durch die starken Blutverluste, dem verdorbenem Blut und der körperlichen Anstrengung im Rahmen der Entbindung kann eine extreme Schwäche entstehen, aus der sich ein Wind-Übel entwickeln kann.

Wir sprechen hier von einem „inneren Wind" (*Nei Feng* 內風), der sich auf dem Boden einer extremen Yin-Substanzschwäche entwickelt. Die „moderne TCM" ordnet dieses Phänomen der Leber zu. Die anstrengende Geburt konsumiert das Leber-Blut als einen Aspekt des Leber-Yin, und wo das Yang keine Kontrolle mehr hat, wirbelt es als Wind empor und stört wie ein Sturm weitere Organfunktionen und bedroht schließlich das Leben.

Wer hier den Wind vertreiben will, riskiert das Leben seiner Patientin! Dieser innere Wind muss gelöscht werden, d.h. Yin-Blut-Substanz muss unbedingt wieder aufgebaut werden, und dass nicht nur durch Arzneimittel. Hier kommen nährende Fleischsuppen, viel Ruhe und leichte Qigong-Übungen zum Tragen. Die traditionelle Ruhephase der Frau nach der Entbindung ist eigentlich in allen Kulturen angelegt und heilsam für die Wöchnerin, die sich dann völlig dem Baby widmen kann. Leider lässt unsere heutige Zeit kaum noch eine ausreichende Erholung der Frau nach der Entbindung zu. Ein fehlender Partner, umtriebige Eltern und Schwiegereltern sowie eine eigene Anspruchshaltung der jungen Mutter verhindern oft die so notwendige Rekonvaleszenz.

Das Wochenbett, auch Kindbett oder lateinisch Puerperium genannt, bezeichnet den 6- bis 8-wöchigen Zeitraum nach der Entbindung. Diese Zeit benötigt der weibliche Organismus zur Regeneration der schwangerschafts- und geburtsbedingten Veränderungen. Das „Wochenbett" – Auch wenn es irgendwie altmodisch klingt, ist diese Phase der Erholung nach der Geburt wichtig. Denn Körper, Geist und Seele von Mama und Baby brauchen diese Zeit dringend, um die Geburt zu verarbeiten, Kraft zu tanken und in ihrem neuen Alltag anzukommen. Expert*innen empfehlen deshalb, eine Wochenbett-Dauer von sieben bis acht Wochen einzuhalten.[521]

ENDE

[521] Siehe https://www.familie.de/schwangerschaft/wochenbett-dauer/

Hommage an Franz Hübotter

Franz Hübotter (1881-1967) war ein Berliner Arzt, der sein Leben damit verbrachte, Brücken zwischen der westlichen und der chinesischen Medizin zu schlagen.[522]

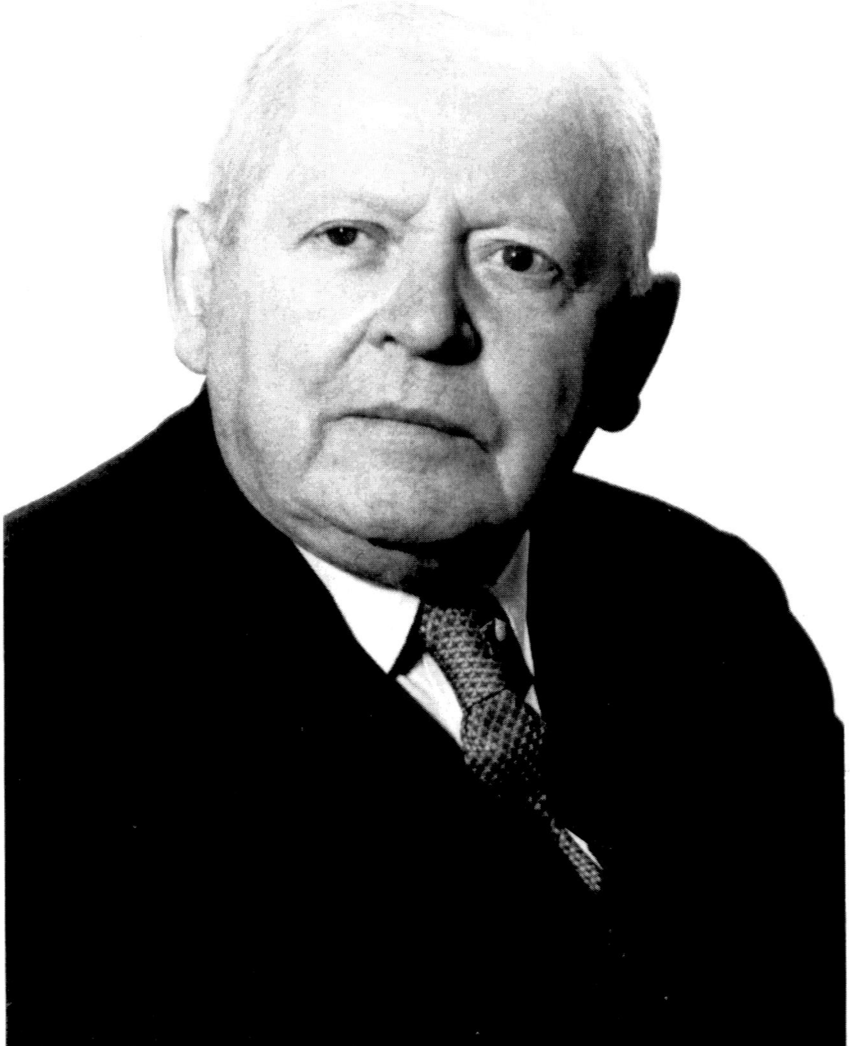

[522] **Hanns-Robert Goldmann** hat sich der Lebensgeschichte Hübotters angenommen und eine Dissertation darüber geschrieben: Franz Hübotter – Ein Berliner Arzt zwischen Ost und West, Inaugural-Dissertation zur Erlangung der Doktorwürde an den Medizinischen Fachbereichen der Freien Universität Berlin, 1991. In meinem Rückblick auf *Franz Hübotter* beziehe ich mich im Wesentlichen auf die hier zusammengestellten Fakten. Das Foto stammt aus dem Nachlass von *Franz Hübotter*, das mir seine Familie freundlicherweise zur Verfügung gestellt hat.

Das Genie **Franz Hübotter** ist oft verkannt worden. Schon mit 20 Jahren immatrikulierte er an der Universität Jena an der medizinischen Fakultät und promovierte dort 1906. Zwei weitere Studiengänge absolvierte er erfolgreich in Medizingeschichte und Sinologie als Dr. phil. Schon früh zeigte sich seine Sprachbegabung, die sich auf das mühelose Lernen von über 15 Fremdsprachen bezog. Besonders die orientalischen Sprachen waren Hübotters Steckenpferd, und so lernte er Chinesisch, Japanisch, Indisch, Russisch, Tibetisch, Sanskrit und konnte sich fließend darin in Schrift und Sprache verständigen. Später kamen noch Türkisch, Persisch, Arabisch, Spanisch, Italienisch und die nordischen Sprachen hinzu.

Schon 1913 schrieb Hübotter über die chinesische Heilkunde: 1) Beiträge zur Kenntnis der chinesischen sowie der tibetisch-mongolischen Pharmakologie und 2) Shou-shi-pien - Ein Lehrbuch der Geburtshülfe, dass im Folgenden von mir überarbeitet und neu kompiliert worden ist.

1921-1925 lebte *Franz Hübotter* in Japan und interessierte sich dort besonders für die traditionelle Kampo-Medizin, die die Japaner aus dem „Kälte-Klassiker" des *Zhang Zhongjing* adaptierten und zu einer Konstitutionstherapie erweiterten. 1930-1953 lebte *Franz Hübotter* in China, war dort Missionarsarzt und studierte die chinesische Medizin Vorort in *Qing Dao* 青島 unter den ärztlichen Koryphäen seiner Zeit.

Zwei Bücher von ihm sind noch zu erwähnen: 1). 3000 Jahre Medizin – Ein geschichtlicher Grundriss, umfassend die Zeit von Homer bis zur Gegenwart (1920). Von diesem handschriftlich verfassten und in Sütterlin geschriebenen Werk von *Franz Hübotter* wurden nur 150 Exemplare gedruckt. Unter besonderer Berücksichtigung der Zusammenhänge zwischen Medizin und Philosophie ist dieses Buch wohl seine Herzensangelegenheit gewesen. Er stellt hier die großen naturheilkundlichen Themen, insbesondere die Homöopathie in den Vordergrund und zeigt sich wertfrei als ein wahrer Forscher und Medizinhistoriker.

2). *Franz Hübotter* schrieb 1929 sein Hauptwerk „Die chinesische Medizin zu Beginn des XX. Jahrhunderts und ihr historischer Entwicklungsgang". Als Arzt und Sinologe konnte Hübotter die altchinesischen Quellen studieren und für die Praxis umsetzen. In seinem Buch hat *Franz Hübotter* viele klassischen Texte der chinesischen Medizin teilübersetzt: Das *Mai Jing*, das *Nan Jing*, Teile des *Nei Jing*, die Pulslehre des *Li Shizhen* und vieles mehr. Warum sein Buch nicht zum Standard der damaligen Akupunkteure wurde, bleibt ein Rätsel; vielleicht war Hübotter seiner Zeit weit voraus und für viele schwer verständlich, weshalb seine Bücher kaum zitiert wurden und im Mainstream der „französischen Schule" untergingen.

Franz Hübotter wurde im Zeitalter des „kalten Krieges" 1953 nach einem Gefängnisaufenthalt aus China ausgewiesen und in Berlin zunächst von seinen deutschen Kollegen geächtet, denn „niemand war dort neugierig auf östliche Methoden." So blieb sein Lebenswerk „Die Chinesische Medizin zu Beginn des XX. Jahrhunderts und ihr historischer Entwicklungsgang", erschienen im Jahr 1929 in Leipzig im Verlag Asia Major, weitgehend unbekannt und ungenutzt.[523]

Im Jahre 1944 trat Hübotter offiziell dem Buddhismus bei, dem er bis zu seinem Lebensende anhing. Als Mitglied und Schüler der Tian Tai-Schule (*Tian Tai Zong* 天台宗) vertrat er eine Lehre, die dem Zen-Buddhismus sehr ähnlich ist. Später in Berlin sollte er regelmäßig Meditationsübungen und Seminare dazu abhalten.

Zurückgekehrt nach Deutschland gründete er 1953 eine Privatpraxis, in der er neben der westlichen Medizin auch chinesische Medizin und Klassische Homöopathie praktizierte. Er trat dem Berliner Verein homöopathischer Ärzte bei, dessen Vorsitz er viele Jahre innehatte. 1960 gab *Franz Hübotter* im Selbstverlag sein Büchlein „50 Jahre ärztliche Praxiserfahrung" heraus. Hier stellt er seine medizinischen Integrationsleistungen von westlicher und chinesischer Medizin zusammen. Als einer der ersten, der in Deutschland die Akupunktur in der Praxis anwandte, gaben seine Erfahrungen wichtige Anregungen für die nachfolgende Ärztegeneration. Bis kurz vor seinem Tode hatte *Franz Hübotter* als Professor Lehraufträge an der Universität Berlin in Medizingeschichte und Sinologie. Als er im März 1967 mit 86 Jahren starb, fand sein Begräbnis im Beisein einer großen Trauergemeinde mit einer buddhistischen Andacht statt.

In Memorandum an *Franz Hübotter* habe ich eines seiner Erstwerke, das *Shou-shi-pien* - Ein Lehrbuch der Geburtshülfe überarbeitet, neu zusammengestellt und mit Schriftzeichen versehen. Mit dem *Shou-shi-pien* liegt eine insgesamt gut lesbare, in sich geschlossene Arbeit vor, die einen praxisbezogenen Einblick in die Kultur und perinatale Gebräuche der Chinesen bietet. *Franz Hübotter* zeigt hier die chinesischen Anschauungen wertfrei und voller Respekt in ihrem ethnischen Zusammenhang. Wir sehen im *Shou-shi-pien* an vielen Stellen Beschreibungen und Behandlungen von Frauenleiden und zur Geburtshilfe, wie sie auch im *Nuke Baiwen* beinahe identisch vorhanden sind. So finden *Qi Zhong Fu's* Ansichten auch noch 550 Jahre später (1785) ihre Anerkennung und Bestätigung in der Praxis der Frauenheilkunde.

---

[523] Vergleiche die Entwicklung der chinesischen Medizin in Europa bei **Udo Lorenzen**: Die Heilkunst des *Zhang Jiebin* – Das Herz als Mittelpunkt therapeutischen Handelns, a.a.O. S. 175

Shou Shi Pien

壽世編

Ein chinesisches Lehrbuch der **Geburtshülfe**

Aus dem chinesischen Urtext übersetzt und erläutert

von

Dr. med. et phil. Franz Hübotter (1913)

überarbeitet, ergänzt und neu kompiliert von Udo Lorenzen (2022)

受胎之圖式

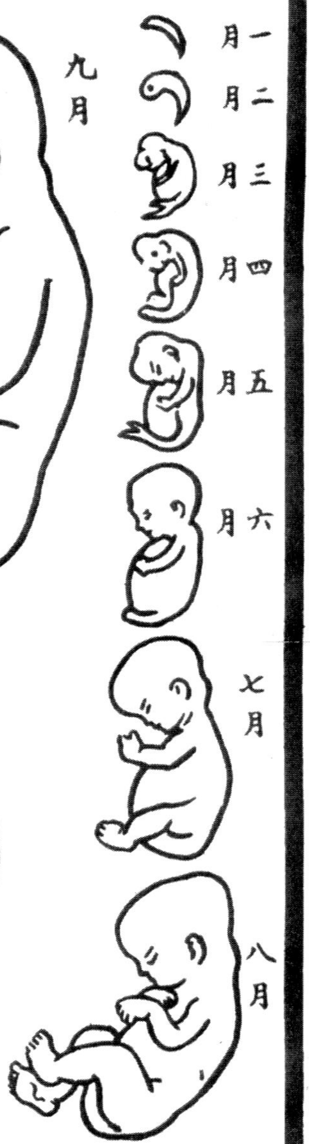

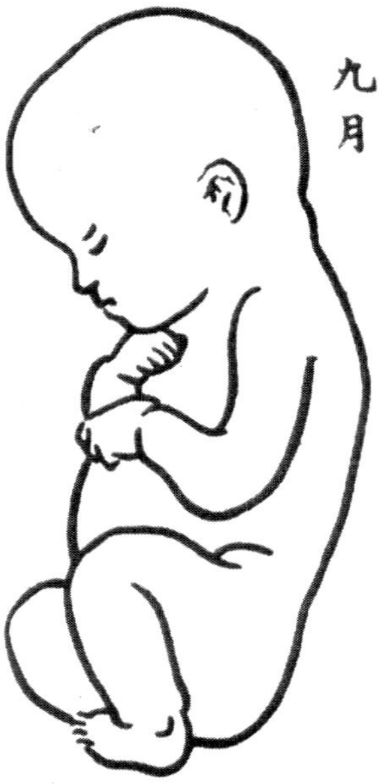

保胎靈符

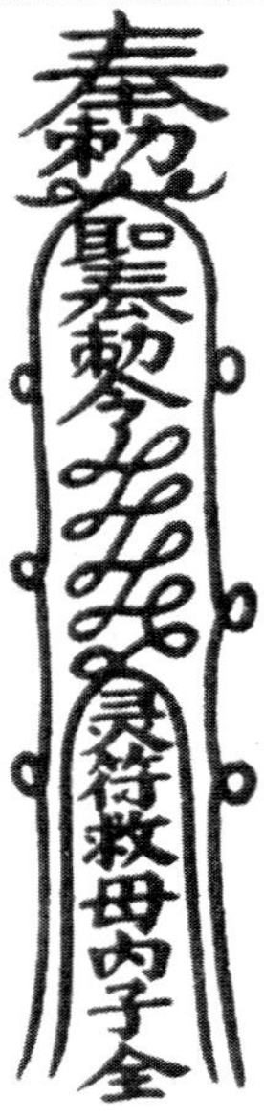

此符內聖人勅令等照樣各字宜謄寫明如孕婦有犯胎神者將符化火調水服之即愈

出世圖

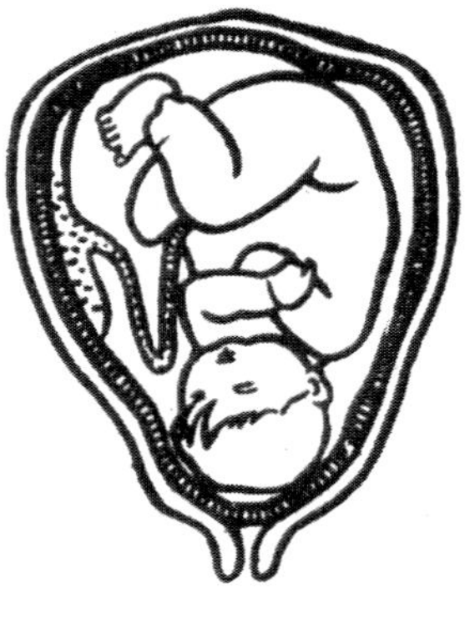

六甲大犯五方靈符

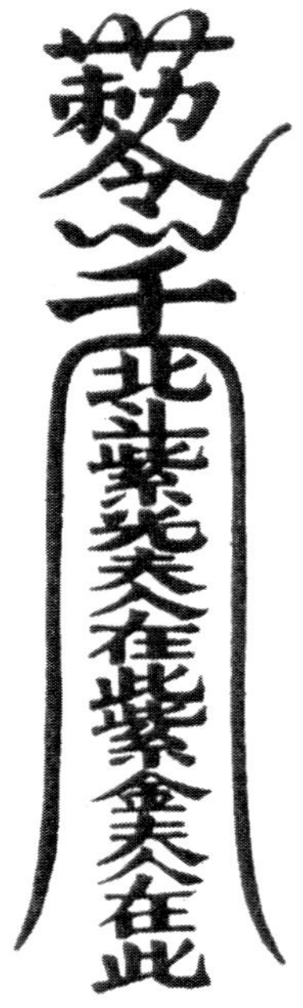

EINLEITUNG:

Wie in vielen orientalischen Ländern lag früher ganz und liegt großenteils noch heute in China die praktische Geburtshilfe in den Händen der Hebammen.[524] Wenn ein chinesischer Arzt zu einem geburtshilflichen Falle gerufen wird, beschränkt sich die Inspektion auf das Gesicht der Kreißenden und die Palpation auf das Fühlen des Pulses; jede manuelle Untersuchung der Genitalien oder gar operatives Vorgehen von Seiten des Arztes ist so gut wie ausgeschlossen und dürfte nur in verzweifelten Fällen ganz ausnahmsweise stattgefunden haben. So ist der chinesische Arzt im Allgemeinen, was die praktische Geburtshilfe anbetrifft, auf die Hebammen angewiesen. An Modellen von Knochen und Elfenbein kann die Kreißende die Stellen ihrer Beschwerden ungefähr zeigen. Es ist unter diesen Umständen nicht zu verwundern, wenn europäischen Lesern mancherlei in den chinesischen Büchern über Geburtshilfe absurd erscheint. Um so beachtenswerter ist, wie viel gesunde Erfahrung in anerkennenswerter Weise in manchen derartigen Werken zusammengestellt ist. Es finden sich darin allgemeine Sätze, welche in einem modernen, europäischen Lehrbuch ebenso gut stehen könnten. Unter den chinesischen Werken über Geburtshilfe zeichnet sich das im Folgenden übersetzte Lehrbuch durch Kürze, Klarheit der Ausdrucksweise und Vermeidung theoretischen Wustes aus. Auch hat der chinesische Verfasser das Ganze durch Mitteilung einiger Fälle aus seiner eigenen Praxis zu beleben verstanden. Wie mir von Chinesen versichert wird, ist dieses Buch noch heute bei Ärzten und speziell beim Laienpublikum und den besseren Hebammen beliebt.

Dieses chinesische Werk, das *Shou Shi Bian* 壽世編, ist erschien im Jahre 1785, es ist aber zweifellos viel aus älteren Werken zusammengetragen worden. Häufig werden Stellen aus dem neunzigbändigen medizinischen Sammelwerk *Yu Suan Yi Zong Jin Jian* 御算醫宗金鑑 = „Auf kaiserlichen Befehl herausgegebener goldener Spiegel der Medizin" vom Jahre 1742 zitiert. Mehrere andere geburtshilflichen Werke werden von Gaupp angeführt in seinem kurzen Aufsatz.[525] Er führt folgende Bücher an: Das *Da Sheng Bian* 達生編 aus dem Jahre 1715, bearbeitet von *Qichai Zhushi*. Das *Da Sheng Bao* 達生寶, ein Buch über Geburtshilfe, von einem Arzt namens *Fang Dongyuan* in Schanghai 1735 verfasst. Das *She Sheng Mi Po Zong Yao* 攝生秘剖總要 = „Wichtigste geheime Erklärung der Geburtshilfe", welches aus dem Jahre 1638 stammen soll.

---

[524] Von den in China angelegten, europäisch geleiteten Hospitälern etc. gilt das natürlich nicht.

[525] **Hans Gaupp**: Über die Geburtshilfe der Chinesen, *Zeitschrift für Ethnologie*, Band 39, Seite 729 ff.

Dieses Buch ist wahrscheinlich identisch mit dem bei *Courant* (Katalog der chinesischen Bücher der Bibliotheque nationale in Paris), Band II, Nr. 5347 Werk, ein Titel, der bei *Courant* versehentlich mit Formules importantes de medicine usualle wiedergegeben ist. Weiter schreibt *Courant* über dieses Buch: Attribues a Liu Tsou, publises prefaces nou datees. A la fin de la table ou lit des 1638. 4 livres. Außer dem Gaupp'schen Aufsatz sei an europäischer Literatur erwähnt: *Rohmann*, Zwei chinesische Abhandlungen über Geburtshülfe, Petersburg 1810 und *Darbry*, La médicine chez les Chinois, Paris 1863. Ferner ein Werk meines verstorbenen Lehrers, *Prof. W. Grube* „Zur Pekinger Volkskunde", Berlin 1901, Spemann.

Von den erwähnten chinesischen Werken war mir zurzeit nur das *Shou Shi Bian* 壽世編 in dem Grube'schen Bücherschatz der Leipziger Bibliothek zugänglich. Ich beschränke mich daher bezüglich der übrigen auf einige Angaben, welche dem Gaupp'schen Aufsatz entnommen sind. Im *Da Sheng Bian* 達生扁 wird der Abort genauer erwähnt und die Mahnung ausgesprochen, ihn in seinen Folgen ebenso ernst zu nehmen, wie eine normale Geburt.

Puerperale Sepsis findet sich nach *Gaupp* in den betreffenden Büchern nicht beschrieben, *Gaupp* hat sie aber in China beobachtet; Sie scheint wohl seltener vorzukommen als bei uns. Im *Da Sheng Bao* 達生寶 ist von der Mastitis die Rede, sie wurde veranlasst durch mangelhaftes Trinken des Säuglinge. Als Heilmittel werden vorsichtige Massage und Öleinreibungen empfohlen.

Im gleichen Werke ist von einem Fußvorfall die Rede, der chinesische Verfasser rühmt sich, dass er mehrmals vorgefallene Arme reponieren konnte, davon aber, dass es ihm gelungen wäre, ein vorgefallenes Bein zu reponieren, schreibt er nichts. Über Abnabelung heißt es in dem betreffenden Werke: Unterbindung an vier Stellen mit Seide oder gerolltem Papier (das chinesische Papier ist viel fester als das unsrige), nach vorheriger warmer Waschung der Nabelschnur, die dann mit einer Porzellanscherbe durchzuschneiden ist. *Grube* gibt in seiner Pekinger Volkskunde an, dass die Nabelschnur mit glühenden Eisenstäbchen kauterisiert wird. Das scheint nach *Gaupp* jetzt wenigstens in Peking nicht mehr üblich zu sein. Ein Vorhandensein von Gebärstühlen in China konnten weder Grube noch Gaupp bestätigen, sondern die Kreißende sitzt auf dem Ofenbett (*Kang* 炕). Oft wird die Schüssel (*Pen* 盆) genannt, welche zur Aufnahme des Blutes und der Nachgeburt bestimmt ist. „Sich der Schüssel nähern" ist der gebräuchliche Ausdruck für „Niederkommen".

Viel ist vom „Probeschmerz“ (*Shi Bing* 試病) die Rede, und es wird großes Gewicht darauf gelegt, ihn vom wirklichen, echten, der Geburt unmittelbar vorhergehenden Schmerz, also von den Geburtswehen oder vielmehr Presswehen genau zu unterscheiden, damit die Geburt nicht verfrüht eingeleitet wird. Dammrisse sollen in China selten sein. Die Beckenmasse der Chinesinnen sind nach Oberstabsarzt Dr. Velde etwa denen deutscher Frauen gleich, doch scheinen die Neugeborenen im allgemeinen kleinere Masse zu haben als in Deutschland. Enge Becken kommen weniger vor, da Rachitis selten ist in China. Hygienisch bedeutungsvoll ist, dass die Chinesin dem Ritus zufolge einen Monat lang nach der Entbindung das Zimmer nicht verlassen darf; So ist für zweckmäßige Ruhe gesorgt.

Über Aberglauben berichtet das vorhin zitierte Grube'sche Werk wie folgt: Wer die Wöchnerin während des ersten Monats aufsuchen will, muss sie schon in den ersten drei Tagen einmal besucht haben. Wer die Wöchnerin während des ersten Monats aufsucht, ohne im Laufe der ersten Drei einen Besuch abgestattet zu haben, bewirkt dadurch, dass ihr die Milch wegbleibt (*Ba Nai Chuai Le Qu Le* 把奶踹了去了= „Er hat die Milch weggetrampelt“). Diese üble Wirkung kann dadurch beseitigt werden, dass die Person, welche sie verschuldet hat, der Wöchnerin Reisbrei schickt, nach dessen Genuss die Milch sich wieder einstellt.

Erhält die Wöchnerin im ersten Monat den Besuch einer schwangeren Frau, so versiegt die Milch und kommt nicht eher wieder, als bis jene Frau niedergekommen ist. Vollends verhängnisvoll ist der Besuch des Gatten einer schwangeren Frau, nach seinem Besuch bleibt die Milch dauerhaft und zwar irreparabel aus. Der Arzt muss auch unbedingt seine erste Visite innerhalb der ersten drei Tage gemacht haben.

Am dritten Tage nach der Niederkunft gräbt die Mutter oder, falls diese nicht mehr am Leben ist, die älteste Schwägerin der verstorbenen Wöchnerin eine Grube im Abtritt und vergräbt dort die Nachgeburt. Auf diese wird zunächst ein Stein gelegt, dann Erde aufgeschüttet und auf das Ganze abermals ein Stein gestülpt. Dies geschieht aus Vorsicht, damit die Nachgeburt nicht gestohlen werde. Die Plazenta eines Knaben dient nämlich zur Anfertigung eines Mittels, das zur Wiederherstellung der Lebenskraft angewendet werden soll.

Aus dem *She Sheng Mi Po Zong Yao* 攝生秘剖總要 zitiert Gaupp über die Bestimmung des Geschlechtes des zu erwartenden Kindes und ebenfalls über Konzeption und Entwicklungsgeschichte des Fötus.

Nachdem Gaupp die Lauffer'sche Arbeit „Beiträge zur Kenntnis der tibetischen Medizin" (Leipzig, Harrassowitz 1900) gelesen hatte, machte er zu seinem Aufsatz einen Nachtrag, in welchem es heißt: „Die Wurzel beider Werke, des *She Sheng Mi Po Zong Yao* 攝生秘剖總要 und des tibetischen Werkes *R Gyud bzhi* liegt offenbar in indischen Quellen. So verdankt die tibetische Medizin ihre Entstehung wahrscheinlich gleichmäßig indischen und chinesischen Buddhisten. Man geht wohl nicht fehl, das ebengenannte chinesische Werk als Quellenwerk für das *R Gyud bzhi* anzusehen."

Gaupp's Vermutung scheint mir nicht zutreffend. Er erwähnt zwar als übereinstimmend in China und Tibet:

„Hochstand der rechten Weiche bei leichtem Leibe bedeutet Sohn, Hochstand der linken Weiche bei schwerem Leibe bedeutet Tochter"; aber das ist eigentlich die einzige Übereinstimmung, nämlich die der Lage männlicher Föten in der rechten Bauchseite und weiblicher in der linken Bauchseite. Ähnliches findet sich aber auch bei den Griechen. Die Entwicklungsgeschichte des Fötus wird in indischen und chinesischen Werken ganz verschieden dargestellt, selbstverständlich differieren die Riten ebenfalls. In Indien wurden Ärzte zu vaginalen Eingriffen, Morcellation des Fötus etc. zugezogen, sie gebrauchten Sichelmesser und Haken, alles das ist in China nicht der Fall. Die acht indischen Kindslagen finden sich in China nicht, die Behandlung der retinierten Plazenta ist verschieden in China und in Indien.

Die geeigneten Tage für den Koitus zum Bekommen von Söhnen sind in Indien die geraden, und zwar der 4. - 12. Tag nach Eintritt der Menses; In China dagegen nur die ungeraden Tage, am vorteilhaftesten erster, dritter und fünfter Tag nach beendeter Menstruation.

Gaupp nimmt, um das Vorhandensein spezieller geburtshilflicher Instrumente, die den Chinesen fehlen, bei den Tibetern zu erklären, eine selbständige Weiterentwicklung der tibetischen Medizin an, doch liegt die Sache einfacher. Die geburtshilflichen Instrumente der Tibeter sind von den Indern übernommen (denen sie lange geläufig waren, vergleiche: Grundriss der indo-arischen Philologie, Band III, Heft 10, Seite 49 - 68), ebenso wie fast alle wesentlichen Bestandteile der älteren tibetischen Medizin. Es ist auch bemerkenswert, dass meines Wissens keine indischen Sanskritwerke über Medizin in das Chinesische übersetzt worden sind, während chinesische Übersetzungen religiös-buddhistischer Sanskrittexte in großer Zahl angefertigt wurden.

Das Vorhandensein medizinischer Sanskritwerke erwähnt der chinesische Pilger *Yi Jing* 義淨 (634-713 n. Chr.), wie aus dem Buche meines hochverehrten Lehrers in Paris, *Prof. Ed. Chavannes*, hervorgeht : Memoire compose a l'epoque de la grande Dynastie T'ang sur les religieux eminent, qui allerent cherche la loi dans les pays d'occident, par I Tsing; traduit en francois, Paris 1894. Wohl sind gewisse indische Arzneimittel importiert worden und haben Eingang in China gefunden, aber ein wesentlicher theoretischer Einfluss indisch-tibetischer Medizin auf die chinesische dürfte schwerlich aufzufinden sein.

Im *Shou Shi Bian* 壽世編 finden sich nur zwei Abbildungen, welche ich auch in die vorliegende Übersetzung aufgenommen habe. Die zahlreichen Rezepte im *Shou Shi Bian* habe ich meinem Werk „Beiträge zur Kenntnis der chinesischen sowie der tibetisch-mongolischen Pharmakologie" (Urban & Schwarzenberg, Berlin-Wien 1913) einverleibt. Sie bilden vollständig die zwanzigste Rezeptgruppe, Seite 234-270 meines Buches, auf das ich häufig im vorliegenden Band Bezug zu nehmen hatte. Es ist der Kürze wegen einfach „Pharmakologie, Seite x" zitiert worden.[526]

Das *Shou Shi Bian* enthält wie die meisten derartigen chinesischen Werke zahlreiche Druckfehler, welche die Lektüre einigermaßen erschwerten. Mein Dank gebührt der Leipziger Bibliothek dafür, dass sie mir aus dem Grube'schen Bücherschatz das chinesische Buch *Shou Shi Bian* genügende Zeit zur Verfügung stellte.

---

[526] **Franz Hübotter** bezieht sich hier auf sein im gleichen Jahr (1913) erschienenes Werk über die chinesische Pharmakologie. Dieses alte Buch ist heute so rar geworden, dass es selbst antiquarisch kaum noch erhältlich ist. Um dem interessierten Leser die traditionellen Rezepte dennoch zugänglich zu machen, wird im weiteren Text Bezug genommen auf Hübotter's Überarbeitung des alten Textes mit dem Titel: „Chinesisch-Tibetische Pharmakologie und Rezeptur", Haug-Verlag, Ulm 1957. *Franz Hübotter*, der 1913 noch nicht in Ostasien gewesen war, konnte 1957 in seiner Überarbeitung seine Erfahrungen als Arzt nach über 25 Jahren Praxis in China und Japan integrieren und durch Gespräche mit ansässigen chinesischen Gelehrten und Ärzten überprüfen. So ist das neue überarbeitete Buch für die therapeutische Praxis sicherlich wertvoller, wo hingegen das alte Buch von 1913 viel Charme verbreitet mit seiner handschriftlichen Fassung, den tibetischen Schriftsätzen und integrierten chinesischen Zeichen. Im Folgenden werden die Rezepturen aus dem neuen Buch mit (Hübotter, S. xxx) angegeben.

CHINESISCHE EINLEITUNG:

Im Altertum schrieben die Leute gern wirksame Rezepte auf wie z. B. die folgenden, seit Generationen überlieferten, wirksamen Rezepte, welche von den beiden Beamten *Su Dong Po* 蘇東坡, mit Namen *Shi* 軾 und *Huang Shan Gu* 黄山谷, mit Namen *Ting Jian* 庭堅, aufgezeichnet wurden. Früher hatte sie ein Beamter des Ortes namens *Chen Bi Sou* 陳賁叟 gesammelt und an die Wände des Posthauses zu *Gui Lin* 桂林 geschrieben.

Damit nun auch die in entlegenen Gegenden Wohnenden den Segen (wörtlich die Bequemlichkeit) ihres Gebrauches durchaus nicht entbehren sollen, wurde dieses Werk im *Chu Nan Li Lu* 楚南離錄 abgedruckt, so dass man jedes einzelne Rezept für Geburtshilfe und Kinderkrankheit schnell helfend und bequem zur Verfügung hat.

Jetzt hat ein Herr *Ying Dou* 瀛斗 im Lande *Chu* 楚 alte Bücher über denselben Stoff erlangt, welche leider noch keine weite Verbreitung gefunden hatten. Er hat sie in seinen Mußestunden in einem Zug erläutert, zusammen verarbeitet sowie in Holz schneiden und verbreiten lassen. So erhielt jedermann, auch in armen Häusern und an entlegenen Orten, dieses zusammengestellte Buch zum vertrauensvollen Gebrauch, ohne Furcht zu hegen.

In der Periode *Jia Zi* 甲子 des Kaisers *Jia Qing* 嘉慶 (1804) habe ich, der Privatmann *Xiao Cen* 小岑, diese Einleitung geschrieben.

Vorrede zur erweiterten Ausgabe des *Shou Shi Bian* 壽世編:

Edle Leute in *Qing Pu* 青浦 haben sicher gesammelt, was in diesem Buch enthalten ist, obwohl ihre Namen nicht bekannt sind. So ist doch ihre tiefe Absicht, den Generationen zu helfen, so strahlend, dass sie nicht verblassen kann. Dieses Buch ist auf mich gekommen wie ein unerschöpflicher Schatz, und ein Herr *An Geng* 菴更 aus der Familie *Zhu* 朱 hat vermehrend hinzugefügt, was ein Herr *Che* 車 aus unserem Lande *Chu* 楚 zusammengetragen hatte - aus den Sammlungen in alten Schriften und mündlichen Überlieferungen bis zur Jetztzeit.

Aus den Flicken, die in der Achselhöhle gesammelt sind, ist ein Kleid geworden, noch vorzüglicher geeignet, Mütter und Kinder zu informieren, wie sie zu einem langen Leben voll Menschlichkeit gelangen können. Sowohl chronische Krankheiten (*Jiu Bing* 久病) als auch akute Erkrankungen (*Bao Bing* 暴病) kann man dank dieses Buches kurieren. Deshalb habe ich es schnell in Holz schneiden lassen, zumal da zum Glück für die Aufbringung der Geldmittel sich zahlreiche Leute fanden, die diese Sache freudig unterstützend ihre Geldbeutel auftaten. So ist es gedruckt und nah und fern verbreitet. Der Name *Shou Shi Bian* 壽世編 wurde aus Dankbarkeit gegen den ursprünglichen Verfasser beibehalten. Zahlreiche Rezepte wurden hinzugefügt, um eine reichlichere, bequeme Auswahl zu gestatten.

Schon kann man also in armen Dörfern, entlegenen Gegenden, in der Wildnis und auf einsamen Schiffen bei Bedarf dieses Buch aufschlagen und sich Rat holen. Vielleicht ist noch ein größeres Verdienst, dass es, allgemein verbreitet, die Menschen bis zu den Grenzen der Langlebigkeit gelangen lässt. Gewiss dürfte es für alle jene edlen Menschen, welche im Interesse des *Shou Shi Bian* sich bemüht haben, kein besseres Werk geben als dieses, das ewig überliefert niemals verblassen wird.

Am dreizehnten August des Jahres 1785 habe ich, der Privatmann *Gu Feng Zhang* 顧奉璋 aus meiner eigenen Bibliothek *San Jin* 三近 [527] dieses Buch verfertigt in meinem Heim *Liu Xi Xuan* 六息軒, in *Xiang Nan* 湘南 in der Provinz *Hu Nan* 湖南.

---

[527] Der Name der Bibliothek enthält eine Anspielung auf das Werk von Konfuzius „Maß und Mitte“ (*Zhong Yong* 中庸) - Kapitel 20, Absatz 5: Der Meister sagt: „Wer gern lernt, der ist dem Wissen nahe, wer sich angestrengt bemüht, der ist der Menschlichkeit nahe, wer sich zu schämen weiß, der ist der Tapferkeit nahe! Wenn jemand diese drei Dinge (*San Jin* 三近) weiß, so kennt er den Weg der Selbstvervollkommnung. Wer den Weg der Selbstvervollkommnung kennt, der weiß die Menschen zu regieren, wer die Menschen zu regieren versteht, der dürfte wohl auch wissen, das Reich mit seinen Völkerschaften und Familien zu beherrschen.“

Es folgt noch ein Vorwort, das aber hier in der Übersetzung fortgelassen wird, da es kein besonderes Interesse bietet. Von den folgenden zehn Strophen (*Xing Shi Ge* 醒世歌 = „Lieder, welche die Generationen aufwecken sollen“) gebe ich hier die beiden ersten wieder, die übrigen acht Lieder haben mit der Medizin keinen Zusammenhang.

„Beim Weingelage trinken selbst Geister und Götter gern. Aber sobald man trunken ist, verliert man seinen Rang, unflätig taumelt man hin und her, zerstört sein Haus, verkürzt sein Leben (*Sang Ming* 喪命) und wird bejammernswert. In alter und neuer Zeit haben eine ganze Zahl sonst kräftiger Männer zur Reihe jener Trinker gehört. Der mehrfache Ruin hat immer seinen Grund im Zug der bösen Hefe des Weines.

Man nennt den Wein Himmelsglück, Trank, der das Auge kühn macht - am Menschen liegt es, ob der Name des Weins schön oder hässlich wird. Ich rufe allen, die zur Reihe jener Trinker gehören laut zu: Der Wein ist ein Himmelsglück, aber nur dann, wenn man Maß und Ziel hält!“

„Frauenschönheit ist hohl. Warum begehrt man Mädchen (Hetären)? Das Knochengerippe, das von Fleisch umhüllt wird, ist doch nicht schön! Wenn sich auch ein Edler erfreuen kann an der vor Augen befindlichen Schönheit, so täusche man sich doch nicht über die Vergeltung an Kindern und Enkeln. Die Hetäre wird schwanger, ach! der eigene Leib geschlechtskrank (*Mei Du* 梅毒). Man muss Schande herunterschlucken und Scham empfinden, und der Schimpf ist schwerlich zu verbergen. Leicht zerstört man sein Haus, wenn es schlimm kommt, verliert man das Leben, des Menschen Rang, Herz und Feld, alles geht zu Grunde. Man erwäge, wenn man sich der sinnlichen Freude hingibt, nach einem Augenblick ist sie leer - das Unglück aber und der Kummer gehen bis zum Kopf und Herz, dann bereut man es sehr!“

Es folgt ein Inhaltsverzeichnis und ein ausführlicher Index der Rezepte, erst nach Krankheiten geordnet, dann nach Arzneimitteln gruppiert, alles dies ist in der Übersetzung weggelassen.

Ursprünglich verfasst vom Privatmann der *Ji Zhai* 亟齋 - Bibliothek, vermehrt herausgegeben vom Privatmann der *San Jin* 三近 - Bibliothek, gedruckt in der Halle *Ning Yuan Tang* 凝遠堂.

ÜBER DIE GEBURT (*Lin Chan* 臨產)

Drei Leitsätze:

Erstens: Schlafen
Zweitens: Den Schmerz ertragen
Drittens: Langsam sich der Schüssel nähern[528]

Anfangs, wenn man Schmerzen im Unterleib fühlt, so muss man zuerst sich selbst beruhigen und Herr seines Geistes bleiben. So wird man einsehen, dass das Gebären ein ganz natürlicher Vorgang und eine ganz leichte Sache ist, vor der man nicht in Aufregung und Angst geraten darf. Überdies beobachte man, wenn der Schmerz einmal fortbleibt, dann wieder kommt, und zwar fünf- sechsmal hintereinander, bald schmerzend, bald angespannt (*Jin* 緊), das ist ein Anzeichen der baldigen Geburt; Dann kann man den Angehörigen Mitteilung machen, damit sie einem hilfreich zur Hand gehen. Wenn der Schmerz nachlässt, ist er nur ein vorbereitender Schmerz und man muss nur darauf bedacht sein, ungestört zu schlafen und in Ruhe zu essen. Es besagt, man soll dafür sorgen, regelmäßig zu schlafen und zu essen.

In solcher Lage soll man sich nicht voll Unruhe hin und her bewegen, sondern man soll Einsicht zeigen und ruhig Blut behalten. Das ist ein Hauptpunkt, den man nicht außer Acht lassen darf, wenn man recht gebären will, sonst würde man einen Grundfehler begehen. Zu dieser Zeit ist die Hauptsache, dass sie sich bemüht, den Schmerz zu ertragen, und nicht fragt, ob es nur ein vorbereitender oder der richtige Geburtsschmerz ist. Sie soll nur den Schmerz dauernd ertragen und darauf bedacht sein, immer zurzeit zu essen und zu schlafen. Wenn der Schmerz den Gipfel erreicht hat, geht die Geburt leicht vonstatten. Übrigens dauert sowohl der vorbereitende wie der richtige Geburtsschmerz längere Zeit. Wenn man auf die Spannung und Trägheit bei der Schwangeren achtet, so kann man klar beides unterscheiden. Jedenfalls nähere man sich weder leichtfertig der Geburtsschüssel noch setze man sich auf das Stroh oder lasse gar den Bauch in der Längs- und Querrichtung massieren. Das ist sehr wichtig! Zweitens, wenn man aufsteht, soll man gerade stehen, wenn man sitzt, soll man gerade sitzen und nicht den Körper nach rechts und links neigen und schütteln. Es ziemt sich, zu wissen, dass man in solcher Lage sein eigener Herr bleiben muss.

---

[528] Mit *Pen* 盆 ist die Schüssel gemeint, welche zum Auffangen von Blut und Plazenta dient. Der Ausdruck „sich der Geburtsschüssel nähern“ wird als pars pro toto gebraucht und bedeutet, „die Geburt in Gang bringen“.

Andere können einem nichts davon abnehmen, es ist etwas, das einen selbst auf Tod und Leben angeht, aber andere Leute kümmern sich nicht ein Haar darum.

[Der Kommentar aus dem Buch *Yi Zong Jin Jian* 醫宗金鑑 sagt im Kapitel über das *Gan Cao* 竿草 = „auf Stroh setzen": Jede Kreißende soll die rechte Zeit abwarten, ehe sie sich auf das Stroh setze, und es nicht zu früh tun. Wenn der kindliche Körper sich noch nicht in der passenden Lage befindet, soll sie es lieber aufschieben, Geduld haben und warten. Wenn man zu früh, vor der rechten Gebärzeit, sich auf Stroh setzen lässt und die Kreißende veranlasst, Kraft anzuwenden, um das noch nicht in richtiger Stellung befindliche Kind zu drängen, so ereignet sich eine Quergeburt mit umgekehrtem Fötus und die Reue kommt zu spät.][529]

Bis zu dieser Zeit gehe man sparsam mit seinen Kräften um und lasse die bessere Einsicht die Oberhand behalten. Wenn man im Bette ruhig schlafen kann, so schließe man die Augen und nähre den Geist, das ist das Beste. Wenn man nicht schlafen kann, stehe man nach einem Weilchen auf, sei es, dass man von jemand unterstützt langsam geht, oder dass man auf den Tisch gestützt einen Augenblick steht. Wenn der Schmerz nachlässt, lege man sich langsam wieder zu Bett und schlafe.

Im Allgemeinen ist Schlafen Numero Eins der schönen Regeln, nur muss man gerade auf dem Rücken liegend schlafen Wenn man auf dem Rücken liegend fürchtet, nicht zur Ruhe zu kommen, so kann man nach Belieben die linke oder rechte Seitenlage einnehmen, damit man schlafen kann. Den Leib lasse man unbeengt, so kann sich der Fötus leicht drehen. Überdies, wenn die Erwachsene schläft, kann der wachsende Fötus auch schlafen und die Körperdrehung mit einem Mindestmaß von Kraftaufwand bewerkstelligen, denn Schlafen spart Kräfte.

Die Kräfte aufsparen für die Zeit, wo man sie braucht, das präge man sich ganz besonders ein. Wenn man vor der Schwangerschaft viel zu schlafen liebte oder allzu reichlich zu essen und den Leib zu schnüren und den Atem so zu beengen, so unterlasse man das alles gegen Ende der Schwangerschaft. Einerlei ob früh oder spät, keineswegs darf man sich leichtfertig der Geburtsschüssel nähern und Kraft anwenden, keinesfalls darf man hören auf die Worte der Hebamme, die sagt: „Der Kopf ist schon da." Dieses sich zu früh der Geburtsschüssel nähern ist ein ganz großer Fehler, das ist eine Regel des Himmels und der Erde.

---

[529] Hier und Im Folgenden zitiert *Franz Hübotter* aus dem zeitgleichen „Goldenen Spiegel der Medizin" (*Yi Zong Jin Jian* 醫宗金鑑, 1742). Auch seine eigenen Kommentare sind in eckigen Klammern hinterlegt.

Wenn man seine Zeit abwartet, schiebt sich das Kind mit einem Male durch, wie ziemt es sich, es zu drängen? Man schwächt nur die Kraft des Fötus, und wenn er sie zur Zeit der Umdrehung braucht, ist sie dann schon erschöpft. Wenn er sich am Geburtstor befindet und nicht heraus kann, wie es auch vorkommt, so ist es angemessen, ihn mit geringer Kraftanstrengung einmal zu unterstützen, dann entwickelt er sich und kommt heraus. Denn zurzeit, wenn die Gurke reif ist, fällt sie vom Stiel ab.[530] Qi und Blut trennen sich, der mütterliche Körper, nämlich Knochen und Gelenke weichen mit einem Male auseinander und ehe man Zeit hat, den Kraftaufwand für die Geburt aufzubringen, ist das Kind schon da, ehe die Kreißende sich dessen versieht.

Nun sagt einer: Wenn man ein großes Geschäft (*Da Bian* 大便) besorgt, ist es doch gut, Kraft aufzuwenden, weshalb sollte man beim Gebären keine Kraft aufwenden? Der Mann weiß nicht, dass das Produkt des großen Geschäftes etwas völlig Lebloses (*Dai* 呆) ist und man deshalb Kraft aufwenden muss, während der Fötus sich selbst dreht und bewegt, man also dessen Eigenbewegung abwarten muss. Nicht nur, dass man keine Kraft anwenden soll, man hüte sich, Kraft anzuwenden. Denn der Fötus liegt gerade im Bauche bis zur Zeit der Geburt, dann neigt er, den Körper drehend, den Kopf nach unten.

Im Bauch ist es für den Fötus sehr eng, und wenn auch ein anderer Kraft hätte, könnte er dem Fötus schwerlich helfen, indem er ihn veranlassen wollte, den eigenen Körper langsam zu drehen, nach dem Geburtstor zu, den Kopf nach unten, die Beine nach oben. Umgekehrt befindet er sich in der Schwebe und kommt heraus.

Wenn man, noch ehe der Fötus die Umdrehung vollendet hat, Kraft anwendet und ihn drängt, so kommen die Beine zuerst heraus, und das ist seltsam, deshalb bezeichnet man ihn euphonistisch mit dem Namen des Geburtsmodus: „Die mit dem Fuß die Erde berührende Wasserlilie“ (*Jiao Ta Lian Hua Sheng* 腳踏蓮花生) Oder wenn die Umdrehung des Körpers noch nicht vollendet ist und man Kraft aufwendet und drängt, so kommt es zur Querlage im Bauch und zum Vorfall einer Hand, das nennt man den Geburtsmodus: „Er bittet um Salz“ (*Tao Yan Sheng* 討鹽生). Oder man wendet zu früh Kraft an, wenn der Körper sich schon nach unten gedreht hat, aber noch nicht gerade liegt, oder Scheitel, Beine und Knochen liegen schief nach links oder rechts, so dass er nicht herauskommen kann. Diese Art Fehler kennen viele Gebärende und Hebammen nicht.

---

[530] *Gua Shu Di Luo* 瓜熟蒂落 = „Eine reife Gurke fällt von selbst ab!“ Dies ist eine Metapher für einen natürlichen Geburtsvorgang: „Zur rechten Zeit ist alles leicht!“

Das kommt alles daher, dass man, ehe der richtige Zeitpunkt gekommen ist, unbesonnen Kraft anwendet. Ich ermahne die Generationen, ja keine Kraft anzuwenden.

Nicht dass man überhaupt keine Kraft anwenden soll, aber wenn man Kraft anwendet, handele es sich nur um eine kurze Zeit, die man braucht, um einen Schluck Tee zu trinken. Abgesehen hiervon darf man nicht in Aufruhr und Bewegung geraten. Wenn die Zeit zum großen Geschäft noch nicht da ist, kommt es auch nicht, wenn man Kraft anwendet, das schadet nur den Betreffenden.

Nun sagt jemand: Woher weißt Du denn, dass Kraftaufwand nur so kurze Zeit nötig ist, wie man braucht, um einen Schluck Tee zu trinken? Ich antworte: Diese Zeit ist natürlich mit jener nicht gleich. Wenn der Fötus wirklich nach dem Geburtstor drängt, dann weichen der Mutter Knochen und Gelenke auseinander, die Brust fällt nach unten, der Unterleib drängt nach unten, ein ganz ungewöhnlicher Zustand. Urin und Faeces gehen plötzlich zusammen ab, im Auge erscheint der Glanz einer goldenen Blume, das ist die rechte Zeit, dann muss man sich der Geburtsschüssel nähern und einmal Kraft gebrauchen. Dann trennen sich Mutter und Kind; was ist dabei schwierig?

[Das *Yi Zong Jin Jian* sagt zu dem Abschnitt *Lin Pen* 臨盆 = „Sich der Geburtsschüssel nähern“: Jedes Kind hat seinen eigenen Zeitpunkt für die Geburt. Wenn die Zeit gekommen ist, dann dreht sich der kindliche Körper in die Vertikale und der Scheitel drängt gerade dem Geburtstor zu, eine Menge Fruchtwasser fließt ab, der Unterleib ist gespannt, die Taillengegend schmerzt, der Anus wölbt sich vor, die Kreißende empfindet in der Mittel- und Grundphalange der Mittelfinger einen lanzinierenden Schmerz. Das ist die rechte Geburtszeit, dann darf man sich der Geburtsschüssel nähern und mit seiner Kraft das Kind unterstützen, so wird es recht geboren.]

Nun sagt einer: Dass, was Du über das Durchtreten des Kindes gesagt hast, wage ich von Grund auf noch nicht zu glauben. Ich weiß nicht, ob die Diskussion der Alten sich darauf erstreckt hat oder nicht. Dem entgegne ich: Die Worte, welche die Alten aufgestellt haben, fassen nur das Wichtigste zusammen, wie könnten sie da Punkt für Punkt im Detail besprechen? Sie wollten nur, dass die Nachkommen die Elemente begreifen und durch eigene Anstrengung zu weiterem Verständnis kommen könnten. Im Hinblick auf die Worte: „Wenn die Gurke reif ist, fällt sie Stiel ab“ weiß man schon, dass das Kind von selbst durchtritt.

Im Hinblick auf die Worte: *Ya Miao Zhu Zhang* 揠苗助長 = „An den Getreidehalmen ziehen, um ihnen beim Längenwachstum zu helfen,“[531] weiß man, dass das irrtümliche Halten des vorbereitenden Schmerzes für den Geburtswehenschmerz fehlerhaft ist. Das Hühnchen kann, sobald seine Zeit erfüllt ist, selbst mit dem Schnabel die Eierschale durchpicken und herauskommen, weshalb braucht man also geburtstreibende Medizin oder die schönen Hände der Hebamme?

Über Spätgeburten sagen die Alten, wenn ein Kind erst nach drei oder vier Jahren zur Welt kommt, so kommt das davon, weil es nicht heraustreten will. Wenn es also nicht heraustreten will, wer könnte es mit Gewalt zwingen? Wenn es selbst heraustreten will, wer könnte es zurückhalten?

Nun sagt jemand: In einer frühen Periode darf man den Fötus bestimmt nicht in Bewegung bringen, aber ich weiß nicht, ob es auch zu einer späteren Zeit ein Fehler ist oder nicht. Dem antworte ich: Zur rechten Zeit ist es kein Fehler, da gibt es sicher keine Regel gegen das Herauskommen. Wenn aber ein Herauskommen (*Chu* 出) nicht stattfinden sollte, liegt es daran, dass die Kraft des Fötus erschöpft ist. Wenn man das Herauskommen nicht erreichen kann, veranlasse man die Kreißende zu Bett zu gehen und ruhig zu schlafen. So veranlasst man das Kind im Mutterleib auch ruhig zu schlafen und seine Kräfte zu schonen. Alsdann erfolgt die Geburt nach kurzer Zeit ganz natürlich.

Ein anderer sagt: Wenn das Kind schon am Geburtstor ist, ist es da nicht ein Fehler, wenn die Mutter schläft? Dem entgegne ich: Nein! es ist sogar sehr gut! Denn zurzeit, da der Fötus sich schon nach unten wendet, befindet sich der Fötus in einer hängenden Lage, sobald die Mutter sitzt oder steht, wie könnte er das lange aushalten? Wenn nun die Mutter liegt und schläft, schläft das Kind auch, wie kann das ein Fehler sein?

Noch ein anderer sagt: Wenn das Kind im Mutterleib sich nun langweilt, was ist da zu machen? Dem antworte ich: Es langweilt sich doch zehn Monde lang nicht, weshalb sollte es sich nun langweilen? Nämlich solange das Kind noch nicht die Eihäute (*Bao* 胞) abgeworfen hat, langweilt es sich nicht. Wenn es aus den Eihäuten herausgekommen ist, dann muss es sich freilich langweilen, und deshalb ist es recht, es dann schnell zu gebären.

---

[531] Diese Stelle ist ein Zitat aus *Meng Zi* II 1,2 bei Zottoli, Curans Litteraturaezinicae, Band II Seite 4/8.: „Ein Mann aus Song war ärgerlich, dass seine Getreidehalme nicht wachsen wollten. Er zog an ihnen, dass sie länger wurden, dann kehrte der Einfaltspinsel nach Hause zurück und sagte zu seinen Leuten: „Heute habe ich mich ganz krank gearbeitet, ich habe nämlich den Halmen zum Wachsen verholfen“. Schnell liefen seine Söhne hin, um nachzusehen, da waren die Halme schon verdorrt! Die Leute der ganzen Welt mit wenig Ausnahmen machen es so wie jener törichte Mann, sie wollen die Dinge übereilen und mit gewaltsamen Mitteln fördern.“

Jedes Kind kommt mit dem Kopf zuerst aus dem Geburtstor heraus, wenn die Hebamme mit der Hand nachfühlt und das Haar tasten kann, so weiß man, dass das Kind die Eihäute schon abgeworfen hat.

Ein anderer behauptet: Wenn der Schmerz zu lange anhält, ist es doch auch nicht schön. Dem entgegne ich: Es ist sehr schön! Ich habe nämlich noch nicht gehört, dass eine außerehelich Geschwängerte bei der Geburt Schwierigkeiten gehabt hätte. Und wenn da jemand behauptet, die Geister ständen ihr bei, so ist das nicht so. Weil sie außerehelich geschwängert ist, fürchtet sie, dass die anderen Leute es merken, so erlangt sie außerordentliche Kraft, den Schmerz zu ertragen. Wenn der Schmerz so wird, dass nichts mehr zu machen ist, dann befreit sich oben das Kind aus den Eihüllen und kommt zur Welt, das ist doch eine ganz klare Regel, was wäre daran ungewiss?

Einer anderer sagt: Ich habe gehört, Du lehrst auch, es sei nicht richtig, Gewalt anzuwenden. Ich weiß nun nicht, wenn man anfangs irrtümlich Gewalt angewendet hat und es zur Querlage intra partum gekommen ist, gibt es dann noch Hilfe oder nicht? Da sage ich: Man bringe die Kreißende schnell in Ruhelage wie zum Schlaf, mische schnell eine gehörige Portion des Rezeptes *Jia Wei Xiong Gui Tang* 加味芎歸湯 (siehe Hübotter, S. 160)[532] und gebe es der Kreißenden. Suche mit der Hand langsam das kindliche Bein herabzuziehen und lasse es noch eine Nacht schlafen, dann wird das Kind auf natürlichem Wege geboren.

Weiter fragt einer: Wenn es nun aber trotz des Zuges nicht kommt, was macht man dann? Da sage ich: Wenn es schlafen will, so gibt es weiter keine Regel für das „trotz Zuges nicht herauskommen“. Wenn es so weit gekommen ist, darf man es nicht mehr schlafen lassen. Jemand suche Hand oder Fuß des Kindes in Bewegung zu bringen, während man gleichzeitig Wehen treibende Mittel gibt, weiter weiß ich keine Hilfe dabei.

[532] Hier und im Folgenden beziehen sich die Rezepturen wie oben bereits erwähnt auf die Angaben von **Franz Hübotter**: Chinesisch-Tibetische Pharmakologie und Rezeptur, Ulm 1957.

ANWEISUNGEN DER FAMILIE XUE

1. **Querlage** (*Heng Sheng* 横生):

Der kindliche Arm tritt zuerst herab. Man lasse die Kreißende sich gerade hinlegen und schiebe mit der Hand den kindlichen Arm zurück. Man suche den kindlichen Körper in die normale gerade Position zu bringen, dann taste man mit dem Mittelfinger nach den Schultern und achte darauf, dass die Nabelschnur nicht hindernd im Wege liegt, so geht die Geburt schon vor sich.

2. **Beckenendlage** (*Ni Sheng* 逆生):

Der kindliche Fuß tritt zuerst herab. Man lasse die Kreißende sich gerade hinlegen und schiebe mit der Hand den Fuß zurück und veranlasse ferner das Kind, die normale, gerade Position einzunehmen, so geht die Geburt vor sich.

3. **Schieflage** (*Pian Sheng* 偏生):

Der kindliche Kopf ist nach einer Seite abgewichen. Man beachte die soeben angegebene Regel, bringe den Kopf gerade nach vorn, so erfolgt die Geburt. Oder das Hinterhaupt liegt schief seitlich an der knöchernen Beckenwand, dann drücke man es nach oben hinein, so erfolgt die Geburt.

4. **Blockierter Geburtsvorgang** (*Ai Chan* 礙產):

Der kindliche Kopf liegt zwar gerade, kann aber nicht nach unten treten. Nämlich zu der Zeit, als der Fötus seine Drehung ausführte, wickelte sich die Nabelschnur hindernd um die Schultergegend. Man fühle mit dem Mittelfinger nach beiden Schultern und bringe die Nabelschnur in Ordnung, so erfolgt die Geburt.

5. **Geburt im Sitzen** (*Chan Zuo* 產坐):

Das Kind möchte schon heraus, aber die Mutter ist sehr ermattet. Man setze die Mutter auf ein Sitzkissen, lasse ihre Vagina zudrücken, befestige schnell ein Seil an der Decke und lasse die Mutter es mit der Hand fest fassen und allmählich die Beine spreizen, und zwar eine ganze Weile, so erfolgt die Geburt.

6. **Vorzeitiger Fruchtwasserabfluss** (*Ji Bao Sheng* 瀝胞生):[533]

Das Fruchtwasser ist schon ein oder zwei Tage abgeflossen oder sogar schon mehrere Tage, ohne dass die Geburt erfolgt, das ist nicht gerade ein Fehler. Man schlafe ruhig, denn wenn das Fruchtwasser allmählich bis auf eine geringe Menge oder ganz abgeflossen ist, dann findet die Geburt ganz von selbst statt. Man muss nur nicht in Angst und Aufregung geraten und vor allem nicht Hand anlegen.

Es kommt auch vor, dass das Fruchtwasser bereits ganz abgeflossen ist, der Qi-Mechanismus (*Qi Ji* 氣機)[534] aber noch nicht eingesetzt hat. Dann hat der trocken gewordene Fötus Schwierigkeiten, zur Welt zu kommen und man darf ihn nicht sich selbst überlassen. Wende dann schnell ein ordentliches Maß *Si Jun Zi Tang* 四君子湯 an (Hübotter, S. 133), die zwei- bis dreifache Portion des Gewöhnlichen, und bringe sie in einem großen Kessel im Zimmer zum Kochen, so dass die Kräuterdämpfe das Zimmer erfüllen. Lasse sie von der Kreißenden durch Nase und Mund einatmen, damit dem Fötus wieder Feuchtigkeit zugeführt wird. Dann gebe man innerlich *Jia Wei Xiong Gui Tang* 加味芎歸湯 (Hübotter, S. 160).

Wenn nach einer Gabe noch keine Wirkung eintritt, so gebe man nach kurzer Pause wieder eine Dosis und so fort, um die Geburt in Gang zu bringen. Das alles gilt, wenn der Fötus trocken geworden ist, aber die Eihäute noch nicht abgestreift hat. Wenn er aber die Eihäute schon abgestreift hat, dann kann man eine weise und geschickte Hebamme manuell eingreifen lassen, damit sie das Kind bequem und ruhig herabholt.

Wenn jemand fragt: Wodurch kommt es zum Vorfall der mütterlichen Eingeweide, so sage ich: Es kommt davon, dass Gewalt gebraucht wird. Wenn nämlich die Kreißende schon zu gewöhnlichen Zeiten eine Qi-Leere hat, so wird, wenn die Zeit der Geburt herankommt und die Kreißende mit aller Gewalt Kraft anwendet, Qi und Blut nach unten fließen und die Eingeweide veranlassen, dem Kind folgend, nach unten zu treten. Wenn sie einmal vorgefallen sind, dann ist der Weg schon betreten und es geht das nächste Mal wieder so. Wenn man aber imstande ist, die Zeit abzuwarten, da die Gurke vom Stiel abfällt, wie kann es da zu diesem sonderbaren Ereignis kommen?

---

[533] Eine andere Bezeichnung ist *Li Jiang Sheng* 瀝漿生 = „tröpfelndes Geburtswasser“.

[534] Gemeint ist die spontane Dynamik des Geburtsverlaufes.

7. **Vorfall der mütterlichen Eingeweide** (*Pan Chang Sheng* 盤腸生):

Wenn intra partum der Kreißenden die Eingeweide herausgetreten sind, das Kind schon geboren ist, aber die Eingeweide nicht zurücktreten wollen, so nehme man schnell Sesam- oder Hanföl und reibe sie damit ein, um sie gegen den Luftzug zu schützen.

Man nehme 49 Körner von *Bi Ma Zi* 蓖麻子 (nach Williams die gewöhnliche Rizinuspflanze; möglicherweise ist hier eine Dioscoreaart gemeint; siehe auch *Bi Xie* 萆薢 = *Rhizoma Dioscorea Hypoglauca*). Nachdem die Schalen abgelöst sind, zerstoße man es zu Pulver und streue sie der Kreißenden gerade auf den Scheitel, damit die Eingeweide von selbst wieder zurücktreten. Sobald sie zurückgetreten sind, entferne man, und zwar schleunigst, die Reste des *Bi Ma Zi* vom Kopfe durch Abwaschen oder Luftzug. Wenn aber ein Zurücktreten nicht erreicht wird, so nehme man mäßig viel Wasser von einem Schleifstein und bringe es lauwarm auf die Eingeweide. Zugleich nehme man einen Magnetstein bester Qualität, brühe ihn ab und gebe die Brühe innerlich, so tritt das Eingeweide von selbst zurück. Den Magnetstein (*Ci Shi* 磁石) nennt man in der Umgangssprache auch *Xi Tie Shi* 吸鐵石 = „eisenansaugender Stein".

Man lasse das weibliche und das männliche Prinzip (Yin-Yang), welche abgewichen waren, wieder in das richtige Verhältnis kommen, so ist es schön. Es ist ein Volksmittel, der Kreißenden Wasser ins Gesicht und auf den Rücken zu speien, damit sie sich erschrecke und die Eingeweide zurücktreten. Aber wenn sie sich erschrickt, so trennt sich das Qi, das ist sehr zu fürchten und eine derartige Schädigung ist abzuwehren. Wenn der Vorfall der Eingeweide erst einmal passiert ist, dann ereignet er sich auch bei der zweiten Schwangerschaft. Es ist zweckmäßig, im fünften oder sechsten Monat als Vorbereitung Medizin einzunehmen, welche die mittleren Teile unterstützt und sie nach oben drängt. Wenn man sich dann erst zurzeit, wenn das Kind völlig reif ist, der Geburtsschüssel nähert, so kann das böse Ereignis vermieden werden.

Da fragt mich einer: Wenn mit einem Schmerz die Geburt glatt verläuft, so ordnest Du an, jede Manipulation zu unterlassen und nicht einzugreifen; Was hat das wieder zu bedeuten? Da sage ich: Das ist die Hauptregel, wie kannst Du Dich darüber wundern? Denn wenn das Qi des Fötus ausgereift ist, so trennen sich Mutter und Kind und das Kind wird von selbst herauskommen. Wenn man es auch zurückhalten wollte, könnte man es nicht. Bei allen Menschen ist es so, alle haben eine solche Zeit, sie müssen nur Geduld haben und Herr ihrer selbst bleiben, bis diese Zeit gekommen ist. Alles hat seine Zeit!

Da sagt einer: Darf man denn keine Hebamme brauchen? Da sage ich: Weil es nun mal solche gibt, kann man nicht vermeiden, sie zu brauchen, nur muss man selbst dirigieren und sich nicht von der Hebamme dirigieren lassen. Vor allem muss man daran festhalten, dass man selbst der Herr bleibt, man darf sein Schicksal nicht der Hebamme überlassen. Im Allgemeinen sind die Hebammen furchtbar dumm und verstehen die Regeln nicht. Sobald sie in die Tür treten, fragen sie nicht, ob es früh oder spät ist, oder ob der Geburtsprozess schon weit genug vorgeschritten, sondern nach ihrem Belieben lassen sie Stroh ausbreiten und Kraft anwenden. Sicher sagen sie, der kindliche Kopf ist schon im Einschneiden, oder sie lassen den Leib in der Längs- und Querrichtung massieren, oder gehen manuell hinein und touchieren, um nur zu häufig arge Verletzungen zu provozieren. Nach meiner Ansicht zu ihrer Tätigkeit gefragt, sie wollen sich nicht ruhig verhalten. Es gibt auch eine Sorte sehr schlechter Frauen, die, indem sie fälschlich ihre Leistungen als wunderbar darstellen, nur dem Gewinn nachjagen, das ist ein unsägliches Unheil.

Nun nennt man die Hebammen in der Gegend von *Wu* 吳 und *Yue* 越[535] *Wen Po* 媪婆 = „alte Frau", in anderen Gegenden *Jie Sheng Ying* 接生嬰 = „den Säugling entgegennehmen" oder *Shou Sheng Ying* 收生嬰 = „den Säugling empfangen".

Was die Bedeutung der beiden Zeichen *Shou* 收 und *Jie* 接 anbetrifft: Weil sie alt und erfahren sind, lässt man sie das Kind nehmen und auf das Bett legen und das Kind auffangen, wenn es herabfällt. Ursprünglich wollte man nicht, dass sie Hand oder Fuß des Fötus in Bewegung brächten. In jedem reichen Hause ist in der vorbereitenden Zeit schon eine Hebamme im Hause, und wenn die Zeit des Gebärens heranrückt, so sind nur wenige nicht ungestüm. Vor dem Tor und hinter der Tür sind eine ganze Schar, die das Kind auffangen wollen, sie zanken, machen Lärm und im Nu ist der Streit im Gange. Darum heißt es: Wenn jemand im Reiche von Haus aus keine Misshelligkeiten (*Shi* 事) hätte, der Törichte schaffte sich selbst Kummer.

[Man beachte wieder das Buch *Yi Zong Jin Jian*, in dem es heißt: „In einem Hause, in welchem eine Geburt bevorsteht, muss man eine Hebamme haben. In der Vorbereitungszeit wähle man eine alte, erfahrene, weise und praktisch geübte aus. Ohne Notwendigkeit lasse man sie absolut nicht Hand anlegen, wie zum Beispiel den Fruchtwasserstand prüfen, die Eihäute untersuchen oder dergleichen. Man predige ihr nur Ruhe, Geduld und abwarten, bis die Zeit oder Geburt wirklich da ist."]

---

[535] Näheres über diese Länder findet sich in meinem Buch „Aus den Plänen der kämpfenden Reiche", Verlag Calvary & Co., Berlin 1912.

Einer fragt: Gibt es eine Regel, ob man zurzeit nahe der Geburt stärkende Medizin anwenden darf oder nicht? Da antworte ich: Man gebraucht sie nicht! Von den seltsamen Mitteln, die in früheren Zeiten gebraucht wurden, übertrifft keines die Pillen mit Rattenniere und Hasenhirn; heute sind hauptsächlich die sogenannten lebenserneuernden Pillen in Gebrauch. Ich sage nun nicht, dass sie nicht wirksam wären, aber man braucht sie nicht. Normalerweise gebraucht man dergleichen nicht!

Wenn man keine Gewalt anwendet, keine Hand anlegt und für Schlaf sorgt, so hilft das schon, dass die Geburt ganz von selbst erfolgt, Warum wäre es also nötig, Medizin anzuwenden, abgesehen von einigen wenigen anormalen Fällen? Der Schlaf ist sicher der vornehmlichste Ratschlag, aber man achte auch darauf, sich die nötige Bewegung zu verschaffen.

Einer fragt: Hat das Einnehmen von Medizin überdies schädliche Wirkung oder nicht? Ich antworte: Wie könnten wohl die Pillen von Ratte und Hase (*Shu Tu Wan* 鼠兔丸) harmlos sein? Sie erschöpfen das Qi sehr und schaden auch dem Blut. Das lebenserweckende Elixier (*Hui Sheng Dan* 回生丹) zerstört das Blut und schädigt gleichzeitig das Qi. Was nun die zwei Pillen von Ratte und Hase anbetrifft: Wenn man diese wohlriechenden und gut schmeckenden Mittel verwendet und das zur Zeit der Geburt, in der die 100 Gefäße, Qi und Blut erschöpft sind, wenn man also diese das Qi zerstreuenden Arzneien einnimmt, so ist, auch wenn das Kind schon geboren ist, die scharfe Wirkung noch nicht vorüber und richtet zahlreichen Schaden an. Überdies bewirken sie ein Auseinandergehen der Hautporen, ziehen den Wind (*Feng* 風) herbei und lassen ihn in das Innere des Körpers eindringen. So gibt es ein unsägliches Unglück.

In den lebenserneuernden Pillen bilden *Da Huang* 大黃 (Rhabarber) und *Hong Hua* 紅花 (Saflorblüten) die Hauptbestandteile, neben einer Reihe anderer, auch schädlicher Bestandteile. Sie erschöpfen das Blut und zersetzen es noch, oftmals veranlassen sie fieberhafte Erkrankungen Post partum und unaufhörlichen Kummer. Wenn ein sehr starker und robuster Mensch sie einnimmt, so wird er noch mehr gekräftigt, ohne dass sie ihm schaden; aber ein schwächlicher Mensch tut gut, sie nicht anzuwenden. Im Allgemeinen gibt man immer jemanden die Schuld, dass nach der Geburt ein Fehler begangen wurde - Wer schiebt die Schuld wohl auf die Medizin? Also, diese angeführten Rezepte hat man von alters her bis jetzt als übernatürlich wirksame Schätze bezeichnet, und doch sind sie so schädlich. Von den andern Mitteln konnte man das bereits wissen. Das Senden von Medizin an Bedürftige zeugt zwar von Herzensglück, aber von Unkenntnis der schädlichen Folgen.

Da fragt mich einer: Soll man also gar keine Medizin gebrauchen? Ich sage: Nur *Xiong Gui Bu Zhong Tang* 芎歸補中湯 (Hübotter S. 159) und das Rezept *Fo Shou San* 佛手散 (Hübotter S. 159-160). Diese beiden Mittel kann man dauernd ohne Nebenwirkungen gebrauchen. Nämlich zur Zeit der Schwangerschaft kommt es vor allem darauf an, dass das Blut reichlich ist. Wenn das Blut reichlich ist, dann ist es, als wenn ein Schiff aufs Wasser kommt, wie braucht man sich da Sorge zu machen, dass die Sache nicht geht? Man hege nur Furcht, wenn das Blut der Kreißenden zu wenig ist, oder wenn der Blasensprung schon frühzeitig erfolgt und Trockenheit des Fötus eintritt. Diese beiden Mittel werden allgemein gebraucht: *Chuan Xiong* 川芎 (Ligustici Rhizoma) und *Dang Gui* 當歸 (Radix Angelicae Sinensis) setzen das stärkende Blut rasch in Bewegung und lassen schnell neues Blut entstehen. Die Medizin ist leicht erhältlich und wächst allerorts, überdies kräftigt sie den Körper, bewirkt Freisein von Krankheit Post partum und hat auch sicherlich keine schädliche Wirkung.

Die früheren Weisen verstanden die Regeln des männlichen und weiblichen Prinzips, sie haben diese geisterfüllten Rezepte kombiniert, um den späteren Generationen des Reiches hilfreich zu sein. Aber die Menschen von heute legen Wert auf das, was sie von anderen hören und schätzen gering, was sie selbst sehen; indem sie sich daran halten, das Alltägliche nicht zu gebrauchen, suchen sie Hilfe bei einer wunderbaren Medizin, und wenn sie diese später anwenden, so wollen sie nur diese wunderbare Medizin, ohne über die schädlichen Wirkungen nachzudenken. Muss man da nicht seufzen?

Wenn die Kraft der Schwangeren reichlich und der Fötus ausgetragen ist, so beschleunige man vor allem die Geburt nicht. Unter der Beschleunigung der Geburt verstehe man nichts anderes, als Qi und Blut zu unterstützen und in Gang zu bringen, dazu sind die beiden besten Mittel einerseits das kombinierte Dekokt von *Chuan Xiong* 川芎 und *Dang Gui* 當歸 sowie anderseits das Rezept *Fo Shou San* 佛手散 (Hübotter S. 159-160).

Wenn das Qi leer und die Zeit der Geburt in unmittelbare Nähe gerückt ist, dann ist ein Dekokt mit Panax-Ginseng *Bu Zhong Yi Qi Tang* 補中益氣湯 die Nummer Eins (Hübotter S. 133). In der Vorbereitungszeit ist es auch zweckmäßig, die Kreißende Brühe von abgestandener Hirse trinken zu lassen. Wenn die Wirkung der Droge noch nicht ausreichen sollte, so muss man schnell noch vorher diese Brühe trinken lassen. Sie ist imstande, außerordentlich beruhigend auf den Magen zu wirken und die Kraft wiederherzustellen.

Da fragt mich einer, sich auf meine Aussprüche stützend: Gibt es denn auf der Welt überhaupt keine schwierigen Geburten? Dem antworte ich: Mitunter gibt es schon welche. Wenn zum Beispiel die Mutter zu schwach ist oder die Ernährung des Fötus ungenügend, wenn Blut und Qi nicht vollständig sind oder die Mutter eine Krankheit durch schädigende Kälte (*Shang Han* 傷寒) durchgemacht hat, deren wirksames Gift den Fötus verletzt, oder wenn Mann und Frau zu oft Geschlechtsverkehr haben, so dass die Glut der Begierde den Fötus verletzt. Oder wenn man alle Tage gebratene Pfefferschoten (*Jiao* 椒) oder Ingwer (*Jiang* 薑) im Übermaß genießt. Das feurige Gift dieser hitzigen Gewürze verletzt nämlich den Fötus und schädigt ihn auf vielfache Weise. Das alles führt zu schwerer Geburt und häufig zum Absterben des Kindes im Mutterleibe. Abgesehen hiervon gibt es keine schweren Geburten.

Es gibt aber noch in kalter Winterszeit, wenn das herabfallende Wasser zu Eis erstarrt, in armen Häusern, in denen nur wenig Feuer gebrannt wird, eine Erkältung und Erstarrung des Bluts, die zu einer schweren Geburt führt. Das kommt aber daher, dass, sobald man sich der Geburtsschüssel nähert, die Kleider zu früh ausgezogen werden und man lange sitzt. Wenn man sich aber in Decken wickelt und ruht, wartend bis zur rechten Zeit, und dann gebärt, wie kann es da zu solch einem betrüblichen Ereignis kommen?

8. **Regeln wenn das Kind nicht schreit** (*Er Bu Ku Zhi Fa* 兒不哭治法):

Jedes Mal wenn die Geburt schwierig oder die Witterung sehr kalt ist, schreit das Kind nach der Geburt nicht. Vielleicht ist es sogar schon tot. Nimm dann schnell etwas Tuch oder Ähnliches und wickle das Baby hinein, nimm weiter wohlriechendes Ölpapier und drehe es mit den Fingern zu einem Docht (*Xiang You Zhi Nian* 香油紙捻). Brenne diesen Docht langsam auf der Nabelschnur ab, bis sie durchbricht. Dies bringt warmes Qi in den Bauch hinein. Wenn du sie langsam Stück für Stück abbrennst, dann ertönt ein Laut und das Baby ist lebendig. Wenn jedoch zuerst die Nabelschnur zerschnitten wird, dann stirbt das Kind.

[Im *Yi Zong Jin Jian* heißt es dazu: „Nach einer anderen Regel setzt man das Kind schnell in lauwarmes Wasser, einerseits brennt man mit dem geölten Docht die Nabelschnur, anderseits bestreicht man Schulter, Arme, Brust und Bauch des Kindes mit dem warmen Wasser. Wenn es kühl wird, erneuert man das Wasser und brennt fortgesetzt mit den geölten Dochten. Sobald das Kind zum Leben gebracht ist, hört man auf."]

Da fragt jemand: Wenn die Zeit der Geburt herankommt, was soll man da essen und trinken? Da antworte ich: Man kann in kleinen Mengen Reissuppe essen, das ist sehr gut. Wenn man sie nicht essen kann, so sei man im Allgemeinen darauf bedacht, gut zu essen und zu trinken, wie z.B. Hühner- oder Taubenbrühe, Fleischbouillon oder derartiges, nachdem das Fett abgeschöpft wurde, so dass sie klar sind. Auch kann man Brühe von altem Reis trinken, nur muss man sie in kleinen Portionen und in Abständen trinken. So kann man Essenz und Geist (*Jing Shen* 精神) der Schwangeren stärken. Des Menschen Schicksal ist zu essen, wie kann man da nur einen Tag aussetzen?

9. **Vermeidungen im Geburtszimmer** (*Chan Fang Xuan Ji* 產房宣忌):

Wenn die Zeit der Geburt herankommt, ist es nötig, dass die alten Frauen sich ruhig verhalten, zwei, drei (als Helferinnen) sind genug, nicht mehr. Auf alle Fälle sind die verwandten und anverwandten Frauen mit höflichen Worten fernzuhalten, man lasse sie nicht in das Zimmer.

[Man beachte die Bemerkung im *Yi Zong Jin Jian* zum Kapitel des Erschreckens während der Geburt: „Im Geburtszimmer soll man nicht viele Leute haben. Wenn viele Leute da sind, werden ihre Gespräche geräuschvoll und das Herz der Kreißenden erschrickt sicherlich. Wenn das Herz der Kreißenden erschrickt, dann ist ihr Qi leer und ausgelaugt, und wenn die Geburtszeit herannaht, kommt sie in Bedrängnis. Ein Spruch sagt: Wenn es zum Erschrecken während der Geburt kommt, werfe man alle Leute schnell hinaus und behalte nur ein oder zwei Helferinnen. Lasse sie sich ruhig verhalten und keinen Lärm machen, das beruhigt das Herz der Mutter. Wenn es ruhig ist, dann befindet sich auch der Fötus in Ruhe"].

Besonders im Sommer dürfen nicht zu viele Leute im Zimmer zugegen sein, denn deren zusammengedrängter heißer Atem beunruhigt und belästigt die Kreißende. Sie ist nervös und unruhig (*Fan Zao* 煩躁) und ihr wird schwindelig (*Fa Yun* 發暈), und der Schaden ist nicht unbedeutend. Im Geburtszimmer muss man leise gehen, leise reden, nicht viel Worte machen, damit die Kreißende schlafen kann, das ist das Beste. In erster Linie achte man darauf, dass die Kreißende sich nicht erregt, sondern ruhig ist und den Schmerz erträgt und sich ausruht.

Auf das Bestimmteste vermeide man Schreck und Aufregung im Geburtszimmer. Auffahren, seufzen etc. kann der Kreißenden Kummer, Ungewissheit und Unruhe bereiten und zu Fehlern führen. Im Geburtszimmer muss Ruhe herrschen, wie zu gewöhnlichen Tagen. Vor den Augen der Kreißenden bete man nicht zu den helfenden Geistern, noch rufe man Himmel oder Erde an.

Essen und Trinken gebe man oft und zwar im kleinen Portionen. Die klare Bouillon von Hühner- oder Enten-Magen und -Lunge ist sehr schön. Nur eine Hebamme lasse man in das Zimmer und sich ruhig zur Seite hinsetzen, ohne Lärm zu machen. Wenn es im Zimmer kalt ist, stelle man Kohlenbecken auf, in den Sommermonaten zahlreiche Gefäße mit Brunnenwasser, damit sie die warme Luft aufnehmen. Außerdem wechsle man sie häufig.

[Man beachte, was der „goldene Spiegel" in dem Kapitel über das Geburtszimmer sagt: „In dem Geburtszimmer soll zu allen vier Jahreszeiten zwischen warm und kalt eine mittlere Temperatur herrschen. Die beiden Extreme, dass es sehr heiß oder sehr kalt ist, sind beide nicht zweckmäßig. Im Sommer muss man durch kühles Wasser zu verhindern suchen, dass die Hitze in die Kreißende eindringt und ihre Sinne verwirrt. In den kalten Monaten muss man durch Wärme zu verhindern suchen, dass der Frost das Blut erstarren lässt und so die Geburt erschwert"].

10. **Vorbereitender Schmerz** (*Shi Tong* 試痛):

Jemand fragt: Welche Ursache haben die vorbereitenden Schmerzen? Ich antworte: Wenn der Fötus sieben oder acht Monate alt ist, sind Hände, Füße und die fünf Sinnesorgane (*Wu Guan* 五官 = Augen, Ohren, Nase, Mund, Zunge) schon fertig und er kann seinen Körper bewegen. Wenn nun im Leib der Mutter Hitze ist oder sie zu tun hat und häufig aufstehen muss, so veranlasst sie das Kind, dadurch, dass es keine Ruhe hat, häufig zu großen Bewegungen und das verursacht Schmerz. So ist es von zehn Feten bei fünf. Man braucht sich darüber nicht zu wundern, man richte nur sein Augenmerk darauf, immer zu trinken und zu essen und zu schlafen, dann tritt nach ein bis zwei Tagen von selbst Ruhe ein.

Wenn der Schmerz sich nicht gibt, gebrauche man ein, zwei Portionen einer Fötus-beruhigenden Medizin, dann hört er auf. Hierzu kommt es, wenn es schnell geht, nach einigen Tagen, wenn es langsam geht, nach einem Monat oder länger, in besonderen Fällen erst nach drei oder vier Monaten zur Geburt. Viele wissen das nicht, sie nähern sich leichtfertig der Geburtsschüssel, sitzen den ganzen Tag darauf, kommen nicht zum Schlafen oder lassen sich die Taille kneten und den Bauch massieren oder manuellen Zug ausüben und nehmen wehentreibende Medizin.

Wenn das Kind sehr lebenskräftig (*Sheng Sheng* 生生) ist, so bekommt man es heraus, aber von zehn Malen stirbt die Mutter neunmal und bleibt nur einmal am Leben. Das Kind geht in neun Fällen zugrunde, und der Kummer ist unsäglich. Die schweren Geburten auf der Welt haben alle diese Ursache.

Denn wenn das Wachstum der Leibesfrucht noch nicht ausreichend ist, sind Qi und Blut noch nicht fertig. Es ist, wie wenn man ein Ei zerbräche, um das Kücklein herauszubekommen, oder den Kokon zerrisse, um die Puppe herauszubekommen, wie kann man da etwas Lebendes erhalten? Man sagt nur immer, das Wachstum des Kindes war erschwert. Wer geht der Sache auf den Grund? Auch kommt es vor, dass durch Erkältung Indigestion mit Schmerzen hervorgerufen wird, das muss man auch wissen.

Nun fragt einer: Wie kann man denn den Charakter des vorbereitenden Schmerzes erkennen? Da sage ich: Man achte nur auf die Art des Schmerzes. Wenn er mit einem Male heftig auftritt und sich schnell wiederholt, so ist es der richtige Geburtsschmerz. Wenn er schwächer auftritt und sich schnell wiederholt oder plötzlich ansteigt und plötzlich abfällt, so ist das alles der vorbereitende Schmerz

[Man beachte wieder die Worte des „goldenen Spiegels“: „Wenn bei einer Schwangeren vor der Zeit der Fruchtreife der Unterleibsschmerz zum Stillstand kommt und wieder der gewöhnliche Zustand eintritt, so bezeichnet man das als Vorbereitungsstadium (*Shi Tai* 試胎). Man lasse das Blut gedeihen und den Fötus zur Ruhe kommen. Wenn der richtige Monat der Fruchtreife schon erreicht ist und Schmerz im Unterleib auftritt, und zwar so, dass er bald schmerzt, bald aufhört zu schmerzen, aber die Taille nicht schmerzt, das nennt man *Long Tai* 弄胎 = „erregter Fötus.“ Man darf ihn nun nicht leichtfertig in Bewegung bringen oder manuell eingreifen. In beiden Fällen handelt es sich nicht um die richtige Geburtszeit. Vor allem sei man nicht hastig, erregt, ungewiss oder ängstlich, sondern behalte nur ruhig Blut und warte die Zeit ab“].

Nun fragt einer: Wie unterscheidet man eine Verdauungsstörung (*Shang Shi* 傷食) von einer Erkältung (*Shou Han* 受寒)? Die Antwort lautet: Um eine Indigestion handelt es sich, wenn der Nabel schmerzt und der Schmerz sich bei Druck mit der Hand verstärkt, oder wenn sich seitlich vom Nabel eine Versteifung findet. Der Erkältungsschmerz hat seinen Sitz meist unterhalb des Nabels. Er ist ununterbrochen, verschlimmert sich nicht, lässt aber auch nicht nach. Man appliziere Wärme und lasse sie langsam erwärmend auf den Leib wirken. So ist es.

Da fragt jemand: Es gibt den vorbereitenden Schmerz (*Shi Tong* 試痛), aber doch wohl nicht häufig? Dem sage ich: Sehr häufig. Er fragt weiter: Woraus ersiehst Du das? Ich antworte: Daraus, dass die schweren Geburten in jetziger Zeit so häufig sind.

Ein anderer fragt: Wenn man also den vorbereitenden Schmerz für den richtigen Geburtsschmerz hält, so ist es schädlich, wie Du dargelegt hast. Wenn man nun aber den richtigen Geburtsschmerz bloß für den vorbereitenden hält und die rechte Zeit zur Geburt verstreichen lässt, ist das nicht auch schädlich? Da sage ich: Das schadet gar nichts, denn wenn die rechte Zeit wirklich da ist, kommt das Kind von selbst heraus und bahnt sich seinen Weg. Wenn also eine Schwangere die rechte Zeit verstreichen lässt, so fällt das Kind eben in die Hose, auf den Sitz oder auf das Bett, was schadet das groß? Dass es wirklich so ist, darauf weise ich mit Nachdruck hin.

BEWEISFÄLLE AUS DER PRAXIS:

Der gelehrte Arzt *Jí Zhai* 亟齋 erzählt: Einst hatte sich der dritte Sohn eines Würdenträgers namens *Zhang* 張 in *Huo Shan* 霍山 wieder verheiratet, mit einer jungen, kräftigen und robusten Frau. Sie wurde schwanger und gebar im achten Monat unter hundert Qualen und Mühen. Es kam ein Mädchen zur Welt, das nach Jahresfrist starb. Die Frau wurde dann wieder geschwängert, gebar wieder und das Kind verstarb, genau wie das vorhergehende Mal. Ich sprach die Frau an und sagte ihr, wenn sie wiederum gebären würde, möchte sie doch meinen Rat in Anspruch nehmen. Im folgenden Jahr, wieder im achten Monat setzte sie sich auf Stroh drei Tage lang, ohne Erfolg. Da plötzlich erinnerte sie sich meiner Worte und ließ mich in aller Eile rufen. Auf halbem Wege begegnete ich einem schnell fahrenden Kutscher, der angab, er wolle ihren Vater und ihre Mutter holen, damit sie für die Ewigkeit Abschied nehmen könnten.

Als ich ankam, war die Nacht schon angebrochen. Ich untersuchte die Frau. Der Puls war noch nicht ganz schlecht, die Atmung nur oberflächlich und schwach. Die Hebamme stand zur Seite und auf meine Frage sagte sie: Der kindliche Kopf ist schon im Einschneiden am Geburtstor, aber er kann nicht herauskommen. Ich ordnete schnell Ruhelagerung an und sorgte dafür, dass kein Lärm mehr gemacht wurde, und gab der Frau eine Uterus-beruhigende Medizin. Am Morgen kam ihr Mann heraus, er lachte, aber sagte nichts. Als ich fragte, sprach er: Sie ist wieder gesund!

Da sagte ich: Gestern hieß es doch, der kindliche Kopf sei schon im Einschneiden an dem Geburtstor, wie steht es denn jetzt? Er antwortete: Ich habe nicht nachgesehen! Wir lachten sehr und trennten uns. Nach 120 Tagen, also ausgereift im zwölften Monat, gebar sie einen Sohn, er nennt mich Väterchen, jetzt ist er acht Jahre alt.

Wir wissen, dass die vorhergehenden Kinder mit manueller Hilfe geholt wurden. Nur weil die Frau von robustem Körperbau und jung an Jahren war, konnte sie (trotzdem) glücklich mit dem Leben davonkommen.

Der Bacalaureus *Cheng Yi Xue* 程以學 bat mich, nach seinem Hause zu kommen. Er hatte ein Verhältnis zu einer Frau, die schon zwei Tage ohne Erfolg auf Stroh saß. Ich gab ihr auch eine Uterus-beruhigende Medizin, nach sechzehn Tagen gebar sie ein Mädchen.

Der verstorbene Ober-Bacalaureus *Dai* 戴, mit Namen *Shi Ji* 時濟 war mein mir gut befreundeter Nachbar. Früher hatte die Frau seines jüngeren Bruders männliche Drillinge (also wohl eineiige), Mutter und Kinder starben (schon), als sich der dritte Fötus noch im Mutterleibe befand. Jetzt war deren Magd schwanger. Der Leib war enorm vorgewölbt und die Beschwerden waren arg. Als die Zeit zur Geburt herankam, ließ ich sie zunächst ruhig in Bettlage und gab ihr als Infus *Jia Wei Xiong Gui* 加味芎歸 (Hübotter, S. 160-161). Nach einem halben Tag kam sie nieder und gebar im Verlaufe eines halben Tages drei Söhne, alle blieben am Leben. Das war im achtundvierzigsten Jahre des Kaisers *Kang Xi* 康熙. Der Provinzialbeamte von *An* 安 erstattete darüber Bericht an den Kaiser.

Die Ehefrau eines Herrn *Chen* 陳 war kreißend, schon neun Tage und Nächte, ohne dass die Geburt eintrat und die Frau lag in den letzten Zügen. Sie hatte gehört, ich hätte Hasenhirnpillen. Sie schickte nach mir und ließ um die Arznei bitten. Auf meine Frage sagte der Bote: Der Kopf drängt schon an das Geburtstor, er kann nur nicht herauskommen. Da verbot ich Medizin und verordnete Ruhelage. Aber der Bote kam wieder und wollte Medizin haben. Nur mit Mühe konnte ich ihn zur Rückkehr bewegen, nachdem ich ihm das Infus *Jia Wei Xiong Gui* 加味芎歸 (Hübotter, S. 160-161) mitgegeben hatte. Am nächsten Tage erfolgte die Geburt, Mutter und Kind waren wohlbehalten.

Eine andere Frau war kreißend, die kindliche Hand war vorgefallen und konnte nicht zurückgebracht werden. Die Hebamme schickte sich schon an, vorbereitend ein großes Messer zu wetzen. Als ich das sah, tat es mir in der Seele weh! Schnell ließ ich die Hebamme beruhigen, gab der Kreißenden eine große Portion *Xiong Gui* 芎歸-Infus (Hübotter, S. 159) und der Arm wurde langsam reponiert. Es gelang und die Hand retardierte sich. Am nächsten Morgen erfolgte die Geburt und Mutter und Kind waren wohl. Der rechte Arm des Kindes war von schwarz-violetter Farbe, die nach mehreren Monaten verschwand.

Also, alle jene Kreißenden wendeten Kraft an und veranlassten durch das Drängen eine Querlage des Fötus im Leibe. Wie kann ein menschliches Wesen sich zehn Tage lang in hängender Position befinden und dann noch am Leben sein?

REGELN ZUM SCHUTZ DER LEIBESFRUCHT (*Bao Tai* 保胎):

Aus Vorsicht für die Leibesfrucht höre man als erste Hauptregel mit dem regelmäßigen Geschlechtsverkehr auf (*Jue Yu* 絕欲). Zweitens ist es aber zweckmäßig, in größeren Zwischenräumen doch zu koitieren. Denn durch die Einschränkung des Geschlechtsverkehrs kommt das Herz zur Ruhe und auch das Qi des Fötus beruhigt sich. Es kommt jedoch nicht nur darauf an, dem Fötus Ruhe zu verschaffen. Um eine leichte Geburt zu bewirken, verbunden mit leichter Ernährung, wenig Krankheit und Langlebigkeit für das Kind sollen die Eheleute die Bettgemeinschaft aufheben, sobald die Schwangerschaft eingetreten ist. Im Interesse der Leibesfrucht ist auch ein gewisses Maß an körperlicher Arbeit sehr gut.

Man beachte nur die Frauen, welche mit Feldarbeit oder Fischfang beschäftigt sind, oder Dienerinnen: Bei ihnen kommt es nur recht selten zu einem Abort und zwar weil sie körperlich arbeiten. Denn körperliche Arbeit setzt Qi und Blut in Bewegung, Muskeln und Knochen werden gekräftigt und das Kind im Mutterleib gewöhnt sich an das Alltägliche. Wenn es auch zu plötzlichen Muskelzerrungen (*Shan Cuo* 閃挫) der Schwangeren durch die Lage des Kindes kommt, so ist das kein Fehler.

Wenn man sich ausruht, ohne sich Bewegung zu verschaffen, dann sind Muskeln und Knochen schlaff und weich. Qi und Blut sind nicht in Bewegung und wenn es dann nur zu den kleinsten Muskelzerrungen kommt, so tritt ein Abort ein.

Wohlgemerkt, ich sage nicht, man soll erst in der Schwangerschaft arbeiten, sondern die Hauptsache ist, dass man auch zu gewöhnlichen Zeiten [mäßige] körperliche Arbeit verrichtet. Wenn man sich sonst immer ausgeruht hat und nun auf einmal in der Schwangerschaft anfängt, körperlich zu arbeiten, so verletzt man schon dadurch den Fötus, wie kann es also zu Kräftigung von Muskeln und Knochen kommen?

Sobald man sich schwanger fühlt, ist es nützlich, eine Leibbinde von Tuch zu gebrauchen, sechs bis sieben Zoll breit und so lang, dass sie, berücksichtigend, ob die Frau fett oder mager ist, zweimal um den Leib herum reicht. Man befestigt sie quer um die Taillengegend. Erst dann, wenn man sich der Geburtsschüssel nähert, nimmt man sie wieder ab.

Wenn es sich nur um einen vorbereitenden Schmerz handelt, so soll man sie noch nicht abnehmen. Diese Leibbinde hat zwei schöne Wirkungen. Nämlich zurzeit, da der Fötus noch nicht ausgewachsen ist, stützt sie die Taillengegend, so dass trotz zahlreicher kleiner Insulte das Kind nicht in Bewegung versetzt wird. Zweitens aber hält sie das Kind im Mutterleib in gedrängter Lage, so dass, wenn diese Binde entfernt wird und das Kind großen Spielraum bekommt, es die Umdrehung des Körpers leicht vollziehen kann. Da ich oft diese Erfahrung gemacht habe, habe ich hier speziell des Längeren darauf hingewiesen und bezeichne es als „Schnüren des Embryos" (*Shou Tai* 瘦胎).

Wenn eine Schwangere schläft, schlafe sie abwechselnd auf beiden Seiten, es ist nicht gut, immer auf einer Seite zu liegen. Man lasse also auf diese Weise sich des Kleinen Hände und Füße nach beiden Seiten bequem entwickeln, dann kann das Kind zur Geburtszeit auf geradem Weg [eigentlich: dem zentralen Weg = *Zhong Dao* 中道] herauskommen, ohne Schwierigkeiten.

1. **Essen und Trinken** (*Yin Shi* 飲食):

Medizinische Speisen (*Yao Er* 藥餌) zum Schutz des Embryos geben alle diesbezüglichen Bücher an, ich brauche sie deshalb hier nicht nochmals anzuführen. Aber Regeln über Trinken und Essen geben sie alle nicht an, so will ich hier kurz darüber sprechen. Speise und Trank müssen dünn sein, nicht fett und dick, ferner klar und nicht trübe. Die Speisen seien schmackhaft und temperiert, nicht scharf und heiß. Gemüse und Reis darf man essen, daran fehlt es auch in armen Häusern nicht.

Die reichen Leute mit ihren fetten, pikanten Speisen täglich seien nachdrücklich auf Mäßigung hingewiesen, die sie nur sehr ungern üben. Beifolgend ein Verzeichnis der Speisen und Getränke:

Gerichte, die zu essen erlaubt sind:

Lunge und Magen vom Schwein, Huhn, Ente, Barsch (*Ji Yu* 鯽魚), gedörrter Fisch (*Dan Xiang* 淡鯗), denn fader, gedörrter Fisch schadet dem Blut nicht, Weißkohl (*Bai Cai* 白菜) und Spinat (*Bo Cai* 菠菜), beide sind schlüpfrig und befeuchten und nähren das Blut und das Yin. Bambussprossen wenig, Sesamöl, es ist schlüpfrig und glatt und beseitigt giftige Substanzen. Bohnenkraut (*Fu Yi* 腐衣), wird getrocknet und soll sehr gern gegessen werden, weiter gekochte Lotuswurzeln (*Shu Ou* 熟藕), Lotussamen (*Lian Zi* 蓮子), Bergkräuter (*Shan Yao* 山藥 = die chinesische Yams-Wurzel) und Euryalesamen (Qian *Shi* 芡實).

Alle Speisen müssen ganz allgemein ordentlich gereinigt werden, man verwende die klare Brühe und schäume das Fett ab, das ist das Beste. Man koche alles in klarem Wasser und brate nichts in Öl. Das sage ich vor allem den reichen Leuten. Wenn der Körper trocken und heruntergekommen ist, muss man ihn besonders mit Fettem und Schmackhaftem saftig machen, mittels Bouillon. Vom sechsten oder siebenten Monat ab brauche man fleißig Bohnenkraut und Sesamöl, es steht nichts im Wege, sie täglich zu genießen. Das Sesamöl löst die giftigen Stoffe, das Bohnenkraut macht den Fötus geschmeidig und schlüpfrig.

Für Arm und Reich sind das Mittel ersten Ranges. Im Ganzen esse man hundert bis zweihundert blattförmige Bohnenkraut-Stücke, dann tritt der kindliche Kopf gut hindurch; Man kann sie auch mit Sesamöl anrühren, das ist ausgezeichnet! Wenn die Milz und das Qi schon schlüpfrig sind, darf man nicht viel davon essen. Nur darf man das Sesamöl nicht aufkochen, wenn man es kocht, hat es eine sehr heftige Wirkung.

Speisen, die man meiden soll:

Pfeffer: Er ist sehr scharf und schadet dem Fötus; Ingwer: Er veranlasst überzählige Finger; Gebratenes: ab und zu genossen schadet es nicht, darf aber nicht immerzu gegessen werden. Wilde Gewächse sind giftig, absonderliche Gewächse sind giftig; Schweineleber, Hundefleisch: Das Kind bekommt eine schlechte Stimme; Kamel-, Esel- oder Pferdefleisch: Veranlasst schwere Geburten; krepiertes Vieh ist giftig, Schweineblut schadet dem Blut, Krebse verursachen Querlage, Aale schaden sehr dem Fötus.

Schnecken: Sie schaden dem Fötus, bewirken Frühgeburten des Fötus; Frösche sind etwas giftig. Man trinke nicht viel Wein, die heiße Flüssigkeit[536] schadet dem Fötus in der Entwicklung sehr. Man gebrauche keine Medizin, welche den Leib in Aufruhr bringt, denn sie erregt den Leib und fügt Krankheit zu.

Ferner soll eine Schwangere vermeiden, Schlachten und Grausamkeiten mit anzusehen, ebenso wenig Bauarbeiten und Graben. Auch Schildkröten und Hasen sehe sie nicht an!

[536] Im alten China wurde der Wein heiß getrunken. Es ist ein Widerspruch gegenüber vielen Rezepturen in der Frauenheilkunde, die mit Wein angerichtet sind. Entweder verkocht der Alkohol und nur sein Qi ist bedeutsam, oder als Bestandteil einer Rezeptur ist Wein unerlässlich.

2. **Der Abort** (*Xiao Chan* 小產):

Um einen Abort handelt es sich, wenn der Fötus herausfällt. Die zu beobachtenden Verhaltensmaßregeln sind die gleichen wie nach der Geburt. Das Buch *Bian Chan Xu Zhi* 便產須知 = „Was man über die Geburt wissen muss“ sagt: Einen Abort darf man nicht als eine leichte Sache ansehen. Die ihn betreffenden Verhaltensmaßregeln müssen mit zehnmal größerer Vorsicht beobachtet werden als nach einer normalen Geburt.

Der Meister *Xue Li Zhai* 薛立齋 sagt: Der Abort ist von einschneidenderer Bedeutung als eine rechtzeitige Geburt, denn die rechtzeitige Geburt ist ein ähnlicher Vorgang, wie wenn eine reife Kastanie von selbst aus der Schale fällt. Beim Abort ist es, als wenn man durch Reißen mit der Hand die Schale zerbricht, man bricht den Stiel ab, und die Menschen betrachten das meist mit Leichtfertigkeit, so kommt es oft zu Todesfällen.

[Im „goldenen Spiegel“ heißt es: „Dass man bei Schwangeren so häufig einen Abort sieht, kommt daher, dass Qi und Blut erschöpft und verletzt sind, dass die körperliche Konstitution schwächlich ist, besonders aber, dass bei bejahrten Frauen die Kraft schon im Verfall begriffen ist. Oder auch durch heftigen Ärger oder durch Trübsal (*Nu You* 怒憂), oder dass man zu viel geschlechtlich verkehrt hat. So werden dem Fötus die korrekten Prinzipien (*Zheng Li* 正理) seiner Entwicklung geraubt“].

Außerdem kommen für die Störung der Schwangerschaft noch andere Krankheiten in Betracht, z. B. durch Ausgleiten und Fallen, ungeeignete Ernährung, weites Tragen schwerer Lasten und dergleichen - All das kann Qi und Blut verletzen. Wenn Qi und Blut verletzt werden, dann fällt der Fötus heraus. Überdies, wenn der Fötus zehn Monate getragen ist, dann erst haben Gefäße und Form ihre rechte Entwicklung erlangt. Im Allgemeinen kommt es im dritten, fünften oder siebten Monat zum Abort, der Fötus fällt in dieser Zeit sehr leicht herab. Bei einer neuen Schwangerschaft ist es dann ebenso nach derselben Frist. Sobald das eine Gefäß einmal verletzt ist, dann geschieht es das zweite Mal ebenfalls, das Blut hat eben keine gute Beschaffenheit (*Rong* 榮), daher kommt es.

Also muss jede Frau, die eine Fehlgeburt hat, selbst untersuchen, woher diese Verletzung des Qi und des Blutes gekommen ist, und dergleichen ernstlich vermeiden. Jede Frau, welche abortiert hat, sollte bei sich herauszubekommen suchen, welche Leitbahn eine Verletzung erlitten hat, und ihr Augenmerk darauf richten, dem vorzubeugen. Das ist die Methode, den Fötus zu schützen (*Bao Tai* 保胎).

Wenn man nämlich, die rechte Geburtszeit erwartend, von der Sorge erfüllt ist, man könnte sie möglicherweise nicht erreichen und wenn das Qi der Frau leer ist, dann sind die Druckverhältnisse für den Fötus in den verschiedenen Richtungen nicht konstant. Wenn das Qi leer ist, findet keine rechte Säftezirkulation statt, dadurch kommt es häufig zum Abort. Zum guten Schutz für den Fötus muss man vorbereitend in erster Linie dafür sorgen, dass Qi und Blut in Ordnung gebracht werden.

An der Niere ist die Blase (*Bao* 胞, hier Fruchtblase) befestigt, und die Taillengegend ist der Bezirk der Niere. Wenn die Taille weh tut, dann ist Vorsicht am Platze, damit es nicht zum Abort kommt. Es gibt ein Mittel: Jede, die den Verdacht hegt, es könnte zum Abort kommen, pflege vom ersten oder zweiten Monat der Schwangerschaft ab der Ruhe und des Schlafes und verrichte keine körperliche Arbeit, bis die rechte Zeit zur Geburt gekommen ist. Das habe ich als das beste Mittel zum Schutz des Fötus erprobt.

Mehrere Tage nach dem Abort tritt plötzlich Verwirrung ein und der Körper wird sehr heiß, das Gesicht ist gerötet, die Augen sind rot entzündet, der Mund sehr trocken, und es besteht das Verlangen, kaltes Wasser zu trinken. Tag und Nacht besteht eine Unruhe und Schlaflosigkeit. Das ist die Krankheit, welche auf eine Leere des Blutes beruht. Man muss dann das Dekokt *Dang Gui Bu Xue Tang* 當歸補血湯 gebrauchen (Hübotter, S. 159), um ihr Blut zu verbessern. Wenn man den Zustand versehentlich für eine schädigende Kälte (*Shang Han* 傷寒) hält und Medizin gegen die Kälte anwendet wie z.B. *Shi Gao* 石膏, eine Gipsart, (Hübotter, S. 122), dann muss der Tod eintreten.

[An dieser Stelle geben die Kommentare zu den Quellenbüchern, zum Beispiel dem *Yi Zong Jin Jian*, Heilmittel für die Krankheiten vor und nach dem Abort an. Aber nach meiner Meinung treten diese Krankheiten nicht ganz plötzlich auf, so dass man also vom Arzt zu verordnende Medizin gegen sie anwenden kann. Zu diesem Zwecke ziemt es sich, einen hervorragenden Arzt die Krankheit untersuchen und Heilmittel verordnen zu lassen. Das soll die Güte jener Kommentare nicht in Zweifel ziehen, aber ich fürchte, dass Laien die Krankheiten nicht unterscheiden können, falsche Rezepte anwenden und so nicht geringen Schaden stiften. Deshalb habe ich lieber davon Abstand genommen, die in jenen Kommentaren angegebenen Mittel hier aufzuführen].[537]

[537] Nur ein überragender Arzt (*Shen Yi* 神醫) ist hier in der Lage, die richtige Medizin zu verabreichen. *Franz Hübotter* zeigt hier deutlich die Grenzen solcher populären Rezeptbücher für den Hausgebrauch an.

3. **Nach der Geburt** (*Chan Hou* 產後):

[Die Verhaltensmaßregeln nach der Geburt besprechen alle einschlägigen Bücher lang und breit. Hier will ich deshalb diese nicht nochmals besprechen, sondern greife nur zwei, drei wichtige Punkte auswählend heraus, welche jene Bücher nicht erwähnen, um sie nicht der Vergessenheit anheimfallen zu lassen].

Nach der Geburt lege man die Entbundene zu Bett und zwar gerade, im Rücken durch ein hohes Kissen gestützt. Lasse die Entbundene nicht flach liegend schlafen, lasse sie die Knie gegen den Leib anziehen und nicht ausstrecken. Dann lasse man sie eine Tasse eben entleerten, also noch warmen Urin eines kleinen Knaben trinken. Nun muss sie die Augen zu machen und ruhig liegen, ohne in tiefen Schlaf zu fallen. Sie hüte sich auch bei starker Ermüdung davor, sonst drängen Qi und Blut nach oben und Schwindel und Benommenheit (*Xuan Yun* 眩暈) treten auf. Man rufe auch nicht plötzlich laut, damit man die Wöchnerin nicht erschreckt.

Die vier Wände schließe man, um Zug fernzuhalten. Unbekümmert, ob Schmerzen vorhanden sind oder nicht, gebe man warmen Knabenurin zur Hälfte gemischt mit Wein, jedes Mal einen Becher, dreimal täglich, drei Tage lang. Wein gebe man nicht viel. Wenn keine schwere Krankheit vorhanden ist, genügt das, und man braucht keine weitere Arznei einzunehmen. Die Natur des Knabenurins ist kalt, sie würde dem Magen schaden, man muss ihn warm, mit Wein vermischt trinken.

Nach der Geburt nehme man rotglühende Holzkohlen, tue sie in einen großen kupfernen Schöpflöffel, gieße gleich Essig darüber und lasse die Dämpfe der Wöchnerin in die Nase steigen, damit das Blut nicht das Bewusstsein trübe. Wenn die Kreißende sich der Geburtsschüssel nähert, muss man das vorbereiten.

Auch wenn die Frau kräftig ist und die Geburt eine normale war, muss man dies doch täglich drei- bis viermal ausführen. Am dritten Tage nach der Geburt macht man damit Schluss. Das hilft gegen die postpartum durch das Blut bedingte Verwirrung wie ein Zaubermittel. Man kann auch ein Eisen vom Pflug oder Steine und dergleichen glühend machen und sie in Essig tauchen, all das ist richtig, aber die Methode mit dem Essig und der glühenden Holzkohle ist die Beste.

Auch gibt es Fälle, wo verdorbenes Blut (*Bai Xue* 敗血) zum Herzen stürzt und dieses Blut Schwindel und Bewusstseinsstörungen bis hin zur Bewusstlosigkeit hervorruft.

Da wende man folgendes Mittel an: Man fülle eine Hand voll gestoßene Allium Tuberosum (*Jiu Cai* 韭菜 = chinesischer Schnittlauch) in die Tülle einer Teekanne und gieße eine große Tasse kochenden Essig hinein. Halte das Loch zu, richte die Wöchnerin auf und bringe ihr die Tülle der Teekanne an die Nase und lasse den Dampf aus einer gewissen Entfernung einwirken. Bei erschöpften Frauen kann man Allium Tuberosum nicht anwenden, sondern man nehme rotglühende Holzkohle, tauche sie in Essig und lasse den Essigdampf in ihre Nase dringen, das ist vorzüglich. Im Sommer halte man das Kohlenfeuer in gehöriger Entfernung von der Wöchnerin.

[Das *Yi Zong Jin Jian* sagt: „Wenn nach der Entbindung das Blut zur Verwirrung neigt, so kommt das daher, dass die schlechten Tautropfen (das Blut der Nachgeburtsperiode) nur spärlich abfließen. Es kommt im Inneren zu einer Stauung, die nach oben wirkend zur Verwirrung führt. Gesicht und Lippen müssen rot sein, dann gebe man das Rezept *Fo Shou San* 佛手散 (Hübotter, S. 159-160). Mitunter liegt es auch daran, dass zu reichlich Blut abgegangen ist, dann tritt die Verwirrung infolge der Blut-Leere ein. Gesicht und Lippen müssen weiß aussehen, dann gebe man das Rezept *Qing Hun San* 清魂散 (Hübotter, S. 164)"].

Ob ein Knabe oder ein Mädchen geboren wird, das hängt von der Natur des Mannes ab. Nämlich seit hundert Generationen obliegt das Opfern dem Manne, was hat die Frau damit zu schaffen?[538] Wenn hintereinander lauter Mädchen geboren werden, so ist das eben auch etwas von Natur Bedingtes. Nicht darf man bei Seite seufzen und stöhnen etc. und so den Geist der Mutter betrüben. Ich habe auch gesehen, wie unvernünftige Schwiegereltern und dumme Ehemänner den Frauen zornig Vorwürfe machen und so kann jeder dazu beitragen, die Geburt der Wöchnerin zu schaden (*Shang Sheng* 傷生).

Da kann man teils lachen, teils zornig werden. In einem jeden derartigen Falle ist Nachsicht gegen die Entbundene die Hauptsache. Es gibt auch solche, welche die kleinen Mädchen ertränken, das zeugt von rohem Herzen und ist eine fürchterliche Maßnahme! Wenn dann später ein Sohn zur Welt kommt, bringt ihm das keinen Segen! Die Sitten und Gebräuche, welche nach der Geburt befolgt werden, sind überall verschieden.

[538] Nach den Regeln des chinesischen Ahnenkults kommt für die Opferrituale nur der erstgeborene Sohn in Frage.

Manche nehmen feinen roten Zucker, manche Bergweihrauch oder die Evodia-Frucht *Wu Zhu Yu* 吳茱萸 (nach Bretschneider die Evodia rutoecarpa). Manche gebrauchen Pfeffer, machen einen Aufguss mit kochendem Wasser und trinken es. Im Allgemeinen ist nichts besser als heißer Wein, gemischt mit Knabenurin. Wenn der Leib sehr schmerzt, gebrauche man das Rezept *Sheng Hua Tang* 生化湯 (Hübotter, S. 163), es übertrifft alle anderen. Die Diät nach der Geburt ist auch überall verschieden. In der Provinz *An Hui* 安徽 geht man im Allgemeinen gleich zu Bett, gibt fettes Huhn und Reis ohne Brühe; In der Provinz *Jiang Su* 江蘇 gibt man gesalzene Reissuppe, zwei Monate lang.

Alles beruht auf Unkenntnis, ich muss darüber lachen! Denn in *An Hui* essen sie das ganze Jahr Reissuppe. Nach der Geburt ist der Magen geschwächt. Wenn man nun auf einmal Huhn und harten Reis gibt, so reimt sich das nicht zusammen, wenn auch der angerichtete Schaden nicht groß ist. In *Jiang Su* isst man das ganze Jahr harten Reis. Nach der Geburt ist der Magen hohl und leer, man müsste richtigerweise durch ausgewogene und nährende Kost Qi und Blut erzeugen. Die gewohnten Sitten kann man nicht ändern, sie sind ebenso unzerstörbar wie ein Gefängnis! Man mag meinen Worten glauben oder nicht, ich meine, dass es solche Ansichten über Verletzungen der Wöchnerin bei der Geburt eben gibt. Wir nehmen sie hier nur zur Kenntnis, ohne sie zu prüfen. Wenn es bei der Wöchnerin zu extremer Leere und Schwäche kommt, entstehen Fieber und Husten, das nennt man eine „große Leere" (*Da Xu* 大虛).

[Der „Goldene Spiegel" sagt: „Die Ursache eines nach der Geburt entstandenen Fiebers mit Husten ist nicht immer von der gleichen Art. Entweder entsteht es durch einen schweren Diätfehler oder durch eine Erkältung von außen, oder das Blut der Nachgeburt staut sich und geht nicht ab. Oder das Blut ist abgeflossen und der Uterus ist leer, oder es gab Mühe und Beschwerden zur Zeit der Geburt, oder drei Tage lang ist die Milch verdampft. Oder drei Tage nach der Geburt ist noch keine Milchsekretion eingetreten, oder man hat den Fötus angegriffen oder in anderer Weise die Geburt beeinflusst. Oder man hat kühlende Medizin in direkter Form oder wärmende Medizin in umgekehrter Form[539] angewendet." Um die Krankheitsursache zu erforschen, muss man ganz minutiös vorgehen. Die zahlreichen Rezepte, die an dieser Stelle gegen das nach der Geburt auftretende Fieber mit Husten angegeben sind, lasse ich auch wieder fort].

[539] Angaben über das sogenannte umgekehrte Rezept finden sich im III. Band von Du Halde's Werk: Description de la Chine, in deutscher Übersetzung 1747 in Rostock erschienen.

Da sagt einer: Welche Verhaltensmaßregeln sind also zweckmäßig? Ich antworte: Zur Zeit der Reissuppe esse man Reissuppe, zur Zeit des ungebrühten Reises esse man ungebrühten Reis. Nur beachte man folgendes: Die ersten drei Tage genieße man nur Hühnerbrühe, von der das Fett abgeschäumt ist, das Huhn selbst darf man noch nicht essen. Die ersten zehn Tage genieße man kein Schweinefleisch.

Einen Monat lang esse man kein Schweineschmalz, da sonst die Leitbahnen und Nebengefäße (*Jing Luo* 經絡) verstopfen und Blut und Qi nicht zirkulieren können. Deshalb muss man sich vor diesen Speisen in Acht zu nehmen.

[Zu der Zeit nach der Entbindung muss man sich besonders hüten, dass der Magen sich nicht erkältet, dass man nicht unbesonnen isst und trinkt oder zu früh körperliche Arbeit verrichtet. Zu der Zeit sind nämlich Blut und Qi beide leer. Wenn sie auch nur von einer kleinen Krankheit befallen wird, hat sie mitunter das ganze Leben daran zu laborieren!]

Hühnereier (*Ji Dan* 雞蛋) können sehr gut Blutergüsse (*Yu* 瘀) auflösen und das Leben erneuern, deshalb ist es sehr günstig, nach der Geburt welche zu essen. Aber es ist wichtig, sie äußerst sorgfältig zu kochen. In der Schale gekochte Eier darf man absolut nicht essen, sofern sie nicht fünf bis sechs Stunden (muss wohl heißen „Minuten"; ich nehme einen Druckfehler an) gekocht sind. Es schadet nicht, wenn man sie von morgens bis abends isst.

Aber gezuckertes Eigelb gehört zu den Dingen, die man nach der Entbindung durchaus nicht genießen darf, da dies zu einer Stagnation (*Ning Zhi* 凝滯) führt und dem Menschen schadet. Man kann Eigelb und Eiweiß durcheinander rühren und einige Augenblicke in Wasser kochen, auch in kochenden Wein gegossen kann man es genießen, das ist alles gleich gut. Wenn aber der Magen es nicht verträgt oder Durchfall eintritt, so vermeide man Eier als Speise. Enteneier sollte man ebenfalls nicht essen.

Da fragt einer: Muss man von den Speisen das Fett entfernen und sie gesäubert (*Qing* 清) genießen? Dem sage ich: Ja! Man muss sie nicht nur gesäubert, sondern auch völlig ohne Geschmack (*Dan* 淡) genießen. Klar und ungewürzt, das entspricht den natürlichen Wurzeln, so kann man seine ursprüngliche Vitalität (*Jing Shen* 精神) wiedererlangen! Trübes macht nur Klumpen im Bauch (*Pi* 痞).

Da fragt jemand: Was hat denn das für eine Wirkung? Also, die Wöchnerin (*Chan Fu* 產婦) trinke ungewürzten Wein und esse ungesalzene Speisen. Wenn sie gewöhnlichen (gewürzten) Wein trinkt und salzige Speisen genießt, so bewirkt das Hitze und Trockenheit und hemmt die Milchsekretion. Darin besteht die Wirkung von Klar und Trübe. Aber wenn man nach der Sitte in *Jiang Su* sich auf Reissuppe beschränkt, so schießt diese Maßnahme über das Ziel hinaus.

[Wenn man übermäßig viel Wein trinkt, wird das Blut erhitzt und der Speichel erschöpft sich. Wenn man zu viel Gesalzenes isst, gerinnt das Blut, und wenn der Speichel gehemmt ist, geht damit eine Hemmung der Milchsekretion Hand in Hand].

4. **Absterben des Fötus im Mutterleib** (*Si Tai* 死胎):

Bei einem abgestorbenen Fötus ist das Rezept *Fo Shou San* 佛手散 (Hübotter, S. 159-160) angezeigt. Man trinke es, dann geht die Frucht ab. Wenn der Erfolg noch nicht eintritt, so gebe man eine Dosis *Ping Wei San* 平胃散 (Hübotter, S. 166), auch füge man sieben bis zehn Gramm einfaches Glaubersalz (*Pu Xiao* 朴硝) hinzu, so geht der Durchtritt ganz leicht vor sich.

[Die Ärztefamilie *Xue* sagt: „Man kann auch 37 Gramm einfaches Glaubersalz in Knabenurin tun und geben, das ist auch gut"].

Die Regeln der Altvorderen haben einen klaren Sinn und sind oftmals erprobt. Ich will nicht betrügen, deshalb brauche ich keine Wunderrezepte und Zaubermittel, welche doch das Leben der Mutter gefährden.

[Die Familie Xue sagt: „Wenn nach erfolgtem Abort der Körper der Mutter ermüdet und ihr Qi matt ist und sie dem Sterben nahe ist, so gebraucht man am besten das Rezept *Si Jun Zi Tang* 四君子湯 (Hübotter, S. 168). Wenn das Kind im Mutterleibe abstirbt, so ist oft schuld daran Schreck, zu frühes Bewegen, Fall, Stoß, zu festes Schnüren, oder wenn man immerfort nach dem Stande des Fruchtwassers herumpalpiert, bis die Fruchtblase platzt und das Wasser ganz abfließt. Auch wenn das Qi behindert wird und kein Herabtreten stattfindet, wird das Kind trocken und stirbt ab. Wenn man bei Zeiten vorbeugt, kommt es nicht zu solcher Betrübnis"].

Nun fragt einer: Woran erkennt man das Absterben des Kindes? Die Antwort lautet: Wenn das Gesicht der Mutter rot und die Zunge livide verfärbt ist, dann lebt die Mutter und das Kind ist tot.

Immer wenn das Kind im Mutterleib lebendig ist, fühlt die Schwangere im Unterleib kleine Stöße und Bewegungen, also Kindsbewegungen. Wenn sie diese überhaupt gefühlt hat und dann gar nicht mehr fühlt, so kann sie daraus schließen, dass die Frucht abgestorben ist. Wenn das Gesicht der Mutter livide und die Zunge rot gefärbt ist, so lebt das Kind, aber die Mutter wird sterben. Wenn Gesicht und Zunge der Mutter beide livide verfärbt sind und an den Mundwinkeln Speichel herabläuft, so liegen Mutter und Kind beide im Sterben. Wenn ein abgestorbenes Kind nach unten tritt, so ist der Leib aufgetrieben und schmerzhaft, dies ist auch ganz anders als bei einer normalen Geburt.

[Der „goldene Spiegel" sagt: „In jedem Falle, wo einmal infolge verletzender Einwirkungen der Fötus im Mutterleibe abgestorben ist, muss man die Geburt schnell zu Ende führen, damit er nicht nach oben tritt zur Herz- und Brustgegend. Man muss beachten die livide Farbe der Zunge, die Röte des Gesichtes, den aufgetriebenen Unterleib und dessen Eiseskälte, und ferner, wenn es längere Zeit dauert, den Aasgeruch aus dem Munde. Dann erwäge man die Beendigung der Geburt, aber wähle die Mittel entsprechend dem Befund von Leere, Völle, Kälte, Hitze der Kreißenden"].

5. **Die Nachgeburt kommt nicht** (*Bao Yi Bu Xia* 胞衣不下):

Einer fragt nun: Was ist die Ursache, wenn die Nachgeburt nicht kommt? Die Antwort lautet: Im Allgemeinen zu frühzeitiges Herangehen an die Geburtsschüssel. Denn zur richtigen Geburtszeit klaffen Knochen und Gefäße bei sehr kräftigen Frauen einige Tage lang, ehe sie sich wieder zusammenschließen. Bei schwächlichen Frauen schließen sie sich erst nach Monatsfrist. Wenn man nun nicht die Eröffnung und das Klaffen abwartet, sondern mit Gewalt das Kind herauspresst, so schließen sich Knochen und Gefäße nach Durchtritt des Kindes gleich wieder und lassen die Plazenta nicht heraus.

Nun fragt einer: Das ist doch ein sehr schlimmes Ereignis, oftmals gefahrdrohend für das Leben? Ich antworte: Jedenfalls soll man keine Medizin nehmen, auch nicht in Angst und Schrecken geraten. Wenn die Plazenta nicht kommt, so nehme man sogleich einen Hanfstrick und binde ihn an einer vierfach zusammengelegten Stelle der Nabelschnur fest, wickele ihn dann nochmals herum und belaste ihn mit einem kleinen, nach unten ziehenden Gewicht. Auch durchtrenne man die Nabelschnur. Nach drei bis fünf Tagen schrumpft die Plazenta von selbst, trocknet zusammen und kommt heraus.

Das habe ich mehrfach mit Erfolg angewendet. Nur muss man der Wöchnerin zu verstehen geben, dass sie sich beruhigt, nicht in Angst und Furcht gerät oder gar auf die Hebamme hört, welche unbesonnen die Plazenta durch einen manuellen Eingriff herabholen will, was schon oft das Leben der Mutter in Gefahr gebracht hat. Immer vorsichtig, vorsichtig!

Beiliegend die Methode der Familie *Xue* 薛 aus dem „Goldenen Spiegel" (*Yi Zong Jin Jian*):

Wenn die Plazenta nicht kommt, ist die Ursache entweder eine Schädigung durch kalten Wind, der das Blut zur Gerinnung gebracht hat, oder zu reichlicher Blutabfluss, so dass der Geburtsweg trocken und rau geworden ist, oder dass jenes schlechte Nachgeburtsblut in den Uterus hineingetreten ist, ihn aufbläht und nicht heraus kann. Wenn in der Uterusgegend Aufgetriebenheit und Schmerzgefühl vorhanden sind, so wende man sogleich folgende Rezepte an: *Duo Ming San* 奪命散 (Hübotter, S. 165) oder als Pillen *Duo Ming Wan* 奪命丸 (Hübotter, S. 165) oder die Rezeptur *Shi Xiao San* 失笑散 (Hübotter, S. 164). Man verhindere, dass die Nachgeburt nach oben geht und Herz und Brust angreift. Wenn das schon geschehen ist, dann gibt es keine Rettung mehr.

Wenn das Herz-Qi (*Xin Qi* 心氣) erschöpft und verletzt ist und im Zusammenhang damit die Nachgeburt nicht heraustreten kann, dann ist die Uterusgegend schmerzhaft, aber nicht aufgetrieben, und man wende das Rezept *Bao Sheng Wu You San* 保生無憂散 an (Hübotter, S. 163). Wenn die Plazenta ausgetreten ist, aber Verwirrungszustände bestehen und bei Aufhören jeglicher Nahrungsaufnahme, dann gebrauche man das Rezept *Xiong Gui Tang* 芎歸湯 (Hübotter, S. 159).

Wenn die Plazenta abgegangen ist, bei geschwollenem Leib und Schmerzen, so dass Gefahr im Verzug ist, dann gebe man *Duo Ming Wan* 奪命丸 - Pillen oder *Shi Xiao San* 失笑散 - Pulver (Hübotter, S. 164-165).

Sobald das Kind die Eihäute abgestreift hat, muss die Nabelschnur nach unten treten. Wenn daher die Eihäute sich im Mutterleib wie ein umgekehrtes Blatt, mit der Konkavität nach oben, umschlagen, so sammelt sich das Blutwasser oberhalb an, treibt den Leib auf und kann schwer heraus. Dann braucht man nur eine erfahrene Hebamme zu bitten, dass sie mit einem Finger den tiefgesenkten, mittleren Teil der Eihäute nach oben drückt, so dass das darauf befindliche Blut sich verlaufen kann.

Oder man lasse die Hebamme mit den Fingern nach dem oberen [freien] Rand der Eihäute tasten, diesen nach unten ziehend umbiegen, dadurch kann das schlechte Nachgeburtsblut in einem Augenblick abfließen und die Eihäute fallen von selbst nach unten. Das ist auch ein Kunstgriff.

[Jemand gibt auch an: Man nehme Haare der Kreißenden und stecke sie ihr in den Mund, bis sie erbricht, so dass die Plazenta herauskommt. Dieses Mittel ist zwar wirkungsvoll, doch ist es nicht gut, wenn eine frisch Entbundene erbricht].

6. **Die Beckenknochen öffnen sich nicht** (*Jiao Gu Bu Kai* 交骨不開):

Man gebe innerlich das Rezept *Jia Wei Xiong Gui Tang* 加味芎歸 (Hübotter, S. 160) eine ganze Zeit hindurch, dann erfolgt die Geburt. Es hat immer Erfolg, auch ein abgestorbenes Kind kommt heraus.

7. **Das Geburtstor schließt sich nicht** (*Chan Men Bu Bi* 產門不閉):

Wenn seit Beginn der Geburt die [Schamgegend] stark vorgewölbt war oder schmerzhaft klafft, ohne sich zu schließen, so gebe man das Rezept *Xiao Yao San* 逍遙散 (Hübotter, S. 158). Wenn die Vorwölbung verstrichen wird, ohne dass ein Verschluss erfolgt, so gebrauche man das Rezept *Bu Zhong Yi Qi Tang* 補中益氣湯 (Hübotter, S. 140) mit *Wu Wei Zi* 五味子 (Hübotter, S. 68-69). Ebenfalls vermeide man alle kalten und kühlen Mittel (*Han Liang* 寒涼). Wenn zu Anfang der Geburt die stark vorgewölbten Geschlechtsteile sehr schmerzen, so wasche man sie mit warmem Süßholzinfus, dann gleicht sich die Schwellung von selbst aus.

8. **Der Uterus tritt nicht wieder zurück** (*Zi Gong Bu Shou* 子宮不收):

Da gebrauche man auch *Bu Zhong Yi Qi Tang* 補中益氣湯 (Hübotter, S. 140). Auch nachdem sich der Uterus bereits zurückgezogen hat, muss man noch beträchtliche Mengen von diesem Rezept einnehmen.

9. **Milcharmut** (*Ru Shao* 乳少):

Milcharmut beruht auf Schwäche des Blutes (*Xue Xu* 血虛) oder darauf, dass die Entbundene zu viel Blut verloren hat, oder auf vor der Geburt überstandener Krankheit oder auf ärmlicher, kläglicher Lebenshaltung, wie es bei bediensteten Frauen der Unterschicht oft der Fall ist. Wenn Frauen im Wochenbett nicht gut auf sich aufpassen, dann verwelken die Blutgefäße (*Xue Mai* 血脈), oder wenn die Altersgrenze von vierzig Jahren erreicht ist, nehmen Blut und Qi allmählich ab.

Das alles kann einen Mangel an Milch verursachen. Man nehme nur das Rezept *Yong Quan San* 湧泉散 (Hübotter, S. 171-172). In hartnäckigen Fällen kann man *Wang Bu Liu Xing* 王不留行 (Saponaria vaccaria = Kuhkraut) oder ähnliche Mittel gebrauchen (Hübotter, S. 95).[540] An allmählich eintretender Wirkung sind sie unerreicht.

Wenn man mit Gewalt die Sekretion der Milch antreibt, wird die Wöchnerin dünn und mager (*Qing Bo* 清薄), so dass das Kind kein langes Leben hat. Überdies schädigen sie Qi und Blut und führen zu zahlreichen Erkrankungen nach der Geburt. Die Freude dauert nicht lange, dann versiegt die Milch, und das ist wirklich nicht schön.

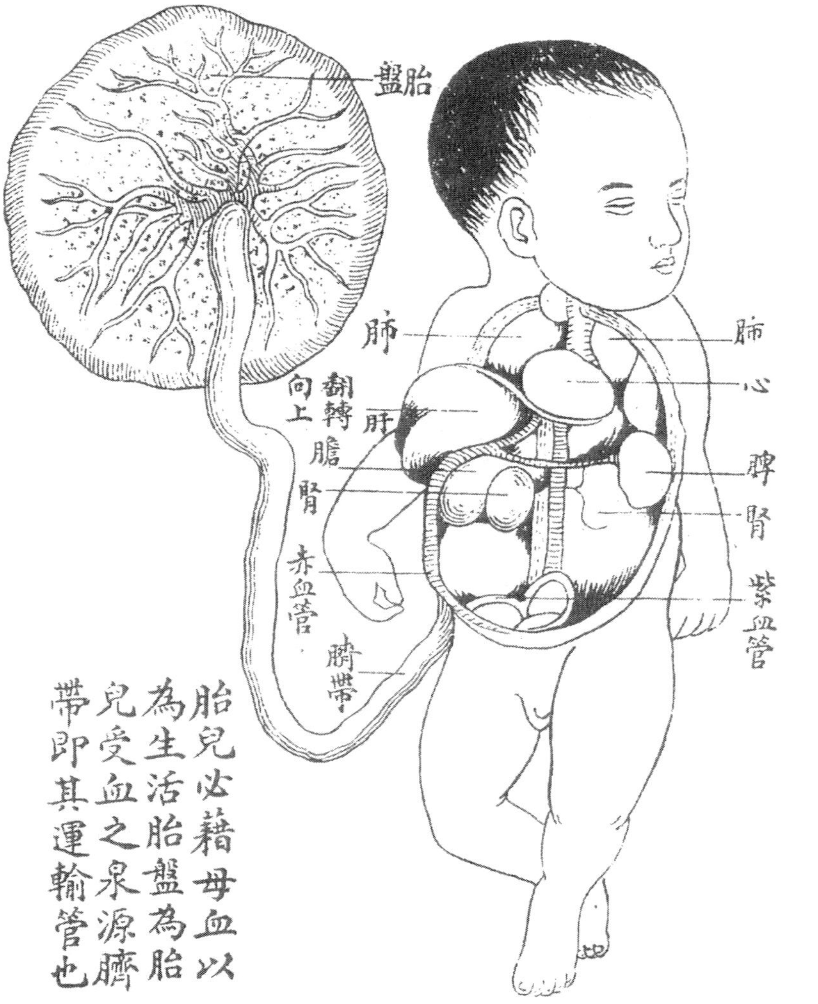

540 *Franz Hübotter* schreibt an dieser Stelle: Schwangere dürfen das Mittel nicht benutzen!

Symptom- und Sachverzeichnis:

5 Erschöpfungen mit Auszehrung....108
7 Leere-Schädigungen mit völliger Kraftlosigkeit 108
Abmagerung und Auszehrung 103, 104, 130, 264, 287
Abneigung gegen Hitze mit trockener Kehle 472
Abneigung gegen Kälte... 175, 271, 398, 410, 437, 468, 570, 587, 611, 622
Abort.... 20, 198, 272, 340, 352, 374, 375, 388, 398, 453, 470, 493, 496, 521, 531, 623, 634, 659, 662, 663, 668
Absterben des Fötus im Mutterleib 668
Ahnenkult...............................332, 543
Akute heftige Gefühlserregungen ...174
Akute Magen-Darmstörungen 456
Akute Brechdurchfälle in der Schwangerschaft 454
Alkoholismus 171
Alle Krankheiten der verheirateten Frau mit einer Leere und einem Mangel 329
Alle Krankheiten mit Lähmungen 108
Alle plötzlichen Übel, die ins Zentrum gehen 169
Alle Schmerzen in den Beinen 147
Alle Wassererkrankungen 220
Alpträume von Geistern und Dämonen 312
Als ob ihr Geister erscheinen 234
Als ob Würmer oder Insekten an ihr nagen 148
Alle 5 Emotionen sind nur Gesandte, die vom Herzen kommen 165
Alter......................................24, 70, 71
Amoklaufen 170
Anfällen von manischem Verhalten.172
Anfälligkeit für Angst und Schrecken 132
Anfallsartige Beschwerden 174
Angestaute Hitze.....................412, 610
Angina Pectoris 479
Angst vor Menschen 132
Angstgefühl............................143, 169
Ängstlichkeit... 162, 163, 166, 221, 257, 343, 401, 438, 614
Anhaltende Blutungen der Frau 169
Ansammlungen.... 19, 95, 153, 154, 219, 229, 230, 260, 281, 294, 295, 296, 298, 299, 300, 301, 405, 440, 492, 507, 557, 566, 596
Ansammlungen von Kälte im Blut ... 570
Ansammlungen von Schleim und Mukus 466
Anspannung und Furcht im Herzen. 132
Anstrengungen auf der Strohmatte 569
Antilopenhorn 285
Appetitlosigkeit 83, 255, 282, 357
Ärger und Verdruss............20, 293, 362
Arm- und Ellbogenschmerzen 147
Armschmerzen.........251, 253, 254, 626
Asthma... 21, 257, 276, 435, 436, 437, 445, 614
Atemnot... 21, 82, 160, 172, 177, 181, 184, 185, 186, 193, 197, 203, 272, 281, 293, 300, 301, 327, 345, 352, 380, 387, 418, 429, 432, 433, 434, 435, 436, 445, 458, 472, 473, 478, 479, 505, 529, 531, 551, 552, 554, 557, 561, 570, 596, 598, 601, 602, 614, 618, 626
Aufflammendes Leber-Feuer...........413
Augenschmerzen 142, 177, 418
Ausbleiben der Periode .73, 83, 84, 356, 369
Ausfluss.... 39, 84, 125, 130, 229, 286, 324, 326, 329, 330, 373, 548, 559, 562, 582
Ausspucken von viel Sputum...........181
Ausstrahlende Schmerzen zum Bauchnabel hin 229
Auszehrung....47, 49, 126, 147, 155, 167, 219, 261, 281, 290, 301, 362, 463, 494, 522, 558

Bauchschmerzen.... 17, 25, 79, 83, 91, 92, 95, 96, 107, 109, 114, 220, 225, 226, 344, 365, 386, 387, 423, 429, 430, 434, 455, 458, 487, 494, 495, 507, 529, 530, 539, 540, 561, 570, 582, 590
Bauchschmerzen in der Schwangerschaft 423
Beckenendlage 647
Bedrückende Träume von Geistern .238
Bedrücktheit.... 201, 205, 252, 255, 412, 441, 468, 470, 482
Bedrücktheit im Herzen 468
Bedrücktheit und Verwirrung 494
Bedrücktheit und Völle im Herzen...468
Befruchtet die Niere 130
Begünstigt den Uterus und befreit einen wassergefüllten Bauch von Nässe 382
Begünstigt die Niere, stabilisiert das Qi und hilft bei zu häufigem Wasserlassen 502
Bei allen Krankheiten die chronisch sind und nicht geheilt werden können 108
Bei einer Fülle im Herzen gibt es heftige Herzschmerzen 613
Bei einer schwierigen Geburt 375
Bei Essensgerüchen wird ihr übel 363
Bei Hitze verwelkt der Embryo oder die Schwangere wird furchtsam und schwach 523
Bei Schleim gibt es Fülle und Leere .449
bei Schwellungen der vier Gliedmaßen und plötzlichen Uterusblutungen 382
Bei Völle in der Brust und Herzschmerzen 477
Beim Aufstehen wird ihr schwindelig 393
Ben Tun, das laufende Ferkelchen... 301, 562
Benommenheit 138, 142
Beriberi 16, 17, 206, 207, 211, 212, 303, 619
Bernstein 504, 558
Beruhigt den Embryo, nährt das Qi und erleichtert die Geburt 513
Beruhigt die Po-Seele 558
Beschwerden im Unterleib der Frau . 96
Beseitigt die Sucht zu essen 511
Besessenheit...................169, 170, 171
Bewegungen des Embryos.... 376, 378, 385, 386, 467, 494
Bl 43 heilt einfach alles.....................109
Blockaden in beiden Ausscheidungsgängen 391, 395
Blockaden in der Brust und im Zwerchfell..... 293, 458, 477, 478
Blockierte Regel.................. 83, 95, 224
Blockierter Geburtsvorgang 647
Blut tritt unten heraus.............. 98, 385
Blut und Eiter im Stuhl.................... 192
Blut und Qi kämpfen miteinander... 387
Blutansammlungen.... 95, 98, 100, 221, 570
Bluterbrechen.. 192, 193, 598, 605, 626
Blut-Hitze 304, 307, 463
Bluthusten 181
Blutige Stühle................................. 427
Blutkammer 17, 81, 235, 236, 240
Blutklumpen....80, 95, 98, 100, 121, 286, 356, 548, 550, 570
Blut-Leere.... 16, 17, 195, 197, 259, 277, 304, 307, 619
Blutschwäche.... 12, 14, 17, 19, 116, 139, 178, 196, 214, 230, 236, 304, 307, 590, 620, 623
Blutspucken.... 158, 185, 186, 188, 190, 192, 300
Blutstagnation.... 12, 60, 95, 116, 148, 167, 193, 286, 356, 443, 453, 504, 550, 553, 558
Blutstagnation mit Störungen beim Wasserlassen 95
Blutstagnationen in der Brust 95
Blutstasen 215, 300

Blutungen............................67, 70, 173
Blutungen aus Mund und Nase 172
Blutungen während der Schwangerschaft 82, 270
Blutverlust.... 16, 18, 114, 132, 201, 259, 262, 513, 546, 562
Brust und Bauch der Frau sind aufgebläht..391
Brust und Zwerchfell sind leer und verklumpt 476
Brust-Bi....................475, 478, 479, 480
Brustblockaden 293, 479, 614, 626
Caulophyllum 360
Cholera 459, 460, 465
Choleraartige Durchfälle..167, 200, 465
Chong Mai.... 14, 15, 17, 24, 33, 34, 56, 60, 63, 67, 68, 69, 70, 73, 81, 87, 89, 91, 99, 107, 113, 114, 115, 116, 120, 125, 127, 215, 216, 235, 240, 286, 324, 325, 328, 330, 349, 353, 354, 356, 360, 375, 387, 488, 492, 494, 495, 496, 549, 550, 551, 554, 557, 559, 593
Chronisches Asthma........................438
Dämonen.... 22, 73, 161, 168, 169, 171, 173, 247, 249, 313, 491
Dämonenmedizin............................168
Dämonenpunkte 15, 168, 174, 313
Dämonenübel.... 15, 19, 146, 148, 310, 313
Dampfende Knochen 167
Dan Tian 347, 536, 562
Darmpolypen 465
Das Blut ist zu trocken 307
Das Blut stagniert.............................82
Das Blut steigt nach oben und stößt gegen das Herz 94
Das Essen geht nicht hinunter und wird nicht umgewandelt 108, 406
Das Essen von giftigen Dingen.........372
Das Geburtstor schließt sich nicht...671
Das Gefühl, eingesperrt zu sein 132
Das Gehen zu Fuß ist beschwerlich .208
Das Gesicht ist aufgedunsen...........445
Das Gesicht ist rot und der Körper ist heiß 509
Das Herz als Mittelpunkt therapeutischen Handelns..... 14, 137, 149, 157, 389, 431, 446, 550, 630
Das Herz ist betrübt........................170
Das Herz klopft vor Angst...............125
Herz und Shen sind unglücklich.......592
Das Herz-Qi ist nicht genug 129
Das Leber-Qi überwältigt die Milz...430
Das Lungen-Yin ist nicht genug 474
Das Mädchen wird immer dünner und ausgemergelter..........................125
Das Magen-Qi ist nicht genug 108
Das Monatswasser ist blockiert........84, 97, 99, 180, 323
Das Qi des himmlischen Echten 349
Das Qi ist wie abgeschnitten und sie möchte am liebsten sterben..........94
Das Verlangen sich umzubringen....245
Das Wasserlassen der Schwangeren tröpfelt und ist mühsam 503
Das Wasserlassen ist blockiert 382, 503
Das Wasserlassen schwierig...........343
Das Yang-Qi besiegt das Yin 78, 85
Das Yin-Qi besiegt das Yang 79, 85
Dekokt zum Ausgleichen der Mitte.583
Delirien 170
Den Shen beruhigen 132
Depressionen...........171, 246, 247, 249
Depressive Geisteskrankheiten.......173
Depressive Verstimmung 197
Der Ausfluss ist rot oder weiß 125
Der Bauch ist aufgebläht.........217, 345
Der Bauch ist geschwollen 217
Der Bauch verkrampft sich plötzlich.. 214
Der Bauchnabel und der Bauch sind kalt und schmerzhaft.........................495
Der Embryo findet keine Ruhe........529
Der Embryo ist verletzt und Blut leckt heraus 107
Der Embryo steigt nach oben und klopft gegen das Herz...........................494

Der Embryo stößt gegen das Herz 83
Der Embryo verkümmert und wächst nicht mehr 365
Der ganze Körper juckt wie von Insektenstichen 173
Der ganze Körper schmerzt......145, 408
Der Patient zittert vor Kälte 177
Der San Jiao ist vollständig in Unordnung...217
Der Schmerz kommt durch das Nässe-Bi 207
Der Schwangeren ist im Kopf und in den Augen schwindelig 366
Der Schwangeren Blut und Qi sind nicht genug..362
Der untere Rücken ist kalt und taub. 270
Der untere Rücken schmerzt wie zerbrochen 18, 269
Der Urin tröpfelt nur heraus 503
Der Uterus ist ein Kühlschrank 431
Der Uterus zieht sich nicht zurück ...671
Der weiße Tiger wandert durch die Gelenke.......................................146
Der Wochenfluss ist noch nicht beendet 126
Zustand großer Verliebtheit............413
Diabetes.... 18, 155, 171, 178, 258, 260, 261, 262, 263, 264, 266, 267, 268, 304, 559
Dian-Erkrankung 17, 36, 169, 172, 241, 242, 244, 245, 246, 247, 248, 249, 250, 273, 303, 363, 412, 477, 482, 483, 576, 578
Dicker Schleim...............................445
Die 5 Strapazen 103
Die 5 Zang-Organe sind leer und erschöpft..109
Die 7 Schädigungen........................103
Die Augen sind gelb 278
Die Bauchnabelregion ist schmerzhaft 107
Die Beckenknochen öffnen sich nicht 671
Die Bitternis des Unglücklichseins... 469
Die chinesische Angelikawurzel 559
Die Beine erschlaffen....................... 147
Die Durstkrankheit 258
Die eiserne Nierenkraft der Mutter 537
Die Frau ekelt sich vor dem Essen... 152
Die Frau fürchtet die Schmerzen..... 583
Die Frau hält sich für hochstehend und besonders weise 242
Die Frau hat kein Bedürfnis zu essen und magert ab 109
Die Frau ist beim Betreten des Schlafzimmers betrunken....................... 98
Die Frau ist müde und träge............. 99
Die Frau ist sehr durstig.................. 126
Die Frau ist unfähig, den Arm zu heben 254
Die Frau ist unfähig, etwas zu greifen 254
Die Frau ist unglücklich..................... 88
Die Frau ist verwirrt, depressiv und ohne Selbstbewusstsein 94
Die Frau ist von Kindern abgeschnitten 326
Die Füße sind eiskalt....................... 109
Die Glieder sind müde und schwach. 109
Die Gliedmaßen sind voller Wasser 125
Die Hände und Füße sind sehr unruhig 214
Die Haut ist der Teppich der Seele .. 277
Die Medizin entfernt übles Qi 126
Die Menstruation ist blockiert 84
Die Milz hasst die Nässe 282
Die Monatsblutung ist übermäßig .. 284
Die Muskeln schwinden täglich....... 252
Die Muskeln sind vertrocknet und ausgemergelt 214
Die Nachgeburt kommt nicht 669
Die Patientin erbricht und ihr ist ständig übel 151

Die Patientin erklimmt hohe Plätze, singt dabei und reißt sich die Kleider vom Leib 245
Die Patientin fühlt sich müde und schlapp 93
Die Patientin hat akute Magen-Darmbeschwerden mit Erbrechen und Durchfall 509
Die Patientin hat Lust, jemanden zu töten 172
Die Patientin hat Schmerzen in der Brust und im Bauch 94
Die Patientin ist gereizt und beunruhigt und kann nicht liegen 477
Die Patientin kommt um vor Angst .181
Die Patientin mag sich nicht bewegen 136
Die Patientin sieht und hört fremdartige Dinge..249
Die Patientin weint häufig und spricht ohne Sinn und Verstand 605
Die Patientin wird immer dünner, obwohl sie viel isst 595
Die Regel bleibt aus............80, 84, 285,
Die Schwangere hat Kälte in der Leber-Leitbahn und der Embryo fällt heraus 373
Die Schwangere ist als Frau durch ihre Gebärmutter mit der Niere verknüpft 498
Die Schwangere ist unglücklich und beunruhigt.................................363
Die Schwangere möchte nun süßen Wein trinken und süße Speisen essen 534
Die Schwangere soll ihr Herz harmonisieren 346
Die verheiratete Frau kann das Menstruationsblut nicht binden ..494
Die vier Extremitäten sind schwach und instabil 573
Die vier Gliedmaßen sind wie taub....93
Die Zunge hat einen gelben Belag ...550
Dieses Rezept ergibt bei 100 Krankheitsentwicklungen 100 Treffer......... 573
Disharmonie von Milz und Magen .. 153
Double Bind-Situation 137
Drehschwindel... 15, 138, 139, 143, 443
Drogenmissbrauch.......................... 359
Drohenden Abort............................ 387
Druckgefühl in der Brust 229
Durch die Schwäche ist die Frau beunruhigt, erschrickt leicht und hat Herzklopfen................................ 495
Durchfall.... 16, 17, 28, 199, 218, 220, 231, 233, 260, 281, 347, 364, 422, 423, 425, 426, 427, 428, 429, 430, 450, 455, 458, 459, 461, 462, 465, 476, 487, 508, 534, 584, 667
Durchfall durch zu viel Essen........... 430
Durchfall im Alter durch eine große Schwäche 465
Durchfälle mit unverdauten Speiseresten 158, 508
Durchfälle, die nicht aufhören ...... .232, 427, 456
Durstkrankheit.....18, 155, 260, 261, 262, 264, 265, 365
Ein Gefühl wie kaltes Wasser im Rücken 272
Ein kummervolles Herz ohne Freude 132
Ein leeres Herz 548
Ein schwaches Milz-Qi 201
Ein sehr übler Mundgeruch............. 169
Ein übles Qi greift das Herz an 577
Ein üppiges Magen-Feuer................ 358
Ein zyanotischer Zungenkörper....... 549
Eine Leere des Chong Mai führt zu einer extremen Mangelernährung des Embryos 496
Eine Methode zum Herauskommen der Nachgeburt 541
Eine Schwäche im Ren Mai lockert die feste Verankerung des Embryos im Mutterleib................................. 496

Eine Strohmatte bei der Geburt ist nicht so gut wie die Sorge und Pflege der Patientin nach der Geburt............323
Eine Yin-Leere mit einem üppigen Feuer 201
Einseitige Ernährung.... 201, 265, 266, 413, 593
Eklampsie 7, 22, 396, 483, 484
Embryo...... 20, 21, 22, 23, 25, 26, 42, 63, 83, 87, 107, 163, 197, 198, 242, 269, 298, 334, 335, 339, 341, 342, 343, 344, 345, 346, 347, 349, 350, 351, 353, 354, 355, 356, 357, 358, 367, 369, 370, 371, 372, 373, 374, 375, 376, 377, 378, 379, 380, 381, 383, 384, 385, 386, 387, 389, 393, 394, 396, 399, 402, 407, 408, 411, 439, 465, 469, 470, 472, 474, 475, 479, 485, 486, 488, 489, 491, 500
Embryonale Gift 305, 359
Embryonales Wasser................394, 396
Entfernt Hitze und lindert Erschöpfung 105
Entstehung der Muttermilch 14, 89
Entzündungen in der Genitalregion 505
Epidemische Kälteschäden 136
Epidemische Krankheiten 167
Epilepsie.... 170, 242, 246, 312, 441, 559, 620, 623
Epileptische Anfälle..........................170
Erbrechen.....15, 21, 25, 125, 143, 150, 151, 152, 153, 167, 188, 193, 203, 207, 220, 290, 357, 358, 362, 363, 364, 365, 366, 387, 391, 393, 396, 405, 427, 439, 440, 441, 443, 446, 448, 453, 455, 456, 457, 458, 459, 461, 462, 464, 465, 466, 469, 477, 480, 556, 594, 595, 607, 614
Erbrechen in der frühen Schwangerschaft 362
Erbrechen von kaltem Schleim 478
Erbrechen von Schleim....125, 152, 357, 366, 441, 466
Erkältungen während der Schwangerschaft..408
Ernährung 89
Ernährungsfehler.....62, 107, 187, 219, 274, 304, 396, 443, 550, 584, 606
Erschöpfung des Yang-Qi................108
Erschöpfung durch exzessive Schlafzimmerdienste 111
Erschöpfung durch unaufhörliche Blutungen 592
Erschöpfung mit unerträglichem Durst 261
Erschwertes Wasserlassen.....318, 392, 395, 504
Erschwertes Wasserlassen in der Schwangerschaft..........................393
Es kommen schwarze Geister, die einen einhüllen und vernichten wollen.. 239
Es stärkt das Herz 130
Essen und Trinken gehen nur schwer hinunter 220
Essen und Trinken im Übermaß, aber die Patientin wird trotzdem immer magerer.......................................566
Essen und Trinken von zu kalten Speisen 323
Essen und Trinken von zu heißen Speisen.......................................387
Essenzverlust 109
Extreme Bedrücktheit im Herzen 468
Exzessive Schlafzimmerdienste 104
Exzessiver Geschlechtsverkehr........286
Exzessives Herz-Feuer 413
Faltige Füße 394, 396
Fehlgeburt.....20, 21, 60, 107, 163, 342, 340, 352, 353, 354, 358, 359, 370, 371, 374, 375, 377, 378, 384, 385, 387, 388, 389, 473, 494, 521, 523, 526, 530, 532, 533, 535, 537, 552, 553, 556, 564, 623, 662
Feuer-Hitze-Theorie 410
Feuernadel......................................173
Fibromyalgie 18, 254, 255, 256, 257

Fieber und Schüttelfrost....25, 103, 114, 178, 181, 301, 416, 418, 419, 441, 622
Fixe Idee, ein Dämon hätte Geschlechtsverkehr mit ihr gehabt 172
Flüche 173
Folgen chronischer Krankheiten und schwerer Infektionskrankheiten ..109
Folgen übermäßiger Erschöpfung......99
Fördert den Haarwuchs 213
Fötus...... 20, 26, 84, 89, 126, 340, 341, 342, 344, 345, 346, 347, 353, 394, 396, 496, 539, 635, 636, 642, 643, 644, 645, 647, 648, 649, 650, 652, 653, 654, 655, 656, 658, 659, 660, 661, 662, 663, 666, 668, 669
Franz Hübotter..... 23, 75, 78, 80, 338, 375, 628, 629, 630, 631, 637, 642, 646, 663, 672
Frauenheilkunde 25, 26, 27
Freude harmonisiert das Qi 158
Frust und Kummer 233
Frustration.......................................248
Fuchsgeister 239, 492
Fülle im Bauch 219
Fülle-Atemnot 437
Furcht und Schreckhaftigkeit 131
Furcht vor Menschen 131, 132, 419
Gao Huang (Bl 43) 435
Geburt 24, 26, 347
Geburt im Sitzen 647
Geburtsschmerz 641, 656, 657
Geburtswehen 298, 352, 635
Gefühl wie kaltes Wasser im unteren Rücken und in den Beinen 586
Gefühlsschwankungen 132
Gegenläufiges Magen-Qi 405
Gegenläufiges Qi..... 82, 163, 181, 186, 193, 286, 293, 363, 366, 387, 393, 434, 435, 441, 449, 456, 477, 478, 483, 556, 626
Gehemmter Stuhlgang und trockene harte Stühle 590
Gehirn................25, 170, 171, 172, 249
Geister 169, 170, 171, 249
Geister und Dämonen..... 167, 237, 239, 240, 244, 313, 490, 492, 558, 576
Geisterembryo.........487, 490, 491, 492
Geistesabwesend....... 88, 129, 172, 236
Geisteskrankheiten....17, 132, 169, 170, 171, 172, 200, 230, 239, 241, 245, 246, 247, 248, 249, 312
Geisteskrankheiten mit Rückzug..... 172
Geistige Verwirrung wie vergiftet ... 604
Geistseele Hun................ 163, 256, 349
Gelbsucht.....18, 278, 279, 281, 282, 301, 304
Gelsemium 584
Gemütsschwankungen vor der Menstruation 88
Geräusche im Bauch 220
Geschlechtsreife 24, 26, 67, 70
Geschlechtsverkehr mit Dämonen 110, 310, 311, 313, 490
Geschwätzigkeit............................. 169
Geschwollene Brüste und nach oben steigendes Qi 82, 478
Geschwollene Extremitäten und Nässe im ganzen Körper 514
Geschwüre 300, 303
Gesichtsödeme 223
Gichtartige Schmerzen 209
Globus Hystericus 205
Glücklicherweise lebt der Mensch nicht nur ausschweifend und liederlich 491
Glut der Begierde 101
Gong Sun (Mi 4)...... 89, 116, 127, 215, 261, 286, 360, 374, 375, 430, 444, 446, 468, 515, 550, 592
Go-Spiel 406
Gou Qi-Beeren 216
Grimassieren.................................. 171
Große Erschöpfung 96
Große Furcht und Brustschmerzen . 131
Grübeln..... 155, 194, 201, 203, 220, 319, 357, 450, 508
Grummeln im Bauch....................... 233
Gürtelrose 307, 626

Haarverlust.................................17, 215
Halbseitenkopfschmerz 141
Halbseitenlähmung..... 170, 252, 465, 574, 606, 610
Halluzinationen..... 169, 170, 240, 245, 247, 249, 250
Halsschmerzen 344
Harmonisiert und bringt die Periode in Einklang 105
Harndrang 343
Harnverhaltung..... 22, 82, 229, 230, 271, 318, 319, 320, 322, 395, 396, 430, 499, 500, 505, 587
Harte Klumpen 125, 558
Harter verknoteter Stuhl.................358
Hartnäckige Nesselsucht.................274
Hartnäckiger Wochenfluss nach der Geburt 229
Sie hat Fieber und Kopfschmerzen ..408
Häufige Durchfälle 134
Häufiges Aufstoßen..........197, 219, 550
Häufiges Erschrecken......................131
Häufiges Gähnen.....................401, 574
Häufiges Rülpsen.....................401, 458
Haut...25, 346
Hauterkrankungen mit Juckreiz 173
Hebammen.... 19, 23, 360, 543, 544, 554, 633, 643, 650
Heftige Schmerzen im Kindbett 226
Heftige Wut, Schrecken und Furcht 106
Heilmittel zum Fließen und Zirkulieren des Blutes 317
Heilt alle Krankheiten der Gebärenden 556
Heilt eine blockierte Menses 94
Heißhunger 198, 250, 257, 264
Hektisches Fieber 134
Herpes Zoster 307, 308, 626
Herzklopfen..... 88, 129, 131, 207, 214, 230, 257, 327, 440, 443, 515, 529, 561, 604, 607, 614, 617
Herz-Leere.......................129, 163, 468
Herzschmerzen...... 17, 82, 83, 131, 132, 167, 170, 172, 188, 193, 197, 207, 226, 229, 230, 293, 365, 401, 455, 458, 477, 478, 479, 557, 605, 612, 613, 614, 615, 616
Herzschmerzen mit anfallsartiger Schreckhaftigkeit 131
Herz-Unruhe mit Hitze und Niedergeschlagenheit 467
Hexen 149
Himmlisches Nierenwasser..... 328, 333, 334
Himmlische Bewegungen 398
Hitze.............................. 170, 171, 249
Hitze durch den Alkohol 101
Hitze im Blut 80, 274, 277, 307
Hitze im Dickdarm ... 315, 319, 391, 396
Hitze im Kopf nach Windangriff 142
Hitze im Unterbauch 82
Hitze im Yin 124
Hitze in den Handtellern 82
Hitze in die Blutkammer 235, 244
Hitzeansammlungen in Herz und Lunge 303
Hitze-Atemnot 437
Hitze-Durchfall 429
Hitzeerkrankungen.... 136, 152, 401, 410, 435, 545, 549
Hitzeerkrankungen mit Schleim-Mukus 440
Hitzeerkrankungen mit Unruhe im Herzen 401
Hitze-Erschöpfung 207
Hitze-Feuer 308, 412, 413
Hitzewallungen 197, 257, 290, 344
Horn eines Rhinozeros 244
Hörsturz 148
Huo Luan..... 454, 455, 457, 458, 459, 460, 461, 462, 463, 464, 465
Husten 16, 22, 103, 179, 180, 181, 183, 184, 185, 186, 187, 188, 189, 192, 193, 203, 293, 300, 327, 434, 435, 445, 471, 472, 473, 474, 477, 478, 479, 483, 557, 602, 666

Husten und Atemnot 435
Husten von Blut........................184, 477
Husten während der Schwangerschaft 472
Hysterie 170, 174, 197, 200
Ihr Gemütszustand ist zerstreut 236
Ihr Herz ist plötzlich verwirrt 88
Ihr ist schwindelig und im Kopf taumelig 399
Ihr Rücken ist verbogen und ständig überstreckt 621
Ihr Sprechen ist konfus und verwirrt 311
Ihr Stuhlgang und Wasserlassen sind blockiert.....................................314
Ihr Thorax ist wie zugeschnürt.........181
Ihr unterer Rücken und die Beine sind sehr schwer 134
Ihre Hände und Füße sind kraftlos und kalt 509
Ihre Lendenregion und der Rücken sind verspannt.....................................345
Ihre Sprache ist unflätig 170
Ihre Träume sind nicht glückverheiß-end..129
Ihre vier Gliedmaßen sind müde und heiß..191
Im Bauch gibt es donnerähnliche Geräusche...........................220, 509
Im Bauch sind Hitze und Schmerzen, die kaum auszuhalten sind................583
Im Herzen frönt sie der Schwermut 196
Im unteren Rücken und im Bauch ist ein heftiges Ziehen 371
Impfung...........................212, 306, 626
In den 5 Herzen plagt sie Hitze 107
In der Hüfte und im Rücken zieht es heftig 104
In ihrem Herzen ist Verdruss und Verzagtheit 363
Inkontinenz 84, 606
Insektenbefall...................................593
Ist der Embryo gesund, geht es auch der Mutter gut....................................378
Jade 343
Jadetor 328, 330
Jede Erkrankung des Blutes und lebensgefährliche Krankheiten nach der Geburt.....................................547
Juckreiz.....18, 19, 172, 256, 275, 302, 303, 304, 305, 306, 307, 308, 309, 479
Juckreiz der Vagina 172
Kaiserschnitt 23, 341, 544
Kälte des Embryos mit aufgeblähtem Bauch und Leere-Schmerzen der Schwangeren 381
Kalte Füße 177, 318, 395, 419, 590
Kälte im Gehirn 108
Kälte im Inneren und Hitze im Äußeren 456
Kälte im Magen................................109
Kälte in den Genitalien 82
Kälte in den Zang-Organen 510
Kälte in der Milz...................... 416, 565
Kälte ist kaltes Qi 133
Kälte verschließt die Hautporen und das Qi zirkuliert nicht 159
Kälte- Wind- und Nässe-Blockaden 147
Kälte-Atemnot 437
Kälte-Durchfall.................................429
Kältegefühl in den unteren Extre-mitäten...574
Kältegift 408, 411
Kalter Schleim 440
Kälte-Qi mit Durchfällen, die nicht auf-hören..427
Kaltes Qi.... 17, 77, 121, 218, 225, 226, 229, 230, 299, 395, 508
Kälteschäden bei Frauen 136
Kälteschädigung...............................401
Kälteschmerzen um den Bauchnabel herum.................................... 95, 229
Karpfensuppe 21, 394, 396
Kiefernsperre.................. 171, 174, 620
Kinder 67, 70, 169, 340, 341, 359

Kindliche Fallsucht 22, 482, 483, 484
Kindliche Krämpfe 396
Kindliche Unruhe.... 22, 466, 467, 469, 470
Kindlicher Husten 471, 472, 474
Kindliches Tröpfeln 497, 498, 500
Klumpen im Blut...............................83
Knabenurin..... 126, 180, 540, 558, 561, 584, 599, 664, 666, 668
Knie und Schienbein haben einen wunden Schmerz und sind wie gelähmt.......................................104
Knochen 25, 70, 71, 347
Koma 169, 172, 237, 391, 606
Kopfschmerzen..... 140, 141, 170, 177, 257, 327, 346, 363, 398, 399, 401, 409, 419, 455, 557, 559
Kopfschwindel.................400, 418, 533
Kopf-Wind 139, 142, 200
Körper und Gesicht sind ödematös geschwollen................................222
Körperöffnungen............................346
Körperseele Po 161, 172
Kraftlosigkeit der Füße mit unkontrollierten Fehltritten 108
Kraftlosigkeit in den Beinen 574
Krampfanfälle..... 169, 172, 484, 559, 620, 622
Krankheiten mit schneller keuchender Atmung.......................................432
Krankheiten unter dem Gürtel........125, 322, 365
Krankheitsbilder, die durch emotionale Probleme entstehen....................205
Krätze 303
Krebsgeschwüre.............................111
Kuang-Erkrankung..... 17, 154, 169, 241, 242, 243, 244, 245, 246, 247, 248, 249, 250, 317, 446, 580, 605
Kummer und Furcht.........131, 419, 609
Kummer und Leid....................163, 343
Kun Lun (Bl 60) 239, 272, 290, 318, 353, 354, 375, 395, 410, 434, 542, 552, 553, 554, 574, 586, 590, 605
Kurzatmigkeit.....103, 131, 134, 192, 214, 229, 267, 301, 347, 401, 419, 438, 443, 445, 450, 479, 494, 562, 574, 605, 607, 614, 626
Lachen... 169
Lachkrämpfe 169
Lagerungsschwindel 143
Lähmungen 169
Langanhaltende schwächende Durchfälle 108
Lebenspflege..... 60, 80, 153, 268, 336, 414, 438, 465, 480
Leber-Qi-Stagnation...14, 111, 153, 201, 205, 215, 233, 248, 300
Leere im Dickdarm.......................... 134
Leere-Atemnot 438
Leere-Erschöpfung.....14, 103, 108, 109, 110, 111, 130, 181, 184, 193, 214
Leere-Hitze..... 70, 88, 125, 167, 197, 259, 260, 266, 466, 499, 557, 597, 599
Leere-Kälte..... 91, 96, 125, 135, 150, 231, 553, 259
Leere-Schädigung 81, 133, 176
Leere-Schleim 446
Leere-Unruhe................................. 466
Leichte Geburt 512, 536, 659
Leichtes Erschrecken und Panik 132
Lepra 302, 303, 309, 605
Li Shizhen...146, 178, 216, 265, 559, 629
Lin-Syndrom...........................317, 319
Liu Wansu....410, 411, 412, 413, 414, 463, 608, 611
Löst Schwellungen auf.................... 218
Lungenembolie 602
Lungenentzündung......................... 147
Lungen-Schwindsucht..................... 109
Mag keine menschlichen Stimmen hören... 272
Ma 36 kann alle Krankheiten heilen! 108
Magerkeit und Auszehrung 109
Malaria....21, 103, 167, 176, 177, 290, 409, 415, 416, 417, 418, 419, 420, 568
Man kann nicht lange stehen 109

Mangel an Blut und Qi 129
Mangel an Yin-Qi.............................108
Mangelernährung 220
Manie 249
Manische Geisteskrankheiten 170
Manisches Lachen 245
Manisches Verhalten 245
Massen.... 19, 98, 111, 125, 129, 153, 156, 167, 184, 260, 295, 296, 298, 299, 300, 301, 311, 404, 406, 557, 559, 572, 584, 596, 613
Meisterpunkt für den Exorzismus....173
Meningitis 169, 170
Menopause..... 11, 15, 37, 48, 113, 116, 255, 290, 339
Menstruation 70, 72, 89
Menstruationsblut 73
Milcharmut.......................................671
Milchbildung 49, 89, 373, 559, 596
Milz..169, 248
Milz-Leere 357, 515
Milz-Schwäche 220, 549
Monatswasser..... 14, 58, 60, 69, 72, 77, 84, 87, 91, 96, 97, 98, 99, 101, 107, 112, 113, 114, 124, 180, 221, 222, 235, 237, 285, 322, 323, 334, 369, 371, 491, 494
Moxen 198, 341, 342, 344
Mukoviszidose.................................479
Mukus..... 22, 203, 273, 439, 440, 441, 442, 443, 444, 445, 447, 448, 450, 453, 469, 470
Mund und Augen stehen schief.......171
Mundgeruch.....................................169
Muskelkrämpfe 463, 464
Mutterleib 340, 344
Muttermilch 89
Nach der Geburt.... .33, 298, 365, 557, 560, 563, 571, 572, 579, 582, 585, 597, 620, 664, 666
Nach der Geburt besteht im unteren Bereich der Frau eine ausgeprägte Schwäche....................................624
Nach der Geburt hat die Frau Fieber und ist in bedrückter Stimmung 617
Nach der Geburt hat sie Herzschmerzen 612
Nach der Geburt ist der ganze Körper schmerzhaft 585
Nach der Geburt ist die Atmung der Frau in der Kehle gepresst und schwer... 601
Nach der Geburt ist ihr Bauch aufgebläht.................................. 594
Nach der Geburt kommt es plötzlich zu Blutungen.................................. 591
Nach der Geburt kommt es zu einem Schlaganfall 603
Nach der Geburt mag die Frau nicht essen 365
Nach der Geburt sieht sie plötzlich Geister und Dämonen................. 576
Nach der Geburt sind Mund und Nase der Frau schwarz gefärbt............ 597
Nach der Geburt sind Qi und Blut schwach und beschädigt............. 567
Nach der Geburt spricht sie nicht ... 579
Nach der Geburt treten Bauchschmerzen und Durchfälle auf..... 582
Nach der Geburt treten häufig Schweißausbrüche auf................ 620
Nach der Geburt wird der Stuhlgang zurückgehalten und kommt nur schwer heraus............................. 588
Nachgeburt...... 22, 93, 298, 347, 353, 383, 541, 551, 552, 553, 554, 556, 580, 634, 635, 666, 669, 670
Nachgeburtliche Erkrankungen....... 562
Nächtliches Schwitzen 125, 290
Nächtliche Samenergüsse 130
Nächtliches Zähneknirschen............ 171
Nachtschweiße 287, 290
Nacken- und Rückenschmerzen 148, 531
Nackenschmerzen 142, 148, 401
Nackensteifheit....................... 136, 177
Nährt das neue Blut....................... 126

Nährt Geist und Seele 558
Nährt und erfrischt das Blut 105
Nahrungsblockaden...... 220, 316, 404, 406, 430, 562, 596
Nasenbluten.....190, 192, 194, 235, 557, 559, 597, 598, 599, 600
Nässe-Durchfall 430
Nässe-Hitze 279, 281, 308, 449
Nässe-Kälte-Schädigung....................84
Nei Guan (P 6)....... 101, 116, 122, 197, 306, 308, 357, 358, 373, 374, 446, 468, 484, 553, 605, 613
Neigung sich zu ärgern....................245
Neigung sich zu fürchten 131
Neigung zu Fehlgeburten bei Schwangeren 385
Neigung zu Wutausbrüchen, ständige Sorgen und Gelächter..................605
Neigung zur Ängstlichkeit 132
Neigung zur Manie..........................245
Neigung zur Traurigkeit oder zum Lachen 172
Nervöse Unruhe................16, 195, 259
Neurodermitis 305
Neutralisiert Gifte im Embryo..........558
Nicht-Umwandlung von Speisen.....405, 565, 566
Nieren-Durchfall.............................431
Nierenerkrankungen mit blockiertem Harndrang und dunkelgelben Urin 504
Nieren-Erschöpfung 140
Nieren-Leere 515
Nieren-Leere mit Kälte....................109
Nierenschmerzen 193
Nudeln sind schädlich 563
Obsessionen 172
Ödeme..... 185, 219, 220, 222, 223, 224, 229, 382, 393, 396, 483, 507, 515, 559
Ohne Freude 214, 249
Ohnmacht 118, 139, 154, 169, 484
Ohnmacht nach der Geburt 570
Ohnmachtsähnliche Schwäche 152
Palast der Kinder 334
Panik und Schrecken....... 98, 121, 123, 155, 344
Panikanfälle 170
Paranoide Zustände und zwanghaftes Verhalten 172
Periodisch auftretende Krampfanfälle 169
Perversionen...................................172
Pervertierte Lust 170
Pestilenz...398
Pflege des Embryos.....20, 22, 33, 198, 340, 347, 350, 360, 537
Phantastische Träume 238
Plötzlich kann etwas herausfallen.. 198, 342, 343, 344, 345, 496, 527
Plötzliche Brustschmerzen 170
Plötzliche Gegenläufigkeit des Qi 167
Plötzliche Ohnmacht 174
Plötzliche Stummheit 171
Plötzliche Verwirrung 578
Plötzliche Taubheit 177
Plötzliches Erschrecken und unruhiges Hin- und Herlaufen während der Schwangerschaft..........................495
Polyneuropathie 17, 212
Probleme beim Stuhlgang 318
Probleme mit seinem Selbstwert 277
Prolaps der Vagina und der Gebärmutter 83
Psoriasis 306
Psychosen 169, 170, 249
psychosomatische Leiden und Süchte 172
Pulsatilla 360
Pulsdiagnose...................202, 301, 360
Qi Hai (Ren 6)....108, 118, 200, 233, 286, 326, 354, 427, 429, 438, 445, 464, 548, 549, 553, 554
Qi Jing Ba Mai 70
Qi- und Blutstagnationen mit stechenden Schmerzen 292
Qi-Klumpen 156
Qi-Leere bei Männern und Frauen.... 141

Qi-Stagnation....220, 248, 249, 445, 479, 542, 550
Querlage..... 22, 23, 538, 539, 540, 542, 556, 643, 646, 647, 659, 661
Rasselgeräusche in der Kehle 181
Räuberische Schweiße 289, 290
Rebellion im Magen 150
Regeln wenn das Kind nicht schreit 653
Regeln zum Schutz der Leibesfrucht 659
Regelschmerzen bedingt durch Kälte oder Hitze 95
Reis 344, 345
Reizbarkeit... 169, 170, 197, 201, 270, 357, 364, 455, 469, 523, 524, 525, 526, 527, 529, 530, 532, 533, 534, 535, 536, 548, 549, 552, 553, 554, 560, 561, 562, 564, 565, 566, 568, 569, 570, 577, 579, 581, 583, 588, 589, 592, 593, 594, 595, 596, 597, 602, 604, 614, 618, 619, 621, 625
Ren Mai..... 14, 15, 17, 18, 24, 33, 34, 63, 67, 68, 69, 70, 73, 81, 87, 91, 99, 101, 107, 113, 114, 115, 116, 120, 213, 216, 224, 235, 284, 285, 286, 290, 324, 325, 328, 329, 330, 349, 353, 354, 355, 356, 360, 375, 387, 488, 492, 494, 495, 496, 593
Rezepte bei Blutverlusten................549
Roter und weißer Ausfluss.........82, 298
Rötliche und weißliche Durchfälle ...167
Rückbildung des Uterus zur normalen Größe...593
Rückfall durch Essen 404, 406
Rückfall durch Überanstrengung oder durch Essen 403
Samenverlust 109
Samenverlust und Unfruchtbarkeit 108
San Jiao....................................70, 343
San Yin Jiao (Mi 6)....70, 84, 88, 118, 122, 200, 274, 290, 304, 306, 326, 341, 352, 353, 360, 373, 375, 382, 427, 438, 441, 484, 515, 528, 542, 548, 549, 550, 553, 562
Säuglingssterblichkeit durch Fehlpositionen 543
Schäden durch Überanstrengung.... 176
Schädigende Kälte.... 18, 21, 235, 237, 251, 254, 398, 399, 402, 407, 408, 411, 413, 416, 419, 462, 464, 585, 615, 653, 663
Schädigende Kälte mit Fieber..........237
Schädigende Kälte in der Schwangerschaft..397
Schädigung der Leber 106
Schädigung durch Erschöpfung.......114
Schädliche Einflüsse von Nässegiften 208
Schamanen 149
Schaumiger Schleim 440
Scheinschwangerschaft..................487
Scheintod................................15, 167
Schiefes Gesicht..............................171
Schieflage..647
Schlaflosigkeit.................................170
Schlaganfall1.... 48, 169, 170, 171, 174, 446, 451, 523, 533, 557, 559, 599, 603, 604, 606, 607, 609, 621
Schlappheit 136
Schlechte Milch 571
Schleim...... 16, 18, 21, 22, 129, 134, 139, 141, 143, 152, 153, 171, 173, 179, 183, 184, 186, 201, 203, 204, 205, 237, 248, 249, 251, 252, 253, 254, 255, 273, 275, 301, 357, 362, 364, 401, 404, 406, 409, 424, 436, 437, 439, 440, 441, 442, 443, 444, 445, 446, 447, 448,449, 450, 451, 452, 453, 469, 470, 471, 472, 473, 474, 477, 479, 483, 507, 556, 602, 606, 610
Schleim in der Schwangerschaft 439
Schleim umnebelt das Herz 442
Schleimblockade.............................443
Schleimblockaden mit Husten.........473
Schleim-Feuer..201, 446, 447, 473, 474

Schließlich bekommt die Schwangere Karpfensuppe 393
Schmerz der Frau nach der Geburt..625
Schmerzen am ganzen Körper der Wöchnerin nach der Geburt 562
Schmerzen an der Außenseite des Armes 254
Schmerzen auf der Innenseite des Armes 254
Schmerzen durch Kälteansammlungen im Blut 95
Schmerzen im Bauch... 107, 134, 229, 292, 299, 345, 370, 373, 494, 539, 590
Schmerzen im Bauch mit Übelkeit...107
Schmerzen im ganzen Körper91, 346, 587, 626
Schmerzen im Penis 499
Schmerzen im Unterbauch........83, 229, 427, 430, 505, 549, 553, 596, 598
Schmerzen im unteren Rücken....18, 83, 91, 107, 115, 269, 270, 271, 272, 318, 377, 398, 431, 494, 515, 521, 526, 539, 549, 586, 587, 590, 626
Schmerzen im unteren und im oberen Rücken 587
Schmerzen im Unterleib....92, 225, 226, 641
Schmerzen in Brust und Bauch... ....151, 227, 464
Schmerzen um den Bauchnabel 229, 284, 343, 419, 426, 525, 533
Schmerzen und Schwäche in den Extremitäten.................................83
Schmerzen unter dem Herzen...83, 614, 616
Schmerzen wie Messerstiche 291
Schmerzhafte Ansammlungen unterhalb des Bauchnabels..................229
Schmerzhaftes Wasserlassen mit rötlichen Urin 504
Schmierblutungen..........................549
Schneidende Schmerzen in der Brust und Rippenregion........................292
Schnupfen 147, 148
Schock und Schrecken 343
Schrecken.... 101, 103, 106, 107, 117, 129, 131, 132, 155, 158, 160, 161, 164, 203, 242, 327, 345, 372, 375, 436, 451, 626, 669
Schrecken und Furcht... 345, 385, 432, 557, 626
Schreck-Epilepsie............................167
Schreckhaftigkeit......................198, 342
Schreckhaftigkeit und Kummer 88
Schulter- und Rückenschmerzen.....181
Schultern und Nacken sind verspannt und steif 604
Schuppenflechte.............303, 306, 307
Schüttelfrost und Fieber..150, 175, 176, 180, 363, 409, 415, 417, 419
Schwache Arme die schmerzen.......254
Schwache Beine 574
Schwäche der Gebärmutter 378
Schwäche im Blutmeer......................88
Schwäche von Ying- und Wei 79
Schwache, schmerzende Beine und Unfähigkeit, länger zu stehen 570
Schwangerschaft 404, 409, 415, 416, 417, 419, 422, 424, 428, 439, 451, 465, 466, 469, 470, 472, 473, 474, 482, 483, 486, 487, 488, 490, 491, 492, 493, 496, 498, 499, 500, 505, 512, 513, 514, 515, 519, 520, 521, 522, 523, 524, 525, 526, 527, 528, 529, 530, 531, 532, 533, 534, 535, 536, 537, 539, 541, 548, 562, 564, 566, 602, 623, 642, 649, 652, 659, 662, 663
Schwangerschaftsabbruch....489, 494, 496
Schwangerschaftsbeschwerden....... 25, 347, 367, 375
Schwangerschaftserbrechen.... 25, 196, 364, 365, 440
Schwangerschaftsübelkeit....... 20, 298, 357, 362
Schwarze Stellen im Gesicht............274
Schweißausbrüche.......... 143, 289, 435

Schweißlosigkeit................83, 401, 410
Schwellung der Geschlechtsorgane...83
Schwellungen am Unterbauch.........419
Schwellungen der Fußinnenseite und die Unfähigkeit, auf dem Boden zu stehen und vorwärts zu gehen.....574
Schwellungen im Gesicht..223, 515, 605
Schwellungen in den Extremitäten..514
Schwellungen und Abszesse in den Brüsten 82
Schwere Leiden durch Wind 605
Schwere Schultern, die Patientin kann den Arm nicht heben...................254
Schwere zentrale Blutungen.............99
Schweregefühl .142, 257, 271, 272, 281
Schweregefühl im unteren Rücken und im Steißbein.................................586
Schwermut 197, 209, 482
Schwierige Geburt... 33, 353, 540, 542, 543, 552
Schwierige Stuhlentleerung............318
Schwindel.....138, 139, 141, 142, 143, 177, 257, 267, 346, 357, 366, 482, 529, 547, 548, 549, 607, 664
Schwindel durch einen Blutverlust..423
Schwindelattacken..........................143
Schwitzen, bei dem die Patientin friert 290
Sechs klimatischen Exzesse.............323
Seelen der Verstorbenen 149
Sehen von Geistern 245
Selbstmordabsichten 96, 170
Sexuelle Perversionen.....................172
Sexuelle Frustration der vernachlässigten Frau 313
Shen..................................25, 340, 347
Shen Men (He 7)..... 101, 122, 131, 189, 193, 197, 204, 245, 306, 358, 434, 446, 468, 484
Shen Shu (Bl 23)..... 109, 142, 200, 223, 382, 431, 438, 445, 478, 504, 514, 515, 549, 566, 574, 608, 622
Shen Shu (Bl 23) heilt Schwellungen am ganzen Körper 382
Sich der Schüssel nähern 634
Sie denkt nicht über Essen und Trinken nach..134
Sie flucht und stößt Beleidigungen aus 173
Sie gibt sich dem Alkohol hin 392
Sie hat ein Verlangen danach, Saures und Salziges zu essen..................364
Sie hat geschwollene Waden und Fersen und kann nicht laufen 586
Sie hat kein Verlangen zu essen 565
Sie hat Kummer und Sorgen und weint viel..197
Sie hat Rücken- und Bauchschmerzen 527
Sie hat Schmerzen in allen Gelenken und Wadenkrämpfe.....................586
Sie hat Schmerzen in der Lendenregion und im Rücken 347
Sie hat schreckliche Träume............605
Sie hat Stechen im Herzen...............371
Sie hustet Schleim in Massen ab 129
Sie ist geistesabwesend und trällert Lieder 311
Sie ist müde und lustlos..........129, 130
Sie ist wie in Trance und sieht Dämonen 604
Sie kann nicht schlafen durch innere Unruhe 170, 236
Sie kann Tag und Nacht nicht schlafen 214
Sie liebt es zu trinken 196
Sie liebt es, salzige und saure Dinge zu essen 196
Sie mag nicht an Essen und Trinken denken 151
Sie muss häufig Wasserlassen und hat klaren Urin 125
Sie rennt sorglos umher ohne auszuruhen...249
Sie spricht zu sich selbst und lacht nur 311
Sie spuckt und erbricht Blut 191

Sie träumt von Geschlechtsverkehr mit Dämonen 172
Sie verabscheut auch Essensgerüche 362
Sie würde das Böse anbeten 556
Sieben Leidenschaften 61, 204, 323
Sodbrennen.....................364, 448, 507
Sommerhitze.... 77, 133, 175, 177, 178, 207, 267, 285, 286, 408, 415, 416, 419, 435, 455, 462
Sorgen und Furcht...................132, 401
Spannungen in den Brüsten............357
Spärlicher gelber Urin 358
Speisen, die man meiden soll 661
Spontane Schweiße.................129, 134
Sprachverlust 170
Sprachverlust nach einem Schock ...581
Sprechen von bösen Worten 239
Ständige Durchfälle 108
Ständiger Durst mit dem Verlangen nach eiskalten Getränken 261
Ständiges Aufstoßen 152
Starke Schmerzen in der Lendenregion und im Rücken............................342
Starke Schmerzen nach der Geburt.573
Starke Unruhe 170, 429
Starkes Herzklopfen mit Angstzuständen...88
Stärkt die Muskeln und Sehnen und verbessert das Sehen und Hören .559
Stärkt und unterstützt das Blutmeer 325
Stechende Qi-Schmerzen................227
Stechende Schmerzen.............148, 293
Stechende Schmerzen in der Brust..477
Steifheit der Gliedmaßen................174
Steifheit der Wirbelsäule 83, 271
Steißlage.... 84, 341, 353, 360, 538, 540, 544
Stillen..89
Stimmungsschwankungen.... 14, 22, 84, 89, 116
Stimmverlust 171, 580, 581, 622
Störungen beim Wasserlassen.........505
Störungen der Menstruation............. 85
Störungen und Schmerzen beim Wasserlassen 83
Stuhlverstopfung..... 19, 22, 315, 395, 437, 500, 589, 590
Sturz aus großer Höhe 14, 98
Sturzblutungen.... 18, 101, 286, 495, 496, 549, 592
Stützt die Milz und kräftigt den Magen 105
Suchtartige Libido 172
Suizidale Gedanken 171
Sun Simiao..... 14, 26, 27, 28, 37, 59, 61, 100, 108, 118, 119, 168, 173, 177, 198, 206, 209, 210, 237, 260, 261, 266, 313, 320, 340, 341, 396, 537
Suppenartige Durchfälle................. 427
Süße Speisen im Übermaß 233
Tag für Tag tröpfelt der Urin 99
Täglich wird die verheiratete Frau dünner und ausgemergelter 134, 288
Tai Chong (Le 3).... 82, 88, 186, 189, 193, 200, 215, 233, 281, 286, 308, 318, 353, 358, 374, 375, 382, 395, 430, 446, 484, 542, 548, 550, 590
Taubheitsgefühle...................... 96, 177
TBC 147
Tetanische Krämpfe 290, 623
Tetanus 620, 623
Tics 171
Tollwütige Füchse und Hunde 167
Toter Fötus 375
Tourette-Syndrom 171
Toxische Hitze 366
Trägheit des ganzen Körpers mit Kälteempfindungen............................. 570
Träume.................................. 169, 170
Träumt sie von Geschlechtsverkehr mit Dämonen 15, 104, 110
Träumt von Toten 169
Treibt Kälteübel aus......................... 92
Trigeminusneuralgien..................... 171
Tritte des Embryos 377
Trockene Haut 136

Trockene Stühle 318
Tröpfelndes Wasserlassen 401, 499
Tumorbildungen im Uterus................83
Tumore 111
Übelkeit.... 25, 143, 152, 203, 204, 357, 367, 440, 443, 450, 556
Überanstrengung..... 13, 18, 87, 98, 103, 107, 109, 114, 133, 155, 157, 158, 242, 269, 272, 284, 320, 323, 324, 327, 375, 403, 404, 406, 436, 494
Überanstrengungen während des Geburtsvorganges 593
Überessen schädigt die Milz 327
Übermäßige Anstrengung................160
Übermäßige Blutungen 548
Übermäßige Traurigkeit 170
Übermäßiger Geschlechtsverkehr ..372, 387
Übermäßiges Schwitzen..........193, 223, 289, 290, 514, 607
Übler Brechreiz 141
Übler Mundgeruch...................358, 550
Um Haarausfall schon in jungen Jahren 216
Unaufhörlich blutet es aus der Gebärmutter.................................125
Unaufhörliche Regelblutungen..........84
Unfähigkeit Stuhl zu lassen 395
Unfreiwilliges Wasserlassen...233, 504, 505
Unfruchtbarkeit.....8, 68, 84, 323, 354, 494
Unregelmäßige Menses mit klumpigem Blut 84
Unregelmäßige Menstruation 82
Unruhe 169, 249, 342
Unruhe im Herzen....301, 344, 419, 466, 478
Unruhe und Bedrücktheit 494
Unruhe und Hitze 122, 466
Unruhe und Niedergeschlagenheit in der Schwangerschaft....................467
Unruhiges Qi des Embryos..............377
Unten tritt unaufhörlich Blut heraus 385
Unterdrückte Emotionen 220, 257
Unterhalb der Nabelregion empfindet sie Kälte......................................346
Unverdaute Speisereste 458
Unzufriedenheit..............................136
Üppiger Schleim.............................441
Urin, der wie Blut aussieht 504
Urtikaria 274, 276, 304
Uterus 25, 341, 342
Uterusblutungen, die nicht aufhören 285
Uterusgefäß................14, 97, 163, 353
Uterusprolaps 83
Verdorbenes Blut..... 12, 555, 571, 574, 575, 596, 601, 615, 617, 664
Verdruss...... 22, 197, 198, 229, 261, 363, 365, 373, 401, 419, 469, 470, 548, 576, 614
Verdruss im Herzen...... 197, 198, 229, 469, 470
Verdruss und Bedrücktheit..............419
Verdruss und Herzklopfen bei einer Leere 605
Verdruss und Hitze in der Schwangerschaft..373
Verdruss und Hitze im Körper 570
Vergeßlichkeit................................249
Vergiftungen 359
Verklumptes Qi mit Völle in der Brust 476
Verlangen auf kalte Dinge 195
Vermeidungen im Geburtszimmer..654
Verrücktes Umherrennen................245
Verschwommenes Sehen 136
Verspannungen im Lungensystem ..181
Versteckter Wind....................556, 560
Verstopfung....17, 201, 276, 315, 318, 319, 392, 395, 396, 589, 590
Verstopfung nach der Entbindung ..590
Vertreibt verdorbenes Blut 126
Verwirrte Bewusstseinszustände 240
Verwirrtheit 169, 173, 240, 418

Völlegefühl.....25, 82, 156, 159, 177, 181, 193, 197, 198, 207, 218, 229, 257, 267, 293, 298, 342, 343, 345, 382, 383, 391, 393, 394, 396, 401, 406, 419, 434, 435, 440, 448, 473, 479, 530, 590, 607
Völlegefühl im Bauch.......177, 181, 198, 342, 345, 401, 405, 607
Völlegefühl in der Rippengegend.......82
Vom Qi getroffen sein......................166
Vorbereitender Schmerz.................655
Vorfall der mütterlichen Eingeweide 648, 649
Vorzeitiger Fruchtwasserabfluss......648
Wahnsinn.......145, 154, 170, 173, 247, 451, 622
Wahnsinnige Ideen und Gedanken..171
Wahnvorstellungen.................170, 247
Walnüsse.......................................590
Wandelt Nässe um und reguliert die Wasserwege 382
Wandelt Nässe-Schleim um............382
Wärmekrankheiten.................407, 414
Wärmekrankheiten während der Schwangerschaft 409
Warmer Wein..... 94, 100, 105, 118, 122, 126, 130, 136, 142, 145, 146, 208, 270, 280, 285, 296, 325, 329, 350, 365, 372, 536, 546, 552, 558, 561, 573, 592, 604, 613, 625
Wärmt die Milz und unterstützt den Magen...511
Warten auf die Periode....73, 77, 81, 88
Wasseransammlungen.....21, 211, 220, 382, 596
Wasserbauch..................................219
Wassererkrankung..................223, 512
Wasserhaushalt................................71
Wasserlassen...................................25
Wasserschwellungen der Extremitäten 223
Wechsel von Weinen und Lachen....200
Welche Verfahren gibt es, um die Schwangere zu unterstützen und den Embryo zu nähren?...................... 519
Wenn Blut aus der Geburtsöffnung tritt 373
Wenn Blut und Qi durch Überanstrengung geschädigt werden 495
Wenn das Fruchtwasser herausleckt 372
Wenn das Kind nach oben zum Herzen tritt 373
Wenn das Kind tot im Bauch ist 370
Wenn das Qi leer ist 132
Wenn das Übel im Embryo kämpft . 455
Wenn der Embryo in der Schwangerschaft unruhig ist 503
Wenn der Stuhlgang blockiert ist 509
Wenn die Eingeweide Wind bekommen haben 509
Wenn die Gurke reif ist, fällt sie vom Stängel ab 375
Wenn die Knochen und Gelenke schmerzen.................................. 252
Wenn die Menstruation blockiert ist 82
Wenn die Schwangere die Vorschriften ignoriert 371
Wenn die verheiratete Frau nach der Geburt schwach und ausgezehrt ist 568
Wenn direkt nach der Geburt Blut und Qi beide geschädigt sind 595
Wenn durch Überanstrengungen ein Schaden entsteht 286
Wenn Essen und Trinken nicht umgewandelt und nach unten befördert werden können........................... 405
Wenn ihr Herz im Schlaf beunruhigt ist 561
Wenn im Schlaf Stuhl oder Urin unten abgehen 508
Wenn man sich der sinnlichen Freude hingibt 640
Wenn man zu viel nachdenkt.......... 161

Wenn nach der Geburt das Blut verweilt und sich nicht verteilt 613
Wenn nach der Geburt das Wasserlassen schwierig ist und es blutig herauströpfelt 498
Wenn nach der Geburt ein Blut-Übel das Herz angreift 577
Wenn sich das Blut verklumpt 297
Wenn sich das Qi von Essen und Trinken nicht harmonisch vermischt 564
Wenn sich die Hitze im Dickdarm verknotet, ist der Stuhlgang nicht durchgängig 391
Wenn sich die Hitze im Dünndarm verknotet, ist das Wasserlassen blockiert 391
Wenn sie am Tage ohne Tiefsinn ist und sich gerne für eine längere Zeit hinsetzt 569
Wenn Überanstrengungen Blut und Qi geschädigt haben 494
Wenn Yin siegreich ist, verbreitet sich Kälte, wenn Yang siegreich ist, verbreitet sich Hitze 567
Wenn Yin und Yang verklumpt und verknotet sind 204
Wie ein Pflaumenkern im Hals 203
Wind 147, 148
Wind ist ein Yang-Übel 133
Wind und Kälte... 14, 15, 18, 60, 87, 97, 101, 133, 134, 136, 147, 221, 226, 251, 269, 322, 329, 330, 342, 346, 384, 385, 399, 400, 402, 416, 455, 488, 490, 494, 615
Wind-Blockaden 147, 148
Wind-Epilepsie 131, 605
Wind-Erschöpfung 626
Wind-Gifte 209, 303
Wind-Gifte in Milz und Lunge 303
Wind-Kälte.... 68, 91, 92, 96, 108, 115, 125, 146, 148, 188, 226, 344, 349, 365, 400, 406, 437, 449, 461, 471, 505, 527
Windschlag.... 108, 148, 166, 172, 603, 605, 606, 607, 608, 609, 610, 611, 618
Windschlag mit Bewusstlosigkeit 108
Wind-Übel... 129, 139, 145, 148, 171, 208, 215, 226, 241, 273, 275, 295, 309, 416, 428, 576, 618, 620, 627
Wind-Würmer 145
Wochenbett-Psychose 578
Wöchnerin.... 541, 560, 562, 566, 578, 584, 590, 593, 595, 627, 635, 664, 665, 666, 668, 670, 672
Wundheit und Schwäche im unteren Rücken 574
Würgen ohne Unterlass 172
Wurmgifte 15, 145, 147, 148, 156
Wut und Zorn 155
Yang-Geist 349
Yi Zong Jin Jian... 431, 633, 642, 644, 650, 653, 654, 663, 665, 670
Yin Wei Mai 359
Ying und Wei sind beide leer 129
Yin-Gift 144
Yin-Leere mit innerer Hitze 550
Zäher Stuhlgang 395
Zähne 70, 71, 171
Zhang Jiebin... 14, 22, 119, 137, 149, 157, 158, 161, 193, 267, 313, 332, 333, 334, 336, 337, 389, 410, 412, 431, 446, 447, 452, 453, 460, 463, 465, 488, 492, 614, 630
Zhang Zhongjing.... 25, 199, 200, 205, 235, 265, 296, 302, 324, 398, 402, 403, 404, 424, 443, 447, 453, 469, 479, 610, 620, 629
Zhi Yin (Bl 67).... 341, 353, 360, 373, 375, 410, 419, 542, 553
Zhu Bing Yuan Hou Lun... .14, 37, 98, 103, 129, 145, 211, 226, 265, 273, 274, 291, 301, 305, 313, 319, 381, 383, 479, 490, 593, 607, 608, 615
Ziehende Schmerzen im Ellbogen und Unterarm 254
Zittern 169

Zittern mit Kälte und Nackenschmerzen 136
Zittern vor Kälte..... 177, 192, 281, 419, 570, 596
Zorn lässt das Qi aufsteigen 155
Zu langes Sitzen auf feuchtem Untergrund schädigt die Niere 327
Zu San Li (Ma 36).... 95, 108, 118, 122, 147, 181, 189, 193, 210, 215, 219, 223, 306, 307, 308, 357, 358, 360, 374, 405, 430, 438, 444, 445, 446, 457, 484, 562, 570, 574, 575, 607
Zu starke Blutungen 83
Zu viel Alkohol schürt sicherlich auch Hitze und Feuer im Körper 413
Zu viel Feuchtigkeit 233
Zu viel Freude und Ärger.................129
Zu viel geistige Anstrengung schädigt das Herz 327
Zu viel Geschlechtsverkehr 372, 505
Zu viel heiße Speisen und Getränke schüren das Magen-Feuer 428
Zu viele Nudeln verklumpen Magen und Herz 566
Zu wenig Haare 213
Zuletzt fällt etwas unten heraus...... 342
Zum Nähren des Blutes 96
Zusammenbruch im unteren Bereich und im Inneren 283, 284
Zu viel Furcht lässt das Jing zurückweichen....................................... 159
Zu viel Sex erschöpft das Qi in den Leitbahnen, die den Unterleib versorgen 330
Zu viel Trauer schädigt das Herz...... 319
Zu viel Traurigkeit bedrückt die Herzfäden 159
Zwischenblutungen 49, 84, 286, 375, 592, 593

Udo Lorenzen

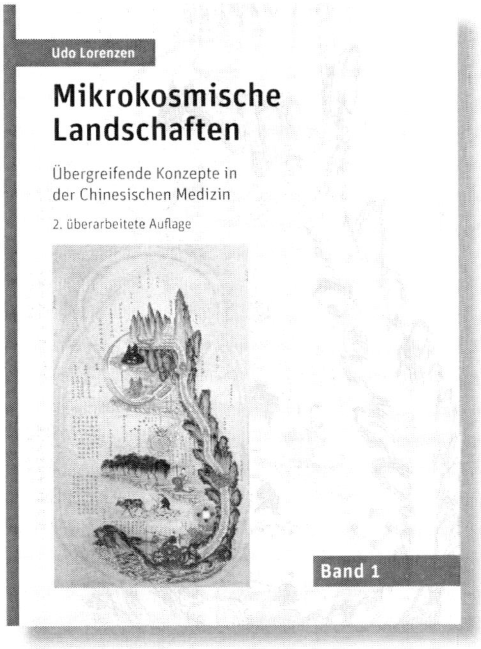

Shaker Media
ISBN 978-3-95631-432-2
666 Seiten
37 Abbildungen
Deutsch
Gebundene Ausgabe
21 x 14,8 cm
64,90 EUR

Mikrokosmische Landschaften Band 1

Übergreifende Konzepte in der Chinesischen Medizin

Der erste Band der „Mikrokosmischen Landschaften" stellt die Abbildung des Nei Jing Tu ins Zentrum der Überlegungen. Die Karte des inneren Gewebes Nei Jing Tu ist eine grafische Darstellung einer Meditation aus der daoistischen Alchemie der Neidan-Tradition. Hier ist der menschliche Körper als ein Mikrokosmos abgebildet, der dem Makrokosmos bis ins Detail nachempfunden ist, rudimentär verspielt und allegorisch dargestellt in einer landschaftlichen Szenerie. Im Weiteren werden die essenziellen Merkmale der Acht außergewöhnlichen Gefäße Qi Jing Ba Mai und ihre Pathologie, aus klassischen Texten übersetzt, ausführlich beschrieben. Die Essenz der Punkte von Du Mai und Ren Mai wird schließlich aus vielen chinesischen Quellen extrahiert und mit ihren klassischen Indikationen hervorgehoben.

Udo Lorenzen

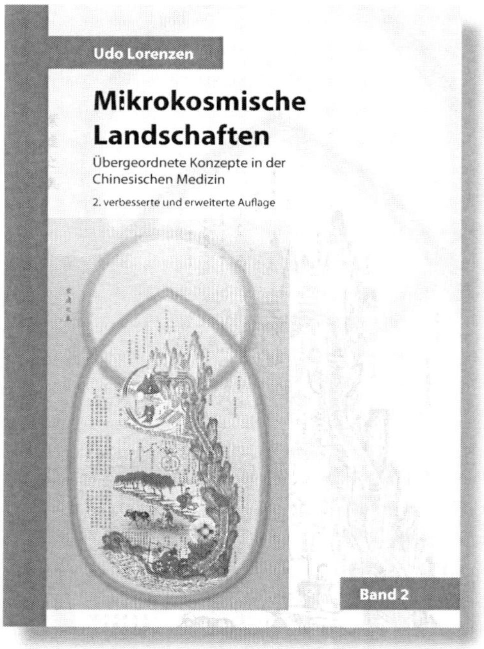

Shaker Media
ISBN 978-3-95631-902-0
394 Seiten
4 Abbildungen
Deutsch
Gebundene Ausgabe
21 x 14,8 cm
49,90 EUR

Mikrokosmische Landschaften Band 2

Übergeordnete Konzepte in der Chinesischen Medizin

Nun liegt der zweite Band der „Mikrokosmischen Landschaften" in einer wesentlich erweiterten und korrigierten Neuauflage vor. Die übergeordneten und vielfältigen Konzepte des Minister-Feuers (San Jiao, Dan Zhong, Xin Bao Luo und Ming Men) haben eine vernetzende Funktion im Zusammenspiel der Wandlungsphasen und sorgen für eine gleichmäßige Berieselung unserer mikrokosmischen Landschaft mit allen lebenswichtigen Energien und Substanzen. Der San Jiao ist der Vater des Qi und hat die Aufgabe, den Kontakt zu allen Qi herzustellen, innen und außen zu schützen, und die Kommunikation nicht nur innerhalb der Zang Fu-Organe aufrecht zu erhalten. Das Perikard soll als Mutter des Blutes alle Bewegungen des Blutes koordinieren, innen und außen ernähren und das Herz vor allen Übeln schützen. Aber wer hätte gedacht, dass unser Herzbeutel die Rolle eines durchgeknallten Kanzlers einnehmen kann, der nichts anderes im Schilde führt, als den Herz-Kaiser zu entmachten? In seinem berühmten Lehrgedicht Biao You Fu = „Gedicht über die Zeichen aus der Dunkelheit" stellt der Daoist Dou Hanqing eine Zusammenfassung seiner Heilkunst dar. Dou beschreibt hier die Fähigkeiten eines überragenden Arztes (Shen Yi), der die subtilen Techniken der Akupunktur wirklich beherrscht und damit wunderbare Heilungen erzielt. In der Methode, Menschenleben zu retten, ist die Anwendung der Nadeltherapie wunderbar!" So beginnt sein Lehrgedicht, das uns in 129 Versen vorliegt. Übersetzungen von zwei weiteren Lehrgedichten sind in dieser 2. Auflage neu hinzugefügt.

Udo Lorenzen

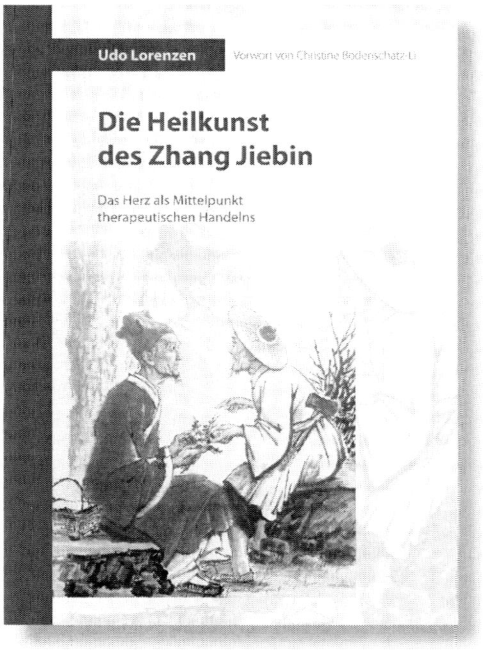

Shaker Media

ISBN 978-3-95631-848-1

766 Seiten

36 Abbildungen

Deutsch

Gebundene Ausgabe

21 x 29,7 cm

89,90 EUR

Die Heilkunst des Zhang Jiebin

Das Herz als Mittelpunkt therapeutischen Handelns

Nachdem sich in China des 20. Jahrhunderts die traditionelle chinesische Medizin (TCM) auf Syndrome verlegt hat, gibt es kaum noch Bücher, die sich mit altchinesischen Konzepten beschäftigen. Es bedarf einer anderen Geisteshaltung, wenn man sich mit ganzem Herzen auf das Alte einlassen möchte. Was ist der wahre Mittelpunkt der altchinesischen Medizinlehre? Die Chinesen haben dies mit dem Begriff Zhen Xin umschrieben. Xin ist das Herz, aber auch ein Mittelpunkt, Zhen ist das Wahre, Unverfälschte und Authentische im menschlichen Handeln. In der Medizin umfasst Zhen Xin den Aspekt einer Behandlung, der keine logisch-rationalen Anweisungen beinhaltet, sondern das Herz in den Mittelpunkt stellt. Das Herz in der chinesischen Medizin ist das Zentrum unseres geistig-seelischen Vermögens, das im Shen seinen Ausdruck findet. Das Herz ist die Mutter aller Gefühle und der Ausgangspunkt für spirituelle Reifung und innere Transformation. Die Entwicklung des Arztes zum Weisen steht damit in untrennbarer Verbindung. Indem er sich mit dem kosmischen Schwingungsfeld verbindet, bekommt der Arzt die Möglichkeit, wirklich zu heilen, und das nicht nur den kranken Mikrokosmos des einzelnen Patienten, sondern auch den Makrokosmos, der ihn umgibt.